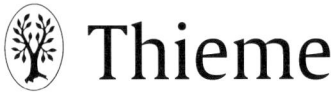

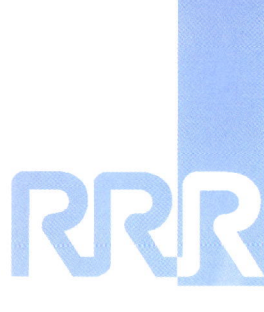

Referenz-Reihe Radiologie

Herausgegeben von Ulrich Mödder

Weitere in der Reihe erschienene Titel:

Benz-Bohm: Kinderradiologie, 2. Aufl.
Galanski/Prokop: Ganzkörper-Computertomographie, 2. Aufl.
Heywang-Köbrunner/Schreer: Bildgebende Mammadiagnostik, 2. Aufl.
Krug: Thoraxdiagnostik
Rummeny/Reimer/Heindel: Ganzkörper-MR-Tomographie, 2. Aufl.
Sartor: Neuroradiologie, 3. Aufl.
Schild: Angiographie, 2. Aufl.
Steinbrich/Regazzoni: Frakturen und Luxationen
Uhlenbrock/Forsting: MRT und MRA des Kopfes, 2. Aufl.

Themen in Vorbereitung:

PET-CT
Radiologische Notfall- und Intensivmedizin
MRT der Wirbelsäule und des Spinalkanals

Computertomographie von Kopf und Wirbelsäule

Norbert Hosten
Thomas Liebig

Unter Mitarbeit von M. Kirsch, S. Langner und M. Petrik

2. überarbeitete und erweiterte Auflage

976 Abbildungen
24 Tabellen

Georg Thieme Verlag
Stuttgart · New York

Bibliografische Information der Deutschen Nationalbibliothek
Die Deutsche Nationalbibliothek verzeichnet diese Publikation in der Deutschen Nationalbibliografie; detaillierte bibliografische Daten sind im Internet über http://dnb.d-nb.de abrufbar.

1. dt. Auflage 2000
1. engl. Auflage 2004
1. ital. Auflage 2006

Wichtiger Hinweis: Wie jede Wissenschaft ist die Medizin ständigen Entwicklungen unterworfen. Forschung und klinische Erfahrung erweitern unsere Erkenntnisse, insbesondere was Behandlung und medikamentöse Therapie anbelangt. Soweit in diesem Werk eine Dosierung oder eine Applikation erwähnt wird, darf der Leser zwar darauf vertrauen, dass Autoren, Herausgeber und Verlag große Sorgfalt darauf verwandt haben, dass diese Angabe **dem Wissensstand bei Fertigstellung des Werkes** entspricht.
Für Angaben über Dosierungsanweisungen und Applikationsformen kann vom Verlag jedoch keine Gewähr übernommen werden. **Jeder Benutzer ist angehalten**, durch sorgfältige Prüfung der Beipackzettel der verwendeten Präparate und gegebenenfalls nach Konsultation eines Spezialisten festzustellen, ob die dort gegebene Empfehlung für Dosierungen oder die Beachtung von Kontraindikationen gegenüber der Angabe in diesem Buch abweicht. Eine solche Prüfung ist besonders wichtig bei selten verwendeten Präparaten oder solchen, die neu auf den Markt gebracht worden sind. **Jede Dosierung oder Applikation erfolgt auf eigene Gefahr des Benutzers.** Autoren und Verlag appellieren an jeden Benutzer, ihm etwa auffallende Ungenauigkeiten dem Verlag mitzuteilen.

© 2007 Georg Thieme Verlag KG
Rüdigerstraße 14, D-70469 Stuttgart
Telefon: +49/0711/8931-0
Unsere Homepage: www.thieme.de

Printed in Germany

Zeichnungen: Emil Wolfgang Hanns, Schriesheim
Umschlaggestaltung: Thieme Verlagsgruppe
Satz: primustype Robert Hurler GmbH, Notzingen
gesetzt in UltraXML
Druck: Druckhaus Götz, Ludwigsburg

ISBN 3-13-117112-X   1 2 3 4 5 6
ISBN 978-3-13-117112-2

Geschützte Warennamen (Warenzeichen) werden **nicht** besonders kenntlich gemacht. Aus dem Fehlen eines solchen Hinweises kann also nicht geschlossen werden, dass es sich um einen freien Warennamen handelt.

Das Werk, einschließlich aller seiner Teile, ist urheberrechtlich geschützt. Jede Verwertung außerhalb der engen Grenzen des Urheberrechtsgesetzes ist ohne Zustimmung des Verlages unzulässig und strafbar. Das gilt insbesondere für Vervielfältigungen, Übersetzungen, Mikroverfilmungen und die Einspeicherung und Verarbeitung in elektronischen Systemen.

Geleitwort

Die Bedeutung der CT für die Untersuchung des Neurokraniums, der Schädelbasis, des Gesichtsschädels und der Wirbelsäule ist trotz der enormen Entwicklung der MRT nicht in dem Maße zurückgegangen, wie es ursprünglich prognostiziert wurde. Im klinischen Alltag wird nach wie vor in großem Umfang auf die CT zur Klärung zahlreicher diagnostischer Probleme zurückgegriffen. Dafür sind mehrere Gründe zu nennen:

- die immer noch bestehende bessere Verfügbarkeit der CT,
- die günstigeren untersuchungstechnischen Voraussetzungen vor allem bei unruhigen und traumatisierten Patienten,
- die kontinuierliche technische Weiterentwicklung mit Verbesserung der räumlichen und zeitlichen Auflösung,
- die Fortentwicklung der mehrdimensionalen Bilderstellung und -rekonstruktion,
- aber auch die Integration und Einbindung der CT-Bilddaten in bild- und computergesteuerte Therapieverfahren.

Die CT kommt deshalb unverändert bei einer Vielzahl von Fragestellungen als primäres oder ggf. auch als ergänzendes bildgebendes Verfahren zum Einsatz und bleibt ein unverzichtbarer Bestandteil in der flächendeckenden ambulanten und stationären Versorgung der Patienten. Für die radiologische Weiterbildung und eine qualitätsorientierte ärztliche Tätigkeit sind deshalb eine fundierte und detaillierte Kenntnis der CT-Morphologie sowie ein auf langer Erfahrung aufbauendes „Know-how" für das optimalste untersuchungstechnische Vorgehen unverzichtbar. Der Radiologe moderner Prägung wird darüber hinaus in zunehmenden Maße in unserem Gesundheitssystem Lotse, der für komplexe Probleme diagnostische Lösungen bereitstellen muss und dabei Sensitivität und Spezifität der Methoden, die Therapierelevanz der zu erwartenden Informationen, strahlenhygienische Gesichtspunkte und ökonomische Aspekte zu berücksichtigen hat.

Die 2. Auflage des Buches spiegelt die Neuerungen der letzten Jahre wieder und beinhaltet eine nicht unerhebliche Umfangsvermehrung und Präzisierung der mittels Mehrzeilen-CT fassbaren pathologischen Veränderungen des Zentralnervensystems. Der gerätetechnischen Verbesserung der örtlichen Auflösung, der Dichteauflösung und vor allem der verbesserten zeitlichen Auflösung infolge einer Verringerung der Abtastgeschwindigkeit kommen eine große Bedeutung zu. Es sind nunmehr die Voraussetzungen für Perfusionsmessungen mit Mehrzeilen-Computertomographen geschaffen worden. Auch die 3D-Rekonstruktionsalgorithmen mit fast routinemäßiger Darstellung einer 2. bzw. 3. Ebene oder einer Umrechnung der Bilddaten in eine Volumendarstellung pathologischer Befunde haben eine breite Akzeptanz gefunden und werden im klinischen Alltag vielfältig eingesetzt.

Trotz einer Zunahme des Umfanges ist es den Autoren gelungen, durch eine konsequent klare Gliederung, durch Einführung zahlreicher Tabellen und Schemata und durch Beschränkung auf wesentliche Fakten die Fülle der Informationen leicht zugänglich aufzuarbeiten. Bemerkenswert ist auch die nach Stichworten und Suchbegriffen geordnete, weiterführende Literatur am Ende eines jeden Kapitels.

Insgesamt ist die mit der 2. Auflage verbundene Erweiterung und Vertiefung des Stoffes, die konsequente Gliederung in den einzelnen Kapiteln sowie die Darstellung der neueren technischen Möglichkeiten in eine optimierte Bildgebung sehr gelungen. Dieser Band wird dem Charakter eines Referenzwerkes für die CT des Kopfes und der Wirbelsäule in jeder Hinsicht gerecht.

Düsseldorf, im Herbst 2006   Ulrich Mödder

Vorwort

Die Weiterentwicklung der zerebralen Computertomographie hat eine Neubearbeitung der 1999 erschienen 1. Auflage unseres Buches zur CT von Kopf und Wirbelsäule erforderlich gemacht. In der Zwischenzeit haben neue Möglichkeiten den diagnostischen Wert der Computertomographie insbesondere auf Gebieten erhöht, die 1999 nicht einmal besonders aussichtsreich erschienen. Dies ist zum einen die funktionelle Diagnostik in Gestalt der Perfusions-CT des Gehirns, zum anderen die CT-Angiographie und die CT-geführte Intervention. Entsprechende Abschnitte wurden völlig neu erstellt.

Das neue, größere Format der Referenz-Reihe Radiologie hat zur Übersichtlichkeit beigetragen, zum Teil konnten die Abbildungen, vor allem die anatomischen Aufnahmen, dadurch auch größer reproduziert werden. Für diese Auflage wurde zudem zusätzliches neues Bildmaterial aufgenommen, die Literatur wurde auf den neuesten Stand gebracht und die Anatomiekapitel neu gestaltet.

In wichtigen Punkten haben Kollegen sehr wesentlich zu diesem Buch beigetragen: Herr Prof. Dr. Gürtler, Direktor der Mikrobiologie am Universitätsklinikum Greifswald, hat den Abschnitt über entzündliche Hirnerkrankungen gelesen und viele nützliche Hinweise geben können. Herrn Prof. Dr. Treig vom Neurologischen Rehabilitationszentrum Greifswald hat die klinischen Angaben zu den einzelnen Krankheitsbildern durchgesehen und soweit erforderlich ergänzt. Abbildungen seltenerer Krankheitsbilder haben Herr PD Dr. Essig vom Deutschen Krebsforschungszentrum Heidelberg und Frau Prof. Dr. Langer aus Abu Dhabi zur Verfügung gestellt.

Wir würden uns freuen, wenn diese 2. Auflage von den Lesern genauso freundlich aufgenommen würde wie die 1. Auflage.

Greifswald und München, Norbert Hosten
im Herbst 2006 Thomas Liebig

Anschriften

Reihenherausgeber

Prof. Dr. med. Ulrich Mödder
   Heinrich-Heine-Universität
   Institut für Diagnostische Radiologie
   Moorenstraße 5
   40225 Düsseldorf

Herausgeber

Prof. Dr. med. Norbert Hosten
   Ernst-Moritz-Arndt-Universität
   Institut für Diagnostische Radiologie
   und Neuroradiologie
   Ferdinand-Sauerbruch-Straße
   17487 Greifswald

Dr. med. Thomas Liebig
   Klinikum rechts der Isar der TU München
   Abt. Neuroradiologie
   Ismaninger Straße 22
   81675 München

Mitarbeiter

Dr. med. Martin Petrik
   Ernst-Moritz-Arndt-Universität
   Institut für Diagnostische Radiologie
   und Neuroradiologie
   Ferdinand-Sauerbruch-Straße
   17487 Greifswald

Dr. med. Michael Kirsch
   Ernst-Moritz-Arndt-Universität
   Institut für Diagnostische Radiologie
   und Neuroradiologie
   Ferdinand-Sauerbruch-Straße
   17487 Greifswald

Dr. med. Sönke Langner
   Ernst-Moritz-Arndt-Universität
   Institut für Diagnostische Radiologie
   und Neuroradiologie
   Ferdinand-Sauerbruch-Straße
   17487 Greifswald

Abkürzungen

ACTH	adrenokortikotropes Hormon	MPR	multiplanare Rekonstruktion
ADEM	akute disseminierte Enzephalomyelitis	MRA	Magnetresonanzangiographie
AIDS	aquired immuno deficiency syndrome	MRT	Magnetresonanztomograph(ie), -tomogramm
AV	atrioventrikulär	MS	multiple Sklerose
AVM	arteriovenöse Malformation	MSA	Multisystematrophie
BID	bilaterale interfacettäre Dislokation	MSCT	Mehrschicht-Spiralcomputertomographie
BSG	Blutkörperchensenkungsgeschwindigkeit	MTT	mean transit time
BWK	Brustwirbelkörper	OLF	ossification of ligamenta flava
BWS	Brustwirbelsäule	OPCA	olivoponto-zerebelläre Degeneration
CBF	zerebraler Blutfluss	OPLL	ossification of posterior longitudinal ligament
CCT	kraniale(s) Computertomographie/-tomogramm	OPMG	Orthopantomogramm
		PCT	Perfusions-CT
CPR	kurvilineare planare Reformation	PDL	progressive diffuse Leukenzephalopathie
CT	Computertomographie/-tomogramm	PET	Positronen-Emissions-Tomographie
CTA	CT-Angiographie	PML	progressive multifokale Leukenzephalopathie
DD	Differenzialdiagnose	PMMA	Polymethylmetacrylat
DNA	Desoxyribonukleinsäure	PNET	primitive neuroektodermale Tumoren
DPX	duale Photonenabsorptiometrie	PRT	periradikuläre Therapie
DSA	digitale Subtraktionsangiographie	PWI	perfusion-weighted imaging
DWI	diffusion-weighted imaging	SAB	Subarachnoidalblutung
FLAIR	fluid attenuated inversion recovery	SAE	subkortikale arteriosklerotische Enzephalopathie
GVHD	graft versus host disease		
HE	Hounsfield-Einheiten	SHT	Schädel-Hirn-Trauma
HIV	human immunodeficiency virus	SPECT	single photon emission computed tomography
HSV	Herpes simplex Virus	SSD	shaded surface display
HWK	Halswirbelkörper	SWK	Sakralwirbelkörper
HWS	Halswirbelsäule	T1w	T1-weighted (T1-gewichtet)
ICB	intrakraniale Blutung	T2w	T2-weighted (T2-gewichtet)
ICP	intracranial pressure	TTP	time to peak
INR	international normalized ratio	UID	unilaterale interfacettäre Dislokation
KM	Knochenmark, Kontrastmittel	VRT	Volumen-Rendering-Technik
LWK	Lendenwirbelkörper	WHO	World Health Organisation
LWS	Lendenwirbelsäule	ZNS	zentrales Nervensystem
MEN	multiple endokrine Neoplasie	ZVK	zentraler Venenkatheter
MIP	maximum intensity projection		

Inhaltsverzeichnis

Computertomographie des Kopfes

Anatomie des Kopfes 3

1 Propädeutik 9

Wichtige zerebrale Befunde 10
Technik 25

2 Traumatische Veränderungen 35

Schädelfrakturen 36
Schussverletzungen 50
Kontusionsherde 38
Andere offene Hirnverletzungen 51
Epidurales Hämatom 40
Traumatische Gefäßverletzungen 52
Traumatische Subarachnoidalblutung 43
Kindesmisshandlung 53
Subdurales Hämatom 44
Spätfolgen nach Schädel-Hirn-Trauma 54
Subdurales Hygrom 48

3 Vaskulär bedingte Hirnerkrankungen 61

Hirninfarkte 62
Kavernome 87
Hypertone Massenblutung 80
Aneurysmen – Subarachnoidalblutung 88
Arteriovenöse Malformationen 84
Thrombosen 93

4 Entzündliche Veränderungen 103

Bakterieller Hirnabszess 104
Neurozystizerkose 117
Tuberkulose 106
Nokardiose 119
Sarkoidose 109
Listeriose 120
Aspergillose 110
Borreliose 120
Herpes-simplex-Virus-Enzephalitis 111
Neurosyphilis 122
Meningoenzephalitis durch Bacillus anthracis . 112
Neurobrucellose 123
Toxoplasmose 113
Progressive multifokale Leukenzephalopathie 123
Kryptokokkose 116
Progressive diffuse Leukenzephalopathie 126

5 Intrakraniale Tumoren 133

Allgemeine Symptomatik 134

Neuroepitheliale Tumoren 135
Gliome 135
Pleomorphes Xanthoastrozytom 143
Subependymale Riesenzellastrozytome 144

Ependymale Tumoren 145
Ependymom 145
Subependymome 147

Tumoren des Plexus choroideus 148
Plexuspapillom, Karzinom des
Plexus choroideus 148

Neuroepitheliale Tumoren unbekannter Herkunft 149
Gliomatosis cerebri 149

Neuronale und gemischte neuronale/gliale Tumoren 150
Gangliozytom 150
Gangliogliom 151
Zentrales Neurozytom 152
Ästhesioneuroblastom 153

Tumoren des Corpus-pineale-Parenchyms ... 154
Pineozytom, Pineoblastom,
Corpus-pineale-Zyste 154

Embryonale Tumoren 155
Medulloepitheliom 155
Neuroblastom 156
Ependymoblastom 157
Primitiver neuroektodermaler
Tumor/Medulloblastom 157

Tumoren der Hirnnerven 159
Schwannom (Neurinom) 159
Neurofibrome 163

Tumoren der Meningen 164
Meningeom 164
Lipome 170
Fibröses Histiozytom 171
Hämangioperizytom 172
Rhabdomyosarkom 173
Hämangioblastom 174

Lymphome 175
Lymphom 175
Plasmozytom 178

Keimzelltumoren 179
Germinom 179
Teratom 180

Zysten und tumorähnliche Läsionen 181
Rathke-Zysten 181
Epidermoid 182
Dermoid 183
Kolloidzyste 184

Tumoren der Sellaregion 185
Hypophysenadenom 185
Kraniopharyngeom 188
Chordom 189
Chondrome, Chondrosarkome 191
Karzinome 192

Metastasen 193

6 Degenerative und demyelinisierende Hirnerkrankungen 209

Degenerative Erkrankungen 210
Morbus Alzheimer 211
Morbus Pick 213
Zerebrale Amyloidablagerungen 214
Morbus Parkinson 214
Multisystematrophie 217
Morbus Huntington und Morbus Wilson 218

Andere radiologische Befunde bei Demenz ... 219
Normaldruckhydrozephalus 219
Multiinfarktdemenz 220

Erkrankungen der weißen Hirnsubstanz 221
Encephalomyelitis disseminata
(multiple Sklerose) 222
Zentrale pontine Myelinolyse 224
Hydrozephalus 224

7 Angeborene Hirnerkrankungen 229

Phakomatosen 230
Neurofibromatose Typ 1 230
Neurofibromatose Typ 2 232
Hippel-Lindau-Erkrankung 232
Sturge-Weber-Erkrankung 233
Tuberöse Sklerose 234

Dandy-Walker-Malformation 235

Arachnoidalzysten 236

Balkendysplasien 238

Chiari-Malformation 239

8   Postoperative Befunde und Verlaufskontrollen 245

Ventrikuloperitonealer Shunt 246
Postoperative Kontrollen nach Tumorresektion 247
Komplikationen nach Sinuschirurgie, Rhinoliquorrhö 248

9   Gesichtsschädel und Schädelbasis 251

Grundlagen 252
Stellenwert der CT 252
Häufige Indikationen 252

Fehlbildungen und funktionelle Störungen ... 253
Entzündungen der Nasennebenhöhlen 254
Choanalatresie 255
Tornwaldt-Zyste 256
Otosklerose 256

Tumoren und Raumforderungen 257
Odontogene Tumoren 258
Ameloblastom 259
Odontom 260
Zementom 260
Zystische Läsionen des Ober- und Unterkiefers ... 261
Mukozele und Pyozele 262
Papillom 263
Fibröse Dysplasie 264

Morbus Paget 266
Meningeom der Schädelbasis 267
Ästhesioneuroblastom 269
Epidermoid und Dermoid 269
Aneurysmatische Knochenzyste 270
Riesenzelltumor 271
Osteochondrom 271
Ossifizierendes Fibrom 272
Cholesteringranulom 274
Cholesteatom 275
Glomustumor (Paragangliom) 276
Tumoren in Pharynx, Nasenhöhle und Nasennebenhöhlen 278
Schwannom 281

Traumafolgen 283
Mittelgesichts- und Schädelbasisfrakturen ... 283

Computertomographie der Wirbelsäule

Anatomie der Wirbelsäule 295

10   Propädeutik 301

Häufige Indikationen 302
Bandscheibenprolaps 302
Fraktur/Trauma 303
Raumforderungen 303

Beurteilung und Befunderstellung 304

Technik 304

Einzelschichttechnik 305
Spiral-CT-Technik 305
Durchführung der Untersuchung 307
Kontrastmittel 308
Intravenöses Kontrastmittel 308
Intrathekales Kontrastmittel 308
Auswertung der Untersuchung 309

11   Anatomie 313

Knochen 314
Bandscheiben 318
Gefäße 318
Arterien 318
Venen 319

Bänder 320
Rückenmark und Spinalnervenwurzeln 321
Rückenmarkhäute 323
Epiduralraum 323

12 Angeborene funktionelle und strukturelle Veränderungen ... 325

Klippel-Feil-Syndrom ... 326

Spinale Dysrhaphien ... 328
Spina bifida ... 328
Myelomeningozele ... 329
„Tethered-cord"-Syndrom ... 330
Diastematomyelie (Myeloschisis) ... 331

Lipomyeloschisis ... 333
Spinale meningeale Zysten ... 334

Angeborene Spinalkanalstenose ... 335

Syringomyelie und Hydromyelie ... 337

13 Verletzungen der Wirbelsäule ... 341

Frakturen ... 342
Zervikale Frakturen ... 343
Atlasfrakturen (HWK 1) ... 343
Axisfrakturen (HWK 2) ... 344
Subaxiale HWK-Frakturen (HWK 3–7) ... 347

Thorakolumbale Wirbelkörperfrakturen ... 349

Traumatischer Bandscheibenprolaps ... 353

Blutungen ... 353

14 Degenerative Erkrankungen der Wirbelsäule ... 355

Degenerative Bandscheibenerkrankungen ... 356

Synovialiszyste/Ganglion der Facettengelenke ... 366

Spondylose, Spondylolyse, Spondylolisthesis ... 368

Erworbene Spinalkanalstenose ... 371
Lumbale Spinalkanalstenose ... 371
Zervikale Spinalkanalstenose ... 373

Osteoporose ... 375

15 Spinale vaskuläre Erkrankungen ... 381

Spinale arteriovenöse Malformation ... 382

Kavernom ... 386

Spinale Blutungen ... 386
Spinale Subarachnoidalblutung ... 388

16 Entzündliche Erkrankungen ... 391

Infektionen ... 392
Diszitis ... 392
Spondylodiszitis ... 394
Spondylitis/Osteomyelitis eines Wirbelkörpers ... 396
Epiduraler Abszess ... 397
Spinale Arachnoiditis/Arachnopathie ... 398

Rheumatoide Arthritis ... 400

Morbus Paget (Ostitis deformans) ... 402

Multiple Sklerose (Encephalomyelitis disseminata) ... 403

17 Tumoren und Raumforderungen ... 407

Einteilung der intraspinalen Raumforderungen ... 408

Extradurale Raumforderungen ... 409
Metastasen ... 409
Lymphome ... 412

Osteogene extradurale Raumforderungen ... 414
Chordom ... 414
Eosinophiles Granulom ... 415
Riesenzelltumor/Osteoklastom ... 416
Osteoidosteom/Osteoblastom ... 417

Aneurysmatische Knochenzyste 418
Wirbelkörperhämangiom 419
Osteosarkom 421
Fibröse Dysplasie 422
Plasmozytom
(multiples Myelom, Morbus Kahler) 423
Chondrosarkom 425

Intradural-extramedulläre Raumforderungen . 426
Meningeom 426
Schwannom (Neurinom, Neurilemmom)/
Neurofibrom 429

Paragangliom 433
Medulloblastom 434
Epidermoid, Dermoid, Teratom 435

Intramedulläre Raumforderungen 437
Ependymom 437
Astrozytom 438
Pilozytisches Astrozytom 439
Hämangioblastom...................... 440
Hämangioperizytom 442

18 CT-gestützte Interventionen an der Wirbelsäule 447

Vertebroplastie 448

**Facettengelenkinfiltrationen und
-umflutungen** 453

Periradikuläre Therapie 456

Epidurale Injektionen 457

Biopsie und Knochenstanze 459

Sachverzeichnis 463

Computertomographie des Kopfes

Anatomie des Kopfes

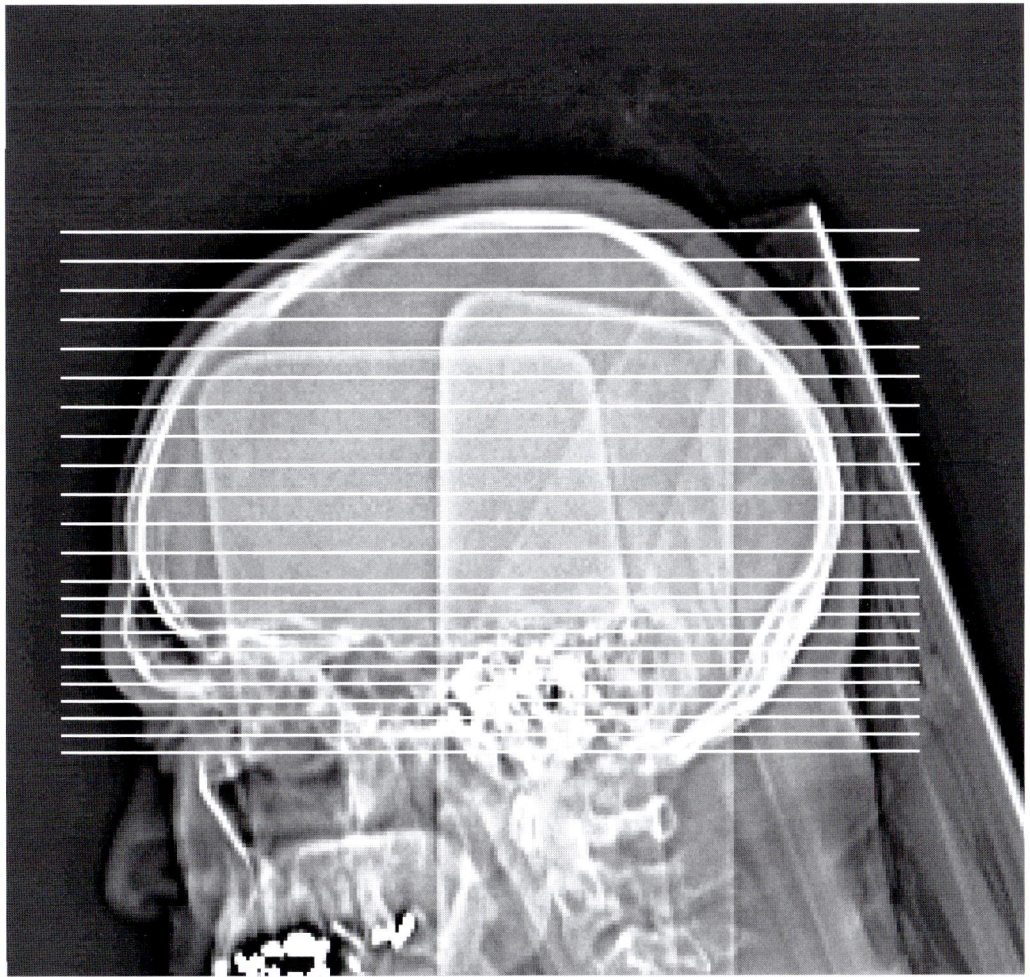

Abb. I.1 Seitliches Topogramm mit Darstellung der transversalen CT-Schichten in Einzelschichttechnik parallel zur Orbitomeatalebene.

Die Schnittbildanatomie des Kopfes, wie die moderne CT sie darstellt, wird auf den folgenden Seiten vorgestellt. Wir beschränken uns hier auf die Standardeinstellungen und die Temporallappeneinstellung. Um eine in der täglichen Routine benutzbare Übersicht zu geben, werden die anatomischen Details nur soweit benannt, wie sie regelmäßig erkennbar und für die Befundung von Bedeutung sind. Funktionelle Systeme wie die venösen Blutleiter des Kopfes werden im Verlauf der Kapitel dort näher erläutert, wo ihre Kenntnis zum Verständnis der Zusammenhänge von Bild und Befund gebraucht wird.

Anatomie des Kopfes

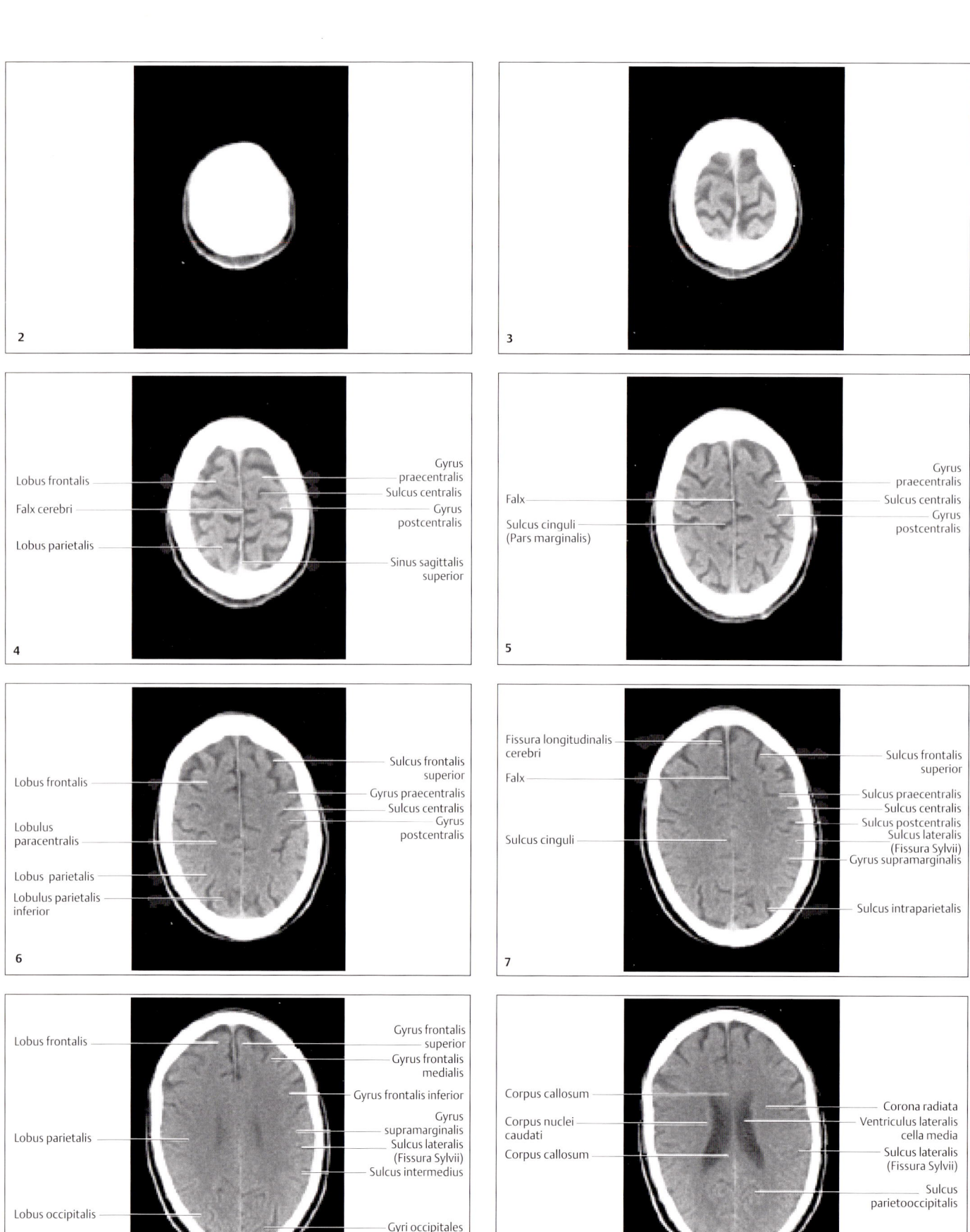

Abb. I.2 21 Transversale Einzelschichten. Schichtdicke 8 mm supratentoriell und 5 mm infratentoriell ohne i.v. KM.

Anatomie des Kopfes

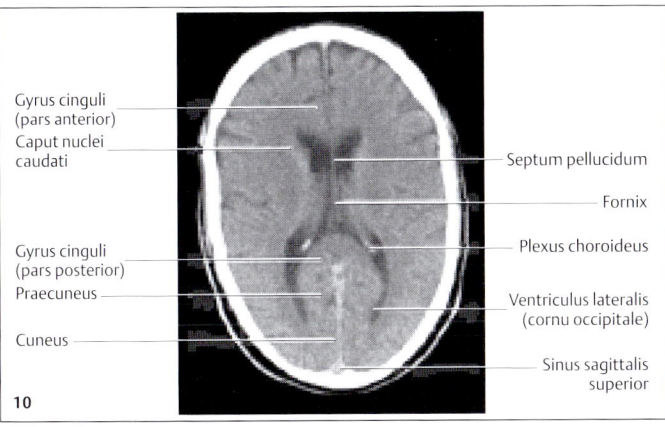

10

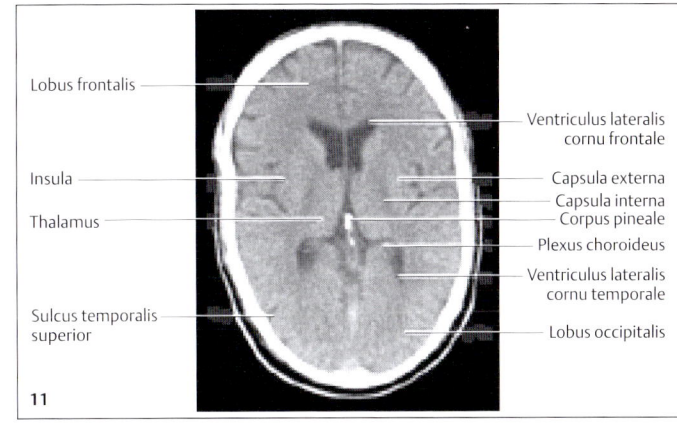

11

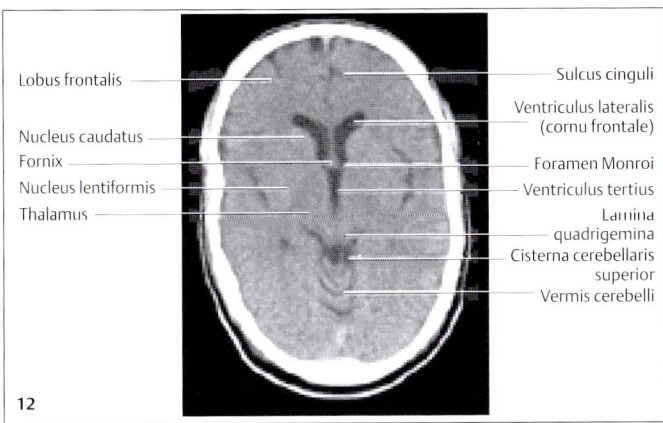

12

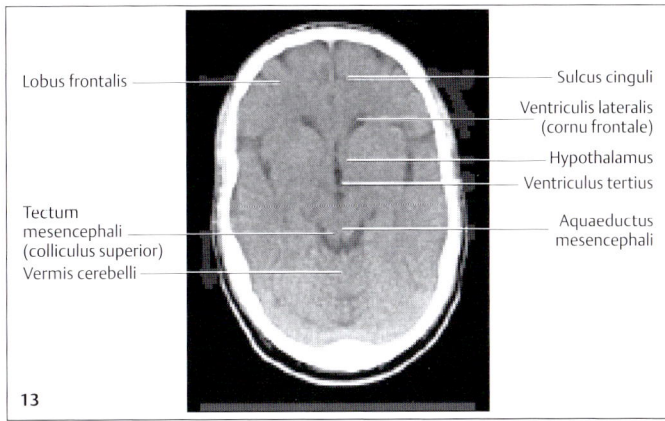

13

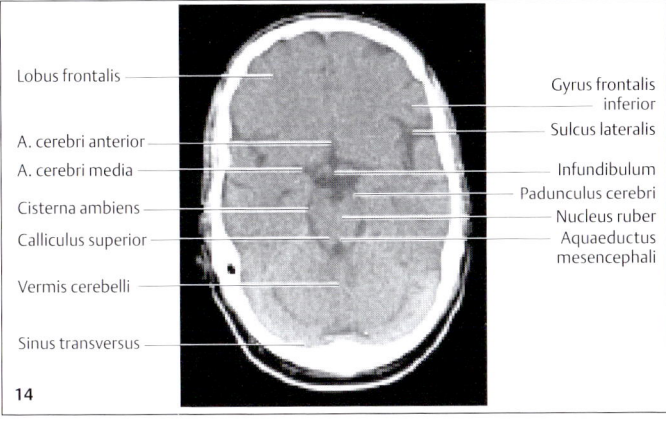

14

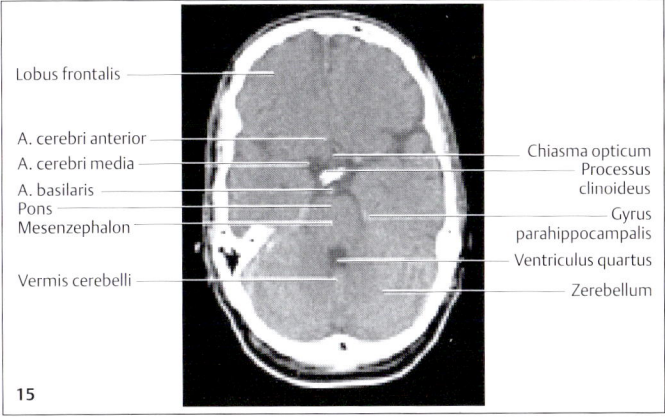

15

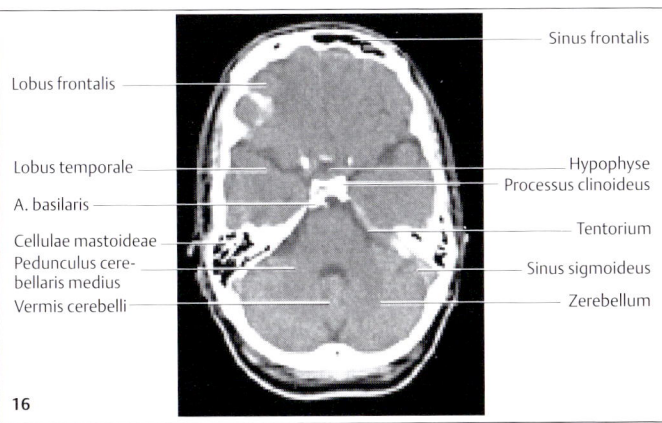

16

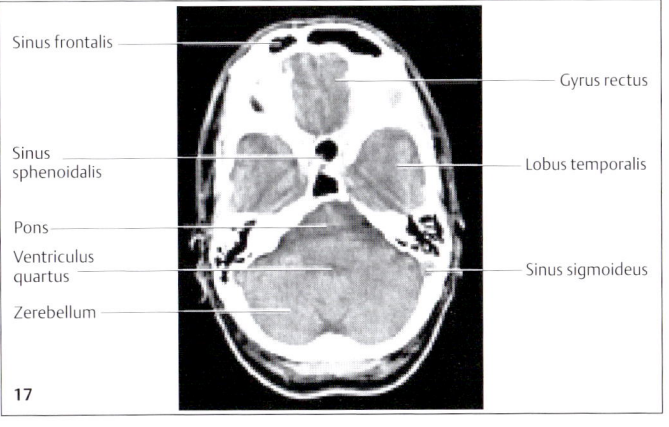

17

Anatomie des Kopfes

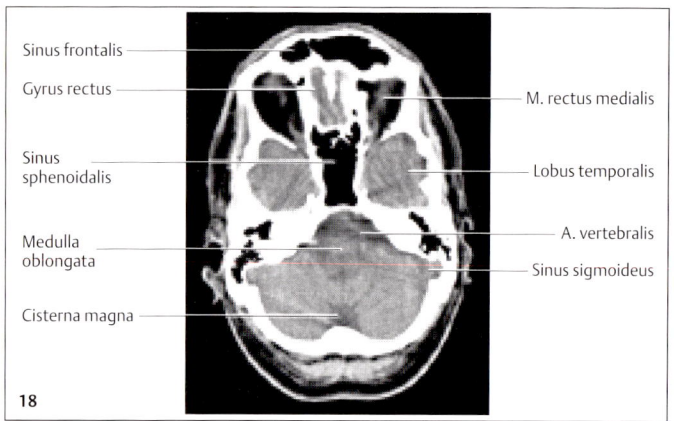

18

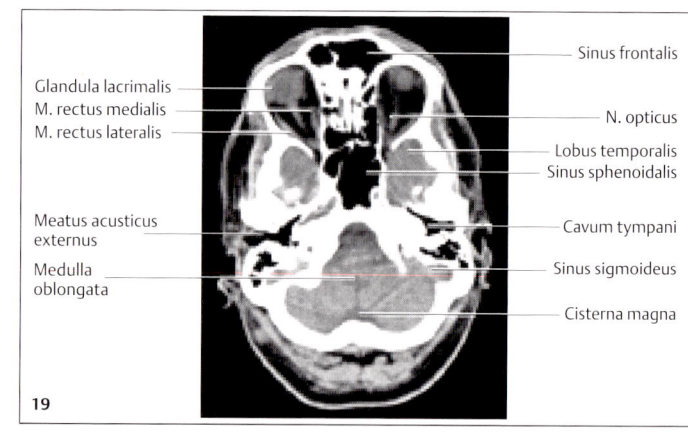

19

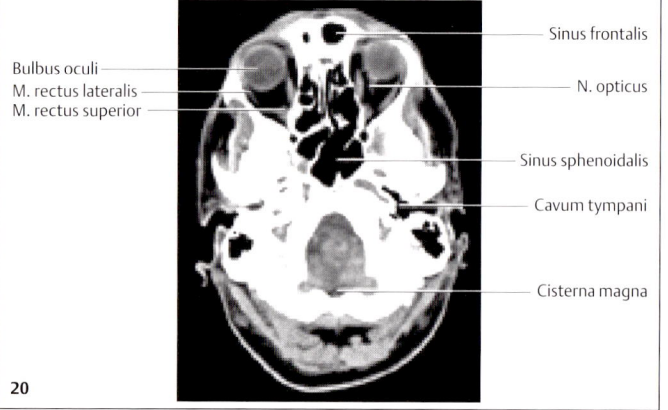

20

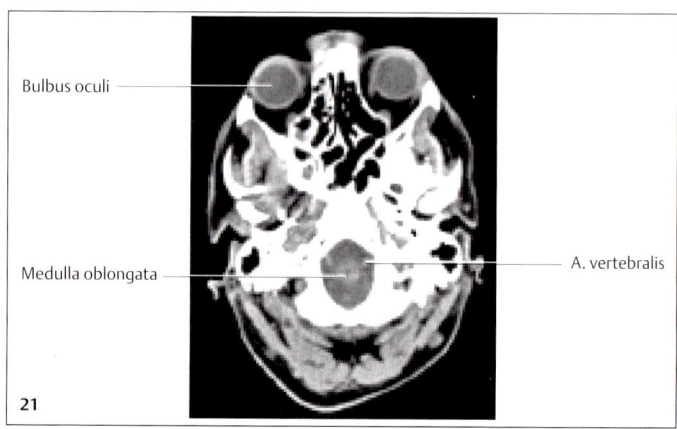

21

Anatomie des Kopfes

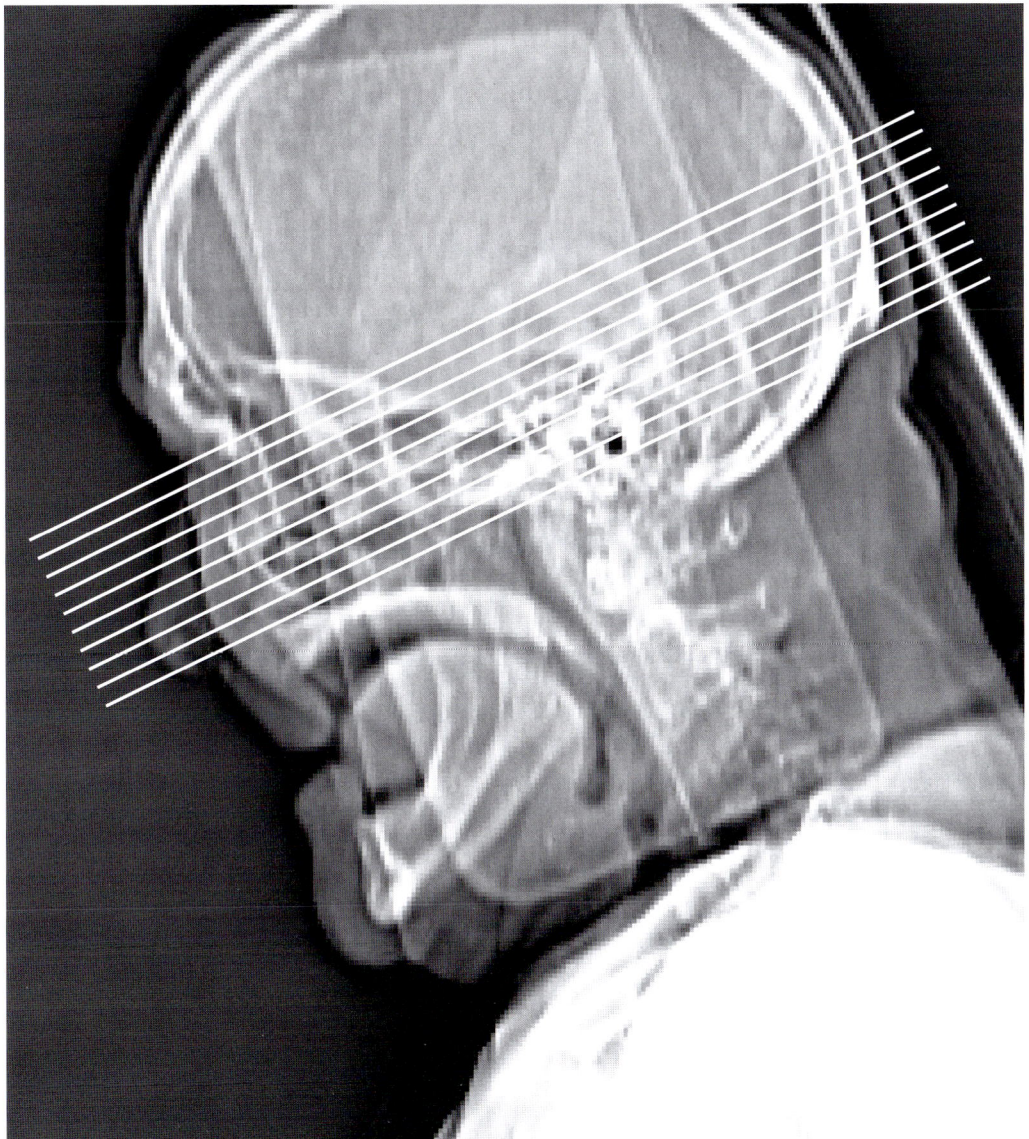

Abb. I. 22 Seitliches Topogramm mit Darstellung der transversalen CT-Schichten in Einzelschichttechnik parallel zur Fissura Sylvii in der Temporallappeneinstellung, in der insbesondere die temporomesialen Strukturen wie Corpus amygdaloideum und Hippokampus gut zu beurteilen sind. Wesentlicher Vorzug dieser Schichtführung ist jedoch, dass Hirnstamm und Zwischenhirn in der Rekonstruktion der Einzelschichten weniger stark durch Aufhärtungsartefakte beeinträchtigt werden, die zwischen den sehr strahlendichten Felsenbeinpyramiden entstehen.

Anatomie des Kopfes

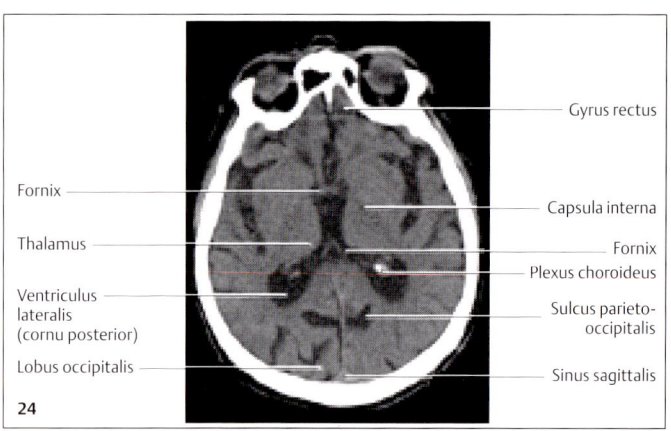

24

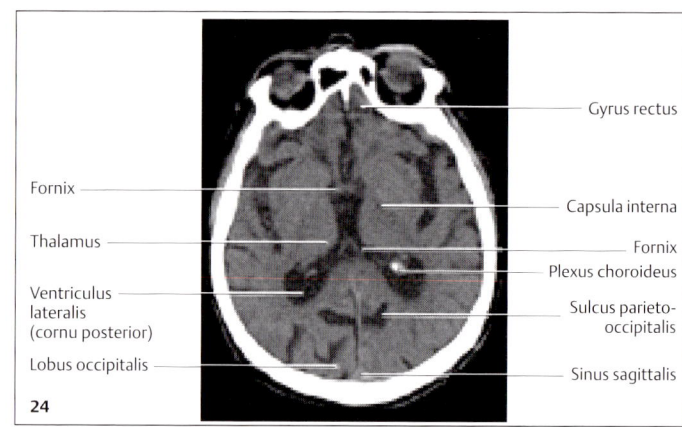

24

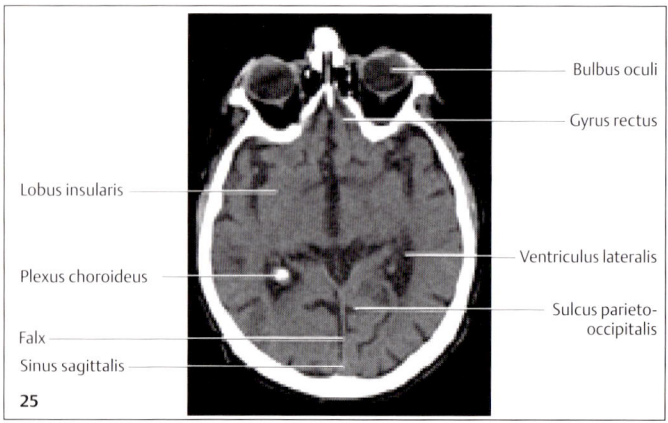

25

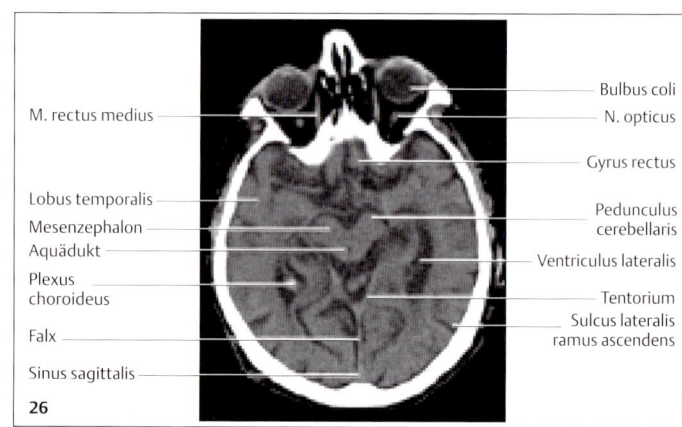

26

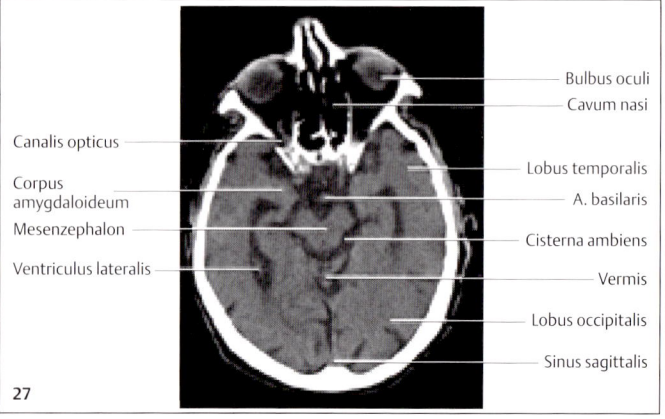

27

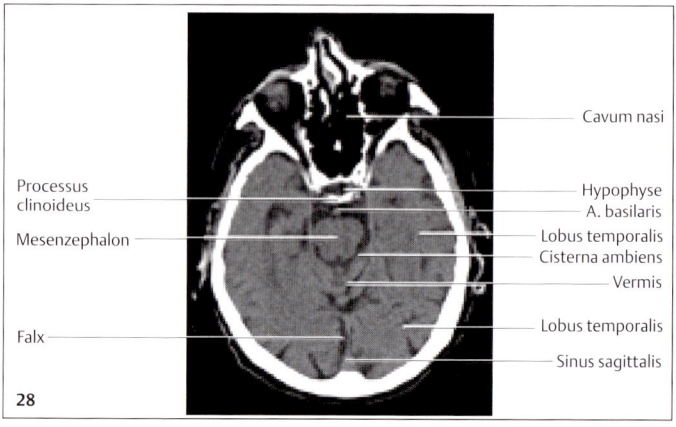

28

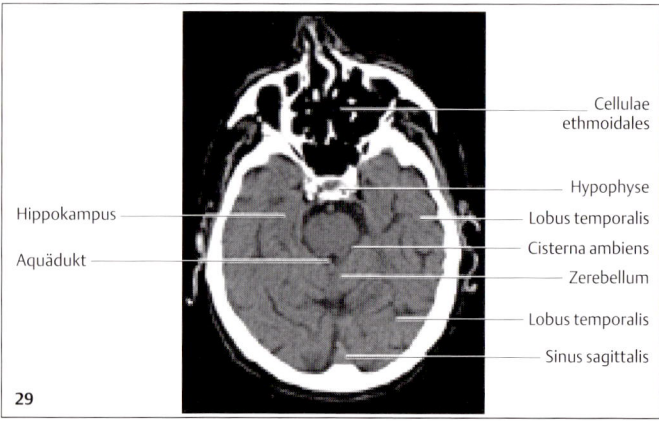

29

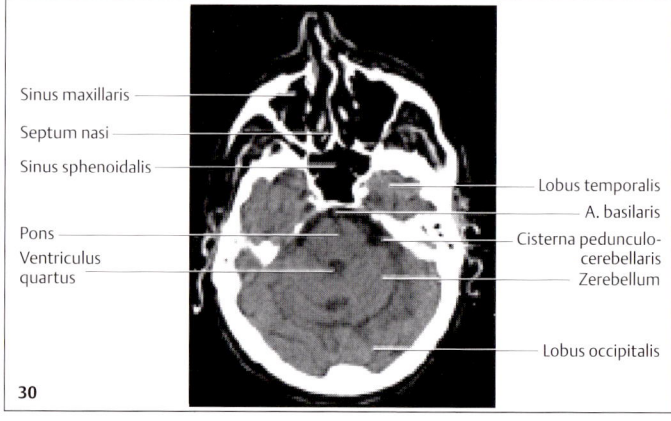

30

Abb. I. 23–30 Transversale 5-mm-Einzelschichten der mittleren und hinteren Schädelgrube in Temporallappeneinstellung, also mit einer Schichtführung annähernd parallel zur Fissura Sylvii.

1 Propädeutik

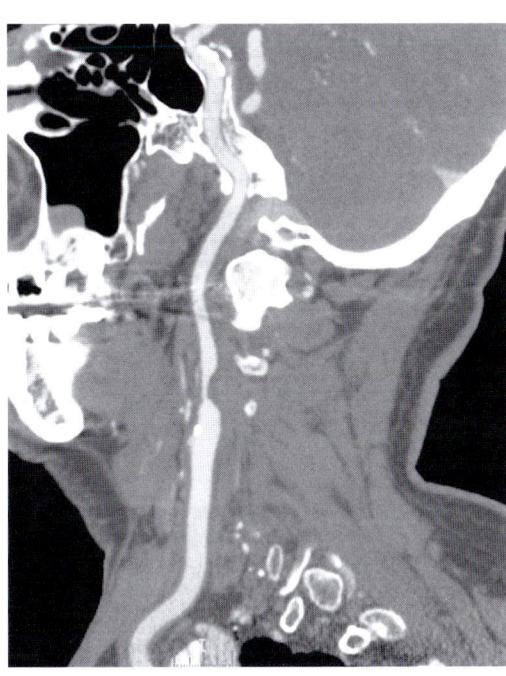

Wichtige zerebrale Befunde ⇢ 10

Technik ⇢ 25

1 Propädeutik

Dieses Kapitel gibt in seinem ersten Teil einen Überblick über die wichtigsten zerebralen Befunde, die bei CT-Untersuchungen mit Notfallindikationen zu erwarten sind. Dieser erste Teil richtet sich an den Anfänger, der wenig Erfahrungen mit der zerebralen CT hat.

Im zweiten Teil der Einführung werden die Grundgedanken zur Untersuchungstechnik vorgestellt. Die Vorgehensweise an Tomographen verschiedener Hersteller ist naturgemäß unterschiedlich. Auch die rasante Entwicklung der CT führt zu jährlichen Änderungen auf diesem Gebiet.

Wichtige zerebrale Befunde

Entwicklung der Hirndiagnostik

Hirndiagnostik ohne Schnittbildverfahren. Das vom knöchernen Schädel umschlossene Gehirn war radiologisch lange Zeit eine „black box". Der umgebende, die Röntgenstrahlen sehr stark schwächende Schädelknochen verhinderte, dass Dichteunterschiede des Hirngewebes durch Röntgenstrahlen sichtbar gemacht werden konnten. Die knöcherne Schädelkalotte machte es insbesondere unmöglich, geringe Dichteunterschiede durch eine niedrige Röhrenspannung erkennbar zu machen, wie z. B. bei der Mammographie. Erkennbar waren dagegen Veränderungen mit einer Dichte, die wesentlich höher oder niedriger als die des Knochens ist:
- Verkalkungen (Plexuskalk, Verkalkungen der Epiphyse),
- Luft.

Luft wurde bei der Pneumenzephalographie als negatives KM in das Ventrikelsystem eingebracht. Die Formänderungen des Ventrikelsystems machten dann auf Nativröntgenaufnahmen des Schädels Raumforderungen oder Verlagerungen erkennbar. Ein weiteres Hilfsmittel war natürlich das iodhaltige KM, das zur Darstellung der Gefäße eingebracht werden und ebenfalls direkte oder indirekte Röntgenzeichen ergeben konnte.

Hirndiagnostik mit CT. Der englische Physiker Sir Godfrey Hounsfield nutzte Anfang der 70er Jahre die damals erstmalig zur Verfügung stehenden größeren Rechnerkapazitäten zur algorithmischen und überlagerungsfreien Ermittlung von Dichteunterschieden des Hirngewebes innerhalb der Schädelkalotte (Abb. 1.1). Die CT ermöglichte einen nicht invasiven Einblick in das Schädelinnere und revolutionierte damit die Röntgendiagnostik.

Intrakraniale Volumenzunahme

Die Bedeutung der CT für die Diagnostik intrakranialer Erkrankungen ist deshalb so groß, weil schon eine geringe intrakraniale Volumenzunahme weit reichende Folgen haben und letztlich sogar zur oberen oder unteren Einklemmung und damit zum Tode führen kann. Andererseits verbieten sich explorativ-invasive diagnostische Manöver, wie sie etwa im Abdomen als Probelaparotomie möglich sind.

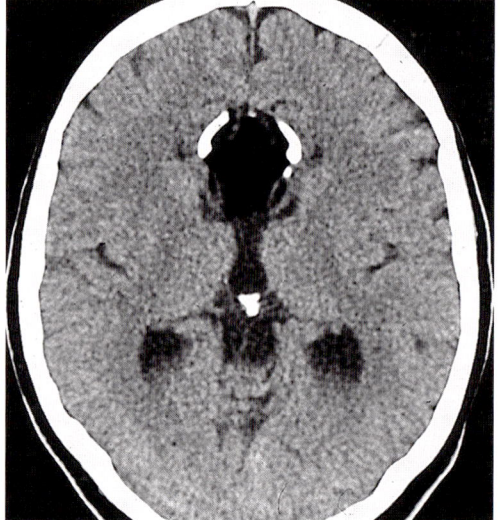

Abb. 1.1 **Dichteunterschiede.** Gemessene Dichteunterschiede werden computertomographisch als Grauwertunterschiede visualisiert. Im abgebildeten Beispiel hat ein in der Mittellinie gelegenes Balkenlipom die niedrigste Dichte, abgesehen von Luft (Fett, Luft, negative Hounsfield-Werte, im Bild schwarz). Kalk in der Peripherie des Lipoms hat zusammen mit der Schädelkalotte die höchsten Dichtewerte; er wird weiß dargestellt. Dazwischen liegt Liquor im Ventrikelsystem mit relativ niedriger Dichte. Graue Substanz ist etwas dichter als weiße Substanz. Typische Absorptionswerte in Hounsfield-Einheiten sind:

Luft	–1000
Fett	–100
Liquor	0–10
weiße Substanz	30–35
graue Substanz	40–45
Kalk, Knochen	um 1000

▶ Bereits eine geringe intrakraniale Volumenzunahme kann weit reichende Folgen haben und letztlich sogar tödlich sein.

Wichtige zerebrale Befunde

Ursachen einer Volumenzunahme. Ursachen einer Volumenzunahme können sein:
- Blutungen,
- Raumforderungen,
- Ödem.

Folgen einer Volumenzunahme. Raumforderungen, die intrathorakal oder intraabdominal völlig folgenlos wären, können intrakranial aufgrund der festen knöchernen Hülle bereits fatal sein. Intrakraniale Volumen- und Druckerhöhungen führen zur Verlagerung folgender Strukturen (Abb. 1.2):
- Herniation des medialen Temporallappens (Unkus, Hippokampus) in den Tentoriumschlitz (Abb. 1.3). Folgen sind:
  - Kompression des ipsilateralen N. oculomotorius mit weiter Pupille,
  - Kompression des kontralateralen Hirnschenkels,
  - Dislokation des kranialen Hirnstamms nach lateral und kaudal,
  - Kompression des kranialen Mittelhirns gegen das Tentorium mit möglicher Kompression der A. cerebri posterior,
- Herniation des Gyrus cinguli unter der Falx hindurch auf die Gegenseite,
- Herniation der inferomesialen Anteile der Kleinhirnhemisphären in das Foramen magnum hinein mit der Folge einer Kompression von Hirnstamm und Medulla oblongata.

Ursache von Herniationen. Ursache der Herniationen des Hirngewebes ist eine umschriebene Raumforderung oder eine generelle intrakraniale Druckerhöhung. Eine Entlastung durch Verlagerung nach extrakraniell ist bei intakter Kalotte nur durch das Foramen magnum möglich. Zusätzlich steht einer intrakranialen Verlagerung von Hirngewebe die Kompartimentierung des intrakranialen Raums durch die sehr harte und kaum flexible Falx bzw. das Tentorium im Wege. Die direkte Schädigung verlagerter Strukturen durch Kompression oder eine indirekte Schädigung aufgrund einer Ischämie können dann zu Schädigungen mit fatalem klinischem Ausgang führen.

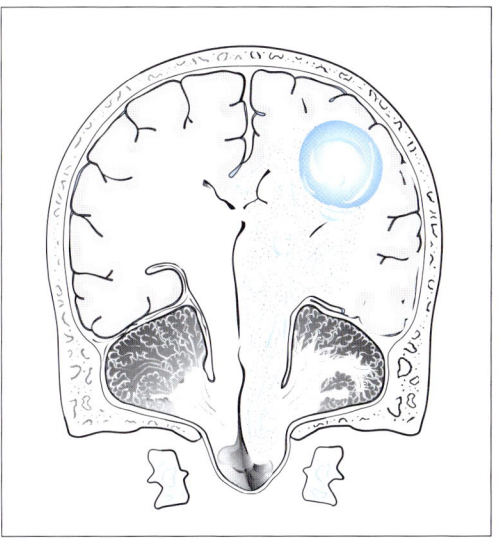

Abb. 1.2 **Obere und untere Einklemmung.** Bei den verschiedenen Einklemmungstypen zu erwartende Hirngewebeverlagerungen.

▶ Verlagerte Hirnstrukturen sind bedroht von Schäden durch Kompression und/oder Ischämie.

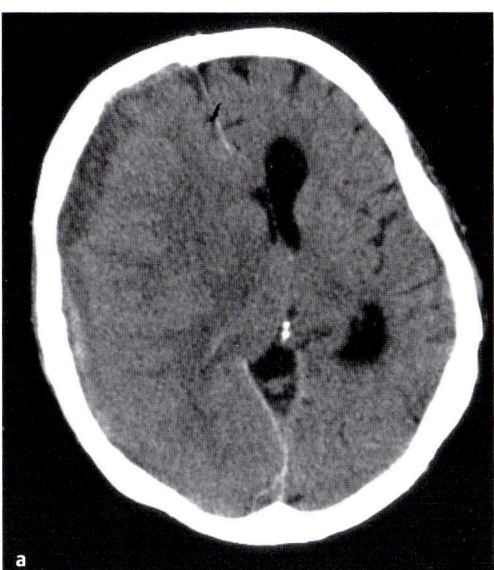
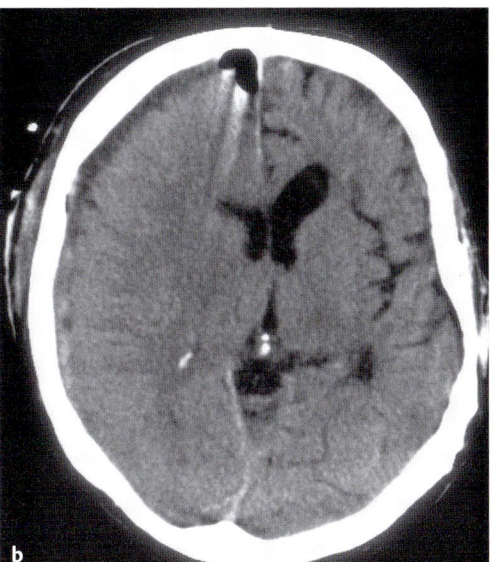

Abb. 1.3a u. b **Obere Einklemmung.** Typischer Befund bei oberer Einklemmung – hier nach Trauma.
a Ausgedehnte Einblutungen rechts frontal und temporal. Intrakranial freie Luft. Massive Mittellinienverlagerung mit Dislokation des supratentoriellen Ventrikelsystems auf die linke Seite. Teile des medialen Temporallappens sind herniert.
b Nach Entlastung Normalisierung der Verhältnisse.

1 Propädeutik

▶ Man sollte sich eine systematische Analyse angewöhnen, die die anatomischen Strukturen nach einem festen Schema beurteilt.

▶ Verstärkte Aufhärtungsartefakte durch Bewegungen können leicht als Hämatome fehlgedeutet werden.

Befundung

Notfalldiagnostik. Die für die Notfalldiagnostik wesentlichen pathologischen Veränderungen betreffen die weiße und graue Hirnsubstanz und die Liquorräume. Folgende Veränderungen müssen gesucht werden:
- Dichteveränderungen,
- Raumforderungen,
- Störungen der Blut-Hirn-Schranke (können durch eine intravenöse KM-Gabe sichtbar gemacht werden).

Analog zur Interpretation von Röntgenaufnahmen anderer Organsysteme sollte sich insbesondere der Anfänger eine systematische Analyse angewöhnen, die die anatomischen Strukturen identifiziert – z. B. von außen nach innen oder umgekehrt. Normabweichungen werden so leichter erkannt. Im Folgenden soll eine Analyse beschrieben werden, die von außen nach innen vorgeht (Tab. 1.1).

Kontrolle der Aufnahmequalität. Vor der Beurteilung muss die Qualität der Untersuchung übersichtsartig kontrolliert werden. Folgende Fragen sollte sich der Untersucher hierzu stellen:
- Ist der Gehirnschädel komplett abgebildet?
- Wurde infratentoriell eine geringere Schichtdicke gewählt als supratentoriell (z. B. 4 gegenüber 8 mm)?
- Sind Bewegungs- oder Aufhärtungsartefakte vorhanden? Aufhärtungsartefakte werden leicht als Hämatome fehlgedeutet; Abb. 1.4.
- Stimmt die Fenstereinstellung? Ein Dichteunterschied zwischen weißer und grauer Substanz sollte im Bild erkennbar sein. Grobe Fehler wer-

Tabelle 1.1 ⋯▷ *Befundanalyse der zerebralen CT*

- Schichtdicke korrekt?
- Artefakte?
- Kopfschwarte normal?
- Hämatom erkennbar?
- Gesichtsweichteile?
- Kontinuitätsunterbrechungen oder dislozierte Fragmente an der Schädelkalotte erkennbar?
- Blut im Sub-/Epiduralraum als hyperdense Begleitstruktur der Kalotte erkennbar?
- Sulci über allen Hirnabschnitten erkennbar?
- Verstrichene Sulci als Ausdruck der Raumforderung?
- Einzelne Sulci bei Subarachnoidalblutung hyperdens?
- Venöse Sinus nach KM-Gabe ohne Aussparungen gefüllt?
- Marklager ohne umschriebene Hyper-/Hypodensitäten?
- Ventrikelsystem entfaltet, annähernd symmetrisch, Mittellinie nicht verlagert?
- KM-Gabe erforderlich (bei Marklagerödem, Verdacht auf entzündliche Hirnerkrankung, Verdacht auf Metastasen, Verdacht auf Sinusvenenthrombose)?

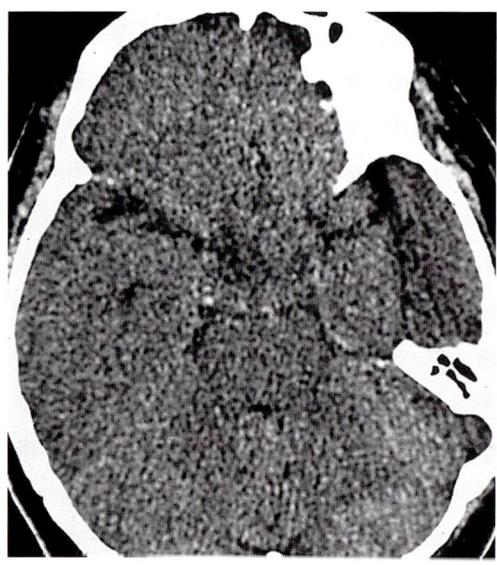

Abb. 1.4 **Aufhärtungsartefakt.** Ein häufiges Problem beim Nachweis intrakranialer Blutungen sind Aufhärtungsartefakte an der Innenseite der Schädelkalotte. Aufhärtungsartefakte erschweren insbesondere die Beurteilung der mittleren Schädelgrube (Felsenbein), der hinteren Schädelgrube sowie weiterer Bezirke wie z. B. an einer Protuberantia occipitalis interna. Im gezeigten Fall besteht der Aufhärtungsartefakt aus streifenförmigen Minder- und Mehrdichten in der linken mittleren Schädelgrube, die wie zwischen Keilbeinflügel und Felsenbein ausgespannt wirken.

Wichtige zerebrale Befunde

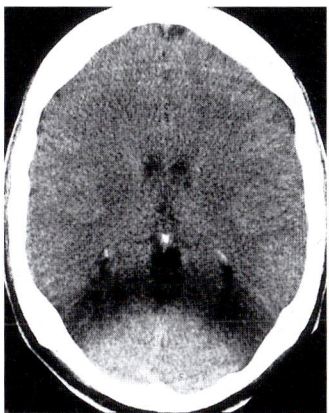

Abb. 1.5 **Artefakte durch Lagerungsfehler.** Die Abbildung zeigt, wie wichtig die exakte Lagerung in der Öffnung des Computertomographen ist. Der traumatisierte Patient konnte aufgrund einer Halsmanschette nicht mittig im Computertomographen gelagert werden. Die exzentrische Lagerung führt zu der Verschattung in den okzipitalen Hirnanteilen.

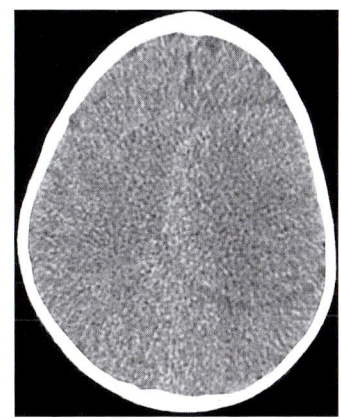

Abb. 1.6 **Kreisartefakt.** In dieser oder ähnlicher Form (konzentrische Ringe) können Artefakte z. B. bei Detektorausfällen gefunden werden. Meist sind Kreisartefakte leicht als solche erkennbar; doch es gibt auch Fälle, in denen sie intrazerebrale Tumoren imitieren können.

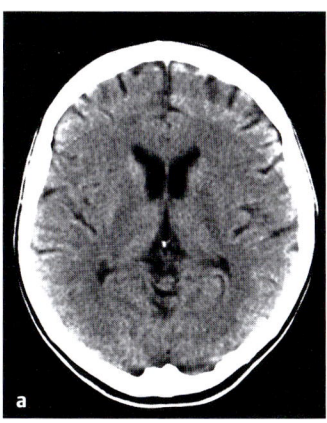 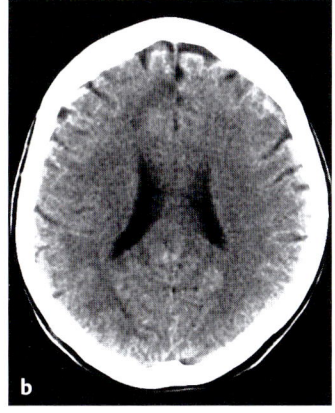

Abb. 1.7a u. b **Ringartefakt.** In **a** ist ein großer Ringartefakt zu sehen. Der Anteriorinfarkt, der sich auch in **a** als Hypodensität des frontalen Marklagers manifestiert, ist nur in der kranialen Schicht (**b**) zu sehen.

den durch falsche Rekonstruktionsprogramme verursacht. Dies ist – vor allem in den frühen Morgenstunden eines Nachtdienstes – mitunter nicht leicht zu erkennen. Auch Untersuchungen des Kopfes von Kleinkindern können durch falsche Programmwahl unbrauchbar werden.

Artefakte. Weitere Ursachen von Fehlinterpretationen sind:
- falsche Lagerung des Patienten im Computertomographen (Abb. 1.5),
- Gerätedefekte (Abb. 1.6, Abb. 1.7),
- Defekte der Entwicklungsmaschine (Abb. 1.8).

Kopfschwarte. Die Kopfschwarte muss vorrangig bei allen Unfallopfern auf umschriebene Auftreibungen, die Hämatomen entsprechen (Abb. 1.9), und auf Lufteinschlüsse als Hinweis auf ein offenes SHT untersucht werden.

Selbstverständlich kann jeder Patient, der einen Bewusstseinsverlust erlitten hat, gestürzt sein. Daher sind auch die Weichteile des Gesichtsschädels und die periorbitalen Weichteile häufig von Hämatomen betroffen. Manche Hämatome können Anlass für zusätzliche, beispielsweise koronare Schichten sein und dürfen daher nicht übersehen werden.

Schädelknochen. Die Schädelknochen sollten auf grobe Dislokationen hin untersucht werden. Eine genaue Diagnostik ist nicht möglich, wenn in 8 mm dicken Schichten untersucht und die Bilder im Weichteilfenster dargestellt werden. Vermutete Frakturen sind insbesondere für den Anfänger schwer von Suturen zu unterscheiden, die sich jedoch meist symmetrisch auch auf der Gegenseite nachweisen lassen (Abb. 1.10). Insbesondere okzipital gibt es diesbezüglich nicht selten Fehldiagnosen. Angrenzend an eine Fraktur sollte immer

> Bei einer Schädelfraktur sollte man immer ein (epidurales) Hämatom suchen und umgekehrt.

> Epidurale Hämatome enden an den Suturen, subdurale dagegen nicht.

ein (epidurales) Hämatom gesucht werden und umgekehrt.

Osteolysen werden häufig übersehen, besonders die solitären (z. B. beim eosinophilen Granulom), aber auch die multiplen, wenn z. B. intrazerebrale Metastasen eines Mammakarzinoms gesucht werden (Knochenfenster ansehen!).

Subdurale und epidurale Hämatome. Zentripetal sind an den Schädelknochen anliegende akut subdurale und epidurale Hämatome als hyperdense Sicheln oder Linsen erkennbar. Sind diese Veränderungen nur schmal, so können sie leicht übersehen werden. Dies gilt vor allem, wenn der Kopf des Patienten während der Untersuchung zu einer Seite geneigt war und die Schichten daher unsymmetrisch sind.

Die Konkavität (subdural) bzw. Konvexität des Hämatoms (epidural, Abb. 1.11, Abb. 1.12) ist nicht immer hilfreich, um zwischen den beiden möglichen Lokalisationen zu unterscheiden. Hierbei hilft oft weiter, dass zwar die epiduralen, nicht aber die subduralen Hämatome an den Suturen enden, an denen die Dura fest mit der Kalotte verbunden ist.

Ist sich der Untersucher nach der nativen Untersuchung nicht sicher, ob ein subdurales Hämatom vorliegt, so kann wie in den Frühzeiten der CT eine intravenöse KM-Gabe weiterhelfen. Der Dichteunterschied zwischen Hirnparenchym und Hämatom wird dadurch gesteigert, da das Hirngewebe – vor allem oberflächliche piale Gefäße –, nicht aber das Hämatom einen Dichteanstieg zeigen. Von den indirekten Zeichen sind nur die diskreten Zeichen von Bedeutung, da bei einer Mittellinienverlagerung von 2 cm meist auch das verursachende epidurale Hämatom zu erkennen sein dürfte.

Für die frontalen subduralen Hämatome wurde das „Hasenohrzeichen" angegeben: Während die Vorderhörner (deren Form an Ohren erinnert) der Seitenventrikel normalerweise streng nach vorne zeigen, kann ein einseitiges subdurales Hämatom

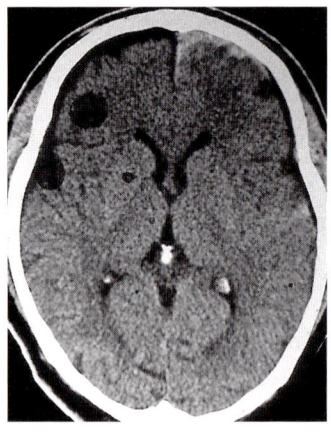

Abb. 1.8 **Entwicklungsfehler.** Hier werden rundliche Läsionen im frontalen Marklager und in den Stammganglien rechts vorgetäuscht.

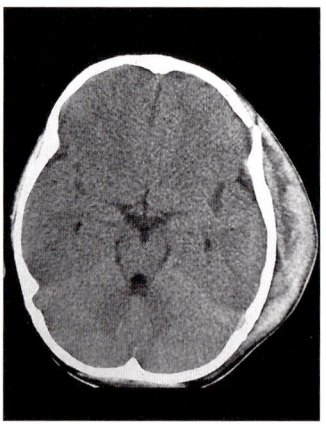

Abb. 1.9 **Galeahämatom.** Bei einer Fraktur der Schädelkalotte links frontoparietal ist es zu einem ausgedehnten Hämatom links parietal gekommen.

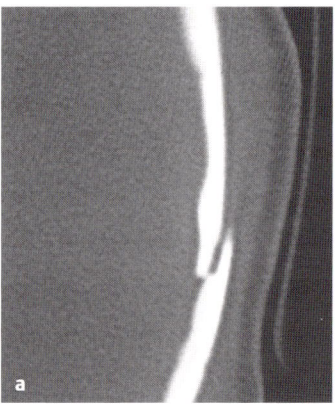
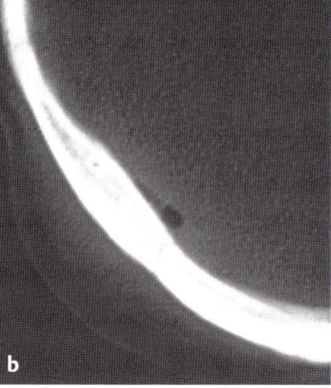

Abb. 1.10 a–c **Unterscheidung von Suturen und Frakturen.**

a Im Gegensatz zur Sutur ist die Kontinuitätsunterbrechung der Kalotte bei der Fraktur durch eine Verschiebung der Fragmente gegeneinander gekennzeichnet.

b Auch intrakraniale Luft, die an eine Kontinuitätsunterbrechung angrenzt, weist auf eine Fraktur hin.

c Die Suturen sind neben ihrer Lage durch die fehlende Verschiebung und durch die Kompaktabegrenzung des Markraums zum Spalt hin charakterisiert.

Wichtige zerebrale Befunde

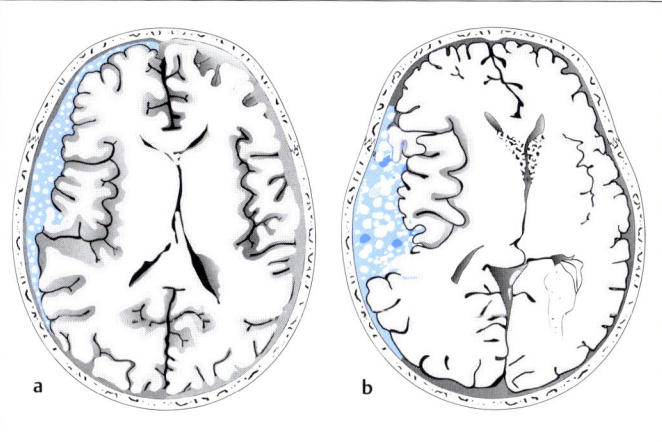

Abb. 1.11 a u. b **Unterscheidung von subduralem und epiduralem Hämatom.**
a Das subdurale Hämatom macht sich als hyperdense, die Schädelkalotte innen begleitende Raumforderung bemerkbar. Typisch sind die eher konkave Begrenzung zum Schädelzentrum hin sowie ein Überschreiten von Suturen (hier links frontal und temporal der Koronarnaht).
b Demgegenüber ist das epidurale Hämatom als bikonvexe, hyperdense Raumforderung erkennbar. Die Sutur wird nicht überschritten.

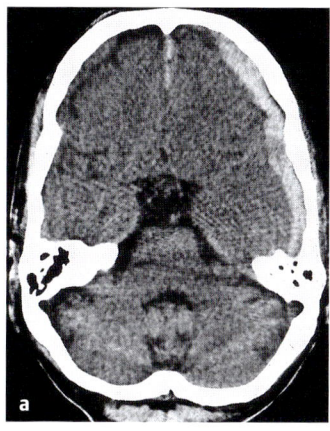 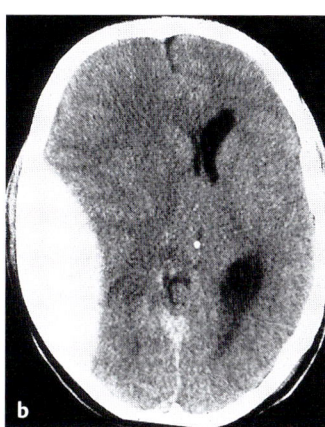

Abb. 1.12 a–c **Unterscheidung von subduralem und epiduralem Hämatom** (vgl. Abb. 1.11).
a Subdurales Hämatom links frontal und temporal der Koronarnaht.
b Beim epiduralen Hämatom ist die raumfordernde Wirkung (Mittellinienverlagerung) oft ausgeprägt.
c Diagnose? (Frankfurter Allgemeine Zeitung vom 14.7.1997).

Arzt operiert Sportler mit altem Handbohrer

LONDON, 14. Juli (AFP). Ein britischer Arzt hat einem Fußballspieler im australischen Busch mit einem alten Handbohrer das Leben gerettet. Wie der 36 Jahre alte Stephen Hindley der britischen Presse erzählte, war er gerade ins westaustralische Dorf Ravensthorpe gekommen, als bei einem Fußballspiel zwei Sportler aufeinanderprallten. Er habe erkannt, daß einer der beiden Spieler ein Blutgerinnsel im Gehirn gehabt habe. Der Mann habe nur noch wenige Minuten zu leben gehabt. Um den Druck zu lindern, habe er rasch ein Loch in den Schädel bohren müssen, sagte Hindley. Er habe aber kein geeignetes Instrument zur Hand gehabt. Man habe ihm einen alten, mit einer Kurbel betriebenen Handbohrer gebracht, den er sterilisiert und nach telefonischer Rücksprache mit Spezialisten in einem Krankenhaus im 480 Kilometer entfernten Perth für die Operation benutzt habe. Seinem Patienten, der später nach Perth ins Krankenhaus gebracht wurde, gehe es den Umständen entsprechend gut.

c

die Spitze eines Vorderhorns nach okzipital verdrängen. Ergebnis ist das „Hasenohrzeichen".

Sulci. Die Sulci der Hirnoberfläche zeigen parenchymatöse Raumforderungen an, wenn sie als „Reserveraum" symmetrisch oder auch asymmetrisch aufgebraucht sind (Abb. 1.13, Abb. 1.14).

Ein akuter – auch ein kompletter – Mediainfarkt kann mitunter ausschließlich durch fehlende Sulci im entsprechenden Stromgebiet einer Seite auf sich aufmerksam machen. Die Analyse der CT des Kopfes sollte die Weite aller Sulci beinhalten, d. h., die gesamte Hirnoberfläche in allen Schichten muss einmal durchgemustert werden. Erweiterungen einzelner Sulci können Residuen älterer Infarkte sein.

Immer sollte die Weite der externen Liquorräume über den verschiedenen Hirnabschnitten untereinander verglichen werden. Ebenso sollte man die Weite der externen Liquorräume mit der des Ventrikelsystems vergleichen. Normal weite äußere Liquorräume bei sehr weitem Ventrikelsystem können auf einen Normaldruckhydrozephalus hinweisen, der allerdings seltener ist als Atrophien unterschiedlicher Ursache. Bei Letzteren können auch die Sylvi-Furchen besonders weit sein.

> Bei der CT-Befundung sollte man immer die gesamte Hirnoberfläche auch hinsichtlich der Sulcusweite beurteilen.

> Normal weite äußere Liquorräume bei sehr weitem Ventrikelsystem kommen bei Atrophien, aber auch bei Normaldruckhydrozephalus vor.

1 Propädeutik

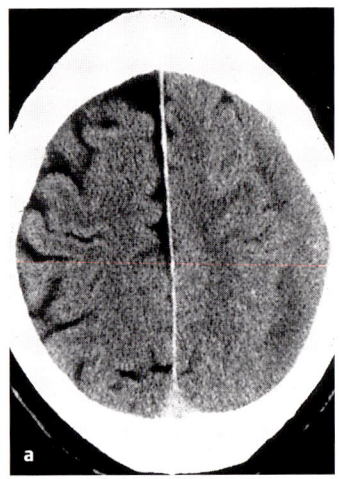 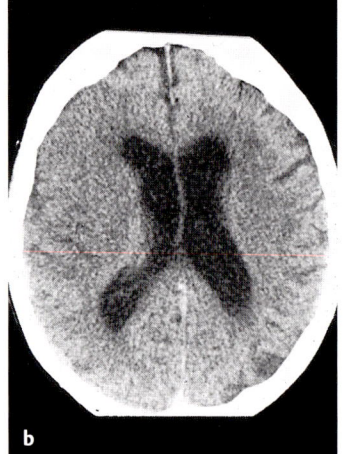 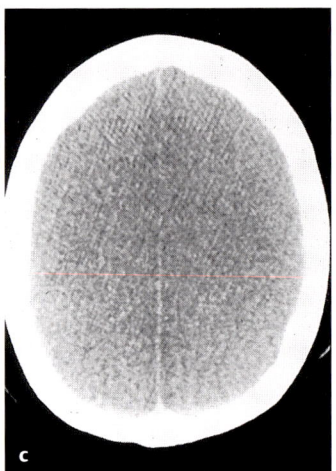

Abb. 1.13a–c **Verlust der normalen Furchung der Hirnoberfläche als Raumforderungszeichen.** Subdurale Hämatome können, insbesondere wenn sie länger bestehen, nahezu isodens zum Hirngewebe sein. Das in **a** gezeigte Beispiel links hochparietal macht sich vor allem durch den Verlust der (rechtsseitig gut abgrenzbaren) Sulci erkennbar. Die Dichte der subduralen Effusion linksseitig ist unterschiedlich, der wahrscheinlich gekammerte Herd weist Kammern mit unterschiedlichem Hämoglobingehalt auf.
a Chronisch subdurales Hämatom links.
b Frischer Mediainfarkt rechts.
c Hirnödem (beidseitig).

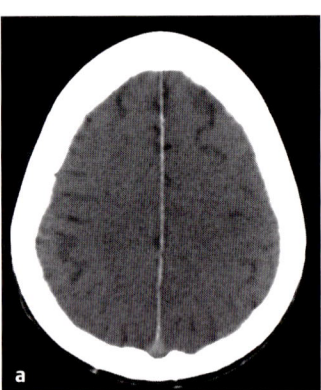 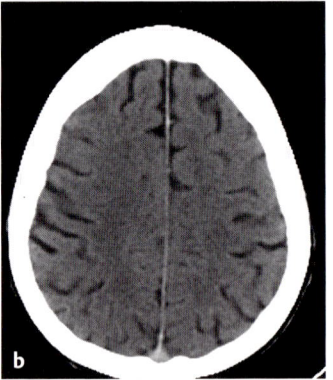

Abb. 1.14a u. b **Hirnödem im Verlauf.**
a Verstrichene Sulci und fehlender Kontrast sind Zeichen der Hirnschwellung.
b Gleicher Patient im Verlauf. Nun entkomprimierte Sulci und Wiederherstellung des Mark-Rinden-Kontrasts.

> Subarachnoidale Blutungen führen zu einer Kontrastumkehr.

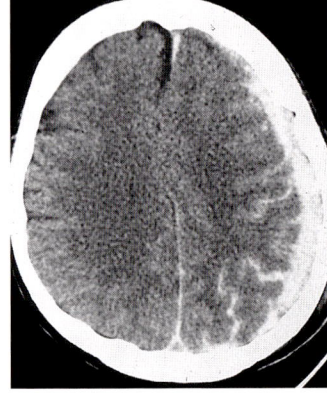

Abb. 1.15 **Subarachnoidales Blut in den externen Liquorräumen.** Subarachnoidale Blutauflagerungen äußern sich im abgebildeten Fall als Kontrastumkehr einzelner Sulci, die hyperdens werden.

Subarachnoidalblutung. Bei subarachnoidalen Blutauflagerungen sind einzelne Sulci hyperdens („hell", Abb. 1.15), im Gegensatz zu der Mehrzahl der Sulci, die hypodens zum Hirngewebe („dunkel") sind.

Subarachnoidale Blutungen werden außerdem im Bereich der basalen Zisternen (Pentagon) gesucht. Die basalen Zisternen sind im Normalfall aufgrund ihrer Liquorfüllung hypodens zum Hirngewebe. Subarachnoidale Blutungen führen zu einer Kontrastumkehr, das Pentagon wird hyperdens (Abb. 1.16).

Liquorzirkulationsstörung. Subarachnoidalblutungen – z. B. im Rahmen einer Aneurysmaruptur – können ebenso wie Parenchymblutungen, die in das Ventrikelsystem einbrechen, eine Liquorzirkulationsstörung nach sich ziehen. Ein akuter oder auch subakuter Hydrozephalus mit Druckkappen ist oft die Folge. Subarachnoidalblutungen liegen häufig in den basalen Zisternen, weil Aneurysmen des Circulus arteriosus Willisii hier bluten. Abb. 1.17 veranschaulicht die topographischen Zusammenhänge.

Wichtige zerebrale Befunde

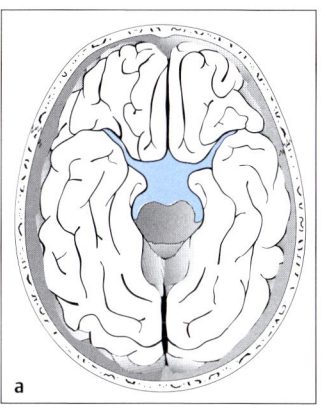
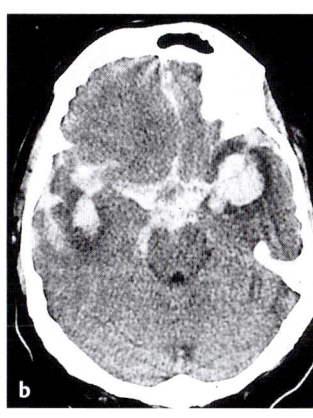

Abb. 1.16a u. b **Dichteumkehr im Pentagon bei subarachnoidaler Blutung.** Zur Verdeutlichung ist die Lage der Blutung in **a** schematisch dargestellt. Im CT-Bild (**b**) stellt sich das Pentagon signalintensiv dar, ebenso der frontale hintere Hemisphärenspalt. Links, etwa an der Mediagabel, entspricht eine rundliche hyperdense Struktur dem Aneurysma. Perifokales Ödem. Bei dieser recht ausgedehnten Blutung ist Blut auch in der rechten Hemisphäre zu erkennen.

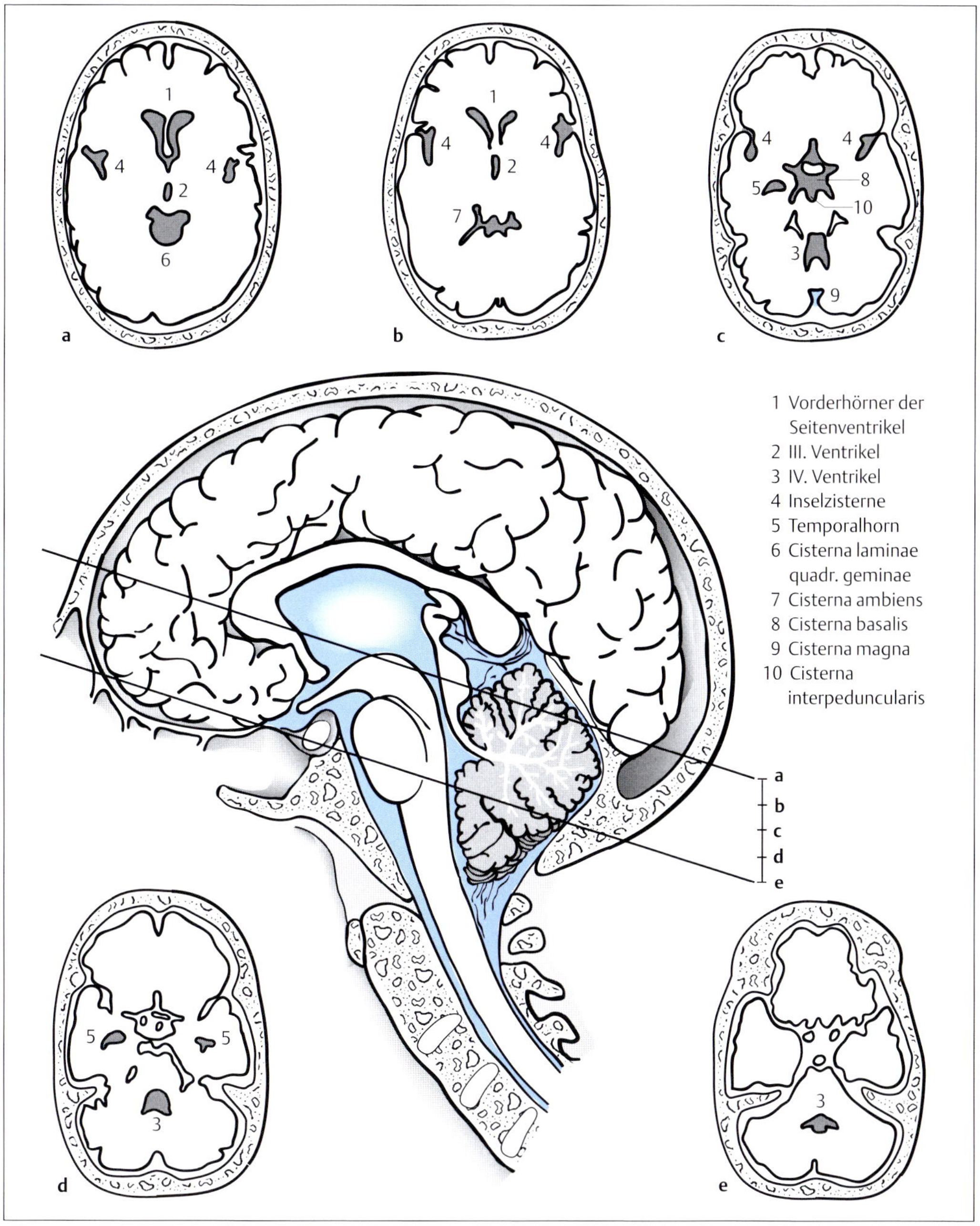

1 Vorderhörner der Seitenventrikel
2 III. Ventrikel
3 IV. Ventrikel
4 Inselzisterne
5 Temporalhorn
6 Cisterna laminae quadr. geminae
7 Cisterna ambiens
8 Cisterna basalis
9 Cisterna magna
10 Cisterna interpeduncularis

Abb. 1.17 **Topographie der basalen Zisternen.** Die Abbildung veranschaulicht in der Zusammenschau der transversalen CT-Schnitte dieser Region den Zusammenhang mit dem sagittalen anatomischen Bild deutlich.

1 Propädeutik

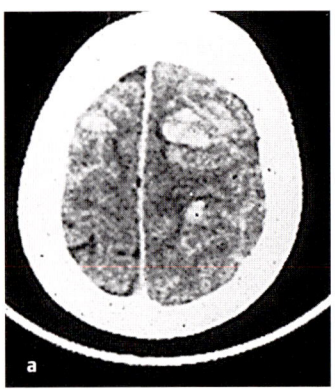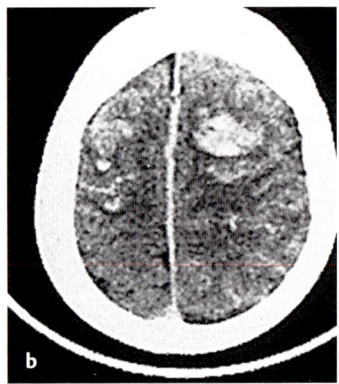

Abb. 1.18 a u. b **Sinusvenenthrombose.** Diese Diagnose wird im CT oft verkannt. Im ausgeprägten Fall sind die venösen Infarkte oder Einblutungen bereits nativ als annähernd symmetrisch, beidseits der Mittellinie angeordnete Hypo- oder Hyperdensität gut erkennbar. Weitere Zeichen sind gestaute kortikale Venen im KM-Bild und eine KM-Aussparung im Sinus (vgl. Abb. 3.**55**, 12.**96**).

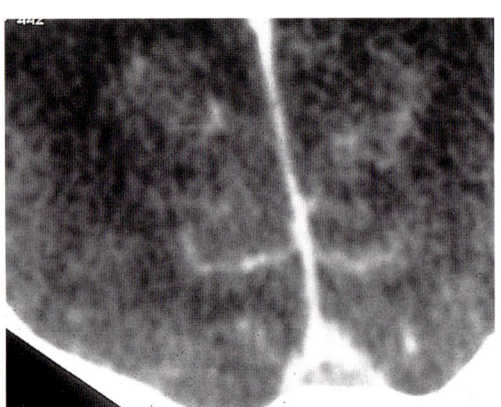

Abb. 1.19 „**Empty triangle sign**". Die kontrastmittelgestützte Aufnahme zeigt eine dreieckförmige Aussparung im Sinus. Diese ist jedoch nur erkennbar, wenn ein adäquates Fenster gewählt wird (W: 350–400, C: 50).

> Bei temporomesialen Veränderungen muss an eine Herpes-Enzephalitis gedacht und eine Abklärung mit einer KM-gestützten MRT durchgeführt werden.

> Symmetrische Auffälligkeiten beidseits der Mittellinie deuten auf eine Thrombose des Sinus sagittalis superior oder des Sinus rectus hin.

Sinusvenenthrombose. Bei der Akutdiagnostik darf eine Sinusvenenthrombose nicht übersehen werden. Da in der nativen CT außer dem „dense triangle sign" jedoch mitunter keine Zeichen zu finden sind, wird die Diagnose nur gestellt, wenn sie vorab in Betracht gezogen und durch eine kontrastmittelgestützte Untersuchung aktiv gesucht wird. In der nativen Untersuchung sind allenfalls Veränderungen durch venöse Infarkte erkennbar. Auf eine Thrombose des Sinus sagittalis superior oder des Sinus rectus deuten Auffälligkeiten (Einblutungen oder venöse Infarkte) hin, die sich annähernd symmetrisch zu beiden Seiten der Mittellinie (Abb. 1.**18**) befinden.

In der kontrastmittelgestützten Untersuchung muss auf das „empty triangle sign" geachtet werden, eine dreieckförmige KM-Aussparung (meist im Sinus sagittalis superior), die dem KM-umflossenen Thrombus entspricht (Abb. 1.**19**).

Ebenso können sich die Venen hochparietal bereits vor der KM-Gabe hyperdens oder nach KM-Gabe als Umgehungskreislauf darstellen („chord sign"). Diese Venen liegen auf der Hirnoberfläche

(vgl. Abb. 1.**41**, S. 29). Erschwert wird die Diagnose (was für alle Methoden gilt) durch die häufigen Variationen der venösen Sinus. Ein Thrombusnachweis mit MRT gelingt – neben der invasiven DSA – am zuverlässigsten im nativen T2w Bild.

Gyri. Die Gyri selbst können ebenfalls Zeichen der Hämorrhagie aufweisen (Abb. 1.**20**). Eine mögliche Ursache sind Rindeninfarkte. Allerdings tritt am medialen Temporallappen ein ähnlicher Befund auch bei der Herpes-Enzephalitis auf, die keinesfalls übersehen werden darf. Die Veränderungen sind im typischen Fall temporomesial (in Nachbarschaft zur Sylvi-Furche) zu finden (Abb. 1.**21**).

Nativ kann der Bereich mehr oder weniger deutlich verändert sein. Nach KM-Gabe findet sich eine randständige KM-Anreicherung. Wird die Diagnose in Betracht gezogen, so muss bei unauffälliger CT unverzüglich eine KM-gestützte MRT angeschlossen werden.

Marklager. Veränderungen des Marklagers können hyperdens oder hypodens sein. Ursachen hyperdenser Veränderungen sind:
- Blutungen unterschiedlicher Genese,
- zellreiche Infiltrate (z. B. Lymphom).

Ursachen hypodenser Veränderungen des Marklagers sind:
- Marklagerödem,
- Infarzierungen,
- hirneigene Tumoren,
- Leukenzephalopathien.

Die klassische hypertensive *Massenblutung* (Abb. 1.**22**) findet man auf Höhe der Stammganglien als rundliche oder ovale, teilweise auch strudelförmige Hyperdensität. Sie ist glatt begrenzt und kann ein umgebendes Ödem aufweisen. Ein Einbruch in das Ventrikelsystem ist nicht selten, wobei sich das Blut

Wichtige zerebrale Befunde

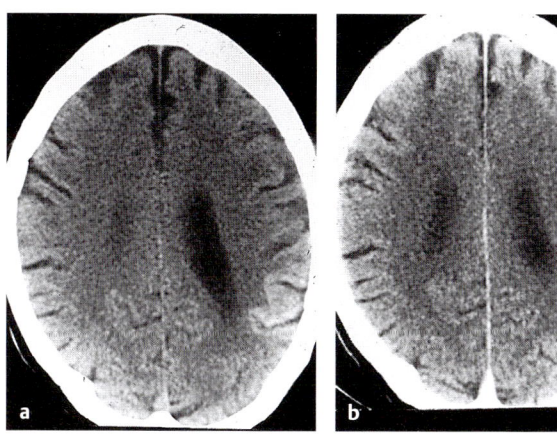

Abb. 1.20 a u. b Kardiogene Embolien. Eine typische kortikale Hämorrhagie mit kortikaler KM-Anreicherung war im hier gezeigten Fall durch kardiogene Embolien bei Vorhofflimmern bedingt.
a Kortikale Hämorrhagie (natives CT).
b Kortikale KM-Anreicherung (KM-CT).

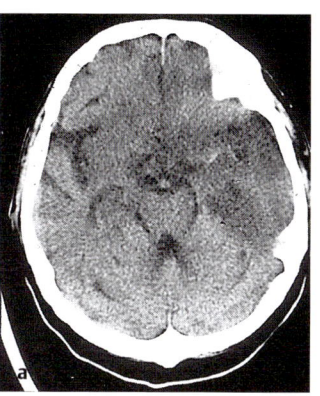 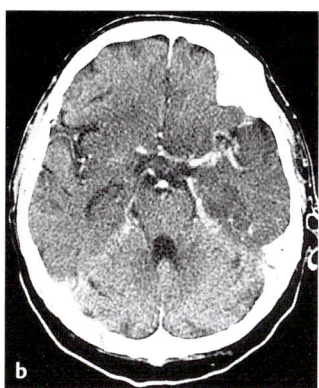

Abb. 1.21 a u. b Herpes-Enzephalitis. Typische Lokalisation ist der Temporallappen, beginnend im mesialen Anteil. Man findet eine gyrale KM-Anreicherung und gyrale Einblutungen. Oft sind die CT-Befunde jedoch eher unspezifisch, wie auch im gezeigten Fall, und erst die MRT zeigt die bildmorphologischen Charakteristika. Die Befundkombination „unklare Bewusstseinsstörung" und „temporaler CT-Herd" muss jedoch an eine Herpes-Enzephalitis denken lassen.

in den Seitenventrikeln und im Subarachnoidalraum befinden kann.

Von diesen typischen Blutungen werden durch ihre Lage *atypische Blutungen* unterschieden. Diese können z. B. hochparietal liegen. Als Ursache atypischer Blutungen kommen in Betracht:
- eingeblutete Tumoren,
- Angiome,
- Vaskulopathien
- Amyloidangiopathie.

Wird eine Blutung in atypischer Lage gefunden, sollte eine KM-gestützte Untersuchung angeschlossen werden. Bestehen keine Zeichen eines Tumors (KM-Anreicherung über die Blutung hinaus) oder eines Angioms (evtl. anreichernde Gefäßkonvolute, außer bei Kavernomen), so müssen in einem 2. Schritt weiterführende Methoden eingesetzt werden. Dies sind meist die MRT und die Angiographie. Dabei muss man berücksichtigen, dass auch bei Blutungen im subakuten Stadium im CT eine KM-Anreicherung nachweisbar sein kann. Diese stellt sich dann meist als etwas unscharfer, schmaler Ring dar und weist ringsum einen Abstand von einigen Millimetern zur eigentlichen Blutung auf.

Ein *Marklagerödem* (Abb. 1.23) begleitet die meisten pathologischen Prozesse im Marklager. Am stärksten ist es bei Hirnmetastasen ausgeprägt. Da die graue Substanz weit weniger ödematisierbar ist als die weiße, zeigt das Ödem meist fingerförmige Konturen.

Gelegentlich kann sich innerhalb des hypodensen Ödems ein etwas weniger hypodenser Bereich befinden, der nach KM-Applikation deutlicher wird. In jedem Fall muss ein Marklagerödem Anlass zu einer KM-gestützten Untersuchung sein.

In der Akutdiagnostik ist die Differenzialdiagnose von KM anreichernden *Hirntumoren* meist nicht erforderlich. Auch die manchmal schwierige Entscheidung, ob eine Läsion einem niedrigmalignen Gliom oder einem Infarkt entspricht, kann am nächsten Tag – evtl. auch mit MRT-Unterstützung – geklärt werden. Gelegentlich bleibt auch dann nur die Stereotaxie, um die endgültige histologische Diagnose herbeizuführen.

> Eine Blutung in atypischer Lage muss mit einer KM-gestützten CT, ggf. auch mit MRT und Angiographie abgeklärt werden.

1 Propädeutik

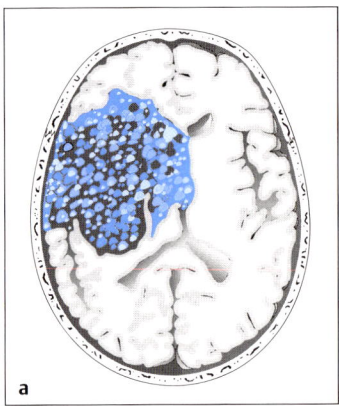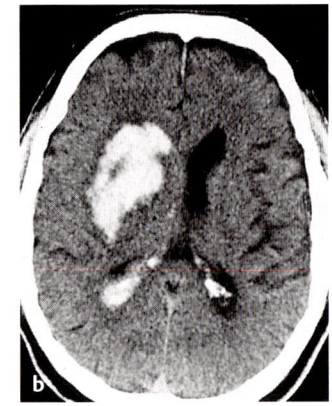

Abb. 1.22 a u. b **Massenblutung.** Die hypertensive Massenblutung ist aufgrund ihrer typischen Lage in den Stammganglien (**a**, Schema), im Thalamus oder im Pons und anhand einer bekannten Hypertonie von anderen Blutungsursachen abzugrenzen. Die Abbildung zeigt eine ausgedehnte Blutung, die zu einer Kompression des rechtsseitigen Ventrikelsystems geführt hat. Bei Ventrikeleinbruch (**b**) ist auch eine kleine Blutsichel im rechten Hinterhorn nachweisbar.

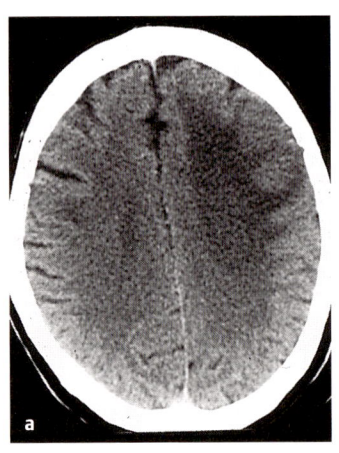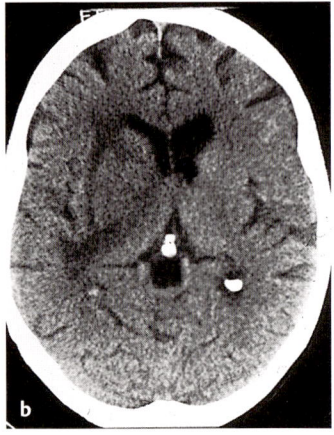

Abb. 1.23 a u. b **Charakteristika des Marklagerödems.** Das Marklagerödem führt zu einer Dichteminderung des Marklagers. Im Beispiel sind die Capsula interna und externa rechts durch eine ödematöse Hypodensität demarkiert.
a In den kranialen Schnitten ist das Marklagerödem typischerweise fingerförmig konfiguriert, da es in die Gyri hineingreift.
b Sind die Stammganglien befallen, so zeichnet die Hypodensität die leichter ödematisierbaren, ausschließlich weiße Substanz enthaltenden Anteile nach.

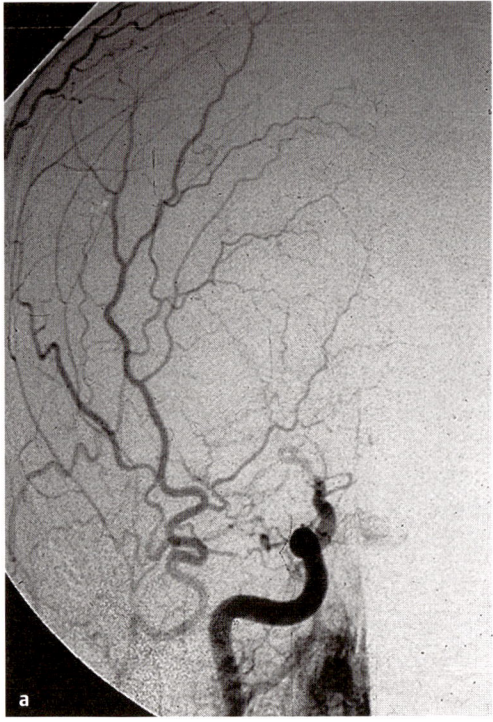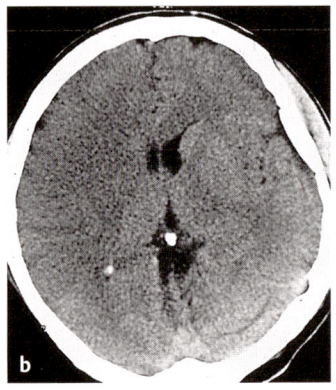

Abb. 1.24 a u. b **Frühzeichen von Hirninfarkten.** Eines der frühesten Infarktzeichen im CT ist die Unschärfe der Stammganglien und der Insel.
a Angiographisch zeigt sich ein Mediaverschluss. Dargestellt werden nur Äste der A. carotis externa und ein Stumpf der A. carotis interna.
b Der CT-Schnitt zeigt im Seitenvergleich die Hypodensität des Nucleus lentiformis, die verstrichene Inselzisterne und – kein Frühzeichen – eine Hirnschwellung der rechten Hemisphäre.

Hirninfarkt. Die häufigste Diagnose der zerebralen CT-Akutdiagnostik ist der Hirninfarkt. Für eine rechtzeitige Therapie sind der Nachweis der Frühzeichen und der Blutungsausschluss von Bedeutung. CT-Frühzeichen des Infarkts sind:
- Verlust der Mark-Rinden-Differenzierung,
- Unschärfe der Stammganglien und der Insel (Abb. 1.24),
- Hyperdensität von Gefäßabschnitten (thrombotischer Verschluss), oft im Bereich der A. cerebri media zu beobachten (Abb. 1.25),
- verstrichene Sulci mit oder ohne Hypodensität des angrenzenden Hirngewebes.

Aufgrund des unterschiedlichen diagnostischen Vorgehens sollte bereits im Rahmen der Erstdiagnostik zwischen folgenden Infarkten unterschieden werden:
- thrombembolische Territorialinfarkte,
- hämodynamische Endstrom- bzw. Grenzzoneninfarkte (Abb. 1.26).

Eine Doppler-Sonographie der Halsgefäße bzw. die zerebrale Angiographie kommt vor allem bei den hämodynamischen Infarkten in Betracht.

Diagnostisches Leitsymptom des Infarkts ist die hypodense Läsion, deren Größe von punktförmig (lakunäre Infarkte, Abb. 1.27) bis flächenhaft (Territorialinfarkte, Abb. 1.28) reichen kann.

Zur Differenzialdiagnose zu anderen hypodensen Läsionen ist die Kenntnis der Gefäßterritorien zumindest für die Interpretation nativer Bilder von ausschlaggebender Bedeutung. Neben den oben abgebildeten, eher thrombotisch/embolisch bedingten

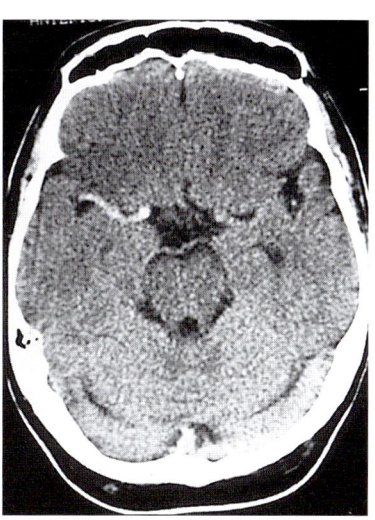

Abb. 1.25 **„Hyperdense media sign"**. Eine Dichteanhebung der A. cerebri media kommt bei embolisch bedingten Territorialinfarkten vor.

▶ Bei einem Marklagerödem sollte immer eine KM-Untersuchung durchgeführt werden.

▶ Diagnostisches Leitsymptom des Infarkts ist die hypodense Läsion.

▶ Bei der Interpretation nativer Bilder ist die Kenntnis der Gefäßterritorien zur Differenzialdiagnose unverzichtbar (Abb. 3.1, S. 63).

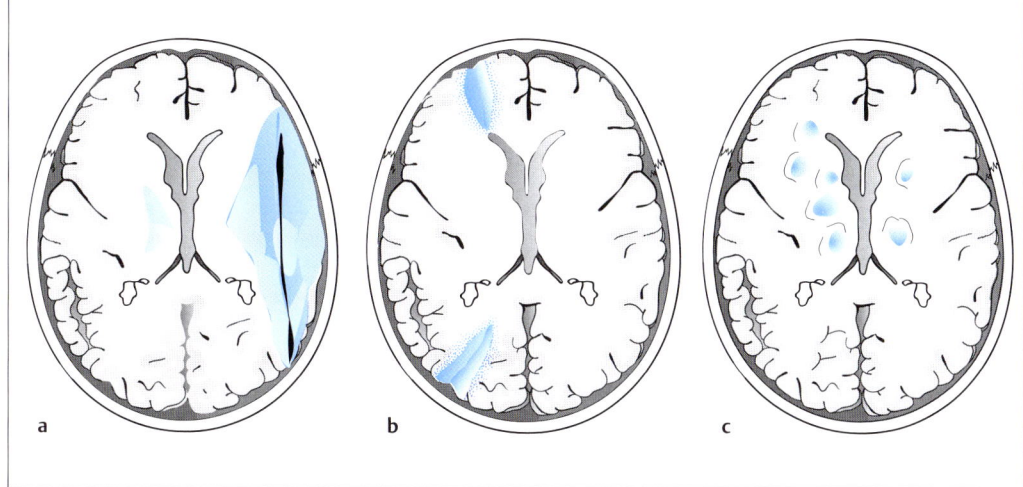

Abb. 1.26 a–c **Typische Verteilungsmuster der Hypodensitäten.**
a (Thrombembolischer) Territorialinfarkt.
b Hämodynamischer (Grenz- oder Endzonen-) Infarkt.
c Zerebrale Mikroangiopathie.

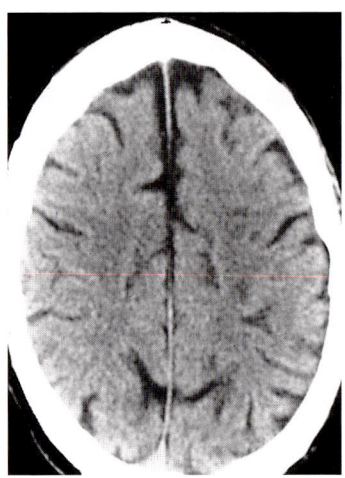

Abb. 1.27 **Lakunärer Infarkt.** Lakunäre Infarkte im Versorgungsgebiet der lentikulostriatalen Äste sind oberhalb des Ventrikelniveaus rechts als rundliche Hypodensitäten erkennbar.

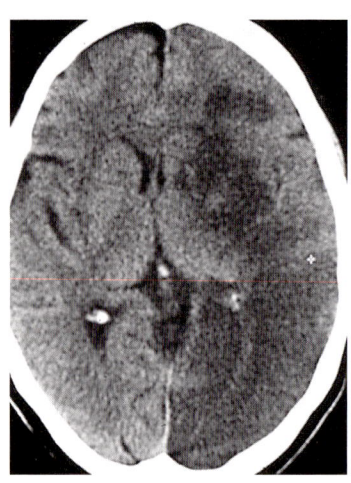

Abb. 1.28 **Thrombembolischer Infarkt.** Die ausgedehnte linksseitige Hypodensität entspricht einem großen Territorialinfarkt, der das Stromgebiet der A. cerebri posterior und teilweise auch der A. cerebri media betrifft.

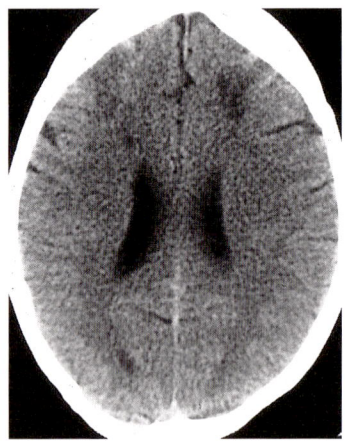

Abb. 1.29 **Hämodynamischer Infarkt.** Vordere Grenzzoneninfarkte sind ebenso wie die Infarkte der A. cerebri anterior seltener als die der übrigen Stromgebiete. Das abgebildete CT zeigt beidseitige vordere Grenzzoneninfarkte.

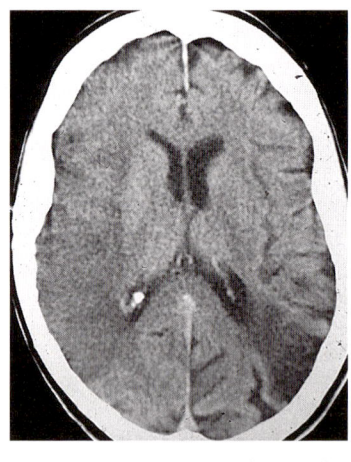

Abb. 1.30 **Hämodynamischer Infarkt.** Der ältere, hintere Grenzzoneninfarkt demarkiert sich als hypodense, keilförmige Veränderung am Übergang vom Stromgebiet der A. cerebri media zu dem der A. cerebri posterior.

Infarkten, die zum Untergang eines Gefäßterritoriums führen, müssen die Infarkte der Grenzzonen (Abb. 1.29, Abb. 1.30) als Infarkte erkannt werden.

Die KM-Gabe ist zur Diagnostik des Hirninfarkts wichtig, wenn keine MRT möglich ist. Infarkte können in der CT zeitweise isodens sein („Fogging"). Die typische „gyrale" KM-Anreicherung (Abb. 1.31, Abb. 1.32) kann daher zur Differenzialdiagnose herangezogen werden.

Beachtet werden muss, dass die gyrale KM-Anreicherung, die den gewundenen Verlauf der schmalen Hirnrinde nachzeichnet, nur an den Großhirnhemisphären zu finden ist. Infratentoriell zeichnet die KM-Anreicherung den „Arbor vitae" des Kleinhirns nach – ebenso wie die native Hypodensität bzw. die bei der Hämorrhagie zu beobachtende Hyperdensität bei der Infarzierung. Bildmorphologisch macht sich dies in einer Figur bemerkbar, die aus übereinander liegenden kurzen Kreissegmenten besteht (Abb. 1.33).

Hirnstamminfarkte sind mit der CT prinzipiell nachweisbar (Abb. 1.34). Sie entgehen jedoch dem CT-Nachweis, wenn sie klein sind und eine unzureichende Untersuchungstechnik angewendet wird. Der Versuch ihres Nachweises muss dünne Schichten (2 mm) ebenso nutzen wie die KM-Gabe und

Im Kleinhirn führt die KM-Anreicherung beim Hirninfarkt zu übereinander liegenden kurzen Kreissegmenten.

Wichtige zerebrale Befunde

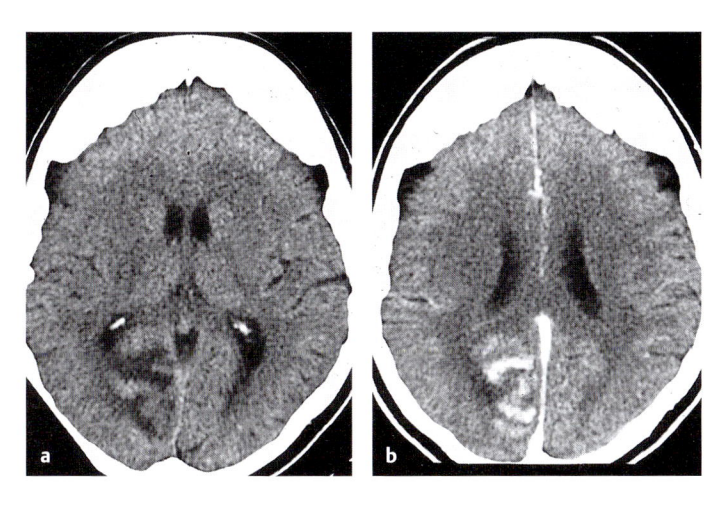

Abb. 1.31a u. b **Posteriorinfarkt im Stadium der Luxusperfusion.**
a Die hypointensen Veränderungen projizieren sich auf das Stromgebiet der A. cerebri posterior. Als Zeichen der Raumforderung ist die hintere Falx minimal nach links verlagert. Das rechte Hinterhorn ist etwas angehoben.
b Nach KM-Gabe zeigt sich eine mäßige KM-Anreicherung im infarzierten Gebiet.

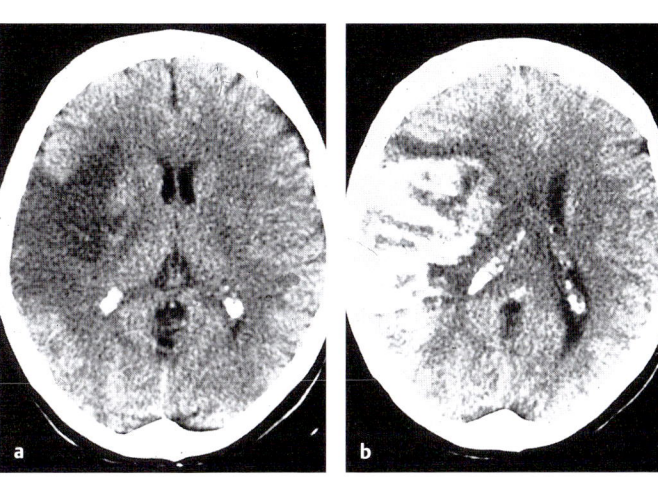

Abb. 1.32a u. b **Gyrale KM-Anreicherung.** Zu einer gyralen KM-Anreicherung kommt es beim Hirninfarkt im Stadium der Luxusperfusion. Bei der Mehrzahl der Infarkte tritt die KM-Anreicherung zwischen dem 3. Tag und der 3. Woche auf.

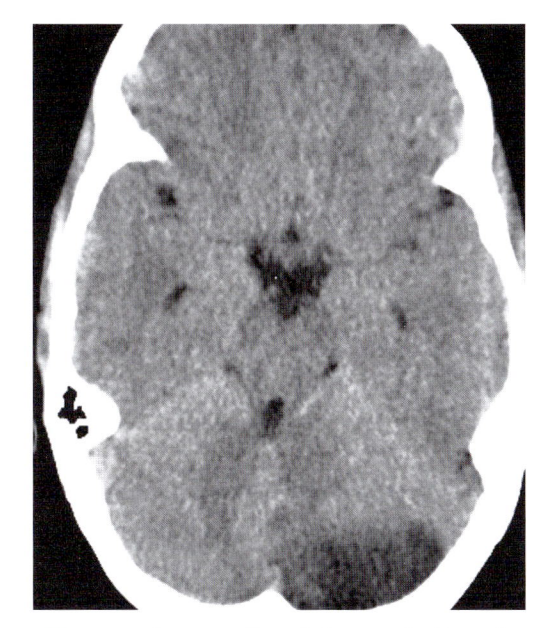

Abb. 1.33 **Infratentorieller Infarkt.** Eine flächige infratentorielle Dichteminderung der linken Hemisphäre ist das Kennzeichen des abgebildeten Kleinhirninfarkts.

eine Winkelung, die Aufhärtungsartefakte durch die angrenzenden Felsenbeine möglichst vermeidet (Temporallappeneinstellung). Einfacher ist der MR-Nachweise.

Ventrikelsystem. Das Ventrikelsystem wird hinsichtlich seiner Größe und Form beurteilt. *Druckkappen* (Abb. 1.35 a) sind hypodense Areale, die den Vorder- und Hinterhörnern anliegen. Sie können als Zeichen eines Verschlusshydrozephalus auftreten. Durch den erhöhten Druck im Ventrikelsystem tritt Liquor ins Interstitium und das umgebende Hirnparenchym aus. Mit der CT ist dieses Phänomen wesentlich seltener zu beobachten als mit der MRT. Allerdings müssen Druckkappen von den periventrikulären Hypodensitäten im Rahmen der chronisch vaskulären Insuffizienz (Leukoaraiose) unterschieden werden; ebenso von vaskulär bedingten Marklagerveränderungen („periventrikuläre Lucencies"; Abb. 1.35 b), die gerade beim Hydrocephalus e vacuo häufig vor-

1 Propädeutik

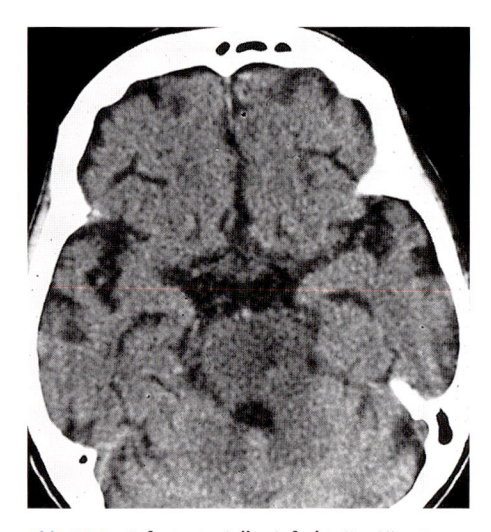

Abb. 1.34 **Infratentorieller Infarkt.** Der Hirnstamm wirkt insgesamt hypodens und bei mäßiger Raumforderung aufgetrieben.

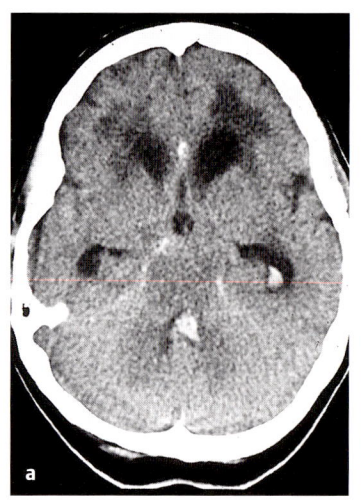

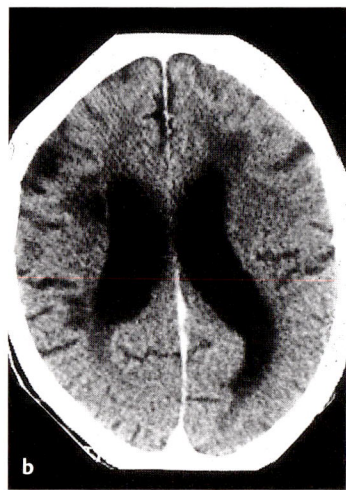

Abb. 1.35a u. b **Periventrikuläre Hypodensitäten („lucencies")**. Im Gegensatz zu den Druckkappen als Zeichen der intraventrikulären Druckerhöhung (**a**) sind periventrikuläre Hypodensitäten vaskulärer Genese (**b**) selten streng symmetrisch.
a Blut im IV. Ventrikel ist an einer Hyperdensität dieses Liquorraums erkennbar. Die Störung der Liquorzirkulation führte zu einer Erweiterung der supratentoriellen Liquorräume, der beiden Vorderhörner sowie beider Temporalhörner. Das linke Temporalhorn ist stärker erweitert und zeigt eine kleine Einblutung. Auch perimesenzephal sind die Liquorräume blutgefüllt.
b Ausgeprägte arteriosklerotisch bedingte Hypodensitäten an beiden Vorderhörnern. Der Befund ist links ausgeprägter als rechts. Ventrikulomegalie und Verschmälerung des Rindenbands, z. B. rechts frontoparietal.

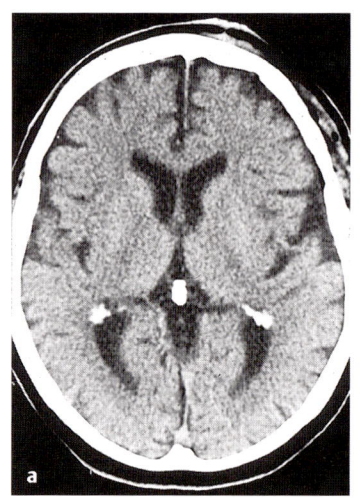

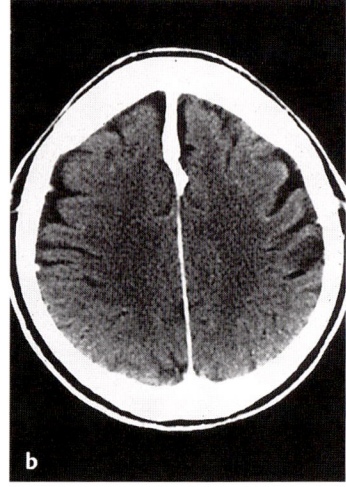

Abb. 1.36a u. b **Erweiterungen und Verkalkungen.**
a Fast regelhaft werden Verkalkungen des Plexus und der Epiphyse gefunden. Mäßige bis deutliche Erweiterung der internen Liquorräume, mäßige Erweiterung der externen Liquorräume und typische Verkalkungen in beiden Hinterhörnern sowie mittelständig in der Epiphyse.
b Differenzialdiagnose zu subduralen Hämatomen des Interhemisphärenspalts: Falxverkalkungen oder -verknöcherungen. In diesem Bild nach KM-Gabe ist im frontalen Anteil des Interhemisphärenspalts eine sehr kräftig ausgeprägte Falxverknöcherung erkennbar. Eine Unterscheidung ist anhand der Dichtemessung möglich. Blutungen haben meist eine Dichte um 150 HE, Verkalkungen oder Verknöcherungen dagegen von weit über 1000 HE. In der MRT findet man häufig zentrale Fettanteile (Fettmark im Knochen).

kommen. Das Größenverhältnis zwischen internen und externen Liquorräumen sollte harmonisch sein.

Blut in den Ventrikeln bildet im akuten und subakuten Stadium Spiegel in den Hinterhörnern, auf die geachtet werden muss. Ebenso muss nach Blut im IV. Ventrikel gesucht werden. Verkalkungen des Plexus choroideus und der Epiphyse (Abb. 1.36 a) dürfen nicht mit pathologischen Veränderungen verwechselt werden. Beide Verkalkungsformen (Abb. 1.36) sind, ebenso wie Falxverknöcherungen, häufig anzutreffen.

Bei den Falxverknöcherungen ist zu beachten, dass sie Fettmark enthalten können und daher im T1w Bild zentral signalreich sein können (Abb. 1.36 b).

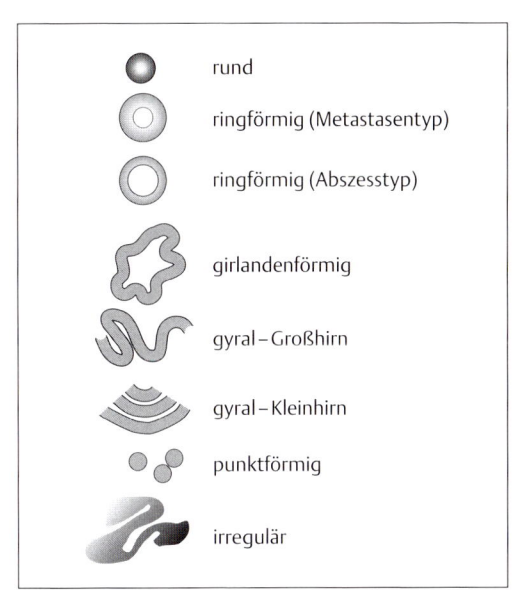

- rund
- ringförmig (Metastasentyp)
- ringförmig (Abszesstyp)
- girlandenförmig
- gyral – Großhirn
- gyral – Kleinhirn
- punktförmig
- irregulär

Abb. 1.37 **Terminologie der Muster von KM-Anreicherungen.**

> Eine wichtige Differenzialdiagnose von Blutungen sind Verkalkungen des Plexus, der Epiphyse und der Falx.

Technik

In den letzten Jahren hat mit der Weiterentwicklung der CT-Technik auch die Darstellung des Kopfes viele Verfeinerungen erfahren. Für spezielle Darstellungsarten und die Datengewinnung für die bildgesteuerte Therapie sind entsprechende technische Möglichkeiten des CT-Scanners erforderlich. Nicht unterschätzt werden darf jedoch, was allein durch die Optimierung der Gantry-Neigung, des Zeitpunkts der Akquisition nach KM-Gabe und anderer Parameter an diagnostischem Zugewinn erreicht werden kann.

Bei Kindern sollte heute der MRT, wo immer möglich, der Vorzug gegeben werden, da das kindliche Gehirn wesentlich strahlensensibler ist als das des Erwachsenen. Für die Kopf-CT bei Kindern sind angepasste, strahlensparende Untersuchungsparameter einzusetzen. Aktuelle Empfehlungen finden sich unter: www.kinder-radiologie.de/leitlinien.

Notfalluntersuchung

Bei zerebralen Notfalluntersuchungen muss zwischen polytraumatisierten und nicht traumatisierten Patienten unterschieden werden.

Polytraumatisierte Patienten. Bei Untersuchungen polytraumatisierter Patienten muss der Ausschluss von Schädelfrakturen, intrakranialen Blutungen, Gefäßabrissen und -dissektionen möglich sein. Die Untersuchung kann meist nicht sequenziell durchgeführt werden. Um Zeit zu sparen, wird nach KM-Gabe ohne Gantry-Neigung in Spiraltechnik vom Vertex bis zur oberen Thoraxapertur untersucht. Wichtig ist eine Auswertung im Weichteil- und im Knochenfenster mit Gefäßdarstellungen im Verlauf (Winkelung, „kurvilineare" Schnitte, Dünnschichtdarstellung von Schädelbasis und Halswirbelsäule, koronare Schnitte durch die Frontobasis, sagittale Schnitte durch Clivus und Wirbelsäule).

Nicht traumatisierte Patienten. Bei der Untersuchung nicht traumatisierter Patienten wird auch bei zerebralen Notfällen in Standardtechnik verfahren. Diese beinhaltet die Akquisition eines lateralen Topogramms. Nach Einstellung von Schichten parallel zur Orbitomeatallinie ergibt sich der Winkel, um den die Gantry geneigt wird. Bei vermuteten Hirnstamm- oder Kleinhirnprozessen ist eine Temporallappeneinstellung empfehlenswert. Nach entsprechender Gantry-Verstellung kann mit der Schnittbildakquisition begonnen werden. Die Schichtdicke sollte supratentoriell zwischen 6 und 10 mm, infratentoriell zwischen 3 und 5 mm betragen. Es wird sequenziell untersucht.

Unverzichtbar ist die Durchsicht des Untersuchungsergebnisses, bevor der Patient den Untersuchungstisch verlässt.

> Bei nicht traumatisierten Patienten wird auch bei zerebralen Notfällen die Standardtechnik eingesetzt.

> Bei polytraumatisierten Patienten kommt es vor allen auf einen raschen Überblick an.

> Zur Routineuntersuchung wird der Kopf um 10° gegen die Orbitomeatallinie flektiert. Die Darstellung von hinterer Schädelgrube, Orbita, Sella und Mittelohr ist eine spezielle Lagerung erforderlich.

> Die Standardlagerung für die CT des Kopfes ist die Rückenlage.

> Supratentoriell wird eine Schichtdicke von 8 mm gewählt, infratentoriell 4 mm. Orbita und Felsenbein erfordern eine Schichtdicke von 2 mm.

Ergänzende Untersuchungen. Typische Situationen, die eine Ergänzung der Untersuchung erforderlich machen, sind:
- fingerförmige Hypodensität im Marklager, hinter der sich eine Raumforderung verbirgt,
- Bewegungsartefakte in einzelnen Schichten, die durch gezielt wiederholte Schnitte ergänzt werden,
- Unsicherheiten bei der Beurteilung des Hirnstamms aufgrund von Überlagerungs- oder Aufhärtungsartefakten,
- Unsicherheiten bei der Differenzierung von Knochenanschnitten und Blutungen in den Frontallappen oder kranial der Felsenbeine,
- Erweiterung des Ventrikelsystems mit begleitenden Druckkappen, bei der an einen infratentoriellen Tumor gedacht werden muss.

Patientenlagerung

Rückenlage. Die Standardlagerung für die CT des Kopfes ist die Rückenlage. Der Kopf sollte bequem in einer gepolsterten Kopfschale aufgelegt werden. Soweit eine KM-Gabe bereits abzusehen ist, muss vor dem Beginn der Untersuchung über mögliche Risiken und unerwünschte Wirkungen aufgeklärt werden. Eine Kanüle sollte ebenfalls vor dem Untersuchungsbeginn platziert werden. Trotz der heute meist sehr kurzen Scanzeiten ist es sinnvoll, den Patienten auf die Notwendigkeit hinzuweisen, den Kopf während der Untersuchung nicht zu bewegen. Die Bildinterpretation wird für den Unerfahrenen durch eine Verkippung in der Sagittalebene erschwert, da dann kein direkter Seitenvergleich in der Schicht möglich ist.

Bauchlage. Von der Standardlagerung in Rückenlage kann (wenn keine Rekonstruktion aus dünnen Schichten möglich ist) für die direkte Akquisition koronarer Schnitte abgewichen werden. In Einzelfällen ist es sinnvoll, zur Vermeidung von Zahnartefakten oder bei Patienten, die nicht mit überstrecktem Kopf in Rückenlage untersucht werden können, in Bauchlage zu untersuchen. Gerade zur Vermeidung von Zahnartefakten ist es oft von Vorteil, die Kopfposition nach Sichtung des Topogramms noch einmal zu verändern und ein neues Topogramm anzufertigen.

Untersuchungsparameter

Gantry-Kippung. Der Spielraum für die Schnittebenen hängt ab von der maximalen Gantry-Kippung des Geräts. Bei modernen CT-Geräten sollte eine Gantry-Kippung in beide Richtungen um jeweils 25° möglich sein, bei der neuesten Gerätegeneration um bis zu 30°.

Als Referenzlinie für die verschiedenen Schnittebenen durch den Schädel wird die *Orbitomeatallinie* verwendet. Diese Referenzlinie verbindet das Auge (Mitte der Orbita im seitlichen Topogramm) mit dem Porus acusticus externus. Eine Routineuntersuchung des Kopfes sollte in einer 10°-Flexionshaltung zu dieser Referenzlinie durchgeführt werden. Für die *hintere Schädelgrube* ist zur Minimierung von Aufhärtungsartefakten durch die Felsenbeine eine Flexion von 20° gegenüber der Referenzlinie vorteilhaft. Zur Darstellung der *Orbita* sollte dagegen um 10° zur Referenzlinie extendiert werden. Entsprechende koronare Schnitte zur Darstellung der Orbita entsprechen 105° Flexion zur Referenzlinie. Gleiches gilt für die Darstellung der *Sellaregion*. Für die Darstellung des *Mittelohrs* ist eine entsprechende Einstellung ebenfalls empfehlenswert, wenn nicht eine Flexion um 70° vorgezogen wird, die einer Schichtebene annähernd senkrecht zum Klivus entspricht.

Schichtdicke. Für die einfache Darstellung zur Beurteilung des Gehirns (z. B. Hirninfarkt, Screening) wird auf die Spiraltechnik meist verzichtet und eine konsekutive Schichtakquisition gewählt. Hierbei sollte für die supratentoriellen Hirnanteile eine Schichtdicke von 8 mm, für die infratentoriellen Hirnanteile von 4 mm angestrebt werden. Eine Schichtdicke von 2 mm wird meist für die Orbita und das Felsenbein gewählt. 1-mm-Schichten sind von Vorteil für für paraxiale Rekonstruktionen, für die Innenohrdarstellung und für 3-dimensionale Abbildungen. Auch für Knochendarstellungen im Knochenfenster, die mehr als Übersichtscharakter haben sollen, ist eine Schichtdicke von 2 mm empfehlenswert (z. B. zum Frakturnachweis oder zur Beurteilung knöcherner Läsionen).

Fenster und Zentrum. Normwerte für Fenster und Zentrum (Abb. 1.**38**) der Monitordarstellung lassen sich nicht allgemeinverbindlich angeben, wenngleich z. B. zur Infarktdiagnostik generell enge Fenster mit einer Mittellage um 30 gewählt werden sollten (z. B. W60 C30) und zur Frakturesuche weite Fenster sinnvoll sind.

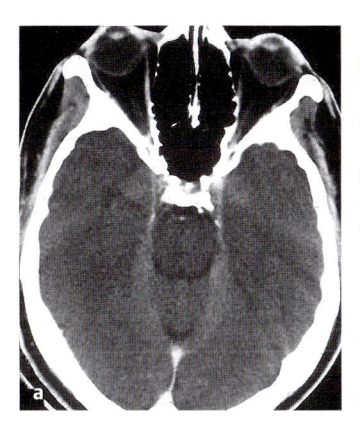

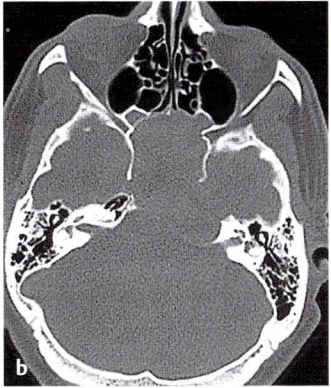

Abb. 1.38 a u. b **Bedeutung der richtigen Wahl von Fenster und Zentrum.**
a Bei der Darstellung im Weichteilfenster werden das Innere der Nasenhaupthöhle und der Keilbeinhöhle schwarz wiedergegeben. Beide erscheinen luftgefüllt.
b Die Darstellung im Knochenfenster macht einen Dichteunterschied zwischen Nasenhaupthöhle und Keilbeinhöhle augenfällig. Die Keilbeinhöhle ist von fettdichtem Tumorgewebe eines Cholesteringranuloms ausgefüllt.

Es sollte darauf geachtet werden, dass man einen Kontrast zwischen Marklager und Rinde erkennt. Eine wesentliche Fehlerquelle ist hierbei die Wahl eines ungeeigneten Kernels. Bei der Wahl des Untersuchungsprogramms ist darauf zu achten, dass Kopfprogramme mit dem vorgegebenen oder sonst als geeignet ausgewiesenen Kernel gewählt werden. Insbesondere bei der Untersuchung von Kindern muss auf die Wahl spezieller Kernel geachtet werden, um einen guten Kontrast zu erhalten. Umfragen bei verschiedenen Betreibern haben ergeben, dass die meisten eine Spannung zwischen 120 und 140 kV und ein mAs-Produkt von 140–450 mAs wählen.

CT-Angiographie der Kopf- und Halsgefäße

Indikationen. Sinusvenenthrombose, arterielle Verschlüsse und Stenosen, Aneurysmanachweis bei SAB, Dissektionen.

Methodik. Mit einem 16-Zeilen-CT ist es möglich, in der arteriellen Phase eines einzigen KM-Bolus den gesamten Schädel bis zum Aortenbogen mit einer Schichtdicke von 0,75 mm zu scannen. Stehen weniger Zeilen zur Verfügung, muss bei gleichem Scanbereich entweder die Kollimation oder der Tischvorschub pro Rotation vergrößert werden, was sich negativ auf die Ortsauflösung in der z-Achse und damit auch auf die Qualität der Rekonstruktionen auswirkt. Alternativ kann die CTA der Halsgefäße bzw. der intrakranialen Gefäße je nach Fragestellung separat durchgeführt werden. Von einer Ausweitung der Scandauer auf über 20 s muss aufgrund von störenden Venenüberlagerungen, insbesondere am Hals, abgeraten werden.

Die Scanparameter für einen 16-Zeilen-Scanner sind in Tab. 1.2 zusammengestellt.

KM-Gabe und Scanbeginn. Über einen Doppelkolbeninjektor werden zunächst 80 ml nichtionisches KM (Iodkonzentration mindestens 300 mg/ml) in die Kubitalvene injiziert, direkt anschließend 30 ml isotone Kochsalzlösung. Die Flussrate beträgt bei der Injektion jeweils 4 ml/s, was eine Verweilkanüle mit mindestens 20 G erforderlich macht. Essenziell für eine optimale Gefäßkontrastierung über die gesamte Scanzeit bei minimalem KM-Verbrauch ist die Bestimmung der Kreislaufzeit. Bei der „Bolus-Tracking"-Methode wird durch eine Monitorschicht (1 Bild/s) oberhalb des Aortenbogens die Ankunft des KM-Bolus in der A. carotis communis erkannt und der Scan mit einer Verzögerung von 3–4 s semiautomatisch gestartet.

Alternativ kann mit der Testbolus-Technik vorher mit einer kleinen KM-Menge die Kreislaufzeit bestimmt werden. Von einer festen Startverzögerung ist aufgrund der erheblichen interindividuellen Unterschiede der Kreislaufzeit abzuraten.

Tabelle 1.2 *Scanparameter für einen 16-Zeilen-Scanner*

Parameter	Wert
kV	100–120 kV
effektives mAs-Produkt	120–200 mAs
Rotationszeit	0,5 s
Schichtkollimation	16 × 0,75 mm
Tischvorschub/Rotation	15 mm
Pitch (Tischvorschub/Gesamtkollimation)	1,25
Schichtdicke	0,75 mm
Scanrichtung	kaudokranial
Scandauer (Hals und Kopf)	ca. 10 s

▶ Insbesondere bei Kindern ist ein spezieller Kernel erforderlich.

▶ Zur optimalen Gefäßkontrastierung ist die Bestimmung der Kreislaufzeit unabdingbar.

▶ Die Scandauer zur CTA sollte nicht mehr als 20 s betragen.

> Jede Reformationstechnik bringt eine Datenreduktion mit sich. Daher muss jeder Befund auch auf den axialen Originalschichten erkennbar sein.

> Bei Dissektionen thrombosiert meist das falsche Lumen, was die Diagnose erschweren kann.

> Nur die CPR kann den intrakranialen Verlauf der A. carotis interna überlagerungsfrei darstellen.

> Die CTA ist das sensitivste nichtinvasive Verfahren zur Darstellung intrakranialer Aneurysmen.

Bildbearbeitung. Zur Bildnachverarbeitung stehen 3 Verfahren zur Verfügung:
- kurvilineare planare Reformation (CPR),
- Maximumintensitätsprojektion (MIP),
- Volume-Rendering-Technik (VRT).

Bei der Interpretation sollte man aber stets daran denken, dass alle genannten Darstellungsformen eine Datenreduktion mit sich bringen. Grundsätzlich sollte jeder mit diesen Reformationstechniken erhobene Befund auf den axialen Originalschichten nachvollziehbar sein.

Stenosen, Verschlüsse. Die Atherosklerose der Karotiden ist die häufigste Ursache zerebrovaskulärer Erkrankungen. Dabei ist die Karotisbifurkation mit Abstand am häufigsten betroffen. Die Schwere der Stenose nach den NASCET-Kriterien wird an senkrecht zum Gefäßverlauf gemessenen Durchmessern ermittelt:

$$100 - \frac{\text{Stenosedurchmesser} \times 100}{\text{Durchmesser des normalen distalen Gefäßsegments}}$$

Ein Stenosegrad ab 70% wird als signifikant eingestuft. Die beste Darstellungsmöglichkeit – insbesondere bei elongierten Gefäßen und verkalkten Stenosen – bietet die CPR mit 2–3 mm Schichtdicke (Abb. 1.**39 a**). Diese Rekonstruktion bietet als einzige auch die Möglichkeit, den intrakranialen Verlauf der A. carotis interna überlagerungsfrei abzubilden.

Die MIP ist insbesondere an der Schädelbasis aufgrund störender Knochenüberlagerungen weniger gut geeignet. Therapeutisch wichtig ist der Nachweis oder Ausschluss von Tandemstenosen, die sich in den meisten Fällen am Abgang der A. carotis communis oder im intrakranialen Anteil der A. carotis interna finden. Problematisch sind Schulterartefakte bei der Beurteilung des Abgangs der supraaortalen Äste sowie Zahnmetallartefakte auf Höhe der Karotisbifurkation.

Zur Darstellung intrakranialer Stenosen und Verschlüsse sind aufgrund des geschlängelten Gefäßverlaufs jenseits des Circulus arteriosus Willisii 10–30 mm breite MIP-Einzelschichten geeignet (Abb. 1.**39 b**). Dabei müssen die Schichtebenen dem Verlauf des jeweiligen Gefäßterritoriums unter Freiprojektion der Schädelbasis angepasst werden. Insbesondere hierbei gilt, dass die in den Rekonstruktionen abgebildeten Befunde auf den axialen Originalschichten reproduzierbar sein müssen.

Dissektionen. Traumatische und atraumatische Dissektionen der Halsgefäße treten hauptsächlich bei jüngeren Patienten auf (vgl. Abb. 3.**22**, S. 76). Die A. carotis interna ist etwa doppelt so häufig betroffen wie die A. vertebralis. In der CTA ist die Diagnose nur bei 2 separat perfundierten und durch eine Dissektionsmembran getrennten Lumina einfach zu stellen. Meist thrombosiert jedoch das falsche Lumen, was mitunter zu einer langstreckigen Stenosierung führt. Außerdem ist die Ausbildung von Gefäßektasien und Pseudoaneurysmen im Verlauf möglich.

Aneurysmen. Die CTA ist das sensitivste nichtinvasive Untersuchungsverfahren zur Darstellung intrakranialer Aneurysmen ab 3 mm Durchmesser (Abb. 1.**40 a**). Die Detektion von Aneurysmen gelingt am einfachsten durch die Betrachtung der Originalschichten. Für eine Therapieentscheidung (endovaskulär oder neurochirurgisch) hilfreiche Details, wie Aneurysmagröße, -konfiguration, Halsbreite und Beziehung zum Trägergefäß, sind insbesondere durch die dreidimensionale Darstellung im VRT-Modus (Abb. 1.**40 b**) und die MIP beurteilbar.

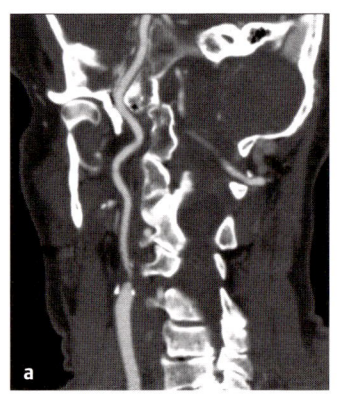

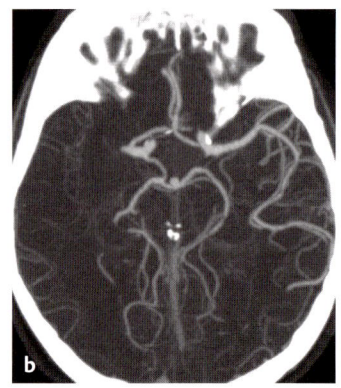

Abb. 1.39 a u. b **Gefäßstenose und -verschluss.**
a Zervikale CTA, CPR (2 mm). Hochgradige Stenose der A. carotis interna an der Bifurkation. Keine Tandemstenose im intrakranialen Verlauf.
b Intrakraniale CTA, MIP (30 mm). Verschluss der rechten A. cerebri media im M1-Segment und filiforme Stenosen der A. cerebri posterior im P3-Segment beidseits.

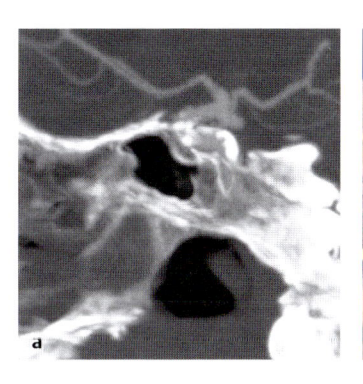

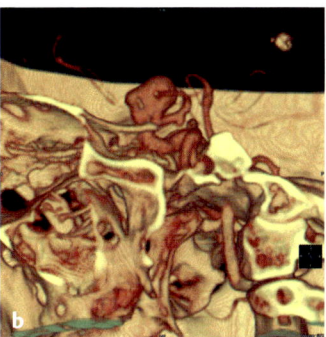

Abb. 1.40 a u. b **Aneurysmen.**
a MIP. Aneurysma am Abgang des R. communicans posterior (2 × 4 mm)
b VRT. Paraophthalmisches Aneurysma der A. carotis interna (10 × 7 mm).

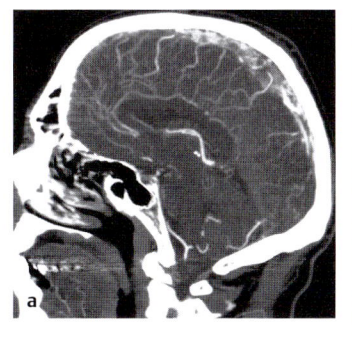

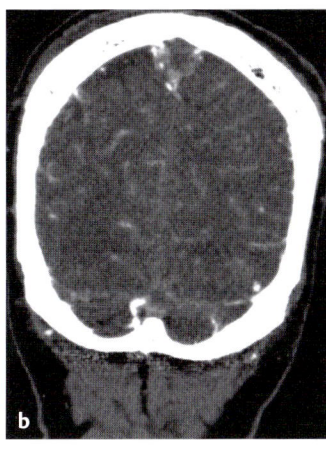

Abb. 1.41 a u. b **Sinusvenenthrombose.** Sinusvenenthrombose des Sinus sagittalis superior und des Sinus rectus mit meningealer KM-Anreicherung in der Sinuswand.

Sinusvenenthrombose. Zum Ausschluss oder Nachweis einer Sinusvenenthrombose muss die venöse CTA den gesamten Hirnschädel erfassen. Für eine homogene Kontrastierung aller venösen Blutleiter sollte die Startverzögerung im Vergleich zur arteriellen CTA um 10 s verlängert werden (intrakraniale Transitzeit 5–7 s).

Durch die geringe Schichtdicke sind die von den Thromben verursachten KM-Aussparungen teils bis in die sinusnahen Brückenvenen nachzuweisen. Zur Beurteilung eignen sich koronare und axiale MIP-Schichtpakete des gesamten Neurokraniums mit einer Schichtdicke von 2–3 mm oder auch einzelne sagittale mediane MIP zur Beurteilung der Kontinuität des Sinus sagittalis superior und des Sinus rectus (Abb. 1.**41**).

Differenzialdiagnostisch schwierig sind die häufigen Gefäßvarianten wie eine einseitige Hypo- oder Aplasie des Sinus transversus oder eher rundliche Arachnoidalgranulationen, v.a. im Sinus transversus.

Artefaktreduktion

Eine Artefaktreduktion ist für die Abbildung knochennaher Hirnanteile wichtig. Folgende Bereiche sind häufig artefaktüberlagert:
- mittlere Schädelgrube (Temporallappen),
- hintere Schädelgrube (Kleinhirn).

Temporallappeneinstellung. Für die Darstellung des Temporallappens hat sich die Temporallappeneinstellung bewährt (Abb. 1.**42**, Abb. 1.**43**). Dabei wird nicht um 10° gegenüber der Referenzlinie flektiert, sondern um ca. 20° extendiert. Zur Einstellung kann das laterale Topogramm herangezogen werden. In diesem ist meist problemlos ersichtlich, wie weit die Gantry gekippt werden muss, um zu vermeiden, dass die Röntgenstrahlen das Felsenbein vor der mittleren Schädelgrube passieren.

Die Temporallappeneinstellung ist auch zur Artefaktreduktion im Hirnstamm von großer Bedeutung (Abb. 1.**43**). Insbesondere der Nachweis von Hirnstamminfarkten gelingt kaum, wenn in normaler Technik untersucht wird.

Schichtaddition. Moderne Geräte bieten die zusätzliche Möglichkeit einer Artefaktreduktion durch Addition von 2 dünneren Schichten zu 1 Schicht mit der gewünschten Schichtdicke.

▶ Zur Darstellung des Temporallappens wird der Kopf gegenüber der Orbitomeatallinie um ca. 20° extendiert.

▶ Gefäßvarianten können erhebliche differenzialdiagnostische Schwierigkeiten verursachen.

Kontrastmittel

Die nativ durchgeführte CT des Kopfes erlaubt bereits den Ausschluss einer Vielzahl von Veränderungen, u. a.:
- Blutung,
- Hirninfarkt in vielen Fällen,
- Raumforderungszeichen.

Blut-Hirn-Schranke. Der diagnostische Zugewinn durch Kontrastmittel (KM) ist jedoch bei vielen Patienten groß. Sieht man von der arteriellen und venösen zerebralen CTA ab, so wird intravenös verabreichtes KM zum Nachweis oder Ausschluss einer Störung der Blut-Hirn-Schranke gegeben. Im normalen Hirnparenchym kommt es nach einer KM-Gabe zu einem minimalen Dichteanstieg. Dieser ist im Bereich der Hirnrinde höher als im Marklager, was auf die höhere Perfusion zurückzuführen ist. Die intakte Blut-Hirn-Schranke verhindert einen Austritt von KM in das Interstitium. Sie wird gebildet von einer einzelnen Lage von Endothelzellen in den Kapillaren des Gehirns, die durch „tight junctions" untereinander verbunden sind. Außerdem sind die Kapillaren von einer durchgehenden Basalmembran umgeben. KM reichert sich im Normalfall also nur dort an, wo keine Blut-Hirn-Schranke existiert. Außer in den größeren Gefäßen ist dies im Bereich des Tentoriums, der Dura, des Plexus choroideus, der Hypophyse (Abb. 1.**44**) und des Corpus pineale der Fall. Eine KM-Anreicherung im Hirnparenchym ist also nur bei einer Störung der Blut-Hirn-Schranke nachweisbar. Die Morphologie dieser KM-Anreicherung (gyral z. B. beim Hirninfarkt, ringförmig bei Metastasen, girlandenförmig beim Glioblastom) kann differenzialdiagnostisch verwertet werden.

Untersuchungsverlauf. Heute werden nahezu ausnahmslos nichtionische Röntgenkontrastmittel eingesetzt. Bei modernen CT-Geräten ist eine mittlere Konzentration ausreichend. Wird mit sehr alten Geräten untersucht, so kann der schlechtere Kontrast

> Eine KM-Anreicherung im Parenchym beruht immer auf einer Störung der Blut-Hirn-Schranke.

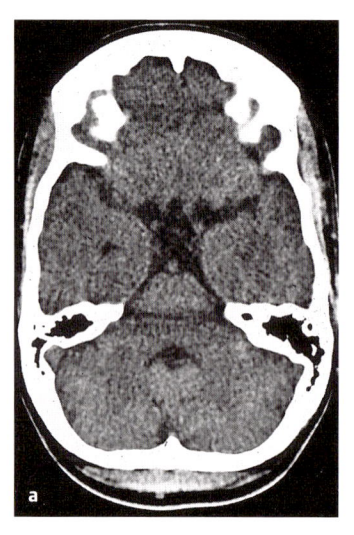

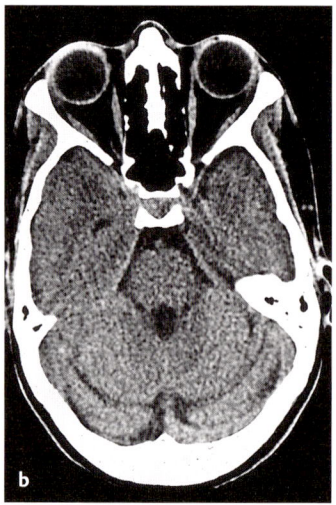

Abb. 1.42a u. b **Kippung der Gantry.** Die Gantry-Kippung in der Temporallappeneinstellung hat für die Darstellung des Hirnstamms Vorteile.
a Bei der normalen Einstellung parallel zur Orbitomeatallinie ist der Hirnstamm durch einen Aufhärtungsartefakt zwischen den Felsenbeinspitzen beidseits überlagert. Er kann nicht vollständig beurteilt werden.
b Die Temporallappeneinstellung stellt nicht nur die Temporallappen überlagerungsfrei dar, sondern auch IV. Ventrikel und Hirnstamm werden ohne Aufhärtungsartefakte dargestellt.

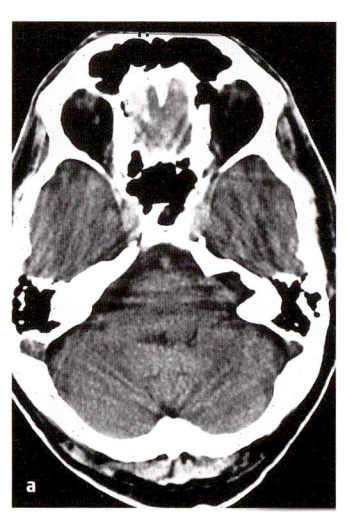

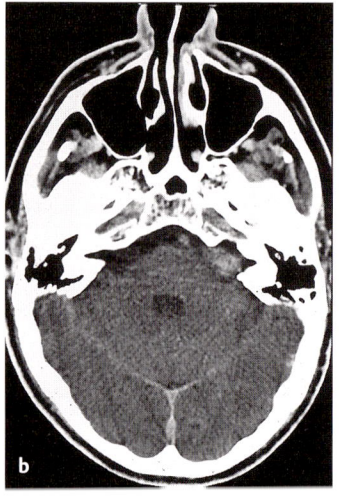

Abb. 1.43a u. b **Temporallappeneinstellung.** Die Temporallappeneinstellung bietet bei verschiedenen Befunden in der hinteren Schädelgrube Vorteile.
a Akustikusneurinom links. Die normale Schnittführung parallel zur Orbitomeatallinie ist deutlich artefaktüberlagert. Die Aufweitung des Meatus acusticus internus ist jedoch gut nachweisbar.
b Bei der Aufnahme in Temporallappeneinstellung überlagerungsfreie Darstellung des Akustikusneurinoms links, das jetzt direkt als KM anreichernder Tumor im Meatus acusticus internus sichtbar wird.

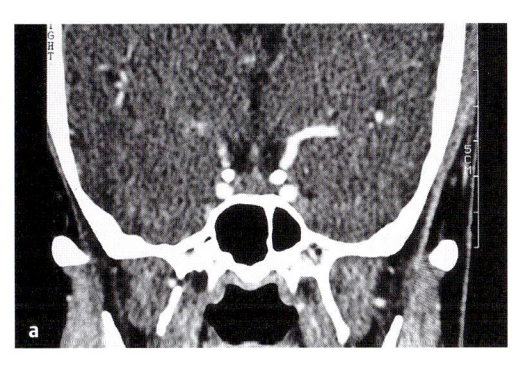

Abb. 1.44a u. b **Bedeutung der KM-Dynamik für die Darstellung von Hypophyse und Sinus cavernosus.**
a Koronare Schichtführung durch die Sella. In dieser frühen Phase sind die Karotiden beidseits bereits kontrastiert, der Hypophysenstiel zeigt nur eine minimale Anreicherung, die Hypophyse ist noch nicht dichteangehoben.

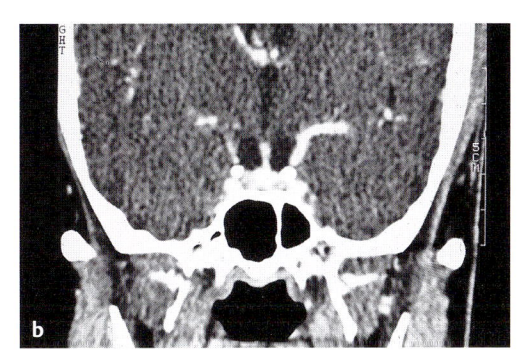

b In einer späteren Phase auch intensive Anreicherung in Hypophysenstiel und Hypophyse. Da Hypophysenadenome später KM anreichern als die normale Hypophyse, sind sie auf Aufnahmen besser abgrenzbar, die früh nach dem Beginn der KM-Gabe akquiriert werden.

evtl. durch eine höhere KM-Konzentration (370 statt 300 mg/ml) teilweise kompensiert werden.

Unabhängig von der gewählten Untersuchungstechnik (konsekutive Schichtakquisition, Spiral-CT) ist ein zu früher Untersuchungsbeginn nach der KM-Gabe ein häufiger Fehler. Hinweis darauf kann eine sehr intensive vaskuläre Anreicherung im Bereich des Circulus arteriosus Willisii sein. Je nach dem Ausmaß der Blut-Hirn-Schranken-Störung erreicht die KM-Anreicherung ihr Maximum früher oder später. Besonders gilt dies für Erkrankungen wie die Encephalomyelitis disseminata oder die Toxoplasmose. Hierbei ist die KM-Anreicherung oft erst bis zu 2 Stunden nach Gabe einer doppelten KM-Dosis zu bewerten. Diese Technik wird als „double dose delay" bezeichnet. Nach Einführung der MRT mit ihrer höheren Kontrastauflösung hat diese Technik jedoch an Bedeutung verloren.

Spiral- und Mehrzeilentechnik

Die Mehrzeilentechnik mit einer Abdeckung immer größerer Volumina durch isotrope Voxel hat zu einer Ausweitung der diagnostischen Möglichkeiten der CT geführt. An dieser Stelle ist aufgrund der raschen Entwicklung der Methode nur eine Skizzierung der Themen sinnvoll, die zur Diagnostik von Kopf und Gehirn verfügbar sein sollten. Die Implementierung wird dann sinnvollerweise mit einem Spezialisten des Herstellers durchgeführt.

Zur Befundung (auch der Notfallbefundung) sollte eine 2. Auswertungseinheit zur Verfügung stehen, die die Berechnung von Parameterbildern (Perfusions-CT) und Rekonstruktionen außerhalb des Untersuchungsbetriebes ermöglicht.

Zumindest wenn eine Stroke Unit versorgt wird, muss die Perfusions-CT mit entsprechender Auswertungssoftware zur Verfügung stehen und beherrscht werden. Für die Applikation eines „scharfen" KM-Bolus mit nachfolgender Injektion von Kochsalzlösung ist ein Doppelkopf-Injektomat sinnvoll.

Ein CT-Gerät mit 16 oder mehr Zeilen ermöglicht bei Schlaganfallpatienten eine Perfusions-CT in Höhe der Stammganglien (je nach Gerät in einer Schicht oder einem dickeren Volumen) und gleichzeitig die Darstellung der Halsgefäße mit einer einzigen KM-Gabe. Mit den Geräten der aktuellen Generation ist eine Darstellung der hirnversorgenden Arterien vom Abgang aus der Aorta bis auf Höhe der A. cerebri media möglich (Abb. 1.45).

Fortgeschrittene Algorithmen zur Gefäßdarstellung erlauben die Rekonstruktion des Gefäßdurchmessers im Verlauf mit rechnerischer „Begradigung" von Kurven. Kalk in der Gefäßwand kann von der intraluminalen KM-Säule und von den knöchernen Strukturen der Schädelbasis unterschieden werden. Die CT hat in der Karotisdiagnostik mit diesen Techniken gegenüber anderen Verfahren deutlich gewonnen.

Bei Patienten mit Subarachnoidalblutung (SAB) können mit einer geringen KM-Menge (60 ml) die intrakraniellen hirnversorgenden Arterien dargestellt werden, ohne die nachfolgende DSA zu gefährden. In vielen Fällen ist damit der Nachweis eines Aneurysmas zu führen. Die CT hat damit zur Diagnostik der SAB und ICB weiter an Bedeutung gewonnen.

> Ein häufiger Fehler ist ein zu früher Untersuchungsbeginn nach der KM-Gabe.

> Durch moderne Algorithmen hat die Bedeutung der CT bei der Diagnostik von Gefäßstenosen, der SAB und intrakranialer Blutungen zugenommen.

> Zur Befundung sollte eine 2. Auswertungseinheit zur Verfügung stehen, um den Untersuchungsbetrieb nicht zu blockieren.

1 Propädeutik

▸ Intrakraniale Luft ist im Knochenfenster besser erkennbar als im Weichteilfenster.

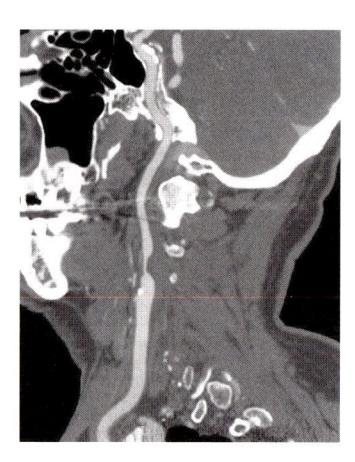

Abb. 1.45 **CTA der A. carotis.** Die Technik erlaubt eine Darstellung vom Aortenbogen bis zum Durchtritt durch die Schädelbasis. Wandverkalkungen und Stenosen werden ebenso abgebildet wie der enge räumliche Bezug des Gefäßes zur Hinterwand der Keilbeinhöhle. Artefaktfreie Darstellung auch im Canalis caroticus.

Fenstereinstellung

Neben dem üblicherweise verwendeten Weichteilfenster sollte großzügig Gebrauch von der Möglichkeit der Dokumentation im Knochenfenster gemacht werden. Die Darstellung im Knochenfenster erlaubt nicht nur eine bessere Beurteilung des knöchernen Schädels, sondern auch intrakraniale Luft ist auf diesen Einstellungen besser erkennbar. Für den Nachweis einer Schädelfraktur bzw. einer Duraverletzung ist sie von großer Bedeutung. Ebenso sind Verkalkungen des Hirnparenchyms oder von Tumoren in Knochendarstellungen oft besser beurteilbar.

CT-Datensätze für die bildgesteuerte Therapie

Die Akquisition von Datensätzen für die bildgesteuerte Therapie, z. B. mit neurochirurgischen Navigationsgeräten, gewinnt zunehmend an Bedeutung. Eine wesentliche Fehlerquelle sind hierbei Abweichungen von den Standardprotokollen. Beispielsweise muss in diesen Fällen ohne Gantry-Neigung untersucht werden. Die Aufnahmen sollten innerhalb der Schichtfolge nicht verschoben werden (Scannerkommandos wie „Review Center"). Innerhalb des oft über 100 Schichten umfassenden Datensatzes ist darauf zu achten, dass alle Scanparameter – insbesondere die oben genannten – absolut konstant gehalten werden. Im Einzelfall ist der Untersuchungsmodus den Anforderungen der Navigation anzupassen.

Zusammenfassung

Die CT ermöglichte erstmals einen nicht invasiven Einblick in das Schädelinnere und revolutionierte damit die Röntgendiagnostik. Das Nativbild macht Dichteunterschiede des Gewebes überlagerungsfrei sichtbar, die KM-Aufnahme dagegen Störungen der Blut-Hirn-Schranke. Besonders wertvoll erweist sich die CT in der Notfalldiagnostik zur raschen Abklärung von Ursache und Ausmaß eines erhöhten Hirndrucks. Denn bereits eine geringe intrakraniale Volumenzunahme kann gravierende Folgen haben. Die häufigste Fragestellung ist jedoch die nach einem Infarkt oder einer Blutung.

Untersuchungstechnik. Die Standardlagerung für die CT des Kopfes ist eine bequeme Rückenlage mit Kopfschale. Nicht traumatisierte Patienten werden auch bei zerebralen Notfällen in Standardtechnik untersucht. Nach Anfertigung eines lateralen Topogramms erstellt man Schichten parallel zur Orbitomeatallinie. Lediglich bei Hirnstamm- oder Kleinhirnprozessen ist eine Temporallappeneinstellung besser geeignet. Für die supratentoriellen Hirnanteile beträgt die Schichtdicke meist 8 mm, für die infratentoriellen 4 mm und für Orbita und Felsenbein 2 mm.

Bei polytraumatisierten Patienten wird die Untersuchung nicht sequenziell durchgeführt. Um Zeit zu sparen, wird nach KM-Gabe in Spiraltechnik vom Vertex bis zur oberen Thoraxapertur untersucht. Wichtig ist eine Auswertung im Weichteil- und im Knochenfenster.

Bevor der Patient den Untersuchungstisch verlässt, werden die Ergebnisse grob gesichtet, damit evtl. unbrauchbare Untersuchungen wiederholt oder zusätzlich erforderliche Schnitte nachgeholt werden können.

Befundung. Bei der Befundung werden die abgebildeten Strukturen systematisch bewertet. Die Schädelknochen werden auf eine Fraktur abgesucht, der sub- und epidurale sowie der subarachnoidale Raum nach Hämatomen. Verstrichene Sulci zeigen Raumforderungen an, ebenso Verlagerungen der Ventrikel. Pathologische Prozesse im Marklager machen sich durch eine Hypo- oder Hyperdensität bemerkbar.

CT-Angiographie. Bei speziellen Fragestellungen zu Kopf- und Halsgefäßen (z. B. Stenose, Verschluss, Dissektion, Aneurysma) wird die CT-Angiographie eingesetzt.

Literatur

Zur Weiterbildung empfohlen

Besenski, N.: Traumatic injuries: imaging of head injuries. Eur. Radiol. 12 (2002) 1237–1252
umfassende Bilddokumentation

Demaerel, P., I. Casteels, G. Wilms: Cranial imaging in child abuse. Eur. Radiol (2002) 849–857
Bilddokumentation, umfassende Beschreibung des Spektrums der CT-Befunde im Umfeld der Klinik

Erly, W.K., W.G. Berger, E. Krupinski, J.F. Seeger, J.A. Guisto: Radiology resident evaluation of head CT scan orders in the emergency department. Am. J. Neurorad. 23 (2002) 103–107
identifiziert die häufigsten Fehldiagnosen (Kalottenfraktur, chronisch ischämische Foci, intrakraniale Blutung)

Grossmann, R.I.: 20-year retrospective. Am. J. Neurorad. (1998) 9–18
Neuroradiologie in Perspektive.

Die wichtigsten Publikationen, CT-Entwicklung in der MR-Ära

Grunwald, I., W. Reith: Non-traumatic neurological emergencies: imaging of cerebral ischemia. Eur. Radiol. 12 (2002) 1632–1647
Beschreibung des Verlaufs nach Ischämie und Differenzialdiagnosen – auch Schlaganfall beim Kind

Huckman, M. S., E. J. Russel: Selecting the optimal plane for CT examination of the base of the skull. Amer. J. Neuroradiol. 5 (1984) 333–334
sehr kurzer und praktischer Abriss

Salvolini. U.: Traumatic injuries: imaging of facial injuries. Eur. Radiol. 12 (2002) 1253–1261
informative Dokumentation des Befundspektrums mit vielen Abbildungen

McGuckin, J. F., N. Akhtar, V. T. Ho et al.: CT and MR evaluation of a wooden foreign body in an in vitro model of the orbit. Amer. J. Neuroradiol. 17 (1996) 129–133
zum Verständnis der schwierigen Nachweisbarkeit hölzerner Fremdkörper

Osborn, A. G.: Diagnosis of descending transtentorial herniation by cranial computed tomography. Radiology 123 (1977a) 93–96

Osborn, A. G.: The medial tentorium and incisura: normal and pathological anatomy. Neuroradiology 13 (1977b) 109–113
beide Arbeiten von Osborne erläutern anhand anatomischer Skizzen und ausgewählter Fälle den Mechanismus und das CT-Bild der Einklemmung

Rothfus, W. E., Z. L. Deeb, R. H. Daffner, E. R. Prostko: Head-hanging CT: an alternative method for evaluating CSF rhinorrhea. Amer. J. Neuroradiol. 8 (1987) 155–156
stellt eine einfache Alternative zur KM-Zisternographie vor

Tanenbaum, L.N.: CT of acute stroke in the clinical setting. Eur. Radiol. 12 (2002, Suppl. 2) S25–S32
knapp gefasste Einführung vom „How-I-do-it"-Typ; detailliertes Untersuchungsprotololl

Thurnher, M.M., M. Castillo: Imaging in acute stroke. Eur. Radiol. 15 (2005) 408–415
informative Darstellung der physiologischen Grundlage der Befunde in CT und Perfusions-CT. Lyse-Protokoll

U-King-Im, J.M., B. Koo, R.A. Trivedi et al.: Current diagnostic approaches to subarachnoid haemorrhage. Eur. Radiol. 15 (2005) 1135–1147
aktuelle und gut lesbare Übersicht über diagnostische und therapeutische Aspekte

Neuere oder grundlegende Literatur

Bretscheider, T., N. Troidl, M. Strotzer, D. Fröhlich, E. Hansen: Kontrastmittelextravasation in Hirnparenchym und Liquorraum nach CT oder DSA von Thorax und Abdomen. Fortschr. Röntgenstr. 173 (2001) 497–501
Blut-Hirn-Schranken-Störung nach KM-Gabe – zum Verständnis der Klinik und zur Differenzialdiagnose intrakranialer Anreicherungsmuster

Casey, S. O., R. A. Alberico, M. Patel et al.: Cerebral CT venography. Radiology 198 (1996) 163

Cohnen, M., H. Fischer, J. Hamacher, E. Lins, R. Köttner, U. Mödder: CT of the head by use of reduced current and kilovoltage: relationship between image quality and dose reduction. Am. J. Neurorad. 21 (2000) 1654–1660
Darstellung eigener Messungen und ausführliche Diskussion; mit Editorial (Fox, A.J., 519f) das auf Herstellerstrategien eingeht

Dorenbeck, U., T. Finkenzeller, K. Hill, S. Feuerbach, J. Link: Volumen-Artefakt-Reduktionstechnik mittels Spiral-CT in der vorderen, mittleren und hinteren Schädelgrube. Ver-

gleich mit der konventionellen kranialen CT. Fortschr. Röntgenstr. 172 (2000) 342–345
Einfluss der Schichtkombination

Johnson, D. W., W. A. Stringer, M. P. Marks, H. Yonas, W. F. Good, D. Gur: Stable xenon CT cerebral blood flow imaging: rationale for and role in clinical decision making. Amer. J. Neuroradiol. 12 (1991) 201–213

Schroth, G., K.-O. Lövblad, C. Ozboda, L. Remonda: Non-traumatic neurological emergencies: emergency neuroradiological interventions. Eur. Radiol. 12 (2002) 1648–1662

Kingsley, D. P. E., G. Dale, A. Wallis: A simple technique for head repositioning in CT scanning. Neuroradiology 33 (1991) 243–246
technisch aufwendig, aber zur Verbesserung des Problembewusstseins

Kishore, P. R. S., M. H. Lipper, D. P. Becker: Significance of CT in head injury: correlation with intracranial pressure. Amer. J. Neuroradiol. 2 (1981) 307–311
zur wichtigen Frage des Verhältnisses von notwendigem ICP-Monitoring und CT-Befund

Knauth, M., R. v. Kummer, O. Jansen, S. Hähnel, A. Dörfler, K. Sartor: Potential of CT Angiography in acute ischemic stroke. Amer. J. Neuroradiol. 18 (1997) 1002

Kuchiwaki, H., S. Inao, M. Furuse, N. Hirai, N. Misu: Computerized tomography in the assessment of brain shifts in acute subdural hematoma. Zbl. Neurochir. 56 (1995) 5–11

Kuszyk, B. S., D. G. Heath, D. F. Bliss, E. K. Fishman: Skeletal 3-D CT: advantages of volume rendering over surface rendering. Skelet. Radiol. 25 (1996) 207–214

Latchaw, R. E.: Neuroradiology research: the opportunities and the challenges. Radiology 209 (1998) 3

Mentzel, H.-J., J. Blume, A. Malich, C. Fitzek, J.R. Reichenbach, W.A. Kaiser: Cortical blindness after contrast-enhanced CT: complication in a patient with diabetes insipidus. Amer. J. Neuroradiol. 24 (2003) 1114–1116
seltene, sonst nur bei hohen KM-Dosen beobachtete Komplikation

Mödder, U., M. Cohen: Leitlinien radiologischer Diagnostik im Kopf-Hals-Bereich. Fortschr. Röntgenstr. 172 (2000) L1-L16
Felsenbein, Orbita, HWS

Mullins, M.E., M. H. Lev, P. Bove et al.: Comparison of image quality between conventional and low-dose nonenhanced head CT. Am. J. Neurorad. 25 (2004) 533-538

Mukherji, S. K.: Head and neck imaging: the next 10 years. Radiology 209 (1998) 8

Noguchi, K., T. Ogawa, A. Inugami, H. Toyoshima, T. Okudera, K. Uemura: MR of acute subarachnoid hemorrhage: a preliminary report of fluid-attenuated inversion-recovery pulse sequences. Amer. J. Neuroradiol. 15 (1994) 1940–1943
erläutert u. a. die grundsätzlichen Nachteile der MRT zum Nachweis frischen Bluts

Peeples, T. R., P. T. Vieco: Intracranial developmental venous anomalies: diagnosis using CT Angiography. J. Comput. assist. Tomogr. 21 (1997) 582

Puskás, Z., G. Schuierer: Kreislaufzeitbestimmung zur Optimierung der KM-Applikation bei der CT-Angiographie. Radiologe 36 (1996) 750–757
übersichtliche Darstellung der Grundlagen

Sighvatsson, V., K. Ericson, H. Tomasson: Optimising contrast-enhanced cranial CT for detection of brain metastases. Acta Radiol. 39 (1998) 718–722
als Alternative zur MRT

Smith, P. A., D. G. Heath, E. K. Fishman: Virtual angioscopy using spiral CT and real-time interactive volume-rendering techniques. J. Comput. Assist. Tomogr. 22 (1998) 212–214

Stranzinger, E., TC. Treumann, B. Allgayer: Teleradiologie bei notfallmäßigen Schädel-CT-Untersuchungen. Fortschr. Röntgenstr. 175 (2003) 646-653
informative Beschreibung der organisatorischen Abläufe. Einsparung wird quantifiziert

Vieco, P. T., E. E. Morin III, C. E. Gross: CT angiography in the examination of patients with aneurysm clips. Amer. J. Neuroradiol. 17 (1996) 456

Weber, C., U. Grzyska, E. Lehner, G. Adam: Klinische Relevanz der kranialen Computertomographie unter Notfallbedingungen. Fortschr. Röntgenstr. 175 (2003) 654–662
Vergleich der CT mit der klinischen Diagnostik bei neurologischen Erkrankungen

Wedegärtner, U., H. Thurmann, R. Schmidt, G. Adam: Strahlenexposition bei der Mehrschicht-Spiral-CT (MSCT) von Kopf, Mittelgesicht und Beckenskelett: Vergleich mit der Einzeilen-Spiral-CT. Fortschr. Röntgenstr. 175 (2003) 234-238
Hinweise zur Parameterwahl

CT-gestützte Interventionen

Phadke, R., M. Saha, K. Prasad, D. Goyal: Transnasal access for sampling a skull base lesion. Am. J. Neurorad. 22 (2001) 745-747
sichere Punktionsmethode

CT-Angiographie der Kopf- und Halsgefäße

Chen, C.J., Y.C. Tseng, T.H. Lee, H.L. Hsu, L.C. See: Multisection CT angiography compared with catheter angiography in diagnosing vertebral artery dissection. Amer. J. Neuroradiol. 25 (2004) 769–774
deckt Stärken und Schwächen beider Modalitäten auf; hohe Sensitivität für die CTA

Chappell, E.T., F.C. Moure, M.C. Good: Comparison of computed tomographic angiography with digital subtraction angiography in the diagnosis of cerebral aneurysms: a meta-analysis. Neurosurgery. 52 (2003) 624–631; discussion 630–631
Metaanalyse: DSA bleibt Standardmethode; CTA in geübter Hand ist gleich gut bis besser zur Diagnostik und Therapieplanung von intrakranialen Aneurysmen, zudem billiger und angenehmer für den Patienten als die DSA

Tomandl, B.F., E. Klotz, R. Handschu, B. Stemper, F. Reinhardt, W.J. Huk, K.E. Eberhardt, S. Fateh-Moghadam: Comprehensive imaging of ischemic stroke with multisection CT. Radiographics 23 (2003) 565–592
gute Erklärung der Reformationstechniken (MIP, SSD, VRT) der CTA im Hinblick auf die Schlaganfalldiagnostik mit vielen Bildbeispielen

Tomandl, B.F., N.C. Kostner, M. Schempershofe, W.J. Huk, C. Strauss, L. Anker, P. Hastreiter: CT angiography of intracranial aneurysms: a focus on postprocessing. Radiographics. 24 (2004) 637–655
Möglichkeiten, Feinheiten und Probleme der Bildnachverarbeitung werden detailliert besprochen

2 Traumatische Veränderungen

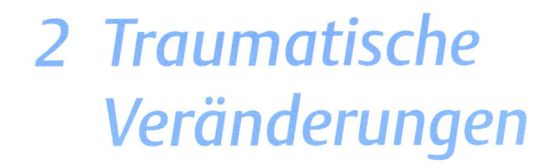

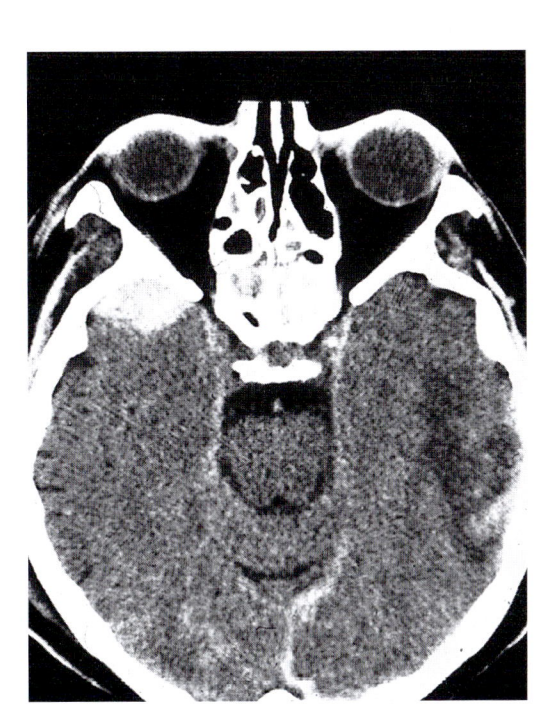

Schädelfrakturen → 36

Kontusionsherde → 38

Epidurales Hämatom → 40

Traumatische Subarachnoidalblutung → 43

Subdurales Hämatom → 44

Subdurales Hygrom → 48

Schussverletzungen → 50

Andere offene Hirnverletzungen → 51

Traumatische Gefäßverletzungen → 52

Kindesmisshandlung → 53

Spätfolgen nach Schädel-Hirn-Trauma → 54

➔ Ist die Dura intakt, spricht man von einer gedeckten Schädel-Hirn-Verletzung.

➔ Ist die Dura verletzt, handelt es sich um eine offene Schädel-Hirn-Verletzung.

Gedeckte Schädel-Hirn-Verletzungen. Schädel-Hirn-Verletzungen, die die Dura intakt lassen, werden als „gedeckt" bezeichnet. Die Kopfverletzungen, die auf breitbasig einwirkende Kräfte zurückgehen (Verkehrsunfall, Sturz) penetrieren die Dura im Gegensatz etwa zu Schussverletzungen nicht. Allerdings kann die Dura, da sie fest mit dem Knochen verwachsen ist, bei Frakturen auch bei stumpfer Gewalteinwirkung einreißen.

Offene Schädel-Hirn-Verletzungen. Bei offenen Schädel-Hirn-Verletzungen ist die Dura eröffnet worden (Abb. 2.1). Ursache ist meist eine kleinflächige Gewalteinwirkung, wie sie etwa bei Schussverletzungen oder beim Aufprall auf spitze Objekte zustande kommt. Zu den offenen Schädel-Hirn-Verletzungen werden auch die *frontobasale Fraktur* und die *Felsenbeinfraktur mit Liquorrhö* gezählt. Bei den offenen Schädel-Hirn-Verletzungen steht je nach Umfang eine operative Versorgung im Vordergrund der Therapie, um die Infektionsgefahr zu verringern. Bei ausgedehnten Luftansammlungen spricht man von einer Pneumatozele.

Schädelfrakturen

➔ Beim Schädel-Hirn-Trauma spielen Raumforderungen und Verletzungen von Gehirn, Nerven und Gefäßen eine größere Rolle als die Schädelfraktur.

Häufigkeit: Häufiger CT-Befund bei Patienten mit Kopfverletzungen.
Wegweisender bildmorphologischer Befund: Kontinuitätsunterbrechung des Knochens; Diploe gegen den Frakturspalt nicht von Kompakta begrenzt. Sonst lineare Kontinuitätsunterbrechungen.
Prozedere: Bei Frakturnachweis in der Schädelübersicht dünnschichtige kraniale CT zum Blutungsausschluss.
Einsatz anderer Methoden: Die Schädelübersicht ist gut geeignet für die Darstellung von Kalottenfrakturen. Entscheidend ist jedoch der sichere Nachweis oder Ausschluss einer intrakranialen Raumforderung.
Fragen, die der Befund beantworten muss:
- Impressionsfraktur (um mehr als Kalottenbreite?), Berstungsfraktur (Vertex), Biegungsfraktur?
- Dislokation von Fragmenten nach intrakranial?
- Intrakraniale Luft als Hinweis auf Duraverletzung?
- Begleitende Blutungen, Kontusionen?

kalotte vor. Insgesamt steht beim Schädel-Hirn-Trauma nicht die Fraktur per se im Vordergrund (zumindest nicht die Kalottenfraktur), sondern raumfordernde oder strukturell schädigende Läsionen.

Häufigkeit

Die Angaben zur Häufigkeit variieren naturgemäß je nach Zusammensetzung des Krankenguts im jeweiligen Zentrum. Folgende Faustregeln tragen vielleicht am ehesten zum Verständnis bei:
- selbst bei tödlichem Verlauf findet sich bei fast ⅓ der Verletzten keine Schädelfraktur,
- andererseits ist bei nachgewiesener Schädelfraktur die Wahrscheinlichkeit einer Hirnschädigung um den Faktor 30 erhöht.

Pathogenese

Schädelfrakturen müssen immer im Zusammenhang mit Läsionen des Hirnparenchyms und anderer intrakranialer Strukturen (Gefäße, Hirnnerven) gesehen werden. Bei Schädelfrakturen sind Verletzungen von Hirnnerven oder Gefäßen möglich – außerdem Duraverletzungen, deren Folge ein Übertritt von Luft oder Erregern nach intrakranial oder ein Liquoraustritt sein kann.

Andererseits kommen ausgedehnte Hirnkontusionen und Hämatome auch bei intakter Schädel-

Klinik

Entsprechend der Vielzahl möglicher Frakturlokalisationen existiert eine Vielzahl von klinischen Bildern:
- Eine Fraktur des Felsenbeins kann sich als Blutung aus dem Ohr oder als Blutansammlung hinter dem Trommelfell äußern.
- Frontobasisfrakturen führen häufig zu Monokel- oder Brillenhämatomen.
- Frakturen des Keilbeinflügels können durch Abriss oder Infarkt des Sehnervs zu monokulären

Schädelfrakturen

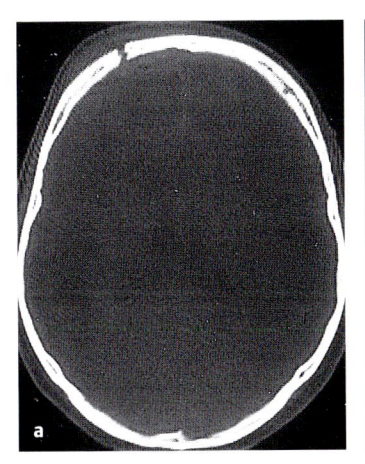

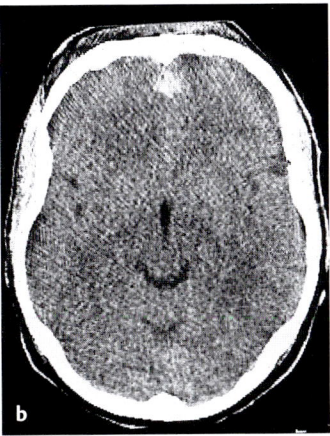

Abb. 2.1a u. b **Befundspektrum bei offener Schädel-Hirn-Verletzung.** Bei vielen Unfällen wirkt die traumatisierende Kraft auf den Gesichtsschädel oder die Stirn ein. Im Sinne der Coup-/Contre-Coup-Theorie finden sich Veränderungen dann ausgeprägt okzipital und etwas geringer ausgeprägt frontal. Die Aufnahmen des hier gezeigten Patienten belegen eine Kontinuitätsunterbrechung der rechts frontalen Schädelkalotte bei Kalottenfraktur (**a**, Knochenfenster). Eine im Weichteilfenster wiedergegebene Schicht etwas kaudal von der in **a** gezeigten Schicht zeigt nur einen geringen Befund mit Blut im frontalen Interhemisphärenspalt (**b**). Als Zeichen der offenen Schädelfraktur ist in **a** intrakraniale Luft im Anschluss an den Frakturspalt erkennbar.

- Gesichtsfelddefekten bis zur Erblindung mit Pupillenstarre führen.
- Ist die Sella bei einer Fraktur beteiligt, so kann es durch einen Abriss des Hypophysenstiels zu hormonellen Ausfällen kommen.
- Frakturen der Lamina cribrosa führen häufig zu einer Anosmie.
- Bei Schädelbasisfrakturen häufig beteiligte Hirnnerven sind:
  - N. trochlearis mit typischen Doppelbildern,
  - N. trigeminus (Ast I und II),
  - N. facialis mit peripheren Lähmungen,
  - N. vestibulocochlearis mit Gleichgewichtsstörungen,
- Bei Schädelbasisfrakturen kann auch eine Rhinoliquorrhö auftreten.

CT-Morphologie

Frakturen sind im CT gut erkennbar, wenn sie senkrecht zur Schicht verlaufen (Abb. 2.1). In der Schichtrichtung verlaufende Frakturen können dem CT-Nachweis entgehen.

Differenzialdiagnose

Frakturen dürfen nicht mit Suturen verwechselt werden. Die Unterscheidung sollte leicht fallen, wenn man beachtet, dass die Diploe bei Suturen gegen den Spalt hin von Kompakta begrenzt ist. Bei der Fraktur dagegen grenzt die Diploe unmittelbar an den Frakturspalt an (Abb. 1.10). Für die entsprechenden Suturen kann auch der Vergleich mit der Gegenseite wichtig sein. Gefäßkanäle weisen im Allgemeinen einen sichtbaren Kompaktasaum auf.

Rezidivdiagnostik

In diesem Zusammenhang kommt der CT vor allem die Rolle des Nachweises eines Liquorlecks bei den offenen Schädelfrakturen zu. Darüber hinaus ist es meist ratsam, bei initial gering ausgeprägten parenchymatösen Verletzungen (z. B. Kontusionsherde, aber auch kleine intrakraniale Blutungen) eine Verlaufskontrolle anzufertigen. Dies gilt besonders dann, wenn der neurologische Status z. B. durch eine Intoxikation nicht als Indikator für eine klinische Verschlechterung herangezogen werden kann. Dies wird in den folgenden Unterkapiteln noch weiter erläutert werden.

> Frakturen müssen von Suturen und Gefäßkanälen unterschieden werden.

> Wichtige Begleitverletzungen beim Schädel-Hirn-Trauma sind Hirnnervenläsionen.

Kontusionsherde

Häufigkeit: Bei Patienten mit Kopfverletzungen häufiger CT-Befund.
Wegweisender bildmorphologischer Befund: Akut sieht man hypodense Läsionen, meist frontal oder temporal gelegen. Mit unterschiedlicher Verzögerung hyperdense Hämorrhagien.
Prozedere: CT-Kontrollen postoperativ und in Abhängigkeit vom intrakranialen Druck (Einklemmung, Blutungen nach Entlastung).
Einsatz anderer Methoden: Im subakuten Stadium ist die MRT sensitiver (vor allem für Scherverletzungen wie bei einem diffusen Axonschaden, s. u.).
Fragen, die der Befund beantworten muss:
- Lokalisation, Ausmaß und Einblutung der Kontusionsherde. Hirnödem?
- Begleitverletzungen (Kalotten-, Schädelbasis- oder Felsenbeinfraktur, subdurales oder epidurales Hämatom, traumatische Subarachnoidalblutung)?

Pathogenese

Als Folge von Akzelerations- oder Dezelerationstraumen des Kopfes kommt es zu Kontusionsherden (Abb. 2.**2**). Morphologisches Korrelat ist ein Ödem des Hirngewebes mit unterschiedlich starker hämorrhagischer Komponente.

Lage. Zur Lage der Kontusionsherde sind folgende Grundsätze zu beachten:
- Die unterschiedliche Akzeleration oder Dezeleration von Schädelkalotte und Gehirn führt zu einer breitflächigen Krafteinwirkung auf das Hirngewebe.
- Hierfür gilt das Coup-/Contre-Coup-Prinzip: Das Hirngewebe wird einmal am Ort der Krafteinwirkung geschädigt (die Kalotte bewegt sich beim Akzelerationstrauma zum Gehirn hin), einmal auf der Gegenseite der Kalotte (das Hirn bewegt sich beim Dezelerationstrauma zur Kalotte hin). Die Veränderungen am Contre-Coup können ausgeprägter sein als die am Ort der Gewalteinwirkung.
- Kontusionsherde liegen bei der Mehrzahl der Patienten frontobasal oder temporopolar (Abb. 2.**3**). Als Ursache dieser Bevorzugung werden die kantigen knöchernen Strukturen in diesem Abschnitt angenommen. Okzipital, wo die Innenseite der Kalotte relativ harmonisch geschwungen und glattwandig ausgebildet ist, entstehen seltener Kontusionen. Kontusionsblutungen werden, wie auch extraaxiale Blutungen, eher durch eine laterolaterale Krafteinwirkung verursacht (Tab. 2.**1**).

Scherverletzungen. Von der Lage her abzugrenzen sind die Befunde, die bei den Scherverletzungen („shearing injuries") zu finden sind. Scherverletzungen sind insbesondere nach frontookzipitaler oder okzipitofrontaler Krafteinwirkung zu beobachten. Ursache für diese Art der Traumafolge ist die unterschiedliche „Beschleunigungsfähigkeit" von grauer und weißer Substanz. Dort, wo beide Gewebequalitäten aneinander grenzen, kommt es zu axonalen Verletzungen und zum Abriss kleinster Gefäße. Dies betrifft insbesondere den Bereich des Balkens, aber auch das Marklager. Mit der CT können hier punktförmige Einblutungen festgestellt werden. Häufig liegt zugleich ein Hirnödem vor. Die MRT mit der Darstellung von Signalveränderungen im FLAIR- oder T2*w Bild ist jedoch viel sensitiver. Praktikabilitätsprobleme der MRT haben jedoch ihren Einsatz zumindest in früheren Stadien bislang verhindert.

> Die Schäden am Contre-Coup können ausgeprägter sein als die am Ort der Gewalteinwirkung.

> Kontusionsherde liegen am häufigsten frontobasal oder temporopolar.

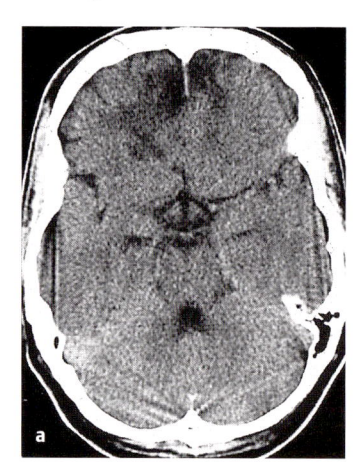

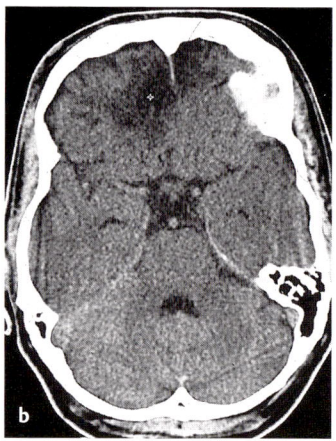

Abb. 2.2a u. b **Hirnkontusion.** Kontusionsherde sind in der CT als flächenhafte Hypodensitäten nachweisbar. Einblutungen können völlig fehlen, wie in dem hier gezeigten Beispiel bifrontaler Herde.

Kontusionsherde

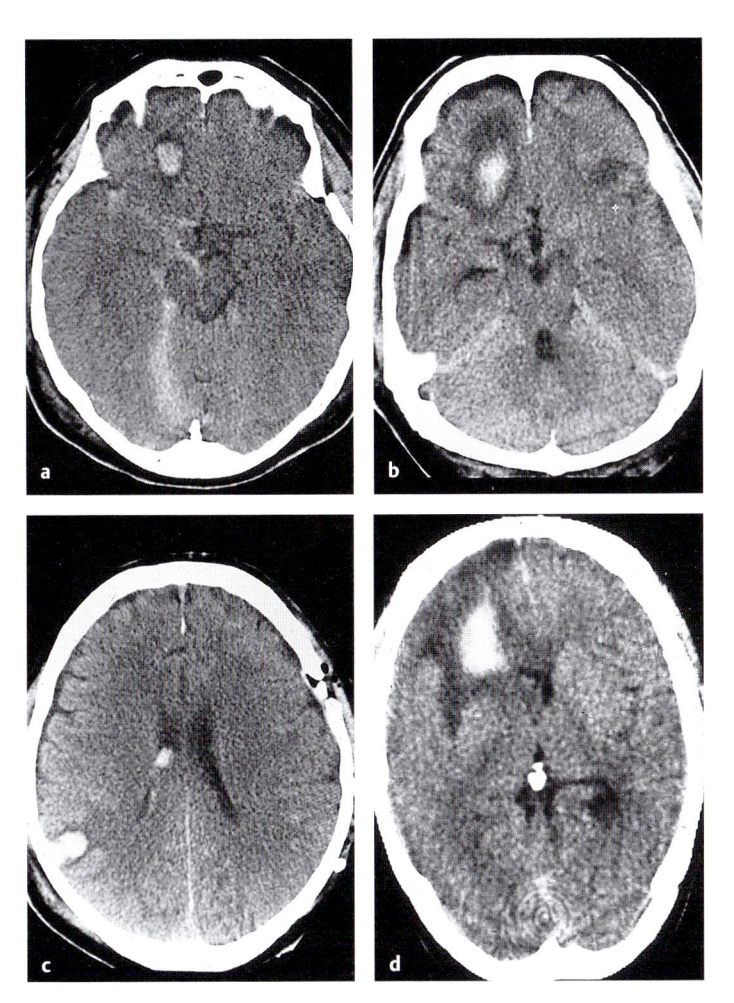

Abb. 2.3 a–d **Befundspektrum bei Kontusionsherden.** Die Abbildungen zeigen bei unterschiedlichen Patienten die typischen Befunde eingebluteter Kontusionsherde.
a Rechts frontal ist eine kleine Einblutung mit umgebendem hypodensen Ödem erkennbar. Begleitende traumatische Subarachnoidalblutung in den basalen Zisternen rechts.
b Größere Einblutung mit ausgedehntem perifokalem Ödem.
c Coup-/Contre-Coup-Effekt. Links frontoparietal Kontinuitätsunterbrechung der Kalotte. Die Einblutung ist auf der gegenüberliegenden Seite rechts parietal am Übergang nach parietookzipital zu sehen. Auch im Ventrikelsystem rechts etwas Blut.
d Flächenhafte Hypodensität, die nahezu den gesamten rechten Frontallappen ausfüllt. Zentrale Einblutung. Vor der Protuberantia occipitalis interna wird ein kleiner Ringartefakt erkennbar.

Häufigkeit

Bei schwereren Schädel-Hirn-Traumen sind stets Kontusionsherde nachweisbar.

Klinik

Die Patienten sind zum Zeitpunkt der CT-Untersuchung häufig vigilanzgemindert oder komatös; ein freies Intervall kann vorhanden sein. Sind Kontusionsherde vorhanden, ist stets von einem höhergradigen Schädel-Hirn-Trauma mit einem zumindest zeitweisen Bewusstseinsverlust auszugehen. Umgekehrt darf bei einem im CT nur geringen pathologischen Befund nicht automatisch von einer geringen Hirnschädigung mit guter Prognose ausgegangen werden.

Tabelle 2.1 Befunde nach Schädel-Hirn-Trauma (nach Besenski 2002)

Verletzungsarten
- Galeaverletzung
- Fraktur des knöchernen Schädels
- extraaxiale Blutung
- Parenchymverletzung

Befundtyp nach Richtung der Krafteinwirkung
- laterolateral
  - extraaxiale Blutungen
  - subdurales Hämatom
  - epidurales Hämatom
  - SAB
- frontookzipital oder okzipitofrontal
  - Schädigung der tiefen Hirnanteile
  - diffuse axonale Verletzung

➔ Auch ein befundarmes CT schließt eine erhebliche Hirnschädigung nicht aus.

CT-Morphologie

> Kontusionsherde sind im CT als Hypodensitäten im Marklager erkennbar.

Insbesondere bei polytraumatisierten Patienten bietet die CT den Vorteil, gleichzeitig mit dem Schädel auch andere Organsysteme untersuchen zu können. Auch ohne Nachweis eines Kontusionsherdes kann ein diffuses Hirnödem auf eine stattgehabte Verletzung hinweisen. Kontusionsherde imponieren im CT als Hypodensitäten im Marklager, die auch das Rindenband einbeziehen können.

Prädilektionsstellen für Scherblutungen sind neben dem Balken vor allem die Grenzen zwischen weißer und grauer Substanz (Abb. 2.**19 h**). Mit zunehmender Hmorrhagie können die Herde auch mehr oder weniger hyperdens erscheinen. Auch Einblutungen mit Spiegelbildung sind möglich.

Die Kontusionsherde führen langfristig zum Gewebeuntergang mit Ausbildung unterschiedlich großer Gewebedefekte – und zwar unabhängig davon, ob Einblutungen vorliegen. Mitunter sieht man jedoch auch bei schweren Kontusionen eine weitgehende Restitutio ad integrum.

Differenzialdiagnose

Eine Einblutung, wie sie im Rahmen der Kontusionsveränderungen manchmal auch erst einige Zeit nach dem Unfall nachgewiesen werden kann, ist nicht immer von einer hypertensiven Massenblutung zu unterscheiden. Zum Zeitpunkt der CT-Untersuchung bietet die Klinik keine Möglichkeit, zwischen den pathologischen Mechanismen zu unterscheiden. Dies ist besonders dann problematisch, wenn unklar ist, ob ein Trauma Ursache oder Folge einer Einblutung ist (z. B. Aneurysmaruptur am Steuer eines Kraftfahrzeugs). Gelegentlich kann ein extrakranielles Hämatom einen zusätzlichen Hinweis auf ein primäres signifikantes Trauma geben.

Rezidivdiagnostik

Der CT kommt eine wichtige Rolle bei den Verlaufskontrollen zu, insbesondere weil eine Größenzunahme von Kontusionsherden und somit eine Zunahme ihrer raumfordernden Wirkung häufig zu einer Verschlechterung des klinischen Zustands führt.

Epidurales Hämatom

Häufigkeit: Bei gedeckten Schädel-Hirn-Traumen nicht selten.
Wegweisender bildmorphologischer Befund: Hyperdense bikonvexe Raumforderung, die der Kalotte meist parietal/temporal anliegt und durch die Anheftung der Dura an den Suturen begrenzt wird.
Prozedere: Unmittelbare operative Entlastung.
Einsatz anderer Methoden: In sehr seltenen Ausnahmefällen MRT (subakutes epidurales Hämatom, vertexnahe Lage).
Fragen, die der Befund beantworten muss:
- Unverzügliche Befundmitteilung.
- Lage (Temporallappen!) und maximaler Durchmesser?
- Gemessenes Ausmaß der Mittellinienverlagerung?
- Begleitverletzungen (Kopfschwartenhämatom, Kalottenfraktur)?
- Hypodense Einschlüsse als Zeichen der aktuellen Einblutung?

Pathogenese

> Einblutungen in den Epiduralraum sind meist arteriellen Ursprungs.

Einblutungen in den Epiduralraum sind in aller Regel arteriellen Ursprungs. Ursache ist dann eine Ruptur der A. meningea media oder eines Asts dieser Arterie. Am Ort der Gewalteinwirkung ist oft ein Kopfschwartenhämatom sowie häufig auch eine Kalottenfraktur nachweisbar. Der klassische Mechanismus bei der Entstehung eines epiduralen Hämatoms ist die Zerreißung eines Meningealarterienasts im Rahmen einer Kalottenfraktur, da die Arterien im Allgemeinen fest mit dem Knochen verbunden sind. Die epiduralen Hämatome heben die Dura mater vom Knochen ab.

Häufigkeit

Bei Patienten mit Schädel-Hirn-Trauma sind epidurale Hämatome kein seltener Befund.

Klinik

Die Raumforderung entwickelt sich rasch nach dem Trauma (arterielle Blutung!) – im Gegensatz zu den Veränderungen beim subduralen Hämatom, die eher protrahiert auftreten. Wird beim epiduralen Hämatom nicht unmittelbar entlastet, so führt die entstehende Raumforderung zu Einklemmungssyndromen und mitunter zum Tod.

CT-Morphologie

Im CT finden sich hyperdense bikonvexe Raumforderungen mit unmittelbarem Kontakt zur Kalotte (Abb. 2.**4**), die zur Hirnoberfläche hin glatt begrenzt sind.

Ursache dieser glatten Außenkonturen ist die Begrenzung der epiduralen Hämatome durch die Dura. Unmittelbar posttraumatisch können die epiduralen

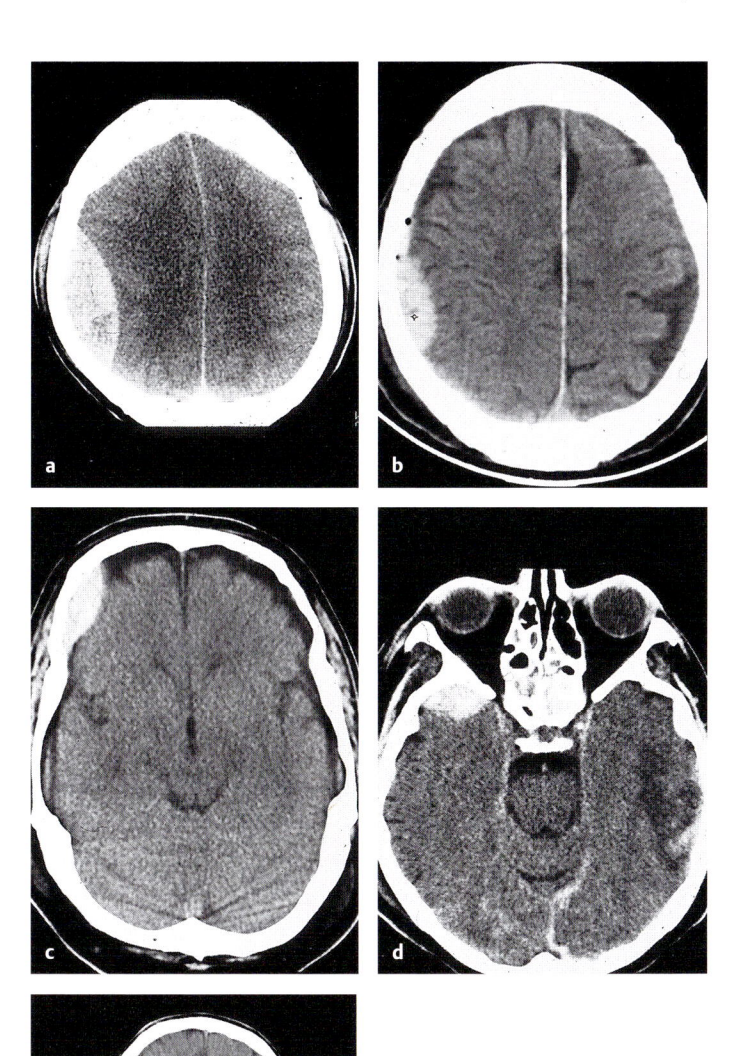

Abb. 2.4a–e **Epidurale Blutungen.** Epidurale Hämatome sind durch ihre konvexbogige Begrenzung zur Schädelmitte hin charakterisiert.
- **a** Größeres, parietales epidurales Hämatom mit deutlicher Mittellinienverlagerung.
- **b** Kleineres epidurales Hämatom, das in seiner Nachbarschaft kleinste Luftbläschen zeigt – oft ein Hinweis auf ein offenes Schädel-Hirn-Trauma (Duraverletzung).
- **c** Frontal der Koronarnaht liegendes epidurales Hämatom. Ein weiteres Charakteristikum der epiduralen Hämatome ist die fehlende Überschreitung der Suturen (vgl. subdurale Hämatome).
- **d** Kleines, temporopolar liegendes epidurales Hämatom rechts. Ein Hämatom in dieser Lage ist meist nur in Temporallappeneinstellung sicher zu erkennen. Links kontusionelle Veränderungen.
- **e** Kleines epidurales Hämatom in der hinteren Schädelgrube rechts. Das noch nicht geronnene Blut hat eine geringe Dichte.

2 Traumatische Veränderungen

▶ Beim epiduralen Hämatom besteht fast immer eine Mittellinienverlagerung. Einklemmungen betreffen meist den medialen Temporallappen.

▶ Die Unterscheidung zwischen epiduralem und subduralem Hämatom kann mitunter nur durch die Lage relativ zur Dura getroffen werden.

Hämatome noch isodens sein. Mit zunehmender Koagulation und Resorption der plasmatischen Anteile steigt die Dichte dann an. Aufgrund der raschen Entwicklung der arteriell verursachten Hämatome liegen keine unterschiedlichen Stadien der Koagulation vor. Sie sind daher meist von homogener Dichte.

Als Zeichen der Raumforderung ist fast immer eine Mittellinienverlagerung nachweisbar – oft sehr ausgeprägt. Da epidurale Hämatome temporal und parietal am häufigsten vorkommen, betreffen Einklemmungen meist den medialen Temporallappen. Gyrus parahippocampalis und Unkus werden bei dieser Einklemmungsart in den Tentoriumsschlitz gedrückt.

Die Fixation der Dura an der Schädelkalotte variiert. Bei sehr jungen (Abb. 2.5) und sehr alten Patienten ist die Dura sehr fest mit der Kalotte verbunden – epidurale Hämatome sind hierbei seltener.

Auch im Bereich der Suturen ist die Dura kaum ablösbar. Bei unklarer Lokalisation einer Blutung ist von einem subduralen Hämatom auszugehen, wenn die Blutung ohne Einziehung über eine Schädelnaht zieht. Bei älteren Blutungen kann gelegentlich die Unterscheidung zwischen epidural und subdural nur durch die Lage relativ zur Dura getroffen werden. Beim epiduralem Hämatom ist die Dura als dünne, dichte Linie zwischen Hämatom und Hirnoberfläche oft schon nativ, fast immer aber nach KM-Gabe zu erkennen.

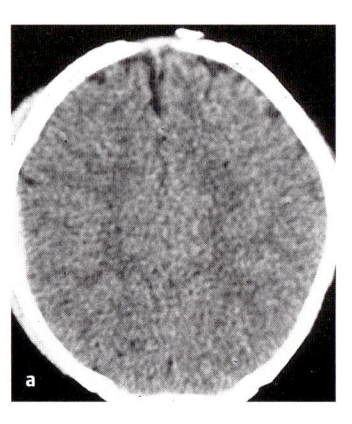

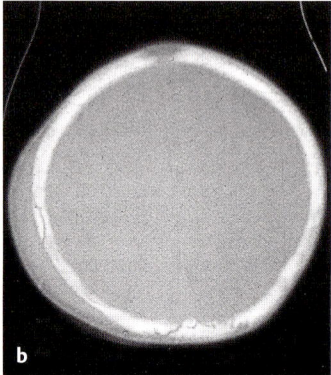

Abb. 2.5 a u. b **Epidurale Blutung.**
a Keinesfalls dürfen kleinste epidurale Blutauflagerungen übersehen werden, wie sie diese Abbildung rechts parietal zeigt.
b Dieser kleinste Befund ist durch die im Knochenfenster erkennbare Kalottenfraktur und das große Galeahämatom markiert.

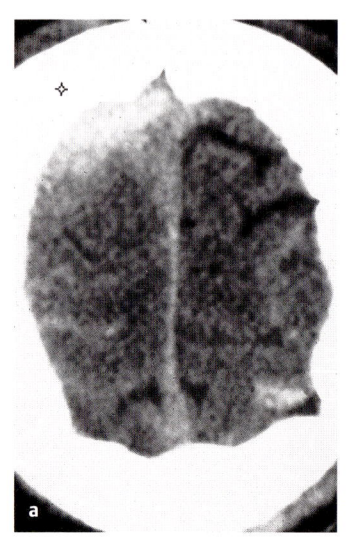

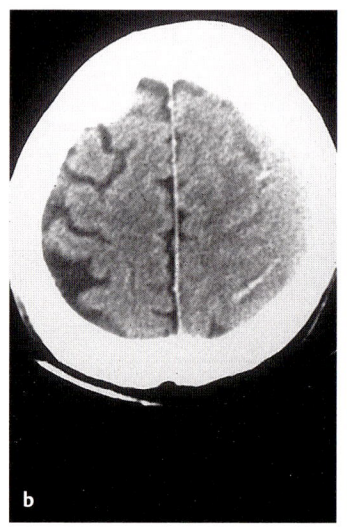

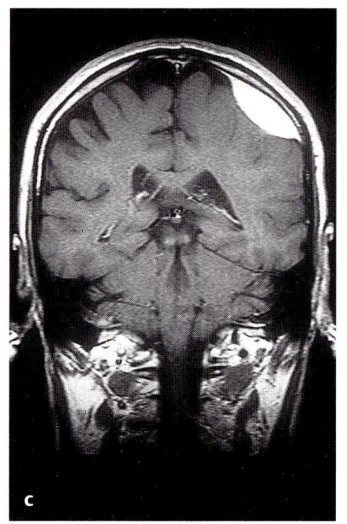

Abb. 2.6 a–c **Sonderfall eines vertexnahen Epiduralhämatoms.** Von besonderer Bedeutung ist die Gewalteinwirkung auf den Vertex. Verletzungen des Sinus sagittalis sind häufig, kleinere epidurale Hämatome können dem Nachweis entgehen.
a Dieses Beispiel zeigt rechts hochparietal und frontal ein im koronaren MRT als epidural charakterisiertes Hämatom. Beachte im Seitenvergleich die verstrichenen Sulci rechts, hämorrhagische Auflagerungen rechts. Ursache solcher Verletzungen ist oft eine traumatische Einwirkung durch einen auf den Kopf gefallenen Gegenstand (Baustellenverletzung).
b Entsprechender Befund wie in **a**.
c Die koronare MRT stellt den inzwischen subakuten Befund aufgrund seiner hohen Signalintensität besser dar. Bei mittelliniennahen epiduralen Hämatomen ist eine angiographische Abklärung des Sinus erforderlich.

Subakute und chronische Formen. Sonderfälle des epiduralen Hämatoms sind die subakuten oder chronischen Formen. Diese werden auch bei den sehr seltenen venös bedingten epiduralen Hämatomen gesehen (Ruptur eines Sinus, Blutung aus einem Frakturspalt). Die Dichte kann bei diesen länger bestehenden Hämatomen unterschiedlich sein.

Seltener sind epidurale Hämatome auch infratentoriell anzutreffen (Abb. 2.4 e). Der klinische Verlauf ist hier foudroyant. Nicht übersehen werden sollten vertexnahe epidurale Hämatome (Abb. 2.6). Zu ihrer Darstellung und zur Klärung der knöchernen Verhältnisse können koronare Rekonstruktionen erforderlich sein. Die Beziehung zum Sinus sagittalis superior klärt ggf. die CTA oder MRA.

Differenzialdiagnose

Die wichtigste Differenzialdiagnose des epiduralen Hämatoms ist das subdurale Hämatom. Die Kriterien sind oben eingehend beschrieben, wenngleich in Einzelfällen – insbesondere bei sehr diskreten Befunden – häufig Abgrenzungsschwierigkeiten auftreten und beide Formen auch kombiniert vorkommen. Für oder gegen die Entscheidung zu einer operativen Entlastung sind jedoch weniger der Bildbefund und die genaue Zuordnung der Raumforderung zum Epi- oder Subduralraum entscheidend, sondern vielmehr der Grad der Raumforderung sowie Ausprägung und Akuität des klinischen Befunds.

> Die wichtigste Differenzialdiagnose des epiduralen Hämatoms ist das subdurale Hämatom.

Traumatische Subarachnoidalblutung

Häufigkeit: Häufig gleichzeitig mit anderen traumatischen Hirnblutungen.
Wegweisender bildmorphologischer Befund: Hyperdenses Blut auf der Hirnoberfläche, im Interhemisphärenspalt (Differenzialdiagnose: subdural) oder auf dem Tentorium.
Prozedere: Unter Umständen Dünnschichtuntersuchung, stets mit Knochenfenster. Je nach Verteilungsmuster ist eine intravenöse KM-Gabe zum Aneurysmanachweis sinnvoll.
Einsatz anderer Methoden: Der empfindlichere Nachweis einer Subarachnoidalblutung gelingt mit einer Lumbalpunktion. In der Akutdiagnostik hat die MRT, die beim Nachweis nicht frischen Bluts sensitiver ist, praktisch keinen Stellenwert.
Fragen, die der Befund beantworten muss:
- Lage, Ausdehnung?
- Im Verlauf: Hydrocephalus malresorptivus?
- Blut im Ventrikelsystem (seltener traumatisch, Hydrocephalus occlusus)?

Pathogenese

Traumatische Subarachnoidalblutungen können nach Schädel-Hirn-Trauma isoliert oder zusammen mit anderen Traumafolgen (epidurale, subdurale oder intrazerebrale Hämatome, Kontusionsherde, Frakturen) vorkommen.

Häufigkeit

Bei schweren Schädel-Hirn-Verletzungen mit gleichzeitigen Einblutungen in andere Kompartimente kommen subarachnoidale Blutungen häufig vor.

Klinik

Da die traumatische Subarachnoidalblutung meist im Zusammenhang mit anderen Traumafolgen auftritt, kann ihre Symptomatik nicht isoliert betrachtet oder beurteilt werden. Die klinischen Folgen werden im Allgemeinen vom Ausmaß des kontusionellen Gewebeschadens bestimmt.

CT-Morphologie

Blut in den basalen Zisternen und in der Sylvi-Fissur im Rahmen einer traumatischen Subarachnoidalblutung unterscheidet sich nicht von den Subarachnoidalblutungen anderer Genese. Subarachnoidale Blutauflagerungen an der Konvexität führen zu einer Dichteanhebung der Sulci, die dann nicht hypodens, sondern hyperdens erscheinen (Abb. 2.7).

2 Traumatische Veränderungen

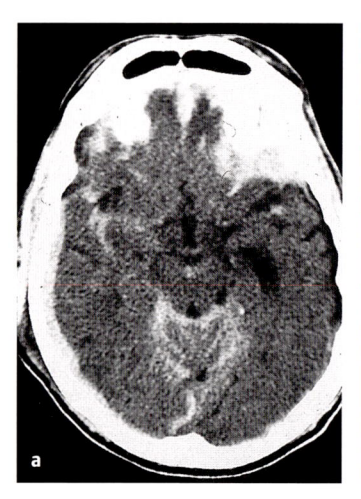

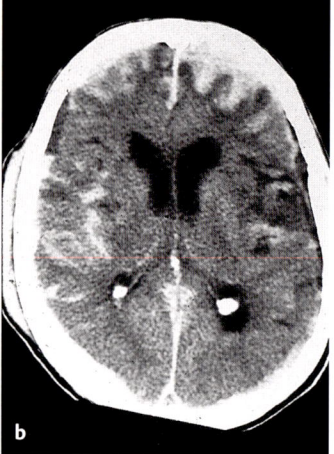

Abb. 2.7a u. b **Traumatische Subarachnoidalblutung.** Diese Blutung wird oft zusammen mit sub- oder epiduralen Hämatomen beobachtet. Es findet sich reichlich subarachnoidales Blut – auch in Form von Auflagerungen – auf die Hirnoberfläche. Daneben ist ein ausgedehntes subdurales Hämatom erkennbar. Dieses befindet sich in **a** vorwiegend rechts parietal, in **b** zieht es bis nach frontal. Hier ist auch ein kleiner Spiegel erkennbar.

Differenzialdiagnose

Differenzialdiagnostisch ist vor allem die Abgrenzung der traumatischen Subarachnoidalblutung von einer Subarachnoidalblutung im Rahmen einer Aneurysmablutung von Bedeutung. Bei Letzterer findet sich meist mehr Blut und dieses verteilt sich bevorzugt in den basalen Zisternen, bei den traumatischen Subarachnoidalblutungen überwiegt meist ein Verteilungsmuster entlang der Sulci des Frontal- und Parietallappens. Im Einzelfall kann eine sichere Unterscheidung jedoch schwierig sein.

Bei fraglichen Befunden empfiehlt sich die Angiographie zum Nachweis oder Ausschluss anderer Blutungsquellen. Falls technisch möglich, kann die CTA hier mit ausreichender Sensitivität den Aneurysmanachweis führen.

Rezidivdiagnostik

Wenn Verlaufskontrollen nicht aufgrund anderer intrakranialer Traumafolgen angefertigt werden, rechtfertigt auch eine traumatische Subarachnoidalblutung kurzfristige Kontrollen, sofern sich neurologische Defizite einstellen. Diese können – ebenso wie bei Subarachnoidalblutungen nach Aneurysmaruptur – Folge einer regionalen Minderperfusionen durch einen Gefäßspasmus sein. Auch die Entstehung eines kommunizierenden Hydrozephalus kann so entdeckt werden.

Subdurales Hämatom

Häufigkeit: Häufig im Rahmen eines Schädel-Hirn-Traumas, jedoch auch bei Bagatelltrauma. Prädestinierend sind in diesem Zusammenhang eine Erweiterung der äußeren Liquorräume (Patienten mit hirnatrophischen Prozessen, z. B. toxisch wie bei Alkoholismus oder senil) sowie Gerinnungsstörungen.
Wegweisender bildmorphologischer Befund: Gegen das Hirngewebe meist unscharf, eher konkav begrenzte, der Kalotte anliegende Raumforderung. Im subakuten Stadium hyperdens, später abnehmende Dichte.

Prozedere: Operative Drainage.
Einsatz anderer Methoden: MRT zeigt Septierungen beim chronisch subduralen Hämatom.
Fragen, die der Befund beantworten muss:
- Prominenz in Zentimetern, Ausdehnung?
- Raumforderungszeichen (gemessene Mittellinienverlagerung)?
- Dichte des Hämatoms, Spiegelbildung? Anhalt für Septierung?

Subdurales Hämatom

Pathogenese

Von der Dura mater und der Arachnoidea begrenzt, lässt sich der Subduralraum wesentlich leichter eröffnen als der Epiduralraum (Abb. 2.8).

Subdurale Hämatome sind bis auf extrem seltene Ausnahmen (z. B. nach Kraniotomie) venös bedingt, meist durch einen Abriss von Brückenvenen. Man kann akute von chronischen subduralen Hämatomen unterscheiden.

Akutes subdurales Hämatom. Das akute subdurale Hämatom ist Folge eines Traumas, das den Abriss von Brückenvenen zur Folge hat. Infolge weiter äußerer Liquorräume können schwerwiegende neurologische Ausfälle zunächst ausbleiben. Die traumatische Genese erklärt die häufig beobachtete gleichzeitige Hirnkontusion. Ein Hirnödem verstärkt die beim akuten subduralen Hämatom fast immer ausgeprägte Mittellinienverlagerung. Wird ein akutes subdurales Hämatom ohne operative Entlastung überlebt, so geht es in ein chronisches subdurales Hämatom über.

Chronisches subdurales Hämatom. Prädisponierende Faktoren für ein chronisches subdurales Hämatom sind eine Hirnatrophie und brüchige Gefäßwände. Jedes chronische subdurale Hämatom geht aus einem akuten subduralen hervor. Meist sind ältere Menschen betroffen. Ein Trauma kann, muss aber nicht eruierbar sein. Die variable Morphologie des chronisch subduralen Hämatoms kann durch folgende Vorgänge erklärt werden:

- Da meist ein *Bagatell*trauma die Ursache ist, fehlen begleitende Ödeme und Kontusionen.
- Die Mittellinienverlagerung ist daher nicht ausgeprägter, als durch die Hämatombreite erklärbar.
- Mit zunehmendem Alter der Blutung kommt es zur Kapselbildung, Klärung und Sedimentierung.
- Gleichzeitig nehmen die umgebenden Hirnhäute an Dicke zu, innerhalb des Hämatoms können Septierungen entstehen.

Häufigkeit

In der Routinediagnostik häufiger CT-Befund, auch bei fehlender Traumaanamnese.

Klinik

Akutes subdurales Hämatom. Beim akuten subduralen Hämatom treten nach kurzem freiem Intervall ein Hemisphärensyndrom mit unterschiedlicher Ausprägung neurologischer Symptomatik auf. Eine nach freiem Intervall von bis zu einigen Stunden (meist bis zu 2 Stunden) zunehmende Bewusstseinseintrübung mit ipsilateraler Mydriasis und kontralateraler Hemiparese ist die typische Konstellation.

Chronisches subdurales Hämatom. Beim chronisch subduralen Hämatom stehen neuropsychologische Symptome (Verwirrtheit, Gedächtnisstörungen oft mit Kopfschmerzen und zuweilen diskreter Hemisymptomatik) im Vordergrund. Diese Symptome können bei den meist älteren Patienten dazu führen, dass die Diagnose übersehen wird.

> Subdurale Hämatome sind meist venös bedingt.

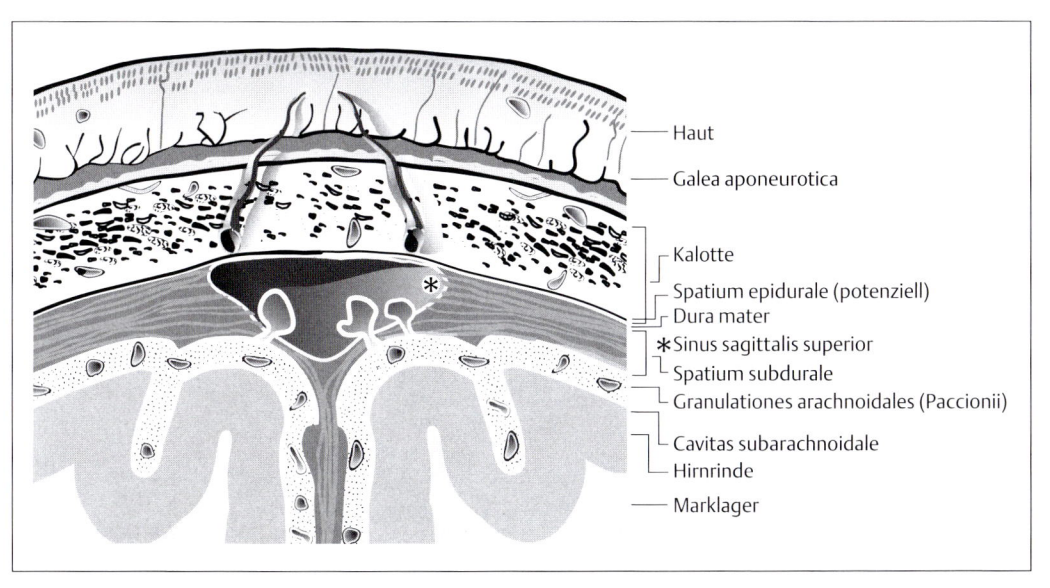

Abb. 2.8 **Venöse und arterielle Blutleiter der Hirnoberfläche mit ihren jeweiligen Räumen.**

CT-Morphologie

Akutes subdurales Hämatom. Im akuten Stadium findet sich eine hyperdense Raumforderung, die der Kalotte anliegt und im typischen Fall zur Mittellinie hin konkav und eher unscharf begrenzt ist (Abb. 2.**9**).

Chronisches subdurales Hämatom. Beim Übergang in das chronische Stadium und bei den chronischen subduralen Hämatomen findet sich eine Dichteveränderung, die zu einer zunehmenden Isodensität mit dem Hirngewebe und schließlich zu einer homogenen Hypodensität führt. Eine Koagelbildung ohne Septierung führt zu Sedimentierung und Spiegelbildung. Hämosiderinhaltige Blutanteile mit höherer Dichte unterschichten hierbei azelluläre minderdichte Anteile. Septierungen durch Fibrinfäden und -membranen können zu einem „bunten" Bild mit gemischter Dichte führen.

Da subdurale Hämatome isodens zum Hirngewebe sein können, gibt es seltene Situationen, die zum Nachweis zusätzliche Maßnahmen erforderlich machen:

- Liegt eine Mittellinienverlagerung (Abb. 2.**10**) ohne Hämatomnachweis vor, so können durch KM-Gabe das Hirngewebe und insbesondere die auf seiner Oberfläche liegenden Gefäße in der Dichte angehoben werden. Ein subdurales Hämatom ist dann relativ hypodens und zweifelsfrei erkennbar.
- Ein beidseitiges subdurales Hämatom verursacht keine Mittellinienverlagerung. Ist das Hämatom isodens, so kann eine Lageveränderung der Vorderhörner der Seitenventrikel den einzigen Hinweis geben. Die entsprechenden Veränderungen werden als „Hasenohrzeichen" bezeichnet, wobei über die Stellung der Hasenohren in der Literatur unterschiedliche Vorstellungen bestehen.
- Die sonst als hypodense Furchen erkennbaren Sulci sind mit isodensem Material ausgefüllt.

> Mitunter sind subdurale Hämatome isodens zum Hirngewebe, sodass zur Diagnosestellung zusätzliche Maßnahmen erforderlich werden.

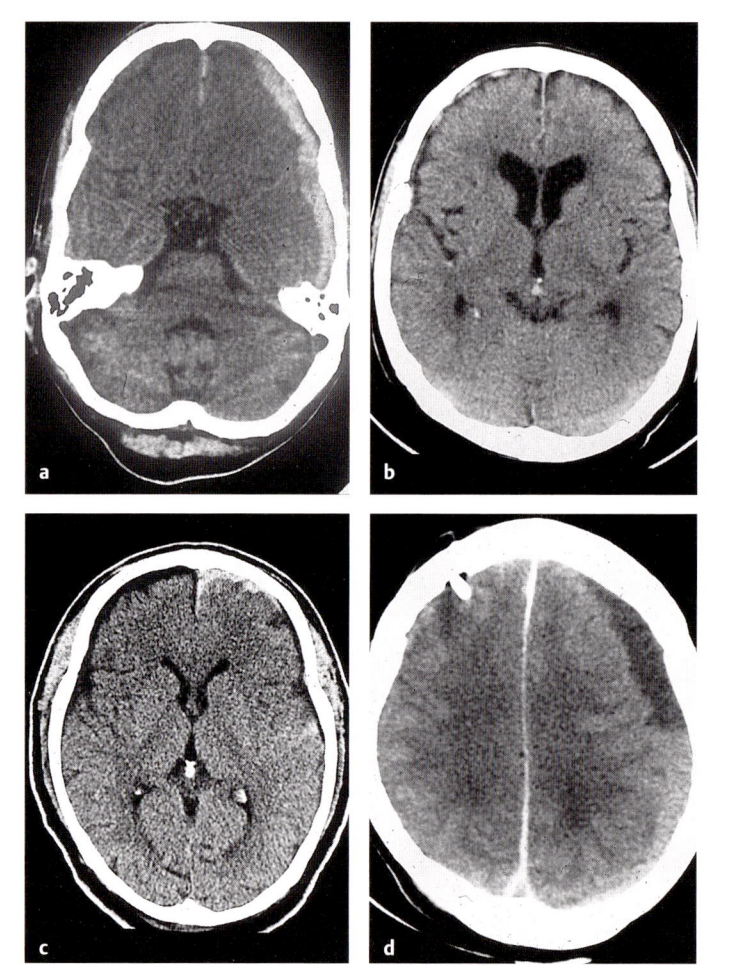

Abb. 2.9 a–d **Subdurales Hämatom.** Subdurale Hämatome oder Effusionen sind meist konkavbogig gegen die Schädelmitte begrenzt.
a Typischer Befund. Das linksfrontal und temporal gelegene subdurale Hämatom überspringt die Koronarnaht.
b Kleinste subdurale Blutauflagerungen rechts frontal.
c Ähnlicher Befund wie in **b** setzt sich in den Interhemisphärenspalt linksseitig fort.
d In älteren subduralen Hämatomen kommt es durch Sedimentierung der Blutbestandteile oft zur Spiegelbildung. Befund links frontoparietal. Zu beachten ist die höhere Dichte der abhängigen Hämatomanteile. Rechts frontal Ventrikeldrainage.

Subdurales Hämatom

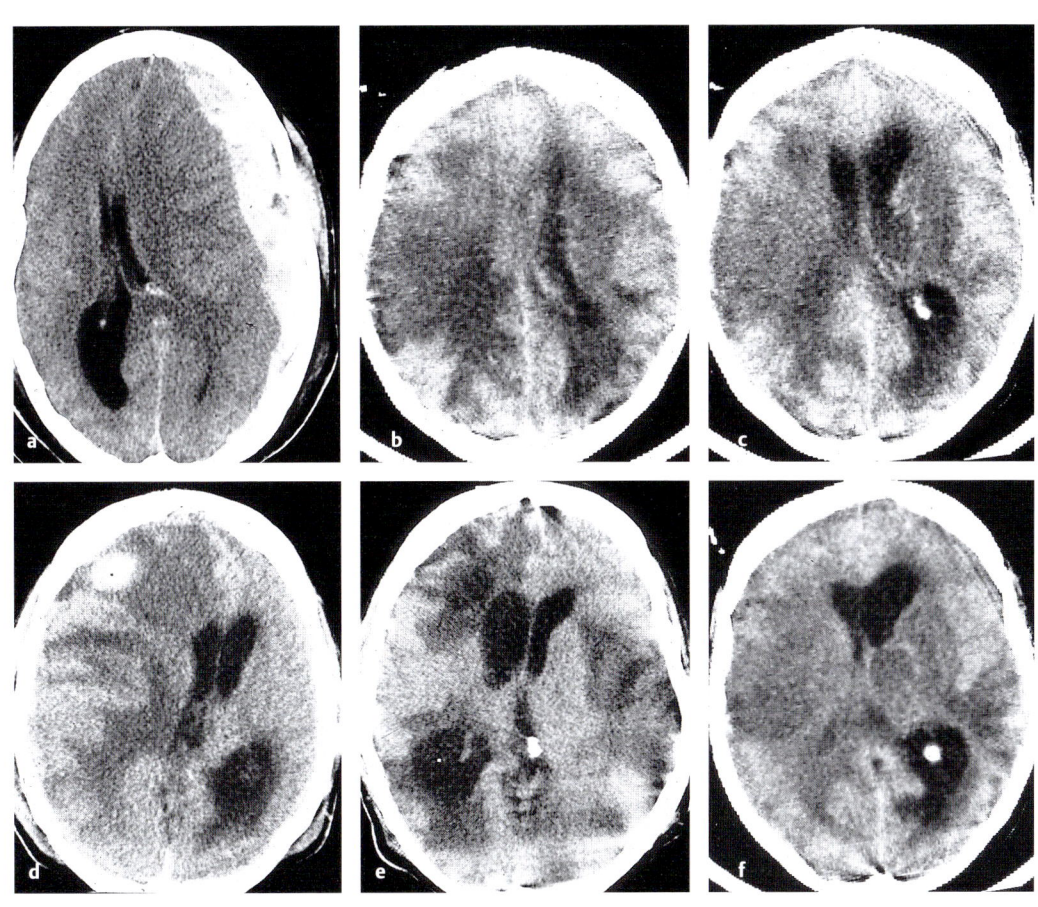

Abb. 2.10a–f **Subdurales Hämatom.**

a Die raumfordernde Wirkung von subduralen Hämatomen bei jungen Patienten kann erheblich sein. Ein ausgedehntes subdurales Hämatom links hat zu einer massiven Verlagerung der Mittellinie und des Ventrikelsystems geführt.

b–d Sehr ausgedehnte Schädel-Hirn-Traumen können zu kaum noch klassifizierbaren Hirnveränderungen führen. Bei beidseitigen Veränderungen ist die Mittellinie nicht verlagert, auch das Ventrikelsystem ist nicht wesentlich komprimiert oder verschoben. Über beiden Hemisphären finden sich flächige, sehr unscharf begrenzte Hypodensitäten. Die mehr kalottennah liegenden Hyperdensitäten werden zumindest teilweise nicht von Einblutungen, sondern von Bewegungen verursacht.

e, f Bei einseitiger Krafteinwirkung und einseitigen Veränderungen können auch die diffusen Kontusionsherde und Einblutungen zu ausgedehnten Verlagerungen des Ventrikelsystems führen. Im akuten Stadium (**e**) massive Verlagerung des Ventrikelsystems nach links bei großem Kontusionsherd und Einblutung rechts frontal und parietal. Im weiteren Verlauf (**f**, 6 Tage später) kehrt die Mittellinie an ihren Platz zurück. Die Kontusionsherde bleiben jedoch bestehen, zusätzliche Herde sind jetzt auch links erkennbar.

Differenzialdiagnose

Zur Unterscheidung vom epiduralen Hämatom können folgende Kriterien herangezogen werden (Abb. 2.11):

- Das subdurale Hämatom kann ohne Unterbrechung oder Einziehung die Suturen überschreiten.
- Blut im Interhemisphärenspalt oder auf dem Tentorium weist auf die subdurale Lage hin.
- Nach KM-Gabe findet sich zwischen Hämatom und Hirnoberfläche nicht Dura (lineare Anreicherung), sondern Arachnoidea (multiple kurzstreckige Anreicherungen).

Rezidivdiagnostik

Nach Entlastung eines subduralen Hämatoms sollte die erfolgreiche Entleerung mit der CT dokumentiert werden. Postoperative Luftretentionen im Subduralraum sind bei Kontrollen normal. Ebenso erscheint die Dura postoperativ oft verdickt – eine Folge der bereits beschriebenen Membranbildung.

> Die operative Entlastung eines subduralen Hämatoms sollte immer mit der CT dokumentiert werden.

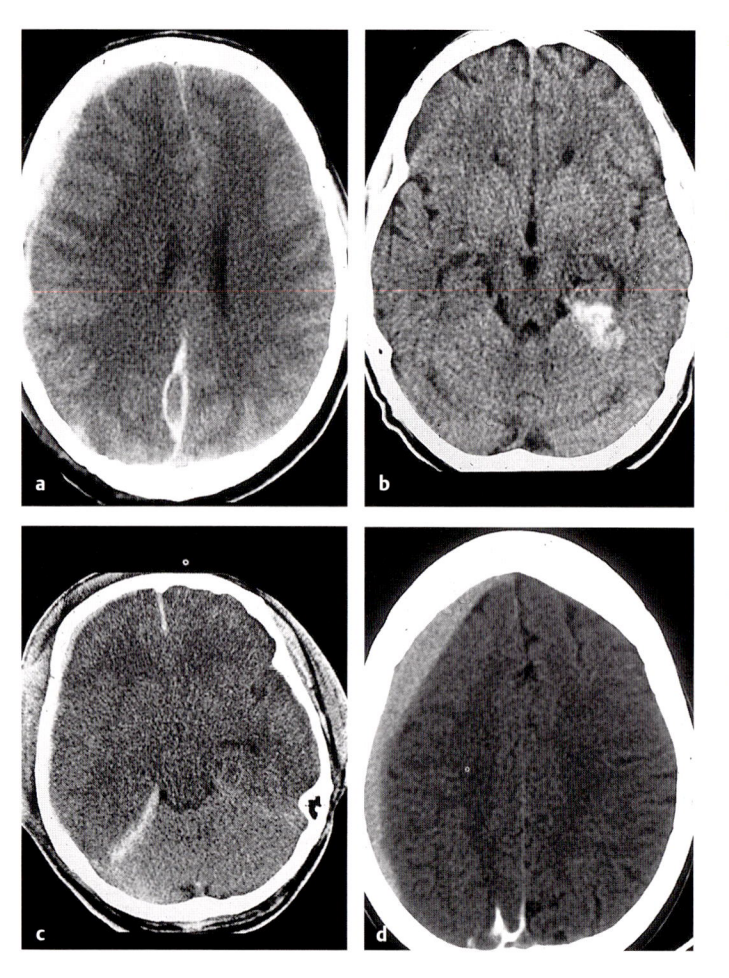

Abb. 2.11 a–d **Sonderformen subduraler Hämatome**. Von großer Bedeutung ist die richtige Zuordnung atypisch gelegener Effusionen. Zu beachten ist in diesem Zusammenhang, dass am Interhemisphärenspalt zwar keine epiduralen, wohl aber subdurale und subarachnoidale Blutauflagerungen zu beobachten sind.
a Größeres subdurales Hämatom rechts, das bereits zu einer Mittellinienverlagerung geführt hat. Zusätzlich subdurales Blut im hinteren Anteil der Falx mit Aufspreizung der Blätter.
b Unregelmäßig konfigurierte Blutauflagerung auf dem linken Tentorium.
c Das rechtsseitige Tentorium ist durch eine Blutauflagerung demarkiert.
d Kein subdurales Hämatom. Es handelt sich vielmehr um den kranialen Anteil einer großen Arachnoidalzyste, die durch eine Zisternographie kontrastiert wurde.

Subdurales Hygrom

Häufigkeit: Im CT häufiger anzutreffen.
Wegweisender bildmorphologischer Befund: Subdurale Raumforderung von Liquordichte.
Prozedere: Punktion (Kind) oder Drainage, CT-Kontrolle.
Einsatz anderer Methoden: Die MRT kann Hygrome, die frei von Blutabbauprodukten sind, mit einiger Sicherheit von chronischen subduralen Hämatomen unterscheiden.
Fragen, die der Befund beantworten muss:
- Einseitig/beidseitig?
- Ausdehnung, Raumforderungszeichen?
- Homogene/inhomogene Dichte (Einblutungen)?

(Einblutungen? Entzündliche Veränderungen mit seröser Reaktion nach Eindringen von Keimen in den Subduralraum?). Bei Kindern, aber auch bei Erwachsenen, kann es nach Ventrikeldrainage zu Hygromen kommen, die dann oft beidseitig sind. Beim akuten subduralen Hygrom wird angenommen, dass Liquor durch einen Riss (Ventilmechanismus) aus dem Subarachnoidalraum eindringt (bei Kindern und Erwachsenen). Genannt sei schließlich noch die fehlende Entfaltung des Hirns nach operativer Versorgung einer länger bestehenden Raumforderung und eine Überdrainage bei Implantation eines Shunt-Systems.

Pathogenese

Subdurale Hygrome können je nach Alter und Vorgeschichte des Patienten ganz unterschiedliche Ursachen haben. Häufig werden sie bei Kindern gesehen, ohne dass eine Ursache hier immer klar zu eruieren ist

Häufigkeit

Subdurale Hygrome werden bei entsprechender Zusammensetzung des Patientenklientels im CT häufig gesehen.

Subdurales Hygrom

Klinik

Bei Säuglingen und Kleinkindern kann ein Makrozephalus mit sich vorwölbenden Fontanellen auf ein subdurales Hygrom hinweisen. Klinische Symptome sind Benommenheit, Reizbarkeit und bei entzündlicher Genese Fieber.

CT-Morphologie

Im CT stellt sich einseitig oder beidseitig eine sichelförmige Raumforderung dar, die der Schädelkalotte innen anliegt (Abb. 2.**12**, Abb. 2.**13**, Abb. 2.**14**). Bevorzugt findet man Hygrome frontal und parietal. Die Raumforderung liegt der Kalotte über die gesamte Sagittalausdehnung mit etwa gleicher Breite an. Die Prominenz kann jedoch in den mittleren Anteilen ausgeprägter sein als am Rand. Bei einseitigen Hygromen ist eine Raumforderungswirkung auf das Ventrikelsystem festzustellen, die bei beidseitigen Formen fehlt. Es können jedoch auch nur die Vorderhörner der Seitenventrikel zur Mittellinie gedrängt sein.

Differenzialdiagnose

Bei lange bestehenden chronischen subduralen Hämatomen kann das CT-Bild identisch sein. Makroskopisch sind diese „geklärten" subduralen Hämatome bräunlich-wässrig. Eine Unterscheidung der subduralen Hygrome von Hämatomen ist in aller Regel unter Berücksichtigung der Vorgeschichte (Ventrikeldrainage) oder mit MRT problemlos möglich.

Rezidivdiagnostik

Der therapeutische Erfolg von Drainagemaßnahmen sollte stets mit der CT verifiziert werden.

▶ Bevorzugt treten Hygrome frontal und parietal auf.

▶ Ein lange bestehendes chronisches subdurales Hämatom kann im CT-Bild wie ein subdurales Hygrom aussehen.

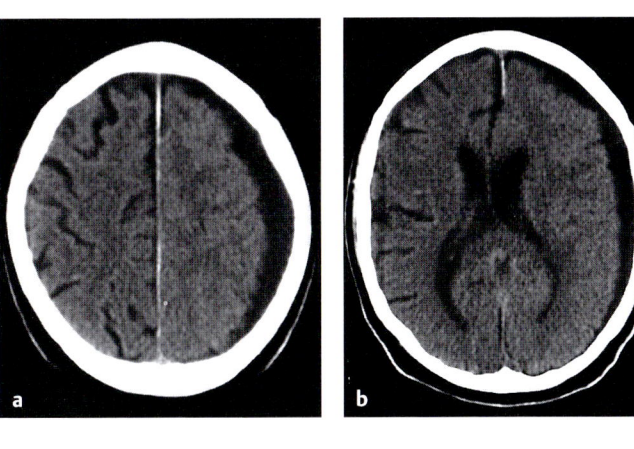

Abb. 2.12a u. b **Subdurales Hygrom.** In 2 unterschiedlichen Höhen in der linken Hemisphäre Hypodensität mit verstrichenen Gyri (**a**) und Mittellinienverlagerung (**b**).

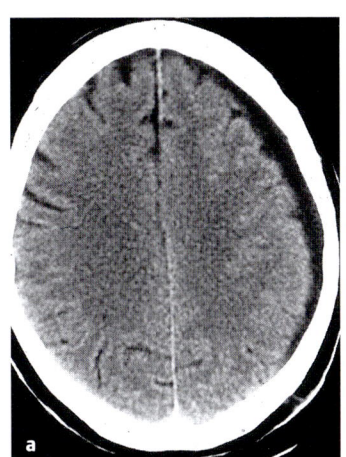

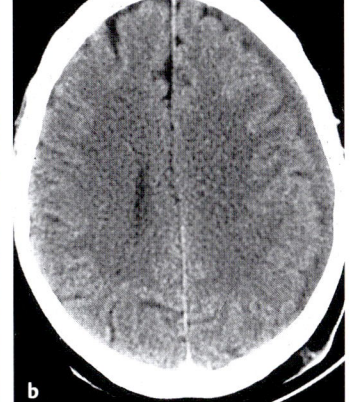

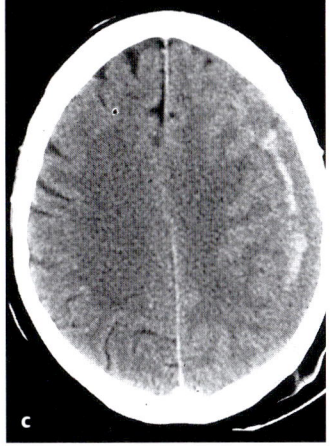

Abb. 2.13a–c Verlauf eines chronisch subduralen Hygroms/Hämatoms.
a Die subdurale Flüssigkeitsansammlung ist aufgrund fehlender Blutbestandteile hypodens.
b 1 Monat später ist die Dichte der Raumforderung jedoch bei zwischenzeitlicher neuer Einblutung erhöht.
c Weitere 4 Monate später zeigt sich deutlich hyperdenses Material am medialen Rand als Zeichen einer frischen Einblutung.

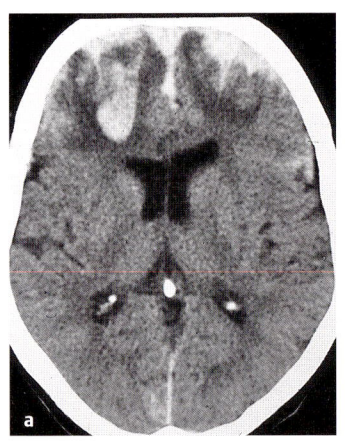

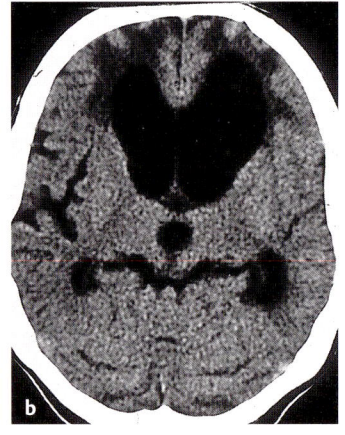

Abb. 2.14a u. b **Hirnkontusion im Verlauf.**
a Typischer Befund einer bifrontalen Kontusion mit Hypodensitäten der Frontallappen mit zentralen Einblutungen.
b 6 Monate nach (quoad vitum) erfolgreicher Therapie ist es bei dieser Patientin zu einer reaktiven Erweiterung der Vorderhörner beider Seitenventrikel gekommen. Das Marklager der deutlich volumengeminderten Frontallappen ist hypodens als Zeichen der Leukomalazie.

Schussverletzungen

Perlschnurartige Luftansammlungen an der Innenseite der Kalotte weisen auf eine offene Schädelverletzung hin.

Häufigkeit: Abhängig vom Umfeld.
Wegweisender bildmorphologischer Befund: Anamnese ist wegweisend. Kleinflächige knöcherne Zertrümmerung, hyperdenser Schusskanal. Einsprengung von Knochenfragmenten.
Prozedere: Operative Versorgung, Projektil verbleibt meist.
Einsatz anderer Methoden: Angiographie zur Darstellung von Verletzungen der Arterien und der venösen Blutleiter.
Fragen, die der Befund beantworten muss:
- Lage der knöchernen Läsion, Hirnstrukturen im Schusskanal?
- Dislozierte Knochenfragmente, Projektil (-teile)?
- Gefäßverletzungen?

CT-Morphologie

Im CT weisen perlschnurartige Luftansammlungen an der Innenseite der Kalotte auf eine offene Schädelverletzung hin. Die Luft gelangt dabei durch eine Verbindung des Schädelinneren mit der Umgebung oder mit einem luftgefüllten paranasalen Sinus nach intrakranial.

Bei Schussverletzungen besteht an der Eintritts- und evtl. auch an der Austrittsstelle eine Fragmentierung der Schädelkalotte. Der Schusskanal ist zuweilen an deponierten Knochen- und Geschosstrümmern zu erkennen. Gelegentlich ist er hyperdens infolge von Einblutungen.

Differenzialdiagnose

Bei *Pfählungsverletzungen* stehen oft grobe Zerreißungen des Hirngewebes mit Einblutungen und nachfolgenden Infektionen (subdurales Empyem, Abszess) im Vordergrund. Auch hierbei können grobe Zertrümmerungen des knöchernen Schädels beobachtet werden.

Andere offene Hirnverletzungen

Häufigkeit: Seltener als die geschlossenen Hirnverletzungen.
Wegweisender bildmorphologischer Befund: Intrazerebral Luft (Kontinuität).
Prozedere: Im Verlauf evtl. Nachweis der Duraverletzung (CT-Zisternographie, Liquorraumszintigraphie, MRT – schnelle T2w Sequenz).
Einsatz anderer Methoden: Funktionelle Methoden sind dem CT beim Nachweis der Duraverletzung überlegen. Durch eine intrathekale Applikation fluoreszierender Substanzen kann man die Austrittsstelle intraoperativ (evtl. mikroskopisch) mit einer speziellen Lichtquelle nachweisen.
Fragen, die der Befund beantworten muss:
- Ausmaß und Lage der knöchernen und Hirnverletzungen?
- Intrakraniale Luft? Nachbarschaft zu paranasalen Sinus?
- Knöcherne Fragmente oder Luft mit Raumforderung?
- Ventrikeleinblutung?

Pathogenese

Offene Hirnverletzungen kommen auch vor bei Pfählungsverletzungen, Frakturen der Schädelbasis und des Gesichtsschädels, des Felsenbeins und bei anderen Impressionsfrakturen oder nach Operationen (in der Nähe) der Schädelbasis.

Häufigkeit

Am häufigsten führen Frakturen des Gesichtsschädels über verschiedene Wege zu einer Duraeröffnung (Verkehrsunfälle; Abb. 2.15).

Klinik

Klinisch ist die Liquorrhö wegweisend. Ein etwaiger Verdacht ist durch den Nachweis von Glucose oder besser von β-Transferrin in der nasalen Flüssigkeit zu erhärten (bis zu 75% falsch positive Befunde bei Verwendung von Glucose-Stix). Bei Bedarf werden nuklearmedizinische Methoden (radioaktive Liquormarkierung) oder fluoreszierende Farbstoffmarkierungen eingesetzt. Eine einfache Methode ist die Anfertigung sehr dünner CT-Schichten in Knochenfenstereinstellung, senkrecht zum mutmaßlich perforierten Knochen. Gelegentlich sind dann knöcherne Kontinuitätsunterbrechungen nachweisbar, die mit Duraverletzungen einhergehen.

CT-Morphologie

Im CT weisen neben der Kalottenfraktur folgende Befunde auf eine Duraverletzung hin:
- Lazerationen mit begleitenden Einblutungen,
- Fragmentverlagerungen,
- intrakraniale Lufteinschlüsse.

Die intrakranialen Lufteinschlüsse werden häufig an der rostralen Kante des Felsenbeins und an der Innenseite der Kalotte hinter den Sinus frontalis gesehen. Im weiteren Verlauf ist daran zu denken, dass eine Marklagerhypodensität im verletzten Lappen nicht nur einer Kontusion, sondern auch dem perifokalen Ödem um einen Abszess herum entsprechen kann. Zum Ausschluss eines Abszesses sollte eine Untersuchung nach intravenöser KM-Gabe durchgeführt werden.

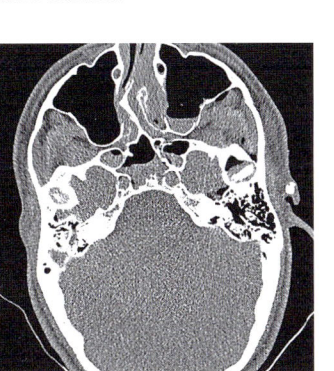

Abb. 2.15 **Beidseitige Fraktur des Canalis caroticus.** Einblutungen in den Nasennebenhöhlen, insbesondere in der Keilbeinhöhle. Die Dünnschicht-CT in Knochenfensterdarstellung zeigt Frakturlinien in beiden Karotis-Kanälen, rechts mit Lufteinschlüssen als Zeichen der offenen Fraktur.

> Ursache einer Marklagerhypodensität kann eine Kontusion, aber auch ein perifokales Ödem um einen Abszess sein.

> Zum Nachweis einer Duraverletzung sind sehr dünne CT-Schichten (Knochenfenster) senkrecht zum mutmaßlich betroffenen Knochen hilfreich.

2 Traumatische Veränderungen

> Hölzerne Fremdkörper erscheinen in Standardweichteileinstellungen wie Luft.

Differenzialdiagnose

Von besonderer Bedeutung ist die Unterscheidung von 2 Verletzungsmechanismen:
- Austritt von Liquor im Austausch gegen Luft,
- penetrierende Verletzung mit Eindringen von Fremdkörpern.

Zwar droht auch bei einem Liquoraustausch gegen Luft eine Keimaszension, doch diese Gefahr ist bei einem intrakranialen Fremdkörper wesentlich größer.

Differenzialdiagnostisch sollte daran gedacht werden, dass hölzerne Fremdkörper in Standardweichteileinstellungen wie Luft erscheinen. Erst bei höheren Werten für Fenster und Zentrum nähert sich die Dichte derjenigen der Weichteile an. Typisch für Holz sind auch streifige Dichteunterschiede innerhalb des Fremdkörpers.

Traumatische Gefäßverletzungen

Häufigkeit: Seltene Komplikation eines Schädel-Hirn-Traumas.
Wegweisender bildmorphologischer Befund: Je nach Art des verletzten Gefäßes ist die Ausbreitungsform der Blutung wegweisend: subarachnoidal bei Verletzung der hirnversorgenden Arterien, subdural bei Verletzung von Brückenvenen und epidural bei Zerreißung von Ästen der A. meningea media.
Prozedere: Angiographie, evtl. auch kontrastmittelgestützte CT oder MRT (venöse Sinus).
Einsatz anderer Methoden: Beweisend ist die Angiographie.
Fragen, die der Befund beantworten muss:
- oben genannte Befundkriterien beim Traumapatienten.
- Neu aufgetretener Infarkt?
- Epidurales Hämatom in der Nähe eines venösen Sinus?
- Erweiterung einer V. ophthalmica oder Verdickung extraokularer Augenmuskeln?
- Weiterführende Untersuchung empfohlen (arterielle oder venöse Angiographie)?

> Ischämische Komplikationen bei Hirndruckerhöhung entstehen durch die Kompression der A. cerebri posterior bevorzugt am Tentoriumrand.

Pathogenese

Als Ursache traumatischer Gefäßverletzungen kommen vor allem folgende Mechanismen in Betracht:
- Verletzung der A. meningea media bei Frakturen der Temporalschuppe,
- Verletzungen der großen venösen Blutleiter bei Kalottenfraktur,
- Verletzungen der großen Arterien bei Schädelbasisfraktur
- Verletzungen der posterioren A. meningea bei Frakturen der Okzipitalschuppe,
- Fistelbildungen insbesondere im Verlauf der A. carotis interna im Sinus cavernosus.

Eine Verletzung der A. cerebri posterior am Tentoriumrand kann durch eine Dissektion zur späteren Ausbildung eines Aneurysmas führen.

Häufigkeit

Insgesamt sind Verletzungen größerer intrakranialer Gefäße im Rahmen von Schädel-Hirn-Traumen eine eher seltene Komplikation. Bei der klinisch zu diagnostizierenden A.-carotis-Sinus-cavernosus-Fistel als eigenständigem Krankheitsbild ist der Zusammenhang mit einem (Bagatell-) Trauma nicht immer sicher zu erheben. Häufiger sind ischämische Komplikationen bei Hirndruckerhöhung. Sie entstehen bevorzugt am Tentoriumrand bei Kompression der A. cerebri posterior.

Klinik

Vaskuläre Komplikationen werden durch Hirninfarkte oder durch intrakraniale Blutungen mit den typischen Syndromen auffällig. Eine Dissektion der *A. carotis interna* kann zu einem ipsilateralen Horner-Syndrom und zu Schmerzen im Nacken oder hinter den Augen führen. Bei einer Dissektion der *A. vertebralis* können auch ein zentrales Hornersyndrom und besonders Nacken- und Schulterschmerzen auftreten. Vaskuläre Komplikationen bei Schädel-Hirn-Verletzungen werden häufig übersehen.

Dagegen hat die *A.-carotis-Sinus-cavernosus-Fistel* mit dem pulsierenden Exophthalmus und konjunktivaler Gefäßinjektion ein klassisches, klinisch diagnostizierbares Zeichen. Schwierig zu diagnostizieren sind posttraumatische Sinusvenenthrombosen.

CT-Morphologie

Läsionen der *A. meningea media* führen zu epiduralen Hämatomen. Epidurale Hämatome sind auch die häufigste Folge von Verletzungen der großen venösen Blutleiter. Diese sind jedoch oft nicht sicher dem Epiduralraum zuzuordnen, und der Nachweis der Sinusruptur ist auch angiographisch schwierig. Bei Verletzungen des *Sinus sagittalis superior* (z. B. Gewalteinwirkung auf den Vertex durch herabfallenden Stein) kann eine koronare CT oder eine koronar reformatierte CT weiterhelfen.

A.-carotis-Sinus-cavernosus-Fisteln werden aufgrund der Arterialisierung der V. ophthalmica klinisch auffällig (pulsierender Exophthalmus). Die Diagnose kann im CT aufgrund der einseitigen Erweiterung der Vene vermutet und angiographisch oder sonographisch gesichert werden.

Läsionen der *hirnversorgenden Arterien* können zu ischämischen Infarkten in den entsprechenden Versorgungsgebieten führen.

Differenzialdiagnose

Die differenzialdiagnostischen Überlegungen zur Lage einzelner Blutungen sind bereits beschrieben worden. Im Mittelpunkt der Abgrenzung von Subarachnoidalblutungen nach Trauma von solchen nach Aneurysmaruptur steht in der Akutphase der CT-Nachweis aneurysmatischer Gefäßaussackungen mit einer intravenösen KM-Gabe – nach Möglichkeit in Spiraltechnik (CTA). Zum sicheren Ausschluss einer Gefäßfehlbildung wird meist zusätzlich eine Angiographie durchgeführt.

Clivusfrakturen können zu einer Kompression der A. basilaris mit Flussabbruch führen. Traumatische Dissektionen werden oft erst nach Auftreten eines Hirninfarktes diagnostiziert, auch wenn die Unfallaufnahmen sie dann retrospektiv bereits erkennen oder zumindest vermuten lassen.

> Verletzungen der großen venösen Blutleiter sind oft nicht sicher dem Epiduralraum zuzuordnen.

Kindesmisshandlung

Häufigkeit: Häufige Ursache von Kopfverletzungen vor dem 3. Lebensjahr.
Wegweisender bildmorphologischer Befund: Subdurales Hämatom und retinale Blutungen (ophthalmologische Untersuchung!). Kombination mit anderen Frakturen oder Hämatomen.
Prozedere: Skelettstatus, Kopf-CT.
Einsatz anderer Methoden: MRT, Vorteil der fehlenden Strahlenexposition ist bei Kindern besonders wichtig. Nachteil: geringere Sensitivität für Blutungen.
Fragen, die der Befund beantworten muss:
- Kopfschwartenhämatom?
- Fraktur?
- Blutung?

Pathogenese

Ursache ist oft ein Schütteln des Kindes, das zum „Peitschenschlag-Trauma" führt. Eine zusätzliche Verletzung kann durch eine Rotationskomponente oder durch den Aufschlag des Kopfes auf eine feste Oberfläche zustande kommen.

Klinik

Die klinischen Befunde sind oft uneinheitlich. Die Diagnose wird oft übersehen.

CT-Morphologie

Bei Kindern können sich die subduralen Hämatome (Abb. 2.**16**, Abb. 2.**17**, Abb. 2.**18**) unter dem linsenförmigen (bikonvexen) Erscheinungsbild epiduraler Hämatome manifestieren. Diffuse axonale Schäden werden als Kontusionen im Bereich des Balkens oder an der Mark-Rinden-Grenze sichtbar. Die Sensitivität der MRT ist für diese Art der Traumafolge wesentlich höher als die der CT. Ein Hirnödem ist an einer Kontrastumkehr mit geringer Dichte der äußeren Hirnanteile bei erhaltener Dichte der Basalganglien erkennbar. Die Basalganglien erscheinen dann dichter.

> Die Diagnose „Kindesmisshandlung" wird oft übersehen.

> Bei Kindern kann ein subdurales Hämatom wie ein epidurales Hämatom mit linsenförmigem (bikonvexem) Erscheinungsbild aussehen.

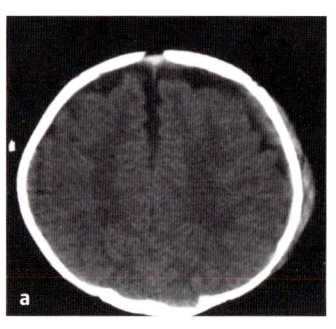

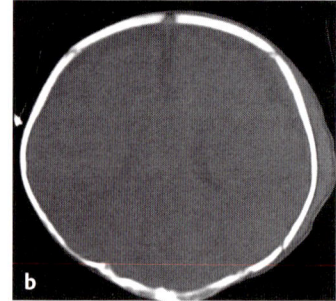

Abb. 2.16 a u. b **Kindesmisshandlung (4 Monate altes Kind).**
a Die Weichteilaufnahme zeigt ein subdurales Hämatom über der linken Konvexität.
b Im Knochenfenster parietookzipitale Fraktur und Galeahämatom.

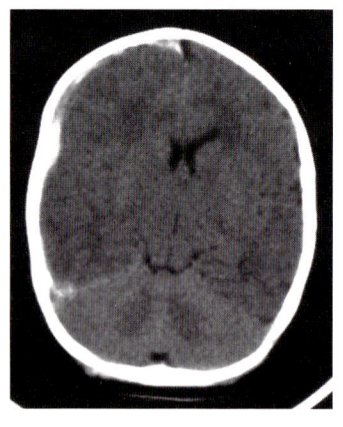

Abb. 2.17 **Kindesmisshandlung (4 Monate altes Kind).** Subdurales Hämatom rechts parietal.

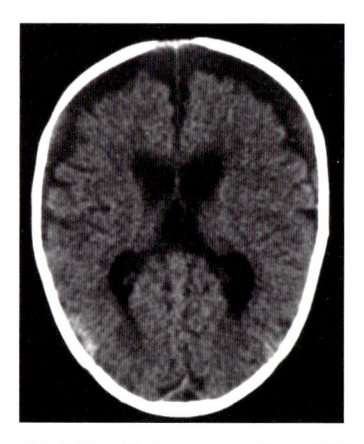

Abb. 2.18 **Kindesmisshandlung (5 Monate altes Kind).** Beidseits frontal subdurale Hygrome mit akut hämorrhagischem Anteil.

Differenzialdiagnose

Fehldiagnosen sind z. B. Anfallsleiden, Enzephalitis oder traumatische Hirnschädigung nach Unfall. Wichtig ist das Ergebnis der ophthalmologischen Untersuchung. Wenn das initiale kraniale CT unauffällig ist, sollte bei entsprechender Klinik eine kraniale MRT angeschlossen werden. Die Veränderungen können diskret sein. Frakturen an den Extremitäten zeigen sich oft erst im Verlauf.

Spätfolgen nach Schädel-Hirn-Trauma

Häufigkeit: Im Rahmen von Begutachtungen, CT heute von der MRT weitgehend verdrängt. Ausnahme: Felsenbeinfraktur, Gesichtsschädel-Fraktur.
Wegweisender bildmorphologischer Befund: Substanzdefekt.
Prozedere: Native CT, bei Verdacht auf Läsion mit KM-Unterstützung.
Einsatz anderer Methoden: MRT weist Gliosen und Blutabbauprodukte deutlich sensitiver nach.
Fragen, die der Befund beantworten muss:
- Atrophie?
- Substanzdefekte, umschriebene Atrophien?
- Gliosen, andere Residuen (Blutabbauprodukte)?
- Komplikationen (z. B. Abszesse)?

Pathogenese

Die typischen traumatischen Hirnschäden wie Kontusionen, Blutungen oder auch Lazerationen führen zu dem gemeinsamen Endpunkt des Hirngewebeuntergangs mit Parenchymdefekt. Der neuronale Untergang kann reaktive Gliosen nach sich ziehen. Blutungsreste können im CT noch einige Zeit erkennbar bleiben.

Häufigkeit

Etwa 30% der Patienten mit offenen Schädel-Hirn-Verletzungen entwickeln zu einem späteren Zeitpunkt eine Epilepsie. Der Anteil der Patienten, bei denen im Verlauf eine zerebrale CT notwendig wird, ist damit sehr hoch. In eingeschränkter Form (weniger Epilepsien) gilt dies auch für die geschlossenen Hirnverletzungen.

Klinik

Hirnorganische Psychosyndrome. Häufigste Spätfolgen einer signifikanten Schädel-Hirn-Verletzung sind hirnorganische Psychosyndrome, die eine Fülle von kognitiven Störungen und Verhaltensauffälligkeiten umfassen. Nahezu regelhaft bestehen Störungen der Aufmerksamkeit und des psychomotorischen Tempos.

Bei frontalen Schädigungen unterscheidet man:
- frontolaterales Konvexitätssyndrom mit beeinträchtigten Planungs- und Handlungsfunktionen,
- frontobasales Syndrom mit Störungen der Impulskontrolle,
- frontomedianes Syndrom mit Störungen des Antriebs bis zur Abulie.

Epilepsie. Eine nicht weniger gravierende Spätfolge von Schädel-Hirn-Verletzungen höherer Schweregrade ist die Epilepsie, die sich noch Jahre nach einem Trauma erstmalig manifestieren kann. Sie tritt wesentlich häufiger nach offenen Hirnverletzungen und nach Verletzungen mit intrakranialer Blutung als bei anderen Verletzungen auf. Andere Ursachen, vor allem Raumforderungen, sollten allerdings auch bei anamnestisch bekanntem Schädel-Hirn-Trauma stets ausgeschlossen werden.

CT-Morphologie

Atrophie. Die typischen traumatischen Schädigungen (Kontusion, Blutung) führen im weiteren Verlauf zum Hirngewebeuntergang und schließlich zu Gliosen und Substanzdefekten. Die Folge sind Atrophien, also Minderungen des Hirnvolumens unter Erhalt der Form (Abb. 2.**19**). Posttraumatische Atrophien können generalisiert sein, also beide Hemisphären oder eine ganze Hemisphäre betreffen. Sie können aber auch als lokale Atrophien auftreten. Der ursächliche Zusammenhang mit dem Trauma kann meist nur beurteilt werden, wenn Verlaufsuntersuchungen zur Verfügung stehen, die auch die akute und vor allem die subakute Phase der Traumatisierung einschließen.

Gliose. Der Nachweis von Gliosen ist eher eine Domäne der MRT. Im CT sind allenfalls schwache Hypodensitäten des Marklagers zu erwarten.

Spätabszess. Eine wichtige Spätmanifestation des Schädel-Hirn-Traumas ist der Spätabszess. Abszesse können immer dann auftreten, wenn es durch eine offene Schädel-Hirn-Verletzung zu einer Verbindung zwischen intrakranialem Raum und Nasennebenhöhlen oder Gehörgang gekommen ist. Eine unzureichende Versorgung einer nicht erkannten Liquorfistel kann Ursache eines Spätabszesses sein. Liegt der Abszess im frontalen Marklager oder im okzipitalen Temporallappen, spricht dies für diesen Entstehungsmechanismus.

Hydrozephalus. Ein posttraumatischer Hydrozephalus kann auf eine gestörte Liquorzirkulation aufgrund von Verklebungen nach Subarachnoidalblutung zurückzuführen sein. Doch auch ein Hirngewebsuntergang nach ausgedehnten Kontusionen führt zu einer mitunter asymmetrischen inneren und äußeren Hirnatrophie (Hydrocephalus e vacuo).

Differenzialdiagnose

Ein Befund wie die lokale Atrophie ist allein wenig aussagekräftig. Ein kausaler Zusammenhang mit einem Trauma setzt zumindest eine Ortsidentität mit ursprünglichen Hirnschädigungen voraus. Atrophien im Rahmen demenzieller Syndrome anderer Ursache sind differenzialdiagnostisch stets in Betracht zu ziehen. Die typischen Verteilungsmuster fokaler Atrophien sind, soweit für einzelne Erkrankungen bekannt, stets bei den differenzialdiagnostischen Überlegungen zu berücksichtigen.

Rezidivdiagnostik

Bei den Schädelfrakturen ist daran zu denken, dass ihre röntgenmorphologische Rückbildung oft unvollständig ist. Bei entsprechender Anamnese (Alkoholerkrankung mit Stürzen in der Vergangenheit) ist der isolierte Nachweis einer Frakturlinie daher zurückhaltend zu werten.

> Eine wichtige Spätmanifestation des Schädel-Hirn-Traumas ist der Spätabszess.

> Auch bei früherem Schädel-Hirn-Trauma sollten andere Ursachen einer Epilepsie stets ausgeschlossen werden.

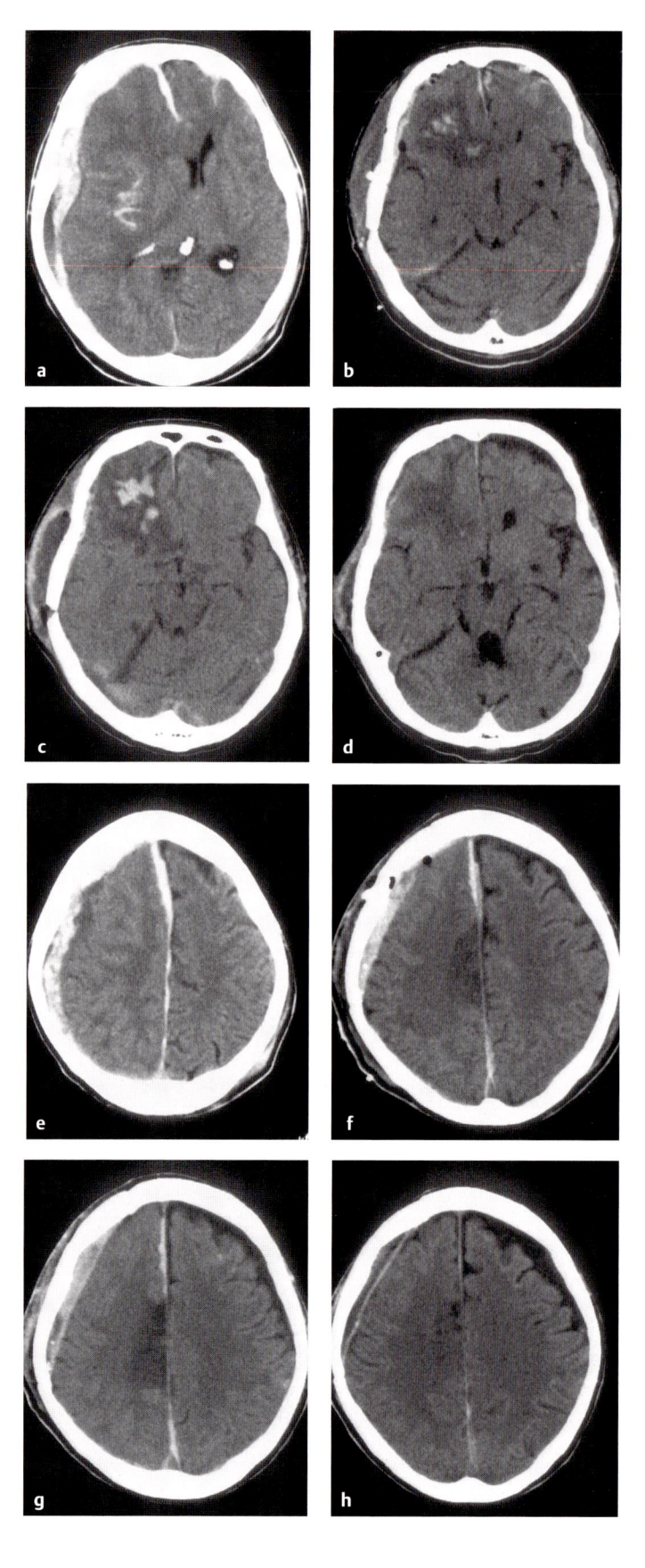

Abb. 2.19a–h **Verlauf nach schwerem Schädel-Hirn-Trauma.**

a–d Tentoriumsniveau. Unmittelbar nach dem Trauma (**a**) Mittellinienverlagerung nach links mit subduralem Hämatom im Interhemisphärenspalt. Zarte Parenchymblutung in der äußeren Stammganglienregion rechts, großes subdurales Hämatom rechts. Im kurzfristigen (**b**, **c**) und mittelfristigem Verlauf (**d**) nach Rückbildung der Raumforderung rechts mit Normalisierung der Mittellinienlage werden rechts frontal ausgedehnte Parenchymblutungen erkennbar. Residuen sind eine frontale Atrophie links und eine Marklagerdegeneration rechts frontal.

e–h Die vertexnahen Schichten zeigen den Verlauf des subduralen Hämatoms rechts mit allmählicher Rückbildung der verstrichenen Furchenzeichnung rechts und der Ausbildung eines hyperdensen Areals rechts neben der Falx (Anteriorinfarkt? Scherverletzung?).

Zusammenfassung

Schädelfraktur. Bei Schädelfrakturen kann die Dura, da sie fest mit dem Knochen verwachsen ist, einreißen, was dann zu einer offenen Schädel-Hirn-Verletzung führt. Allerdings sind beim Schädel-Hirn-Trauma Raumforderungen und Verletzungen von Gehirn, Nerven und Gefäßen häufiger als eine Schädelfraktur. Frakturen müssen insbesondere von Suturen und Gefäßkanälen unterschieden werden. Immer zu beachten ist, dass die Schäden am Contre-Coup ausgeprägter sein können als die am eigentlichen Ort der Gewalteinwirkung.

Epiduralblutung. Epiduralblutungen sind meist arteriellen Ursprungs und heben die Dura mater vom Knochen ab. Im CT erscheinen sie als hyperdense bikonvexe Raumforderungen mit unmittelbarem Kontakt zur Kalotte, die zur Hirnoberfläche hin glatt begrenzt sind.

Subduralblutung. Subduralblutungen beruhen dagegen auf einem Abriss von Brückenvenen – sind also venös bedingt. Erkennbar sind sie als hyperdense Raumforderung, die der Kalotte anliegt und zur Mittellinie hin konkav begrenzt ist.

Traumatische SAB. Traumatische Subarachnoidalblutungen unterscheiden sich nicht von solchen anderer Genese.

Hygrome. Subdurale Hygrome können unterschiedliche Ursachen haben – mitunter bleibt die Genese auch unklar. Charakteristisches Erscheinungsbild ist eine ein- oder beidseitige, sichelförmige Raumforderung, die der Schädelkalotte innen anliegt – bevorzugt frontal und parietal.

Schussverletzung. Folgen einer Schussverletzung können Einblutungen und perlschnurartige Luftansammlungen an der Innenseite der Kalotte sein, mitunter auch Knochen- und Geschosstrümmer im Schusskanal.

Bei Kindern kann ein Schädel-Hirn-Trauma auch Folge einer Kindesmisshandlung sind, was häufig übersehen wird.

Spätfolgen nach SHT. Spätfolge nach Schädel-Hirn-Trauma ist ein Hirngewebeuntergang, der zu Gliosen und Substanzdefekten führt. Nach offener Schädel-Hirn-Verletzung kann sich auch ein Spätabszess entwickeln.

Literatur

Zur Weiterbildung empfohlen

Allgemein

Besenski, N.: Traumatic injuries: imaging of head injuries. Eur. Radiol. 12 (2002) 1237–1252
umfassende Bilddokumentation

Demaerel, P., I. Casteels, G. Wilms: Cranial imaging in child abuse. Eur. Radiol (2002) 849–857
Bilddokumentation, umfassende Beschreibung des Spektrums der CT-Befunde im Umfeld der Klinik

Ho, V.B., C.R. Fitz, S.H. Chuang, C.A. Geyer: Bilateral basal ganglia lesions: pediatric differential considerations. Radiographics 13 (1993) 269–292
wichtige und umfassende Differenzialdiagnose, auch einschließlich Tumor etc.

Huisman, T.A.G.M.: Intracranial hemorrhage: ultrasound, CT and MRI findings. Europ. Radiol. 15 (2005) 434–440
Pathophysiologie der intracraniellen Blutungen mit ihrer Bedeutung für die Bildgebung

Offene Schädel-Hirn-Verletzungen

Kelly, A. B., R. D. Zimmerman, R. Snow et al.: Head trauma: comparison of MR and CT –experience in 100 patients. Amer. J. Neuroradiol. 9 (1988) 699–708
auch wenn der Stellenwert der MRT in der Akutdiagnostik gering ist, hat die Problematisierung der Schwächen der CT didaktischen Wert

Klufas, R. A., L. Hsu, M. R. Patel, R. B. Schwartz: Unusual manifestations of head trauma. Amer. J. Radiol. 166 (1996) 675–681
Zusammenstellung didaktisch sehr eindrucksvoller Fälle mit guter Bildqualität

Lloyd, D. A., H. Carty, M. Patterson, C. K. Butcher, D. Roe: Predictive value of skull radiography for intracranial injury in children with blunt head injury. Lancet 349 (1997) 821–824
untersucht die Frage Schädel in 2 Ebenen gegenüber CT des Kopfes bei traumatisierten Kindern an einer sehr großen Serie

Teasdale, G., B. Jennett: Assessment of coma and impaired consciousness. A practical scale. Lancet II (1974) 81–84
zur Glasgow Coma Scale

Schädelfrakturen

Lipkin, A. F., R. N. Bryan, H. A. Jenkins: Pneumolabyrinth after temporal bone fracture: documentation by high-resolution CT. Amer. J. Neuroradiol. 6 (1985) 294–295
kurze Darstellung der Frakturtypen mit ihrer jeweiligen Klinik, ältere CT-Bilder

Holland, B. A., M. Brant-Zawadzki: High-resolution CT of temporal bone trauma. Amer. J. Neuroradiol. 5 (1984) 291–295
auch bei heute verbesserter Bildqualität übersichtliche und gut bebilderte Darstellung des Befundspektrums

Kontusionsherde

Gadda, D., L. Carmignani, L. Vannucchi, A. Bindi: Traumatic lesions of corpus callosum: early multidetector CT findings. Neuroradiol. 46 (2004) 812–816
möglicher Nachweis der diffusen axonalen Schädigung mit neueren CT

Hesselink, J. R., C. F. Dowd, M. E. Healy et al.: MR imaging of brain contusions: a comparative study with CT. Amer. J. Neuroradiol. 9 (1988) 269–278
Schwerpunkt auf der MRT und deren Vorteilen, aber mit Diskussion auch der dem CT-Kontrast zugrunde liegenden Effekte

Hymerl, K. P., C. M. Rumack, T. C. Hay, J. D. Strain, C. Jenny: Comparison of intracranial computed tomographic (CT) findings in pediatric abusive and accidental head trauma. Pediat. Radiol. 27 (1997) 743–747
gut ausgewählte und dokumentierte Bildbeispiele

Küker, W., A. Thron: Routinediagnostik und gezielte Diagnostik des Schädel-Hirn-Traumas. Chirurg 67 (1996) 1098–1106
Übersichtsarbeit, die sehr gut zur Einführung geeignet ist

Mittl, R. L., R. I. Grossman, J. F. Hiehle et al.: Prevalence of MR evidence of diffuse axonal injury in patients with mild head injury and normal head CT findings. Amer. J. Neuroradiol. 15 (1994) 1583–1589
beschreibt die Unterlegenheit der CT gegenüber der MRT im Nachweis der diffusen axonalen Schädigung nach Trauma

Epidurale Hämatome

Braun, J., B. Borovich, J. N. Guilburd, M. Zaaroor, M. Feinsod, I. Grushkiewicz: Acute subdural hematoma mimicking epidural hematoma on CT. Amer. J. Neuroradiol. 8 (1987) 171–173
stellt 2 Patienten mit atypischem Befund vor

Hamilton, M., C. Wallace: Nonoperative management of acute epidural hematoma diagnosed by CT: the neuroradiologists role. Amer. J. Neuroradiol. 13 (1992) 853–859
von den nachfolgend zitierten Autoren kritisch kommentierte Arbeit; informative Diskussion der unterschiedlichen Lokalisationen, Pathomechanismen etc.

Messori, A., F. Pauri, F: Rychlicki, V. Veronesi, U. Salvolini: Acute posttraumatic paraplegia caused by epidural hematoma at the vertex. Am. J. Neuroradiol. 22 (2001) 1748–1749

Sagher, O., G. C. Ribas, J. A. Jane: Nonoperative management of acute epidural hematoma diagnosed by CT: the neuroradiologists role. Amer. J. Neuroradiol. 13 (1992) 860–862

Zimmerman, R. A., L. T. Bilaniuk: Computed tomographic staging of traumatic epidural bleeding. Radiology 144 (1982) 809–812
informative Übersicht über die Stadien

Traumatische Subarachnoidalblutung

Zimmerman, R. D., E. J. Russel, E. Yurberg, N. E. Leeds: Falx and interhemispheric fissure on axial CT: II. recognition and differentiation of interhemispheric subarachnoid and subdural hemorrhage. Amer. J. Neuroradiol. 3 (1982) 635–642
präzise Beschreibung der genannten Differenzialdiagnose sowie der komplizierten Verhältnisse bei Kindern oder im Hirnödem

Subdurales Hämatom

Borzone, M., M. Altomonte, M. Baldini, C. Rivano: Typical interhemispheric subdural hematoma and falx syndrome: four cases and a review of the literature. Zbl. Neurochir. 56 (1995) 51–60
bildet einige Fälle in dieser weniger typischen Lokalisation ab

Reed, D., W. D. Robertson, D. A. Graeb, J. S. Lapointe, R. A. Nugent, W. B. Woodhurst: Acute subdural hematomas: atypical CT findings. Amer. J. Neuroradiol. 7 (1986) 417–421
beschreibt Befunde und Ursachen akut subduraler Hämatome gemischter Dichte

Subdurale Hygrome

Wilms, G., G. Vanderschueren, P. H. Demaerel et al.: CT and MR in infants with pericerebral collections and macrocephaly: benign enlargement of the subarachnoid spaces versus subdural collections. Amer. J. Neuroradiol. 14 (1993) 855–860

Schussverletzungen

Besebski, N., D. Jadro-Santel, F. Lelavic-Koic et al.: CT analysis of missile head injury. Neuroradiology 37 (1995) 207–211
Serie von 154 Patienten, die Hälfte wurde kontrolliert

Schumacher, M., M. Oehmichen, H. G. König, H. Einighammer: Intravitale und postmortale CT-Untersuchungen bei Hirnschußverletzungen. Fortschr. Röntgenstr. 139 (1983) 58–62
eine der wenigen Arbeiten, die forensische Anwendungen beschreibt

Andere offene Hirnverletzungen

Ginsberg, L. E., D. W. Williams, V. P. Mathews: CT in penetrating craniocervical injury by wooden foreign bodies: reminder of a pitfall. Amer. J. Neuroradiol. 14 (1992) 892–895
diese Arbeit beschreibt die CT-Morphologie hölzerner Fremdkörper – ein wichtiger Pitfall

Traumatische Gefäßverletzungen

Mirvis, S. E., A. L. Wolf, Y. Numaguchi, G. Corradino, J. N. Joslyn: Posttraumatic cerebral infarction diagnosed by CT: prevalence, origin, and outcome. Amer. J. Neuroradiol. 11 (1990) 355–360
beschreibt Kompressionssyndrome durch Hämatome usw. als Ursache posttraumatischer Infarkte

Traflet, R. F., A. R. Babaria, R. D. Bell et al.: Vertebral artery dissection after rapid head turning. Amer. J. Neuroradiol. 10 (1989) 650–651
nur Angiographien und MR-Bilder, aber geeignet, auf diese leicht zu übersehende Komplikation aufmerksam zu machen

Spätfolgen nach Schädel-Hirn-Traumata

(CT-Verlaufskontrollen nach Trauma sind vor allem indirekt in den Zeitschriften der klinischen Fächer bearbeitet)

Gudeman, S. K., P. R. S. Kishore, D. P. Becker et al.: Computed tomography in the evaluation of incidence and significance of post-traumatic hydrocephalus. Radiology 141 (1981) 397–402
kurze Darstellung des posttraumatischen Hydrozephalus nach Genese und zeitlicher Entwicklung

Küker, W., A. Thron: Routinediagnostik und gezielte Diagnostik des Schädel-Hirn-Traumas. Chirurg 67 (1996) 1098–1106
als Einführung empfehlenswert

Reider-Groswasser, I., M. Cohen, H. Costeff, Z. Groswasser: Late CT findings in brain trauma: relationship to cognitive and behavioral sequelae and to vocational outcome. Amer. J. Radiol. 160 (1993) 147–152
Korrelation von Atrophie und neuropsychologischem Outcome bei 32 Traumapatienten

Neuere oder grundlegende Literatur

Offene Schädel-Hirn-Verletzungen

Gentry, L. R., B. Thompson, J. C. Godersky: Trauma to the corpus callosum: MR features. Amer. J. Neuroradiol. 9 (1988) 1129–1138

Lipper, M. H., P. R. S. Kishore, G. G. Enas et al.: Computed tomography in the prediction of outcome in head injury. Amer. J. Neuroradiol. 6 (1985) 7–10

Olson, E. M., D. L. Wright, H. T Hoffman, D. B. Hoyt, R. D. Tien: Frontal sinus fractures: evaluation of CT scans in 132 patients. Amer. J. Neuroradiol. 13 (1992) 897–902

Warren, L. P., W. T. Djang, R. E. Moon: Neuroimaging of scuba diving injuries to the CNS. Amer. J. Neuroradiol. 9 (1988) 933–938

Schädelfrakturen

Rubinstein, D., D. Symonds: Gas in the cavernous sinus. Amer. J. Neuroradiol. 15 (1994) 561–566

Kontusionsherde

Zimmerman, R. A., L. T. Bilaniuk, T. Gennerali: Computed tomography of shearing injuries of the cerebral white matter. Radiology 127 (1978) 393–396
Bildmaterial alt, aber eine der wenigen CT-Arbeiten zu diesem heute ausschließlich und mit mehr Erfolg magnetresonanztomographisch bearbeiteten Thema

Epidurale Hämatome

Orrison, W. W., L. R. Gentry, G. K. Stimac, R. M. Tarrel, M. C. Espinosa, L. C. Cobb: Blinded comparison of cranial CT and MR in closed head injury. Amer. J. Neuroradiol. 15 (1994) 351–356

Manjunath-Prasad, K. S., S. K. Gupta, V. K. Khosla: Chronic extradural haematoma with delayed expansion. Brit. J. Neurosurg. 11 (1997) 78–79

Schumacher, M., P. Oldenkott, J. Pfeiffer, F. Schumm: Ungewöhnliche radiologische und klinische Befunde bei verkalkten chronischen epiduralen Hämatomen. Neurochirurgica 25 (1982) 1–6
beschreibt diesen seltenen Befund mit Spangenbildung, Verkalkung/Verknöcherung bei 3 Patienten

Traumatische Subarachnoidalblutung:

Cohen, R. A., R. A. Kaufman, P. A. Myers, R. B. Towbin: Cranial computed tomography in the abused child with head injury. Amer. J. Neuroradiol. 6 (1985) 883–888
stellt das Spektrum der Befunde nach Kindesmisshandlung mit adäquatem Bildmaterial vor

Subdurale Hämatome:

Aoki, N., A. Oikawa, T. Sakai: Symptomatic subacute subdural hematoma associated with cerebral hemispheric swelling and ischemia. Neurol. Res. 18 (1996) 145–149

De Blay, V., N. Misson, G. Dardenne, M.J.M. Dupuis: Leptomeningeal myelomatosis mimicking a subdural haematoma. Neuroradiology 42 (2000) 735–737

Nussbaum, E. S., D. Y. K. Wen, R. E. Latchaw, M. J. Nelson: Meningeal sarcoma mimicking an acute subdural hematoma on CT. J. Comput. assist. Tomogr. 19 (1995) 643–645

Wilms, G., G. Marchal, E. Geusens et al.: Isodense subdural haematomas on CT: MRI findings. Neuradiology 34 (1992) 497–499

Subdurale Hygrome:

Rupprecht, Th., K. Lauffer, U. Storr et al.: Extrazerebrale intrakraniale Flüssigkeitsansammlungen im Kindesalter: Differenzierung zwischen benigner Subarachnoidalraumerweiterung und Subduralerguß mit Hilfe der farbkodierten Dopplersonographie. Klin. Pädiat. 208 (1996) 97–102

Schussverletzungen:

Hayes, E., R. Ashenburg, D. Philips: Cerebral embolism after gunshot wounds. Amer. J. Neuroradiol. 10 (1989) S77
seltene Komplikation einer Schussverletzung (11er Vogelschrot)

Wilms, G., G. Vanderschueren, P. H. Demaerel et al.: CT and MR in infants with pericerebral collections and macrocephaly: benign enlargement of the subarachnoid spaces versus subdural collections. Amer. J. Neuroradiol. 14 (1993) 855–860

Andere offene Hirnverletzungen:

Thong, H. V., J. F. McGuckin, E. M. Smergel: Intraorbital wooden foreign body: CT and MR appearance. Amer. J. Neuroradiol. 17 (1996) 134–136
beschreibt die fehlende Aussagekraft der MRT

Traumatische Gefäßverletzungen:

Menkü, A., R. K. Koc, B. Tucer, A.C. Durak, H. Akdemir: Clivus fractures: clinical presentation and courses. Neurosurg. Rev. 27 (2004) 194-198
seltene, schwere Begleiterscheinung ausgedehnter Schädelfrakturen

O'Sullivan, R. M., W. D. Robertson, R. A. Nugent, K. Berry, I. M. Turnbull: Supraclinoid carotid artery dissection following unusual trauma. Amer. J. Neuroradiol. 11 (1990) 1150–1152

Segev, Y., M. Goldstein, M. Lazar, I. Reider-Groswasser: CT-appearance of a traumatic cataract. Amer. J. Neuroradiol. 16 (1994) 1174–1175

Tartara, F., P. Regolo, F. Servadei, P.P. Versari, M. Giovanelli: Fatal carotid dissection after blunt head trauma. J. Neurosurg. 44 (2000) 103–106
Fallbeschreibung mit CT-Abbildung

Toro, V. E., J. F. Fravel, T. A. Weidman et al.: Posttraumatic pseudoaneurysm of the posterior meningeal artery associated with intraventricular hemorrhage. Amer. J. Neuroradiol. 14 (1993) 264–266

Tucci, J. M., C. G. Maitland, D. W. Pcsolyar, J. R. Thomas, J. L. Black: Carotid-cavernous fistula due to traumatic dissection of the extracranial internal carotid artery. Amer. J. Neuroradiol. 5 (1984) 828–829

Battered-Child-Syndrom

Demaerel, P., I. Casteels, G. Wilms: Cranial imaging in child abuse. Eur. Radiol (2002) 849–857
Bilddokumentation, umfassende Beschreibung des Spektrums der CT-Befunde im Umfeld der Klinik

Spätfolgen nach Schädel-Hirn-Trauma

Kraus, J. K., R. Trankle, K. H. Kopp: Post-traumatic movement disorders in survivors of severe head injury. Neurology 47 (1996) 1488–1492

Lee, T. T., P. R. Aldana, O. C. Kirton, B. A. Green: Follow-up computerized tomography (CT) scans in moderate and severe head injuries: correlation with Glasgow Coma Scores (GCS), and complication rate. Acta neurochir. 139 (1997) 1042–1047

Mitchener, A., D. J. Wyper, J. Patterson et al.: Spect, CT and MRI in head injury: acute abnormalities followed up at six months. J. Neurol. Neurosurg. Psychiat. 62 (1997) 633–636

Winking, M.: Computer tomographic assessment of the pre- and postoperative ventricle width in patients with traumatic intracranial haematomas. Acta neurochir. 126 (1994) 128–134

3 Vaskulär bedingte Hirnerkrankungen

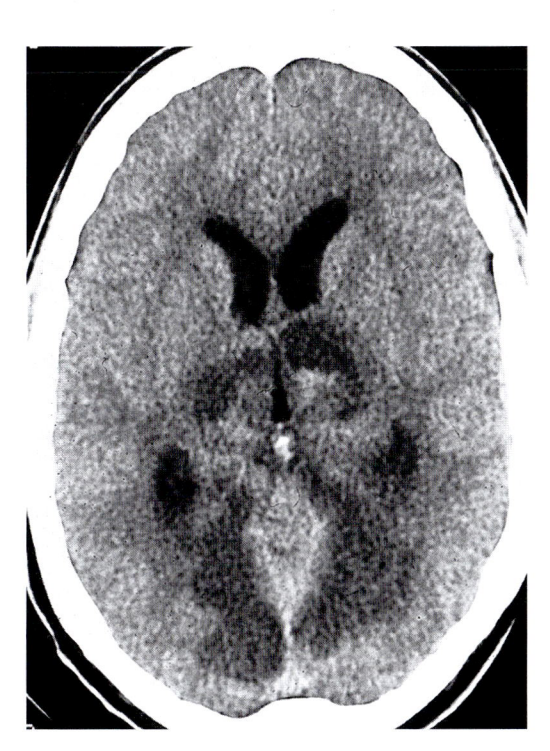

Hirninfarkte ⋯⋯▷ 62

Hypertone Massenblutung ⋯⋯▷ 80

Arteriovenöse Malformationen ⋯⋯▷ 84

Kavernome ⋯⋯▷ 87

Aneurysmen – Subarachnoidalblutung ⋯⋯▷ 88

Thrombosen ⋯⋯▷ 93

Hirninfarkte

Häufigkeit: Eine der häufigsten CT-Indikationen und -diagnosen.

Wegweisender bildmorphologischer Befund: Hyperdense Media, Unschärfe der Stammganglien und der Inselregion (Frühzeichen); Hypodensität mit mäßiger Raumforderung im Versorgungsgebiet einer Hirnarterie (Territorialinfarkt bei embolischem Verschluss); lakunäre oder kortikale Läsion; KM-Anreicherung im richtigen Abschnitt des klinischen Verlaufs (3. Tag bis 3. Woche)

Prozedere: Frühdiagnose erwünscht; Ausschluss einer Blutung; Perfusions-CT mit Parameterbildern zur Frühdiagnose und zum Nachweis von „tissue at risk"; atypische Ursache (Vaskulitis, Dissektion, Sinusvenenthrombose, Gefäß-Spasmus).

Einsatz anderer Methoden: Die CT ist Standardmethode auch bei Sonderfällen. Die MRT ermöglicht eine sehr frühe Diagnostik (diffusionsgewichtete Bildgebung) und stellt den Hirnstamm artefaktfrei dar.

Fragen, die der Befund beantworten muss:
- Lage infarktverdächtiger Areale?
- Einblutungen?
- Alter des Infarkts/der Infarkte?
- Mikroangiopathische/makroangiopathische Genese, andere Ursache?
- Territorial- oder hämodynamisch bedingter Infarkt?
- Kontrolluntersuchungen?
- MRT oder Angiographie erforderlich?

> Eine Blutdrucksenkung kann bei Stenosen der großen Halsarterien und insuffizienter Kollateralisierung zu einer Ischämie führen.

Pathogenese (Abb. 3.1 a–f)

Hinsichtlich der Ursachen werden mikro- und makroangiopathische Veränderungen unterschieden. Zu den *mikroangiopathischen Veränderungen* werden diejenigen gerechnet, die im Versorgungsgebiet der langen Markarterien entstehen:
- supratentorielle lakunäre Infarkte,
- subkortikale arteriosklerotische Enzephalopathie.

Zu den *makroangiopathischen Veränderungen* zählen:
- embolisch bedingte Territorialinfarkte,
- hämodynamisch bedingte Infarkte der Grenzzonen- und Endstromgebiete.

Territorialinfarkte. Die Territorialinfarkte sind embolisch oder thrombotisch bedingt. Mit einem Anteil von gut der Hälfte der häufigste Ursprungsort sind arteriosklerotisch veränderte Wände der großen hirnversorgenden Arterien, insbesondere der A. carotis interna. Die Embolien können bei entsprechenden Vorerkrankungen auch kardialer Genese sein (z. B. Thromben im Vorhof bei absoluter Arrhythmie, Mitralstenose). Beim Verschluss des Hauptstamms der A. cerebri media kommt es meist zu ausgedehnten Infarkten, abhängig von Lage und Länge des Thrombus sowie von der Leistungsfähigkeit kortikaler Kollateralen. Daneben können bei einem embolischen Verschluss der entsprechenden Äste natürlich auch nur Teile dieser Stromgebiete untergehen.

Hämodynamisch bedingte Infarkte. Die hämodynamisch bedingten Infarkte, also die Grenzzonen- und Endstrominfarkte, werden bei Okklusionen und Stenosen der großen Halsarterien beobachtet. Die beiden Gruppen können jeweils allein oder zusammen auftreten. R. communicans anterior und posterior können zwar grundsätzlich Verschlüsse und Stenosen einzelner Gefäße kompensieren. Je nach Ausprägung der individuellen Gefäßsituation ist die Kollateralisierung über den Circulus arteriosus Willisii jedoch insuffizient oder wird es, wenn z. B. der Blutdruck sinkt (auch iatrogen bei der Behandlung einer Hypertonie).

Lakunäre Infarkte. Die lakunären Infarkte werden von Fisher (1982) sehr präzise folgendermaßen charakterisiert: „Lakunäre Infarkte sind kleine Infarkte, die in den tieferen, nichtkortikalen Anteilen des Hirns und Hirnstamms liegen. Sie werden durch Verschlüsse penetrierender Äste der großen Hirnarterien verursacht – A. cerebri media, A. cerebri posterior, A. basilaris, seltener auch der A. cerebri anterior und Aa. vertebrales." Als Ursache der Thrombosen gilt die Lipohyalinose kleiner Gefäße. Angiographisch findet sich beim symptomatischen Patienten meist keine Veränderung des verursachenden Gefäßes. Lakunäre Infarkte hinterlassen einen liquorisodensen Substanzdefekt, der eine Größe von 3–25 mm hat.

Subkortikale arteriosklerotische Enzephalopathie (SAE). Bei der SAE werden ausgeprägte arteriosklerotische Veränderungen der basisnahen Hirnarterien gefunden, außerdem auch an den langen, penetrierenden Markarterien (Mediaverdickungen mit Stenosen und Okklusionen). Die histologischen Veränderungen der die Hirnrinde versorgenden Gefäße sind dagegen minimal. Entsprechend den Gefäßveränder-

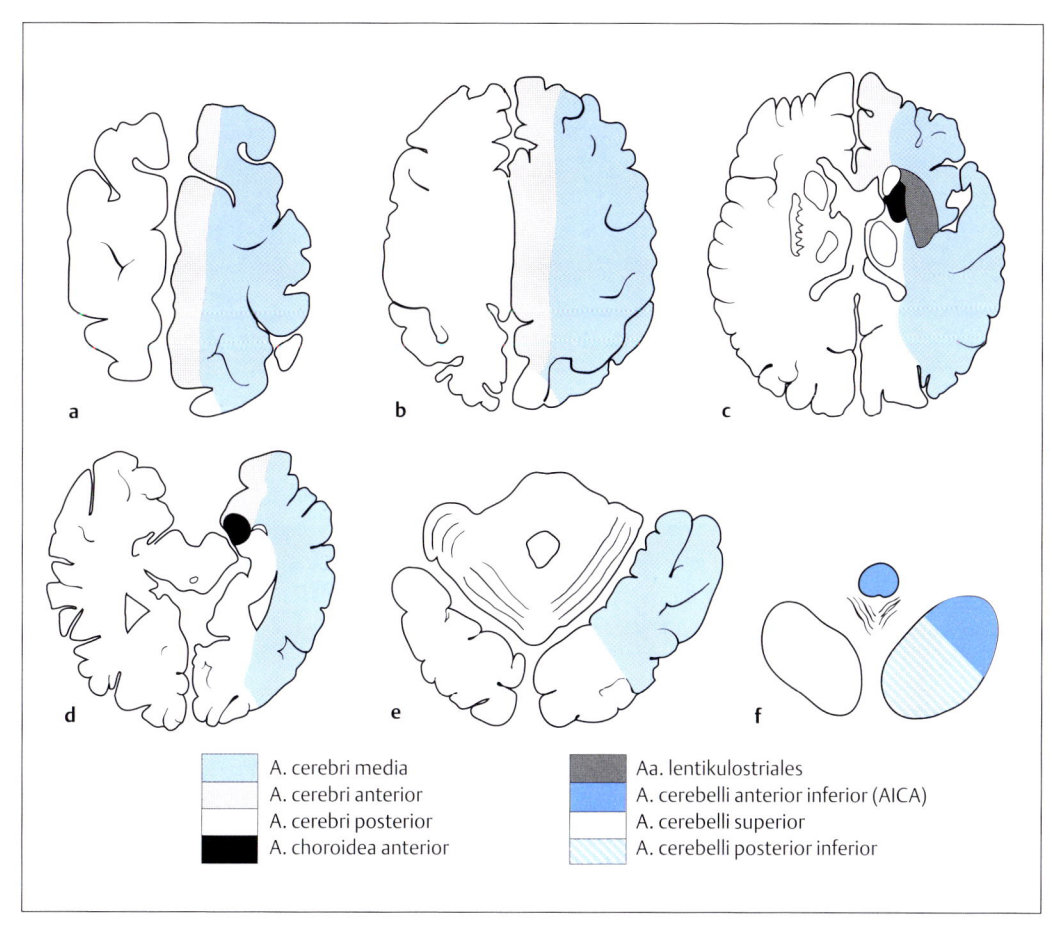

Abb. 3.1 a–f **Verteilung der Gefäßversorgung supra- und infratentoriell.**

- A. cerebri media
- A. cerebri anterior
- A. cerebri posterior
- A. choroidea anterior
- Aa. lentikulostriales
- A. cerebelli anterior inferior (AICA)
- A. cerebelli superior
- A. cerebelli posterior inferior

rungen sind ischämische Nekrosen in der Hirnrinde auf einzelne Herde beschränkt. Ausgeprägt sind dagegen die Veränderungen des Marklagers, die aus Demyelinisierungen, axonalen Degenerationen und einer Mikrogliaproliferation bestehen.

Weitere Ursachen. Außer den bereits genannten Veränderungen, die auf dem Boden arteriosklerotischer Veränderungen entstehen und die die häufigste Infarktursache darstellen, müssen folgende Ursachen in Betracht gezogen werden:
- Dissektion,
- Gefäßspasmus,
- Arteriitiden verschiedener Genese,
- Hämophilien und andere hämatologische Erkrankungen,
- Migräne,
- im weiteren Sinne auch die Sinusvenenthrombose,
- andere seltene Ursachen (paradoxe Embolie),

Die Abklärung dieser Ursachen erfordert immer eine gezielte kardiologische und hämatologische Diagnostik.

Häufigkeit

Hämodynamisch bedingte Infarkte sind mit 1–3% aller Infarkte gegenüber den embolischen wesentlich seltener. 70–85% betreffen das Stromgebiet der A. cerebri media, 10–15% das der A. cerebri posterior und unter 5% das der A. cerebri anterior. Je nach Studie kommen dazu noch Infarkte im Versorgungsgebiet zweier Arterien. Seit Einführung der antihypertensiven Therapie haben die hypertensiv bedingten Formen der zerebralen Durchblutungsstörungen (subkortikale arteriosklerotische Enzephalopathie, lakunäre Infarkte) abgenommen. Die supratentoriellen Infarkte sind gegenüber den infratentoriellen mehr als 10-mal häufiger.

> Am häufigsten ist das Stromgebiet der A. cerebri media von Infarkten betroffen.

3 Vaskulär bedingte Hirnerkrankungen

> Infarkte in den Versorgungsgebieten der großen Hirnarterien werden als Territorialinfarkte bezeichnet.

Klinik

Hirninfarkte und transitorische ischämische Attacken sind durch plötzlich auftretende fokale neurologische Ausfälle charakterisiert (Abb. 3.2), die zu unterschiedlichen Syndromen führen und eine Zuordnung zur betroffenen Hirnregion gestatten. Infarkte in den Versorgungsgebieten der großen Hirnarterien werden Territorialinfarkte genannt.

Hämodynamisch bedingte Infarkte. Bei dieser Infarktform kommt es durch eine Stenose zuführender Arterien in deren Versorgungsgebiet zu einem Perfusionsdefizit, was dann Infarzierungen nach sich zieht. Sind die Gebiete der *A. cerebri anterior und media* gemeinsam betroffen (z. B. durch eine Karotisstenose), dann entsteht eine sensomotorische Hemiparese und eine Aphasie. Für die posterioren Grenzzoneninfarkte ist eine homonyme Quadrantenanopsie charakteristisch.

Ein Verschluss im *T-Gabelbereich der Karotis* führt zu einem schweren hemisphärischen Syndrom mit kombinierten Infarzierungen der Anterior- und Media-Stromgebiete. Folgen sind Blickwendung und Bewusstseinseintrübung durch die Entstehung eines raumfordernden Hirnödems, außerdem ein sensomotorisches Hemisyndrom und assoziierte neuropsychologische Defizite der einzelnen Stromgebiete (s. u.).

Eine Ischämie im Versorgungsgebiet der *A. cerebri media* verursacht ein kontralaterales, brachiofazial betontes, sensomotorisches Hemisyndrom. Ist der vordere Anteil der sprachdominanten Hemisphäre betroffen, dann kommt es zusätzlich zu einer Broca-Aphasie. Bei einer Infarzierung des vorderen Anteils der nicht-sprachdominanten Hemisphäre folgt dagegen eine Dysarthrie.

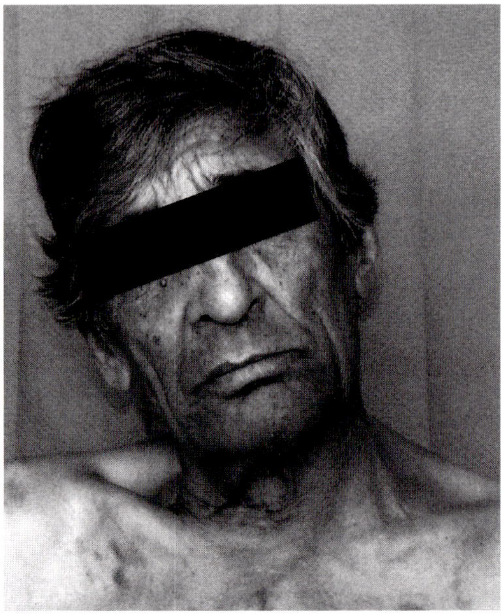

Bei hinteren unteren *Mediainsulten* ist eine Hemianopsie zu erwarten, bei Schädigung der sprachdominanten Hemisphäre zusätzlich eine Wernicke-Aphasie und bei Schädigung der nicht-dominanten Hemisphäre eine Verwirrtheit. Bei Schädigungen der hinteren oberen sprachdominanten Hemisphäre entstehen eine Aphasie mit Apraxie und ein transitorischer Neglect, bei Läsion der nicht-sprachdominanten Hemisphäre ein Neglect.

Ein Infarkt im Stromgebiet der *A. cerebri anterior* führt zu einem beinbetonten sensomotorischen Hemisyndrom. Bei Verschluss der A. recurrens Heubneri kann eine armbetonte Hemiparese entstehen.

Infarkte der *A. cerebri posterior* sind durch eine kontralaterale Hemianopsie und eine modalitätsspezifische Gedächtnisstörung gekennzeichnet, bei einer Beteiligung der sprachdominanten Hemisphäre zusätzlich durch eine Aphasie. Gelegentlich kommt auch eine Alexie mit oder ohne Farbbenennungsstörungen vor.

Ein Verschluss der *A. choroidea anterior* hat eine kontralaterale Hemiparese sowie bei Beteiligung der Sehstrahlung eine Hemianopsie zur Folge.

Lakunäre Infarkte. Die lakunären Infarkte verursachen in Abhängigkeit vom Gefäßgebiet eine Vielzahl von Syndromen, die im Gegensatz zu den Territorialinfarkten meist isolierte motorische oder sensible Ausfälle ohne kognitive Defizite umfassen. Zu diesem Infarkttyp gehören auch die Hirnstamminfarkte (s. u.). Die klinische Diagnose einer homonymen Hemianopsie, einer Aphasie oder anderer Werkzeugstörungen, eines Komas oder von Anfällen sprechen deshalb meist gegen einen lakunären Infarkt.

Thalamusinfarkte, obgleich lakunär, können aber kortikalen Syndromen ähneln. Die Prognose der lakunären Infarkte ist günstig. Auch lakunäre Infarkte sind vorzugsweise bei Hypertonikern zu beobachten.

Kleinhirninfarkte im Stromgebiet der A. cerebelli posterior inferior verursachen eine Gang-, Stand- und Extremitätenataxie sowie okulomotorische Störungen. Bei einem Infarkt der A. cerebelli anterior inferior treten eine Fazialisparese, Schwindel und Hörstörungen hinzu.

Ein *Basilarisverschluss* hat eine Tetraparese, Augenbewegungsstörungen und Bewusstseinsverlust zur Folge. Intrakraniale Verschlüsse von aus der A. vertebralis oder A. basilaris abgehenden Arterien

> Thalamusinfarkte können kortikalen Syndromen ähneln.

Abb. 3.2 **Hirnstamminfarkt.** Beteiligung des N. accessorius links, wie an der Kopfschiefhaltung und der verstrichenen Supraklavikulargrube links deutlich wird. Parese des M. trapezius und des M. sternocleidomastoideus.

sind Ursache diverser gekreuzter Hirnstammsyndrome, die meist aus einer Kombination von Hirnnervenlähmungen und motorischen und/oder sensiblen Ausfällen bestehen.

Subkortikale arteriosklerotische Enzephalopathie (SAE). Bei der SAE (Morbus Binswanger) entsteht ein demenzielles Syndrom, bei dem psychiatrische Störungen mit Affektinkontinenz, Antriebs- und Gedächtnisstörungen, Gangapraxie und extrapyramidalen Symptomen mit einer Harninkontinenz einhergehen. Eine lange bestehende Hypertonie ist ein Risikofaktor für die Entwicklung einer SAE. Neben dieser Form können auch multiple lakunäre Infarkte sowie die Summation von mehreren territorialen Infarkten zu einer Demenz führen.

CT-Morphologie

Bei akut auftretenden klinischen Zeichen eines Schlaganfalls ist auch heute noch die native kraniale CT die Standarduntersuchung. Mit dieser seit langem etablierten Diagnostik kann schnell und zuverlässig zwischen einer intrakranialen Blutung oder einer Ischämie unterschieden werden. Besteht im Falle einer Ischämie bereits ein makroskopisch erkennbares zytotoxisches Ödem, kann das Infarktareal als hypodenses Gebiet direkt abgegrenzt und beurteilt werden. Dies ist meist erst frühestens 3 Stunden nach Eintritt der ischämischen Schädigung möglich. Vorher entspricht die Beurteilung einer Ausschlussdiagnostik: Ist keine Blutung nachweisbar, die Klinik aber nach Ausschluss von Differenzialdiagnosen wie postiktalem Defizit oder Intoxikation eindeutig, so liegt meist ein ischämischer Insult schwer zu schätzender Größe vor. Beurteilungen sowohl hinsichtlich des Anteils unwiderruflich avitalen Hirngewebes als auch des Anteils des ischämisch geschädigten Gewebeanteils, welches von einer schnellen Reperfusion nach Thrombolyse durch Wiederherstellung der Funktion profitieren würde, sind mit der nativen CT allein nicht zuverlässig möglich. Daher ist eine ergänzende Perfusions-CT sinnvoll (s. u. S. 70).

Großhirninfarkte
Territorialinfarkte

Bei den Frühzeichen des Hirninfarkts im nativen CT sind das „hyperdense media sign" (Abb. 3.3 a) und die Unschärfe der Stammganglien sowie ein Verlust der Markrindendifferenzierung (Abb. 3.3 b) an erster Stelle zu nennen.

Beide Frühzeichen können je nach territorialer Ausdehnung zu einem Zeitpunkt nach dem Ereignis

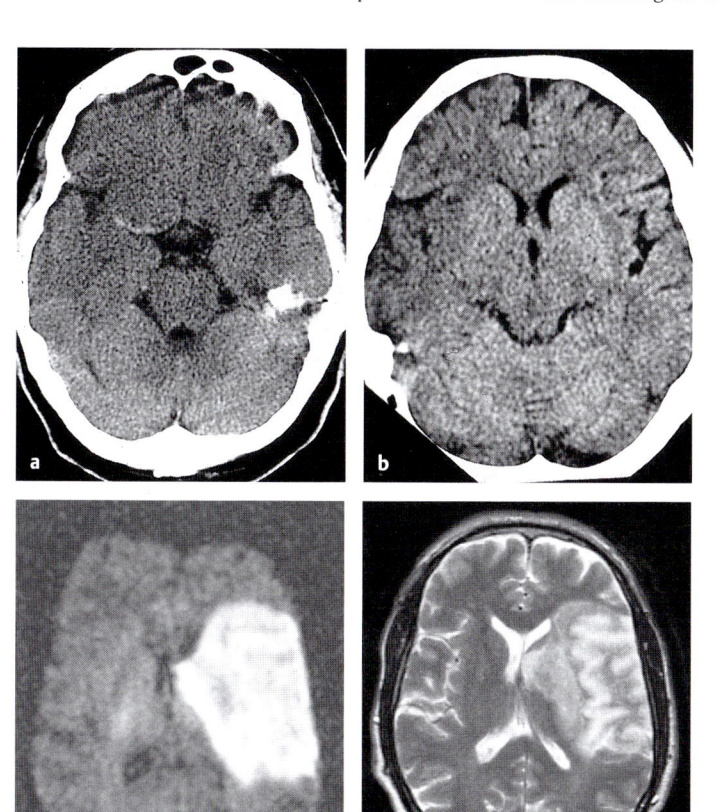

Abb. 3.3 a–d **Frühzeichen des Infarkts.**
a „Hyperdense media sign" im CT. Die A. cerebri media einer Seite, hier der rechten, wird aufgrund einer frischen Thrombosierung hyperdens. Das abhängige Mediastromgebiet zeigt noch keine Veränderung.
b CT. Unschärfe der Stammganglien und der Inselregion. Im Seitenvergleich wird die rechtsseitige Unschärfe deutlich.
c Die diffusionsgewichtete MRT zeigt zu einem vergleichbaren Zeitpunkt bei einem anderen Patienten bereits ausgedehnte Veränderungen im Mediastromgebiet links.
d Im T2w Bild werden die Veränderungen ebenfalls sichtbar.

3 Vaskulär bedingte Hirnerkrankungen

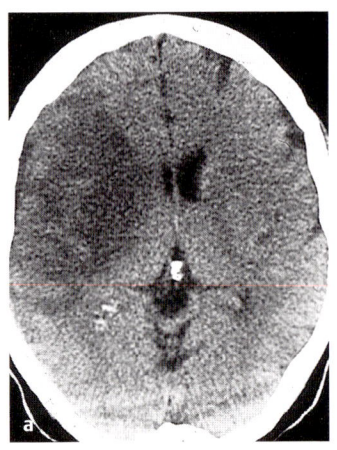

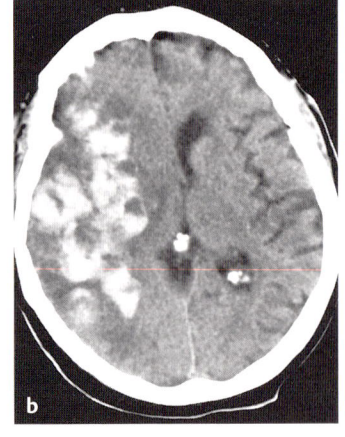

Abb. 3.4a u. b **Mediainfarkt.**
a Subakuter Mediainfarkt (Territorialinfarkt) mit Ventrikelkompression und raumfordernder Wirkung auf die externen Liquorräume. Dieser ist durch eine bereits ausgeprägte Hypodensität des betroffenen Hirnparenchyms gekennzeichnet. Die von Mediaästen versorgten vorderen Stammganglien sind ebenfalls betroffen.
b In gleicher Lokalisation wie **a** zeigt sich bei einem anderen Patienten ein eingebluteter Infarkt mit mehreren Blutungsherden.

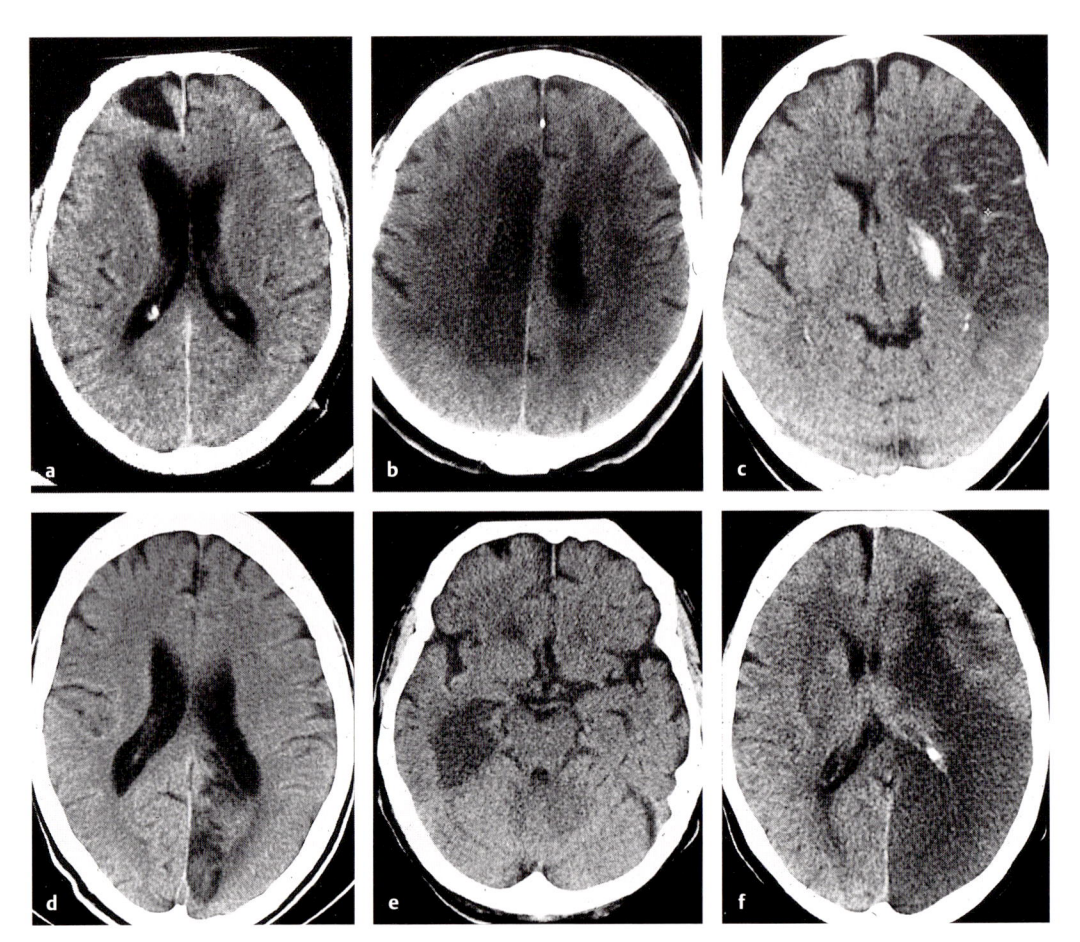

Abb. 3.5a–f **Typische CT-Befunde bei Territorialinfarkten in einem der 3 großen Stromgebiete.**
a Der Infarkt im Stromgebiet der A. cerebri anterior kann einen keilförmigen Abschnitt neben dem vorderen Anteil der Falx im Frontallappen betreffen.
b Eine andere Manifestation führt zum Untergang des mittelliniennahen Hirngewebes in den kranialen Hirnanteilen.
c Eine Einblutung zeigt der subakute inkomplette Mediainfarkt links. Diese betrifft den Nucleus lentiformis. Das linke Ventrikelsystem ist weitgehend komprimiert.
d Infarkt im linkshemisphäralen Stromgebiet der A. cerebri posterior.
e Auch die Infarzierung, die sich in dieser Abbildung bis in die medialen Temporallappenanteile erstreckt, ist dem posterioren Stromgebiet zuzurechnen.
f Ebenso können natürlich auch mehrere Stromgebiete betroffen sein, in dieser Abbildung das der rechten A. cerebri media und posterior.

Hirninfarkte

beobachtet werden, zu dem noch eine systemische Lysetherapie möglich ist. Das *„hyperdense media sign"* (und die Dichteanhebung anderer, seltener und schlechter erkennbarer Gefäßabschnitte, auch als „MCA dot sign" bezeichnet) entspricht einem akuten embolischen Verschluss – meist des Mediaanschnitts vor der Aufzweigung (M1-Segment). Im weiteren Verlauf ist es durch die dann hypodense Abbildung des umgebenden Hirnparenchyms oft noch etwas besser demarkiert.

Die *Unschärfe der Stammganglien* betrifft die vorderen Gebiete. Die Stammganglien sind normalerweise etwas dichter als die Capsula interna und externa. In den ersten Stunden nach einem Hirninfarkt führt ein diskreter Dichteverlust der Stammganglien zu einer Aufhebung dieses Kontrasts zur Kapsel. Das ganze Gebiet stellt sich dann einheitlich schwach hypodens dar. Von Bedeutung ist, dass die Unschärfe der Stammganglien auf einen Infarkt der A. cerebri media hinweist, aus der die vorderen Stammganglien versorgt werden.

Im weiteren Verlauf der Territorialinfarkte kommt es aufgrund der Hirnschwellung in dem infarzierten Gebiet zu verstrichenen Sulci, einer schwächeren oder stärkeren Hypodensität des Parenchyms und zu anderen Raumforderungszeichen wie diskreten Ventrikelkompressionen (Abb. 3.4 a).

Bei Lage des Verschlusses nahe dem Circulus arteriosus Willisii und unzureichender Kollateralisierung ist das gesamte Stromgebiet der A. cerebri media, posterior oder – seltener – anterior betroffen (Abb. 3.5).

Sind nur *periphere Äste* verschlossen, betrifft der Infarkt nur Teile der Stromgebiete (Abb. 3.6 a). Diese Veränderungen sind oft eher keilförmig. Bei Rindeninfarkten ist das Befallsmuster gyral (Abb. 3.6 b, c).

Isolierte *Stammganglieninfarkte* (Abb. 3.7) entstehen, wenn ausreichende leptomeningeale Kollateralen die von der Media versorgten Anteile des Marklagers und der Rinde erhalten. Auch diese Infarkte sind Territorialinfarkte, und das gleiche Prozedere ist erforderlich.

> Die Unschärfe der Stammganglien weist auf einen Infarkt der A. cerebri media hin.

> Sind nur periphere Äste verschlossen, ist das Infarktgebiet oft keilfrmig.

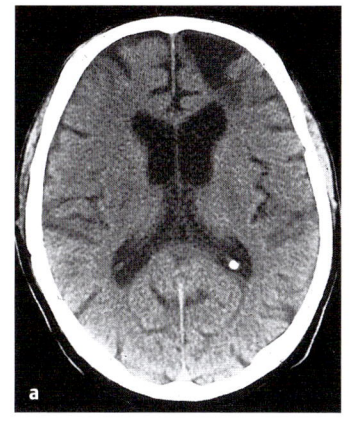

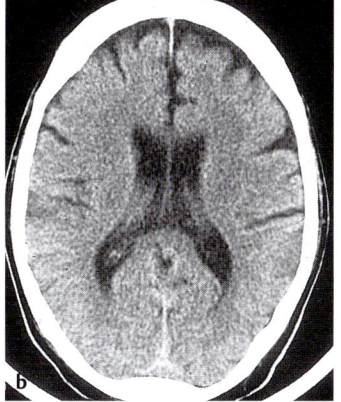

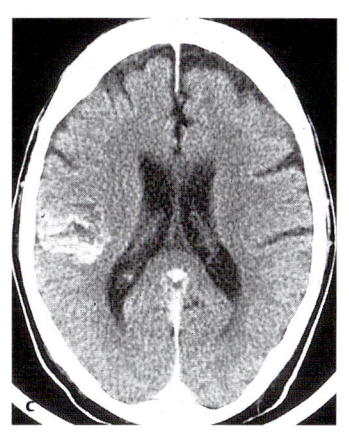

Abb. 3.6 a–c **Kleinere Territorialinfarkte.** Sind nur Teile der Versorgung eines Stromgebiets befallen, so können kleinere Territorialinfarkte beobachtet werden.

a Sind Rinde und Marklager betroffen, so kommt es zu keilförmigen Perfusionsausfällen (hier anterior).
b, c Rindeninfarkte zeigen dagegen das typische gyrale Muster (**b** nativ, **c** nach KM-Gabe).

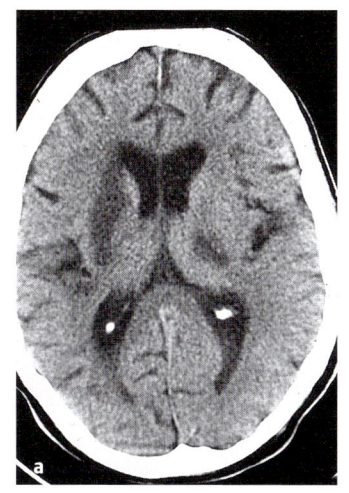

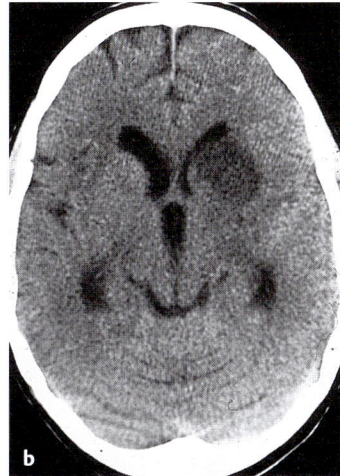

Abb. 3.6 a u. b **Stammganglieninfarkte.** Die abgebildeten Stammganglieninfarkte im Mediastromgebiet sind nicht von Infarkten des abhängigen Marklagers und der zugehörigen Rinde begleitet.
a Der Nucleus lentiformis ist rechts infarziert, dazu auch das Crus posterior der Capsula interna links.
b Isolierte Infarzierung des Caput nuclei caudati links. Da keine penetrierenden Markarterien betroffen sind, liegen hier keine lakunären Infarkte vor.

67

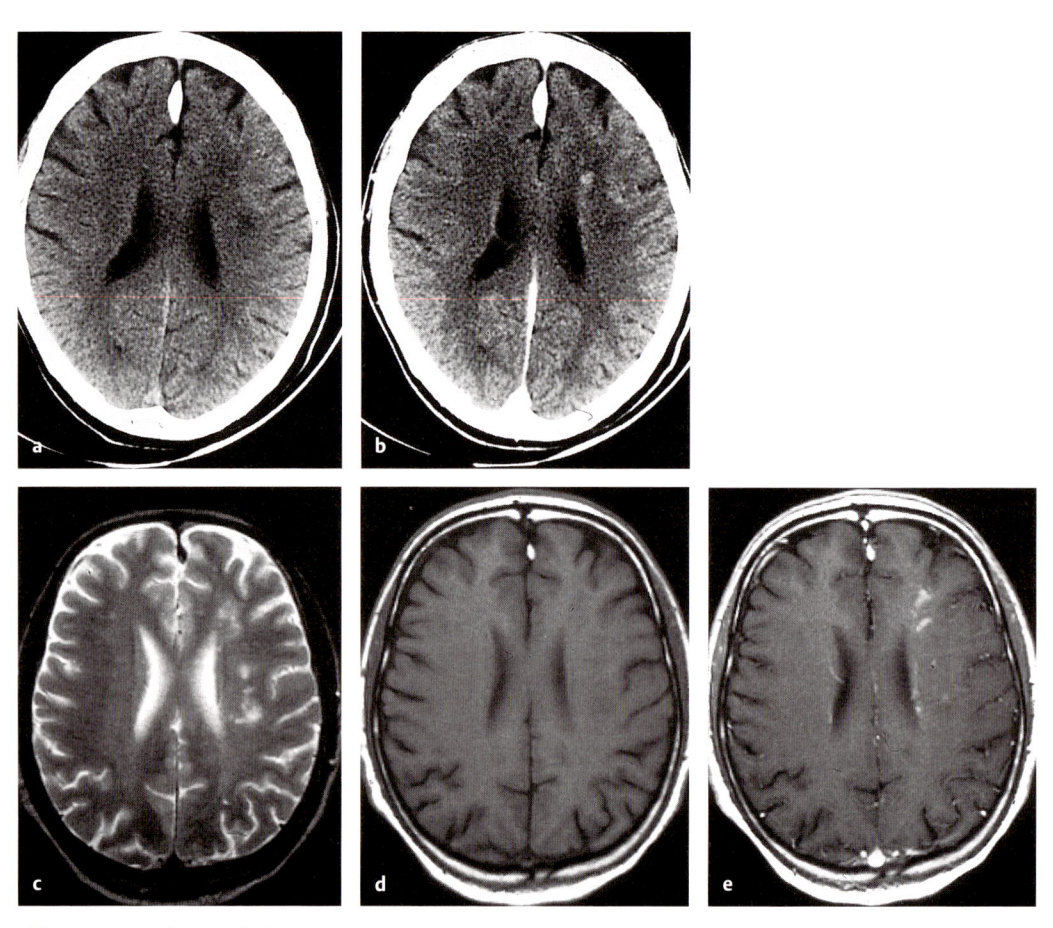

Abb. 3.8 a–e Endstrominfarkt.
a, b Die CT (a nativ, b nach KM-Gabe) zeigt die charakteristischen Endstrominfarkte im Versorgungsgebiet der tiefen Marklagerarterien. Diese liegen im Centrum semiovale oder oberhalb der Ventrikel; sie sind in ausgeprägten Fällen perlschnurartig aufgereiht.
c–e Der CT-Befund ist überraschend diskret, wenn man ihn mit der MRT desselben Patienten vergleicht.

Hämodynamische Infarkte

Die Infarzierungen bei hämodynamischen Infarkten betreffen die „letzten Wiesen". Endstrominfarkte (Abb. 3.8) und Grenzzoneninfarkte (Abb. 3.9, Abb. 3.11) sind die Folge.

Folgende Grenzzoneninfarkte sind zu unterscheiden:
- vordere Grenzzoneninfarkte zwischen den Versorgungsgebieten der A. cerebri anterior und media,
- hintere Grenzzoneninfarkte zwischen den Versorgungsgebieten der A. cerebri media und posterior,
- subkortikale Grenzzoneninfarkte zwischen den tiefen und den oberflächlichen Ästen der A. cerebri media.

Endstrominfarkte liegen periventrikulär oder im Centrum semiovale und sind im CT im Vergleich zu MRT-Bildern oft überraschend wenig kontrastgebend (Abb. 3.8).

> Endstrominfarkte können im CT relativ unauffällig sein. Im MRT sind sie kontrastreicher.

Mikroangiopathie

Bei der subkortikalen arteriosklerotischen Enzephalopathie (Abb. 3.10) findet sich eine interne und externe Hirnatrophie. Die Ventrikulomegalie ist dabei etwas ausgeprägter als die Erweiterung der externen Liquorräume. Daneben sind lakunäre Infarzierungen in den Stammganglien und im Marklager nachweisbar. Die Dichte des Marklagers ist meist bilateral und annähernd symmetrisch vermindert.

Veränderungen des CT-Bilds im Verlauf

Akutes Stadium. Im zeitlichen Verlauf ist zu beachten, dass in den ersten Stunden nach dem Ereignis (akutes Stadium) im CT nur einzelne der folgenden Frühzeichen erkennbar sind:
- „Hyperdense media sign" (Abb. 3.3 a) bezeichnet die Dichtezunahme der A. cerebri media einer Seite, wenn sie durch einen Thrombus verschlossen ist. Diese Dichteanhebung der Arterie geht infarktbedingten Dichteänderungen des abhängigen Hirngewebes voraus.

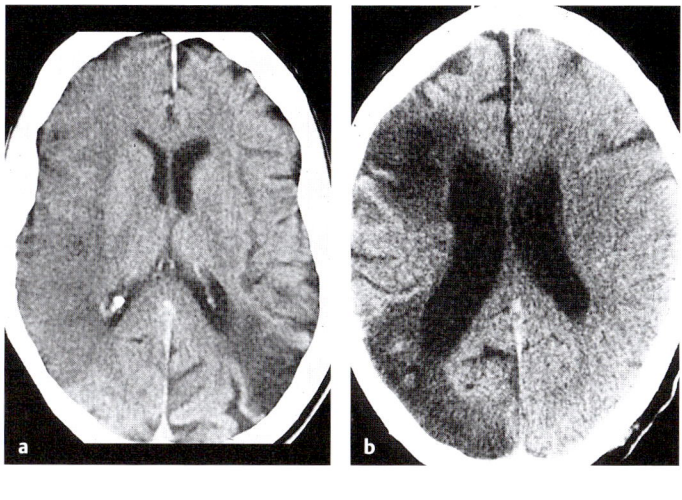

Abb. 3.9 a u. b **Grenzzoneninfarkt.** Grenzzoneninfarkte sind nicht immer ohne Weiteres von Infarkten der weit anterior bzw. posterior gelegenen Mediaäste zu unterscheiden.
a Hinterer Grenzzoneninfarkt links und in Demarkation befindlicher kompletter Mediainfarkt rechts.
b Hinterer Grenzzoneninfarkt und Mediateilinfarkt rechts.

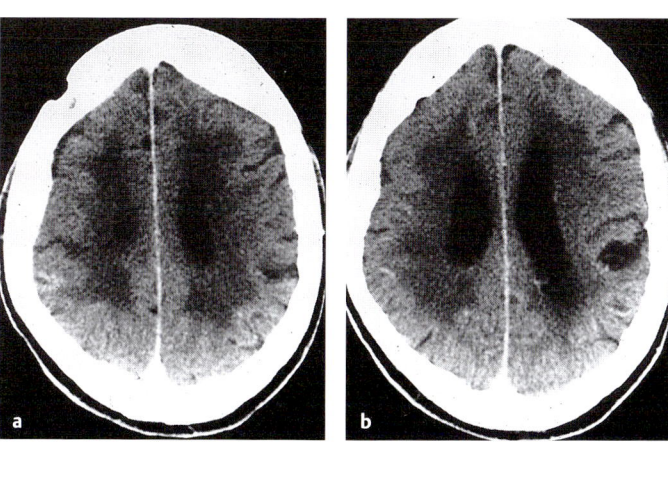

Abb. 3.10 a u. b **Subkortikale arteriosklerotische Enzephalopathie.** Die subkortikale arteriosklerotische Enzephalopathie (SAE, Morbus Binswanger) ist durch konfluierende, bilaterale Hypodensitäten gekennzeichnet. Lakunäre Infarkte des Marklagers und der Stammganglien können hinzutreten.

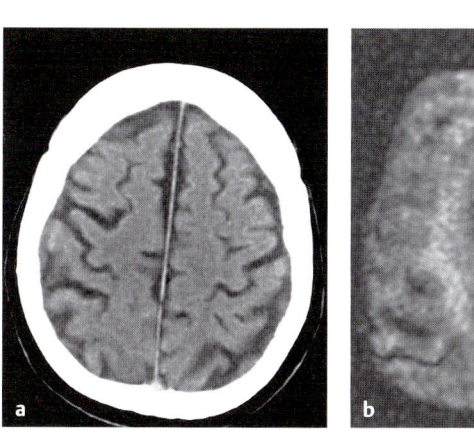

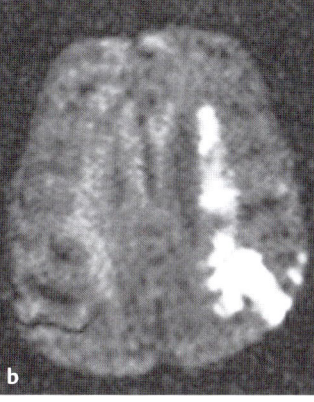

Abb. 3.11 a u. b **Grenzzoneninfarkt.** Höhere Sensitivität der diffusionsgewichteten MRT. Im nativen CT (**a**) keine sichere Auffälligkeit. Die diffusionsgewichtete MRT (**b**) zeigt bereits die ausgedehnte Veränderung im Grenzzonenbereich der A. cerebri anterior und A. cerebri media.

- Ebenso sind die Unschärfe der Stammganglien und ein Verlust der Mark-Rinden-Differenzierung, die zum Teil direkte Folge der Minderperfusion sind, (Abb. 3.3 b) als CT-Frühzeichen zu werten.

Subakutes Stadium. Im subakuten Stadium ist das infarzierte Gebiet aufgrund seiner Hypodensität klar abgrenzbar. Die überwiegende Zahl der Infarkte (im CT etwa 80%) reichert in diesem Stadium KM an (Abb. 3.12).

Als Faustregel kann zur Dauer der KM-Anreicherung gesagt werden, dass sie etwa zwischen dem 3. Tag und der 3. Woche zu beobachten ist. Dem CT-Nachweis der KM-Anreicherung kommt dadurch Bedeutung zu, dass ein kleiner Anteil der Infarkte (5–10%) isodens zum umgebenden Hirngewebe bleibt. Differenzialdiagnostisch ist der Wert der im CT nachgewiesenen KM-Anreicherung beim Infarkt heute jedoch begrenzt. Die Perfusions-CT mit entsprechenden Parameterbildern (s. u.) ist aussage-

▪ Die KM-Anreicherung im CT tritt etwa zwischen dem 3. Tag und der 3. Woche auf. Aussagekräftiger ist jedoch das Perfusions-CT.

▪ Zum dem Zeitpunkt, zu dem die MRT-Frühzeichen auftreten, sind im CT noch keine Veränderungen erkennbar.

3 Vaskulär bedingte Hirnerkrankungen

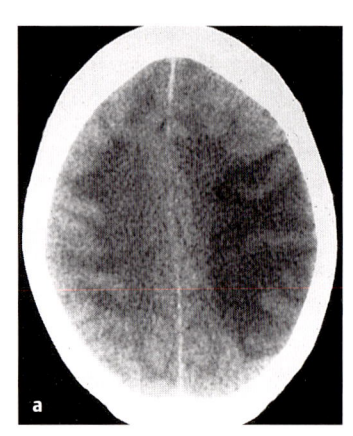

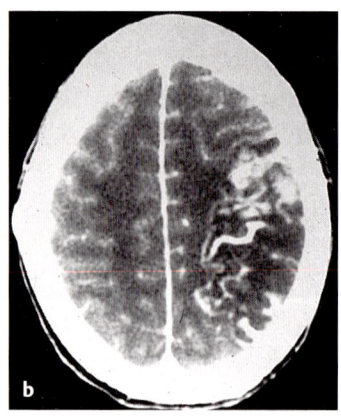

Abb. 3.12 a u. b **Infarkt im Stadium der Luxusperfusion mit deutlicher KM-Anreicherung.**

Begleitende Befunde

Neben den CT-Befunden im infarzierten Gewebe sind damit einhergehende traumatische und iatrogene Veränderungen zu berücksichtigen. Zum einen sind hier traumatische Hirnverletzungen zu nennen, die z. B. durch einen Sturz im Rahmen des Infarktereignisses verursacht werden können (Abb. 3.**15**). Auch Schädelfrakturen und unterschiedliche Blutungen kommen vor. Iatrogene Veränderungen sind im CT ebenfalls nachweisbar – in erster Linie die Entlastung durch Entfernung eines Knochendeckels als lebensrettende Maßnahme bei Hirnschwellung (Abb. 3.**16**).

Perfusions-CT

Ergänzend zur nativen CT sollte beim Verdacht auf akute Ischämie als funktionelle Diagnostik eine Perfusions-CT durchgeführt werden. Mit dieser Methode kann die diagnostische Aussage erheblich erweitert werden. Obwohl das Verfahren der KM-gestützten Messung von Perfusionsparametern in der CT bereits seit Anfang der 80er Jahre grundsätzlich bekannt ist, setzte es sich in der Routinediagnostik des akuten Hirninfarktes erst in den letzten Jahren durch. Ursachen dafür sind zum einen die zunehmende Bereitschaft der Kliniker zu einer forcierten (Lyse-)Therapie und dem damit bestehenden Wunsch nach einer möglichst genauen Abschätzung der Risiko/Nutzen-Relation. Zum anderen gibt es einen direkten Zusammenhang zwischen der technischen Entwicklung der modernen Volumen- und Multidetektorscanner und den verbesserten Möglichkeiten der Datenverarbeitung.

Vor- und Nachteile gegenüber MRT. Gegenüber der funktionellen Bildgebung im MRT (Diffusions- und Perfusionsbildgebung) bestehen auch mit den mo-

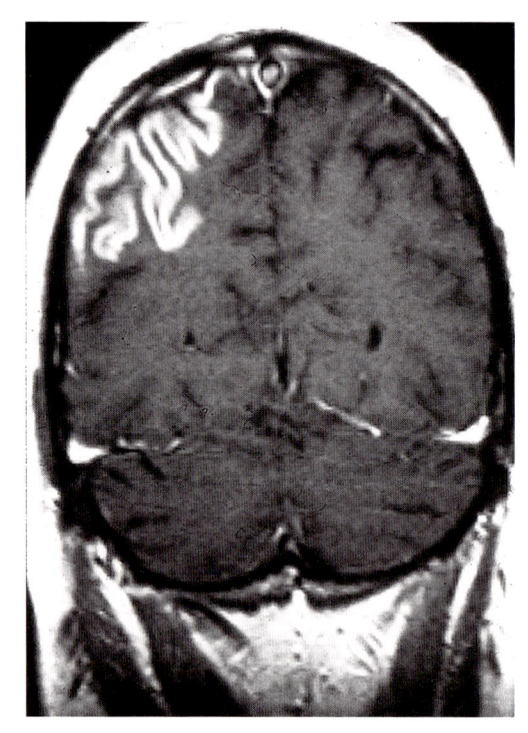

Abb. 3.13 **Gyrales Enhancement in der MRT.** Die Signalanhebung durch das gadoliniumhaltige Kontrastmittel zeichnet das Rindenband nach.

▶ Zusätzlich zur nativen CT sollte beim Verdacht auf akute supratentorielle Ischämie eine Perfusions-CT durchgeführt werden.

kräftiger. Ein die Form der Hirnrinde nachzeichnendes „gyrales Enhancement" ist in der MRT aufgrund der etwa 10-mal höheren Sensitivität gegenüber KM (Abb. 3.**13**) deutlicher zu erkennen als in der CT. Im CT findet sich eher eine flächige, verwaschene und unscharfe Anreicherung.

Chronisches Stadium. Im chronischen Stadium ist der Substanzdefekt als Hypodensität mit Dichtewerten nachweisbar, die dem Liquor entsprechen. Die Ränder sind meist scharf (Abb. 3.**14**).

▶ Der Zeitbedarf für eine native CT mit ergänzender Perfusions-CT ist wesentlich geringer als der einer MRT, was einen therapeutischen Vorteil bedeuten kann.

Hirninfarkte

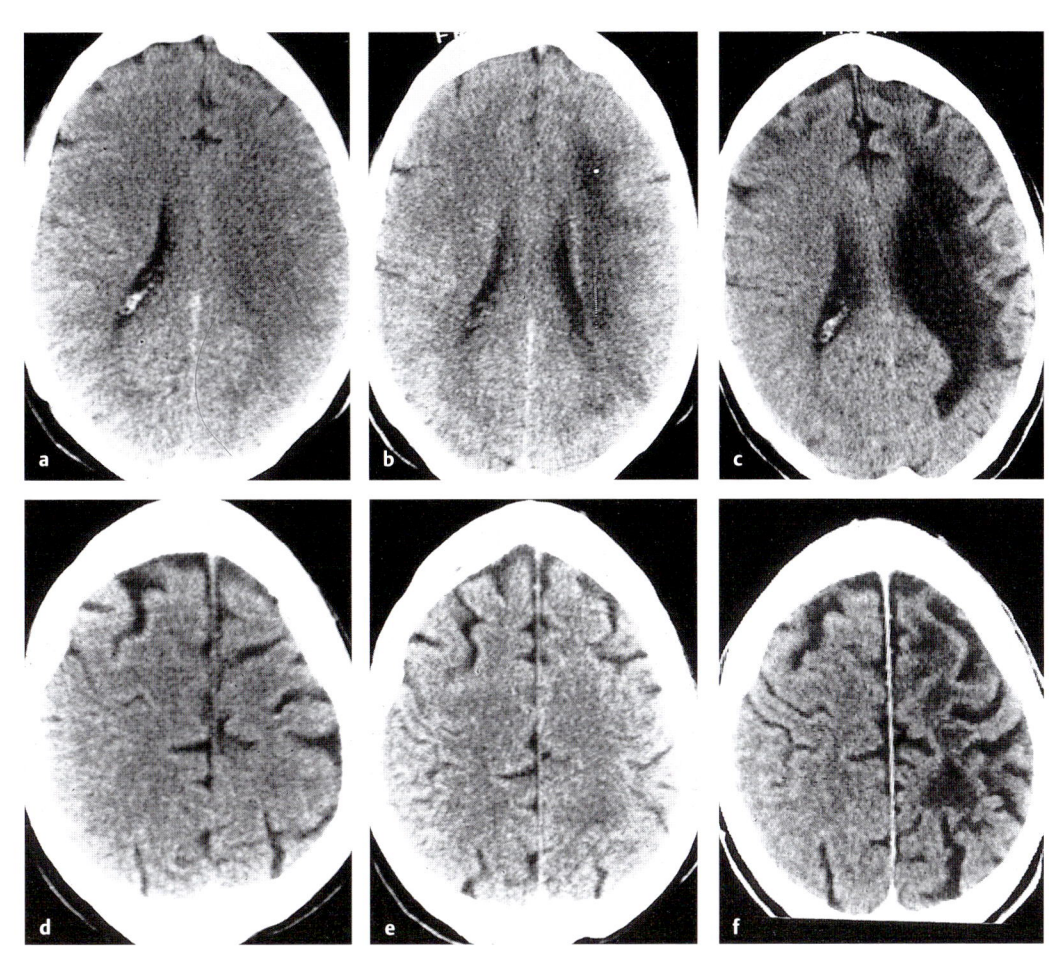

Abb. 3.14a–f **Hirninfarkt.** CT-Verlauf eines Hirninfarkts.
a, b Initiale Hirnschwellung (in 2 verschiedenen Schnittebenen).
c, d Nach 3 Tagen flaue Hypodensität (gleiche Schnittebenen wie in **a**, **b**).
e, f Nach 3 Jahren Stadium des Substanzverlusts, der an der Ventrikelerweiterung erkennbar wird.

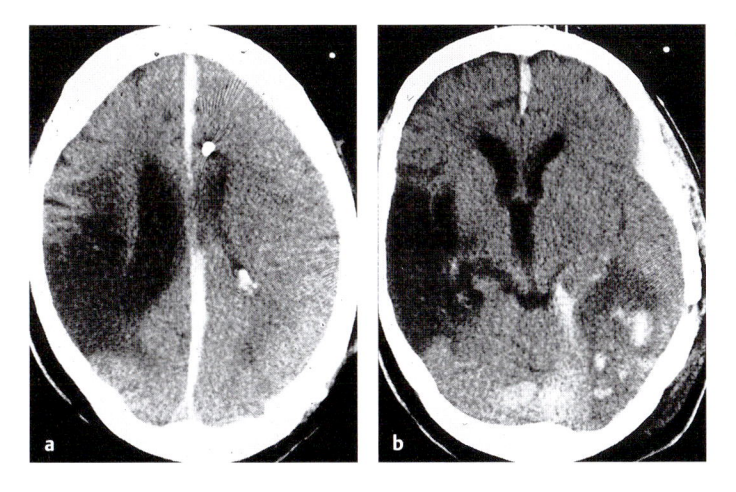

Abb. 3.15a u. b **Mediainfarkt.** Die Abbildungen zeigen einen alten Mediainfarkt rechts in 2 verschiedenen Schnitthöhen und einen frischen Mediateilinfarkt mit Einblutungen in den basalen Anteilen links. Zusätzlich ist ein im Rahmen des akuten Ereignisses entstandenes subdurales Hämatom auf der ganzen Länge des Interhemisphärenspalts erkennbar.

dernen CT-Scannern Nachteile. Insbesondere ist die Perfusionsbeurteilung von den Kreislauf- und Gefäßverhältnissen des Patienten abhängig. Außerdem ist auch mit Multidetektorgeräten das untersuchbare Hirnvolumen eingeschränkt. Entscheidender Vorteil ist jedoch der geringe Zeitaufwand der Methode. In der klinischen Praxis wird selbst in großen Zentren auch heute die Primärdiagnostik beim Schlaganfall überwiegend mit dem CT durchgeführt. Der Zeitbedarf für die native CT mit ergänzender Perfusions-CT

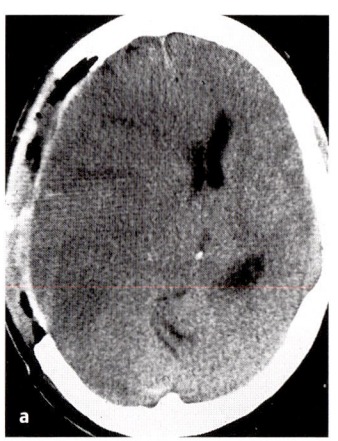

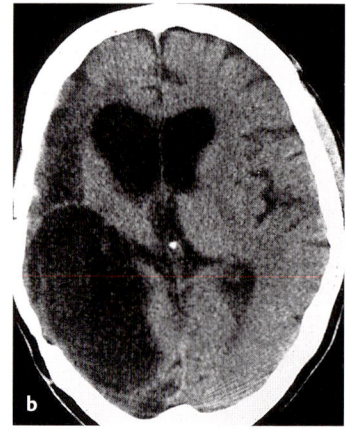

Abb. 3.16 a u. b Mediainfarkt im Verlauf.
a Ein Mediainfarkt rechts wurde bei ausgeprägter Raumforderung mit Verlagerung des gesamten Ventrikelsystems auf die kontralaterale Seite durch Entfernung eines Knochendeckels entlastet.
b Die Aufnahme im Verlauf zeigt den großen liquorisodensen Substanzdefekt mit konsekutiver Ventrikulomegalie.

(ohne Lagerungsmanöver) beträgt etwa 5–7 Minuten. Bei noch offenem „Lysefenster" kann dies einen entscheidenden therapeutischen Vorteil bei klinisch ausreichend hoher Aussagekraft bedeuten.

Ziel des Perfusions-CT ist die Darstellung durchblutungsgestörter Hirnareale, wie sie beim embolisch oder hämodynamisch bedingten Hirninfarkt als Ursache für die klinischen Ausfallerscheinungen entstehen. Insbesondere geht es um die Darstellung des „tissue at risk", also der funktionell noch nicht vital beeinträchtigten und durch eine Lyse zu erhaltenden Areale.

KM-Gabe. Gemessen werden der zeitliche Verlauf und die Intensität der Dichteanhebung des Hirngewebes beim Durchgang eines definierten KM-Bolus durch die Kapillaren des Hirnparenchyms. Appliziert wird dieser Bolus meist über einen peripheren venösen Zugang (möglichst großlumige Verweilkanüle, z. B. 18 G, auch über ZVK möglich), idealerweise mit nachfolgendem NaCl-Bolus. Sowohl von den Geräteherstellern als auch in der Literatur werden hier unterschiedliche Protokolle bezüglich Volumen und Flow des Bolus angegeben. Nach eigenen Erfahrungen sind 60 ml Gesamtvolumen bei 5–7 ml/s (270 mg/ml Iod) ausreichend, um bei vertretbarem Risiko hinreichend gute Ergebnisse zu erzielen, selbst wenn der Patient eine ausgeprägte Arteriosklerose der hirnversorgenden Gefäße oder eine schlechte Kreislaufsituation aufweist. Ein höherer Fluss über eine periphere Vene ist häufig mit Problemen an der Injektionsstelle verbunden.

Untersuchungsparameter. Am Scanner wird üblicherweise eine Schicht in der Ebene der Basalganglien gewählt. Die Schichtdicke sollte 8–10 mm betragen, um ein ausreichendes Signal-Rausch-Verhältnis zu erzielen. Die Röhrenspannung kann gegenüber der normalen CT erniedrigt werden (je nach Gerät 90–120 kV), womit eine bessere Kontrastierung erreicht wird. Eine Dosisreduktion wird durch zusätzliche Verminderung des mAs erzielt.

Moderne Multidetektorgeräte erlauben derzeit in Abhängigkeit von der Kollimation die gleichzeitige Akquisition von 2 benachbarten, 10 mm breiten Schichten (bei maximaler Kollimation von 20 mm). Damit wird ein Nachteil der Methode – das eingeschränkte Untersuchungsvolumen – zumindest zum Teil ausgeglichen. Nach Start der KM-Injektion erfolgt die kontinuierliche Akquisition über 40–45 s mit einer Rotationszeit von 1 s in den voreingestellten Ebenen.

Datenauswertung. Unmittelbar im Anschluss an die Datenakquisition werden die Perfusionsparameter berechnet – je nach Hersteller direkt auf der CT-Konsole oder auf einer angeschlossenen Workstation. Dabei können verschiedene mathematische Modelle zur Berechnung angewendet werden. Grundlage aller Berechnungen ist ein „First-pass"-Modell der zerebralen Perfusion mit 3 aufeinander folgenden Phasen: arterieller Einstrom, Parenchymphase und venöser Abstrom eines homogenen KM-Blut-Gemischs (einfaches Kompartmentmodell). In der Realität finden sich jedoch partiell eine inkomplette Durchmischung, ein „second pass" durch Rezirkulationseffekte, ein gerade im Infarktrandbereich existierender kollateraler KM-Einstrom und weitere, das ideale Kompartmentmodell verändernde Einflüsse.

Die verschiedenen Berechnungsmodelle, wie z. B. das „Maximum-Enhancement-Modell", das „Maximum-Slope-Modell" oder der „parametrische Dekonvolutionsalgorithmus" helfen, diese Einflüsse auszugleichen und bilden die Grundlage der kommerziellen Auswertungssoftware. Meist werden farbkodierte Parameterbilder für den regionalen zerebralen Blutfluss (rCBF), das regionale zerebrale

---

▸ Ein zu hoher KM-Fluss führt zu Problemen an der Injektionsstelle.

▸ Die Auswertungsalgorithmen beruhen auf einem einfachen Kompartmentmodell, was praktikabel ist, jedoch nicht vollständig der Realität entspricht.

▸ Der aussagekräftigste Parameter zur Abschätzung der perfusionsgestörten Areale ist die rMTT.

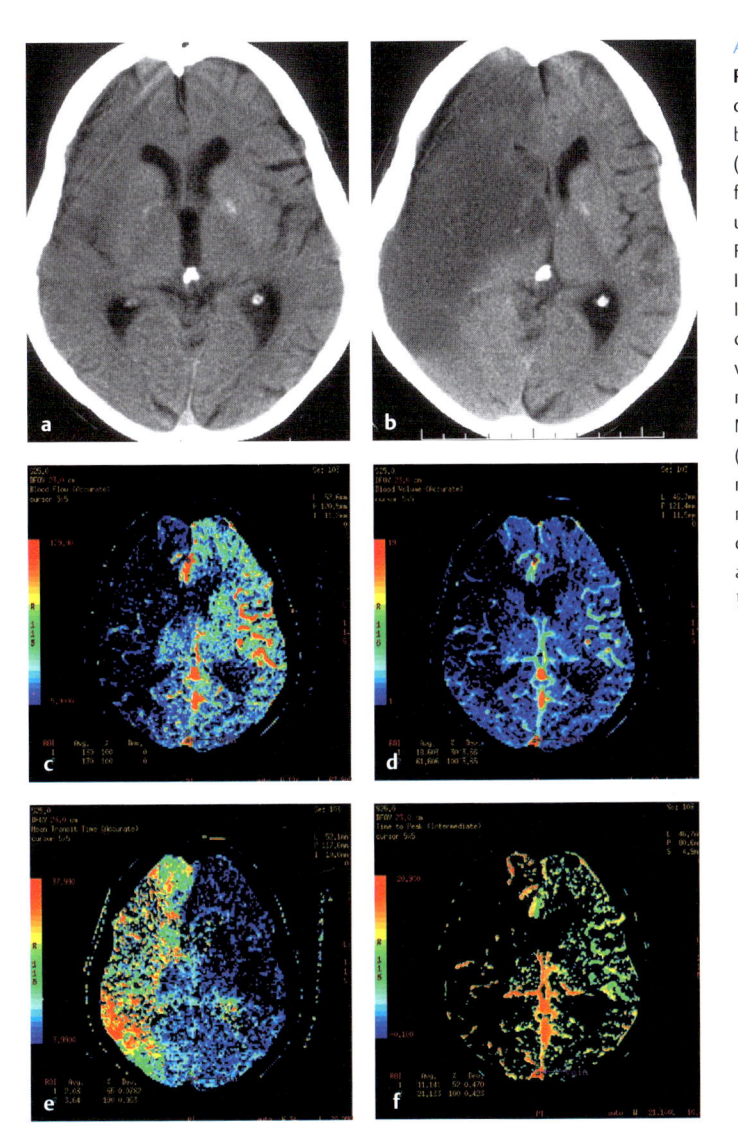

Abb. 3.17a–f **Infarkt im CT und im Perfusions-CT.** Verlaufskontrolle in der nativen CT (**a, b**) und Parameterbilder der Perfusionsuntersuchung (**c–f**). In der akut durchgeführten CT findet sich eine Unschärfe der Rinde und der Basalganglien rechts als Frühzeichen (**a**).
In der nativen CT am Tag 7 kommt der Infarkt zur Darstellung. Das Ausmaß der Perfusionsstörung wird anhand von rCBF (**c**, regionaler Blutfluss), rCBV (**d**, regionales Blutvolumen), MTT (**e**, mittlere Transitzeit) und TTP (**f**, time-to-peak) zum Zeitpunkt der nativen CT (**a**) deutlich. Missverhältnis zwischen rCBV und rCBF als Zeichen für „tissue at risk". Keine Lyse aufgrund der Ausdehnung (mehr als ⅓ des rechten Mediastromgebietes).

Blutvolumen (rCBV), die regionale mittlere Transitzeit des KM-Bolus („mean transit time", rMTT) und die Zeit bis zum Erreichen der maximalen KM-Anreicherung im Extrazellularraum des Hirngewebes (rTTP – time to peak) errechnet. Nach unseren Erfahrungen ist der aussagekrftigste Parameter die rMTT, welche schon in einer sehr frühen Ischämiephase zuverlässig die Ausdehnung der perfusionsgestörten Areale anzeigt.

Ergebnisse. Die Ortsauflösung der Methode ist mit einer Detektion auch lakunärer Insulte ausreichend gut, sofern diese in der gewählten Untersuchungsebene liegen. Territorialinfarkte werden ausnahmslos zuverlässig angezeigt. Auch wenn hinsichtlich der volumetrischen Beurteilung der Infarktgröße nur eingeschränkte Aussagen möglich sind, so kann der Kliniker dennoch anhand der sichtbaren Perfusionsdefizite die potenzielle Infarktgröße abschätzen und so besser das Für und Wider einer Thrombolyse abwägen. Prognostisch wertvoll ist dabei insbesondere auch (entspricht dem DWI/PWI-Missverhältnis in der MRT) die Beurteilung der Ausdehnung des Infarktkerns und des Infarktrandgebietes („tissue at risk"), welches von einer Reperfusion nach Lyse profitieren würde (Penumbra-Konzept). Dabei ist in der Perfusions-CT vor allem die Differenz zwischen dem Gebiet mit gestörtem regionalem Blutfluss und dem mit gestörtem regionalem Blutvolumen wichtig (Abb. 3.**18**). Diese Differenz entspricht dem „tissue at risk" oder auch der Infarktpenumbra. Ist keine Differenz erkennbar, ist eine tatsächliche Infarktausdehnung entsprechend der Parameter zu erwarten. Eine Lyse würde in diesem Fall keinen wesentlichen therapeutischen Effekt erwarten lassen (Abb. 3.**17**).

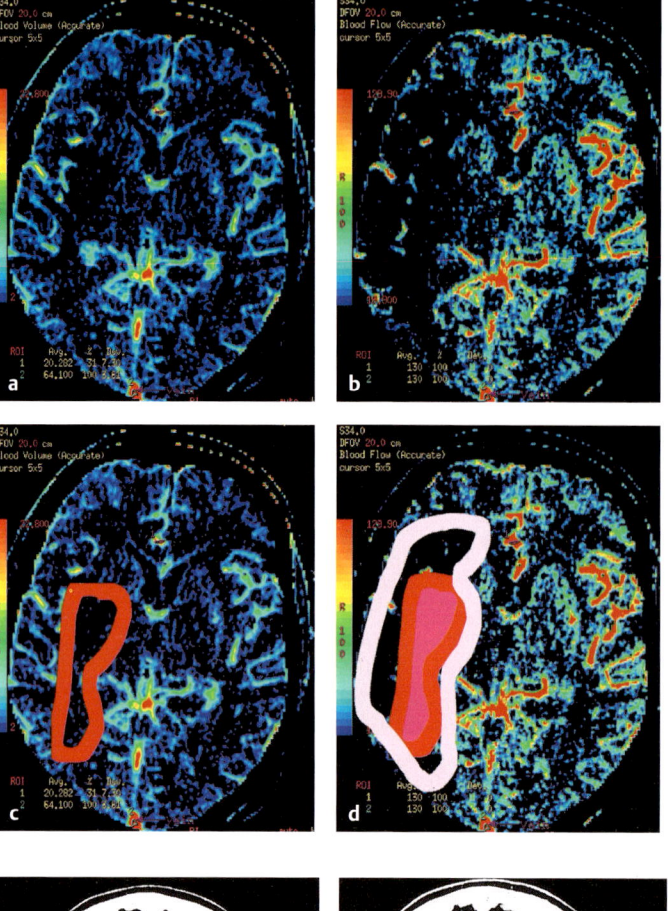

Abb. 3.18a–d **Abschätzen der Penumbra.** Zwischen den Perfusionsausfällen in den Parameterbildern rCBF (**a**) und rCBV (**b**) besteht ein deutliches Missverhältnis. In **c** ist der Infarktkern markiert (in **a** und **b** nicht perfundiertes Hirngewebe, der durch eine Lyse nicht zu erhalten wäre. Das in **b** nicht perfundierte Gewebe, soweit es nicht zum Infarktkern gehört, entspricht der Penumbra (Gebiet zwischen äußerer violetter Markierung und rotem Infarktkern). Dieses Gewebe wäre durch eine Lysetherapie zu erhalten.

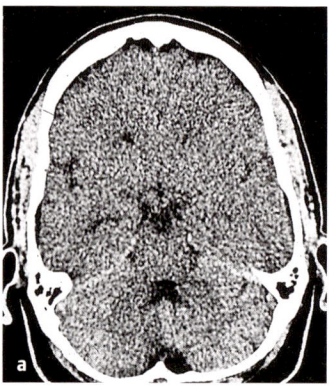

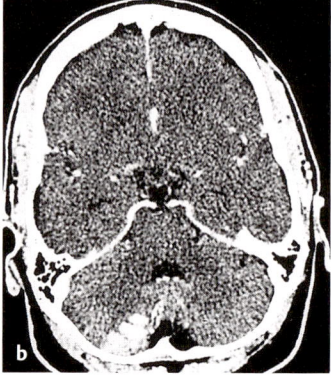

Abb. 3.19a u. b **Teilinfarkt des Territoriums der A. cerebelli inferior posterior.**
a Der Infarkt ist im nativen CT als schwache Hypodensität kaum abgrenzbar.
b Nach KM-Gabe ausgeprägte KM-Anreicherung mit Demarkierung der infarzierten Rindenanteile.

Weitere Einsatzgebiete. Darüber hinaus liefert die Perfusions-CT auch Aussagen bei anderen Fragestellungen. Genannt seien hier die Tumorperfusion und die Möglichkeit der prä- und postoperativen Kontrolle nach Behandlung einer Stenose der hirnversorgenden Gefäße.

Kleinhirninfarkte

Kleinhirninfarkte sind insgesamt um den Faktor 10 seltener als Großhirninfarkte. Wie supratentoriell werden jedoch Territorialinfarkte (A. cerebelli superior, A. cerebelli inferior anterior und A. cerebelli inferior posterior) und Grenzzoneninfarkte unterschieden. Der CT-Nachweis ist gegenüber dem MRT-Nachweis unbefriedigend, was größtenteils auf knöcherne Aufhärtungsartefakte und die fehlende Möglichkeit multiplanarer, vor allem sagittaler Schnitte zurückgeht.

Um die Möglichkeiten der CT bei entsprechenden Fragestellungen zumindest optimal zu nutzen, sollte auf eine angepasste Untersuchungstechnik geachtet werden:
- Schichtdicke von 2 mm, ausreichende KM-Gabe (Abb. 3.**19**),
- angepasste Gantry-Neigung, evtl. in Temporallappeneinstellung,
- Artefaktreduktionsalgorithmen.

> Kleinhirninfarkte sind mit der MRT besser als mit der CT nachweisbar.

Hirnstamminfarkte

Klinik. Hirnstamminfarkte (Abb. 3.20) können zu den typischen lateralen, auf Höhe der Medulla oblongata „gekreuzten" Syndromen führen, die mit einer Vielzahl von Eigennamen bezeichnet werden (z. B. Weber-Syndrom und Wallenberg-Syndrom). „Gekreuzt" bezeichnet hier die ipsilaterale Beteiligung von Hirnnerven bei gleichzeitig kontralateralem dissoziiertem Defizit. Aufgrund multipler Variationen der Gefäßversorgung sind die Syndrome nicht unbedingt komplett.

Untersuchungstechnik. Im CT sind die Hirnstamminfarkte oft nicht nachweisbar, wobei auch eine insuffiziente Untersuchungstechnik dafür verantwortlich sein kann. Mit Ausnahme der größten Infarkte, deren Nachweis ja oft weniger zwingend notwendig ist, muss zur Vermeidung knöcherner Artefakte durch die Felsenbeine in Temporallappeneinstellung untersucht werden. Eine Schichtdicke von 2 mm sollte eingehalten werden. Ergänzende MRT-Aufnahmen werden so seltener notwendig. Hirnstamminfarkte stellen sich als unscharf begrenzte, eher rundliche Hypodensitäten dar. Eine KM-Gabe ist kaum hilfreich.

Differenzialdiagnose. Bildmorphologische Differenzialdiagnosen bilden die Hirnstammgliome und auch Kavernome. Im klinischen Alltag stellen sich differenzialdiagnostische Probleme jedoch kaum. Infarzierungen im Bereich des Pons können Ausdruck einer Basilaristhrombose sein (Abb. 3.21).

Infarkte bei nicht-arteriosklerotischen Gefäßerkrankungen
(Abb. 3.22, Abb. 3.23, Abb. 3.24)

Dissektion. An eine Dissektion (Einblutung in die Gefäßwand bei Ablösung von Wandschichten, Abb. 3.22) als Ursache eines Hirninfarkts sollte insbesondere bei jüngeren Patienten gedacht werden.

Eine anamnestisch bekannte Halsverletzung und Schmerzen im Nacken oder im Gesicht weisen auf eine Dissektion im Halsbereich hin. Dopplersonographisch sind Verschlüsse oder Stenosen deutlich oberhalb der Bifurkation verdächtig, wenn auch schwer darstellbar. Angiographisch sind die „Zipfelmütze", also die spitz zulaufende Lumenreduktion, das „doppelte Lumen" oder das „string sign", also hintereinander geschaltete Lumeneinengungen verdächtig. Die Diagnose darf nicht übersehen werden, da bei Antikoagulation die Prognose gut ist.

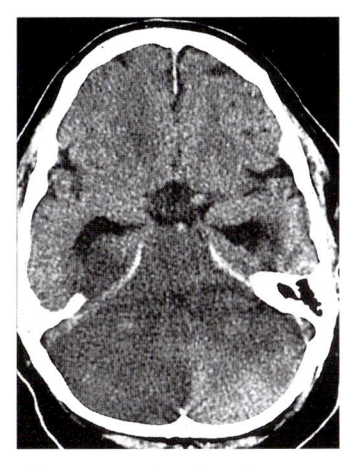

> Hirnstamminfarkte sind im CT oft nicht oder nur schlecht nachweisbar. Empfehlenswert ist eine Untersuchung in Temporallappeneinstellung (oder die MRT).

Abb. 3.20 **Basilaristhrombose mit Hauptstammverschluss.** Die A. basilaris war bis zur A. cerebelli superior verschlossen und Ursache der Pons- und Kleinhirnhypodensitäten. Neben der deutlichen Dichteminderung findet sich auch eine hochgradige Schwellung.

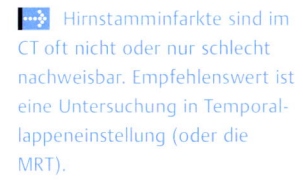

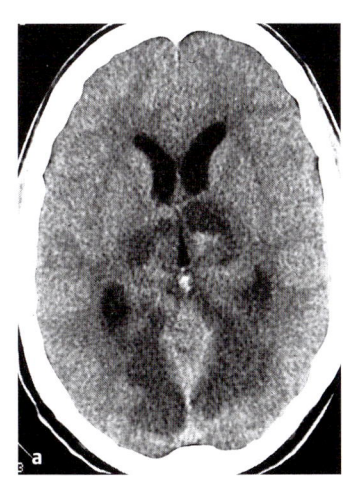

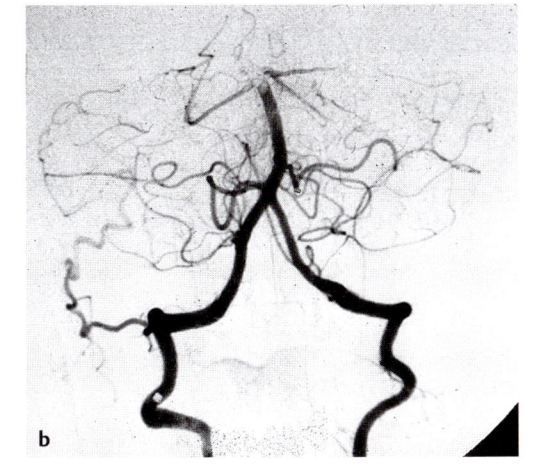

Abb. 3.21 a–c **Basilaristhrombose.**
a Infarkte bei Basilaristhrombose. Basilarisspitzensyndrom. Bilaterale Thalamusinfarkte und Posteriorinfarkte beidseits.
b, c Abbruch der Gefäßfüllung mit Kontrastierung der kontralateralen A. vertebralis.

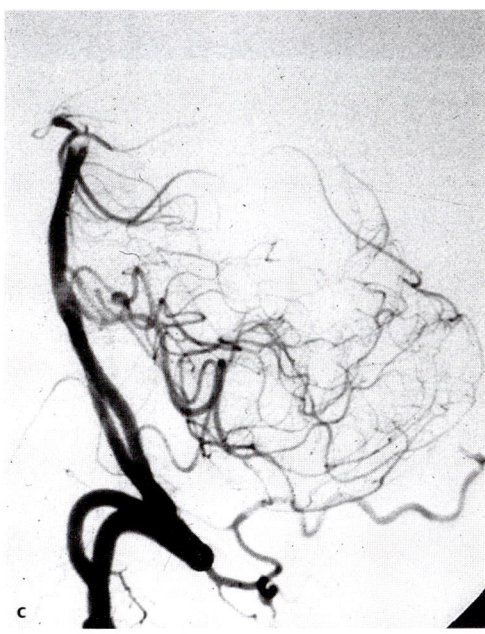

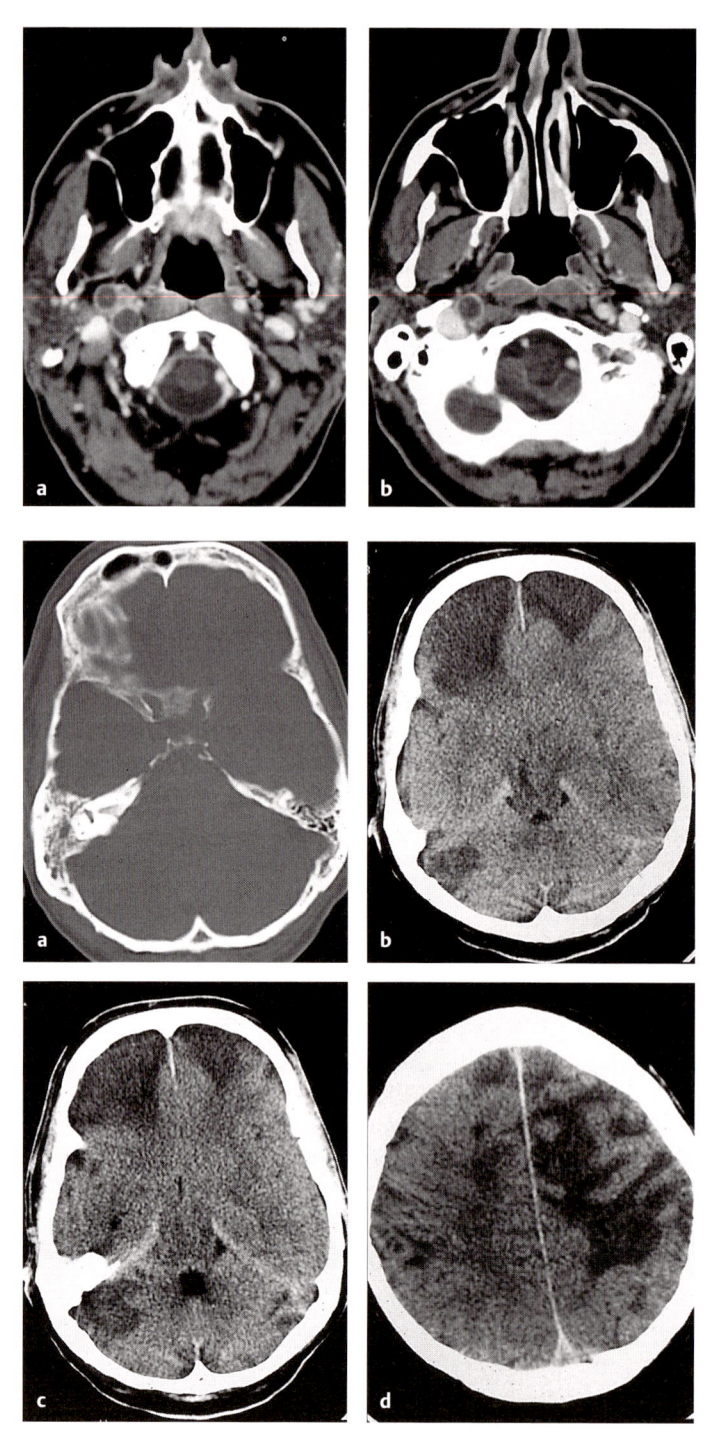

Abb. 3.22 a u. b **Infarkt (nicht abgebildet) bei Dissektion.** Die KM-gestützte CT im Bereich der hirnversorgenden Arterien zeigt ein dissezierendes Aneurysma der A. carotis interna rechts, das als 2. Lumen imponiert. Der Befund darf nicht mit einer Thrombose der A. carotis interna und externa verwechselt werden.

Abb. 3.23 a–d **Infarkt bei Vaskulitis.** In der nativen CT fiel einzig – in der Knochenfensterdarstellung – die entzündlich bedingte Verschattung des rechten Mastoids auf. Ausbreitung der Entzündung nach intrakranial mit entzündlichem Liquorbefund. Vom Subarachnoidalraum ausgehend vaskulitische Veränderungen, die zu multiplen, disseminierten Rindeninfarkten führten.

> Eine Dissektion darf nicht übersehen werden, da die Prognose bei Antikoagulation gut ist.

Im CT kann die Verdachtsdiagnose besser als mit der Doppler-Sonographie gestellt werden. Je nach Lage der Einblutung in die Gefäßwand findet man eine Zunahme des Gefäßdurchmessers oder eine Reduktion des durchströmten Lumens. Pseudoaneurysmen werden ebenfalls beobachtet. Differenzialdiagnostisch sind Gefäßwandveränderungen wie fibromuskuläre Dysplasien in Betracht zu ziehen.

Gefäßspasmus. Gefäßspasmen werden u. a. bei der Subarachnoidalblutung beobachtet. Sie können Ursache ausgedehnter Infarzierungen sein (Abb. 3.**24**).

Luftembolie. Luftembolien (Abb. 3.**25**) führen zu disseminierten Hypodensitäten in der Hirnrinde.

Klappenendokarditis. Die Befunde bei Klappenendokarditis sind ähnlich wie bei Luftembolie, jedoch oft mit ausgeprägter KM-Anreicherung (Abb. 3.**26**).

Hirninfarkte

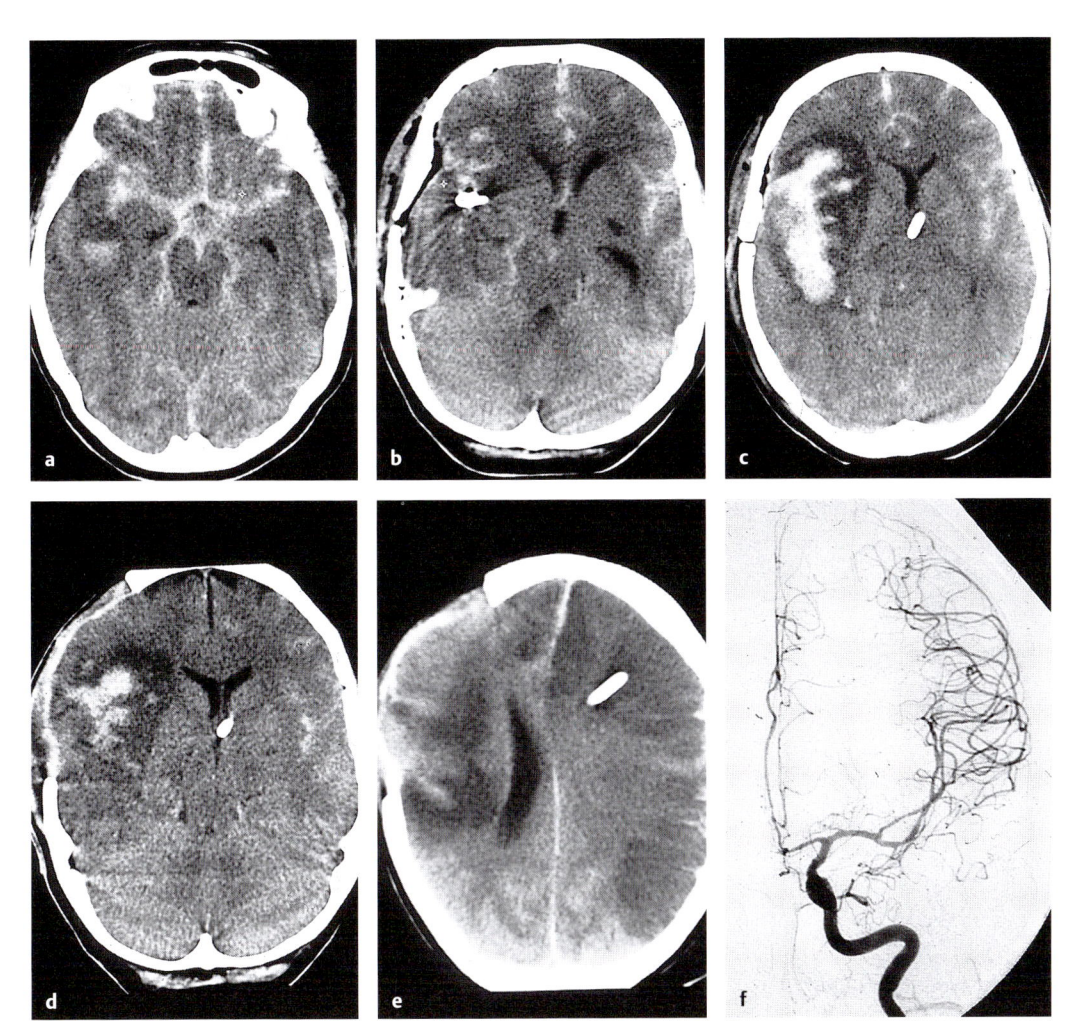

Abb. 3.24 a–f   Infarkt bei Gefäßspasmus.
a 60-jährige Patientin mit Subarachnoidalblutung.
b Das verursachende Aneurysma wurde am 2. Tag geclippt.
c Die am gleichen Tag angefertigte höhere Schicht zeigt eine ausgedehnte Blutung in der Sylvi-Fissur bzw. im angrenzenden Parenchym.
d Zur Entlastung Entfernung eines Knochendeckels am 6. Tag. Hier deutliches perifokales Ödem.
e Am 7. Tag kontralaterale Infarkte des Anterior- und Mediastromgebiets.
f Die Angiographie zeigt Gefäßspasmen im Abgangsbereich der A. cerebri media.

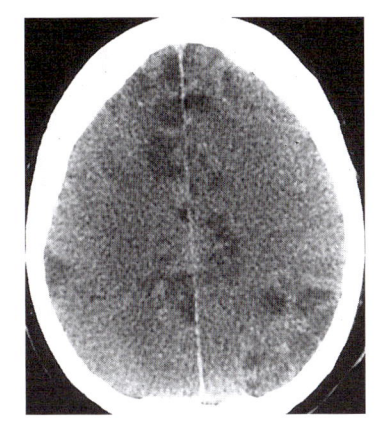

Abb. 3.25   Luftembolien. Neben einem deutlich verminderten Mark-Rinden-Kontrast (Hirnschwellung) fallen multiple disseminierte Hypodensitäten der Hirnrinde auf. Diese entsprechen embolischen Rindeninfarkten.

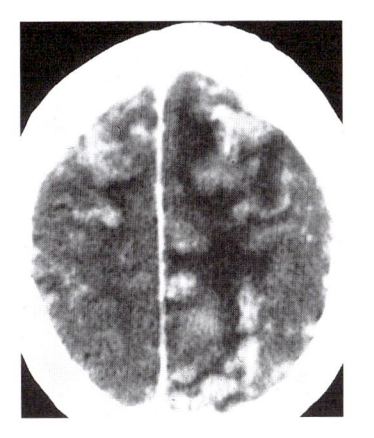

Abb. 3.26   Septische Embolien bei Klappenendokarditis. Im abgebildeten KM-gestützten Bild zeigen sich KM-Anreicherungen der Hirnrinde, die Rindeninfarkten nach septischen Embolien entsprechen. Begleitende Hypodensität bei perifokalem Ödem.

Differenzialdiagnose

Metastasen. Metastasen sind in einzelnen Fällen ohne KM-Gabe kaum von Infarzierungen zu unterscheiden (Abb. 3.**27**). In erster Linie von differenzialdiagnostischer Bedeutung ist jedoch die Unterscheidung der einzelnen Hirninfarktformen. (Abb. 3.**28 a**).

Hirntumoren. Von Territorialinfarkten abzugrenzen sind niedrigmaligne (bei KM anreichernden Herden auch höhermaligne) hirneigene Tumoren. Wichtigstes Kriterium ist dabei, ob sich die vorgefundenen Läsionen mit Gefäßterritorien in Deckung bringen lassen. Das zytotoxische Ödem des Infarktes erfasst neben dem Marklager die Hirnrinde, das interstitielle Ödem des Tumors beschränkt sich auf das Marklager. Ist eine KM-Anreicherung nachweisbar, so muss überlegt werden, ob die klinische Erstmanifestation mit der Periode der KM-Aufnahme bei Hirninfarkten übereinstimmt. Eine KM-Anreicherung 3 Monate nach dem ersten Auftreten klinischer Symptome etwa spricht dagegen für einen Tumor. Auch die Form der KM-Anreicherung kann in Einzelfällen hilfreich sein: Ein rein kortikales Enhancement wird bei Tumoren nicht gefunden werden.

Eine lange Reihe von Differenzialdiagnosen ist beim Nachweis von Lakunen zu berücksichtigen.

Multiple Sklerose. Die Veränderungen bei der multiplen Sklerose (Abb. 3.**28**) – und auch bei der akuten disseminierten Enzephalomyelitis – sind meist beidseitig. Als charakteristisch wird die in der sagittalen T2w MRT nachweisbare Lage im Balken angesehen.

Vaskulitis. Eine weitere Differenzialdiagnose ist die zerebrale Vaskulitis (Abb. 3.**23**). Diese sollte bei allen unklaren multifokalen neurologischen Symptomenkomplexen mit Kopfschmerzen und psychiatrischen

> Das wichtigste Kriterium zur Unterscheidung zwischen Territorialinfarkt und Tumor ist, ob die Veränderungen Gefäßterritorien entsprechen.

> Ein unauffälliger MRT-Befund, insbesondere in der FLAIR-Sequenz, macht eine zerebrale Vaskulitis unwahrscheinlich.

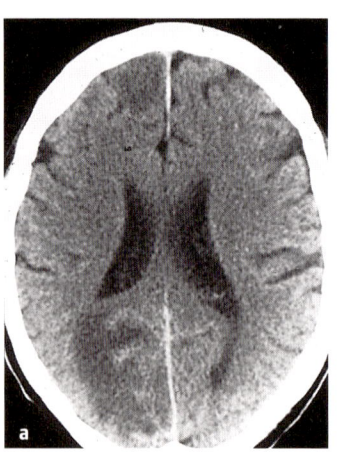

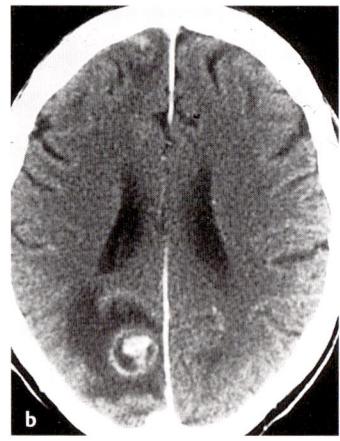

Abb. 3.27 a u. b **Metastase.**
a Die erkennbare Hypodensität rechts okzipital könnte für einen Infarkt im Versorgungsgebiet der A. cerebri posterior gehalten werden.
b Nach KM-Gabe findet sich jedoch statt einer infarkttypischen Luxusperfusion eine ringförmige KM-Anreicherung, die als Metastase gesichert wurde.

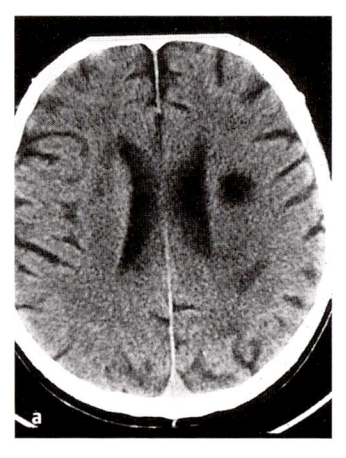

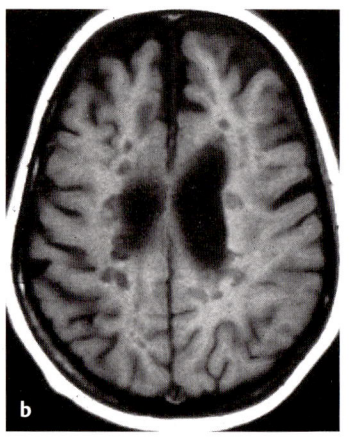

Abb. 3.28 a u. b **Veränderungen bei Endstrominfarkten und multiple Sklerose.** Im transversalen Schnittbild sind die Veränderungen bei Endstrominfarkten im lentikulostriatalen Stromgebiet von den periventrikulären Defekten bei länger bestehender multipler Sklerose nur schwer zu unterscheiden, wenn Anamnese und Klinik nicht bekannt ist. Hilfreich ist in der Regel das Kriterium des Balkenbefalls, der bei der multiplen Sklerose besonders typisch ist. Er wird am besten im sagittalen T2w Bild nachgewiesen.
a CT.
b T1w native MRT.

Auffälligkeiten – insbesondere bei jüngeren Menschen – in Betracht gezogen werden. Epileptische Anfälle und Hirnnervenläsionen können hinzutreten. Zur ätiologischen Klärung ist eine umfassende Diagnostik einschließlich DSA, serologischer Tests, einer Lumbalpunktion und ggf. einer Hirnbiopsie erforderlich. Die zerebrale Schnittbilddiagnostik ist allein meist nicht ausreichend. Sie ergibt Kaliberunregelmäßigkeiten in der zerebralen Angiographie und unspezifische Hypodensitäten im Marklager. Bei unauffälliger CT ist die MRT allerdings häufig doch positiv. Andererseits macht ein unauffälliger MRT-Befund, insbesondere in der FLAIR-Sequenz, eine zerebrale Vaskulitis unwahrscheinlich.

Pontine Myelinolyse. In der Differenzialdiagnose von Hirnstamminfarkten ist (zumindest bildmorphologisch) die pontine Myelinolyse (Abb. 3.**29**) zu berücksichtigen. Bei Kenntnis der Klinik ist die Unterscheidung aber unproblematisch. Meist wird die pontine Myelinolyse bei Alkoholmissbrauch und bei Intensivpatienten mit Elektrolytstörungen beobachtet – insbesondere im Zusammenhang mit der Korrektur einer Hyponatriämie. Die Demyelinisierung kann sich vollständig zurückbilden.

Leukenzephalopathie. Bei bilateralen, Marklager und Rinde betreffenden Läsionen ist das reversible posteriore Leukenzephalopathie-Syndrom in Betracht zu ziehen. Es wird bei hypertensiven Krisen unterschiedlichster Ursache und charakteristischerweise bei der Präeklampsie und Eklampsie gesehen (Abb. 3.**30 a**).

Rezidivdiagnostik

Bei der Rezidivdiagnostik oder Verlaufskontrolle steht – insbesondere bei neurologischer Verschlechterung – der Nachweis einer sekundären Einblutung in das Infarktareal im Vordergrund.

> Eine pontine Myelinolyse kann auch durch eine forcierte Korrektur einer Hyponatriämie auftreten.

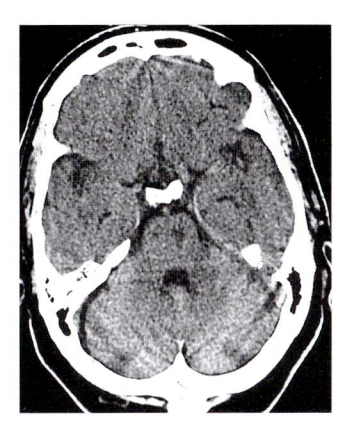

Abb. 3.29 **Zentrale pontine Myelinolyse.** In diesem Fall nur einseitige schmetterlingsförmige Hypodensität.

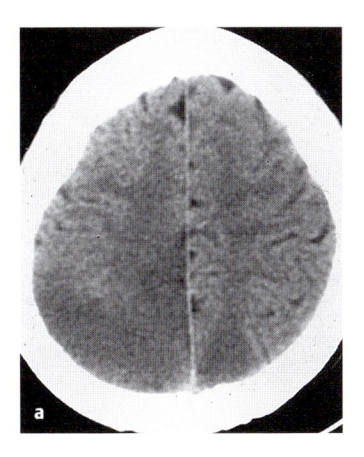

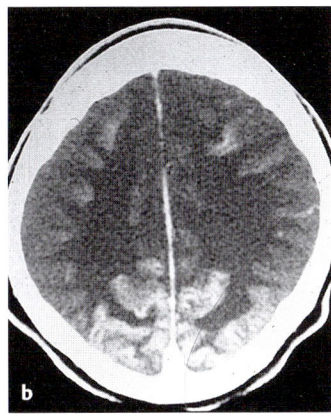

Abb. 3.30a u. b **Veränderungen der okzipitalen Hirnanteile.** Eklampsie und Cocainabusus.
a Eklampsie: Bei der 21-jährigen Patientin sind beidseits okzipital flächige Hypodensitäten in Kortex und Marklager erkennbar. Die Hypodensitäten reichen bis nach parietal.
b Cocainabusus: Veränderungen bei einer nach einem Cocainabusus aufgefundenen Patienten, bereits nativ sind beidseits okzipital hämorrhagische Dichteanhebungen der Hirnrinde erkennbar.

Hypertone Massenblutung

Häufigkeit: Häufiger CT Befund.
Wegweisender bildmorphologischer Befund: Hyperdense Raumforderung der Stammganglien, gelegentlich auch Hirnstamm oder Kleinhirn.
Prozedere: Bei „untypischer" Blutung Angiographie, MRT, Verlaufsbeobachtung.
Einsatz anderer Methoden: Bei untypischer Blutung bessere Nachweismöglichkeit für Tumor (MRT) oder Gefäßfehlbildung (Angiographie).
Fragen, die der Befund beantworten muss:
- Lokalisation, Ausmaß?
- „Typisches" Bild für hypertensive Blutung?
- Ventrikeleinbruch?
- Raumforderung, Ödem?

Häufigste Lokalisationen der spontanen Hirnblutung sind Putamen und Capsula interna sowie das Marklager. Seltener sind Thalamus, Kleinhirn und Pons.

Häufigkeit

Häufiger CT-Befund, insbesondere in der Hochrisikogruppe von Patienten mit einem generalisierten Gefäßleiden und einer schlecht eingestellten Hypertonie.

Klinik

> Eine rein klinische Unterscheidung zwischen Infarkt und Blutung ist nicht möglich.

Pathogenese

Hirnblutungen kommen bei Patienten mit Hypertonie gehäuft vor. Hirnblutungen anderer Ursache (Tumorpatienten mit zerebralen Metastasen, Gerinnungsstörungen, Amyloidangiopathie) machen dagegen einen nur kleinen Anteil aus.

Eine rein klinische Unterscheidung zwischen Infarkt und Blutung ist nicht möglich. Prädilektionsstellen für eine hypertensiv verursachte Blutung sind neben den Stammganglien das Putamen, der Thalamus, der Pons und die Kleinhirnhemisphären.

Blutungen im Putamen sind durch das schwere sensomotorische Hemisyndrom gekennzeichnet, Blutungen im Caput nuclei caudati sind meist weniger

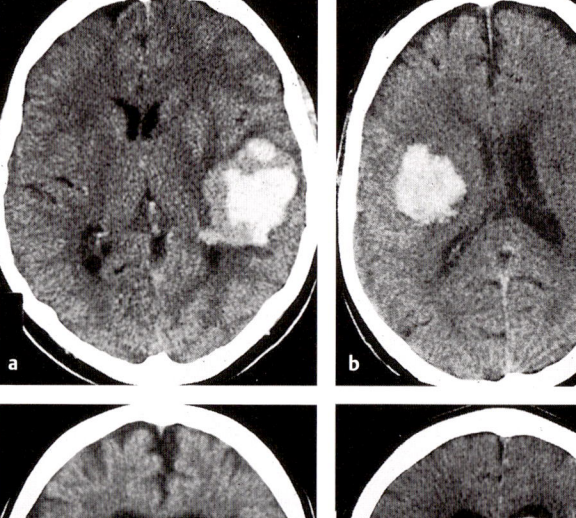

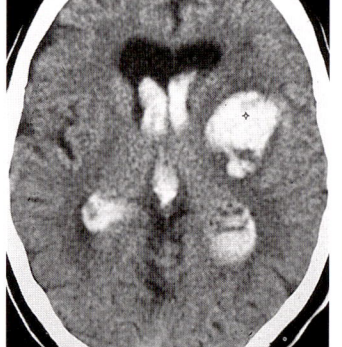

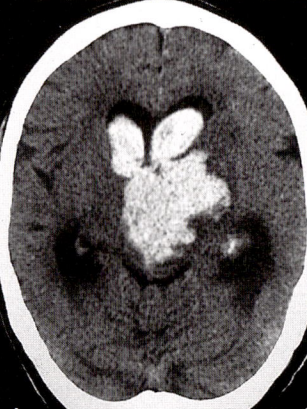

Abb. 3.31 a–i **Typische hypertone Massenblutungen.**
a, b Charakteristisch ist die Lage in den Stammganglien oder in der Nähe der Stammganglien sowie die Anamnese. Meist handelt es sich um Patienten mit langjähriger Hypertonie. Eine weitergehende Diagnostik ist bei Erfüllung dieser Kriterien nicht erforderlich. Als prognostisch ungünstig ist der Ventrikeleinbruch zu werten.
c Massenblutung in den linken Stammganglien mit Einbruch in das Ventrikelsystem.
d In gleicher Situation wie in **c** ist der Anschluss direkt zu erkennen.

Abb. 3.31 e–i ▷

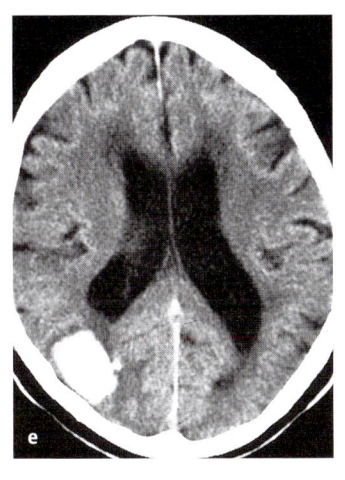

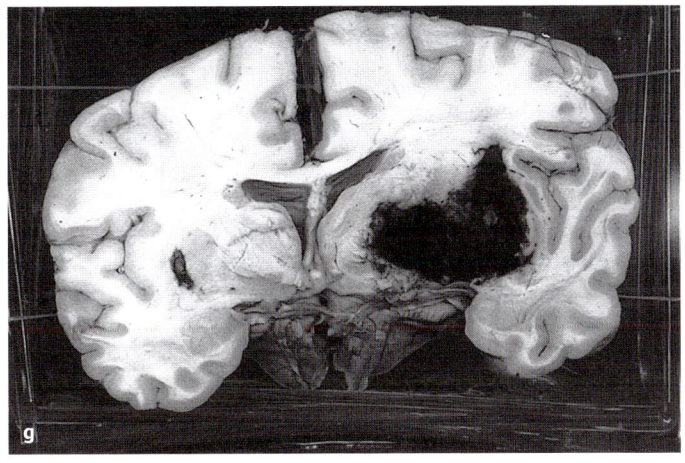

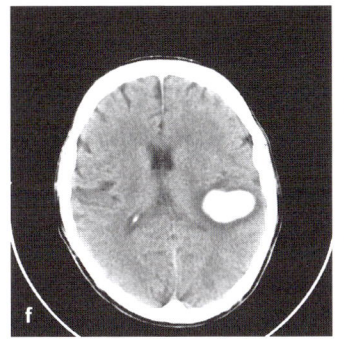

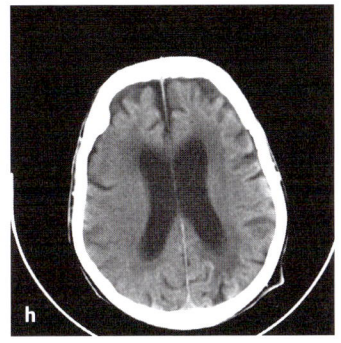

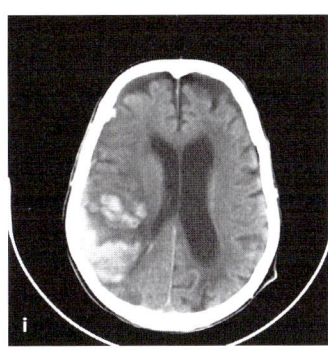

Abb. 3.31 e–i **Typische hypertone Massenblutungen, Makropathologie und Differentialdiagnosen.**

e, f Blutungen bei Amyloidangiopathie.

g Charakteristisches makropathologisches Bild der hypertonen Massenblutung (mit freundlicher Genehmigung der Sammlung der Pathologie an der Charité, Berlin).

h, i Mediainfarkt vor (**h**) und nach (**i**) Einblutung. Die Hypodensität des Infarktes umfasst Marklager und Rinde (vgl. **a**, fingerförmige Hypodensität, nur Marklager beim Ödem).

schwer. Bei Thalamusblutungen bestehen zusätzlich Störungen der Okulomotorik. Patienten mit beidseitigen Ponsblutungen sind komatös und tetraparetisch mit beidseitiger Miosis und Atemstörungen.

Einseitige Hirnstamm- oder Kleinhirnblutungen verursachen ähnliche Bilder wie die entsprechenden Infarkte. Im Verlauf entwickeln sich Hirnblutungen aber häufig günstiger als Infarkte bei vergleichbaren Läsionen.

CT-Morphologie

Im CT findet man die typischen Massenblutungen in den Stammganglien (Abb. 3.31 **a–d**). Sie sind hyperdens und weisen ein perifokales Ödem auf. Kleinhirnblutungen (Abb. 3.32) entstehen auf dem Boden eingebluteter Infarkte oder bei Angiomen bzw. anderen Gefäßfehlbildungen. Sie sind ebenfalls hyperdens, zeigen aber aufgrund der geringeren Reserveräume der hinteren Schädelgrube einen dramatischeren Verlauf.

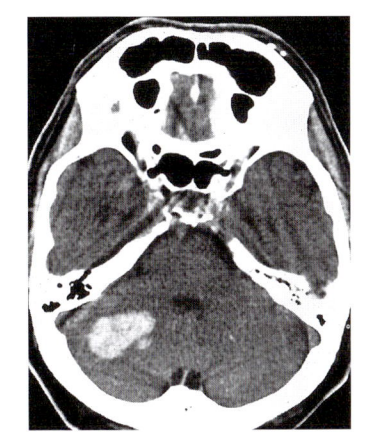

Abb. 3.32 **Kleinhirnblutung.** Seltener als supratentorielle sind Kleinhirnblutungen. Die abgebildete Kleinhirnblutung liegt infratentoriell in der rechten Hemisphäre. Eine raumfordernde Wirkung auf den IV. Ventrikel ist nicht zu erkennen.

3 Vaskulär bedingte Hirnerkrankungen

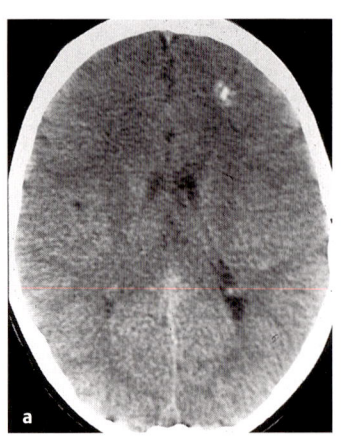

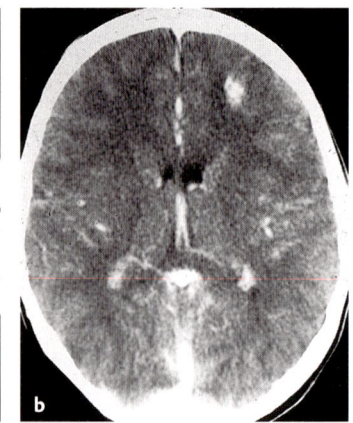

Abb. 3.33a u. b **Atypische Blutung: Kavernom.**
a Im nativen Bild erkennbare kleine Blutung im vorderen Marklager links.
b Nach KM-Gabe deutliche Anreicherung.

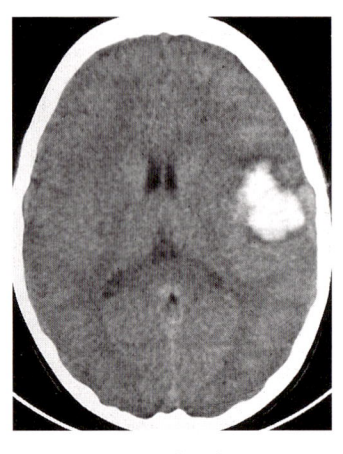

Abb. 3.34 **Atypische Blutung: Angiom.** Als Ursache der Parenchymblutung bei einem 4-jährigen Kind wurde ein Angiom gesichert.

> Beim Hypertoniker ist eine Blutung in den Stammganglien wichtigstes Indiz für die „typische" Blutungsursache.

> Bei einem sehr ausgedehnten perifokalen Ödem mit ausgeprägter KM-Anreicherung muss an eine Metastase gedacht werden.

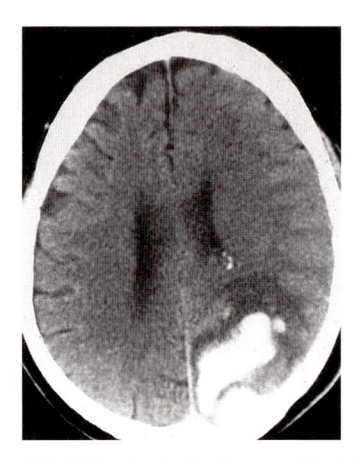

Abb. 3.35 **Atypische Blutung: Hirninfarkt.** Die Lage im posterioren Stromgebiet der Blutung weist bereits auf die Infarktgenese hin.

Differenzialdiagnose

Hauptaufgabe der CT – evtl. in Kombination mit der CTA – ist es, die typischen hypertonen Hirnblutungen von den atypischen Blutungen zu unterscheiden. Atypische Blutungen finden sich bei:
- Neoplasien (Abb. 3.**33**, Melanommetastasen, Hypernephrommetastasen),
- Gefäßfehlbildungen (Abb. 3.**34**),
- Infarkten (Abb. 3.**35**),
- duralen Fisteln (Abb. 3.**36**).

Im CT ist beim Hypertoniker die Lokalisation in den Stammganglien wichtigstes Indiz für die „typische" Genese. Weder ein perifokales Ödem noch eine zarte, ringförmige perifokale KM-Anreicherung (Abb. 3.**37**) sprechen gegen die hypertensive Massenblutung.

Im MRT sind die Differenzierungskriterien zur Neoplasie etwas besser darzustellen als im CT. Den Verdacht auf eine Metastase sollten ein sehr ausgedehntes perifokales Ödem (Grad II oder III) und eine ausgeprägte KM-Anreicherung wecken. Bei Angiomblutungen sind oft schon im CT nach KM-Gabe Angiomgefäße erkennbar. Kleine durale Fisteln bedürfen dagegen der Angiographie zu ihrem Nachweis. Die Amyloidangiopathie (Abb. 3.**31e**) manifestiert sich typischerweise als subkortikale Einblutung, z. B. in der okzipitalen Grenzzone.

Hypertone Massenblutung

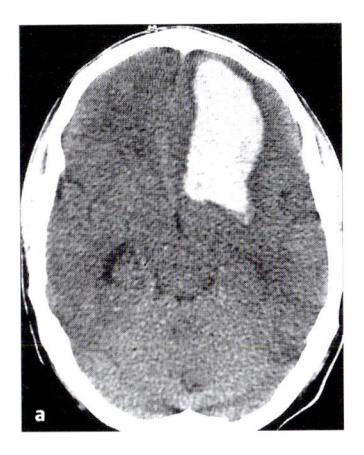

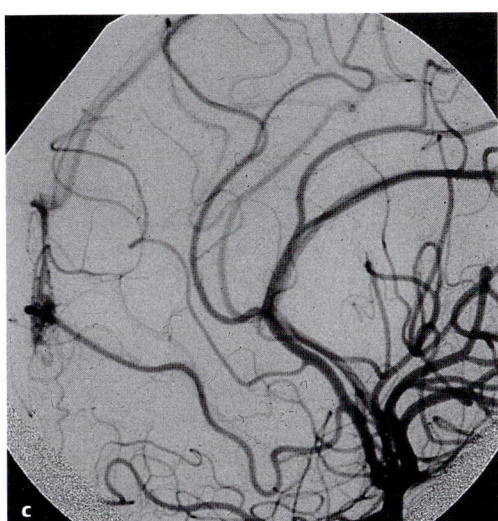

Abb. 3.36 a–c **Atypische Blutung: durale Fistel.**
a Eine Blutung im Frontallappen ist atypisch.
b, c Die entsprechenden Angiographien weisen eine kleine durale Fistel als Ursache nach.

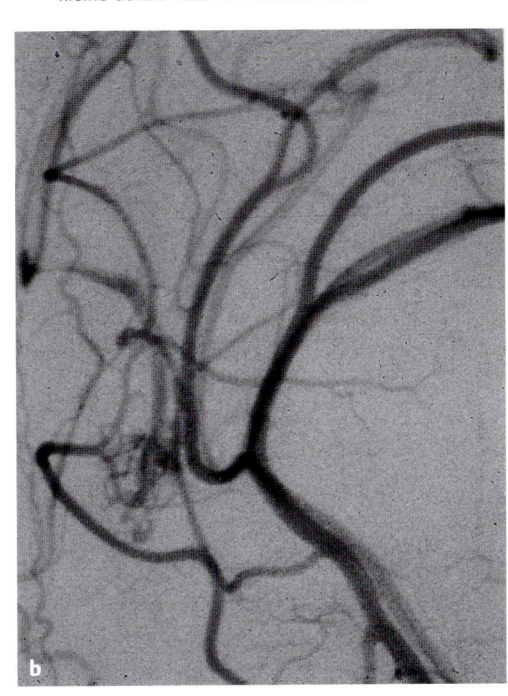

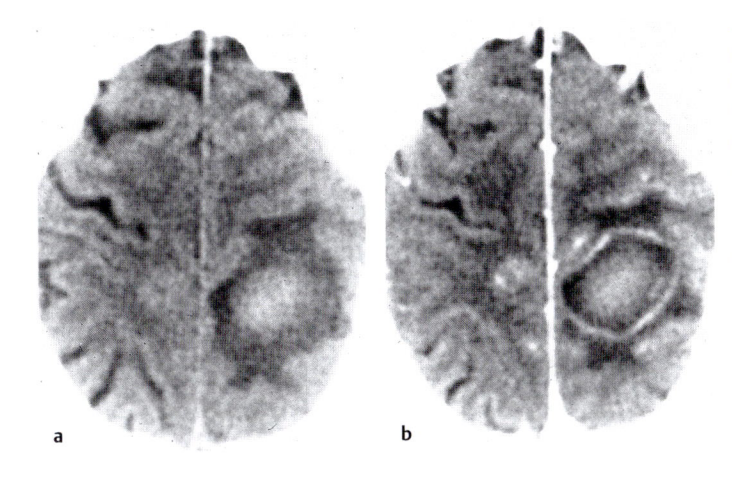

Abb. 3.37 a u. b **Atypische Blutung: keine Ursache nachweisbar.** Auch hier war die Blutung durch die fehlende Hypertonie-Anamnese und die Lage außerhalb der Stammganglienregion atypisch.
a Hochparietal links gelegene Blutung mit perifokalem Ödem.
b Die Blutung weist einen dünnen, KM anreichernden Saum auf. Eine Blutungsursache wurde hier trotz wiederholter Angiographien nicht gefunden. *Cave:* Der KM anreichernde Saum darf nicht als Hinweis auf eine Tumorgenese angesehen werden.

83

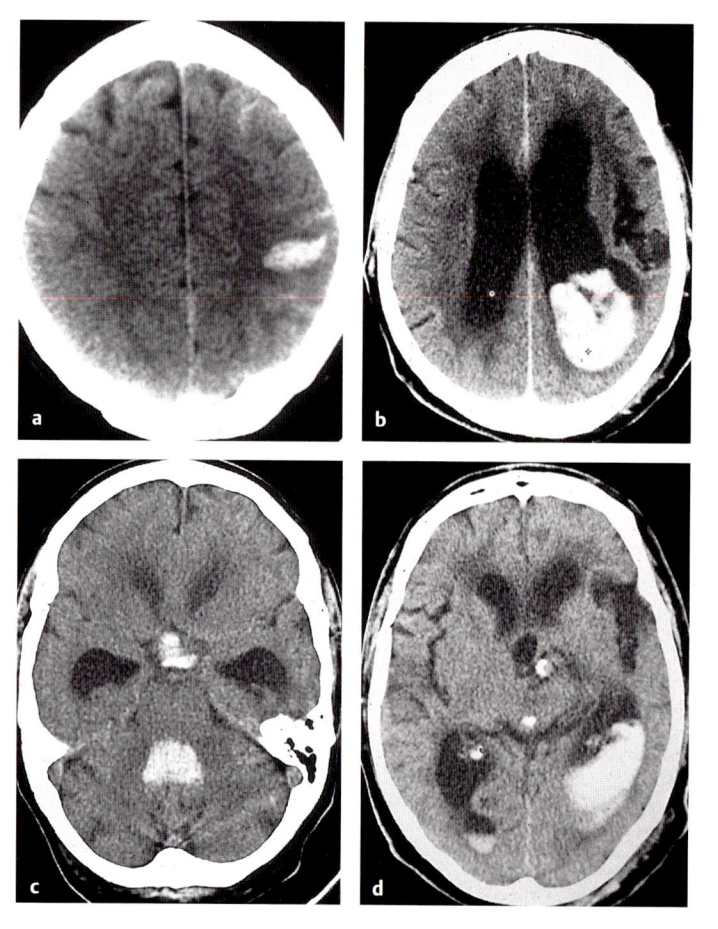

Abb. 3.38 a–d **Blut in den internen und externen Liquorräumen.**
a Die kommaförmige Blutung links parietal entspricht nicht einer Parenchymblutung. Auch einzelne weitere Sulci sind minimal hyperdens und weisen auf eine subarachnoidale Blutung hin. Blut in den Liquorräumen kann unterschiedliche Ursachen haben. Die Morphologie des intraventrikulären Befunds ist weitgehend unabhängig von der Ursache.
b Rupturiertes Basilarisaneurysma, das zu einem Hydrozephalus mit einem größeren Blutkoagel im linken Hinterhorn geführt hat.
c Situation nach Subarachnoidalblutung. Der IV. Ventrikel ist blutgefüllt und aufgeweitet, auch in den präpontinen Zisternen ist Blut nachweisbar. Es ist bereits zu einem konsekutiven Hydrozephalus gekommen, der an den massiv erweiterten Temporalhörnern erkennbar ist.
d Neben der größeren Blutung im linken Hinterhorn (**b**) ist ein kleiner Blutspiegel im rechten Hinterhorn nachweisbar.

Arteriovenöse Malformationen

Häufigkeit: Auf 10 subarachnoidale Blutungen bei Aneurysmen der Hirnbasisarterien kommt 1 Blutung aus einer arteriovenösen Malformation.
Wegweisender bildmorphologischer Befund: Tubuläre Strukturen im kontrastmittelgestützten (!) CT.
Prozedere: Angiographie. CTA mit KM-Gabe im Bolus und Dünnschichtspiraltechnik.
Einsatz anderer Methoden: Angiographisch sind auch kleinste arteriovenöse Malformationen nachweisbar.
Fragen, die der Befund beantworten muss:
- Ausdehnung?
- Blutung? Raumforderung?
- Versorgungsgebiete?
- Hydrozephalus?

Pathogenese

Arteriovenöse Malformationen (AVM; Abb. 3.**39**) sind arteriovenöse Kurzschlussverbindungen. Anlagebedingt sind arterielle Gefäße ohne zwischengeschaltete Kapillaren in einem sog. Nidus, meist einem Gefäßkonvolut direkt mit drainierenden Venen verbunden. Die arteriellen Feeder sind ebenso wie die drainierenden Venen aufgrund des massiv erhöhten Blutflusses umfangsvermehrt. Dies kann z. B. bei Beteiligung der V. Galeni zur Kompression des III. Ventrikels und zum konsekutiven Hydrozephalus führen. Als „Nidus" wird das Gebiet der eigentlichen arteriovenösen Kurzschlüsse bezeichnet.

Arteriovenöse Malformationen

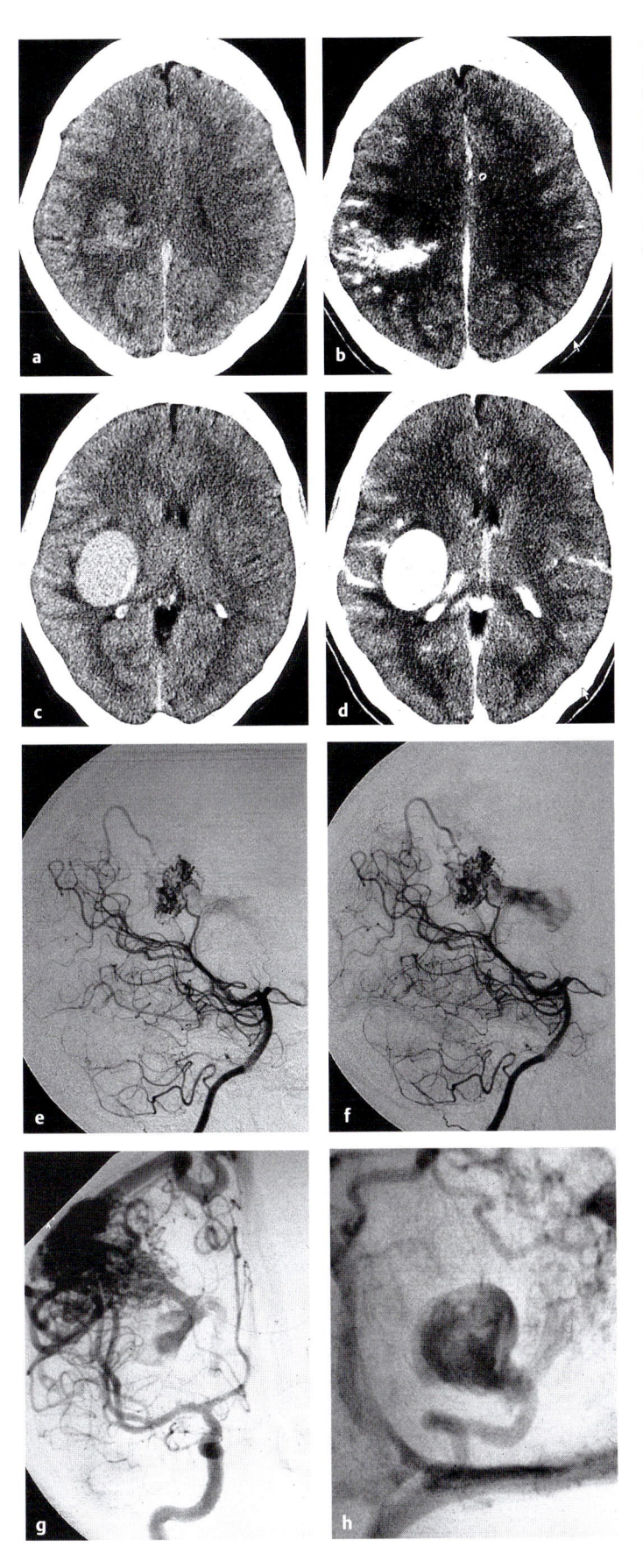

Abb. 3.39 a–h Aufbau eines komplizierten arteriovenösen Angioms: CT und Angiographie. Der oft komplizierte Aufbau der Angiome kann in der CT allein, die in der Regel ja keine zeitliche Komponente des KM-Verhaltens bietet, schwer verständlich sein.

a, c Die nativen Abbildungen zeigen eine uncharakteristische Hyperdensität im hochparietalen Marklager (**a**) sowie eine kreisrunde Hyperdensität in den Stammganglien, wohl mit randständiger kleiner Verkalkung (**c**).

b, d Die entsprechenden KM-gestützten Schichten zeigen gefäßkonvolutartige KM-Anreicherungen kranial (**b**) und eine intensive KM-Anreicherung der kreisrunden Struktur in den Stammganglien (**d**).

e–h Die Angiographien zeigen den Nidus mit seiner Gefäßversorgung und den venösen Abstrom, zu dem der in der CT nachgewiesene kreisrunde Anteil gehört.

Häufigkeit

Die Prävalenz arteriovenöser Malformationen ist vermutlich höher als allgemein angegeben. Sie liegt etwa bei 0,14% ohne sichere Geschlechtsbevorzugung, wenngleich manche Literaturstellen eine männliche oder auch eine weibliche Häufung nennen. Die Häufigkeit einer Blutung beträgt etwa 2–3% pro Jahr, nach bereits stattgehabter ICB etwas höher. Die über einen längeren Zeitraum gemittelte Morbidität und Mortalität beträgt unabhängig von der initialen Symptomatik etwa 1–2% pro Jahr.

Klinik

Aufgrund des Steal-Phänomens mit konsekutiver arterieller Hypoperfusion in der Umgebung der AVM können Hirnfunktionsstörungen, insbesondere auch ein Krampfleiden auftreten. Ferner beschreiben zahlreiche Patienten migräneartige Kopfschmerzen. Nicht selten ist jedoch die Blutung das erste Symptom. Typisches Manifestationsalter ist die 2–4. Dekade.

> Nicht selten ist die Blutung das erste Symptom einer arteriovenösen Malformation.

CT-Morphologie

Im nativen Bild können die Veränderungen vor Auftreten einer Blutung diskret sein (Hypodensität, Abb. 3.**40**, sehr selten Verkalkungen). Blutungen können so gering sein, dass nur eine lokale Atrophie zurückbleibt.

Eine Blutung (Abb. 3.**41**) ist nativ als Hyperdensität nachweisbar. Charakteristisch sind die Veränderungen nach KM-Gabe (Abb. 3.**42**). Tubuläre Anreicherungen, die sich oft über ein größeres Gebiet erstrecken, sind auch neben Blutungen gut erkennbar. Oft wird eine Keilform zwischen Hirnrinde und Ventrikel beobachtet. Die dilatierten abführenden Venen können eine erhebliche Größe erreichen.

Differenzialdiagnose

Bei größeren Angiomen können im Nativbild flächige Hyperdensitäten erkennbar sein, die in Einzelfällen den Eindruck anderer nativ hyperdenser Läsionen erwecken können (Meningeome, Lymphome). Zumindest nach KM-Gabe sind jedoch die dann meist nachweisbaren tubulären Strukturen charakteristisch für Angiome.

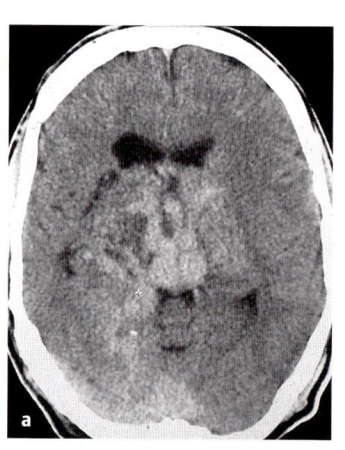

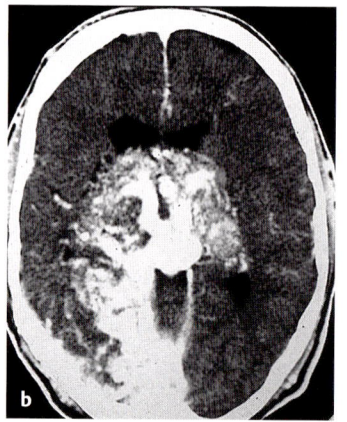

Abb. 3.40 a u. b **Arteriovenöses Angiom.** In der nativen Untersuchung können sich die oft kompliziert aufgebauten arteriovenösen Angiome sowohl hypodens als auch hyperdens darstellen.
a Rundliche und schlauchartige Hyperdensitäten um die A. basilaris, vorwiegend rostral, unterbrochen von Hypodensitäten. Im nativen Bild sind die Vorderhörner der Seitenventrikel nach ventral verlagert.
b Nach intravenöser KM-Gabe intensive KM-Anreicherung der Gefäßschlingen. Ein großer Teil des Angioms liegt rechts hemisphäral auf dem Tentorium. Kräftige KM-Anreicherung im Stammganglienbereich beidseits.

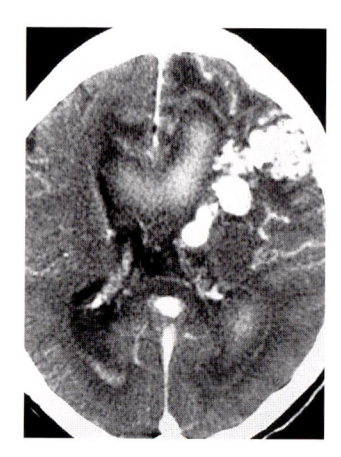

Abb. 3.41 **Blutig tingiertes Ventrikelsystem beim Ventrikeleinbruch einer Angiomblutung.** In der KM-gestützten Aufnahme erkennt man außerdem die typischen Gefäßkonvolute, die hier die Stammganglien mit der Hirnoberfläche verbinden.

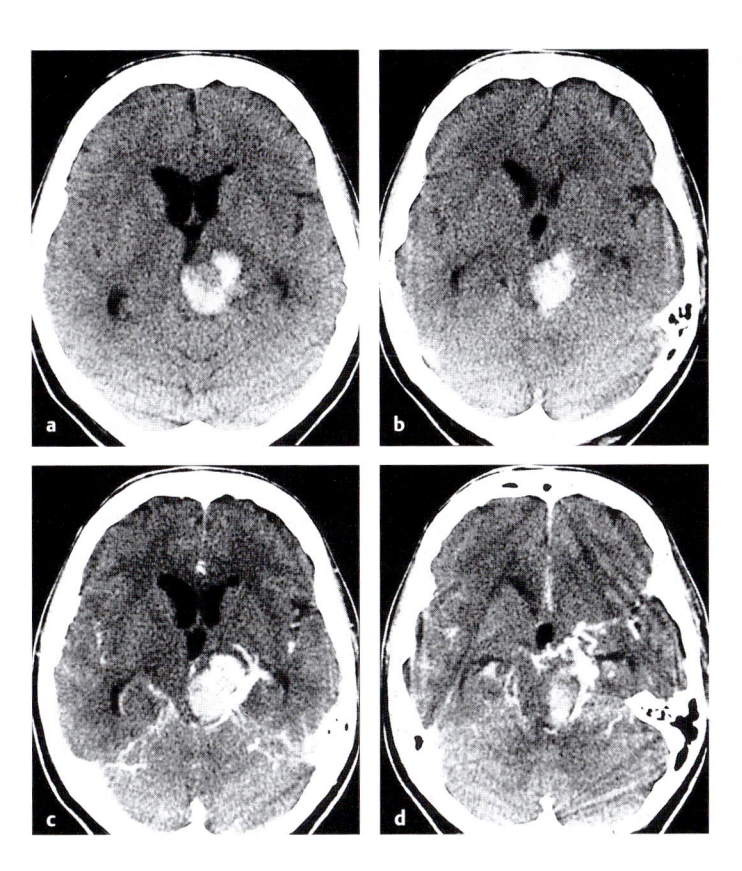

Abb. 3.42 a–d **Angioblutung.**
Angioblutungen stellen sich im nativen Bild als atypische Blutungen dar (keine Hypertonie, Blutung muss nicht in den Stammganglien liegen).
a, b Hyperdense Blutung im Thalamus der linken Hemisphäre.
c, d Nach intravenöser KM-Gabe zeigen sich am Rand der Blutung angiomartige Gefäßschlingen. Diese sichern die Diagnose und unterstreichen noch einmal die Notwendigkeit, bei atypischen Blutungen weitere Abklärungen einschließlich einer KM-Gabe vorzunehmen.

Differenzialdiagnostisch ist natürlich auch die Angiographie entscheidend, wenn sie in Fällen untypischer Blutungen zur weiteren Abklärung eingesetzt wird. Embolisierte Angiome mit nativ hyperdensem Embolus können bei Kenntnis der Anamnese leicht richtig zugeordnet werden. Bei fehlender Anamnese (bewusstloser Patient) kann es zu einer Fehleinschätzung von Befunden kommen – selbst eine Verwechslung z. B. mit Oligodendrogliomen ist möglich.

Rezidivdiagnostik

Verlaufskontrollen werden nach Embolisationen durchgeführt. KM kann gegeben werden, um persistierende Gefäße sichtbar zu machen.

> Größere Angiome können im Nativbild anderen nativ hyperdensen Läsionen ähneln (Meningeome, Lymphome).

Kavernome

Häufigkeit: selten, ca 10 % der zerebralen Gefäßfehlbildungen
Wegweisender bildmorphologischer Befund: Hypo- oder hyperdense Raumforderung mit zystischen und/oder verkalkten Anteilen, häufig KM-Anreicherung, allerdings nur bei geeigneter Dynamik mit Spätaufnahmen sicher nachweisbar. Die Angiographie zeigt nur eine Raumforderung.

Prozedere: T2*w MRT, Angiographie, Operation zur Gewebediagnose, Anfallskontrolle.
Einsatz anderer Methoden: s.o.
Fragen, die der Befund beantworten muss:
- Lage?
- stattgehabte Blutung?
- Gefäßversorgung?

Pathogenese

Kavernome sind gutartige Hamartome. Zusammen mit den kapillären Teleangiektasien und den venösen und arteriovenösen Malformationen bilden sie die Gruppe der zerebralen Gefäßmalformationen. Histologisch bestehen sie aus einem honigwabenartigen Knäuel unterschiedlich großer und geformter Gefäßstrukturen. Im Verlauf kommt es zu kleinen oder auch großen Blutungen, die wiederum zu Organisation, Fibrose und Verkalkung führen.

Kavernome kommen nicht nur in den Großhirnhemisphären vor, sondern auch infratentoriell, im Hirnstamm und auch „extraaxial" subpial im Kleinhirnbrückenwinkel. Häufig treten sie multipel auf.

> Kavernome treten häufig multipel auf.

Klinik

Kavernome werden symptomatisch durch ein Anfallsleiden, durch fokale neurologische Symptome bei Raumforderungen oder durch eine akute Blutung. Die 3 Symptomgruppen können auch aufeinander folgen. Extraaxiale Kavernome im Hirnstamm manifestieren sich mit Raumforderungszeichen wie Hirnnervenausfällen. Das jährliche statistische Blutungsrisiko liegt bei etwa 1%.

CT-Morphologie

Die unterschiedlich großen Raumforderungen, als die sich Kavernome in der Schnittbilddiagnostik manifestieren, zeigen eine weite Varianz hinsichtlich Dichte, Verkalkung und KM-Anreicherung. Zystische Anteile stellen sich hypodens dar, Verkalkungen als umschriebene Hyperdensitäten. Eine KM-Anreicherung ist ausgeprägt, kann aber nach Einblutung auch fehlen. Drainierende oder versorgende Gefäße sind nicht zu sehen. Typisch ist das Bild der Angiographie, das nur die Raumforderung, nicht jedoch eine Gefäßfehlbildung zeigt.

Differenzialdiagnose

Kavernome können mit anderen Hirntumoren, auch aus der Fehlbildungsgruppe, verwechselt werden. Heute ist der charakteristische Nachweis zusätzlicher, auch punktförmiger und oft zahlreicher Einblutungen im T2*w Bild diagnostisch wegweisend. Extraaxiale Kavernome im Hirnstamm und Kleinhirnbrückenwinkel können als Meningeome fehlgedeutet werden.

> Kavernome im Hirnstamm und Kleinhirnbrückenwinkel können als Meningeome fehlgedeutet werden.

Aneurysmen – Subarachnoidalblutung

Häufigkeit: Häufiger CT-Befund in der Notfalldiagnostik.
Wegweisender bildmorphologischer Befund: Basale Zisternen hyperdens.
Prozedere: Angiographie, Operation (Clipping), interventionelle Therapie.
Einsatz anderer Methoden: Die Angiographie zeigt Aneurysmen der basalen Hirnarterien.
Fragen, die der Befund beantworten muss:
- Lage der Blutung?
- IV. Ventrikel beteiligt?
- Hydrozephalus?
- Aneurysma erkennbar?
- Seitenbevorzugung?

Pathogenese

Ursache der Subarachnoidalblutung ist meist ein Aneurysma der basalen Hirnarterien (oft an einer Gefäßaufzweigung). Andere Ursachen sind seltener:
- benigne perimesenzephale Blutungen,
- kleine arteriovenöse Angiome,
- arteriosklerotisch bedingte Aneurysmen,
- Sinusvenenthrombosen.

Häufigkeit

Die Angaben zur Häufigkeit variieren zwischen 0,2 und 0,5% in angiographischen Serien und bis zu 8% im Sektionsgut. Als Anhaltspunkt kann davon ausgegangen werden, dass bei etwa 2% der Menschen

Aneurysmen – Subarachnoidalblutung

Aneurysmen vorliegen oder im Laufe des Lebens entstehen. Rupturen mit der Folge einer Subarachnoidalblutung werden bevorzugt im mittleren und höheren Erwachsenenalter mit einer statistischen Häufigkeit von 8–10 : 100 000 pro Jahr beobachtet.

Klinik

Typisches Leitsymptom der Subarachnoidalblutung durch Aneurysmaruptur sind plötzlich einsetzende, vernichtende Kopfschmerzen nie gekannter Stärke, verbunden mit Nackensteifigkeit und einer unterschiedlich ausgeprägten Bewusstseinsstörung. Je nach Lage des Aneurysmas können epileptische Anfälle und Hirnnervenausfälle hinzutreten. Die Bewusstseinsstörung kann bis zum Koma führen.

Unspezifische Warnsymptome sind Übelkeit und Erbrechen. Sie können dem eigentlichen Ereignis vorausgehen. Ursache dafür sind kleine Blutleckagen. Bis zu 50 % der Patienten geben an, im Zeitraum eines Monats vor der Subarachnoidalblutung bereits eine Episode mit starken Kopfschmerzen oder anderen Vorzeichen gehabt zu haben.

Eine Druckschädigung des N. oculomotorius bei einem Aneurysma der intrakranialen A. carotis interna kann sich aufgrund der Schädigung seiner parasympathischen Fasern bereits vor der Aneurysmablutung durch eine Anisokorie bemerkbar machen.

Zur Diagnose werden folgende Verfahren eingesetzt:
- native zerebrale CT,
- Lumbalpunktion,
- angiographische Darstellung der intraduralen Arterien (4-Gefäß-Angiographie),
- MRT.

Die Subarachnoidalblutung wird klinisch nach Hunt und Hess eingeteilt (Tab. 3.1).

CT-Morphologie

Untersuchungstechnik. Der Nachweis von Blut im Subarachnoidalraum ist in der nativen CT zu führen. Die Darstellung mit den üblichen Schichtdicken (supratentoriell 8 mm, infratentoriell 4 mm) kann durch dünne Schichten im Bereich der basalen Hirngefäße ergänzt werden. Dies ist bei fehlendem Blutnachweis in der Standarduntersuchung oder bei unklaren Befunden zu erwägen. Eine intravenöse KM-Gabe in Verbindung mit einer Spiral-CT in der arteriellen Phase kann je nach Gerät heute sicher größere, bei Sub-Millimeter-Schichten im Multislice-CT auch kleine Aneurysmen mit hoher Sensitivität nachweisen. Die Technik ersetzt allerdings – insbesondere bei negativem Befund – nach wie vor nicht die Angiographie.

Bildbefunde. Ziel der Diagnostik bei akuter Subarachnoidalblutung ist der Nachweis der Blutung und letztendlich der Blutungsquelle sowie evtl. weiterer Aneurysmen.

Die Subarachnoidalräume sind beim Gesunden liquorisodens. Blut in den Subarachnoidalräumen macht sich durch eine Kontrastumkehr bemerkbar (Abb. 3.43): Die Subarachnoidalräume werden hyperdens gegenüber dem Hirnparenchym. Blut wird in unterschiedlichen Anteilen des Subarachnoidalraums gefunden (Abb. 3.44).

Die Blutverteilung lässt bereits vor Anfertigung einer Angiographie Rückschlüsse auf die Lage des Aneurysmas zu:
- Blut in der suprasellaren Zisterne, im Seitenvergleich oft asymmetrisch, wird bei Aneurysmen der A. carotis interna gefunden.
- Die lateralen Anteile der Sylvi-Fissur sind bei Aneurysmen der A. cerebri media betroffen.
- Aneurysmen der A. communicans anterior und der A. pericallosa können sich durch Blut in den basalen Anteilen des frontalen Interhemisphärenspalts bemerkbar machen.
- Aneurysmen der A. basilaris bluten in die hintere Schädelgrube, vor allem in die Zisterna ambiens, die Fossa interpeduncularis, zuweilen auch in den posterioren Interhemisphärenspalt und die Sylvi-Fissur. Die Ausbreitung des Bluts wird beeinflusst

Tabelle 3.1 Stadien der Subarachnoidalblutung nach Hunt und Hess

Stadium	Beschreibung
I	- asymptomatisch oder leichte Kopfschmerzen
Ia	- keine akute meningeale Rektion, aber neurologisches Defizit
II	- mäßige bis schwere Kopfschmerzen
	- Nackensteifigkeit, Hirnnervenausfälle
III	- Benommenheit
	- Verwirrtheit
	- geringgradiges neurologisches Defizit
IV	- Stupor
	- Hemiparese
V	- tiefes Koma
	- Dezerebration

Zuweilen wird für internistische Begleiterkrankungen (Hypertonus, Diabetes) und für bereits vorhandenen deutlichen Vasospasmus eine Graduierung höher gewertet.

> Das wichtigste Leitsymptom der Subarachnoidalblutung sind plötzlich einsetzende, vernichtende Kopfschmerzen.

> Blut in den Subarachnoidalräumen macht sich durch eine Kontrastumkehr bemerkbar.

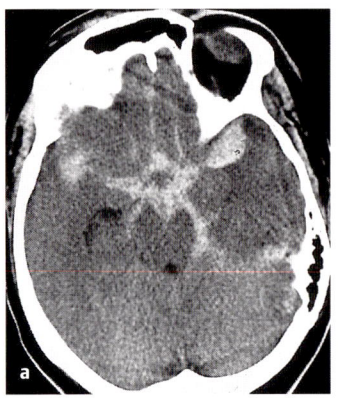

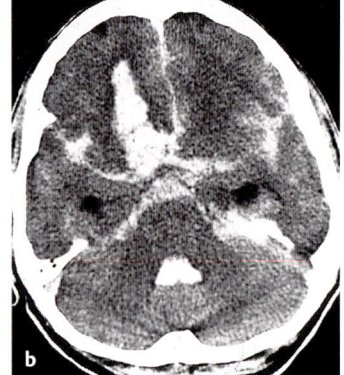

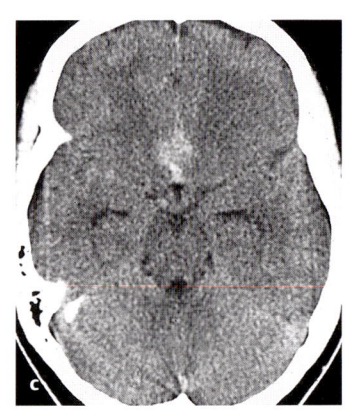

Abb. 3.43 a–c **Kontrastumkehr der basalen Zisternen bei Subarachnoidalblutung.**
a Subarachnoidales Blut ist verantwortlich für die Dichteanhebung, die okzipital den Hirnstamm demarkiert. Die pentagonartige Figur zeichnet die Umgebung des Circulus arteriosus Willisii nach. Rechts im Bereich der Mediagabel rundliche Blutansammlung, die den Verdacht auf ein Aneurysma in der Mediagabel lenken muss. Aggravierend ist eine größere Blutansammlung links temporopolar erkennbar.
b Rechts frontal befindet sich reichlich intraparenchymales Blut. Blut im IV. Ventrikel erklärt den im Verlauf der Subarachnoidalblutung möglichen Hydrozephalus. Die Aneurysmalage korreliert dabei (in Grenzen) mit der Lage der Blutung.
c Charakteristische Blutung im Interhemisphärenspalt bei einem Aneurysma der A. pericallosa.

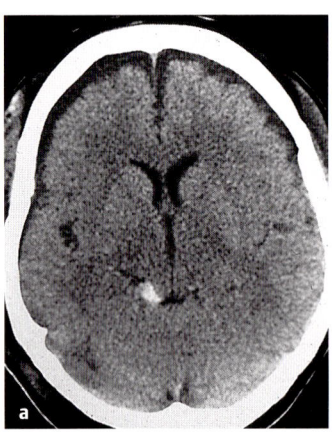

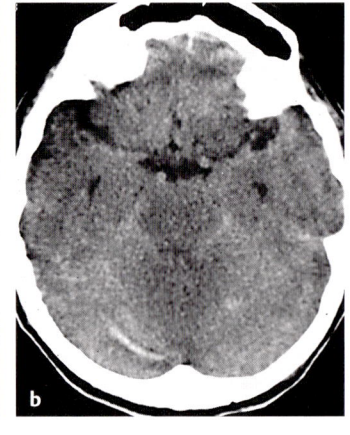

Abb. 3.44 a u. b **Diskreter Befund bei Subarachnoidalblutung.**
a Eine kleine Einblutung in der Cisterna ambiens ist erkennbar.
b Blutauflagerungen auf dem Hirnstamm und Kleinhirn.

> Der Blutungsnachweis ist mit der CT nur im akuten und zu Beginn des subakuten Stadiums einer Subarachnoidalblutung möglich.

> Findet sich Blut in der chiasmatischen Zisterne, entstammt es sehr wahrscheinlich einer Aneurysmaruptur.

von arachnoidalen Membranen, z. B. der Liliequist-Membran. Diese Membranen sind allerdings nur bei etwa 30% der Menschen kompetente Barrieren gegen eine ungehinderte Ausbreitung von Blut im Subarachnoidalraum. Vereinfachend lässt sich sagen: Blut in der interpedunkulären Zisternen und um die Karotiden kann auch aus einer „benignen" nicht aneurysmatischen Blutung stammen. Findet sich dagegen Blut in der chiasmatischen Zisterne, handelt es sich sehr wahrscheinlich um eine Aneurysmaruptur.

- Die „perimesenzephalen Blutungen", bei denen sich Blut in der Fossa interpeduncularis und der Zisterna ambiens befindet, sind nicht aneurysmatypisch und nehmen aufgrund ihres benignen Verlaufs eine Sonderstellung ein. Ursache sind wahrscheinlich Rupturen kleiner perimesenzephaler Venen (oder Arterien).

Eine Komplikation der Subarachnoidalblutung ist der Hydrozephalus, der evtl. erst bei einer Wiederholungsuntersuchung erkennbar wird (Abb. 3.**45**). Durch einen Clip-Verschluss (oder Coil-Okklusion) des rupturierten Aneurysmas oder eine interventionelle Therapie können Nachblutungen vermieden werden.

Sensitivität. Der CT-Nachweis von Blut fehlt bei weniger als 2% der Patienten mit rupturierten Aneurysmen (die Angaben reichen von unter 2% bis unter 5%). Dagegen wird der CT-Befund nach stattgehabter Blutung aufgrund von Verdünnungseffekten und der Metabolisierung des Blutes rasch (falsch) negativ:

Aneurysmen – Subarachnoidalblutung

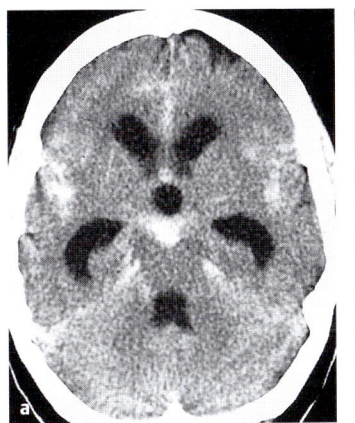

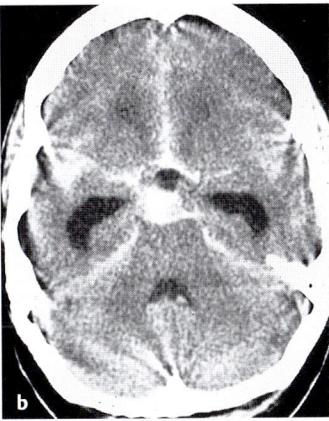

Abb. 3.45 a u. b   Hydrozephalus als Komplikation im Verlauf einer Subarachnoidalblutung. Subarachnoidales Blut in den externen Liquorräumen, im anterioren Interhemisphärenspalt sowie präpontin. Konsekutiver Hydrozephalus mit Erweiterung der Vorderhörner, der Seitenventrikel, des III. Ventrikels sowie der Temporallappen.

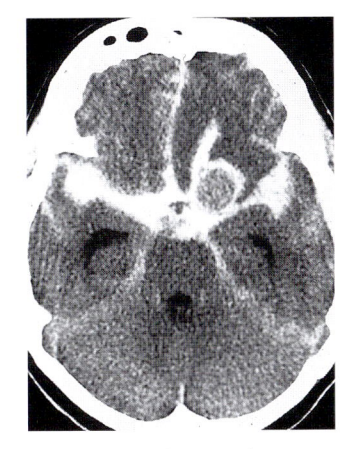

Abb. 3.46   Direkte Visualisierung eines Aneurysmas. Innerhalb einer größeren Blutmenge im Bereich des Pentagons wird eine kugelige Dichteminderung linksseitig erkennbar, die einem Aneurysma im Bereich der Mediagabel entspricht (native CT).

nach 3 Tagen in 12% der Fälle, nach 7 Tagen in 50% der Fälle, nach 9 Tagen in 80% der Fälle und nach 10 Tagen nahezu immer. Hingegen gelingt der Nachweis in der FLAIR-MRT bis zu 3 Wochen nach dem Ereignis.

Differenzialdiagnose

Ursachen einer Dichtezunahme der Subarachnoidalräume können neben der Blutung eine intrathekale KM-Gabe (sehr hohe Dichte, gesamter Subarachnoidalraum betroffen) und als Rarität eine eitrige Leptomeningitis mit Exsudat in den Liquor sein. Der Befund wird im letzteren Fall durch die gleichzeitige Dichteminderung des Gehirns bei diffusem Ödem betont.

Zusatzuntersuchungen

Aneurysmalokalisierung. Über die reine Diagnose einer Subarachnoidalblutung hinaus kann die CT weitergehende Informationen im Hinblick auf die Lage eines Aneurysmas liefern. In Einzelfällen sind Aneurysmen innerhalb größerer subarachnoidaler Blutansammlungen als sphärische Aussparungen zu sehen (Abb. 3.46). Ebenso können sich auch thrombosierte (Abb. 3.47) und vor allem natürlich verkalkte (Abb. 3.48) Aneurysmen bereits im nativen Bild als mehr oder weniger hyperdense Strukturen darstellen.

CTA des Circulus arteriosus Willisii. Die CTA unter Einsatz der Spiral-CT mit KM-Bolus in der arteriellen Phase ermöglicht den Nachweis von Aneurysmen, die größer als 3 mm sind (Abb. 3.49, Abb. 3.50). Untersucht wird mit einer Schichtdicke und einem Tischvorschub von 1 mm. Die KM-Gabe sollte der Bildakquisition um 8–12 s vorausgehen. Die exakte Verzögerung kann nach Messung oder Abschätzung der Kreislaufzeit variiert werden. Die Bilddaten können auch 3-dimensional rekonstruiert werden.

MRT. Der Nachweis einer akuten Subarachnoidalblutung (1.–3. Tag) ist keine Indikation für die MRT. Die Sensitivität der Methode ist hierzu zu gering – unabhängig von der verwendeten Sequenz. Bei der subakuten (4.–14. Tag) und chronischen (nach dem 14. Tag) Subarachnoidalblutung nimmt die Sensitivität der CT ab. Die Aussichten der MRT steigen in diesen Stadien, da die Blutungen dann signalreicher werden. FLAIR- und PDw Aufnahmen scheinen am Erfolg versprechendsten.

Bei positivem Blutnachweis in der CT oder der Liquorpunktion, aber fehlendem angiographischem Aneurysmanachweis ist die Indikation zur MRT gegeben. Andere Blutungsursachen oder vollständig thrombosierte und daher angiographisch nicht nachweisbare Aneurysmen werden jedoch nur selten gefunden.

Rezidivdiagnostik

Neben der duplexsonographischen Verlaufsbestimmung der Flussgeschwindigkeiten kommt auch der CT eine besondere Rolle zur Erkennung hypodenser

> Im akuten Stadium einer Subarachnoidalblutung besteht keine Indikation für die MRT.

3 Vaskulär bedingte Hirnerkrankungen

Abb. 3.47 a–d Aneurysma.
a, b Thrombosierte Aneurysmen sind im nativen Bild bereits zu vermuten.
c, d Der perfundierte Anteil ist in der Regel erst nach der KM-Gabe erkennbar (Aneurysma der A. basilaris bzw. A. carotis interna).

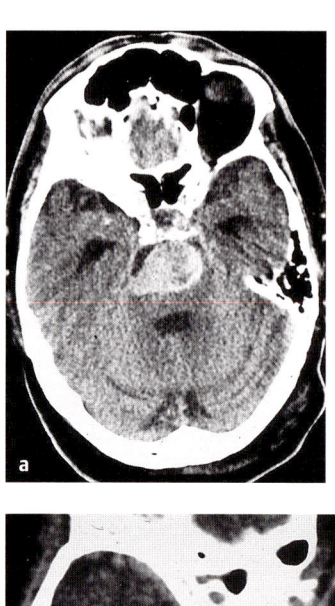

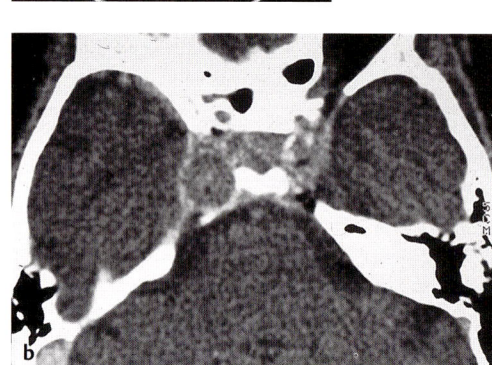

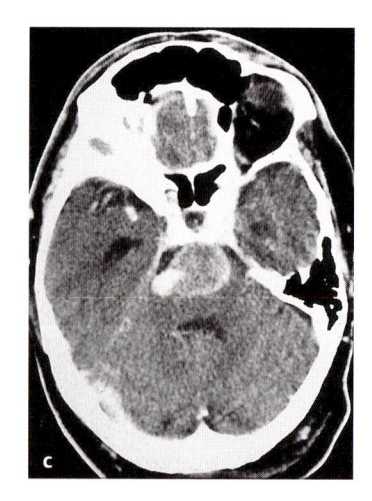

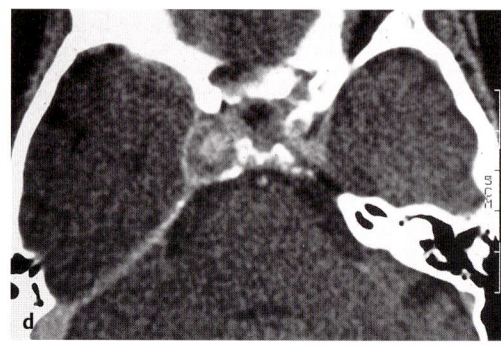

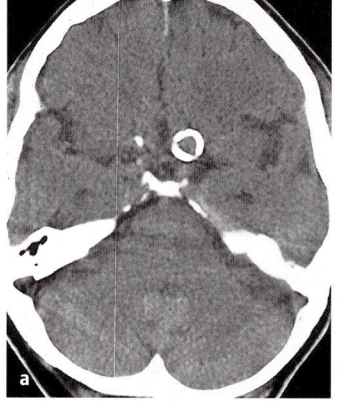

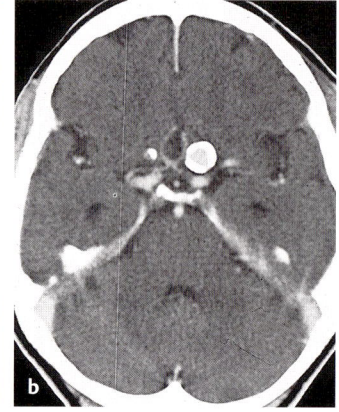

Abb. 3.48 a u. b Weitgehend verkalktes Aneurysma der linken A. carotis interna.
a Nativ ist nur die zirkuläre Wandverkalkung diagnostizierbar.
b Nach KM-Gabe färbt das perfundierte Restlumen an.

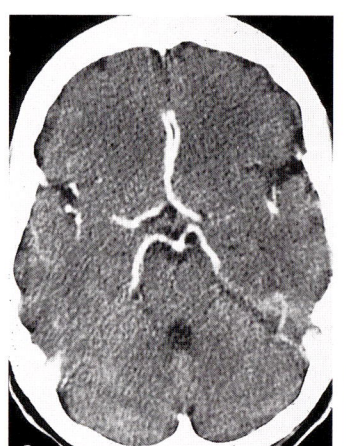

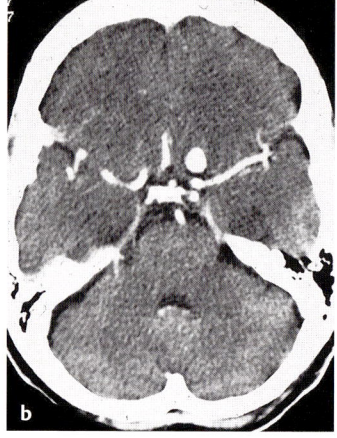

Abb. 3.49 a u. b Aneurysmadarstellung in der Spiral-CT.
a Dünnschichtige Spiral-CT-Aufnahmen sind geeignet, den Circulus arteriosus Willisii abzubilden und auch kleinere bis mittelgroße Aneurysmen nachzuweisen (**b**).
b Aneurysma des R. communicans anterior.

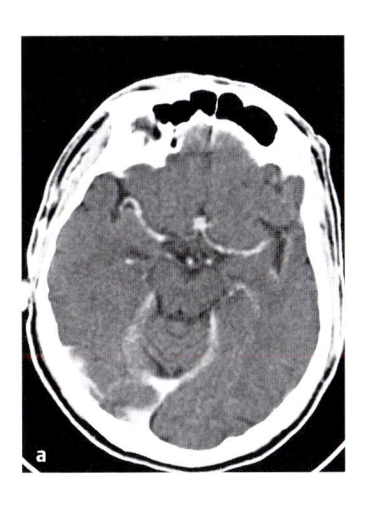

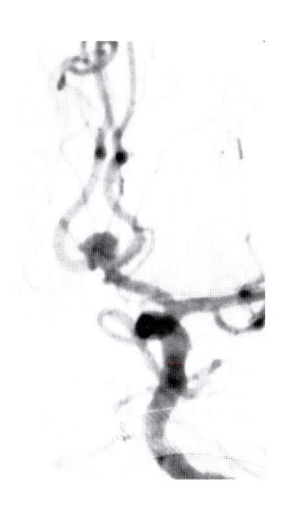

Abb. 3.50 a u. b **Aneurysma der A. communicans anterior.** In der CT nach KM Direktnachweis der Raumforderung (**a**), dazu das angiographische Bild (**b**).

Infarktareale zu. Denn zu einem Verschluss hirnversorgender Arterien kann es nicht nur durch endoluminale oder operative Manipulationen bei der Versorgung eines Aneurysmas kommen. Auch spastische Gefäßstenosen können eine regionale Minderperfusion bis zur Ausbildung eines Infarkts verursachen.

Thrombosen

Häufigkeit: Nicht ganz seltener, leicht zu übersehender CT-Befund.
Wegweisender bildmorphologischer Befund: Bilaterale, symmetrische, parasagittale Läsionen.
Prozedere: MRT, evtl. Angiographie, konservative Therapie.
Einsatz anderer Methoden: Die native MRT zeigt den Thrombus.
Fragen, die der Befund beantworten muss:
- Thrombus als KM-Aussparung erkennbar?
- Kollateralen?
- Venöse Infarkte?
- Sicherer Befund?

Pathogenese

Anatomie der venösen Blutleiter des Gehirns. Die Sinus durae matris liegen zwischen den beiden Blättern der Dura mater (Stratum periostale und meningeale [Abb. 2.**8**, S. 45]). Sie drainieren in die Vv. jugulares internae. Folgende Sinus werden unterschieden:
- Sinus sagittalis superior,
- Sinus sagittalis inferior,
- Sinus rectus,
- Sinus transversus,
- Sinus sigmoideus,
- Sinus occipitalis,
- Sinus cavernosus,
- Sinus sphenoparietalis,
- Sinus petrosus.

Außerdem wird ein oberflächliches und ein tiefes Venensystem unterschieden. Die oberflächlichen Venen drainieren in den Sinus sagittalis superior und transversus, die tiefen Venen in die V. cerebri magna (V. Galeni) und den Sinus rectus.

Von den oberflächlichen Venen leiten die Vv. cerebrales superiores Blut vom Frontal- und Parietalhirn in den Sinus sagittalis superior. Die Vv. cerebrales inferiores drainieren die Temporallappen und Teile des Okzipitalhirns in den Sinus transversus und den oberen Sinus petrosus. Anastomosen verbinden superiore und inferiore, teilweise auch andere Venen (Trolard-, Roland-Vene, Labbé-Vene).

Die tiefen Venen drainieren u. a. Teile des Marklagers der Hemisphären und das Dienzephalon. Die V. cerebri magna (V. Galeni) sammelt das Blut aus thalamostriatalen Ästen, der V. basalis (Rosenthal-Vene) und anderen Venen und mündet in den Sinus rectus.

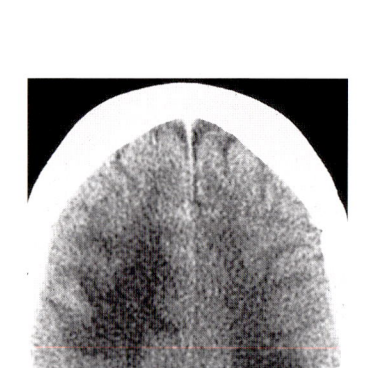

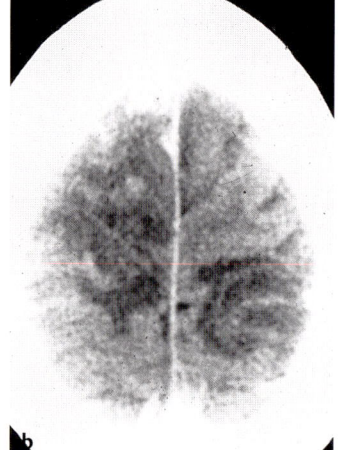

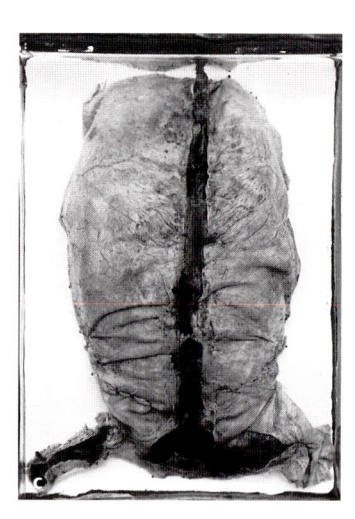

Abb. 3.51 a–c **Sinusvenenthrombose.**

a, b Nahezu symmetrische, bilaterale Läsionen als wegweisender Befund der Sinusvenenthrombose. Das native CT kranial des Ventrikelniveaus zeigt im Marklager beider Hemisphären flächige, eher unscharf begrenzte Hypodensitäten. Das beidseitige, nahezu symmetrische Auftreten sollte an eine Sinusvenenthrombose – genauer an eine Thrombose des Sinus sagittalis superior – denken lassen. Die Sinusvenenthrombose kann sich im nativen CT als venöser Infarkt manifestieren.

c Ausgedehnte Thrombose überwiegend des Sinus sagittalis superior im makropathologischen Präparat (mit freundlicher Genehmigung der Sammlung der Pathologie an der Charité, Berlin).

Als Konfluens sinuum wird der Zusammenfluss von Sinus rectus, Sinus sagittalis superior und der paarigen Sinus transversus bezeichnet. Der Konfluens liegt am okzipitalen Anteil des Tentoriums.

Über Vv. emmissariae besteht eine Verbindung zu den Venen der Galea. Die Vv. emissariae können nach Mittelohroperationen Ursache scheinbar unerklärlicher Blutungen aus dem Ohr sein. Keime können über die Vv. emissariae nach intrakranial verschleppt werden, was zu einer Thrombophlebitis der Sinus führen kann.

Pathogenese. Eine behinderte venöse Drainage führt zu einem erhöhten Kapillardruck und einer verminderten Perfusion. Der nachfolgende Infarkt und das Ödem bedingt dann einen erhöhten intrakranialen Druck.

Grundsätzlich sollten alle bilateralen zerebralen Veränderungen – insbesondere Infarkte mit oder ohne Hämorrhagie – an eine Sinusvenenthrombose denken lassen (Abb. 3.**51**). Bei den Veränderungen handelt es sich dann um venöse Stauungsinfarkte. Ursache der Bilateralität ist der Aufbau des venösen Drainagesystems, bei dem die inneren ⅔ beider Hirnhälften in mittelliniennahe Abflusssysteme drainieren, vor allem in den Sinus rectus. Ist dieser Abfluss verlegt, so führt der Rückstau zu beidseitigen Veränderungen (Abb. 3.**53**).

Risikofaktoren. Begünstigend für das Entstehen einer Sinusvenenthrombose sind eine Vielzahl von hyperkoagulabilen Zuständen. Häufigste Ursache der Sinusvenenthrombose bei jüngeren Frauen ist die orale Kontrazeption. Eine blande Sinusvenenthrombose kommt postoperativ, postpartal oder in der zweiten Hälfte der Schwangerschaft vor. Eitrige Sinusvenenthrombosen treten nach Mastoiditis (Sinus transversus) oder Entzündungen im Gesicht auf (Sinus cavernosus).

Häufigkeit

Sinusvenenthrombosen sind insbesondere in Hochrisikogruppen ein nicht seltenes Krankheitsbild. In einer Untersuchung von 1979 fand sich eine postpartale Inzidenz von 1 : 10 000 Geburten. Posttraumatisch, insbesondere nach penetrierenden Verletzungen oder Frakturen, deren Verlauf einen venösen Blutleiter kreuzt, wurde in bis zu 10 % der Fälle eine sekundäre Sinusvenenthrombose beobachtet.

Klinik

Thrombosen der venösen Sinus und der tiefen und oberflächlichen Hirnvenen gehören zu den leicht zu übersehenden zerebralen Erkrankungen. Dabei kann zumindest die Verdachtsdiagnose leicht gestellt werden, wenn das Krankheitsbild überhaupt in den differenzialdiagnostischen Überlegungen berücksichtigt wird.

> Bei allen bilateralen zerebralen Veränderungen – insbesondere Infarkten – muss man an eine Sinusvenenthrombose denken.

Die ersten Symptome sind unspezifisch: Nahezu immer finden sich Kopfschmerzen, Übelkeit und Erbrechen, gefolgt von Vigilanzminderung, fluktuierenden sensomotorischen Symptomen, fokalen und generalisierten Anfällen, einer Stauungspapille und psychiatrischen Auffälligkeiten.

Die klinische Symptomatik entfaltet sich in Abhängigkeit vom betroffenen venösen Drainagegebiet und ist lokalisatorisch weniger eindeutig als bei arteriellen Infarkten.

Bei Thrombosen des Sinus sagittalis superior treten Kopfschmerzen und gelegentlich ein Papillenödem auf, bei Thrombosen des Sinus transversus zudem Ohrenschmerzen und bei Sinus-cavernosus-Thrombosen kommt es zusätzlich zu Chemosis und einer Protrusio bulbi sowie zu Hirnnervenausfällen.

Eine Spätfolge nach Sinusvenenthrombose können durale arteriovenöse Fisteln sein, die dann am häufigsten am Sinus transversus und sigmoideus auftreten und vom Patienten meist aufgrund eines pulssynchronen Ohrgeräuschs bemerkt werden, das meist auch von außen auskultierbar ist.

> Eine Spätfolge der Sinusvenenthrombose können durale arteriovenöse Fisteln sein.

CT-Morphologie

Die Mortalität der nicht erkannten Sinusvenenthrombose ist hoch. Die Diagnose kann leicht nicht-invasiv (MRT) und invasiv (venöse Phase des zerebralen Angiogramms) abgeklärt werden. Doch ein Übersehen der Diagnose hat mit großer Wahrscheinlichkeit deletäre Konsequenzen. Eingangsuntersuchung ist meist die CT. Eine Übersicht über die CT-Zeichen bei Sinusvenenthrombose gibt Tab. 3.2.

Ein *frischer Thrombus* führt zu einem Dichteanstieg des thrombosierten Sinus oder Gefäßes, die dann bereits nativ als hyperdense Struktur sichtbar werden (Abb. 3.52; bei oberflächlichen Hirnvenen „cord sign", Abb. 3.55). Nach KM-Gabe wird der int-

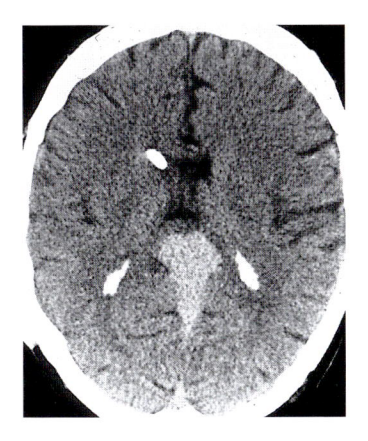

Abb. 3.52 Dichteanhebung eines Sinus. Bei der Dichteanhebung eines Sinus im nativen CT sollte an die Sinusvenenthrombose gedacht werden. Das native CT auf der Ebene der Seitenventrikel zeigt eine deutliche Dichteanhebung wahrscheinlich der V. cerebri magna. Intraluminale Thromben sind für 14 Tage hyperdens.

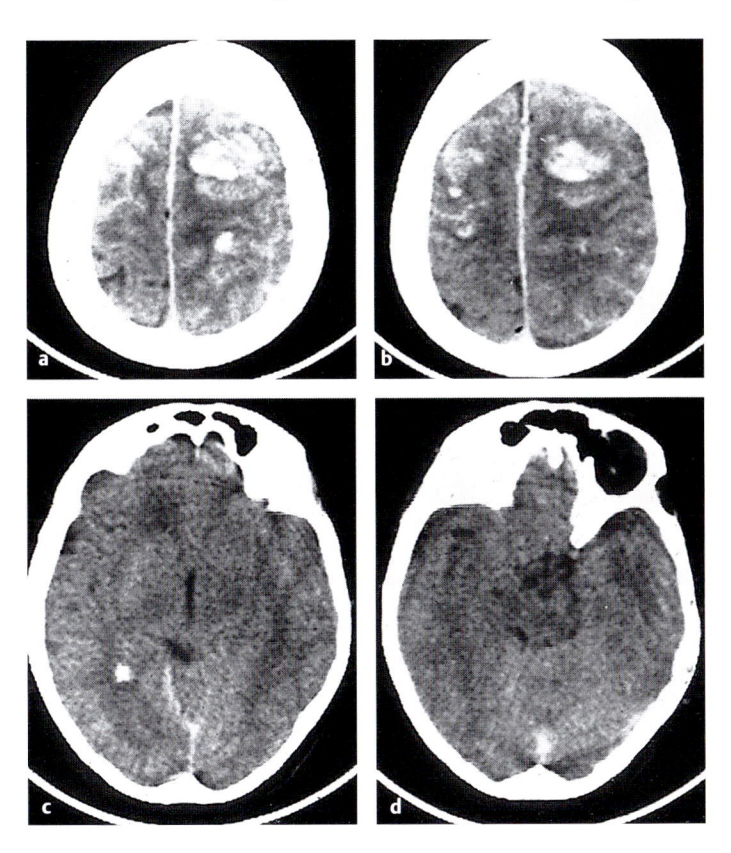

Abb. 3.53 a–d Beidseitige symmetrische Dichteanhebung. Beidseitige, nahezu symmetrische Dichteanhebungen sprechen für eine Sinusvenenthrombose. CT-Schnitte kranial und kaudal des Ventrikelniveaus zeigen unscharf begrenzte, flächige und eher kleinfleckige Hyperdensitäten, die Einblutungen entsprechen (klinisch Thrombozytopenie [!], autoptisch disseminierte intravasale Koagulation bei hämatologischem Krankheitsbild mit initialer Thrombozytose).

3 Vaskulär bedingte Hirnerkrankungen

Tabelle 3.2 CT-Zeichen bei Sinusvenenthrombose

CT-Befund	Ursache	Bezeichnung
Native CT:		
• hyperdense Vene	Thrombus in einer Vene (Abb. 3.**52**)	
• (bilaterale) Hypodensität	venöse Infarkte	
• (bilaterale) Hyperdensität	Einblutungen	
• kleine Ventrikel	erhöhter intrakranialer Druck	
KM-gestützte CT:		
• Aussparung im Sinus	Thrombus im Sinus, demarkiert durch Kollateralen und anreichernde Gefäßwand	„empty triangle" (Abb. 3.**54**)
• Anreicherung über der Hirnrinde		
• Anreicherung des Tentoriums	• KM-gefüllte Kollateralen • dilatierte oberflächliche Venen	„cord sign" (Abb. 3.**55**)

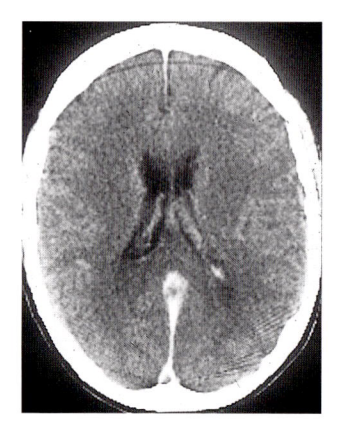

Abb. 3.54 Sinusvenenthrombose: „empty triangle sign". Das für die Sinusvenenthrombose charakteristische Empty triangle sign ist im kontrastmittelgestützten CT zu erkennen. Die kontrastmittelgestützte CT auf Ventrikelniveau zeigt eine dreieckförmige Kontrastmittelaussparung im Confluens. Diese entspricht einem intraluminalen Thrombus. Da die Sinus eine Vielzahl von Variationen aufweisen, empfiehlt sich bei einem Befund wie dem hier gezeigten die Befundsicherung durch MRT/Venographie.

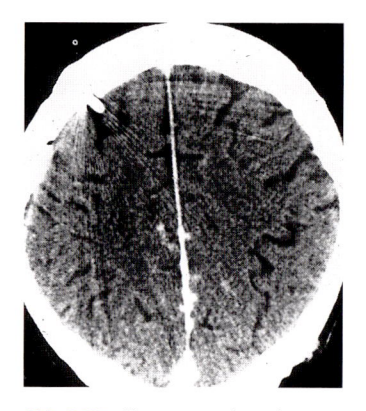

Abb. 3.55 Sinusvenenthrombose: „cord sign". Die kontrastmittelgestützte CT zeigt eine massiv erweiterte V. cerebralis superior und beginnende Kollateralen. Thrombosierte Venen können bereits nativ als dichte Strukturen sichtbar werden.

raluminale Thrombus als Aussparung innerhalb des KM-gefüllten Gefäßes sichtbar (Deltazeichen, „empty triangle sign"; Abb. 3.**54**). Bei ausgedehnteren Thrombosierungen kann ein Sinus ganz fehlen. Es muss jedoch auf die sehr wechselhafte individuelle Anlage der Sinus hingewiesen werden. So ist aufgrund der Drainageverteilung häufiger der linke Sinus transversus im Seitenvergleich hypoplastisch (ca. 30%).

Bei länger bestehendem Thrombus kann es zu *venösen Infarkten kommen*, die sich als Hypo- oder Hyperdensitäten im drainierten Stromgebiet bemerkbar machen. Verschließt der Thrombus ein unpaares Gefäß (Sinus sagittalis superior), so sind die Veränderungen bilateral und oft nahezu symmetrisch. *Länger bestehende Thromben* werden nach etwa 14 Tagen im nativen CT isodens. Begleitbefunde sind kleine Ventrikel, die Anreicherung von Abschnitten der Hirnrinde und Anreicherungen am Tentorium.

Untersuchungstechnik. Eine abgestimmte Untersuchungstechnik kann die Diagnose erleichtern. Für die KM-gestützte Untersuchung sollte reichlich KM gegeben werden – statt der üblichen 100 ml durchaus 200 ml, sofern dies vertretbar erscheint. Ferner muss auf eine ausreichende Verzögerung nach KM-Gabe geachtet werden. Sagittale oder koronare Rekonstruktionen sind hilfreich bei der Beurteilung der tiefen Venen und des Sinus sigmoideus. Bei der Schichteinstellung ist darauf zu achten, dass nicht auf die am kranialsten gelegene transversale Schicht verzichtet wird.

Intrakraniale Komplikationen der Mastoiditis und Otitis treffen zuerst den benachbarten Sinus transversus und sigmoideus. Über Vv. emissariae, selten auch die V. condylaris, kommt es zu entzündlichen Veränderungen der Sinuswand, die sekundär zum intraluminalen Thrombus führen.

Die Sensitivität der nativen CT ist gering, die der KM-gestützten CT deutlich höher, aber immer noch niedriger als die der MRT. Belüftungsstörungen des Mastoids oder Lysen in diesem Bereich sollten das Augenmerk auf die Sinus richten. Die Thrombose stellt sich nativ als intraluminale Dichteerhöhung, nach KM-Gabe als Aussparung im angefärbten Lumen dar.

Differenzialdiagnose

Differenzialdiagnostisch sind arterielle Infarkte, die Einblutung in einen hirneigenen Tumor, Eklampsie und eine Enzephalitis in Betracht zu ziehen.

▶ Belüftungsstörungen oder Lysen des Mastoids müssen an eine Sinusvenenthrombose denken lassen.

Zusammenfassung

Hirninfarkt. Hirninfarkten können mikro- oder makroangiopathische Veränderungen zugrunde liegen. Territorialinfarkte sind embolisch oder thrombotisch bedingt. Grenzzonen- und Endstrominfarkte haben hämodynamische Ursachen. Verschlüsse penetrierender Äste der großen Hirnarterien führen zu lakunären Infarkten. Bei der subkortikalen arteriosklerotischen Enzephalopathie (SAE) bestehen ausgeprägte arteriosklerotische Veränderungen der basisnahen Hirnarterien. Bedacht werden muss, dass bereits ein Blutdruckabfall bei Stenosen der großen Halsarterien und insuffizienter Kollateralisierung zu einer Ischämie führen kann.

Im CT sind im akuten Stadium nur diskrete Frühzeichen erkennbar („hyperdense media sign", Unschärfe der Stammganglien und der Mark-Rinden-Grenze). Die MRT ist in dieser frühen Phase wesentlich sensitiver. Später grenzt sich das infarzierte Gebiet aufgrund seiner Hypodensität im CT klar ab. Zwischen dem 3. Tag und der 3. Woche reichert die Läsion KM an. Beim Verdacht auf eine akute supratentorielle Ischämie sollte immer auch eine Perfusions-CT durchgeführt werden.

Hirnblutung. Häufigste Ursache einer zerebralen Massenblutung ist die Hypertonie. Hauptsächlich betroffen sind Putamen, Capsula interna und das Marklager. Blutungen sind hyperdens und weisen ein perifokales Ödem auf.

Arteriovenöse Malformationen. Arteriovenöse Malformationen (AVM) sind arteriovenöse Kurzschlussverbindungen. Arterielle Gefäße sind dabei über ein Gefäßkonvolut (Nidus) mit Venen verbunden. Im nativen CT-Bild können die Veränderungen diskret sein (Hypodensität, sehr selten Verkalkungen). Eine Blutung ist nativ als Hyperdensität nachweisbar.

Kavernome. Kavernome sind gutartige Hamartome. Die CT-Morphologie ist sehr unterschiedlich; zystische Anteile stellen sich hypodens dar, Verkalkungen als umschriebene Hyperdensitäten. Typisch ist der Angiographiebefund, der nur die Raumforderung, nicht jedoch eine Gefäßfehlbildung zeigt.

Subarachnoidalblutung. Ursache einer Subarachnoidalblutung ist meist ein Aneurysma der basalen Hirnarterien. Das Blut im Subarachnoidalraum wird im nativen CT nachgewiesen. Bei unklaren Befunden werden zusätzlich dünne Schichten der basalen Hirngefäße angefertigt. Über die reine Diagnose einer Subarachnoidalblutung hinaus kann die CT die Lage des Aneurysmas bestimmen.

Thrombose. Ein frischer Thrombus führt zum Dichteanstieg des thrombosierten Sinus oder Gefäßes (z. B. „cord sign" der oberflächlichen Hirnvenen). Nach etwa 14 Tagen werden Thromben im nativen CT isodens. Begleitbefunde sind kleine Ventrikel und eine KM-Anreicherung in Abschnitten der Hirnrinde und im Tentorium.

Literatur

Zur Weiterbildung empfohlen

Hirninfarkte

Bendszus, M., W. Müllges, R. Goldbrunner, A. Weigand, L. Solymosi: Hemodynamic effects of decompressive craniotomy in MCA infarction: evaluation with perfusion CT. Eur. Radiol. 13 (2003) 1895–1898
Fallbeschreibung, Herleitung des „tissue at risk"

Berman, S.A., L.A. Hayman, V.C. Hinck: Correlation of CT cerebral vascular territories with function: 3. Middle cerebral artery. Am. J. Neuroradiol. 142 (1984) 1035–1040

Berman, S.A., L.A. Hayman, V.C. Hinck: Correlation of CT cerebral vascular territories with function: 1. Anterior cerebral artery. Am. J. Neuroradiol. 135 (1980) 253–257

Berman, S.A., L.A. Hayman, V.C. Hinck: Correlation of CT cerebral vascular territories with function: 2. Posterior cerebral artery. Am. J. Neuroradiol. 137 (1981)13–19
klassische Arbeiten zur CT-Verteilung der Territorien, auch heute noch mit Gewinn lesbar

Damasio, H.: A computed tomographic guide to the identification of cerebral vascular territories. Arch. Neurol. 40 (1983) 138–142
schematische Darstellung der Gefäßterritorien

Egelhof, T., O. Jansen, R. Winter, K. Sartor: CT-Angiographie bei Dissektionen der A. carotis interna. Wertigkeit einer neuen Untersuchungstechnik im Vergleich zur DSA und Dopplersonographie. Radiologe 36 (1996) 850–854
Darstellung der wegweisenden Befunde für die verschiedenen bildgebenden Verfahren

Forsting, M., W. Reith, R. von Kummer, K. Sartor: Radiologie des Schlaganfalls. Akt. Radiol. 3 (1993) 209–216
enthält alles für den Radiologen Wissenswerte, gute Literaturzusammenstellung

Kjos, B. O., M. Brant-Zawadzki, R. G. Young: Early CT findings of global central nervous system hypoperfusion. Amer. J. Neuroradiol. 141 (1983) 1227–1232
differenziert anhand der Ergebnisse bei 10 Patienten die CT-Befunde der diffusen Hypoperfusion von den bei Territorial- und hämodynamischen Infarkten gefundenen Bildern

Mayer, T.E., G. Schulte-Altedorneburg, D.W.Droste, H. Brückmann: Serial CT and MRI of ischaemic cerebral infarcts: frequency and clinical impact of haemorrhagic transformation. Neuroradiology 42 (2000) 233–239
Darstellung des klinisch wichtigen Problems

Mizuguchi, M., M. Hayashi, I. Nakano et al.: Concentric structure of thalamic lesions in acute necrotizing encephalopathy. Neuroradiology 44 (2002) 489–493
CT plus Histopathologie

Nakano, S., T. Iseda, H. Kawano, T. Yoneyama, T. Ikeda, S. Wakisaka: Correlation of early CT signs in the deep middle cerebral artery territories with angiographically confirmed site of arterial occlusion. Am. J. Neuroradiol. 22 (2001) 654–659
Korrelation von DSA und CT (einschl. lentikulostriataler Äste)

Pfister, H.-W., G. D. Borasio, U. Dirnagl, M. Bauer, K. M. Einhäupl: Cerebrovascular complications of bacterial meningitis in adults. Neurology 42 (1992) 1497–1504
beschreibt Komplikationen, die auch vom Radiologen in Betracht gezogen werden sollten

Tomsick, T. A.: Sensitivity and prognostic value of early CT in occlusion of the middle cerebral artery trunk (Kommentar). Amer. J. Neuroradiol. 15 (1994) 16–17
Kommentar zu vorstehender Arbeit

Perfusions-CT

Kirchhof, K., P. Schramm, E. Klotz, K. Sartor: Zur Rolle der Mehrschicht-CT in der Frühdiagnostik der fokalen zerebralen Ischämie. Fortschr. Röntgenstr. 174 (2002) 1089–1095
zum Stellenwert der Methode

Hypertone Massenblutung

Haymann, L. A., J. J. Pagani, J. B. Kirkpatrick, V. C. Hinck: Pathophysiology of acute intracerebral and subarachnoid hemorrhage: applications to MR imaging. Amer. J. Neuroradiol. 10 (1989) 457–461
sehr wichtige und informative Übersichtsarbeit

Weisberg, L. A., A. Stazio: Nontraumatic frontal lobe hemorrhages: clinical-computed tomographic correlations. Neuroradiology 30 (1988) 500–505
Aufschlüsselung der Ätiologie bei 25 Patienten – davon offener Ausgang bei 9

Kavernome

Simard, J.M., F. Garci-Bengocheat, E. Ballinger, J.M. Mickle, R. C. Quisling: Cavernous angioma: a review of 126 collected and 12 new clinical cases. Neurosurgery 18 (1986) 162–172
umfassende Übersicht

Aneurysmen/Subarachnoidalblutung

International subarachnoid aneurysm trial (ISAT) collaborative group: International subarachnoid aneurysm trial (ISAT) of neurosurgical clipping versus endovascular coiling in 2143 patients with ruptured intracranial aneurysms: a randomised trial. Lancet 360 (2002) 1267–1274
belegte die Verbesserung des outcomes durch coiling.

Anderson, G., R. Ashforth, D.E. Steinke, J.M. Findlay: CT angiography for the detection of cerebral vasospasm in patients with acute subarachnoid hemorrhage. Am. J. Neuroradiol. 21 (2000) 1011-1015

Chappell, E.T., F.C. Moure, M. Good: Comparison of computed tomographic angiography with digital subtraction angiography in the diagnosis of cerebral aneurysms: a meta analysis. Neurosurgery 52 (2003) 624–631
eine von mehreren Metaanalysen. Vor- und Nachteile sind hier übersichtlich herausgearbeitet und diskutiert

Mayberg, M. R., H. H. Batjer, R. Dacey et al.: Guidelines for the management of aneurysmal subarachnoid hemorrhage. A statement for healthcare professionals from a special writing group of the Stroke Council, American Heart Association. Stroke 25 (1994) 2315–2328
die Grundlagen zum Verständnis der bildgebenden Diagnostik bei der Subarachnoidalblutung

van der Schaaf, IC, B.K. Velthuis, A. Gouw, G.J. Rinkel: Venous drainage in perimesencephalic hemorrhage. Stroke 35 (2004) 1614–1618
eine Therorie zur perimesencephalen SAB

U-King-Im, J.M., B. Koo, R. A. Trivedi: Current diagnostic approaches to subarachnoid hemorrhage. Eur. Radiol. 15 (2005) 1135–1147
Einführung und Übersicht

Urbach, H., S. Flacke, E. Keller et al.: Detectability and detection rate of acute cerebral hemisphere infarcts on CT and diffusion-weighted MRI. Neuroradiology 423 (2000) 722–727
noch ohne Perfusion, aber eine Fragestellung von bleibender Relevanz

Vermeulen, M.: Subarachnoid haemorrhage: diagnosis and treatment. J. Neurol. 243 (1996) 496–501
die beste Einführung, die die Autoren gefunden haben

Thrombose

Kim, K. S., T. S. Walczak: Computed tomography of deep cerebral venous thrombosis. J. Comput. assist. Tomogr. 10 (1986) 386–390

Nagamoto, Y., K. Yanaka, T. Kamezaki, E. Kobayashi, A. Matsumura, T. Nose: Recovery from primary deep cerebral venous sinus thrombosis with recanalisation. Neuroradiology 37 (1995) 645–648
Fallbeschreibung, die wegen der Berücksichtigung der Befundrückbildung von Interesse ist

Rao, K. C. V. G., H. C. Knipp, E. J. Wagner: Computed tomographic findings in cerebral sinus and venous thrombosis. Radiology 140 (1981) 391–398

Rikel, G.J.E., E.F.M. Wijdicks, D. Hasan et al: Outcome in patients with subarachnoid haemorrhage and negative angiography according to pattern of haemorrhage on computed tomography. Lancet 338 (1991) 964–968
belegt die pitfalls, nennt die Zahlen und gibt Bildbeispiele

Thron, A., K. Wessel, D. Linden, G. Schroth, J. Dichgans: Superior sagittal sinus thrombosis: neuroradiological evaluation and clinical findings. J. Neurol. 233 (1986) 283–288
korreliert CT- und Angiographiebefunde

Neuere oder grundlegende Literatur

Hirninfarkt

Ay, H., G. Sahin, I. Saatci, F. Söylemezoglu, O. Saribas: Primary angiitis of the central nervous system and silent cortical hemorrhages. Am. J. Neuroradiol. 23 (2002) 1561–1563
eine der selteneren Ursachen eines Infarktes

Bastianello, S., A. Pierallini, C. Colonnese et al.: Hyperdense middle cerebral artery CT sign. Neuroradiology 33 (1991) 207–211
zum besseren Verständnis des Hyperdense media sign

Bogousslavsky, J., F. Regli: Unilateral watershed cerebral infarcts. Neurology 36 (1986) 373–377
übersichtliche Graphiken zu den Grenzzonen

Bozzao, L., S. Bastianello, L. M. Fantozzi, U. Angeloni, C. Argentino, C. Fieschi: Correlation of angiographic and sequential CT findings in patients with evolving cerebral infarction. Amer. J. Neuroradiol. 10 (1989) 1215–1222
zur prognostischen Bedeutung der CT-Frühzeichen des Hirninfarkts

Brant-Zawadzki, M.: CT angiography in acute ischemic stroke: the right tool for the job? Amer. J. Neuroradiol. 18 (1997) 1021–1023
Kommentar

Brown, J. J., J. R. Hesselink, J. F. Rothrock: MR and CT of lacunar infarcts. Amer. J. Neuroradiol. 9 (1988) 477–482
beschreibt die höhere Sensitivität der MRT; mit kurzer, prägnanter Diskussion der lakunären Infarkte

Duna, G. F., L. H. Calabrese: Limitations of invasive modalities in the diagnosis of primary angiitis of the central nervous system. J. Rheumatol. 22 (1995) 662–667
Tabelle der Differenzialdiagnosen der primären Angiitis

Fisher, C. M.: Lacunar strokes and infarcts: a review. Neurology 32 (1982) 871–876
Zusammenstellung der lakunären Syndrome aus neurologischer Sicht

Kasow, D.L., S. Destian, C. Braun, J.C. Quintas, N.J. Kagetsu, C:E: Johnson: Corpus callosum infarcts with atypical clinical and radiologic presentations. Am. J. Neurorad. 21 (2000) 1876–1880
Bilddokumentation, über Biopsie von Corpus Callosum Infarkten unter Tumorverdacht

Knauth, M., R. von Kummer, O. Jansen, S. Hähnel, A. Dörfler, K. Sartor: Potential of CT angiography in acute ischemic stroke. Amer. J. Neuroradiol. 18 (1997) 1001–1010
methodischer Vergleich zwischen CTA und DSA; betont Stellenwert der CTA

von Kummer, R., R. Holle, U. Grzyska et al.: Interobserver agreement in assessing early CT signs of middle cerebral artery infarction. Amer. J. Neuroradiol. 17 (1996) 1743–1748
methodische Bewertung der CT-Frühzeichen des Hirninfarkts

Mascalchi, M., M. C. Bianchi, S. Mangiafico et al.: MRI and MR angiography of vertebral artery dissection. Neuroradiology 39 (1997) 329–340
ausführliche Diskussion des Krankheitsbild mit umfangreicher Bibliographie

Moore, P.: Diagnosis and management of isolated angiitis of the central nervous system. Neurology 39 (1989) 167–173
stellt die –klinischen –Kriterien für die Diagnose einer zerebralen Vaskulitis zusammen

Mull, M., M. Schwarz, A. Thron: Cerebral hemispheric low-flow infarcts in arterial occlusive disease. Lesion patterns and angiomorphological conditions. Stroke 28 (1997) 118–123
übersichtliche und gut verständliche Korrelation subkortikaler Infarkte mit Gefäßbefunden

Naidich, T.P., M.I. Firestone, J.T. Blum, K.J. Abrams: Zonal frequency analysis of the gyral and sulcal extent of cerebral infarcts. Part III: middle cerebral artery and watershed infarcts. Neuroradiology 45 (2003) 785–792
mit Darstellung der weniger bekannten Grenzzonen

Roberts, J. M., C. W. G. Redman: Pre-eclampsia: more than pregnancy-induced hypertension. Lancet 341 (1993) 1447–1451
pathophysiologische Grundlagen; alle Organsysteme

Sanders, T. G., D. A. Clayman, L. Snachez-Ramos, F. S. Vines, L. Russo: Brain in eclampsia: MR imaging with clinical correlation. Radiology 180 (1991) 475–478
MRT-Befunde bei 8 Patientinnen mit Eklampsie mit Krampfanfällen

Schuknecht, B., M. Ratzka, E. Hofmann: The „dense artery sign" – major cerebral artery thromboembolism demonstrated by computed tomography. Neuroradiology 32 (1990) 98–103

Song, D.K., N.B. Boulis, P.E. McKeever, D.J. Quint: Angiotropic large cell lymphoma with imaging characteristics of CNS vasculitis. Am. J. Neuroradiol. 23 (2002) 239–242

Wardlaw, J. M., R. Sellar: A simple practical classification of cerebral infarcts on CT and its interobserver reliability. Amer. J. Neuroradiol. 15 (1994) 1933–1939
mit interessanter Literaturübersicht

Zeumer, H., B. Schonsky, K. W. Sturm: Predominant white matter involvement in subcortical arteriosclerotic encephalopathy (Binswanger disease). J. Comput. assist. Tomogr. 4 (1980) 14–19
stellt CT-Befunde beim Morbus Binswanger vor und korreliert sie mit Histologie eines Falls; informative Abbildungen

Perfusions-CT

Bohner, G., A. Forschler, B. Hamm, R. Lehmann et al.: Quantitative Perfusionsbildgebung mittels Mehrschicht-Spiral-CT bei Patienten mit akuter zerebraler Ischämie. Fortschr. Röntgenstr. 175 (2003) 806–813
deutliche Erweiterung des untersuchbaren Hirnvolumens durch Mehrzeilen – Detektor – Technologie (hier: 4 × 8 mm)

Eastwood, J. D., M. H. Lev, T. Azhari, T. Y. Lee et al.: CT perfusion scanning with deconvolution analysis: pilot study in patients with acute middle cerebral artery stroke. Radiology 222 (2002) 227–236
Nachweis einer sicheren Korrelation zwischen CT und MRT bezüglich der Parameter CBF und MTT

Eastwood, J. D., J.M. Provenzale: Cerebral blood flow, blood volume, and vascular permeability of cerebral glioma assessed with dynamic CT perfusion imaging. Neuroradiology 45 (2003) 373–376
mit Betrachtungen zu CT/MRT Perfusions-Bildgebung (Blutungsnachweis!)

Hemphill, J. C., III, W. S. Smith, D. C. Sonne, D. Morabito et al.: Relationship between Brain Tissue Oxygen Tension and CT Perfusion: Feasibility and Initial Results. Am. J. Neuroradiol. 26 (2005) 1095–1100
sehr hohe Korrelation zwischen Parameter MTT und regionalem zerebralem Sauerstoff-Partialdruck, Monitoring bei 19 Patienten

Hirata, M., Y. Sugawara, Y. Fukutomi, K. Oomoto et al.: Measurement of radiation dose in cerebral CT perfusion study. Radiat. Med. 23 (2005) 97–103
Messung der Strahlenbelastung der PCT bei unterschiedlichen mAs und kV am Modell

Jovin, T. G., H. Yonas, J. M. Gebel, E. Kanal et al.: The cortical ischemic core and not the consistently present penumbra is a determinant of clinical outcome in acute middle cerebral artery occlusion. Stroke 34 (2003) 2426–2433
verständliche Erklärung des Penumbra/Core-Prinzips und seiner Bedeutung hinsichtlich Verlaufseinschätzung und Thrombolyse

König, M.: Brain perfusion CT in acute stroke: current status. Eur. J. Radiol. 45 Suppl 1 (2003) S11–S22
informativer Übersichtsartikel

König, M., R. Banach-Planchamp, M. Kraus, E. Klotz et al: CT-Perfusionsbildgebung beim akuten ischämischen Hirninfarkt: Vergleich von Parameterbildern der zerebralen Perfusion und Nativ-CT-Befunden. Fortschr. Röntgenstr. 172 (2000) 219–226
Studie mit 45 Patienten, zeigt die deutliche Überlegenheit der PCT in der Schlaganfalldiagnostik gegenüber dem Nativ-CT auf

König, M., E. Klotz, L. Heuser: Zerebrale Perfusions-CT – Theoretische Grundlagen, methodische Realisierung und praktische Erfahrungen in der Diagnostik des ischämischen Hirninfarkts. Fortschr. Röntgenstr. 172 (2000) 210–218
verständlicher Artikel aus der deutschsprachigen Literatur zu den Grundlagen der Perfusions-CT

Maruya, J., K. Yamamoto, T. Ozawa, T. Nakajima et al.: Simultaneous multi-section perfusion CT and CT angiography for the assessment of acute ischemic stroke. Acta Neurochir. (Wien.) 147 (2005) 383–392
praktikables Protokoll zur aufeinander folgenden PCT und CTA mit 100 ml KM in max. 15 min

Mayer, T. E., G. F. Hamann, J. Baranczyk, B. Rosengarten et al.: Dynamic CT perfusion imaging of acute stroke. Am. J. Neuroradiol. 21 (2000) 1441–1449
ausführliche Darstellung der Thematik

Millar, B. A., T. G. Purdie, I. Yeung, G. R. Pond et al.: Assessing perfusion changes during whole brain irradiation for patients with cerebral metastases. J. Neurooncol. 71 (2005) 281–286
Abnahme der Perfusion von Hirnmetastasen unter Bestrahlungszyklus

Smith, W. S., H. C. Roberts, N. A. Chuang, K. C. Ong et al.: Safety and feasibility of a CT protocol for acute stroke: combined CT, CT angiography, and CT perfusion imaging in 53 consecutive patients. Am. J. Neuroradiol. 24 (2003) 688–690
mittlere Untersuchungszeit 22 min für Nativ-CT, PCT und CTA; Verzicht auf Kenntnis des Serumkreatinins bei anamnestischen Ausschluss von Kontraindikationen

Wintermark, M., N. J. Fischbein, W. S. Smith, N. U. Ko et al.: Accuracy of dynamic perfusion CT with deconvolution in detecting acute hemispheric stroke. Am. J. Neuroradiol. 26 (2005) 104–112
Vergleich der Sensitivität und Spezifität von Nativ-CCT und PCT

Wintermark, M., P. Maeder, J. P. Thiran, P. Schnyder et al.: Quantitative assessment of regional cerebral blood flow by perfusion CT studies at low injection rates: a critical review of the underlying theoretical models. Eur. Radiol. 11 (2001) 1220–1230
kritischer Vergleich unterschiedlicher Berechnungsmodelle der PCT-Parameter, Hervorhebung des „Zentralen Volumen Prinzips", da geringere Injektionsraten möglich

Yamada, M., S. Yoshimura, Y. Kaku, T. Iwama et al.: Prediction of neurologic deterioration in patients with lacunar infarction in the territory of the lenticulostriate artery using perfusion CT. Am. J. Neuroradiol. 25 (2004) 402–408

Vorhersage eines klinischen Progress selbst bei lakunären Insulten möglich

Hypertone Massenblutung

Pierce, J. N., K. H. Taber, L. A. Hayman: Acute intracranial hemorrhage secondary to thrombocytopenia: CT appearances unaffected by absence of clot retraction. Amer. J. Neuroradiol. 15 (1994) 213–215

wichtiger Unterpunkt

Arteriovenöse Malformation

Awad, I. A., J. R. Little, W.P. Akrawi, J. Ahl: Intracranial dural arteriovenous malformations: factors predisposing to an aggressive neurological course. J. Neurosurg. 72 (1990) 839–850

17 eigene Fälle und Metaanalyse von 360 Patienten

Rieger, J., N. Hosten, K. Neumann et al.: Initial clinical experience with spiral CT and 3D arterial reconstruction in intracranial aneurysms and arteriovenous malformations. Neuroradiology 38 (1996) 245–251

mit ausführlicher Beschreibung der Untersuchungstechnik

Reul, J., A. Thron, G. Laborde, H. Brückmann: Dural arteriovenous malformations at the base of the anterior cranial fossa: report of nine cases. Neuroradiology 35 (1993) 388–393

stellt Korrelationen zwischen CT und Angiographie bei 9 Patienten her

Kavernome

Boukobza, M., O. Enjolras, J.-P. Guichard et al.: Cerebral developmental venous anomalies associated with head and neck venous malformations. Am. J. Neuroradiol. 17 (1996) 987–994

aus der Gruppe der Kopf-Hals-Gefäßmalformationen

Valavanis, A., J. Wellauer, M.G. Yasargil: The radiological diagnosis of cerebral venous angioma: cerebral angiography and CT. Neuroradiology 24 (1983) 193–199

aus der Gruppe der zerebralen Gefäßmalformationen

Aneurysma/Subarachnoidalblutung

Chakeres, D. W., R. N. Bryan: Acute subarachnoid hemorrhage: in vitro comparison of magnetic resonance and computed tomography. Amer. J. Neuroradiol. 7 (1986) 223–228

verständliche Darstellung der den Kontrasten beider Methoden zugrunde liegenden Phänomene

Chrysikopoulos, H., N. Papanikolaou, J. Pappas et al.: Acute subarachnoid haemorrhage: detection with magnetic resonance imaging. Brit. J. Radiol. 69 (1996) 601–609

beschreibt einen eher Erfolg versprechenden Ansatz zur MRT-Diagnostik der Subarachnoidalblutung

Dillo, F. Brassel, H. Becker: Möglichkeiten und Grenzen der CT-Angiographie im Vergleich zur DSA bei intrakranialen Aneurysmen. Fortschr. Röntgenstr. 165 (1996) 227–231

eher pessimistische Beurteilung der CTA; s. auch optimistischere Beurteilungen: Casey, S.O. et al.: Operator dependence of cerebral CT angiography in the detection of aneurysms. Amer. J. Neuroradiol. 18 (1997) 790f. sowie Heinz, E. R.: Prospective evaluation of the circle of willis with three-dimensional CT angiography in patients with suspected intracranial aneurysms. Amer. J. Neuroradiol. 16 (1995) 1579f.

Duong, H., D. Melancon, D. Tampieri, E. Thier: The negative angiogram in subarachnoid haemorrhage. Neuroradiology 38 (1996) 15–19

auch für die Schnittbilddiagnostik wichtig zum Verständnis des klinischen Umfelds

Durand, M. L., S. B. Calderwood, D.J. Weber et al.: Acute bacterial meningitis in adults. A review of 493 episodes. New Engl. J. Med. 328 (1993) 21–28

Gosselin, M. V., P. T. Vieco: Active hemorrhage of intracranial aneurysms: diagnosis by CT angiography. J. Comput. assist. Tomogr. 21 (1997) 22–24

interessant vor allem für eine realistische Einschätzung der Bedeutung der CTA

Ida, M., Y. Kurisu, M. Yamashita: MR angiography of ruptured aneurysms in acute subarachnoid hemorrhage. Amer. J. Neuroradiol. 18 (1997) 1025–1032

zur State-of-the-art-Diagnostik

Van Gijn, J, K.J. van Dongen: The time course of aneurysmal haemorrhage on computed tomograms. Neuroradiology 23 (1982) 153–156

ältere Arbeit, zum grundsätzlichen Verständnis des Phänomens

Given, C.A., J.H. Burnette, A.D. Elster, D.W. Williams: Pseudosubarachnoid hemorrhage: a potential imaging pitfall associated with diffuse cerebral edema. Am. J. Neurorad. 24 (2003) 254–256

wichtige mögliche Fehlinterpretation, wichtiges Bildbeispiel

Van der Jagt, M., D. Hasan, H.W.C. Bijvoet: Validity of prediction of the site of ruptured intracranial aneuysms with CT. Neurology 52 (1999) 34–39

kritische Analyse eines verbreiteten Kriteriums

Mendelsohn, D. B., M. L. Moss, D. P. Chason, S. Muphree, S. Casey: Acute purulent leptomeningitis mimicking subarachnoid hemorrhage on CT. J. Comput. assist. Tomogr. 18 (1994) 126–128

eine seltene, aber besser nicht zu verfehlende Differenzialdiagnose

Noguchi, K., T. Ogawa, H. Fujita et al.: Filling defect sign in CT diagnosis of ruptured aneurysm. Neuroradiology 39 (1997) 480–482

als Hilfe zur Aneurysmalokalisation in der CT

Rieger, J., N. Hosten, A. J. Lemke, R. Langer, W. R. Lanksch, R. Felix: Zerebrale Aneurysmen: Dreidimensionale Darstellung mit der Spiral-CT. Fortschr. Röntgenstr. 160 (1994) 204–209

Quagliarello, V., W. M. Scheld: Bacterial meningitis: pathogenesis, pathophysiology, and progress. New Engl. J. Med. 327 (1992) 864–872

Sadato, N., Y. Numaguchi, D. Rigamonti, M. Salcman, F. E. Gellad, T. Kishikawa: Bleeding patterns in ruptured posterior fossa aneurysms: a CT study. 2, 3 (1991) 4–5

van der Wee, N., G.J. E. Rinkel, D. Hasan, J. van Gijn: Detection of subarachnoid haemorrhage on early CT: Is lumbar puncture still needed after a negative scan? J. Neurol. Neurosurg. Psychiat. 58 (1995) 357–359

beschreibt auch falsch negative CT-Befunde

Yoshimoto, Y., C. Ochiai, K. Kawamata, M. Endo, M. Nagai: Aqueductal blood clot as a cause of acute hydrocephalus in subarachnoid hemorrhage. Amer. J. Neurorad. 17 (1996) 1183–1186
zwar auf MRT fokussiert, aber beschreibt einen Pitfall der CT

Thrombose

Healy, J.F., C. Nichols: Polycythemia mimicking venous sinus thrombosis. Am. J. Neuroradiol. 23 (2002) 1402–1403

Kesava, P. P.: Recanalization of the falcine sinus after venous sinus thrombosis. Amer. J. Neuroradiol. 17 (1996) 1646–1648

Konno, S., Y. Numaguchi, D. A. Shrier, J. Qian, R. A. Sinkin: Unusual manifestation of a vein of Galen manifestation. Amer. J. Neuroradiol. 17 (1996) 1423–1426
beschreibt eine sinnvolle Anwendung der Spiral-CT

Madan, A., M. Sluzewski, W. J. J. van Rooij, C. C. Tijssen, J. J. M. Teepen: Thrombosis of the deep cerebral veins: CT and MRI findings with pathologic correlation. Neuroradiology 39 (1997) 777–780
Fallbeschreibung; Autopsiebefund abgebildet

Marsot-Dupuch, K., M. Gayet-Delacroix, M. Elmaleh-Berges, F. Bonneville, P. Lasjaunias: The petrosquamosal sinus: CT and MR findings of a rare emissary vein. Am. J. Neuroradiol. 22 (2001) 1186–1193
zur grundsätzlichen Bedeutung der Vv. emissariae; Varianten sind in HR-CT des Felsenbeins dargestellt

Numerow, L. M., T. C. Fong, C. J. Wallace: Pseudodelta sign on computed tomography: an indication of bilateral interhemispheric hemorrhage. Canad. Ass. Radiol. J. 45 (1994) 23–27

Oguz, M., E. H. Aksungur, S. K. Soyupak, A. U. Yildirim: Vein of Galen and sinus thrombosis with bilateral thalamic infarcts in sickle cell anaemia: CT follow-up and angiographic demonstration. Neuroradiology 36 (1994) 155–156
mit guter Bilddokumentation und Beschreibung der Zeichen

Weon, Y.-C., K. Marsot-Dupuch, D. Ducreux, P. Lasjaunias: Septic thrombosis of the transverse and sigmoid sinus: imaging findings. Neuroradiology 47 (2005) 197–203

4 Entzündliche Veränderungen

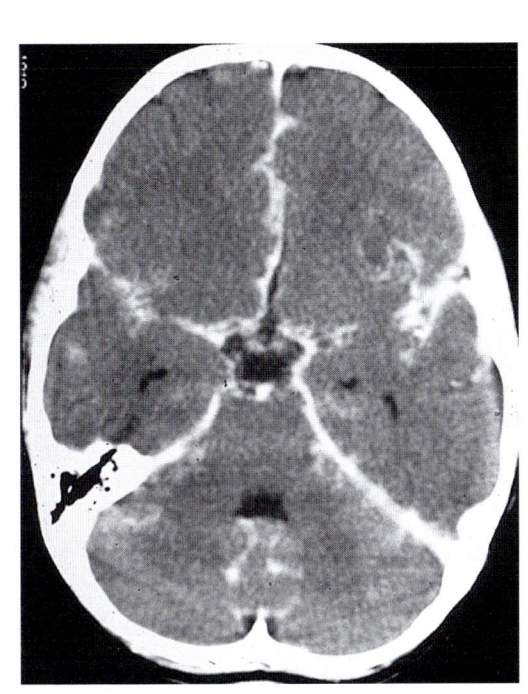

Bakterieller Hirnabszess → 104

Tuberkulose → 106

Sarkoidose → 109

Aspergillose → 110

Herpes-simplex-Virus-Enzephalitis → 111

Meningoenzephalitis durch Bacillus anthracis → 112

Toxoplasmose → 113

Kryptokokkose → 116

Neurozystizerkose → 117

Nokardiose → 119

Listeriose → 120

Borreliose → 120

Neurosyphilis → 122

Neurobrucellose → 123

Progressive multifokale Leukenzephalopathie → 123

Progressive diffuse Leukenzephalopathie → 126

4 Entzündliche Veränderungen

Bakterieller Hirnabszess

Häufigkeit: Häufige CT-Diagnose.
Wegweisender bildmorphologischer Befund: Ringförmige KM-Anreicherung mit glattem Rand, oft in Nachbarschaft zum Sinus frontalis oder zum Felsenbein.
Prozedere: Antibiotische Therapie, ggf. Operation.
Einsatz anderer Methoden: Deutlich sensitiverer Nachweis der KM-Anreicherung in der MRT, insbesondere bei Frage nach meningealer oder ependymaler Begleitreaktion. Zusätzlich sicherer Nachweis der Sinusvenenthrombose als mögliche Komplikation.
Fragen, die der Befund beantworten muss:
- Anzahl und Lage der KM-Anreicherungen?
- Bezug zum Sinus frontalis oder zum Felsenbein?
- Entzündliche Veränderungen von Sinus frontalis oder Felsenbein (Knochenfenster!)?
- Meningeale KM-Anreicherung?
- Raumforderungszeichen (Mittellinienverlagerung, Ventrikelkompression)?

> Die Ausbildung von Hirnabszessen verläuft in Stadien.

Pathogenese

Ausgangsherde. Bakterielle Hirnabszesse können aus unterschiedlichen klinischen Situationen entstehen. Bei *fortgeleiteten Entzündungen* finden sich Hirnabszesse in der Nachbarschaft eines entzündlich veränderten Sinus frontalis oder Felsenbeins (Abb. 4.1). In beiden Fällen sind die normalerweise luftgefüllten Anteile dieser Knochen mit Flüssigkeit gefüllt und geben so einen Hinweis auf die Ätiologie der intraparenchymalen Veränderungen. Multiple Hirnabszesse werden bei *Sepsis* gefunden (Abb. 4.2).

Auch bei Patienten mit *Endokarditis* werden multiple Hirnabszesse beobachtet (Abb. 4.3). Hierbei haben sich infizierte Thromben z. B. von einer Herzklappe abgelöst und wurden nach intrakranial fortgeschwemmt. Aufgrund der Strömungsverhältnisse werden bei Endokarditis die meisten infizierten Emboli über die A. carotis interna in die A. cerebri media fortgeleitet. Die entsprechenden Absiedelungen finden sich demnach am häufigsten im Stromgebiet dieser Arterien.

Abszessbildung. Die Ausbildung des eigentlichen Hirnabszesses verläuft mehr oder weniger unabhängig von der Genese des Einzelfalls stadienhaft. Initial kommt es zu einer phlegmonenartigen Zerebritis, die nach kurzer Zeit zentral nekrotisch wird und von einem perifokalen Ödem umgeben ist. Erst im weiteren Verlauf kommt es zur Kapselbildung und zur Ausbildung des „reifen" Hirnabszesses.

Begleitveränderungen. Das entzündliche Geschehen kann sich auch in anderen Ausprägungen als nur dem Abszess zeigen. Begleitend zum Hirnabszess kann es zu einer lokalen oder ausgedehnteren Entzündung der Meningen (Abb. 4.4), zu lokalen bakteriellen Metastasen oder zu einem subduralen Empyem, einer Ventrikulitis (Abb. 4.5) und einer Sinusvenenthrombose kommen. Fortgeleitete Hirnabszesse finden sich auch nach Schädel-Hirn-Trauma (Abb. 4.6).

Abb. 4.1 **Otogener Hirnabszess.** Das KM-gestützte Bild zeigt eine fingerförmige Hypodensität im linken Temporallappen, die dem perifokalen Ödem entspricht. Kalottennah, kranial des Felsenbeins KM aufnehmende Ringstruktur bei fortgeleitetem Abszess.

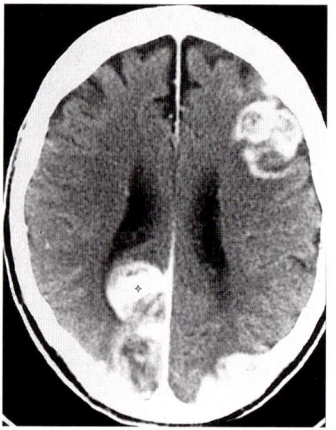

Abb. 4.2 **Septische Hirnembolie.** Im KM-gestützten Bild zeigen sich rechts okzipital, links frontoparietal und geringer auch links okzipital KM aufnehmende Läsionen. Die gyral gelegenen Veränderungen zeigen die ringförmige KM-Anreicherung abszessartiger Veränderungen.

Bakterieller Hirnabszess

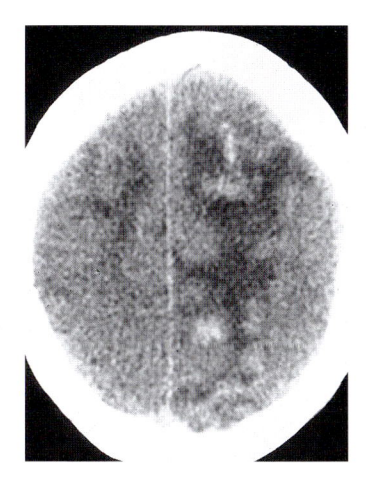

Abb. 4.3 **Klappenendokarditis.** Bei klinisch gesicherter Klappenendokarditis zeigen sich beidseits parasagittal, links mehr als rechts, perlschnurartig aufgereihte Hypodensitäten mit zentralen Einblutungen. Eine KM-Anreicherung war aufgrund des bereits nativ hyperdensen Befunds nicht mehr erkennbar.

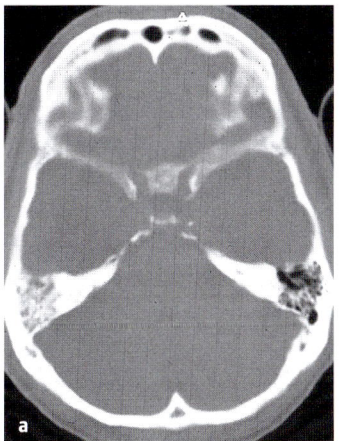

Abb. 4.4a u. b **Otogene Meningitis.**
a Die Darstellung im Knochenfenster zeigt eine Verlegung des rechten Mastoids im Rahmen entzündlicher Veränderungen.
b Bei klinisch gesicherter Meningitis erkennt man in der nativen CT beidseits kortikale Hypodensitäten, die sekundär vaskulitischen Infarzierungen entsprechen. Die Meningitis selbst war mit der CT nicht nachweisbar.

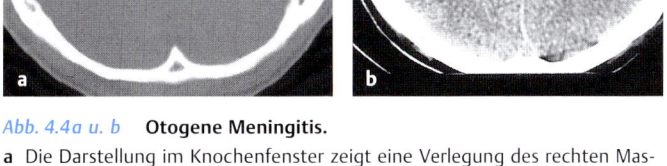

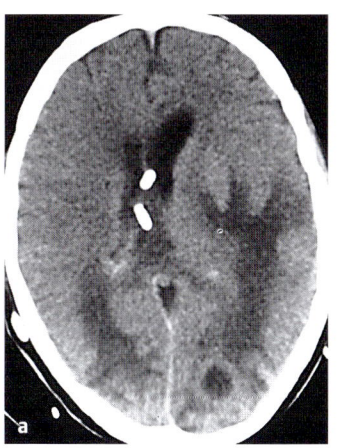

Abb. 4.5a u. b **Hirnabszess mit Ependymitis.**
a In der nativen Aufnahme erweitertes Ventrikelsystem, beidseits okzipital Hypodensitäten, links bereits rundlich demarkiert.
b Nach intravenöser KM-Gabe rundliche Anreicherung sowohl links als auch rechts okzipital. Der links okzipitale Herd scheint Anschluss an das Ventrikelsystem gefunden zu haben, KM-Anreicherung in der Ventrikelwand und zusätzlich links periventrikulär KM anreichernde Herde.

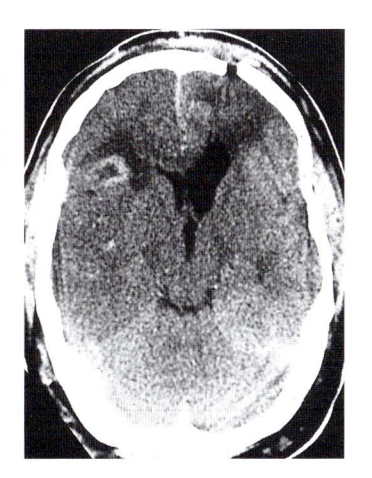

Abb. 4.6 **Abszess nach Schädel-Hirn-Trauma.** Klaffende Kalottenfraktur links frontal. Rechts lateral des Vorderhorns KM aufnehmende Ringstruktur, die einem Abszess entspricht.

Häufigkeit

Ein gehäuftes Auftreten von Hirnabszessen wird bei Patienten mit pulmonalen Erkrankungen, insbesondere bei pulmonalen arteriovenösen Fisteln oder Bronchiektasen sowie bei Patienten mit Endokarditis und bei immunsupprimierten Patienten beobachtet. Männer sind etwa doppelt so häufig betroffen wie Frauen.

Klinik

Bei den eitrigen Entzündungen des Gehirns sind meist die Meningen und in unterschiedlichem Ausmaß auch das Hirnparenchym betroffen. Im Vordergrund der klinischen Symptomatik stehen Fieber, Kopfschmerz, Nackensteifigkeit, Übelkeit und Erbrechen sowie Licht- und Geräuschempfindlichkeit. Neben Wesens- und Verhaltensänderungen und Be-

Besonders häufig sind Hirnabszesse bei pulmonalen arteriovenösen Fisteln oder Bronchiektasen, bei Endokarditis und unter Immunsuppression.

4 Entzündliche Veränderungen

> Die klassische Symptomatik des Hirnabszesses besteht aus Kopfschmerzen und neurologischen Herdsymptomen.

wusstseinsstörungen bis zum Koma können epileptische Anfälle hinzutreten. Bei ca. 10% der Patienten ist ein Hirnnervenbefall nachweisbar. Hörstörungen sind meist Ausdruck einer eitrigen Labyrinthitis.

Im Vordergrund stehen die Kopfschmerzen als häufigstes Symptom und die Herdneurologie, die von der Lage des Abszesses bestimmt wird. Fieber und epileptische Anfälle folgen in der Häufigkeit, gelegentlich kommt es zu psychopathologischen Auffälligkeiten. Akute Einklemmungen sind selten.

CT-Morphologie

> Der „reife" Hirnabszess erscheint als ringförmige KM-Anreicherung mit zentraler Nekrose und perifokalem Ödem.

Erscheinungsbild. Der wegweisende bildmorphologische Befund beim Hirnabszess ist eine ringförmige KM-Anreicherung mit zentraler Nekrose und perifokalem Ödem (Abb. 4.1). Der Ring ist eher dünn, zeigt keine Tendenz zur Girlandenbildung und hat meist überall an seiner Zirkumferenz den gleichen Durchmesser.

In Frühstadien, also vor der Ausbildung der KM anreichernden Kapsel, kann die Ringformation fehlen. Engmaschige Verlaufskontrollen sind dann erforderlich. Findet die Erstuntersuchung in einem späteren Stadium statt, so ist die Unterscheidung von anderen Krankheitsbildern mit ringförmig anreichernden Läsionen nicht immer leicht. Metastasen eines Tumors, ein Glioblastom und andere Ursachen sind in Betracht zu ziehen.

> Beim typischen Hirnabszess ist der Ring kreisrund, dünn und überall gleich breit.

Lage. Die sinugenen Abszesse liegen entweder im Frontalhirn oder in der mittleren oder hinteren Schädelgrube in enger räumlicher Beziehung zum Felsenbein. Hirnabszesse auf dem Boden einer Endokarditis sind eher multipel, klein und liegen an der Mark-Rinden-Grenze und im Stromgebiet der A. cerebri media.

Komplikationen. Wesentlich ist, dass der CT-Befund auf Komplikationen aufmerksam macht, die eine operative Intervention erfordern. Hier sind z. B. ausgedehnte Raumforderungszeichen zu nennen. Man muss auf subdurale Flüssigkeitsansammlungen mit einer meningealen KM-Anreicherung achten, wie sie sich beim subduralen Empyem finden. Nicht ganz selten sind Sinusvenenthrombosen. Beim Anschluss des Abszesses an das Ventrikelsystem kann es zur KM-Anreicherung der Ventrikelwand im Rahmen einer Ventrikulitis kommen (Abb. 4.5).

Differenzialdiagnose

Bei den unterschiedlichen Krankheitsbildern, die mit ringförmig KM aufnehmenden Läsionen einhergehen können, ist der Befund beim Hirnabszess oft der charakteristischste. Neben der typischen Lage bei den sinugenen Formen soll hier auf die typische Morphologie des Rings hingewiesen werden. Im charakteristischen Fall ist der Ring kreisrund, dünn und weist überall den gleichen Durchmesser auf. Das Glioblastom ist dagegen meist girlandenförmig. Bei ringförmigen kleineren Tumoren ist die Breite des KM anreichernden Rings nicht immer überall gleich.

Tuberkulose

Häufigkeit: In den letzten Jahren auch in Europa wieder ansteigende Frequenz durch exotische Erreger aufgrund der Globalisierung, AIDS, Organtransplantationen und Immunsuppression. Im Gehirn immer sekundäre oder tertiäre Absiedelung.
Wegweisender diagnostischer Befund: Basale Meningitis bei Kindern, sonst auch Tuberkulome und Abszesse.
Prozedere: Liquorpunktion zur Diagnostik eitriger Meningoenzephalitiden. Bei komatösen Patienten oder bei Herdneurologie CT vor der Liquorpunktion zum Ausschluss eines erhöhten intrakranialen Drucks. Bei Hirnabszess ist eine Liquorpunktion nicht sinnvoll. Zellzahl und C-Protein sind bei Abszess häufig unauffällig oder unspezifisch verändert und tragen auch nicht zur Spezifizierung des Erregerspektrums bei.
Einsatz anderer Methoden: MRT ist beim Nachweis der Meningitis sensitiver.
Fragen, die der Befund beantworten muss:
- Hydrozephalus?
- KM-Anreicherung der Meningen? KM-Anreicherung in den basalen Zisternen?
- KM-Anreicherung der Ventrikelwand?
- KM aufnehmende Herde des Hirnparenchyms?
- Anhalt für ischämische Infarkte?

Tuberkulose

Pathogenese

Infektionsverlauf. Mycobacterium tuberculosis ist der heute fast ausschließlich anzutreffende Erreger. Während die Primärinfektion meist die Lunge betrifft, findet eine Beteiligung anderer Organe schon sehr frühzeitig durch eine hämatogene oder lymphogene Streuung statt. Folge sind verschiedene Formen der Organtuberkulose. Die zerebrale oder meningeale Beteiligung entsteht fast immer im Rahmen einer hämatogenen Streuung. An den Meningen, am Ependym und am Plexus choroideus bestehen histologisch die typischen entzündlichen Reaktionen, in schweren Fällen auch Verkäsungen.

Meningitis. Unter den ZNS-Manifestationen der Erkrankung ist die Meningitis (Abb. 4.7) bzw. Meningoenzephalitis die häufigste Form, vor allem bei Kindern. Vorrangig sind die *Leptomeningen* in der Nähe der basalen Zisternen betroffen. Im weiteren Verlauf kann es zum Befall größerer Anteile der Meningen kommen und schließlich auch zur Ependymitis. Der Befall der basalen Meningen führt zum Hydrozephalus und als weitere Komplikation zur Panarteriitis der basalen Arterien, insbesondere der lentikulostriatalen Äste. Die Folge sind hämorrhagische Infarkte der Stammganglien. Bleibende Veränderungen sind Verkalkungen der Meningen und des Ependyms sowie Enzephalomalazien.

Neben dem leptomeningealen Befall wurde über eine *pachymeningeale Variante* berichtet. Klinisch kann sie zu meningeomähnlichen Bildern führen. Selten kommt es bei Kindern zu einer tuberkulösen Enzephalopathie mit Marklagerödem und Entmarkungen.

Parenchymatöser Befall. Ausdruck des parenchymatösen Befalls sind einzelne oder multiple Tuberkulome. Sie werden in allen Altersstufen angetroffen. Häufig ist diese Form bei AIDS-Kranken. Möglich sind Abszessbildungen, eine fokale Zerebritis und multiple Tuberkulome.

Weitere Befallsformen. Die Knochentuberkulose mit Befall des Schädels ist extrem selten. Ein Hirnnervenbefall ist dagegen sehr häufig. Auch der N. opticus kann betroffen sein.

Häufigkeit

Im Rahmen der Zunahme der Tuberkulose in den letzten Jahren, auch als Folge einer steigenden Zahl immunsupprimierter Patienten und der Zunahme der Antibiotika-Resistenzen, wird die Häufigkeit der Hirnbeteiligung dieses an sich seltenen Krankheitsbilds auch weiter zunehmen.

Klinik

Die häufigste Präsentation ist die einer Meningitis mit Kopfschmerzen und Nackensteifigkeit. In etwa 30 % der Fälle kommt es zu einem Hirnnervenbefall. Insbesondere bei der vaskulitischen Form kann es zu psychopathologischen Auffälligkeiten kommen.

Fokale neurologische Veränderungen sind durch vaskulitisch bedingte Infarzierungen und seltener durch intrazerebrale Tuberkulome bedingt. Der häufige Hydrozephalus, verursacht durch die Beteiligung der basalen Meningen, äußert sich in Kopfschmerzen, Übelkeit mit Erbrechen und Bewusstseinsstörungen. Hirnnervenausfälle werden in typischer Weise manifest.

Unbehandelt führt die Erkrankung zum Tod. Bei nicht zu spät einsetzender Behandlung ist eine Ausheilung möglich, wobei sowohl Hirnnervenausfälle als auch fokale neurologische Symptome fortbeste-

> Eine Meningitis oder Meningoenzephalitis ist die häufigste Form der Hirntuberkulose, vor allem bei Kindern.

> Typische Symptome der Hirntuberkulose sind Kopfschmerzen und Nackensteifigkeit.

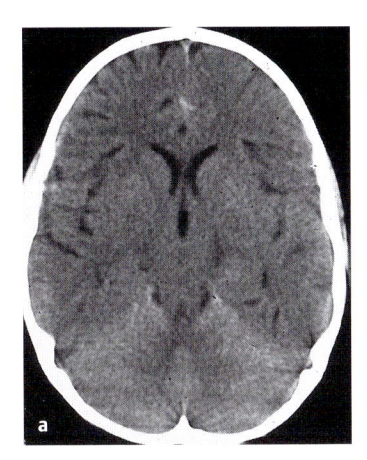

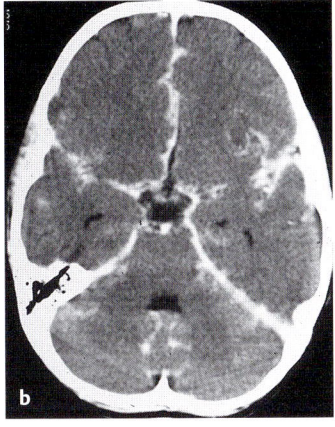

Abb. 4.7 a u. b **Meningitis.**
a Bei diesem 10-jährigen Kind war die native CT im Wesentlichen normal.
b Nach intravenöser KM-Gabe ubiquitäre Anreicherung der Meningen, insbesondere im Tentorium, der Sylvi-Fissur, links mehr als rechts, und im Interhemisphärenspalt. Über den Hemisphären sind die entsprechenden Veränderungen aufgrund der Nähe der Kalotte meist schlecht erkennbar.

4 Entzündliche Veränderungen

▸ **Häufigste Komplikation einer Hirntuberkulose ist der Hydrozephalus.**

hen können. Ein hirnorganisches Psychosyndrom und epileptische Anfälle sind jedoch auch bei adäquater Therapie nicht auszuschließen.

Charakteristisch ist der Liquorbefund mit verminderter Glucosekonzentration, Eiweißvermehrung und 3- bis 4-stelliger Zellzahlerhöhung. Bei immunsupprimierten Patienten kann im Liquor eine normale Zellzahl mit normalem Protein gefunden werden. Der Hydrozephalus tritt bei nahezu der Hälfte der Patienten auf – im weiteren Verlauf bei bis zu 90% – und stellt damit die häufigste Komplikation dar.

CT-Morphologie

Hydrozephalus. Der Hydrozephalus als häufige Komplikation ist bei einer Vielzahl der Patienten zu beobachten. Liegt eine basale Meningitis vor, so ist diese auch im CT in vielen Fällen an einer KM-Anreicherung in den basalen Zisternen zu erkennen (Abb. 4.8).

Infarkte. Die auch bei anderen Meningitiden zu beobachtenden Infarkte auf vaskulitischer Grundlage können sich unterschiedlich manifestieren. Beobachtet werden einseitige und beidseitige, symmetrische oder asymmetrische Infarkte, die Hirnrinde und Marklager in unterschiedlichen Kombinationen betreffen können. Auch perforierende Arterien können vaskulitisch verändert sein.

Tuberkulome. Die mit Tuberkulomen einhergehende Form ist durch rundlich oder ringförmig KM aufnehmende Herdbefunde des Hirnparenchyms charakterisiert. Im Gegensatz zu den tuberkulösen Abszessen, die größer und meist ringförmig konfiguriert sind, sind die Tuberkulome eher durch einen geringen Durchmesser charakterisiert.

Ventrikulitis und Zerebritis. Neben der KM-Anreicherung der Meningen, die vor allem basal beobachtet wird, kommt es bei entsprechendem Befall auch zu Zeichen der Ventrikulitis mit KM-Anreicherung der Ventrikelwand. Der Plexus choroideus reichert dagegen auch beim Gesunden deutlich KM an. Bei der Zerebritis wird ein fokales oder generalisiertes Hirnödem beobachtet.

Knöcherner Schädel. Als Sonderform der Skelettbeteiligung ist die Tuberkulose des knöchernen Schädels anzusehen. Hier finden sich lytische Herde mit wenig umgebender Sklerose. Die anliegende Galea kann eine Schwellung zeigen, KM anreichernde Herdbefunde finden sich an der Innenseite des befallen Kalottenabschnitts.

Differenzialdiagnose

Die mit der CT nachgewiesene KM-Anreicherung der Meningen, auch wenn sie basal lokalisiert ist und beim Kind angetroffen wird, ist nicht pathognomonisch für die tuberkulöse Meningitis, sondern wird auch bei anderen Meningitisformen beobachtet. Gleiches gilt für die Ventrikulitis. Ähnliche Befunde werden beim Kind auch bei Medulloblastom beobachtet (meningeale Ausbreitung), beim Erwachsenen auch bei der Meningeosis carcinomatosa (z. B. bei Mammakarzinom), der Sarkoidose und bei rheu-

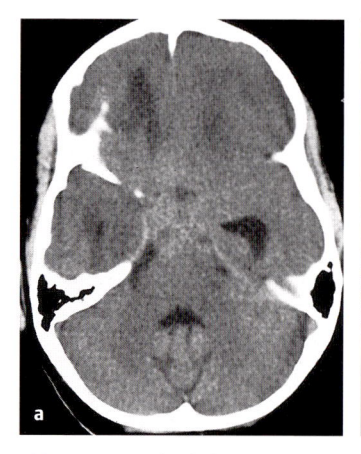

▸ **Weder meningeale oder ringförmige KM-Anreicherungen noch vaskulitisch bedingte Infarkte sind pathognomonisch für die Hirntuberkulose.**

Abb. 4.8 a–c   Tuberkulöse Meningitis.
a Bereits in der nativen Aufnahme des 7-jährigen Kindes fällt auf, dass die basalen Zisternen verstrichen und unscharf hyperdens abgebildet sind.
b Nach intravenöser KM-Gabe kommt es zur für die tuberkulöse Meningitis typischen basalen Anreicherung mit ringförmigen Abszessen, insbesondere rechts der Mittellinie.
c Ein weiterer Abszess bedrängt den Hirnstamm von links. Hydrozephalus.

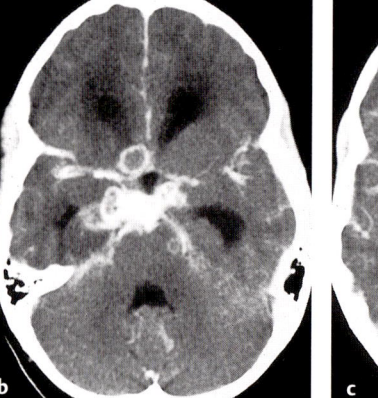

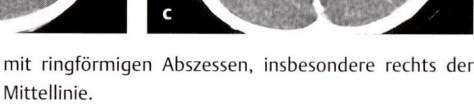

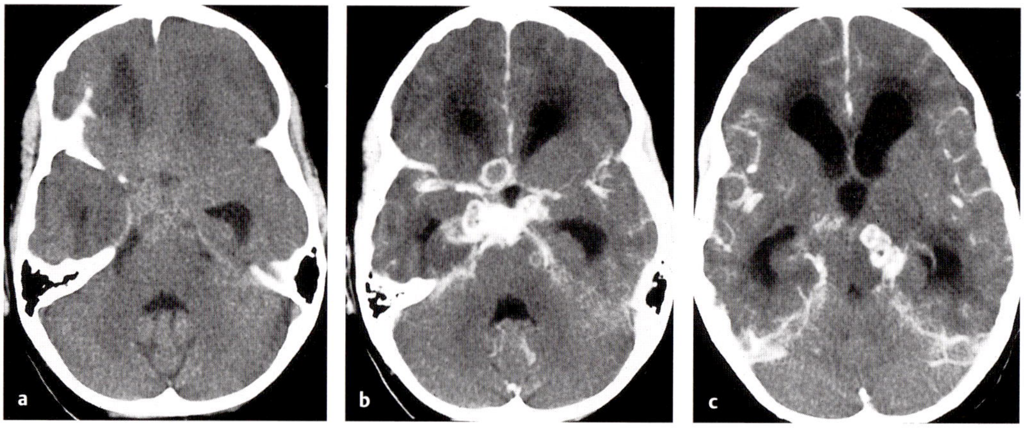

matischen Erkrankungen. Bei immungeschwächten Patienten muss an eine Pilzmeningitis gedacht werden. Bei den rundlichen oder ringförmigen Anreicherungen der Tuberkulome kommt die gesamte Palette der Differenzialdiagnosen dieser KM-Morphologie in Betracht. Ein auf die Tuberkulose verweisendes Charakteristikum existiert nicht.

Auch die vaskulitisch bedingten Infarkte sind bei allen Meningitisformen zu beobachten. Wesentlich ist hier ihre Erkennung und die Herstellung eines Zusammenhangs mit der nicht immer durch eine KM-Anreicherung der Meningen verbundenen Meningitis.

Sarkoidose

Häufigkeit: Ein zerebraler Befall ist selten.
Wegweisender bildmorphologischer Befund: KM anreicherndes Gewebe in den basalen Zisternen unter Einschluss des Chiasmas und des Hypophysenstiels.
Prozedere: Rückbildung unter Cortisontherapie.
Einsatz anderer Methoden: Sagittale und koronare MRT lokalisieren die Veränderungen genauer.
Fragen, die der Befund beantworten muss:
- Beteiligung des Hypothalamus oder der Hypophyse?
- Hydrozephalus?

Pathogenese

Bei der sich in erster Linie mit einem Lungenbefall manifestierenden Sarkoidose wird eine infektiöse Genese in Betracht gezogen, ohne dass diese letztlich belegt werden konnte.

Häufigkeit

Der ZNS-Befall ist selten, seine Häufigkeit liegt im einstelligen Prozentbereich. Etwa 3% aller betroffenen Patienten weisen eine isolierte Neurosarkoidose ohne weitere Organmanifestationen auf.

Klinik

Häufigstes Symptom einer Neurosarkoidose sind mit etwa 50% die Hirnnervenausfälle, die Optikusneuritis steht an 2. Stelle. Der Diabetes insipidus tritt ebenso selten auf wie epileptische Anfälle, Halbseiten- oder Querschnittsymptome und psychopathologische Veränderungen. Hydrozephalus und ein meningeales Syndrom sind ebenfalls selten.

CT-Morphologie

In den basalen Zisternen und auch – über die kleineren, penetrierenden Gefäße fortgeleitet – im Hirnparenchym findet man intensiv KM anreicherndes, glatt berandetes Gewebe mit insgesamt guter Abgrenzung zum umliegenden Hirnparenchym (entspricht nicht verkäsenden Granulomen).

Im nativen Bild kann sich der Befund auf eine fehlende Abgrenzbarkeit der basalen Liquorräume beschränken. Sehr häufig – und dies gilt auch für das zervikale Rückenmark – werden die Veränderungen jedoch als Tumor fehlgedeutet und die Sicherung erfolgt erst operativ. Wichtig ist, dass die Differenzialdiagnose in Betracht gezogen wird. Die leptomeningealen Veränderungen zusammen mit dem Befall des Chiasmas und des Hypophysenstiels, Läsionen der Hirnnerven und Duraverdickungen sollten an die Sarkoidose denken lassen.

Differenzialdiagnose

Ähnliche Befunde wie die Sarkoidose zeigt die zweite wichtige granulomatöse Erkrankung, die Tuberkulose. Die Klinik ist hierbei jedoch dramatischer. Eine Verlegung der basalen Liquorräume kann auch durch niedrigmaligne hirneigene Tumoren hervorgerufen werden. In diesem Fall belegt die koronare MRT, z. B. mit FLAIR-Sequenzen, den Ursprung der Raumforderung im Hirnparenchym.

> Leptomeningeale Veränderungen in Verbindung mit einem Befall des Chiasmas und des Hypophysenstiels sowie Hirnnervenläsionen und Duraverdickungen sollten an eine Sarkoidose denken lassen.

> Häufigste Symptome einer Neurosarkoidose sind Hirnnervenausfälle und Optikusneuritis.

Aspergillose

Häufigkeit: Insgesamt selten, häufig bei Immunsupprimierten.
Wegweisender bildmorphologischer Befund: Infarzierungen im lentikulostriatalen Stromgebiet, Basalganglien und Thalami.
Prozedere: Serologie und Liquor sind selten wegweisend.
Einsatz anderer Methoden: MRT nach Läsionsnachweis. Lungenbefund? Nasennebenhöhlen?
Fragen, die der Befund beantworten muss:
- Verteilungsmuster?
- Raumfordernder Effekt?
- KM-Anreicherung
- Sonstige Befunde – Meningitis und Mikroabszesse untypisch

> Die Aspergillose kommt besonders unter Immunsuppression und bei AIDS vor.

Pathogenese

Die ubiquitär vorkommenden Aspergillussporen werden inhaliert. Eintrittspforten sind Lungen und Nasennebenhöhlen. Die Sporen sind angioinvasiv und führen zum Verschluss vor allem kleiner intrakranialer Gefäße (lentikulostriatales Stromgebiet). Nachdem sie in das umliegende, infarzierte Hirngewebe eingedrungen sind, kommt es zu Entzündung und Nekrose. Bei immunkompetenten Individuen ist eine Infektion allerdings selten. Sie wird besonders beobachtet bei immunsupprimierten Patienten nach Knochenmarktransplantation und bei AIDS-Kranken.

Die allogene Knochenmarktransplantation ist eine wichtige Therapie hämatologischer Systemerkrankungen, zunehmend auch solider Tumoren. Phasen der Immunsuppression gibt es während der Konditionierung (Eradizierung maligner Zellen, Modulation der Empfängerabwehr gegen Spenderzellen) und zur Verhinderung des „graft versus host disease" (GVHD). Bei etwa 2 % der so behandelten Patienten treten bis zu 1 Jahr nach Transplantation Infektionen des ZNS auf. Die Aspergillose (Abb. 4.9), zerebral oder sinuorbital, gehört zu den häufigsten Infektionen. Weitere Infektionen sind die Herpes-Enzephalitis, die progressive multifokale Leukenzephalopathie nach Infektion mit JC-Virus, die Herpes-Zoster-Meningoenzephalitis und Infektionen mit Toxoplasma und Listerien.

Häufigkeit

Mit zunehmender Verbreitung von Knochenmarktransplantation nimmt die Bedeutung der Aspergillose zu.

Klinik

Die zerebrale Aspergillose manifestiert sich mit Wesensänderung, epileptischen Anfällen, neurologischen Herdsymptomen oder einem meningealen Syndrom. Die Pathogenese beruht auf der hämatogenen Aussaat mit konsekutiven zerebralen Abszessen, Granulomen und Meningitis. Die Infiltration der Gefäße führt zu mykotischen Aneurysmen mit thrombotischen Verschlüssen und hämorrhagischen Infarzierungen. Selten kann es bei chronischen Formen zu einer aseptischen Meningitis kommen. Liquorbefunde und Serologie sind unspezifisch.

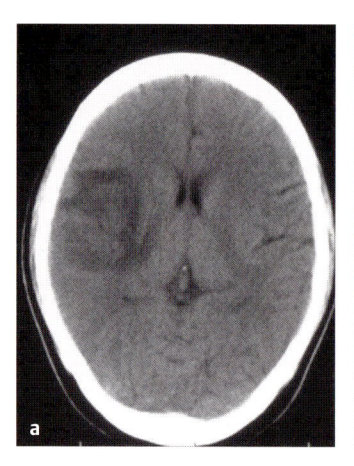

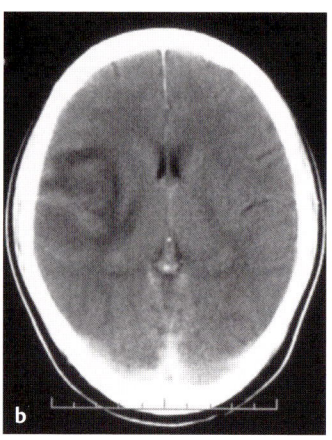

Abb. 4.9a u. b **Aspergilloseherd nach Knochenmarktransplantation** (**a** nativ, **b** nach KM-Gabe). Der flaue, trotz seiner Größe wenig raumfordernde Herd rechts parietal zeigt eine geringe KM-Aufnahme.

CT-Morphologie

Die Infarzierungen im Stromgebiet der lentikulostriatalen und der Thalamus-perforator-media-Äste zeigen im Gegensatz zu anderen Mediainfarkten keine Beteiligung der Hauptäste (Kaliber!). Die Läsionen stellen sich nativ als flaue Hypodensitäten mit unscharfen Grenzen dar. Eine KM-Anreicherung fehlt oder ist minimal. Minimal sind auch die Einblutungen. Die Herde wachsen langsam progressiv.

Differenzialdiagnose

Bei immunsupprimierten Patienten mit zerebralen Herdbefunden müssen die Kryptokokkose, Candidiasis, Nokardiose und Tuberkulose ausgeschlossen werden. Eine wichtige Differenzialdiagnose in dieser Patientengruppe ist die progressive multifokale Leukenzephalopathie.

Kryptokokkengranulome sind rundliche, KM anreichernde Läsionen. Auch die Nokardiose zeigt rundliche KM-Anreicherungen. Bei der Candidiasis wird oft eine Meningitis nachgewiesen. Die Meningitis der Tuberkulose findet sich typischerweise basal. Liquorbefunde helfen beim Nachweis der Nokardiose und Kryptokokkose.

Bei der Aspergillose kommt eine Beteiligung des Balkens vor. Diese findet sich sehr selten bei Infarzierungen, häufiger bei Gliomen, beim zerebralen Lymphom und bei der multiplen Sklerose.

> Im Gegensatz zu anderen Mediainfarkten sind bei Aspergillose die Hauptäste nicht betroffen.

Herpes-simplex-Virus-Enzephalitis

Häufigkeit: Selten.
Wegweisender bildmorphologischer Befund: Dichteminderung, in späteren Stadien KM-Anreicherung und evtl. hämorrhagische Veränderung im mesialen Temporallappen.
Prozedere: Frühestmögliche Therapie mit Aciclovir.
Einsatz anderer Methoden: Die MRT ist sensitiver, insbesondere früherer Nachweis von Veränderungen und Methode der Wahl. Im HMPAO-SPECT temporal Zunahme des regionalen zerebralen Blutflusses.
Fragen, die der Befund beantworten muss:
- Dichteminderung im Bereich der Sylvi-Fissur?
- Hämorrhagien in diesem Bereich?
- Unbedingt Empfehlung zur MRT aussprechen.

Pathogenese

Es gibt eine Vielzahl von Herpes-simplex-Virus-Serotypen. Von Bedeutung für die ZNS-Diagnostik sind die Serotypen 1 (HSV-1) und 2 (HSV-2). Das im Ganglion Gasseri persistierende HSV-1 ist verantwortlich für die Enzephalitis des Erwachsenen. HSV-1 kann nicht nur oral, sondern auch genital persistieren und übertragen werden. HSV-2, das bevorzugt den Herpes genitalis verursacht, kann bei infizierten Müttern während der Geburt zu einer Infektion des Neugeborenen führen.

Während die HSV-1-Enzephalitis vorzugsweise zu einer Ausbreitung im Temporallappen führt, verursachen HSV-1 und HSV-2 bei Neugeborenen eine diffuse Enzephalitis.

Häufigkeit

Die Herpes-Enzephalitis weist eine geschätzte Inzidenz von etwa 1 auf 750 000–1 Mio. Personen pro Jahr auf. Frauen und Männer sind gleich häufig betroffen.

Klinik

Die Durchseuchungsrate mit HSV-1 ist sehr hoch. Sie beträgt im Erwachsenenalter ca. 95%. Die HSV-1-Enzephalitis betrifft in aller Regel immunkompetente Patienten. Zu einer HSV-Infektion des Neugeborenen kommt es bei 1 von 5000–10 000 Geburten pro Jahr. Die Prognose der Neugeborenen-HSV-Enzephalitis ist schlecht, sowohl hinsichtlich des Überlebens als auch hinsichtlich bleibender Schäden.

Der eigentlichen Klinik geht oft ein Prodromalstadium voraus, das durch Mattigkeit, Nackenschmerzen und Fieber charakterisiert ist. Im akuten Stadium findet sich entsprechend dem zu erwartenden bevorzugten Befall der Temporallappen eine Aphasie und oder ein hirnorganisches Syndrom mit Störungen von Aufmerksamkeit und Gedächtnis. Im weiteren Verlauf sind epileptische Anfälle und Bewusstseinstrübungen nicht selten. Während die Erkrankung unbehandelt in der Mehrzahl der Fälle zum Tode führte, ist die Letalität nach Einführung der Virostatika auf unter ⅓ gesunken. Die eigentlich bei Neugeborenen anzutreffende diffuse Form der Enzephalitis wird heute in zunehmendem Maße bei AIDS-Patienten beobachtet. Die frühe und auch probatorische Gabe von Virostatika hat die früher gebräuchliche Hirnbiopsie zunehmend verdrängt.

CT-Morphologie

Die weitaus höhere Sensitivität der MRT, gerade bei der HSV-Enzephalitis, hat dazu geführt, dass CT-Befunde bei der HSV-Enzephalitis nur noch im Rahmen der Erstdiagnostik bei noch nicht geklärtem Krankheitsbild erhoben werden.

Während der ersten beiden Tage ist die CT vor und auch nach KM-Gabe meist unauffällig. Etwa ab dem 3. Tag ist eine zunehmende Hypodensität im Bereich des Temporallappens festzustellen (Abb. 1.21). Die Läsionen können diffus oder streifig oder auch gyral/meningeal KM anreichern. Eine Schwellung der Region als Raumforderungszeichen kommt ebenso vor wie eine raumfordernde Wirkung auf das Ventrikelsystem. Dichteanhebungen als Ausdruck der Hämorrhagie sind ebenfalls möglich. Überlebt der Patient die HSV-Enzephalitis, so sind in den primär befallenen Hirnanteilen meist ausgedehnte Nekrosen mit Hirnvolumenverlusten festzustellen.

Differenzialdiagnose

Differenzialdiagnostisch ist in erster Linie die typische Lage der Veränderungen von Bedeutung. Auch ein uncharakteristischer oder normaler CT- und selbst MRT-Befund sollte bei entsprechender unklarer Klinik nicht zum Ausschluss einer HSV-Enzephalitis herangezogen werden. Entscheidend ist in jedem Fall die frühe antivirale Therapie.

Rezidivdiagnostik

Ist die Diagnose gestellt oder auch nur der Verdacht geäußert, so ist die weitere Diagnostik ebenso wie die Rezidivdiagnostik eine Domäne der MRT.

> Auch bei uncharakteristischem oder normalem CT- oder MRT-Befund darf man bei entsprechender Klinik eine HSV-Enzephalitis nicht ausschließen.

> Der CT-Befund ist in den ersten beiden Erkrankungstagen nativ und nach KM-Gabe meist unauffällig. Die MRT ist wesentlich sensitiver.

Meningoenzephalitis durch Bacillus anthracis

Häufigkeit: In Europa heute eine Rarität.
Wegweisender bildmorphologischer Befund: Ausgeprägte leptomeningeale KM-Anreicherung.
Prozedere: Anamnese, Hautbefunde, Hautbiopsie, Hautausstrich.
Einsatz anderer Methoden: MRT grundsätzlich sensitiver.
Fragen, die der Befund beantworten muss:
- Ausmaß des Befalls

Pathogenese

Der Kontakt mit infizierten Tieren oder Tierprodukten führt zur Infektion. Bacillus anthracis ist ein grampositives sporenbildendes Stäbchen. Die Sporen, die vor einigen Jahren als biologischer Kampfstoff der Öffentlichkeit bekannt wurden, werden in Haut, Lunge oder in der gastrointestinalen Mukosa durch Makrophagen phagozytiert und gelangen so in die regionalen Lymphknoten. Folgen sind Septikämie und Toxinschock, welche tödlich sein können. Die Meningoenzephalitis ist eine seltene Komplikation, wenn der Keim hämatogen oder lymphogen das ZNS erreicht hat.

Klinik

Symptome sind die Zeichen des meningealen Befalls. Myalgien führen über eine rasche neurologische Verschlechterung zum Koma und innerhalb weniger Tage zum Tod. Bereits beim Verdacht ist eine sofortige antibiotische Therapie zwingend erforderlich.

> Bereits beim Erkrankungsverdacht ist eine sofortige antibiotische Therapie zwingend erforderlich.

CT-Morphologie

Es finden sich Einblutungen an der Mark-Rinden-Grenze und eine disseminierte KM-Anreicherung in den Meningen. Die Mark-Rinden-Grenze wird im Verlauf aufgehoben.

Differenzialdiagnose

Die CT-Morphologie kann als Subarachnoidalblutung oder Meningitis anderer Ursache fehlgedeutet werden. Virale Enzephalitiden müssen ebenfalls in Betracht gezogen werden.

Toxoplasmose

Häufigkeit: Häufigste Ursache eines zerebralen Hirnbefunds bei AIDS-Patienten.
Wegweisender bildmorphologischer Befund: Ringförmige KM-Anreicherung mit Rückbildung unter spezifischer Therapie.
Prozedere: Medikamentöse Therapie gegen Toxoplasma gondii, Verlaufskontrolle.
Einsatz anderer Methoden: MRT etwas sensitiver, insbesondere für begleitende meningitische Veränderungen.
Fragen, die der Befund beantworten muss:
- Verkalkungen?
- KM-Anreicherung auch im Verlauf (Therapiekontrolle)?

Pathogenese

Die zerebrale Toxoplasmose wird durch Toxoplasma gondii, ein Protozoon (einzelliger Eukaryont) verursacht. Die tatsächliche Toxoplasmose kann je nach Lebensalter und Zustand des Immunsystems unterschiedlich verlaufen.

Intrauterine Infektion. Bei Erstinfektion der Mutter kann es zu diaplazentarer Übertragung auf das Kind kommen. Der Verlauf hängt vom Zeitpunkt der Schwangerschaft ab und kann von einem Abort bis zum nahezu symptomlosen Verlauf führen, der nur durch persistierende intrazerebrale Verkalkungen charakterisiert ist (Abb. 4.**10**).

Erwachsene. Erwachsene erleiden eine Erstinfektion nach Kontakt mit infizierten Katzen oder infiziertem Fleisch. Bei Immunkompetenten kommt es zur Serokonversion, allenfalls zu unspezifischen Beschwerden wie einer Lymphadenitis und nur in sehr seltenen Ausnahmefällen zu einer zerebralen Manifestation.

Immunschwache Patienten. Eine zerebrale Manifestation wird bei immunsupprimierten Patienten (angeborene Immunschwäche, erworbene Immunschwäche bei HIV-Infektion und nach Transplantation) in der Form einer Reaktivierung nach abgelaufener Infektion beobachtet.

Bei AIDS-Patienten, die die Mehrzahl der Erkrankten ausmachen, ist die zerebrale Toxoplasmose die wohl häufigste Ursache fokaler neurologischer Symptome.

Häufigkeit

Die Durchseuchung in Deutschland liegt bei 10–70% der Erwachsenen. Toxoplasmose ist die häufigste opportunistische Infektion bei immunsupprimierten Patienten, insbesondere bei HIV-Infektion. In einer Serie von 200 HIV-Patienten mit neurologischen Symptomen fanden sich aber im initialen CT 40% unauffällige Befunde, von denen im weiteren Verlauf 5% eine Verschlimmerung der Symptome und/oder

▸ Toxoplasmose ist die häufigste opportunistische Infektion bei immunsupprimierten Patienten.

▸ Die Auswirkungen einer Toxoplasmose hängen stark vom Lebensalter und der Immunkompetenz ab.

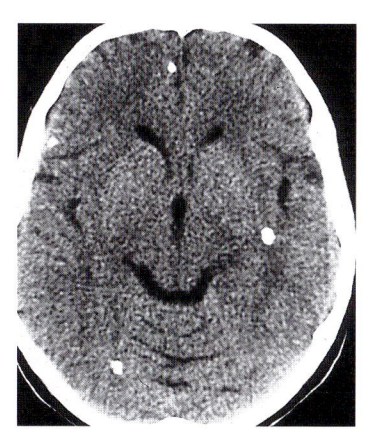

Abb. 4.10 **Konnatale Toxoplasmose.** In der nativen CT zeigen sich multiple, hyperdense Läsionen, die Parenchymverkalkungen nach konnataler Toxoplasmose entsprechen.

> Charakteristisch für die Toxoplasmose ist das „asymmetrische target sign", das aber nicht immer vorliegen muss.

im CT Läsionen entwickelten. 38% wiesen lediglich eine zerebrale Atrophie auf, 7% von diesen entwickelten im weiteren Verlauf eine erkennbare Toxoplasmainfektion. 22% hatten bereits im initialen CT mindestens 1 nachweisbare Läsion.

Klinik

Neugeborene. Die Neugeborenentoxoplasmose ist durch folgende Symptomtrias charakterisiert:
- Chorioretinitis,
- Hydrozephalus,
- intrakraniale Verkalkungen.

Immunkompetente Patienten. Die sehr seltene zerebrale Manifestation immunkompetenter Patienten äußert sich eher in einer diffusen Enzephalitis mit Kopfschmerzen, Vigilanzminderung und Fieber, während bei Immunsupprimierten fokale Befunde im Vordergrund stehen, insbesondere epileptische Anfälle. Ursache dafür sind Abszesse oder eine diffuse Enzephalitis. Bei etwa ⅓ der Fälle manifestiert sich die Toxoplasmose als akute Meningoenzephalitis.

Chronischer Verlauf. Chronische Verlaufsformen äußern sich durch ein hirnorganisches Psychosyndrom mit Gedächtnisstörungen und Wesensveränderungen. Myelitiden sind selten. Zur Diagnosesicherung kann eine Hirnbiopsie erforderlich sein.

AIDS-Patienten. Bei 30–40% der AIDS-Patienten tritt im Verlauf eine zerebrale Toxoplasmose auf. Klinisch stehen folgende fokale Veränderungen im Vordergrund:
- Hemiparesen,
- Sensibilitätsstörungen,
- Aphasien.

Daneben werden analgetikaresistente Kopfschmerzen beobachtet. Ein Psychosyndrom und epileptische Anfälle finden sich bei jeweils über ⅓ der Patienten.

CT-Morphologie

AIDS-Patienten. In der bildgebenden Diagnostik kommt der zerebralen Toxoplasmose des AIDS-Patienten eine besondere Bedeutung zu, da bei diesen immuninkompetenten Patienten der serologische Nachweis unzuverlässig ist. Meist wird beim Verdacht, spätestens jedoch beim CT-Nachweis fokaler Hirnläsionen medikamentös behandelt und per CT kontrolliert. Im nativen CT finden sich oft diffuse Hypodensitäten des Marklagers. Die meist verursachenden Toxoplasmoseherde, die charakteristisch für Patienten mit schlechter Abwehrlage sind, machen sich als KM anreichernde Herde bemerkbar (Abb. 4.11). Im charakteristischen Fall findet sich das „asymmetrische target sign" (Abb. 4.12), ein KM anreichernder Ring mit unregelmäßig dicker Wand.

Die Herde befinden sich meist in den Stammganglien, an der Grenze zwischen Marklager und Hirnrinde sowie im Thalamus (Abb. 4.13). Da es keinen beweisenden CT-Befund gibt, kommt der stereotaktischen Biopsie bei therapieresistenten Veränderungen große Bedeutung zu. Hintergrund ist die Notwendigkeit, ein zerebrales Lymphom auszuschließen, das bei dem Kollektiv der immunsupprimierten Patienten häufiger als bei Immunkompetenten gefunden wird. Das zerebrale Lymphom kann mit gutem Erfolg mit Bestrahlung behandelt werden.

Immunkompetente Patienten. Neben den Problemen der zerebralen CT-Diagnostik bei AIDS-Patienten sind die entsprechenden Befunde bei konnataler Infektion sowie bei Immunkompetenten von nachge-

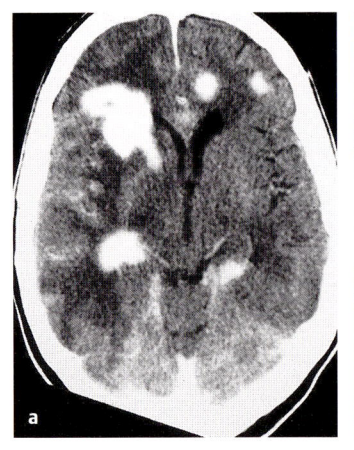

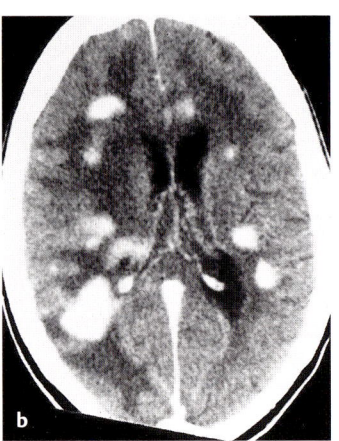

Abb. 4.11a u. b **Toxoplasmose.** Aufnahmen nach KM-Gabe. In 2 verschiedenen Höhen auf Ventrikelebene zeigen sich multiple, intensiv anreichernde Läsionen. Die Außengrenzen der Läsionen sind unscharf, und der Vergleich mit dem hypodensen, fingerförmigen Ödem zeigt, dass die Mehrzahl der Läsionen an der Mark-Rinden-Grenze liegt (Abgrenzung vom Lymphom).

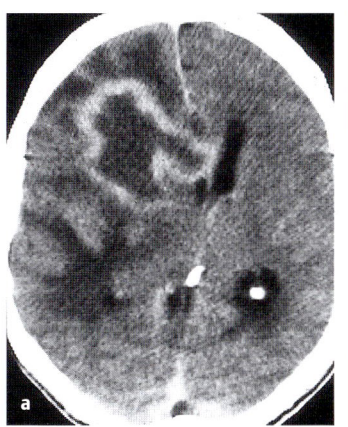

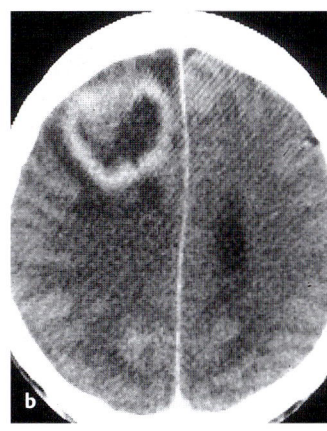

Abb. 4.12a u. b **Toxoplasmose**. Die beiden KM-gestützten Aufnahmen („double dose delay") zeigen den für die Toxoplasmose als charakteristischen Befund des „asymmetrischen target sign".

ordnetem Interesse. Die intrauterine Infektion führt zu intrazerebralen Verkalkungen, häufig von einem Hydrozephalus begleitet, die während des gesamten Lebens nachweisbar sind. Über Befunde bei Immunkompetenten in der CT liegen keine näheren Berichte vor.

Differenzialdiagnose

Es sollte stets bedacht werden, dass auch Befunde, die als für die Toxoplasmose charakteristisch angesehen werden, andere Ursachen haben könnten. Bei AIDS-Patienten ist an tuberkulöse Herde sowie an die Kryptokokkose zu denken. Ganz im Vordergrund steht klinisch die Unterscheidung vom Lymphom. Bildmorphologisch sollte an ein Lymphom gedacht werden, wenn die Veränderungen eher periventrikulär als an der Mark-Rinden-Grenze liegen. Eine ganz sichere Unterscheidung ist jedoch nicht möglich.

Bei therapieresistenten, KM anreichernden zerebralen Befunden sollte deshalb eine stereotaktische Gehirnbiopsie erwogen werden, um die Möglichkeit der Strahlentherapie nicht zu versäumen. Bildbefunde, die der der Toxoplasmose entsprechen, werden bei verschiedenen Erkrankungen gefunden. Auch die granulomatösen intrazerebralen Veränderungen bei der Toxocariasis (Infektion mit dem Hundebandwurm Toxocara canis), die in Endemiegebieten gefunden werden, verursachen ähnliche Bilder (in Endemiegebieten mit einer Infestation bei Hunden von über 7%).

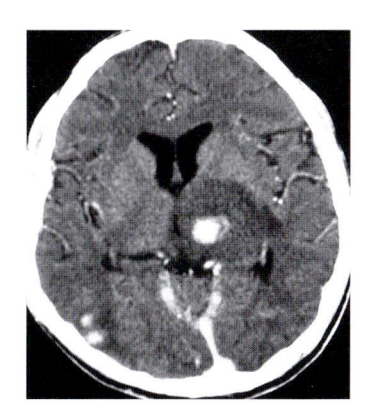

Abb. 4.13 **Toxoplasmose bei AIDS**. Die KM-gestützte Aufnahme zeigt einen intensiv anreichernden Herd im linken Thalamus mit ausgedehntem Ödem. Weitere Herde sind rechts parietal an der Mark-Rinden-Grenze zu sehen.

Rezidivdiagnostik

Der CT kommt besonders zur Beurteilung des Therapieerfolgs nach antitoxoplasmotischer Behandlung eine wichtige Rolle zu, da hierbei eine Unterscheidung zum ZNS-Lymphom getroffen werden muss, die in der initialen Diagnostik häufig nicht mit letzter Sicherheit gelingt.

> Wenn die Veränderungen eher periventrikulär als an der Mark-Rinden-Grenze liegen, muss an ein Lymphom gedacht werden.

Kryptokokkose

> Die Veränderungen bei Kryptokokkose können mit einer tuberkulösen Meningitis, Meningeomen oder Metastasen verwechselt werden.

Häufigkeit: Selten, jedoch bei HIV-Infektion im angloamerikanischen Schrifttum nach der Toxoplasmose zweithäufigste opportunistische ZNS-Infektion.
Wegweisender bildmorphologischer Befund: Oft multiple, schnell wachsende, ringförmig anreichernde Herde mit Begleitödem. Basale Meningitis oder Granulom möglich.
Prozedere: Liquorbefund.
Einsatz anderer Methoden: MRT sensitiver.
Fragen, die der Befund beantworten muss: Bei entsprechender Klinik als Differenzialdiagnose zu nennen.

Pathogenese

Die Kryptokokkose wird durch den Pilz Cryptococcus neoformans verursacht. Die Infektion betrifft fast immer zuerst die Lunge. Die Streuung verläuft hämatogen.

Häufigkeit

Bei Patienten mit einer HIV-Infektion ist die Kryptokokkose im angloamerikanischen Schrifttum nach der Toxoplasmose mit etwa 13% aller Komplikationen (inklusive Tumoren und viraler Infektionen) zweithäufigste opportunistische ZNS-Infektion.

Klinik

Eine Meningoenzephalitis mit Kopfschmerzen steht im Vordergrund. Hirndrucksteigerungen sind häufig. Neben einem Befall der basalen Hirnnerven können vor allem Taubheit und auch eine Blindheit imponieren. Neben einer meist granulomatösen, aber auch gelatinösen Form des Parenchymbefalls findet sich auch eine meningitische Form. Die Kryptokokkengranulome sind recht charakteristische tumorartige Veränderungen, die als *Torulome* bezeichnet werden.

Die Erkrankung findet sich gehäuft bei AIDS-Patienten (Abb. 4.14). Im Liquor ist häufig der Nachweis von Kryptokokken im Tuschepräparat zu führen. Typische Entzündungszeichen können vor allem beim immunschwachen Patienten fehlen.

> Charakteristisch für die Kryptokokkose sind tumorartige Granulome (Torulome).

CT-Morphologie

Wie bei anderen Meningitiden, so sind auch bei der Kryptokokkose nur in ausgeprägten Fällen Veränderungen nachweisbar. Eine in solchen Fällen zu beobachtende KM-Anreicherung der basalen Zisternen kann leicht mit der tuberkulösen Meningitis verwechselt werden. Die Torulome ähneln im CT-Bild den Metastasen: sie stellen sich als rundliche oder ringförmige KM-Anreicherungen dar.

Differenzialdiagnose

Die CT-Befunde sind unspezifisch und können mit Metastasen, Meningeomen und Befunden bei Tuberkulose verwechselt werden.

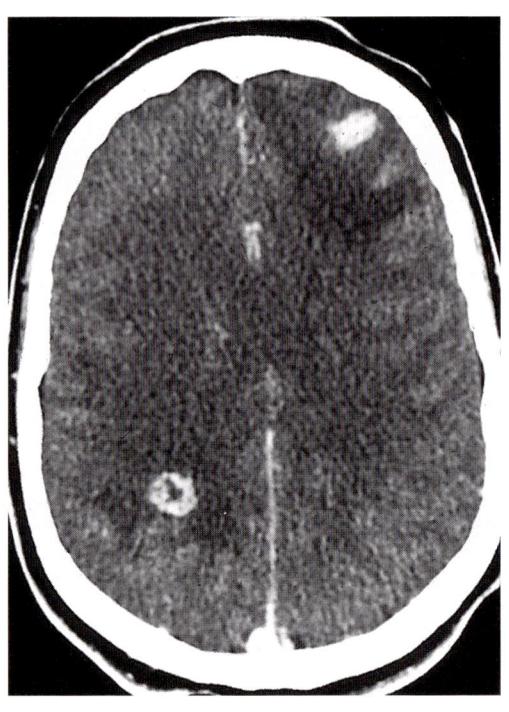

Abb. 4.14 **Kryptokokkose.** Erkennbar sind 2 subkortikale Marklagerläsionen, von denen die rechts parietookzipitale eher ringförmig, die links frontale eher solide imponiert. Begleitendes Marklagerödem. Die Veränderungen sind nicht spezifisch für die Kryptokokkose. Bei der Patientin bestand eine spinale Symptomatik bei einem zusätzlichen thorakalen Herd. Die Diagnose wurde durch Biopsie des links frontalen Herds gestellt.

Neurozystizerkose

Häufigkeit: Selten, nur nach Aufenthalt im Endemiegebiet.
Wegweisender bildmorphologischer Befund: Zystische Läsion mit randständiger KM-Anreicherung.
Prozedere: Diagnose in Gesamtschau: Anamnese, Serologie und Bildgebung (Leberbefall?), Anthelminthika.
Einsatz anderer Methoden: MRT sensitiver für subarachnoidale Aussaat.
Fragen, die der Befund beantworten muss:
- Razemöse oder zelluläre Variante?
- Hydrozephalus?

Pathogenese

Als Neurozystizerkose wird die Besiedelung des Gehirns mit Larven des Schweinebandwurms bezeichnet. Aufgenommen werden die Larven in Endemiegebieten, heute vorzugsweise Länder der 3. Welt. Von der Besiedelung des Darms ausgehend entwickeln sich die Larven in unterschiedlichen Organen, darunter sehr häufig im Gehirn. Die Larven können im ZNS das Hirnparenchym, den Subarachnoidalraum, das Ventrikelsystem oder auch den Spinalkanal besiedeln.

Neben dem Gehirn können auch andere Gewebe, am häufigsten die Muskulatur, befallen sein. Vor allem der muskuläre Befall neigt zu Verkalkungen im inaktiven Stadium. Innerhalb des menschlichen Gewebes kommt es in der Umgebung der Larven zu entzündlichen Reaktionen, die klinische Symptome und Bildbefunde verursachen.

Häufigkeit

In einigen Regionen ist eine hohe Durchseuchung von bis zu 4% der Bevölkerung beschrieben worden. Eine ZNS-Beteiligung tritt bei 60–92% der Erkrankten auf.

> Eine ZNS-Beteiligung ist bei der Zystizerkose häufig.

Klinik

In Abhängigkeit von der Befallsform manifestiert sich die Neurozystizerkose als Epilepsie. Kopfschmerzen sind häufig. Hydrozephalus, basale Meningitis und Vaskulitiden sind weitere mögliche Verlaufsformen. Epileptische Anfälle und fokale neurologische Ausfälle sowie psychische Veränderungen finden sich vor allem beim parenchymatösen Befall.

Die Zysten (Abb. 4.15) können sich auch intraventrikulär bzw. subarachnoidal befinden. Häufig sind die basalen Zisternen befallen. Dann kommt es zum Hydrozephalus mit allen Zeichen des Hirndrucks. Der Cysticercus ratiamosis ist die Maximalvariante dieser Befallsform. Die großen Zysten in den basalen Zisternen haben eine ungünstige Prognose.

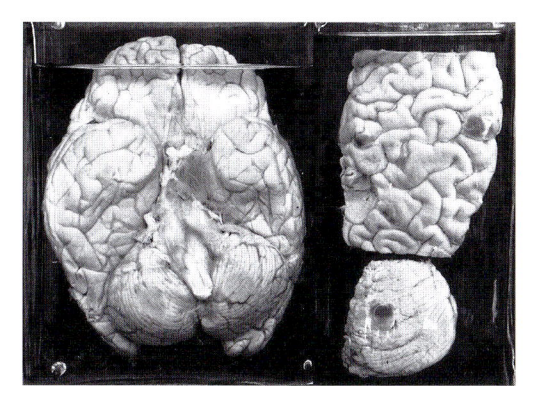

Abb. 4.15 **Neurozystizerkose.** Zystische Veränderungen in den basalen Zisternen und auf der Hirnoberfläche. Hierbei handelt es sich um disseminierte subarachnoidale Zystizerkosebefunde.

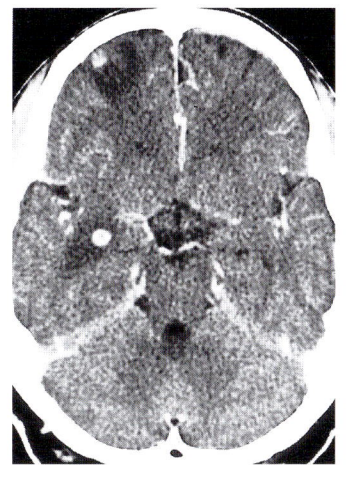

Abb. 4.16 **Neurozystizerkose.** Charakteristischer CT-Befund. Die CT zeigt im rechten Temporallappen sowie im rechten Frontallappen je eine knapp 1 cm große, ringförmig KM aufnehmende Läsion. Jeweils kleines, perifokales Ödem.

4 Entzündliche Veränderungen

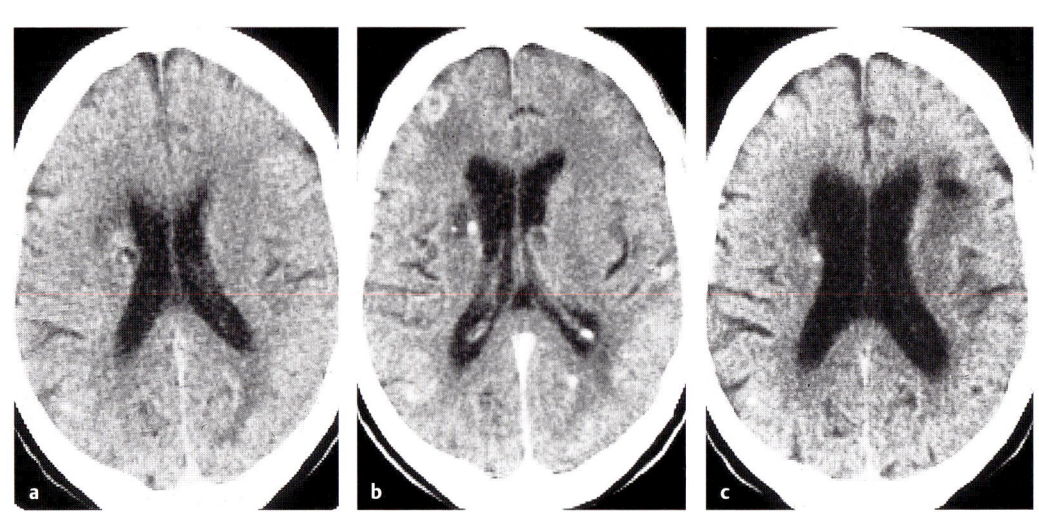

Abb. 4.17 a–c   Neurozystizerkose im Verlauf.
a Zu Beginn lateral des rechten Seitenventrikels teils solide, teils zystische Läsion mit sehr kleinem perifokalem Ödem und angedeutet KM anreicherndem Rand.
b 6 Monate später zystische Umbildung dieser Läsion und neu aufgetretene, ringförmig KM aufnehmende Läsion im rechten Frontallappen.
c 18 Monate nach dem Erstbefund. Rückbildung der rechts periventrikulär gelegenen zystischen Läsion, jetzt ohne KM-Anreicherung. Die KM-Aufnahme der rechts frontalen Läsion ist zurückgegangen, ebenso das perifokale Ödem.

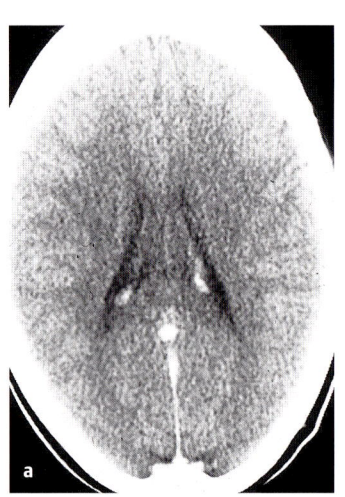

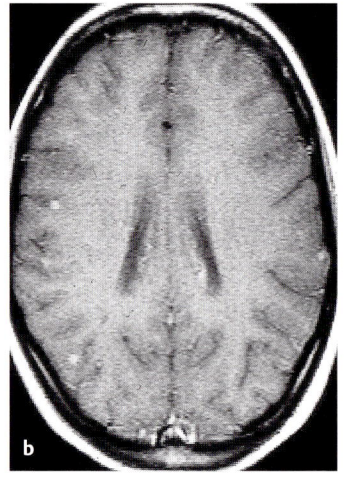

Abb. 4.18 a u. b   Neurozystizerkose. Überlegene Sensitivität der MRT bei Neurozystizerkose.
a Unauffällige KM-gestütztes CT.
b Die KM-gestützte MRT zeigt rechts parietal mindestens 3 sehr kleine, KM aufnehmende Läsionen. Fragliche Läsionen auch links parietal.

CT-Morphologie

Die CT des Gehirns zeigt bei einer Mehrzahl der Patienten Befunde. Häufig sind zystische Läsionen des Hirnparenchyms, die zu lokalen, aber auch ausgedehnteren Zeichen der Raumforderung führen können (verstrichene Sulci, Ventrikelkompression). Um die Zyste herum findet sich oft eine KM-Anreicherung (Abb. 4.**16**), die dann rundlich oder oval ist. Im Verlauf kommt es zuerst zur Abnahme der KM-Anreicherung (Abb. 4.**17**), später zur Verkalkung der Zystenwand. Verkalkungen intrakranialer Gefäße kommen vor, auch bei jüngeren Menschen.

Zur Beurteilung der KM-Anreicherung wird aufgrund ihrer besseren Kontrastauflösung die MRT herangezogen (Abb. 4.**18**). Da die subarachnoidalen Zysten häufig zu einem Hydrozephalus führen, weist die CT entsprechende Erweiterungen des Ventrikelsystems nach.

Differenzialdiagnose

Differenzialdiagnostisch sind in späteren Stadien andere Hirnerkrankungen auszuschließen, die zu Verkalkungen führen können. Dies betrifft neben infektiösen Ursachen auch hirneigene Tumoren wie Oligodendrogliome und angeborene Erkrankungen wie die tuberöse Sklerose. Bei Punktion kommt es zu einer massiven Aussaat mit nahezu 100-prozentiger Letalität.

Cave: Bei Punktion einer Zyste kommt es zu einer massiven Aussaat mit einer Letalität von nahezu 100%.

Zur Beurteilung der KM-Anreicherung wird die MRT eingesetzt (bessere Kontrastauflösung).

Nokardiose

Häufigkeit: Selten, bei Immunsupprimierten gelegentlich.
Wegweisender bildmorphologischer Befund: Multiple, mehr oder minder gut umschriebene Noduli oder zystische Abszesse.
Prozedere: Mikrobiologie ist diagnostisch (Anzüchtung, Nucleinsäure-Nachweis).
Einsatz anderer Methoden: Höhere Sensitivität der MRT für KM-Anreicherung sowie sicherer Nachweis des zystischen Charakters in den T2w Aufnahmen.
Fragen, die der Befund beantworten muss:
- Solitärer Befund oder multiple Befunde?

Pathogenese

Nokardien sind grampositive, obligat aerobe Bakterien. In erster Linie werden Patienten mit supprimiertem Immunsystem befallen. Die Infektion betrifft die Lunge, Knochen oder das ZNS. Übertragen werden Nokardien über inhalierten Staub, durch eine Hautverletzung (Trauma) oder durch direkten Kontakt mit dem Gefäßsystem (z.B. Drogenabusus oder Dialyse-Shunts).

Häufigkeit

Ebenso wie die Kryptokokkose ist die Nokardiose bei uns selten. In den USA wird sie dagegen häufiger, teils endemisch angetroffen.

Klinik

Bei der Nokardiose des ZNS werden Hirnabszesse mit und ohne Meningitis beobachtet und führen je nach Lokalisation zu unterschiedlichen fokalen neurologischen Ausfällen. Isolierte Meningitiden sind möglich.

CT-Morphologie

Im CT findet man Hirnabszesse, die bildmorphologisch nicht spezifisch für die Nokardiose sind (Abb. 4.19). Die Befunde sind eher groß. Innerhalb eines perifokalen Ödems kommt es relativ rasch zur Einschmelzung mit Ausbildung von Granulationsgewebe bzw. einer Abszessmembran, die die Veränderung gegen die Umgebung abschirmt. Bei Erreichen des Liquorsystems entstehen die von anderen Abszessen bekannten Komplikationen (Ventrikulitis). Erwähnenswert ist die Beobachtung, dass bei Nokardiainfektionen häufiger subependymale Knötchen (Mikroabszesse) entstehen.

> Die Hirnabszesse bei Nokardiose sind unspezifisch. Gehäuft kommt es aber zu subependymalen Knötchen aufgrund von Mikroabszessen.

Differenzialdiagnose

Differenzialdiagnostisch sind alle anderen Ursachen von Hirnabszessen in Betracht zu ziehen, da die Befunde nicht charakteristisch sind. Für die Materialgewinnung können auch Lunge, Knochen und Weichteile in Frage kommen. Bei einem abszedierenden Lungen- oder Knochenprozess bei immungeschwächten Patienten sollte immer auch eine Nokardiose bedacht werden.

> Bei einem abszedierenden Lungen- oder Knochenprozess bei immungeschwächten Patienten sollte immer auch eine Nokardiose bedacht werden.

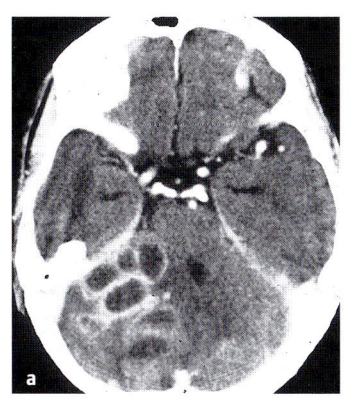

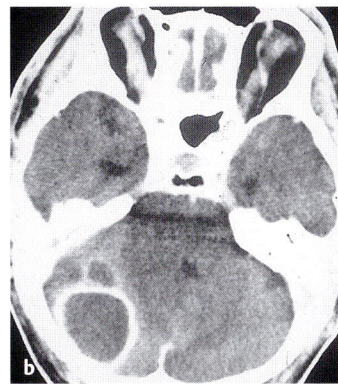

Abb. 4.19a u. b Nokardienabszess.
a In der hinteren Schädelgrube rechts dünnrandige, zentral nekrotische Läsion mit KM aufnehmender Abszesswand. Rostral davon kleinerer Abszess.
b Einer der in der Literatur seltener erwähnten Abszesse polyzyklischer Form.

Listeriose

Häufigkeit: Selten.
Wegweisender bildmorphologischer Befund: Enzephalitis, Rhombenzephalitis; Meningitis.
Prozedere: Mikrobiologie.
Einsatz anderer Methoden: MRT spezifisch für die Enzephalitis.
Fragen, die der Befund beantworten muss: Bei entsprechender Klinik als Differenzialdiagnose zu nennen.

> Zum Listeriosenachweis ist die MRT wesentlich sensitiver als die CT.

> Eine Listeriose kann in der Schwangerschaft zur Früh- oder Fehlgeburt führen.

Pathogenese

Die Listeriose wird durch das grampositive Bakterium Listeria monocytogenes verursacht. Bevorzugt wird das ZNS und hier besonders der Hirnstamm (Rhombenzephalitis) befallen.

Häufigkeit

Die Listeriose ist eine seltene Erkrankung. Endemische Häufungen wurden jedoch wiederholt beschrieben. Vorwiegend handelt es sich bei den Betroffenen um Angehörige besonderer Gefährdungsgruppen, z. B. Tierärzte oder Landwirte, da die Infektion häufig vom Tier auf den Menschen übertragen wird. Eine weitere Ursache endemischer Häufungen können infizierte oder verunreinigte Speisen sein. Besonders hervorgehoben sei an dieser Stelle die Schwangerenlisteriose, durch die es zu Früh- und Fehlgeburten kommen kann.

Klinik

Am häufigsten manifestiert sich die Erkrankung als Meningoenzephalitis, in etwa 10% der Fälle als Hirnstammenzephalitis. Hirnabszesse und spinale Abszesse sind selten.

CT-Morphologie

Befallene Gehirnanteile (Rhombenzephalon) sind hypodens und weisen eine diskrete Volumenzunahme auf. Die KM-Aufnahme kann – wenn auch diskret – vorhanden sein. Insgesamt ist die MRT wesentlich sensitiver. Ihr wird heute der Vorzug gegeben.

Differenzialdiagnose

Differenzialdiagnostisch ist die CT-Diagnose einer Listeriose als Ursache einer Meningitis oder Enzephalitis nicht möglich. Der Nachweis einer Listeriose wird serologisch geführt.

Borreliose

Häufigkeit: Eher selten, in Endemiegebieten jedoch gehäuft.
Wegweisender bildmorphologischer Befund: Multiple Marklagerläsionen mit und ohne KM-Anreicherung.
Prozedere: Diagnose wird serologisch (Titerverlauf) gestellt, häufig Erythema migrans.
Einsatz anderer Methoden: MRT sensitiver.

Fragen, die der Befund beantworten muss:
- Marklagerhypodensitäten vorhanden?
- KM-Anreicherung?
- Lage?
- Meningeale KM-Anreicherung?
- Spinale MRT zur Komplettierung der Diagnostik erforderlich?

Pathogenese

Die Borreliose (Lyme disease) wird durch den Stich infizierter Zecken übertragen. Erreger sind Spirochäten vom Typ Borrelia burgdorferi, die sich im Speichel und Darminhalt der Zecke befinden.

Häufigkeit

Die Lyme-Borreliose, und damit auch die Neuroborreliose, ist selten und eher eine Ausschlussdiagnose. In Endemiegebieten, in denen die Durchseuchung der Zecken und deren Vorkommen besonders hoch ist, kann sie jedoch gehäuft auftreten.

Klinik

Zwischen Zeckenstich und manifester neurologischer Symptomatik können längere Zeiträume vergehen. Der kausale Zusammenhang ist daher oft schwer nachvollziehbar. Die Erkrankung verläuft in 3 Stadien:
- Das *Stadium 1* ist gekennzeichnet durch unspezifische Symptome wie Müdigkeit, Fieber, Arthralgien und das Erythema migrans, das jedoch nicht immer gesehen wird.
- Im *Stadium 2* treten neurologische Frühmanifestationen in Form einer subakuten Meningitis, Meningoenzephalitis, Myeloradikulitis oder einer zerebralen Vaskulitis auf. In diesem Stadium zeigen sich auch Lymphadenitis und Herzbeteiligung. Eine typische Symptomkombination ist das Bannwarth-Syndrom (schmerzhafte radikuläre Schmerzen, periphere Paresen, vor allem des N. facialis, häufig beidseitig und an den Extremitäten, entzündliches Liquorsyndrom mit lymphozytärer Pleozytose, Eiweißerhöhung und oligoklonalen Banden).
- Die eigentliche Neuroborreliose, das *Stadium 3*, wird meist erst Jahre nach dem Zeckenstich beobachtet und kann ein breites Spektrum an Symptomen umfassen. Dabei dominieren eine progrediente Enzephalitis oder Meningoenzephalitis mit zerebellärem oder spastischem Syndrom und einer Acrodermatitis atrophicans.

CT-Morphologie

Mit der multiplen Sklerose hat die Neuroborreliose nicht nur klinische Gemeinsamkeiten, sondern auch die Bildbefunde können ähnlich sein. Im CT sieht man eher rundliche Hypodensitäten des Marklagers. Im Gegensatz zur multiplen Sklerose orientieren sie sich jedoch eher zur Mark-Rinden-Grenze als zum periventrikulären Raum hin. Eine KM-Anreicherung kann, muss aber nicht nachgewiesen werden. Sie ist in der MRT deutlicher als in der CT. Besteht eine Meningitis, so zeigen die Meningen eine KM-Anreicherung, wenn der Befund ausgeprägt genug ist.

Differenzialdiagnose

Zur Differenzialdiagnose gehören alle Erkrankungen, die zu fokalen hypodensen Läsionen des Hirnparenchyms führen können. Die Läsionen treten bevorzugt an der Mark-Rinden-Grenze auf, was jedoch häufig keine sichere Unterscheidung von anderen metastatischen, entzündlichen oder demyelinisierenden Erkrankungen erlaubt. Im Vordergrund der differenzialdiagnostischen Überlegungen steht die multiple Sklerose aufgrund der ebenfalls unspezifischen klinischen Befunde und ähnlicher Befunde in der Liquordiagnostik.

Rezidivdiagnostik

Im Mittelpunkt der Rezidivdiagnostik bzw. der Verlaufskontrollen steht die Therapiekontrolle. Meist wird hierzu die MRT eingesetzt.

▸ Die Neuroborreliose kann der multiplen Sklerose klinisch und bildmorphologisch ähneln.

▸ Die Neuroborreliose tritt erst Jahre nach dem Zeckenstich auf.

▸ Zur Rezidivdiagnostik und Verlaufskontrolle wird meist die MRT eingesetzt.

Neurosyphilis

Häufigkeit: In den letzten Jahren starke Zunahme (auch durch AIDS).
Wegweisender bildmorphologischer Befund: Gummen, selten kortikaler Herd mit Ödem und variabler KM-Anreicherung.
Prozedere: VRDL-Test im Liquor, Penicillin.
Einsatz anderer Methoden: MRT ist sensitiver.
Fragen, die der Befund beantworten muss:
- Raumforderungen?
- Meningitis?
- Vaskulitis, Infarzierungen?
- Atrophie (auch durch das AIDS-Virus)?

> Durch AIDS kam es wieder zu einer erheblichen Zunahme der Syphilis.

> Das Ödem ist bei der Neurosyphilis geringer als bei Tumoren.

Pathogenese

Syphilis, auch Lues genannt, wird durch die Spirochäte Treponema pallidum verursacht. Syphilis gehört zu den sexuell übertragenen Krankheiten. In der AIDS-Ära hat es eine erhebliche Zunahme der Syphilis gegeben. Eine Neurolues tritt nur bei etwa jedem 10. HIV-negativen Lues-Patienten auf. Bei HIV-positiven Patienten scheint die Rate dagegen höher zu sein.

Klinik

Im *Primärstadium* der Erkrankung sind neurologische Symptome ungewöhnlich. Im *Sekundärstadium* kann es zu unspezifischen Erscheinungen wie einem pseudoneurasthenen Syndrom, einer Meningitis, Hirnnervenbefall oder anderen geringen neurologischen Auffälligkeiten wie Anisokorie oder Reflexabschwächungen kommen.

Im *Tertiärstadium* werden eine meningovaskuläre und eine parenchymatöse Form unterschieden. Die meningovaskuläre Form ist gekennzeichnet durch fokale neurologische Symptome, Anfälle, Kopfschmerz, hirnorganisches Psychosyndrom, Wesensveränderungen, Gangstörungen sowie Seh- und Hörstörungen. Ursache dafür sind vaskulitisch bedingte Hirninfarkte.

Die *tabische Neurosyphilis* manifestiert sich nach Jahren und ist geprägt durch Ataxie, einschießende Schmerzen und Reflexabschwächungen an den unteren Extremitäten sowie Pupillenstörungen (u. a. Pupillenstarre) und Gelenkdeformitäten. Das klinische Bild der *progressiven Paralyse* wird beherrscht von Wesensänderungen, Dysarthrie und Kopfschmerz.

CT-Morphologie

Die Meningitis ist in der CT oft kaum nachweisbar (vgl. die Bilder der tuberkulösen Meningitis), in der KM-gestützten MRT dagegen oft – insbesondere basal – sehr ausgeprägt. Infarzierungen stellen sich wie bei anderen Ursachen dar. Einen besonderen bildmorphologischen Befund liefern die Gummen. Sie liegen oft kortikal und können einzeln oder multipel auftreten. Die KM-Aufnahme variiert. Das Ödem ist geringer als bei Tumoren.

Differenzialdiagnose

Eine Toxoplasmose muss differenzialdiagnostisch in Betracht gezogen werden. Sie reagiert aber auf eine spezifische Therapie. Ebenso sind Abszesse, Metastasen und Tumoren zu berücksichtigen. Zerebrale Lymphome finden sich eher in tieferen ventrikelnahen Lokalisationen. Auch Sarkoidose und Neuroborreliose können in Frage kommen.

Neurobrucellose

Häufigkeit: Endemisch im Mittelmeerraum und in Saudi-Arabien; Neurovariante bei unter 10% der Brucellose-Fälle.
Wegweisender bildmorphologischer Befund: Unspezifisch, Hypodensitäten im Marklager, perivaskuläre und meningeale KM-Anreicherung.
Prozedere: Positive Serologie, Liquorbefund.
Einsatz anderer Methoden: MRT ist sensitiver.
Fragen, die der Befund beantworten muss: Bei entsprechender Klinik als Differenzialdiagnose zu nennen.

Pathogenese

Bei der Brucellose handelt es sich um eine im Mittelmeerraum und in Arabien endemische Zoonose. Die gramnegativen Stäbchen werden beim Verzehr von rohem Fleisch oder unpasteurisierter Milch aufgenommen. Neben dem ZNS ist auch das periphere Nervensystem betroffen.

Klinik

Die Verdachtsdiagnose einer Neurobrucellose wird in Endemiegebieten bei neurologischen Krankheitsbildern in Betracht gezogen und durch den steigenden Titer im Liquor bestätigt. Schwieriger ist die Diagnose bei importierten Fällen zu stellen.

CT-Morphologie

Die Befunde der Demyelinisierung entsprechen denen bei anderen Erkrankungen. Auch die perivaskuläre KM-Anreicherung und die meningealen Veränderungen sind unspezifisch. Letztlich führt die Anamnese auf die richtige Spur und zur labordiagnostischen Abklärung.

Differenzialdiagnose

Im Gegensatz zur multiplen Sklerose bleibt der Balken bei der Neuroborreliose ausgespart. Bestehen bei unklarer Diagnose uncharakteristische Veränderungen im Marklager mit einer Aussparung des Balkens und eine perivaskuläre oder meningeale KM-Anreicherung, sollte die Brucellose in die Beurteilung einbezogen werden.

> Die Bildbefunde der Neurobrucellose sind unspezifisch. Diagnostisch wegweisend sind Anamnese und labordiagnostische Abklärung.

Progressive multifokale Leukenzephalopathie

Häufigkeit: Bei AIDS-Kranken relativ häufig.
Wegweisender bildmorphologischer Befund: Subkortikal asymmetrische Hypodensitäten, keine Raumforderung oder KM-Anreicherung.
Prozedere: Bei immunsupprimierten Patienten von therapierbaren Veränderungen wie dem Lymphom oder der Toxoplasmose abzugrenzen.
Einsatz anderer Methoden: MRT ist sensitiver.
Fragen, die der Befund beantworten muss: Abgrenzung gegenüber der PDL aufgrund der unterschiedlichen Prognose.

Pathogenese

Die progressive multifokale Leukenzephalopathie (PML) wurde erstmals bei Patienten mit hämatologischen Systemerkrankungen beschrieben. Das Krankheitsbild wird heute in größerem Umfang bei Patienten mit erworbenen Immunmangelsyndromen beobachtet. Das Risiko ist insbesondere bei AIDS-Patienten hoch, aber auch bei Patienten nach einer Organtransplantation. Ursache ist die Infektion mit

4 Entzündliche Veränderungen

> Charakteristisch für die PML sind multifokale, umschriebene, flächige Hypodensitäten des Marklagers.

einem JC-Virus aus der Gruppe der Papovaviren. Die Durchseuchung mit dem JC-Virus liegt bei 70%. Das Virus wird über das Immunsystem nicht eliminiert, sondern verbleibt in Lymphozyten.

Häufigkeit

Im CT wird die PML relativ häufig bei AIDS-Patienten beobachtet. Eine zerebrale CT mit KM wird bei diesen Patienten bei fokalen neurologischen Symptomen durchgeführt, um therapierbare Erkrankungen wie die Toxoplasmose und das Lymphom auszuschließen.

Klinik

Der Beginn der Symptomatik ist subakut mit hirnorganischen Psychosyndromen und Gesichtsfeldstörungen, Aphasien oder Dysarthrien sowie Paresen. Kopfschmerzen oder Anfälle sind seltener. Eine Therapie gibt es nicht.

CT-Morphologie

Charakteristisch für die PML sind umschriebene, flächige Hypodensitäten des Marklagers, die multifokal auftreten (Abb. 4.20). Eine raumfordernde Wirkung dieser Veränderungen fehlt. Eine KM-Aufnahme ist selten nachweisbar. Die fehlende KM-Aufnahme kann daher evtl. zur Differenzierung von Lymphomen und von der Toxoplasmose herangezogen werden. Die Veränderungen sind insbesondere supratentoriell zu beobachten. Die Rinde wird ausgespart. Seltener sind Veränderungen im Kleinhirn.

Differenzialdiagnose

Die PML darf bei AIDS-Patienten nicht mit der progressiven diffusen Leukenzephalopathie (PDL) verwechselt werden (Tab. 4.1). Bei der PDL finden sich weitgehend symmetrische Hypodensitäten, die frontal im Marklager betont sind. Die PDL ist nicht auf Papovaviren, sondern auf das HIV-Virus selbst zurückzuführen (andere Marklagerveränderungen vgl. Abb. 4.21, Abb. 4.22).

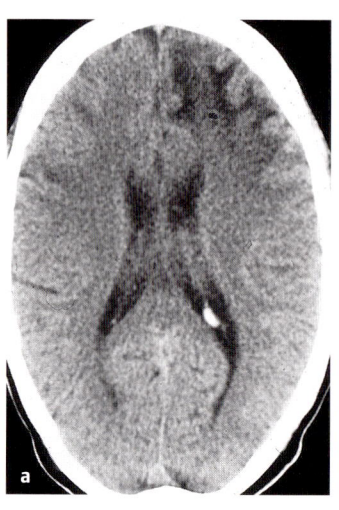

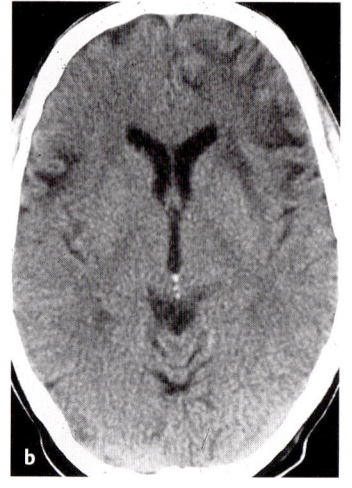

Abb. 4.20a u. b **PML.** Befund bei PML, wie er bei AIDS-Patienten gefunden wird. Die Dichteminderung des Marklagers ist hier deutlich asymmetrisch. Ausgeprägt ist sie links frontal und in der Capsula externa. Diskrete Veränderungen finden sich rechts parietal.

Tabelle 4.1 ⋯ *Differenzierung von PML und PDL*

Parameter	PML	PDL
Genese	JC-Virus (Papova-Gruppe)	Schädigung durch HIV
Morphologie	subkortikale weiße Substanz	periventrikuläres Marklager
Befundkonstellation	multifokal, asymmetrisch	symmetrisch
Patienten	Immunsupprimierte	AIDS-Patienten

Progressive multifokale Leukenzephalopathie

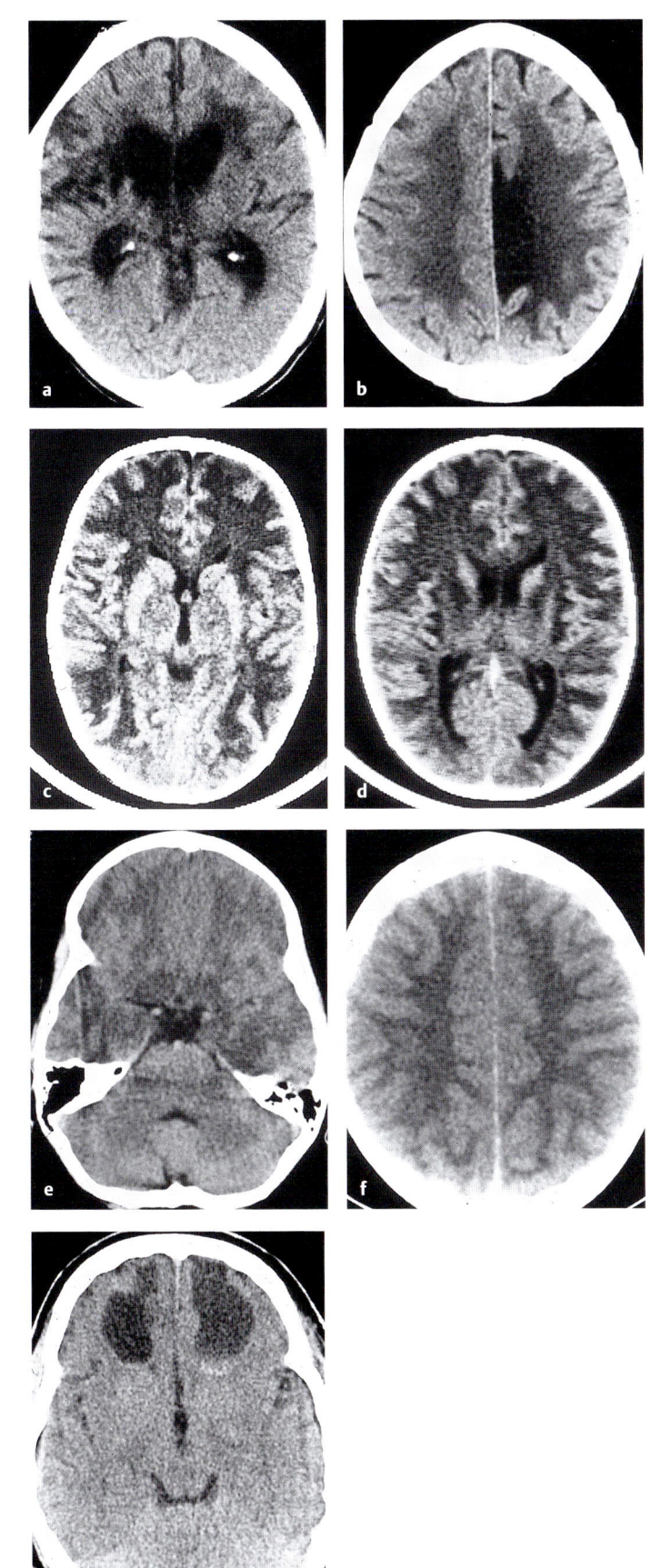

Abb. 4.21 a–g **Differenzialdiagnosen bei Leukenzephalopathien I.** Marklagerhypodensitäten, die ausgeprägt und diffus sein können, finden sich auch bei der zerebralen Mikroangiopathie.

- **a** Mikroangiopathische Marklagerveränderungen, vor allem an die Vorderhörner angrenzend. Zusätzlich lakunäre Veränderung, z. B. im rechten Thalamus. Ausgeprägte interne Hirnatrophie.
- **b** Eine Bestrahlung des Schädels führt später zu einer Leukenzephalopathie mit symmetrischer Marklagerhypodensität. Ein postoperativer Substanzdefekt ist links paramedian ebenfalls erkennbar.
- **c, d** Marklagerhypodensitäten bei einem 18 Monate alten Kind mit Morbus Alexander. Die Marklagerhypodensitäten sind symmetrisch und frontal viel ausgeprägter als in den okzipitalen Hirnanteilen.
- **e** Der hypoxische Hirnschaden erfasste zwar das gesamte Marklager. Der Befund ist jedoch etwas unregelmäßig, sodass sich ein fleckförmiges Bild ergibt.
- **f** Hier ist die Hypodensität des Marklagers so gleichmäßig ausgeprägt, dass sich nur ein gesteigerter Mark-Rinden-Kontrast ergibt (7-jähriger Junge nach diabetischem Koma).
- **g** Postaktinische Veränderungen des Frontalhirns.

4 Entzündliche Veränderungen

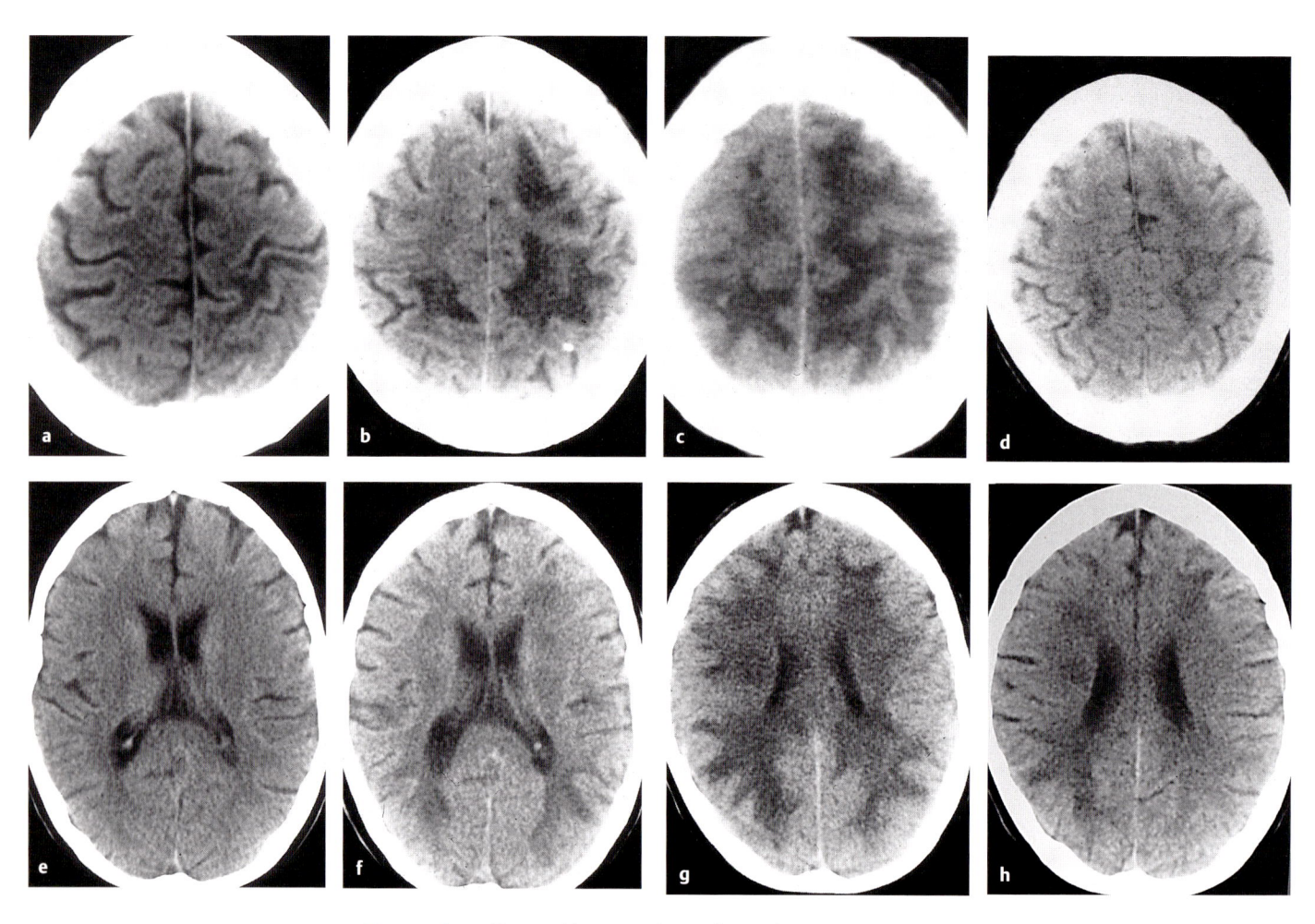

Abb. 4.22 a–h **Differenzialdiagnosen bei Leukenzephalopathien II (ciclosporininduzierte, reversible Leukenzephalopathie).** Ciclosporininduzierte Veränderungen in 2 verschiedenen Höhen. **a** und **e** (am 17.12.) zeigen erste geringe Veränderungen links im hochparietalen Marklager. Hier umschriebene Hypodensität des Marklagers. Das periventrikuläre Marklager ist unauffällig (**e**). Anschließend langsame Progredienz der klinischen Veränderungen, am 13.02. (**b**, **f**) sowohl hochparietal (**b**) als auch periventrikulär (**f**) deutliche Zunahme der Veränderungen. Die Veränderungen sind anschließend rasch progredient. Bereits am folgenden Tag erfassen sie nahezu das gesamte Marklager (**c**, **g**). Nach Absetzen von Ciclosporin langsame Rückbildung (**d**, **h**, Aufnahmen am 06.03.), wobei die Veränderungen dort am längsten bestehen bleiben, wo sie begonnen haben.

Progressive diffuse Leukenzephalopathie

Häufigkeit: Relativ häufiger CT-Befund bei AIDS-Patienten.
Wegweisender bildmorphologischer Befund: Marklagerhypodensitäten, symmetrisch, frontal.
Prozedere: Zur Abgrenzung von anderen Ursachen einer Marklagerhypodensität intravenöse KM-Gabe sinnvoll.

Einsatz anderer Methoden: MRT ist sensitiver.
Fragen, die der Befund beantworten muss:
- Lage im Marklager, Ausdehnung?
- Andere Veränderungen wie Atrophie, KM anreichernde Läsionen?

Pathogenese

Als Ursache der progressiven diffusen Leukenzephalopathie (PDL) wird eine direkte Schädigung der Oligodendrozyten durch das HIV-Virus angenommen, die zu Myelinverlusten führt.

Häufigkeit

Bei der bei AIDS-Patienten relativ häufig durchgeführten zerebralen CT zum Ausschluss eines Lymphoms oder einer Toxoplasmose ist die PDL ein nicht ganz seltener Befund. Die Veränderungen werden heute jedoch aufgrund der verbesserten antiretroviralen Therapie seltener gesehen als in den 80er Jahren.

Klinik

Die Veränderungen sind unspezifischer als bei der PML (s.o.). Sie reichen von kognitiven Störungen bis zu demenzähnlichen Bildern (HIV-Enzephalopathie).

CT-Morphologie

Die Hypodensitäten des Marklagers sind bei der PDL meist symmetrisch oder annähernd symmetrisch ausgeprägt. Das frontale Marklager ist zu Beginn und insgesamt häufiger betroffen. Raumforderungszeichen sind nicht nachweisbar, ebenso wenig eine KM-Anreicherung. Die Hirnrinde bleibt ausgespart. Während die PML in erster Linie die subkortikale weiße Substanz betrifft, ist bei der PDL insbesondere das Centrum semiovale und das periventrikuläre Marklager verändert.

Differenzialdiagnose

Zur Abgrenzung von der PML dient in erster Linie deren asymmetrischer Befall. KM-Anreicherungen deuten auf eine Toxoplasmose, ein Lymphom oder einer anderen opportunistische Infektion hin.

> Die Veränderungen bei der PDL sind unspezifischer als bei der PML

Zusammenfassung

Bakterieller Hirnabszess. Hirnabszesse entstehen insbesondere durch fortgeleitete Entzündungen (v. a. Sinus frontalis und Felsenbein), bei Sepsis oder Endokarditis und nach offenem Schädel-Hirn-Trauma. Der Verlauf ist unabhängig von der Genese stadienhaft. Nach einer phlegmonenartigen Zerebritis, die nach kurzer Zeit zentral nekrotisch wird, kommt es zur Kapselbildung. Der wegweisende bildmorphologische Befund beim Hirnabszess ist eine ringförmige KM-Anreicherung mit zentraler Nekrose und perifokalem Ödem.

Tuberkulose. Eine Meningitis oder Meningoenzephalitis ist die häufigste Form der Hirntuberkulose, vor allem bei Kindern. Vorrangig sind die Leptomeningen in der Nähe der basalen Zisternen betroffen. Neben der KM-Anreicherung in den Meningen kommt es bei einer Ventrikulitis auch zur Anreicherung in der Ventrikelwand. Tuberkulome im Parenchym erscheinen als rundlich oder ringförmig KM aufnehmende Herdbefunde. Häufige Begleitbefunde sind Infarkte vaskulitischer Genese und ein Hydrozephalus.

Sarkoidose. Ein ZNS-Befall ist bei der Sarkoidose selten. Häufigstes Symptom sind Hirnnervenausfälle. In den basalen Zisternen und im Hirnparenchym findet man intensiv KM anreichernde, glatt berandete Granulome mit guter Abgrenzung zum umliegenden Hirnparenchym. Leptomeningeale Veränderungen in Verbindung mit einem Befall des Chiasmas und des Hypophysenstiels sowie Hirnnervenläsionen und Duraverdickungen sollten an eine Sarkoidose denken lassen.

Aspergillose. Die Aspergillose kommt besonders unter Immunsuppression und bei AIDS vor. Von Herden in Lunge und Nasennebenhöhlen aus streut die Erkrankung hämatogen ins ZNS. Folge sind zerebrale Abszesse, Granulome und eine Meningitis, wodurch es zu Infarzierungen kommt. Im Gegensatz zu anderen Mediainfarkten sind bei der Aspergillose die Hauptäste nicht betroffen.

4 Entzündliche Veränderungen

Herpes-simplex-Virus-Enzephalitis. Diese Erkrankung ist selten und spielt v.a. bei Immungeschwächten und Säuglingen eine Rolle. CT-Befunde bei der HSV-Enzephalitis ergeben sich nur bei einer Erstdiagnostik bei noch nicht geklärtem Krankheitsbild. Grund ist die weitaus höhere Sensitivität der MRT bei der HSV-Enzephalitis.

Milzbrand. Eine Meningoenzephalitis ist eine seltene Komplikation des Milzbrands, wenn der Keim hämatogen oder lymphogen das ZNS erreicht hat. Im CT finden sich Einblutungen an der Mark-Rinden-Grenze und eine disseminierte KM-Anreicherung in den Meningen, sodass Verwechslungen mit einer Subarachnoidalblutung oder einer Meningitis anderer Ursache möglich sind.

Toxoplasmose. Eine zerebrale Toxoplasmose kommt bei Immungeschwächten, insbesondere bei AIDS-Patienten vor. Der bildgebenden Diagnostik kommt besondere Bedeutung zu, da bei immuninkompetenten Patienten der serologische Nachweis unzuverlässig ist. Charakteristisch ist das „asymmetrische target sign", ein KM anreichernder Ring mit unregelmäßig dicker Wand – meist in den Stammganglien, an der Grenze zwischen Marklager und Hirnrinde sowie im Thalamus.

Kryptokokkose. Die Kryptokokkose ist bei Immungeschwächten die zweithäufigste opportunistische ZNS-Infektion. Charakteristisch sind tumorartige Granulome (Torulome). Die CT-Befunde sind jedoch unspezifisch und können mit Metastasen, Meningeomen und Befunden bei Tuberkulose verwechselt werden.

Neurozystizerkose. Eine ZNS-Beteiligung ist bei einem Befall mit Larven des Schweinebandwurms häufig. Im CT sieht man zystische Läsionen des Hirnparenchyms, die zu verstrichenen Sulci oder einer Ventrikelkompression führen können. Eine umgebende KM-Anreicherung ist rundlich oder oval. Später verkalkt die Zystenwand.

Borreliose. Die Erkrankung, die durch Zecken übertragen wird, verläuft in 3 Stadien. Die Neuroborreliose tritt erst Jahre nach dem Zeckenstich auf. Sie kann der multiplen Sklerose klinisch und bildmorphologisch ähneln. Man findet rundliche Hypodensitäten des Marklagers.

Neurosyphilis. Die Syphilis (Lues) ist eine sexuell übertragene Krankheit. Zu ZNS-Symptomen kommt es erst im Tertiärstadium. Ein charakteristischer Befund sind die Gummen. Sie liegen oft kortikal und können einzeln oder multipel auftreten.

Leukenzephalopathien. Hierzu zählen die progressive multifokale Leukenzephalopathie (PML) und die progressive diffuse Leukenzephalopathie (PDL). Das Risiko für diese Erkrankungen ist insbesondere bei AIDS-Patienten erhöht. Charakteristisch für die PML sind multifokale, flächige Hypodensitäten des Marklagers, für die PDL symmetrische Hypodensitäten des periventrikulären Marklagers.

Seltene ZNS-Infektionen. Zu den seltenen entzündlichen Erkrankungen des Gehirns zählen die Neurobrucellose, Listeriose und Nokardiose.

Literatur

Zur Weiterbildung empfohlen
Roos, K.L.: What I learned about infectious diseases with my sleeves rolled up. Sem. Neurol. 22 (2002) 9–15
Fortbildungsartikel zu Aspekten der Liquordiagnostik

Aspergillose
Coley, S.C., H.R. Jäger, R.M. Szydlo, J.M. Goldman: CT and MRI manifestations of central nervous system infection following allogeneic bone marrow transplantation. Clin. Radiol. 54 (1999) 390–397
Serie von über 400 transplantierten Patienten
Guermazi, A., E. Gluckman, B. Tabti, Y. Miaux: Invasive central nervous system aspergillosis in bone marrow transplantation recipients: an overview. Eur. Radiol. 13 (2003) 377–388
von allgemeiner Bedeutung für die Diagnostik von Komplikationen nach Knochenmarktransplantation

Bakterieller Hirnabszess
Hsu, W. C., L. M. Tang, S. T. Chen, R. K. Lyu: Multiple brain abscesses in chain and cluster: CT appearance. J. Comput. assist. Tomogr. 19 (1995) 1004–1006
Kempf, H. G., J. Wiel, P. R. Issing, T. Lenarz: Der otogene Hirnabszess. Laryngo-Rhino-Otol. 77 (1998) 462–466
Beschreibung eines sehr ungewöhnlichen tuberkulösen Bilds

Neurosyphilis
Brightbill, T.C., I.I. Ihmeidan, M.J.D. Post, J.R. Berger, D.A. Katz: Neurosyphilis in HIV-positive and HIV-negative patients: neuroimaging findings. Am. J. Neuroradiol. 16 (1995) 703–701

retrospektive Betrachtung einer Serie meist HIV-positiver Patienten mit positiver Liquorserologie

Peters, M., D. Gottschalk, R. Boit, H.D: Pohle, B. Ruf: Meningovascular neurosyphilis in human immunodeficiency virus infection as a differential diagnosis of focal CNS lesions: a clinicopathologic study. J. Infect. 27 (1993)
gut nachvollziehbar, CT-Bilder

Neurobrucellose

Al-Sous, M.W., S. Bohlega, M. Z. Al-Kawi, J. Alwatban, D.R. Mclean: Neurobrucellosis: Clinical and neuroimaging correlation. Am. J. Neuroradiol. 25 (2004) 395–401
Übersicht über die im Mittelmeerraum und in Saudi-Arabien endemische Zoonose

Neurozystizerkose

Chang, K. H., M. H. Han: MRI of CNS parasitic diseases. J. Magn. Reson. Imag. 8 (1998) 297–307
beschäftigt sich hauptsächlich mit der Neurozystizerkose

Kramer, L.D., G.E. Locke, S.E. Byrd, J. Daryabagi: Cerebral cysticercosis: documentation of natural history with CT. Radiology 171 (1989) 459–462
beste Bilddokumentation und Strukturierung

Nokardiose

LeBlang, S.D., M. L. Whiteman, M. J. Post, R. B. Uttamchandani, M. D. Bell, J. G. Smirniotopoulos: CNS Nocardia in AIDS patients: CT and MRI with pathologic correlation. J. Comput. assist. Tomogr. 19 (1995) 15–22
9 Fälle mit charakteristischen Bildbefunden; Darstellung des klinischen Umfelds

Tuberkulose

Bernaerts, A., F.M. Vanhoenacker, P.M. Parizeletal.: Tuberculosis of the central nervous system: overview of neuroradiological findings. Eur. Radiol. 13 (2003) 1876–1890
Gesamtübersicht

Ventrikulitis

Fukui, M.B., R.L. Williams, S. Mudigonda: CT and MR Imaging features of pyogenic ventriculitis. Am. J. Neuroradiol. 22 (2001) 1510–1516
ausführliche Beschreibung von 17 Fällen, mit CT-Bildern

Sonstige

Patankar, T.F., D.R. Karnad, P.G. Shetty, A.P. Deasi, S. R. Prasad: Adult cerebral malaria: prognostic importance of imaging findings and correlation with postmortem findings. Radiology 224 (2002) 811–816
CT-Befunde, Literaturdiskussion

Neuere oder grundlegende Literatur

Aspergillose

Chandra, S., M. Goyal, N.K. Mishra, S.B. Gaikwad: Invasive aspergillosis presenting as a cavernous sinus mass in immuno-competent individuals; reports of 3 cases. Neuroradiology 42 (2000) 108–111
mit CT-Abbildung

Bakterieller Hirnabszess

Benito Leon, J., A. Munoz, P. G. Leon, J. J. Rivas, A. Ramos: Actinomycotic brain abscess. Neurologia 13 (1998) 357–361

Brightbill, T.C., I. H. Ihmeidan, M. J. Post, J. R. Berger, D. A. Katz: Neurosyphilis in HIV-positive and HIV-negative patients: neuroimaging findings. Amer. J. Neuroradiol. 16 (1995) 703–711

Caldemeyer, K. S., V. P. Mathews, M. K. Edwards-Brown, R. R. Smith: Central nervous system cryptococcosis: parenchymal calcification and large gelatinous pseudocysts. Amer. J. Neuroradiol. 18 (1997) 107–109

Flinn, I. W., R. F. Ambinder: AIDS primary central nervous system lymphoma. Curr. Opin. Oncol. 8 (1996) 373–376

Miaux, Y., P. Ribaud, M. Williams et al.: MR of cerebral aspergillosis in patients who have had bone marrow transplantation. Amer. J. Neuroradiol. 16 (1995) 555–562
beschreibt einen Fall der ungewöhnlichen zerebralen Manifestation

Nowak, D.A., S.O. Rodiek, H. Topka: Pyogenic brain abscess following haematogenous seeding of a thalamic haemorrhage. Neuroradiology 45 (2003) 157–159
Fallbeschreibung dises seltenen Verlaufs

Piotin, M., F. Cattin, B. Kantelip, S. Miralbes, J. Godard, J. F. Bonneville: Disseminated intracerebral alveolar echinococcosis: CT and MRI. Neuroradiology 39 (1997) 431–433

Terk, M. R., D. J. Underwood, C. S. Zee, P. M. Colletti: MR imaging in rhinocerebral and intracranial mucormycosis with CT and pathologic correlation. Magn. Reson. Imaging 10 (1992) 81–87

Thurnher, M. M., S. A. Thurnher, E. Schindler: CNS involvement in AIDS: spectrum of CT and MR findings. Europ. Radiol. 7 (1997) 1091–1097
Übersicht mit Abbildung der wichtigsten Befunde in CT und MRT

Tsuge, I., H. Matsuoka, A. Nakagawa et al.: Necrotizing toxoplasmic encephalitis in a child with the X-linked hyper-IgM syndrome. Europ. J. Pediat. 157 (1998) 735–737

Yuh, W. T., H. D. Nguyen, F. Gao et al.: Brain parenchymal infection in bone marrow transplantation patients: CT and MR findings. Amer. J. Roentgenol. 162 (1994) 425–430
beschreibt verminderte KM-Aufnahme und vermindertes Ödem nach Knochenmarktransplantation

Neurosyphilis

Roeske, L.C., Kennedy, P.R.: Syphilitic gummas in a patient with human immunodeficiency virus infection. N. Engl. J. Med. 335 (1996) 1123
außergewöhnliche MR-Bilder; Diskussion in Band 336, 1027f

Tuberkulose

Berenguer, J., S. Moreno, F. Laguna et al.: Tuberculous meningitis in patients infected with the human immunodeficiency virus. New Engl. J. Med. 326 (1992) 668–672

Lesprit, P., A. M. Zagdanski, A. de La Blanchardiere et al.: Cerebral tuberculosis in patients with the acquired immunodeficiency syndrome (AIDS). Report of six cases and review. Medicine 76 (1997) 423–431 internistische Arbeit mit Übersicht der angetroffenen Bildbefunde

Patankar, T., R. Varma, A. Krishnan, S. Prasad, K. Desai, M. Castillo: Radiographic findings in tuberculosis of the calvarium. Neuroradiology 42 (2000) 518–521
umfangreicher, weiterführender Bildteil

Anjan, P., J. Kalita, U.K. Misra: Serial study of clinical and CT changes in tuberculous meningitis. Neuroradiology 45 (2003) 277–282
seltene CT-Verläufe für die globalisierte Welt

Raut, A.A., A.M. Nagar, D. Muzumdar et al.: Imaging features of calcarial tuberculosis: a study of 42 cases. Am. J. Neuroradiol. 25 (2004) 409–414
umfangreicher Bildteil

Sencer, S., A. Sencer, K. Aydin K. Hepgül, A. Poyanh, O. Minareci: Imaging in tuberkulosis of the skull and skull base: case report. Neuroradiology 45 (2003) 160–163
mit CT-Abbildung dieses zu beschreibenden Befundes

Sarkoidose

Stern, B. I., A. Krumholz, E. Johns et al.: Sarcoidosis and its neurological manifestations. Arch. Neurol. 42 (1985) 909–917
Bericht über eine langjährige, sehr große Serie

Herpes-simplex-Virus-Enzephalitis

Neils, E. W., S. Lukin, T. A. Tomsick: Magnetic resonance imaging and computerized tomography scanning of herpes simplex encephalitis. J. Neurosurg. 67 (1987) 592–594

Schroth, G., J. Gawehn, A. Thron: The early diagnosis of herpes simplex encephalitis by MRI. Neurology 37 (1987) 179–183
frühe Arbeit, Vergleich mit CT

Toxoplasmose

Laissy, J.P., P. Soyer, C. Parlier et al.: Persistent enhancement after treatment for cerebral toxoplasmosis in patients with AIDS: predictive value for subsequent recurrence. Amer. J. Neuroradiol. 15 (1994) 1773–1778
43 Patienten, behandelt die wichtige Frage des Rezidivs

Raffi, F., J. P. Aboulker, C. Michelet et al.: A prospective study of criteria for the diagnosis of toxoplasmic encephalitis in 186 AIDS patient. The BIOTOXO Study Group. AIDS 11 (1997) 177–184
beschreibt eine Möglichkeit der Entscheidungsfindung bei der Differenzierung Toxoplasmose/Lymphom

Ruiz, A., W. I. Ganz, J. J. Post et al.: Use of thallium-201 brain SPECT to differentiate cerebral lymphoma from toxoplasma encephalitis in AIDS patiens. Amer. J. Neuroradiol. 15 (1994) 1885–1894
37 AIDS-Patienten, bei 12 Lymphomen war das Szintigramm positiv

Kryptokokkose

Berkefeld, J., W. Enzensberger, H. Lanfermann: Cryptococcus meningoencephalitis in AIDS: parenchymal and meningeal forms. Neuroradiology 41 (1999) 129–133
Beschreibung von 2 Fällen: Meningitis und multiple Abszesse

Schmidt, S., I. Reiter-Owona, M. Hotz, J. Mewes, R. Biniek: An unusual case of central nervous system cryptococcosis. Clin. Neurol. Neurosurg. 97 (1995) 23–27

Neurozystizerkose

Davis, L.E., M. Kornfeld: Neurocysticercosis: neurologic, pathogenic, diagnostic and therapeutic aspects. Eur. Neurol. 31 (1991) 229–240
umfassende Übersicht, auch der Entwicklungsaspekte des Schweinebandwurms

Fernandez-Bouzas, A., A. Ballesteros-Maresma, G. Casian, P. Hernandez-Martinez, M. Martinez-Lopez: Calcification of intracranial vessels in neurocysticercosis. Neuroradiology 42 (2000) 522–525
Sonderaspekt des Krankheitsbildes

Palacio, L. G., I. Jimenez, H. H. Garcia et al.: Neurocysticercosis in persons with epilepsy in Medellin, Colombia. The Neuroepidemiological Research Group of Antioquia. Epilepsia 39 (1998) 1334–1339
Serie mit mehreren hundert Patienten, mit CT-Bewertung

Sotelo, J., V. Guerrero, F. Rubio: Neurocysticercosis: a new classification based on active and inactive forms. Arch. Inter Med. 145 (1985) 442–445
gut verständliche Aufschlüsselung

Nokardiose

Mamelak, A. N., W. G. Obana, J. F. Flaherty, M. L. Rosenblum: Nocardial brain abscess: treatment strategies and factors influencing outcome. Neurosurgery 35 (1994) 622–631
11 eigene und 120 Patienten aus der Literatur, mit Review

Listeriose

Aladro, Y., P. Ponce, V. Santullano, A. Angel-Moreno, M. A. Santana: Cerebritis due to listeria monocytogenes; CT and MR findings. Europ. Radiol. 6 (1996) 188–191
CT- und MRT-Verläufe bei 3 Patienten

Borreliose

Demaerel, P., G. Wilms, K. Casteels, P. Casaer, J. Silberstein, A. L. Baert: Childhood neuroborreliosis: clinicoradiological correlation. Neuroradiology 37 (1995) 578–581
CT- und MRT-Befunde bei 3 Kindern

Reik Jr., L., L. Smith, A. Khan, W. Nelson: Demyelinating encephalopathy in lyme disease. Neurology 35 (1985) 267–169
Fallbeschreibung einer ungewöhnlichen CT-Manifestation

Progressive multifokale Leukenzephalopathie

Lanfermann, H., W. Heindel, R. Schröder, K. Lackner: CT und MRT der progressiven multifokalen Leukenzephalopathie (PML). Fortschr. Röntgenstr. 161 (1994) 38–43
Verlauf bei 14 Patienten

Progressive diffuse Leukenzephalopathie

Bargallo, N., M. Burrel, J. Berenguer, F. Cofan, L. Bunesch, J.M. Mercader: Cortical laminar necrosis caused by immuno-

suppressive therapy and chemotherapy. Am. J. Neuroradiol. 21 (2000) 479–484
mit CT-Bildern der Erstuntersuchung

Berger, J. R., L. Pall, D. Lanska, M. Whiteman: Progressive multifocal leukoencephalopathy in patients with HIV infection. J. Neurovirol. 4 (1998) 59–68
retrospektive Analyse von 250 AIDS-Patienten mit Auswertung der CT des Gehirns

Bova, D., H. Shownkeen, K. Goldberg, S. Horowitz, B. Azar-kia: Delayed transient neurologic toxicity due to tacrolismus: CT and MRI. Neuroradiology 42 (2000) 666–668
ohne CT-Bilder, aber klinisch instruktiv

Bronster, D. J., M. W. Lidov, D. Wolfe, M. E. Schwartz, C. M. Miller: Progressive multifocal leukoencephalopathy after orthotopic liver transplantation. Liver Transpl. Surg. 1 (1995) 371–372
Fallbeschreibung, bioptisch gesichert

Thurnher, M. M., S. A. Thurnher, B. Muhlbauer et al.: Progressive multifocal leukoencephalopathy in AIDS: initial and follow-up CT and MRI. Neuroradiology 39 (1997) 611–618
retrospektive Analyse der CT-Verläufe bei 21 gesicherten Fällen

Morriss, M. C., R. M. Rutstein, B. Rudy, C. Desrocher, J. V. Hunter, R. A. Zimmerman: Progressive multifocal leukoencephalopathy in an HIV-infected child. Neuroradiology 39 (1997) 142–144
Fallbeschreibung

Virale Infektionen

Cecil, K.M., B.V. Jones, S. Williams, G.L. Hedlund: CT, MRI and MRS of Epstein-Barr virus infection: case report. Neuroradiology 42 (2000) 619–622
umfangreiche Literaturübersicht, keine CT Abbildung

5 Intrakraniale Tumoren

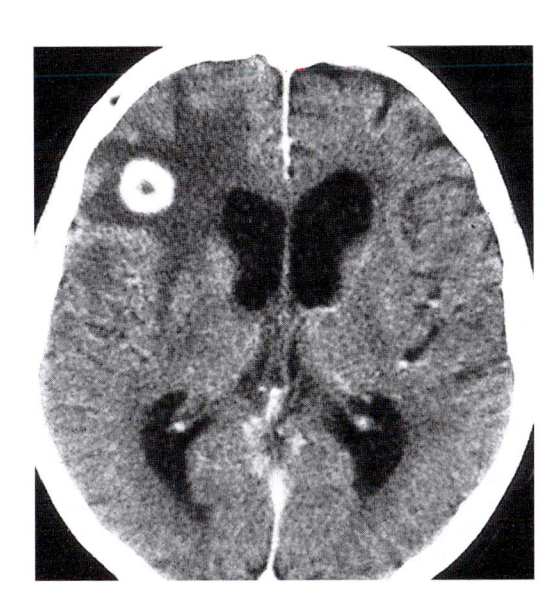

Allgemeine Symptomatik ⇢ *134*

Neuroepitheliale Tumoren ⇢ *135*

Ependymale Tumoren ⇢ *145*

Tumoren des Plexus choroideus ⇢ *148*

Neuroepitheliale Tumoren unbekannter Herkunft ⇢ *149*

Neuronale und gemischte neuronale/gliale Tumoren ⇢ *150*

Tumoren des Corpus-pineale-Parenchyms ⇢ *154*

Embryonale Tumoren ⇢ *155*

Tumoren der Hirnnerven ⇢ *159*

Tumoren der Meningen ⇢ *164*

Lymphome ⇢ *175*

Keimzelltumoren ⇢ *179*

Zysten und tumorähnliche Läsionen ⇢ *181*

Tumoren der Sellaregion ⇢ *185*

Metastasen ⇢ *193*

Tabelle 5.1 ⋯⋮⋯ *Prozentuale Verteilung der Hirntumoren auf die histologischen Untergruppen. Metastasen sind nicht berücksichtigt (nach Viktor u. Adams [1985], aus den Serien von Zülch, Cushing u. Olivecrona mit etwa 15.000 Patienten. Für Kinder geben die Autoren an: 48% Astrozytome, 44% Medulloblastome, 8% Ependymome)*

Tumor	Häufigkeit
Gliome	50%
Meningeome	10%
Hypophysenadenome	7%
Neurinome	7%
Kraniopharyngeom, Dermoid, Epidermoid, Teratom	4%
Angiome	4%
Sarkome	4%
Andere	14%

Unter der Vielzahl der intra- und extraaxialen Hirntumoren machen einige wenige Typen die Mehrzahl der im klinischen Alltag vorkommenden Formen aus. Außerdem kommt die Differenzialdiagnose „Hirntumor" bei Notfalluntersuchungen erst an 2. Stelle nach einer Raumforderung mit Gefährdung durch eine Mittellinienverlagerung oder obere bzw. untere Einklemmung. Die MRT ist bei der Tumordiagnostik der CT überlegen und wird vorrangig eingesetzt. Eine Übersicht über die Häufigkeit der Tumortypen gibt Tab. 5.1.

Allgemeine Symptomatik

▶ Grundsätzlich unterscheidet sich die Klinik von Hirntumoren nicht von derjenigen von Raumforderungen anderer Ursache

Grundsätzlich unterscheidet sich die Klinik von Hirntumoren hinsichtlich lokalisatorischer Zeichen nicht von Läsionen anderer Ursache. Knochentumoren verursachen Schädelbasissyndrome mit verschiedenen Kombinationen von Hirnnervenausfällen. Nur einige wenige Tumoren sind mit nahezu spezifischen Syndromen assoziiert, auf die in den einzelnen Abschnitten eingegangen wird.

Kopfschmerzen. Auffälligste Unterschiede ergeben sich aber in aller Regel aus der Entwicklung der klinischen Semiologie. So finden sich Kopfschmerzen bei etwa 50% aller Patienten mit primären oder metastatischen Hirntumoren, davon bei 90% bei infratentorieller Lage. Die Schmerzen sind uncharakteristisch und bei etwa ⅓ der Patienten morgens am stärksten. Schnell wachsende Tumoren führen eher zu Kopfschmerzen als langsam wachsende.

Epileptische Anfälle. Epileptische Anfälle treten bei 20–40% der Patienten bei Diagnosestellung auf und sind abhängig vom Tumortyp. Überwiegend handelt es sich dabei um supratentorielle Tumoren. Anfälle sind besonders häufig bei Tumoren in der Nähe der Rolandi-Furche. Langsam wachsende Tumoren verursachen häufiger Epilepsien als schnell wachsende. Bei niedriggradigen Gliomen kommt es in 80% zu Anfällen, bei höhergradigen in bis zu 60%, bei Meningeomen in 40% und bei primären ZNS-Lymphomen bei 20%. Umgekehrt kann bei der Erstdiagnose einer Epilepsie in bis zu 5% als Ursache ein Hirntumor gefunden werden.

Anfangs bieten die Patienten gleich häufig generalisierte und fokale Anfälle. Erst im weiteren Verlauf überwiegen die fokalen Anfälle. Typischerweise manifestieren sich die Reizerscheinungen von *Frontallappenanfällen* mit Haltungsstereotypien (z. B. Fechterstellung) oder komplexen, wie psychogen wirkenden motorischen Abläufen. Wenn der motorische Kortex betroffen ist, finden sich entsprechende motorische Reizphänomene. Aus dem *Temporallappen* generierte Anfälle imponieren als hirnorganisches Psychosyndrom mit oder ohne qualitative Einengung des Bewusstseins und geringen motorischen – meist perioralen Automatismen und einfachen Leibsensationen. *Parietallappenanfälle* können komplexe Wahrnehmungsstörungen oder sensible Defizite bis zum „march of convulsion" nach Jackson induzieren. *Okzipitallappenanfälle* führen zu einfachen oder komplexen Wahrnehmungen.

Kognitive und psychiatrische Syndrome. Kognitive Syndrome bei Schädigung in den verschiedenen Lappen entsprechen denen bei Schädigungen anderer Ursache. Aphasien bei Tumoren entsprechen im Gegensatz zu vaskulär bedingten Störungen häufig nicht den aphasischen Standardsyndromen.

Wesensänderungen, affektive Störungen und andere psychiatrische Auffälligkeiten haben ihre Ursache in einem komplexen Wechselspiel von kog-

▶ Bei der Erstdiagnose einer Epilepsie wird bei bis zu 5% der Fälle ein Hirntumor als Ursache gefunden.

▶ Tumorbedingte psychiatrische Auffälligkeiten können klinisch von endogenen Psychosen nicht zu unterscheiden sein.

nitiven Störungen und reaktiven psychischen Prozessen. Hierbei können Bilder aus der gesamten Palette der Psychopathologie entstehen, die klinisch nicht von endogenen Psychosen zu unterscheiden sind.

Endokrine Störungen. Endokrine Störungen im Sinne einer Überproduktion entstehen entweder durch eine lokale dienzephale Tumorwirkung oder durch eine Hormonproduktion des Tumors selbst. Hormonmangelsymptome zeigen sich bei Hypophyseninsuffizienz bei intra- oder parasellären Tumoren oder als Folge einer chronischen Hirndruckerhöhung. Hämangioblastome können eine Polyzythämie durch Erythropoetinproduktion hervorrufen.

Hirndrucksteigerung. Zeichen eines *chronisch* erhöhten Hirndrucks machen sich durch Kopf- und Nackenschmerzen, Tinnitus, Gangunsicherheit und Übelkeit bemerkbar. Bei *akuten* Hirndrucksteigerungen treten zu diesen Symptomen schwallartiges Erbrechen, Pupillenstörungen, Bewusstseinstrübungen bis zum Koma, Beuge- und Strecksynergismen sowie vegetative Dysregulationen hinzu.

Ein Verschlusshydrozephalus kommt insbesondere bei Tumoren nahe der Mittellinie und in der hinteren Schädelgrube vor.

Neuroepitheliale Tumoren

Gliome

Häufigkeit: Nach dem US-amerikanischen Zentralregister für Hirntumoren aus dem Jahr 2004/05 machen Gliome etwa 60% der Hirntumoren aus, wenn man die in dieser Statistik (fälschlich) als Hirntumor klassifizierten Meningeome nicht mitrechnet. Die Glioblastome (Grad-IV-Gliome) überwiegen; jedes 2. Gliom ist ein Glioblastom. Niedriggradige Astrozytome stellen mit 30% ebenfalls noch einen signifikanten Anteil, alle anderen (Oligodendrogliome, pilozytische Astrozytome) liegen jeweils unter 10%.
Wegweisender bildmorphologischer Befund: Marklagerhypodensität (niedrigmaligne Formen) bzw. girlandenförmig KM anreichernder Tumor (höhermaligne Formen).
Prozedere: Bioptische Sicherung und Operation.
Einsatz anderer Methoden: Die MRT zeigt die Tumorausdehnung exakter als die CT. Die PET ist in der Rezidivdiagnostik überlegen. Beim Oligodendrogliom (Verkalkungen) ist die CT die Methode der Wahl.
Fragen, die der Befund beantworten muss:
- Ausdehnung, Ödem, Raumforderung?
- Ausbreitung auf die kontralaterale Hemisphäre?
- Verkalkungen?

Pathogenese

Histologische Einteilung. Zur „glialen Untergruppe der neuroepithelialen Tumoren", wie die Gliome in der WHO-Klassifikation bezeichnet werden, gehören:

- Astrozytome: Gliome astrozytischen Ursprungs. Die Subtypen der WHO-Klassifikation sind mit den bildgebenden Verfahren nicht zu unterscheiden.
- Anaplastische Astrozytome: entsprechen dem Grad III. Sie sind durch rasche Progredienz, Übergang in ein Glioblastom und im CT durch KM-Anreicherung charakterisiert.
- Glioblastome: im CT typisch ist ein „buntes Bild" aus Nekrose, Blutung und KM-Anreicherung. Vom biologischen Verhalten her sind sie als Grad-IV-Gliome einzustufen. Histologische Subtypen sind mit der CT nicht zu unterscheiden.
- Pilozytische Astrozytome: weniger infiltratives Wachstum, geringe Malignisierungstendenz, langer Verlauf, Altersgipfel am Übergang vom Kindes- zum Jugendlichenalter. Sie werden als Grad-I-Gliome eingestuft, die sehr seltenen malignen Transformationen als anaplastische pilozytische Astrozytome (Grad III). Die Diagnose kann im CT vermutet werden.
- Pleomorphe Xanthoastrozytome: Variante, die oft bei Patienten mit Anfallsleiden gefunden wird. Das eher benigne biologische Verhalten führt zu einer Einstufung als Grad-II-Gliom. Eine Malignisierung ist selten, aber möglich.
- Subependymale Riesenzellastrozytome: kommen bei der tuberösen Sklerose vor und haben ein charakteristisches Erscheinungsbild im CT. Histologisch handelt es sich um den Grad I.

- Oligodendrogliome: histologisch, vor allem aber im CT, findet man Kalzifikationen. Marklager oder Stammganglien sind oft betroffen. Die Tendenz, sich in Kortex und Leptomeningen auszudehnen, ist groß. Oligodendrogliome entsprechen dem Grad II, die Tendenz zur Malignisierung ist geringer als bei den Astrozytomen.
- Anaplastische Oligodendrogliome: Grad-III-Gliome; eine Malignisierung bis zum Grad IV ist gewöhnlich nicht von einem Glioblastom zu unterscheiden.

Gradeinteilung. Gruppiert man die Gliome entsprechend ihres biologischen Verhaltens, so ergibt sich folgendes Bild:
- **Grad-I-Gliom.** Charakteristika sind die typische Lage (Kleinhirn, Pons, Sehbahn), das Erkrankungsalter (vorwiegend Kinder und Jugendliche) und ein CT-Bild aus Zyste und/oder KM anreicherndem Tumorknoten (Abb. 5.**1**, Abb. 5.**2**). Auch subependymale Riesenzellastrozytome entsprechen dem Grad I.
- **Grad-II-Gliome:** im CT Zone meist verminderter Dichte mit nur geringer oder fehlender Raumforderung und fehlender KM-Anreicherung. Fehlen Verkalkungen, so ist eher an ein Astrozytom, sind sie nachweisbar, so ist eher an ein Oligodendrogliom zu denken (Abb. 5.**3**, Abb. 5.**4**, Abb. 5.**5**). Sonderformen sind u. a. das pleomorphe Xanthoastrozytom und das gemistozytische Astrozytom.
- **Grad-III-Gliome:** KM-Anreicherung in Teilen des Tumors (Abb. 5.**6**, Abb. 5.**7**, Abb. 5.**8**). Anaplastische Astrozytome und anaplastische Oligodendrogliome kommen vor.
- **Grad-IV-Gliome:** Die Grad-IV-Gliome sind durch ihr „buntes" CT-Bild aus Nekrose, Blutung, KM-Anreicherung, perifokalem Ödem und girlandenförmiger KM-Anreicherung gekennzeichnet. Histologisch kann von Glioblastomen, anaplastischen Astrozytomen oder anaplastischen Oligodendrogliomen gesprochen werden (Abb. 5.**9**, Abb. 5.**10**, Abb. 5.**15**).

Neben diesen Formen existieren auch gemischte Gliome, bei denen 2 oder mehr neoplastische Arten von Gliazellen vorkommen, z. B. Oligoastrozytome und anaplastische Oligoastrozytome.

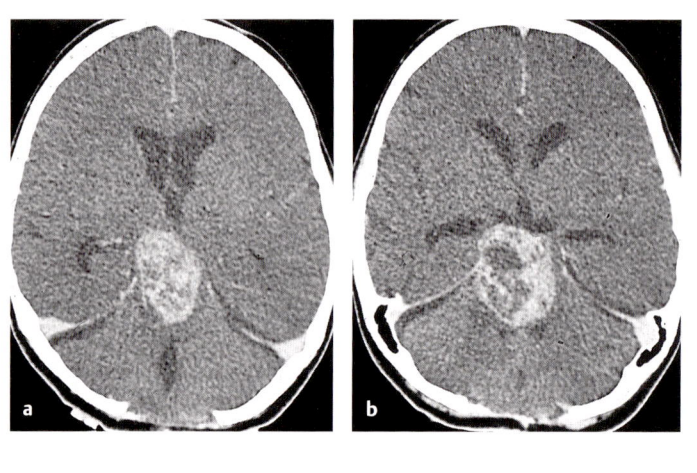

Abb. 5.1a u. b **Ponsgliom.** Als Grad-I-Gliome sind die pilozytischen Gliome definiert, zu denen auch das hier gezeigte Ponsgliom bei einem 9-jährigen Jungen gehört. In 2 verschiedenen Schnitten zeigt sich ein großer KM aufnehmender Tumor, der zentral zystische Aufhellungen aufweist.

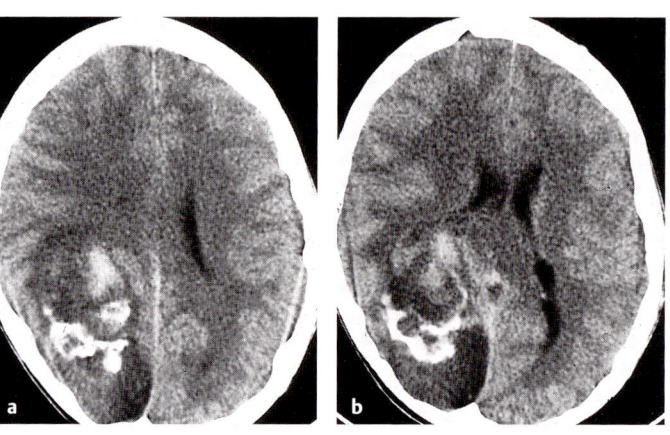

Abb. 5.2a u. b **Gliom Grad I.** Die bei Kindern anzutreffenden Grad-I-Gliome reichern regelmäßig KM an, können aber auch ausgedehnte Nekrosen aufweisen. Im abgebildeten Tumor eines 14-jährigen Jungen zeigt sich eine KM-Anreicherung in den rostralen Anteilen. Daneben sind innerhalb des hypodensen Glioms auch Verkalkungen nachweisbar. Ausgedehnte Raumforderungen mit Verlagerung des rechten Hinterhorns nach rostral.

Neuroepitheliale Tumoren

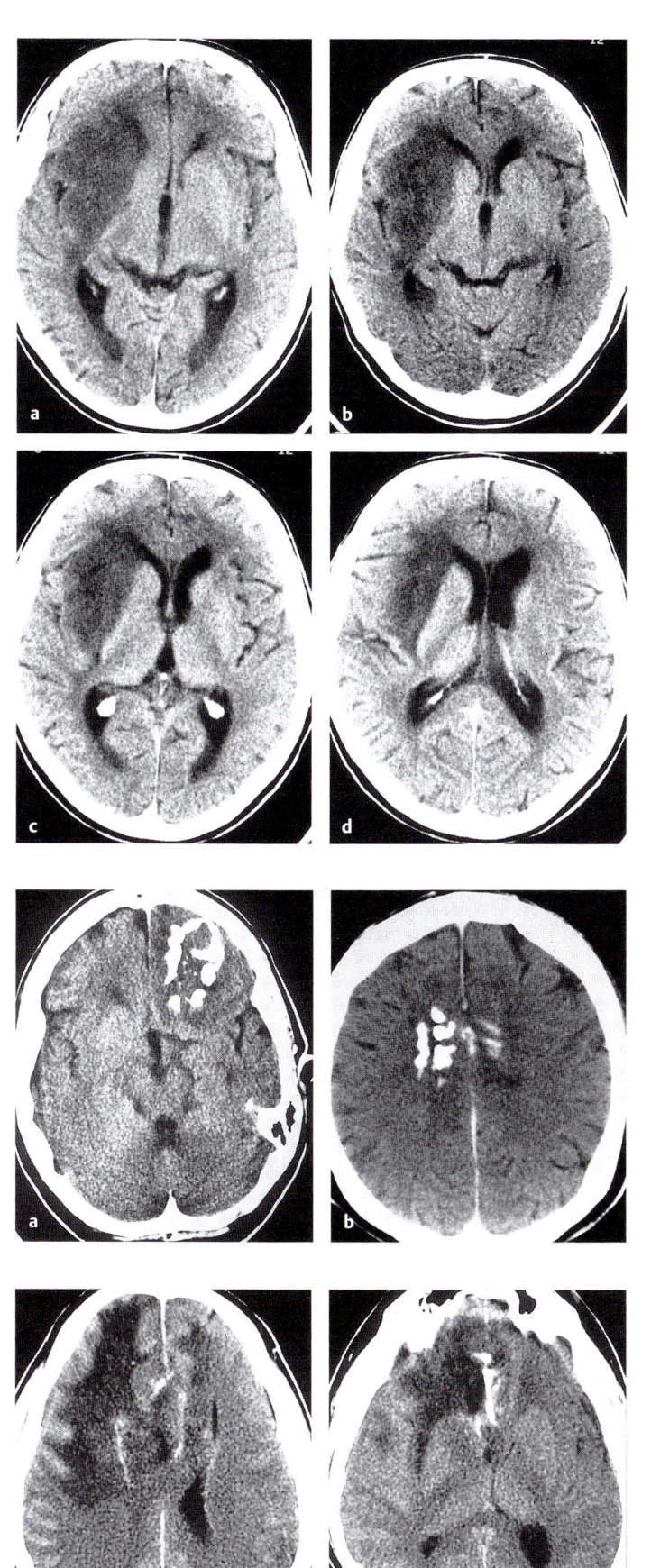

Abb. 5.3a–d **Oligodendrogliom Grad II.** Die Grad-II-Gliome weisen im Gegensatz zu den Grad-III- und Grad-IV-Gliomen keine KM-Anreicherung auf. Im Beispiel ist ein Grad-II-Oligodendrogliom des Marklagers der rechten Hemisphäre durch eine Dichteminderung erkennbar. Diese ist nach peripher, also zur Hirnrinde hin, unscharf begrenzt. Die Grenze zu den Stammganglien ist jedoch scharf. Ursache ist die primäre Aussparung der nicht zum Marklager gehörenden zentralen Hirnanteile durch den Tumor. Die Abbildung zeigt, dass Oligodendrogliome nicht notwendigerweise Verkalkungen aufweisen müssen. Die fehlende KM-Anreicherung charakterisiert den Tumor als Grad-II-Tumor.

Abb. 5.4a u. b **Oligodendrogliom.** Grundsätzlich sind Oligodendrogliome im CT durch ihre Verkalkungen zu identifizieren. Die beiden Abbildungen zeigen die typischen grobschollingen Verkalkungen links frontal und im Bereich des Balkens der vorderen Kommissur. Eine Marklagerhypodensität als Tumorcharakteristikum tritt bildmorphologisch gegenüber den Verkalkungen weit zurück.
a Verkalkungen links frontal.
b Verkalkungen im Balken.

Abb. 5.5a u. b **Oligodendrogliom im Balken.** Die Schnittbilder nach KM-Gabe in 2 verschiedenen Höhen zeigen einen verkalkten Tumor mit allenfalls minimaler KM-Anreicherung. Das perifokale Ödem ist jedoch ausgeprägt.

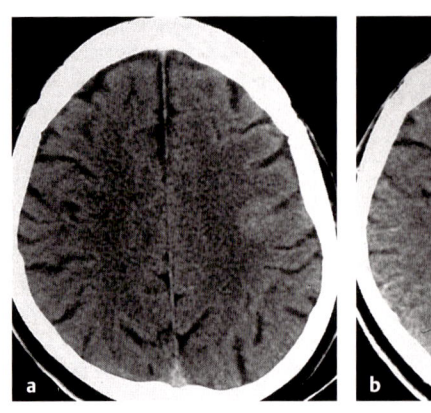

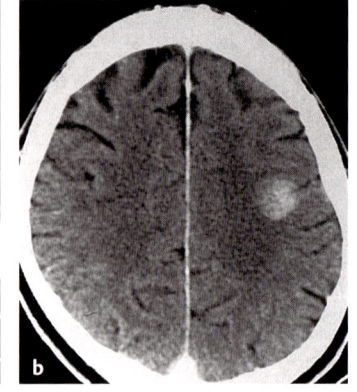

Abb. 5.6a u. b **Anaplastisches Astrozytom.** Die anaplastischen Astrozytome werden zu den Grad-III-Gliomen gezählt und nehmen mehr oder weniger intensiv KM auf. Die Abbildungen veranschaulichen eine kleine Läsion links parietal, die nativ (**a**) in ihrer Dichte eher der Hirnrinde als dem Marklager entspricht. Nach KM-Gabe (**b**) kommt es zu einer mäßigen KM-Anreicherung.

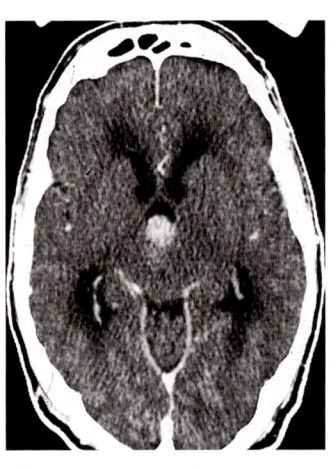

Abb. 5.7 **Anaplastisches Astrozytom Grad III.** Intraventrikulärer hirneigener Tumor, der zu einer Aufweitung des III. Ventrikels, der Seitenventrikel und zu Druckkappen führen kann.

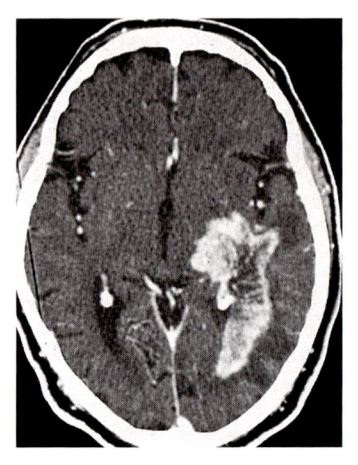

Abb. 5.8 **Gliom Grad III.** Bildmorphologisch können die Grad-III-Gliome vom Glioblastoma multiforme nicht zu unterscheiden sein. Ein intensiv und girlandenförmig KM aufnehmender Tumor ist lateral des linken Hinterhorns erkennbar.

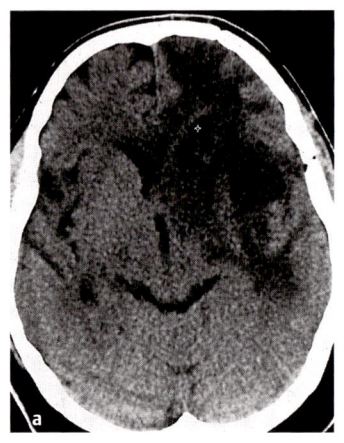

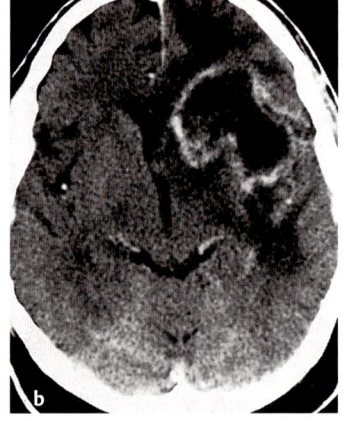

Abb. 5.9 **Gliom Grad IV (Glioblastoma multiforme).** Gliom mit Raumforderung, perifokalem Ödem und zentraler Nekrose im nativen Bild (**a**). Charakteristisch ist die girlandenförmige KM-Anreicherung (**b**).

Häufigkeit

Inzidenz und Mortalität supratentorieller Tumoren variieren zwischen verschiedenen Ländern stark. In Ländern mit einem hohen sozioökonomischen Status sind die Zahlen allgemein höher. Die altersberichtigten Werte schwanken zwischen 1,5 : 100 000 (Singapur) bis zu 10 : 100 000 (Schweden und Israel). Die Mortalitätsrate liegt zwischen 1,1 : 100 000 (Mexico 1951–1958) und 10 : 100 000 (Deutschland 1967–1973). In einer Reihe von epidemiologischen Studien wurde eine weitere Zunahme der Mortalität festgestellt. In den USA werden etwa 12 000 neue Fälle pro Jahr registriert. Dabei kommen

> Inzidenz und Mortalität supratentorieller Tumoren steigen mit dem sozioökonomischen Status.

Neuroepitheliale Tumoren

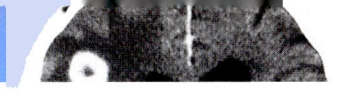

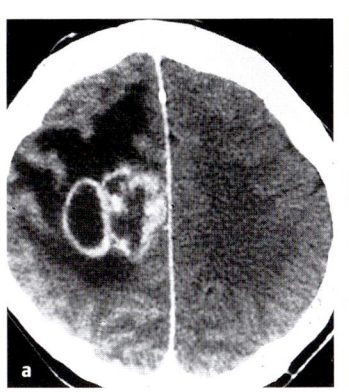

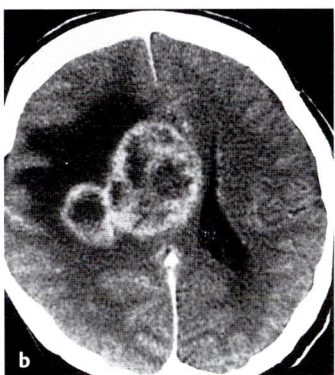

Abb. 5.10a u. b **Glioblastom.** Das girlandenfömige bzw. aus mehreren Ringen aufgebaute Enhancement ist charakteristisch für das Glioblastom. Hier zeigt sich eine ausgedehnte Ödematisierung nahezu des gesamten rechtshemisphäralen Marklagers.

auf 5 Glioblastome 3 anaplastische Astrozytome und 2 niedriggradige Astrozytome.

Klinik

Die pilozytischen Astrozytome sind vorwiegend Tumoren des Kindes- und Jugendalters und befinden sich meist im Kleinhirn. Hirnstammgliome werden häufiger bei Kindern gesehen. Entsprechend ist die Klinik.

Optikusgliome sind in 30% mit einem Morbus Recklinghausen assoziiert. Bei den Astrozytomen und Oligodendrogliomen liegt der Häufigkeitsgipfel der Erstdiagnose im 5. Lebensjahrzehnt, bei den Glioblastomen etwas später. Alle höhermalignen Gliome (Grad III–IV) kommen etwa vom 20. Lebensjahr an vor.

CT-Morphologie

Pilozytisches Astrozytom. Dieser Tumortyp findet sich im Kleinhirn, Hirnstamm, seltener auch supratentoriell. Von dem ebenfalls infratentoriell, aber in der Mittellinie gelegenen Medulloblastom kann das pilozytische Astrozytom durch seine exzentrische Lage unterschieden werden. Nativ findet sich eine unscharf begrenzte, hypodense Läsion mit Zeichen der Raumforderung oder eine entsprechende Zyste. Nach KM-Gabe ist oft eine knotige KM-Anreicherung in der Zystenwand zu beobachten.

Optikusgliom. Grad-II- bis IV-Gliome liegen meist supratentoriell, in der Mehrzahl als hypodense Raumforderungen des Marklagers. Lediglich Oligodendrogliome liegen eher frontal oder temporal und infiltrieren die Hirnrinde. Die Begrenzung ist unscharf. Raumforderungszeichen reichen von einem Verstreichen einzelner Sulci und einer diskreten Verlagerung eines Vorderhorns bis zur Mittellinienverlagerung und Ventrikelkompression. Verkalkungen kommen bei Oligodendrogliomen vor, und zwar häufiger bei niedrigmalignen als bei höhermalignen Formen. Die Verkalkungen sind scholly oder stippchenförmig und können die Hirnrinde nachzeichnen.

Zu einer KM-Anreicherung kommt es bei Grad-III- und IV-Gliomen. Beim Grad-III-Gliom ist sie flächig oder bizarr konfiguriert, beim Grad-IV-Gliom girlandenförmig mit zentraler Nekrose. Das Grad-IV-Gliom ist im typischen Fall durch das „bunte Bild" charakterisiert, nämlich ein Nebeneinander von KM anreicherndem und hypodensem Tumorgewebe, Nekrosen oder Zysten, Einblutungen und Raumforderungszeichen.

Schmetterlings- oder Balkengliom. Als Schmetterlings- oder Balkengliom wird ein Tumor bezeichnet, der vorwiegend in der vorderen oder hinteren Kommissur liegt und der beide Hemisphären infiltriert (Abb. 5.11).

Gliomatosis cerebri (diffuse Gliomatose). Hierbei handelt es sich um eine generalisierte Malignisierung, die die gesamte weiße Substanz betreffen kann. Der Verlauf kann langjährig sein, eine raumfordernde Wirkung fehlt oder beschränkt sich auf eine geringe Kompression der Vorder- oder Hinterhörner.

Multifokale Gliome. Bei dieser Tumorform treten die einzelnen Herde gleichzeitig oder zeitlich versetzt auf (Abb. 5.12).

> Bei typischen Grad-IV-Gliomen findet man ein „buntes Bild" mit hypodensem Tumorgewebe, Nekrosen oder Zysten, Einblutungen und Raumforderungszeichen.

> Pilozytische Astrozytome können vom Medulloblastom durch ihre exzentrische Lage unterschieden werden.

5 Intrakraniale Tumoren

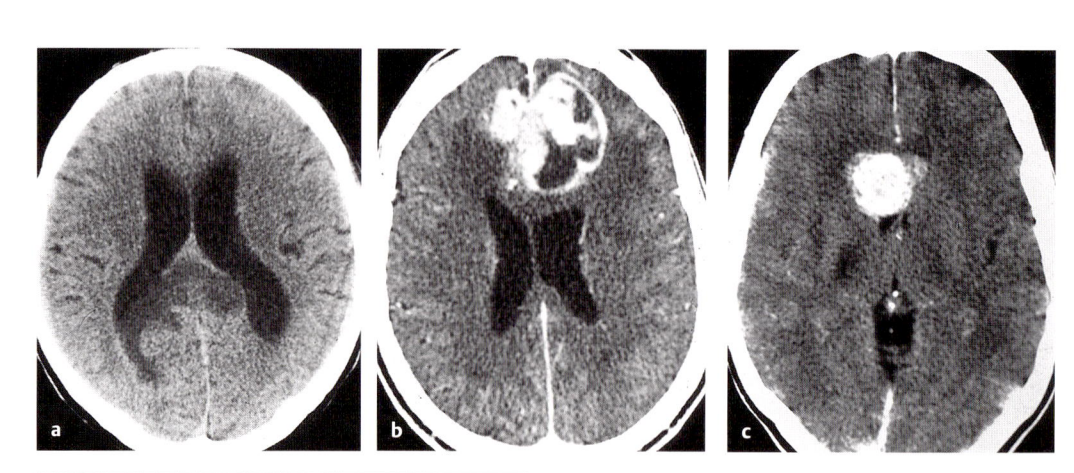

▸ Die wichtigste Differenzialdiagnose zum Gliom ist der Hirninfarkt.

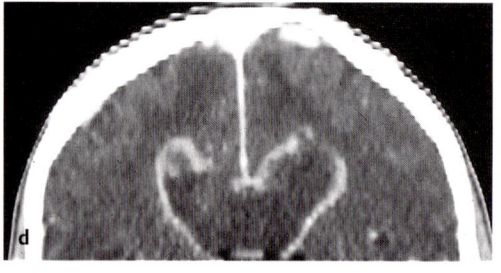

Abb. 5.11 a–d **Schmetterlingsgliom.** Als Schmetterlingsgliome bezeichnet man hirneigene Tumoren, die an der vorderen oder hinteren Kommissur oder am Balken beide Hemisphären erfassen.
a Im nativen Bild zeigt sich ein niedrigmalignes Gliom der hinteren Kommissur.
b Im KM-gestützten Bild eines anderen Patienten findet sich ein girlandenförmig anreicherndes Glioblastom.
c Balkengliome können auch eine rundliche Raumforderung bewirken.
d Die koronare Rekonstruktion zeigt einen Tumorbefall mit 2 Tumorringen oberhalb der Seitenventrikel.

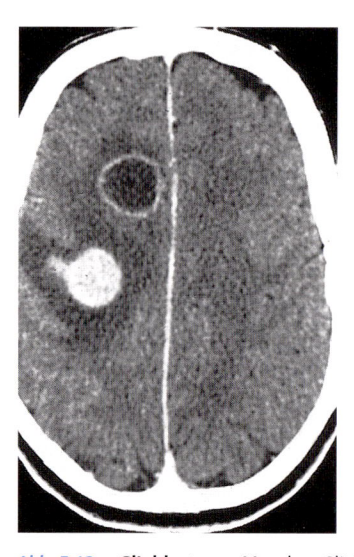

Abb. 5.12 **Glioblastom.** Manche Glioblastome weisen mehrere Tumorherde auf. Das gezeigte Beispiel mit einer ringförmigen und einer rundlichen KM-Anreicherung und perifokalem Ödem könnte auch bei Metastasen gefunden werden.

Differenzialdiagnose

Bildmorphologisch ist der *Hirninfarkt* den Gliomen am ähnlichsten (Abb. 5.13). Das Ausbreitungsmuster des hypodensen Bereichs ist beim Infarkt jedoch häufig an ein vaskuläres Territorium oder an die Grenzzone zweier Versorgungsgebiete gebunden. Der Hirninfarkt bezieht die graue Substanz eher mit ein. Zeigt er eine KM-Anreicherung, so ist diese rindenbetont. Klinisch manifestiert sich der Infarkt plötzlich, während die Gliome einen eher schleichenden Beginn zeigen. Verlaufskontrollen zeigen beim Infarkt gewöhnlich eine Rückbildung der Läsion mit Verminderung der KM-Anreicherung, während beim Gliom innerhalb eines Verlaufs von beispielsweise 4 Wochen keine wesentliche Befundänderung (niedrigmaligne Formen) oder eine Befundprogredienz (hochmaligne Formen) zu erwarten ist.

Unter den entzündlichen Läsionen können bei der multiplen Sklerose (Abb. 5.14) und bei *Granulomen*, z. B. im Rahmen einer Tuberkulose, Bilder beobachtet werden, die denen der höhermalignen Gliome ähneln. Im Fall der *multiplen Sklerose* hilft der Liquorbefund weiter. Die Manifestation mit einer größeren, KM anreichernden Läsion und ausgedehntem perifokalem Ödem sowie akutem Beginn ist allerdings selten. In seltenen Fällen hilft zur Unterscheidung von *Metastasen* (Abb. 5.14) auch das bei den Metastasen wichtige Kriterium der Multiplizität nicht weiter, da auch Glioblastome multizentrisch vorkommen (Abb. 5.15).

Das *Xanthoma disseminatum*, eine Histiozytose mit kutanen Läsionen, kann ebenfalls ein gliomähnliches Bild erzeugen.

Auch bei Beachtung aller bildmorphologischen Kriterien bleibt ein gewisser Prozentsatz von Fällen, in denen nur die stereotaktische Biopsie die Diagnose erbringt. Die unterschiedlichen Bildbefunde (Abb. 5.15, Abb. 5.16, Abb. 5.17, Abb. 5.18) ermögli-

Neuroepitheliale Tumoren

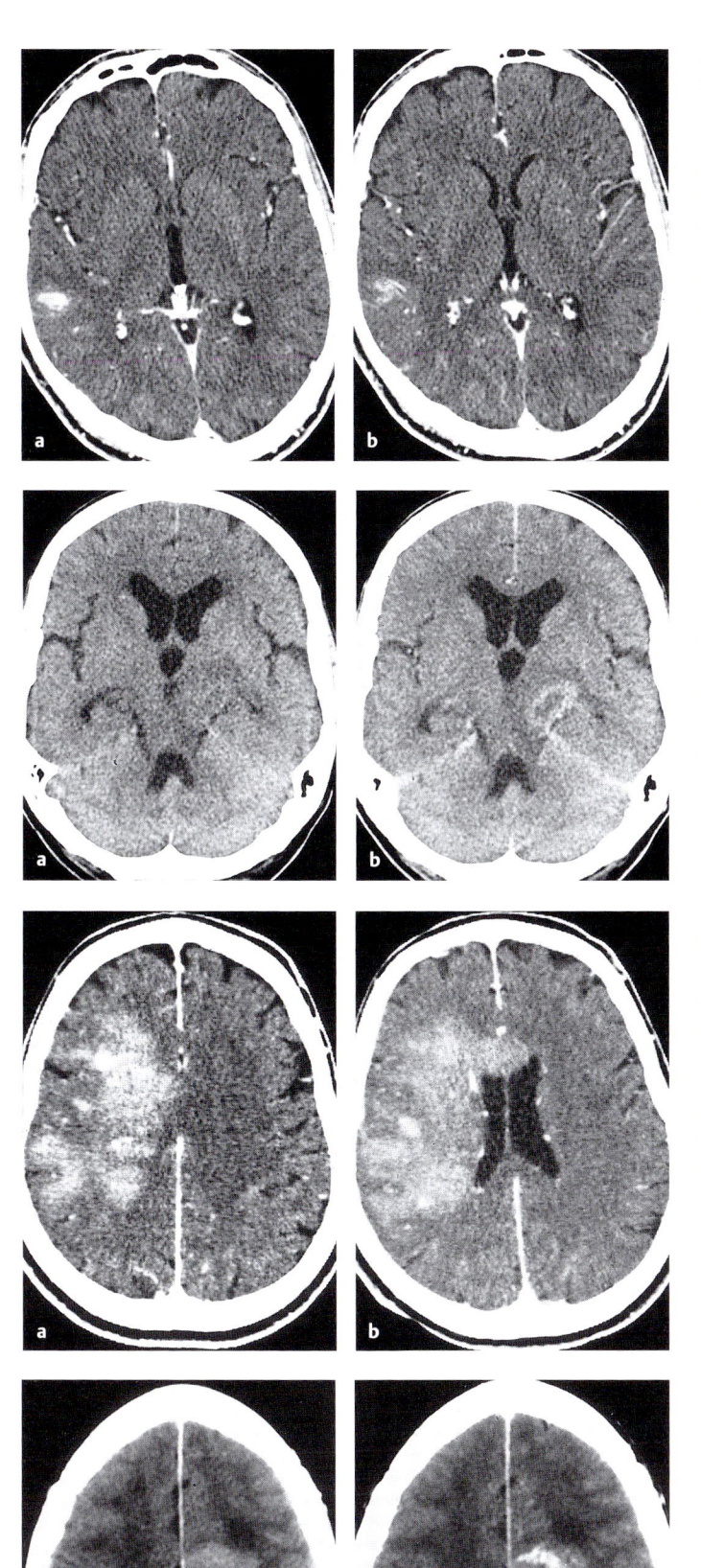

Abb. 5.13 a u. b **Hirninfarktähnliches Bild bei hirneigenem Tumor.** Wird die Diagnose rechtzeitig gestellt, so können die bildmorphologischen Korrelate hirneigener Tumoren minimal sein. Die Abbildungen zeigen einen hirneigenen Tumor, der sich nur durch eine geringe, unscharfe KM-Anreicherung rechts parietal manifestiert.

Abb. 5.14 a u. b **Hirneigener Tumor.** Dieser Tumor imponiert eher als Metastase oder demyelinisierender Herd. Ebenso sind auch bildmorphologische Ähnlichkeiten zu Metastasen möglich. Im nativen (**a**) und im KM-gestützten Bild (**b**) zeigt sich ein nativ nur gering hypodenser Tumor im linken Hirnschenkel, der eine schwache, ringförmige KM-Anreicherung zeigt.

Abb. 5.15 a u. b **Grad-IV-Gliom.** Differenzialdiagnostisch oft schwer zuzuordnen sind hirneigene Tumoren mit diffusem Befall. Die Abbildungen geben KM-gestützte Aufnahmen eines sehr diffus anreichernden Grad-IV-Glioms wieder. Der Tumor wächst über die vordere Kommissur zur linken Hemisphäre hinüber.

Abb. 5.16 a u. b **Parasagittales Astrozytom.** Intensive Dichteanhebung nach KM-Gabe. Der Tumor könnte mit einem Meningeom verwechselt werden.

5 Intrakraniale Tumoren

chen eine Vielzahl von Verwechslungsmöglichkeiten, denen man noch am ehesten entgeht, wenn man die Häufigkeit des Glioblastoms immer in Betracht zieht.

➡️ Die Größe des Resttumors kann nur auf unmittelbar postoperativen Aufnahmen beurteilt werden.

➡️ Eine Strahlennekrose darf nicht mit einem Rest- oder Rezidivtumor verwechselt werden.

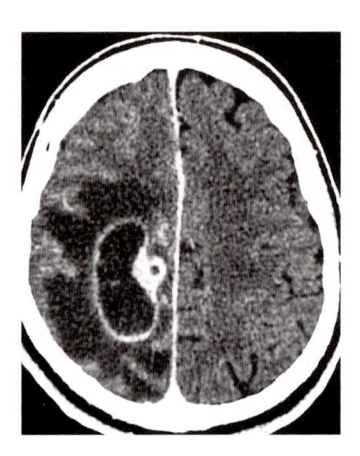

Abb. 5.17 **Glioblastom.** Die girlandenförmige KM-Anreicherung des Glioblastoms kann in einzelnen Schichten andere Tumoren imitieren. Von der Lage abgesehen, könnte das hier gezeigte Glioblastom mit ringförmiger Anreicherung, großer zentraler Nekrose und anreicherndem Tumorknoten auch einem Angioblastom entsprechen, wenngleich diese Entität supratentoriell extrem selten ist.

Rezidivdiagnostik

Bei Verlaufskontrollen nach chirurgischer und strahlentherapeutischer Therapie sind 2 Faktoren zu beachten:
- Sowohl die Operation als auch die Strahlentherapie induzieren Veränderungen, die einen Rest- oder Rezidivtumor vortäuschen können.
- Corticoide führen zu einer Verkleinerung des perifokalen Ödems und auch der KM anreichernden Tumoranteile, da sie eine gestörte Blut-Hirn-Schranke stabilisieren.

Postoperative Veränderungen. Wurde der Tumor chirurgisch entfernt, so ist eine KM-Anreicherung der granulierenden Resektionsränder ab dem 5. postoperativen Tag zu erwarten. Diese KM-Anreicherung kann über Monate bestehen bleiben. Eine zuverlässige Aussage über den Resttumor kann daher nur eine Untersuchung unmittelbar postoperativ geben, sofern der Tumor präoperativ überhaupt KM anreicherte.

Bestrahlungsfolgen. Die (stereotaktische) Strahlentherapie kann am Tumorort zu einer Strahlennekrose führen, die nicht mit einem Rest- oder Re-

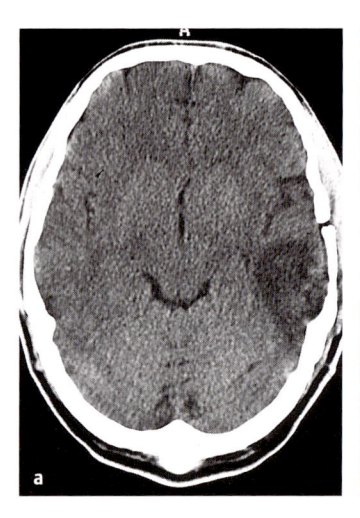

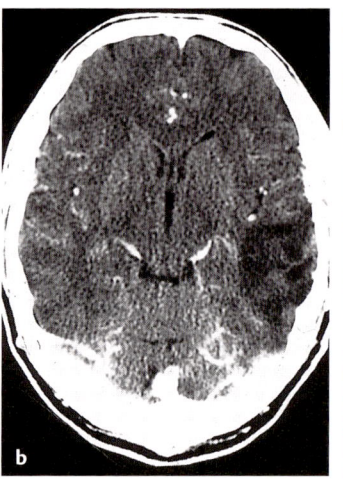

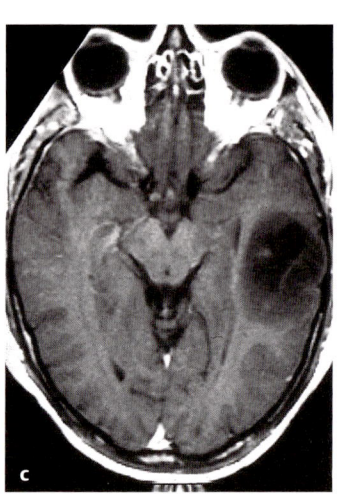

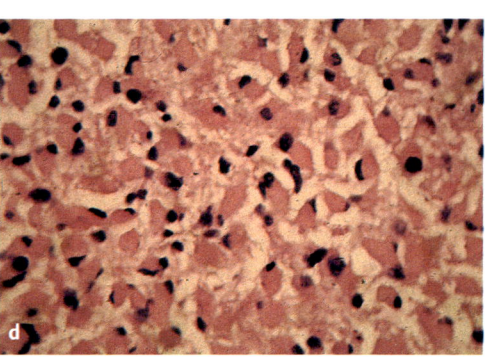

Abb. 5.18 a–d **Gemistozytisches Astrozytom Grad II.** Als Sonderform der hirneigenen Tumoren mit insgesamt schlechterer Prognose bei höherer Malignisierungstendenz muss das hier gezeigte gemistozytische Astrozytom gelten.
a, b In der nativen (**a**) und KM-gestützten CT (**b**) zeigt sich im linken Temporallappen ein relativ glatt begrenzter, hypodenser Tumor, der kein KM anreichert (**b**).
c Die KM-gestützte MRT kann auch keine Anreicherung nachweisen.
d Typischer histologischer Befund mit plumpen eosinophilen Zellen und typisch exzentrisch pleomorphen Zellkernen.

Neuroepitheliale Tumoren

zidivtumor verwechselt werden darf. Sie tritt meist 4–8 Monate nach Therapieende auf. Typisch ist eine ringförmige KM-Anreicherung, die etwas größer ist als der ursprüngliche Tumor.

Corticoidtherapie. Der Beginn oder eine Höherdosierung einer Corticoidtherapie können zu einer Verminderung des perifokalen Ödems und der KM-Anreicherung führen, je nach Ausprägung und betroffenem Volumen. Für zuverlässige Aussagen über eine Tumorregression oder -progression muss daher bei für einige Zeit konstanter Corticoiddosis untersucht werden.

Leukenzephalopathie. Zu erwähnen sind noch CT-Befunde bei rezidivfreien Patienten. Leukenzephalopathische Veränderungen (vgl. Abb. 5.**21 b**, S. 125) und Zeichen der internen und externen Hirnatrophie beginnen ein halbes Jahr nach der Operation und Strahlentherapie. Ein erhöhter kortikomedullärer Kontrast durch eine generalisierte Dichteminderung des Marklagers ist das CT-Merkmal der Leukenzephalopathie.

> Eine zuverlässige Beurteilung des Tumorverhaltens ist nur bei einer mittelfristig konstanten Corticoiddosis möglich.

Pleomorphes Xanthoastrozytom

Häufigkeit: Sehr selten.
Wegweisender bildmorphologischer Befund: Kortikal oder an der Mark-Rinden-Grenze gelegener Tumor, häufig zystische neben soliden Anteilen.
Prozedere: Operation.
Einsatz anderer Methoden: MRT ist sensitiver.
Fragen, die der Befund beantworten muss:
- Lage (präzentral/postzentral)?
- Durale Beteiligung nachweisbar?

Pathogenese

Beim pleomorphen Xanthoastrozytom (Abb. 5.**19**) handelt es sich um eine Sonderform des Astrozytoms. Der Tumor beteiligt die Leptomeningen und den Kortex. Die Prognose ist relativ gut. Einzelne Fälle mit subarachnoidaler Aussaat sind in der Literatur beschrieben.

Häufigkeit

Sehr seltener Tumor.

CT-Morphologie

Das pleomorphe Xanthoastrozytom ist vor allem durch seine Lage charakterisiert. Als von den Leptomeningen und dem Kortex ausgehender Tumor liegt er auf CT-Schnitten peripher. Betroffen ist häufig der Temporallappen, allerdings immer supratentoriell. Im nativen Bild wird der Tumor als hypodense Läsion erkennbar. Die Grenzen können scharf oder auch

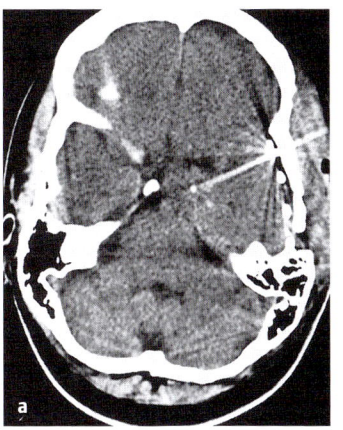

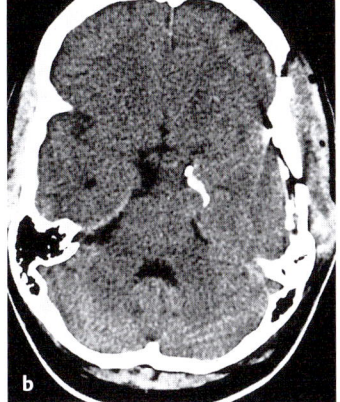

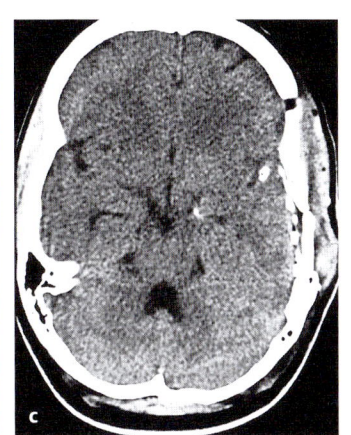

Abb. 5.19a–c **Pleomorphes Xanthoastrozytom.** Die CT-Aufnahmen wurden angefertigt, nachdem bereits Elektroden eingebracht worden waren.
a In der basalen Schicht ist eine Raumforderung am mesialen Temporalpol links zu erkennen.
b, c Mehr kranial gelegene Schichten zeigen eine lineare Verkalkung, die aber nicht typisch für das pleomorphe Xanthoastrozytom ist.

5 Intrakraniale Tumoren

▶ Ein „dural tail" in der MRT ist nicht charakteristisch für das pleomorphe Xanthoastrozytom.

▶ Häufig wird das pleomorphe Xanthoastrozytom als Glioblastom oder Meningeom fehlgedeutet.

unscharf sein. Die Mehrzahl der Tumoren reichert KM an. Periphere Zysten sind häufiger, Verkalkungen selten (Abb. 5.**19**). Oft liegt ein perifokales Ödem vor.

Trotz der charakteristischen meningealen Komponente ist der Nachweis eines „dural tail" in der MRT nicht charakteristisch für das pleomorphe Xanthoastrozytom.

Differenzialdiagnose

Differenzialdiagnostisch sind andere Tumoren mit Kontakt zur Hirnoberfläche und möglicher Infiltration der Dura in Betracht zu ziehen. Häufig wird das pleomorphe Xanthoastrozytom als Glioblastom oder Meningeom fehlgedeutet.

Subependymale Riesenzellastrozytome

Häufigkeit: Patienten mit tuberöser Sklerose weisen nahezu immer (bis zu 98 %) subependymale Knoten auf. Subependymale Riesenzellastrozytome werden dagegen nur bei 7–23 % der Patienten beobachtet.
Wegweisender bildmorphologischer Befund: Subependymale Raumforderung mit KM-Aufnahme im Bereich der Foramina Monroi.
Prozedere: Abgrenzung von subependymalen Noduli erforderlich (KM-Aufnahme!).
Einsatz anderer Methoden: Die MRT ist zur Abgrenzung von Heterotopien (Isointensität zum Kortex in allen Sequenzen) überlegen.
Fragen, die der Befund beantworten muss:
- Zahl, Lage, Größe der Tumoren?
- KM-Anreicherung?
- Hinweise auf infiltratives Wachstum?
- Andere Tumoren oder Veränderungen?

Pathogenese

Subependymale Riesenzellastrozytome (Abb. 5.**20**) werden bei der tuberösen Sklerose, einer Phakomatose, beobachtet. Sie entstehen mitunter aus subependymalen Knoten, die bei diesem Krankheitsbild vorhanden sein können. Die subependymalen Riesenzellastrozytome sind zwischen Heterotopien und Neoplasien angesiedelt. Histologisch finden sich weder Mitosen noch Endothelproliferationen.

Häufigkeit

Die Inzidenz der tuberösen Sklerose wird mit etwa 1 : 178 000 pro Jahr angegeben. Die Prävalenz beträgt 10,6 : 100 000 Personen. Innerhalb dieser Patientengruppe treten subependymale Riesenzellastrozytome in 7–23 % der Fälle auf. Sie können jedoch in einigen Fällen auch die einzige Ausprägung der tuberösen Sklerose sein.

▶ Ein Riesenzellastrozytom kann die einzige Manifestation der tuberösen Sklerose sein.

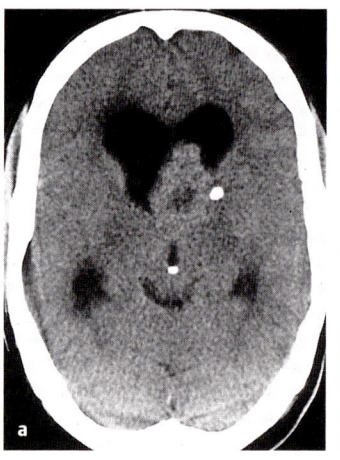

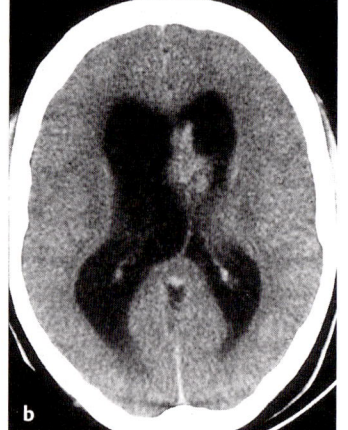

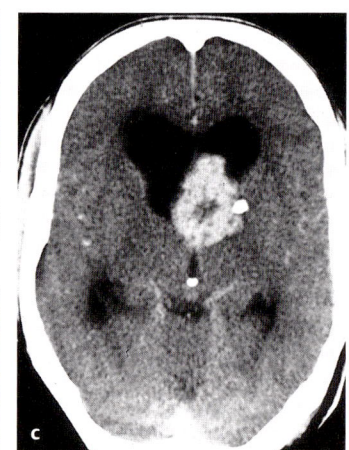

Abb. 5.20 a–c Subependymales Riesenzellastrozytom. Im CT sind die Seitenventrikel durch eine Blockade der Foramina Monroi balloniert.
a, b Bereits nativ sind in der Ventrikelwand klumpige Raumforderungen erkennbar. Eine kleine Verkalkung ist links sichtbar.
c Nach KM-Gabe intensive Anfärbung. Eine Infiltration der Stammganglien lässt sich vermuten und wurde histologisch gesichert.

Klinik

Subependymale Riesenzellastrozytome zeigen ein benignes biologisches Verhalten. Die Beschwerden, die diese Tumoren verursachen, sind daher vor allem durch ihre raumfordernde Wirkung mit Verschluss der Foramina Monroi und konsekutivem Hydrozephalus bedingt.

CT-Morphologie

Während subependymale Knoten bei Patienten mit tuberöser Sklerose kein KM anreichern, weisen die subependymalen Riesenzellastrozytome nach KM-Gabe einen intensiven Dichteanstieg auf. Verlaufsbeobachtungen lassen eine neu aufgetretene KM-Anreicherung sogar als Indikator für den Übergang eines subependymalen Knotens in ein Riesenzellastrozytom annehmen. Beide Veränderungen können Verkalkungen aufweisen und hyperdens zum Marklager sein.

Differenzialdiagnose

Es müssen die gleichen Differenzialdiagnosen berücksichtigt werden, die bei anderen subependymalen Raumforderungen gelten:
- Ependymome,
- Subependymome,
- Heterotopien.

Im Vordergrund steht die Sicherung der Diagnose „tuberöse Sklerose", für die die Vogt-Trias aus Adenoma sebaceum, Epilepsie und progredienter Retardierung herangezogen werden kann.

Rezidivdiagnostik

Eine chirurgische Therapie dürfte eher die Ausnahme sein, sodass auch über Rezidivcharakteristika keine Erfahrungen vorliegen.

Subependymale Riesenzellastrozytome bei tuberöser Sklerose reichern im Gegensatz zu den subependymalen Knoten kräftig KM an.

Ependymale Tumoren

Ependymom

Häufigkeit: Zwischen 2 und 8%. Der Anteil der infratentoriellen Tumoren an allen Tumoren der hinteren Schädelgrube ist mit 15% höher. Bei Kindern scheint das männliche Geschlecht etwas häufiger betroffen zu werden.
Wegweisender bildmorphologischer Befund: Bezug zum Ventrikelependym, intensive KM-Anreicherung, oft verkalkt.
Prozedere: Abgrenzung von anderen vom Ventrikel ausgehenden Tumoren nur histologisch möglich; spinale Aussaat (spinale MRT, Myelographie erforderlich).
Einsatz anderer Methoden: Bezug zum Ventrikel oft besser auf koronaren oder sagittalen Schichten dargestellt (reformatierte Dünnschicht-CT oder MRT).
Fragen, die der Befund beantworten muss:
- Lage?
- Hydrozephalus?
- Anhalt für subarachnoidale Aussaat?

Pathogenese

Die vom Ependym, das die Liquorräume auskleidet, ausgehenden Ependymome kommen supratentoriell, infratentoriell und im Spinalkanal vor. Ependymome zählen zu den Gliomen. Mischformen kommen vor. Intraparenchymatöse (ektope) Formen, die wohl vor allem supratentoriell wachsen, entstehen aus versprengten Ependymzellen.

Die Dignität der Ependymome variiert, vergleichbar der anderer Tumoren der Gliomreihe. Das Wachstum der eher benignen Formen ist verdrängend, mit scharfen Tumorrändern in den bildgebenden Verfahren, während unscharfe Ränder auf höhermaligne Formen mit infiltrativem Wachstum hinweisen. Die Möglichkeit der subarachnoidalen Aussaat nach spinal macht ergänzende Untersuchungen des Spinalkanals erforderlich. Eine hochmaligne Form ist das Ependymoblastom.

5 Intrakraniale Tumoren

Häufigkeit

Ependymome machen etwa 5–6% aller intrakranialen Gliome aus. 69% treten bei Kindern auf. Häufig ist das infratentorielle Ependymom (Abb. 5.**21**, das in erster Linie bei Kindern vor dem 4. Lebensjahr beobachtet wird. Supratentorielle und spinale Ependymome treten dagegen eher im jungen bis mittleren Erwachsenenalter auf.

Klinik

Wie bei den anderen intraventrikulären Tumoren sind Übelkeit, Erbrechen, Visusdefekte mit Stauungspapille und Gangstörungen die klinischen Zeichen des Ependymoms. Eine Metastasierung ist selten und verläuft subarachnoidal entlang der Liquorwege. Trotzdem sind im Verlauf Lumbalpunktion und MRT der Neuraxis angezeigt.

Die Rezidivrate ist relativ hoch, insbesondere bei den infratentoriellen Ependymomen, die in die zerebellopontinen Subarachnoidalräume eingewachsen sind. Diese sind aufgrund der Ummauerung der Gefäße und Hirnnerven (VII, IX, X) schlecht resektabel. Die Möglichkeit der subarachnoidalen Aussaat trägt ebenfalls zur insgesamt schlechten Prognose bei.

CT-Morphologie

Bei den kleinen Fallzahlen variieren die Angaben zu einzelnen morphologischen Kriterien naturgemäß. Die supratentoriellen Ependymome können intra- und extraventrikulär wachsen. Sie haben im nativen Bild eine ganz unterschiedliche Dichte. Neben Tumoren, die iso- oder hypodens zum Marklager sind, finden sich auch solche mit nativer Hyperdensität. Außerdem reichern sie KM an (Abb. 5.**21 b, c**). Verkalkungen sind in etwa der Hälfte der Fälle zu finden. Viele supratentorielle Ependymome sind ganz oder teilweise zystisch. Erweiterungen des supratentoriellen Ventrikelsystems finden sich bei entsprechender Tumorlage. Bei ganz oder vorwiegend extraventrikulärer Lage kann ein Hydrozephalus erst sehr spät auftreten. Die Tumoren haben dann oft schon eine beachtliche Größe erreicht (5–8 cm Durchmesser).

Die infratentoriellen Ependymome gehen meist vom Boden des IV. Ventrikels aus. Ein hypodenser Halo entspricht dem verdrängten IV. Ventrikel. Bei der Diagnosestellung besteht eigentlich immer ein Hydrozephalus.

Betont wird in der Literatur die „Plastizität" der Ependymome, die dazu führt, dass sie über die Ausgänge des IV. Ventrikels in den Subarachnoidalraum der hinteren Schädelgrube einwachsen. Sie erreichen dann entweder über das Foramen Luschkae die Zisternen des Kleinhirnbrückenwinkels oder über das Foramen Magendii den spinalen Subarachnoidalraum. Liegen die Tumoren am Boden des IV. Ventrikels, so erweitern sie dessen kranialen Anteil. Auch die infratentoriellen Ependymome verkalken in etwa 50% der Fälle. Ein Dichteunterschied zur Umgebung ist demnach nativ oft nicht oder nur minimal nachweisbar. Nach KM-Gabe kommt es jedoch zu einem deutlichen Dichteanstieg. Einblutungen kommen vor.

▸ Ependymome können sich subarachnoidal ausbreiten.

▸ Ein Ependymom, das vom Boden des IV. Ventrikels ausgeht, kann diesen so stark verdrängen, dass er nur noch als hypodenser Halo erscheint.

▸ Ependymome können über die Ausgänge des IV. Ventrikels in den Subarachnoidalraum der hinteren Schädelgrube einwachsen.

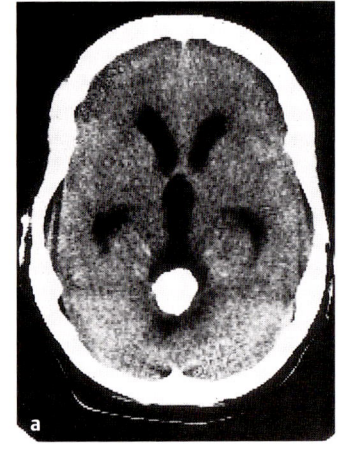

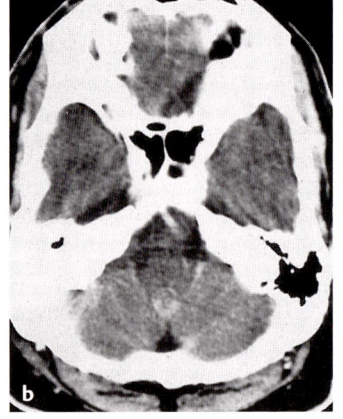

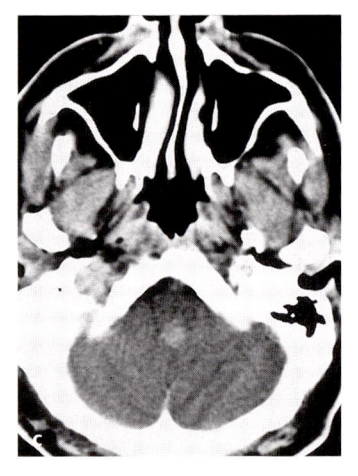

Abb. 5.21 a–c **Ependymom.** Im CT weitgehend verkalkte Raumforderung im IV. Ventrikel mit konsekutivem Hydrozephalus (**a**). In einem anderen Fall ist infratentoriell in den beiden KM-gestützten Schnitten eine mäßig anreichernde Raumforderung im IV. Ventrikel von etwa 1 cm Durchmesser zu erkennen (**b, c**).

Differenzialdiagnose

Das infratentorielle Ependymom des Kindesalters muss vom Medulloblastom (häufigster Tumor der hinteren Schädelgrube in dieser Altersgruppe), von den Astrozytomen des Hirnstamms und des Kleinhirns und von seltenen Tumoren (Gangliogliom, Hämangioblastom, Teratom) abgegrenzt werden. Zur Abgrenzung des Medulloblastoms kann der geringere Anteil der verkalkten Tumoren beim Medulloblastom herangezogen werden. Medulloblastome haben nativ oft eine vermehrte oder gemischte Dichte, da sie Einblutungen und Nekrosen aufweisen können. Die KM-Anreicherung ist beim Ependymom eher deutlicher.

Unter den supratentoriellen Tumoren wird das Ependymom am ehesten durch das Vorkommen zystischer Anteile von Plexuspapillomen und Meningeomen unterschieden. Extraventrikuläre Tumoren der Gliomreihe, die in ähnlicher Lage wie das Ependymom vorkommen, enthalten Zysten und auch nekrotische Anteile.

Rezidivdiagnostik

Neben den üblichen Rezidivkriterien (Verkleinerung des postoperativen Substanzdefekts, neu aufgetretener oder sich vergrößernder, KM anreichernder Weichteilanteil) ist auch eine Aussaat in den Subarachnoidalraum (hier auch in den Spinalkanal) möglich.

Subependymome

Häufigkeit: Selten (Raritäten).
Wegweisender bildmorphologischer Befund: Solider Tumor in der Ventrikelwand, uneinheitliche Dichte, hyperdens bei Einblutungen, meist mit deutlicher KM-Anreicherung, Verkalkung möglich.
Prozedere: Histologische Abklärung, da eine nichtinvasive Unterscheidung von Ependymomen nicht möglich ist.
Einsatz anderer Methoden: Spinales Screening nur mit MRT oder Myelographie möglich.
Fragen, die der Befund beantworten muss:
- Lage?
- Hydrozephalus?
- Subarachnoidale Aussaat?

Pathogenese

Wie die Ependymome, so gehören auch die Subependymome zu den von der Ventrikelwand ausgehenden Tumoren. Subependymome gehen von subependymalem Gliagewebe aus und unterscheiden sich nur gering von diesem. Mischformen zwischen Ependymom und Subependymom kommen ebenso vor wie Subependymome mit aggressiverem biologischem Verhalten.

Meist sind Subependymome benigne Tumoren, die selten symptomatisch werden. Sie werden als Zufallsbefunde bei CT-Untersuchungen aus anderer Indikation (oder bei Autopsien) entdeckt. Selten wird ein invasives Wachstum oder eine subependymale Ausbreitung beobachtet.

Häufigkeit

Subependymome sind eine Seltenheit und werden, da sie häufig asymptomatisch bleiben, in erster Linie im Rahmen einer Autopsie entdeckt.

Klinik

Supratentorielle Subependymome sind meist asymptomatisch. Über 50% der Tumoren liegen jedoch im IV. Ventrikel mit der Gefahr der Ausbildung eines Hydrozephalus oder eines Kompressionssyndroms. Vorrangig betroffen ist das mittlere bis späte Erwachsenenalter. Die Symptomatik kann bei Tumoren im III. Ventrikel wechselhaft sein.

CT-Morphologie

Subependymome bilden noduläre Tumoren unterschiedlicher Größe in der Ventrikelwand aus. Die Tumorknoten sind meist gut vom Hirngewebe abgrenzbar, die Kontaktstelle ist eher schmal. Die Dichte variiert, hypodense Tumoren kommen ebenso vor wie hyperdense. Größere Tumorzysten sind ungewöhnlich, ebenso ausgedehnte Verkalkungen. Kleinste Kalzifikationen und Einblutungen werden dagegen häufiger beobachtet; beide Veränderungen können die Ursache von Hyperdensitäten

→ Eine intensive KM-Anreicherung spricht nicht gegen die Diagnose eines Subependymoms.

sein. Eine intensive KM-Anreicherung spricht nicht gegen die Diagnose eines Subependymoms.

Differenzialdiagnose

Differenzialdiagnostisch müssen Ependymome in Betracht gezogen werden, die bildmorphologisch kaum von den Subependymomen zu unterscheiden sind. Subependymale Riesenzellastrozytome sind als solche erkennbar, wenn Stigmata der tuberösen Hirnsklerose oder andere zerebrale Veränderungen nachweisbar sind. Noduläre Strukturen in der Ventrikelwand kommen auch bei Heterotopien vor. Da hierbei graue Substanz innerhalb des Marklagers ventrikelnah verblieben ist, entsprechen native Dichte, KM-Verhalten und das Signalverhalten in der MRT der grauen Substanz.

Tumoren des Plexus choroideus

Plexuspapillom, Karzinom des Plexus choroideus

Häufigkeit: Insgesamt selten mit ca. 0,5 % aller intrakranialen Tumoren bei Erwachsenen; im 1. Lebensjahr allerdings 10 % der intrakranialen Tumoren, bei Kindern insgesamt 3–5 %.
Wegweisender bildmorphologischer Befund: In der englischen Literatur als „farnartig" bezeichnete Morphologie, intensive KM-Anreicherung.
Prozedere: Zur Unterscheidung vom Plexustumor und von einem sekundär intraventrikulären Tumor ist evtl. die Anfertigung koronarer Rekonstruktionen hilfreich. In jedem Fall KM-Gabe.
Einsatz anderer Methoden: Vorteile der MRT durch freie Wahl der Schichtführung sowie als Screeninguntersuchung der gesamten Neuroachse bei Frage nach liquorogenen Metastasen.
Fragen, die der Befund beantworten muss:
- Lage?
- Hydrozephalus?

Pathogenese

Neben dem Plexuspapillom gibt es auch das Plexuskarzinom als hochmaligne Variante. Eine Infiltration des Marklagers mit ausgedehntem perifokalem Ödem sollte an die maligne Variante denken lassen. In diesen Fällen ist auch eine liquorogene Dissemination anzutreffen. Vom Plexuspapillom sind in erster Linie Kinder im 1. oder 2. Lebensjahr betroffen. Der Tumor kann jedoch auch im Erwachsenenalter auftreten.

> Solange der Tumor nicht infiltrierend wächst, lässt sich das Plexuspapillom nicht vom Plexuskarzinom unterscheiden.

Häufigkeit

Plexustumoren sind insgesamt selten. Sie stellen je nach Quelle 0,4–1 % aller intrakranialen Tumoren. 70 % der Patienten sind jünger als 2 Jahre.

Klinik

Die Symptomatik entwickelt sich langsam und wird spät manifest. Ein großer Prozentsatz der Plexuspapillome wird während der ersten Lebensjahre gefunden, wobei der Tumor durchaus auch in den weiteren Dekaden auftritt. Bei Kindern scheint der Tumor häufiger in den Seitenventrikeln vorzukommen, während bei Erwachsenen der IV. Ventrikel betroffen ist. Das männliche Geschlecht erkrankt häufiger. Durch die Liquorüberproduktion ist fast immer ein sehr ausgeprägter Hydrozephalus vorhanden. Kindern werden mit Gedeihstörungen und einem vergrößerten Kopfumfang auffällig.

CT-Morphologie

Typisch ist eine irreguläre Oberfläche der Tumoren („farn" in der englischen Literatur). Sie liegen supratentoriell oft im Trigonum der Seitenventrikel, infratentoriell im IV. Ventrikel (Abb. 5.**22**). Nativ sind sie isodens oder schwach hyperintens zum Marklager. Verkalkungen treten häufiger auf. Die KM-Aufnahme ist intensiv. Eine Unterscheidung zwischen Papillom und Karzinom ist nicht möglich, wenn kein infiltratives Wachstum vorliegt. Gelegentlich werden auch multiple Tumoren angetroffen.

Differenzialdiagnose

Aufgrund der ebenfalls intensiven KM-Anreicherung können – zumindest in der CT – Gefäßfehlbildungen des Plexus choroideus mit Plexuspapillomen verwechselt werden. Eine Unterscheidung ist mit der nativen MRT (signallose Abbildung der Gefäßlumen) oder der Angiographie möglich. Häufiger werden Zysten des Plexus choroideus beobachtet. Diese sind in aller Regel symptomlos, können jedoch zu Obstruktionen führen und werden gelegentlich als Tumoren fehlgedeutet. Die Zysten treten uni- und bilateral auf. Als Ursache wurde in älteren Arbeiten eine zystische Degeneration des Plexus choroideus angenommen; der Befund kommt jedoch auch bei Kindern vor. Als maligne Variante existiert noch das

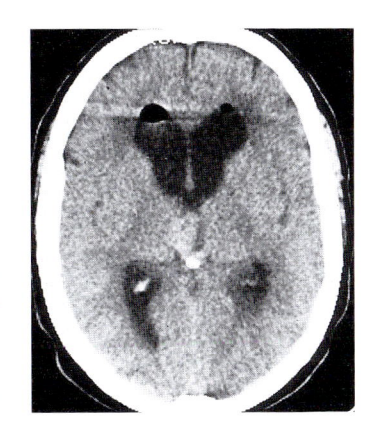

Abb. 5.22 **Plexuspapillom.** Im III. Ventrikel, deutlich rostral der verkalkten Gl. pinealis, ist eine intraventrikuläre, primär hyperdense und glatt begrenzte Raumforderung erkennbar.

Karzinom des Plexus choroideus. Bildmorphologisch soll ein eher infiltratives Wachstum beobachtet werden können.

Neuroepitheliale Tumoren unbekannter Herkunft

Gliomatosis cerebri

Häufigkeit: Rarität.
Wegweisender bildmorphologischer Befund: Volumenzunahme des Gehirns, Hypodensitäten.
Prozedere: Keine kausale Therapie, stereotaktische Biopsie nach MRT.
Einsatz anderer Methoden: Die Diagnose setzt den Nachweis eines Befalls mehrerer (2 oder mehr) Lobi voraus; eine Biopsie nur eines Herdes allein ist daher nicht ausreichend.
Fragen, die der Befund beantworten muss:
- Verdachtsdiagnose – falls möglich.

Pathogenese

Von den hirneigenen Tumoren muss die Gliomatosis cerebri unterschieden werden. Dies gilt nicht nur für die unifokalen Gliome, sondern auch für multifokale oder multizentrische Formen. Bei der Gliomatosis cerebri kommt es zu einem diffusen neoplastischen Wachstum von Astrozyten, oft entlang anatomischer oder funktioneller Struktureinheiten. Vorzugsweise ist die weiße Substanz betroffen. Das Krankheitsbild erhält die Gehirnanatomie.

Die Gliomatosis cerebri schreitet langsam voran, wobei perakute Verläufe ebenso vorkommen wie solche, die sich anscheinend über Jahrzehnte hinweg entwickelt haben.

> Die Gliomatosis cerebri betrifft vorzugsweise die weiße Substanz, erhält aber die Gehirnanatomie.

Häufigkeit

Es handelt sich um eine sehr seltene Erkrankung. Genaue Zahlen zu Inzidenz und Prävalenz liegen nicht vor.

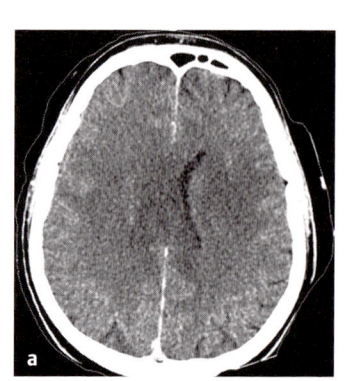

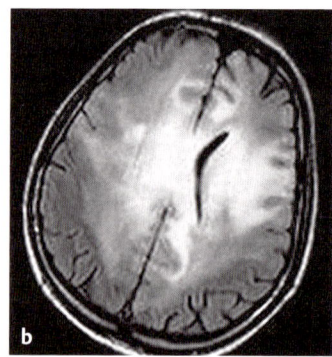

Abb. 5.23 a u. b **Gliomatosis cerebri.** Das native CT (**a**) zeigt Zeichen der Raumforderung ohne wesentliche Dichteveränderung; in der T2w MRT (**b**) wird die Signalvermehrung des Marklagers durch die Gliomatose deutlich (mit freundlicher Genehmigung von M. Essig, Heidelberg).

Klinik

Das klinische Bild ist von einer allgemeinen Minderung der kognitiven Leistungen und von unspezifischen Persönlichkeitsveränderungen gekennzeichnet.

CT-Morphologie

Im CT findet man eine Massenzunahme des Gehirns, die mit einer mehr oder weniger diffusen Hypodensität einhergeht. Die Ventrikel sind entsprechend eng, falls es nicht zu Abflussblockaden mit Aufstauung einzelner Ventrikelabschnitte gekommen ist. In Einzelfällen sind auch solitäre oder multiple hypodense Herde möglich, teilweise mit KM-Anreicherung.

Differenzialdiagnose

Der endgültigen Diagnosestellung durch eine Hirnbiopsie gehen manchmal mehrere Fehldiagnosen voraus. Ein infiltrativ wachsendes Gliom kann mit der Gliomatosis cerebri verwechselt werden. Meist weisen diese Tumoren jedoch an irgendeiner Stelle eine fokale Raumforderung auf. Kaum abzugrenzen sind Leukenzephalopathie und multifokale Leukenzephalopathie, multiple Sklerose und unterschiedliche ischämische Veränderungen sowie Virusenzephalitiden. Bei der Leukenzephalopathie ist im Gegensatz zur Gliomatose die graue Substanz nie beteiligt. Ischämische Befunde haben eine akute Klinik.

▶ Die Gliomatosis cerebri kann mit einem infiltrativ wachsenden Gliom, einer Leukenzephalopathie, der multiplen Sklerose, ischämischen Veränderungen und Virusenzephalitiden verwechselt werden.

Neuronale und gemischte neuronale/gliale Tumoren

Gangliozytom

Häufigkeit: Sehr selten.
Wegweisender bildmorphologischer Befund: Zystische und verkalkte tumorartige Raumforderung.
Prozedere: MRT.
Einsatz anderer Methoden: MRT sensitiver (keine Aufhärtungsartefakte; Abb. 5.**24 b**).
Fragen, die der Befund beantworten muss:
- Verkalkungen, Zysten, KM-Verhalten?
- IV. Ventrikel komprimiert, Hydrozephalus?

Pathogenese

Bei den Gangliozytomen handelt es sich um niedrigmaligne Nervenzelltumoren. Eine höhermaligne Variante sind die Gangliogliome. Als Morbus Lhermitte-Duclos bezeichnet man eine Variante der Kleinhirnhemisphären („dysplastisches zerebelläres Gangliozytom"). Sie manifestiert sich durch eine Raumforderung in einer Kleinhirnhemisphäre mit streifenförmigem Muster. Eine KM-Anreicherung fehlt.

Neuronale und gemischte neuronale/gliale Tumoren

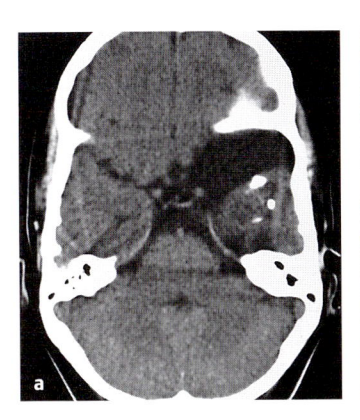

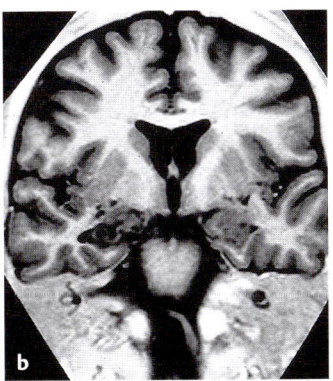

Abb. 5.24a u. b **Gangliozytom.** Im CT (**a**) ist die Raumforderung verkalkt. In der MRT (**b**) verdeutlicht sich die Lage der rundlichen Raumforderung im mesialen Temporallappen links.

Häufigkeit

Extrem selten.

Klinik

Bei den oft temporal gelegenen Gangliozytomen sind einfache und komplexe partielle Anfälle häufig. Endokrine Störungen sind bei perisellärer Lage möglich.

CT-Morphologie

Charakteristisch sind zystische und verkalkte Strukturen. Eine KM-Anreicherung ist mit der MRT nachweisbar.

Differenzialdiagnose

Differenzialdiagnostisch ist in erster Linie an Oligodendrogliome zu denken. Die seltenen Chondrosarkome können gelegentlich ein ähnliches Aussehen haben.

> Charakteristisch für Gangliozytome sind zystische und verkalkte Strukturen.

Gangliogliom

Häufigkeit: 0,3–0,9% aller Hirntumoren; bei Kindern und Jugendlichen häufiger (bis 8%).
Wegweisender bildmorphologischer Befund: Temporal gelegener Tumor, hypodens (zystisch), oft mit Verkalkung oder randständiger Anreicherung.
Prozedere: Temporallappeneinstellung.
Einsatz anderer Methoden: Artefaktfreie MRT-Darstellung bei Tumoren im Temporallappen.
Fragen, die der Befund beantworten muss:
- Die Diagnose wird präoperativ selten gestellt.
- Lage?
- Aufbau (Zyste, Verkalkung, solider Anteil)?
- Raumforderung, Ödem?

Pathogenese

Gangliogliome sind langsam wachsende Tumoren niedriger Malignität. Histologisch bestehen sie aus Nervenzellen und Glia. Die maligne Variante wird Ganglioblastom genannt. An gemischt neuronalglialen Entitäten bestehen daneben noch das desmoplastische infantile Gangliogliom, der dysembryoplastische neuroeptheliale Tumor und das Ganglioneurom.

Häufigkeit

Gangliogliome sind ebenso wie das Gangliozytom extrem selten. Sie treten hauptsächlich bei Kindern und jungen Erwachsenen auf. Der Altersgipfel liegt bei etwa 11 Jahren.

Klinik

Die Diagnose eines Gangliogliomes ist klinisch ebenfalls wie bei den Gangliozytomen oft mit Anfällen verbunden. Eine zunehmende Anfallsfrequenz ist ein wichtiger Hinweis auf den zugrunde liegenden Tumor. Lange bestehende Kopfschmerzen werden anamnestisch ebenfalls gefunden.

> Eine zunehmende Anfallsfrequenz ist ein wichtiger Hinweis auf einen Tumor.

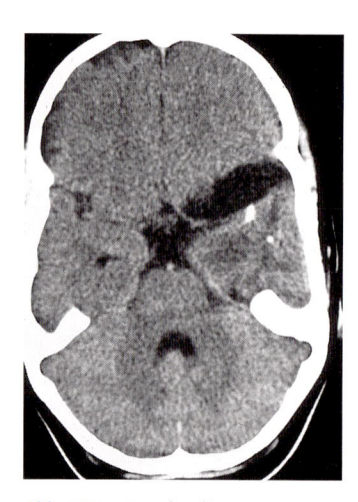

Abb. 5.25 **Gangliogliom.** Native CT. Links temporopolar zeigt sich eine zystische Läsion. Im Parenchym findet sich eine Raumforderung von etwa 2 cm Durchmesser, die hypodens ist und plumpe Verkalkungen aufweist (10-jähriges Mädchen).

tion genannt. Im nativen Bild ist die Dichte niedrig. Wasseräquivalente Dichtewerte als Hinweis auf die zystische Natur eines Tumors sind häufig. Verkalkungen werden bei etwa ⅓ der Gangliogliome gefunden (Abb. 5.**25**). Etwa die Hälfte der Tumoren zeigt nach KM-Gabe eine Dichteanhebung solider Tumoranteile.

Differenzialdiagnose

Aufgrund seiner Seltenheit wird das Gangliogliom kaum differenzialdiagnostisch in Betracht gezogen. Als Differenzialdiagnose infratentorieller Tumoren muss die Lhermitte-Duclos-Erkrankung bedacht werden, eine hamartomähnliche Veränderung.

CT-Morphologie

Die CT-Morphologie der Gangliogliome ist nicht ganz einheitlich. Ein größerer Anteil der Tumoren liegt jedoch temporal. Andere Lokalisationen, insbesondere infratentoriell, sind weniger charakteristisch. Der Boden des III. Ventrikels wird jedoch von einem Autor als ebenfalls charakteristische Lokalisa-

Rezidivdiagnostik

Therapie der Wahl ist die operative Entfernung. Obwohl die Tumoren eher scharf begrenzt imponieren, ist je nach Lage eine vollständige Entfernung nicht immer möglich. Die Verläufe mit klinischer Besserung und ohne signifikantes Tumorwachstum dauern jedoch selbst bei unvollständiger Resektion Jahre. Eine Nachbestrahlung oder Chemotherapie wird daher selten erwogen.

Zentrales Neurozytom

Häufigkeit: Seltener, häufig als Oligodendrogliom fehlgedeutet.
Wegweisender bildmorphologischer Befund: Rein intraventrikulärer Tumor beim jungen Erwachsenen mit Verkalkungen und Zysten.
Prozedere: Verdachtsdiagnose kann gestellt werden.
Einsatz anderer Methoden: Die MRT ist weniger aussagekräftig, da Verkalkungen nicht eindeutig belegbar sind. Die Angiographie ist nicht charakteristisch.
Fragen, die der Befund beantworten muss:
- Streng intraventrikuläre Lage?
- Nachweis von Verkalkungen?

Während das Neuroblastom als höhermaligne Form eines neuroektodermalen Tumors verstanden werden kann, ist das zentrale Neurozytom eine benigne, aber verwandte Variante dieses Tumors.

Häufigkeit

Da das zentrale Neurozytom als eigenständige Tumorentität noch nicht sehr lange akzeptiert ist, liegen keine genauen Zahlen zur Inzidenz und Prävalenz vor. Insgesamt ist der Tumor jedoch selten.

Pathogenese

Die Tumorzellen weisen große Ähnlichkeit mit normalen Neuronen auf. Entsprechende Marker werden in der neuropathologischen Analyse eingesetzt.

Klinik

Aufgrund der Lage in den Seitenventrikeln kommt es zu Liquorabflussstörungen. Durch Affektion des Fornix können Gedächtnisstörungen auftreten.

> Das zentrale Neurozytom ist eine benigne Variante des Neuroblastoms.

CT-Morphologie

Im typischen Fall findet sich ein vollständig intraventrikulär gelegener Tumor, der mäßig scharf begrenzt ist, gering bis mäßig KM anreichert und grobschollige Verkalkungen zeigt. Zysten kommen ebenfalls vor. Sie sind eher klein und multipel. Die Dichte im nativen Bild entspricht der des Marklagers oder liegt knapp darüber. Die Tumoren liegen oft in der Nähe des Foramen Monroi und führen zu einer konsekutiven Erweiterung der Seitenventrikel. In der Literatur ist zumindest 1 Fall beschrieben, bei dem der Tumor nichtinvasiv durch den III. in den IV. Ventrikel einwuchs.

Differenzialdiagnose

Von den subependymal ausgehenden Tumoren sind sowohl Ependymome als auch Subependymome häufiger im IV. Ventrikel zu finden. Ependymome treten eher im Kindesalter auf, während das Neurozytom ein Tumor des frühen Erwachsenenalters ist. Differenzialdiagnostisch sind auch intraventrikuläre Gliome in Betracht zu ziehen. Diese zeigen jedoch meist ein perifokales Ödem im angrenzenden Marklager. Die Plexuspapillome reichern sehr intensiv KM an. Kinder sind häufiger betroffen.

Rezidivdiagnostik

Auch eine unvollständige Tumorentfernung führt zur Rückbildung der Beschwerden.

> Zentrale Neurozytome liegen oft in der Nähe des Foramen Monroi und führen dann zu einer Erweiterung der Seitenventrikel.

Ästhesioneuroblastom

Häufigkeit: Selten, aber wahrscheinlich zu selten diagnostiziert.
Wegweisender bildmorphologischer Befund: Tumor unterhalb der Lamina cribrosa.
Prozedere: Operation.
Einsatz anderer Methoden: Die koronare MRT ist gut zum Nachweis einer intrakranialen Ausdehnung geeignet.
Fragen, die der Befund beantworten muss:
- Lamina cribrosa destruiert?
- Ausdehnung nach intrakranial?
- Welche Räume sind befallen (z. B. paranasale Sinus)?
- Staging nach Kadish et al. (s. u.)?

Pathogenese

Das Ästhesioneuroblastom geht von olfaktorischen Epithelien aus. Verwandten Ursprungs sind Tumoren wie das Neuroblastom, das Phäochromozytom und die bei den MEN-Syndromen beobachteten Formen.
Folgende Stadieneinteilung ist möglich (Kadish et al. 1976):
- Stadium A: Tumor auf die Nasenhöhle beschränkt,
- Stadium B: Nasenhöhle und eine oder mehrere Nasennebenhöhlen beteiligt,
- Stadium C: Infiltration der Orbita, der Schädelbasis oder Befall der zervikalen Lymphknoten oder andere Metastasen.

Die therapeutischen Ansätze sind unterschiedlich. Aufgrund der nicht allzu günstigen Prognose wird die Operation meist durch Strahlen- und/oder Chemotherapie ergänzt.

Häufigkeit

Extrem seltener Tumor; in der Literatur liegen nur etwa 200 Fallbeschreibungen vor.

Klinik

Die Angaben zu betroffenen Altersgruppen variieren zwischen den einzelnen Serien. Wahrscheinlich sind die Zahlen zu gering für zuverlässige Einschätzungen. Teilweise wird ein etwas höherer Anteil männlicher Patienten angegeben.
Die Symptome erklären sich durch den hohen Vaskularisierungsgrad (Versorgung oft aus der A. ophthalmica) und durch die Lage und Pathogenese. Beobachtet werden eine Hyp- oder Anosmie, Nasenbluten und eine Behinderung der Nasenatmung.

CT-Morphologie

Empfehlenswert ist die direkte koronare Schichtung (natives und KM-gestütztes Weichteilfenster, Knochenfenster; Abb. 5.**26**). Charakteristisch ist die Manifestation in der oberen Nasenhaupthöhle unter der

> Symptome des Ästhesioneuroblastoms sind Hyp- oder Anosmie, Nasenbluten und eine Behinderung der Nasenatmung.

5 Intrakraniale Tumoren

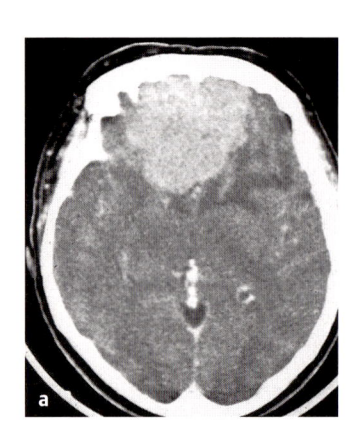

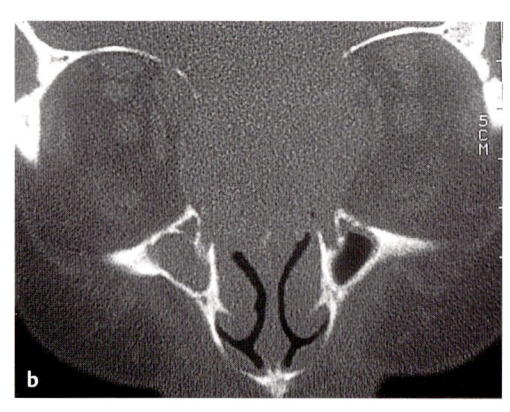

Abb. 5.26 a–c   Ästhesioneuroblastom.
a Nach KM-Gabe zeigt sich ein sehr großer, der Frontobasis aufsitzender Tumor mit perifokalem Ödem.

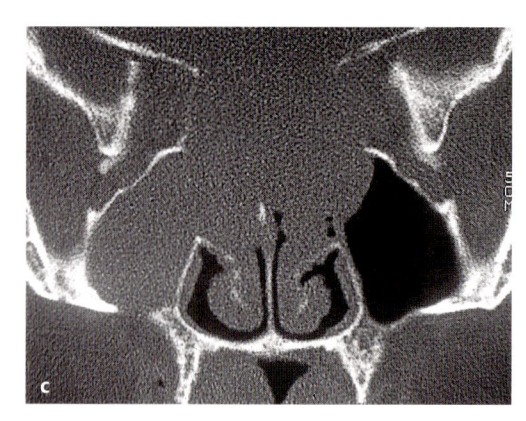

b, c Uncharakteristisch für ein Meningeom ist der sehr große, die Siebbeinzellen und Keilbeinhöhle völlig ausfüllende und in den linken Sinus frontalis reichende extrazerebrale Anteil (koronare CT, Knochenfenster).

Lamina cribrosa. Die Tumoren erscheinen im nativen und im KM-Bild in sehr homogener Dichte. Zysten fehlen meist, ebenso Einblutungen. Verkalkungen kommen vor, wobei wegen der häufigen ossären Destruktion die Unterscheidung von versprengten knöchernen Anteilen nicht immer möglich ist. Knöcherne Arrosionen sollten an die Ausdehnung in benachbarte Kompartimente denken lassen (Abb. 5.**26**).

Differenzialdiagnose

Die radiologische Differenzialdiagnose des Ästhesioneuroblastoms ist schwierig. Wichtig ist, dass das Krankheitsbild bei allen an der Mittellinie orientierten Tumoren, die scheinbar in der vorderen Schädelgrube liegen, in Betracht gezogen wird. In erster Linie betrifft dies das frontobasale Meningeom. Gerade dieser Tumor kann sich extrakranial in die Nasennebenhöhlen ausdehnen und dabei mittelständig sein. Knochenbildende Tumoren, das Chondrosarkom oder ähnliche Entitäten sind weniger homogen, regelmäßiger verkalkt und weniger KM anreichernd. Auch das Erscheinungsbild der fibrösen Dysplasie ist eher inhomogen. Unter den Befunden, bei denen bildmorphologisch das Ästhesioneuroblastom in Betracht gezogen werden muss, ist das Plattenepithelkarzinom das häufigste.

▶ Das Ästhesioneuroblastom muss bei allen mittelständigen Tumoren in der vorderen Schädelgrube differenzialdiagnostisch bedacht werden.

Tumoren des Corpus-pineale-Parenchyms

Pineozytom, Pineoblastom, Corpus-pineale-Zyste

Häufigkeit: Selten; Pineozytome und Pineoblastome noch deutlich seltener als Germinome.
Wegweisender bildmorphologischer Befund: Von der Corpus-pineale-Region ausgehende Raumforderung.
Prozedere: Evtl. MRT-Untersuchung, KM-Gabe obligat.
Einsatz anderer Methoden: Die sagittale MRT erleichtert die räumliche Zuordnung.

Fragen, die der Befund beantworten muss:
- Hydrozephalus?
- Lagebeziehung zu III. Ventrikel, V. Galeni, Vierhügelplatte?
- Verkalkungen, Anhalt für infiltratives Wachstum?

Pathogenese

Als Pineozytom werden die eher benignen Tumoren des Corpus pineale bezeichnet, als Pineoblastom die eher malignen.

Häufigkeit

Allgemein sind Tumoren der Corpus-pineale-Region relativ selten. Im Kindesalter machen sie etwa 3–8 % aller Hirntumoren, im Erwachsenenalter weniger als 1 % aus. Demgegenüber sind Corpus-pineale-Zysten ein häufiger Zufallsbefund. In einer großen Serie wurden sie in etwa 4 % aller MRT-Untersuchungen nachgewiesen, bei Autopsien treten sie in etwa 25–40 % auf. Die Häufigkeitsverteilung aller Raumforderungen der Corpus-pineale-Region in einer Serie von 370 Fällen ergab folgende Zahlen:
- Germinome: 27 %,
- Astrozytome: 26 %,
- Pineozytome: 12 %,
- Pineoblastome: 12 %,
- Ependymome: 4 %,
- übrige Tumoren inklusive Lymphome und Metastasen: jeweils unter 3 %.

Klinik

In nahezu allen Fällen werden Patienten mit Raumforderungen der Corpus-pineale-Region infolge der Liquorzirkulationsstörung symptomatisch, die sich in Form von Kopfschmerzen, Erbrechen, Lethargie oder bei Kindern mit einer Zunahme des Kopfumfangs bemerkbar machen kann. Augenmuskelparesen oder Gesichtsfeldstörungen kommen vor. Typisch ist das Parinaud-Syndrom. Hormonaktive Tumoren können entsprechend ihrer spezifischen Substrate zu endokrinen Syndromen führen, z. B. zu einer Pubertas praecox.

CT-Morphologie

Die Literaturangaben zur Morphologie dieser seltenen Tumoren variieren. Die Dichte wird überwiegend als isodens bis hyperdens zum normalen Hirngewebe angegeben, die KM-Anreicherung schwankt von mäßig bis deutlich. Pineoblastome infiltrieren früh, Pineozytome sind eher glatt begrenzt. Verkalkungen kommen beim Pineozytom vor, wenn auch weniger regelmäßig als beim Germinom. Beim Pineoblastom und auch bei Gliomen der Region scheinen sie eher nicht vorzukommen.

Differenzialdiagnose

Das invasiv wachsende Pineoblastom kann den Kleinhirnwurm infiltrieren und dann Anlass zur Verwechslung mit einem Medulloblastom geben.

> Tumoren der Corpus-pineale-Region werden durch Liquorzirkulationsstörungen symptomatisch.

> Wenn ein Pineoblastom den Kleinhirnwurm infiltriert, kann es mit einem Medulloblastom verwechselt werden.

Embryonale Tumoren

Medulloepitheliom

Häufigkeit: Sehr selten.
Wegweisender bildmorphologischer Befund: Glatt begrenzter zystisch/solider Tumor.
Prozedere: Möglichst radikale Operation.
Einsatz anderer Methoden: Multiplanare MRT.
Fragen, die der Befund beantworten muss:
- KM-Anreicherung (untypisch)?
- Glatte Begrenzung (typisch)?
- Liquorgene Metastasen intrakranial oder spinal?

Pathogenese

Medulloepitheliome werden zu den primitiven neuroektodermalen Tumoren (PNET) gezählt. In ihrem Aufbau erinnern sie an das Neuralrohr. Medulloepitheliome sind hochmaligne. Die Überlebenszeit liegt oft unter 1 Jahr. Im Gegensatz zu der schlechten Prognose der zerebralen Medulloepitheliome ist der Verlauf bei der okulären Form dieses Tumors wesentlich günstiger. Kinder mit einem okulären Medulloepitheliom bleiben nach Enukleation des Auges oft rezidivfrei.

5 Intrakraniale Tumoren

Häufigkeit

Extrem seltener Tumor.

Klinik

Medulloepitheliome zählen zu den Tumoren des frühen Kindesalters. Die meisten beschriebenen Fälle werden in den ersten Lebensjahren angetroffen. Die Symptomatik ist gekennzeichnet durch Verschlusshydrozephalus, Ataxie und Hirnnervenausfälle.

> Die klinische Symptomatik besteht aus Verschlusshydrozephalus, Ataxie und Hirnnervenausfällen.

CT-Morphologie

Medulloepitheliome liegen bevorzugt periventrikulär. Wie andere PNET auch sind sie scharf begrenzt. Meist weisen sie zystische und solide Anteile auf. Nativ sind sie isodens bis hypodens zum Umgebungsgewebe; eine KM-Anreicherung fehlt meist. Einblutungen wurden gelegentlich beobachtet, nicht jedoch Verkalkungen. Neben den periventrikulären sind auch Fälle im Hirnstamm beobachtet worden.

> Wegen der liquorogenen Aussaat muss auf Herde entlang der Neuraxis geachtet werden.

Differenzialdiagnose

Im Hirnstamm gelegene Medulloepitheliome müssen von Gliomen abgegrenzt werden. Von pilozytischen Astrozytomen unterscheidet sich diese Form durch ihre fehlende KM-Anreicherung und durch die glatte Begrenzung.

Rezidivdiagnostik

Wegen der liquorogenen Aussaat muss bei Erstdiagnostik und Verlaufskontrollen auf entsprechende Herde entlang der Neuraxis geachtet werden.

Neuroblastom

Häufigkeit: Die primär intrazerebrale Form ist selten; Metastasen sind häufiger.
Wegweisender bildmorphologischer Befund: Nebeneinander von Verkalkungen, Einblutungen, Zysten in oft großem supratentoriellem Tumor.
Prozedere: Eine liquorogene Aussaat, auch spinal, muss abgeklärt werden.
Einsatz anderer Methoden: Die MRT ist zum Nachweis einer liquorogenen Metastasierung, insbesondere spinal, überlegen.
Fragen, die der Befund beantworten muss:
- Typische Konstellation von Blutungen, Verkalkungen, Zysten?
- Infiltration der venösen Blutleiter (Gefahr der Fernmetastasierung mit der Notwendigkeit, Thorax etc. abzuklären)? Ventrikelbezug (liquorogene Metastasierung)?
- Hydrozephalus?
- Auf notwendige MRT-Abklärung (spinale Metastasen!) hinweisen.

Pathogenese

Neuroblastome sind hochmaligne Tumoren der sympathischen Ganglien, die oft rezidivieren und eine relativ hohe Rate an liquorogenen und anderen Metastasen haben. Hinsichtlich der exakten Klassifizierung besteht keine völlige Einigkeit.

Häufigkeit

Sehr selten.

Klinik

Je nach Lage variieren die klinischen Symptome. Allgemeine Zeichen der intrakranialen Drucksteigerung sind am häufigsten. Daneben treten Anfälle und eine Halbseitensymptomatik auf. Die Tumoren können neben der direkten Wirkung zu paraneoplastischen Syndromen führen.

CT-Morphologie

Das CT-Erscheinungsbild (Abb. 5.27) ist relativ charakteristisch. Vorwiegend kommen supratentorielle Tumoren vor, die häufig einen Bezug zum Ventrikelsystem haben. Die Tumoren bluten spontan ein. Die native Dichte ist daher oft flächenhaft angehoben. Verkalkungen sind häufig, ebenso größere und kleinere zystische Anteile. Nach KM-Gabe ist die Dichteanhebung ausgeprägt.

Ein Spezifikum des Neuroblastoms ist die häufige liquorogene Metastasierung. Man findet noduläre Metastasen in den Ventrikeln oder den externen

> Neuroblastome metastasieren häufig liquorogen.

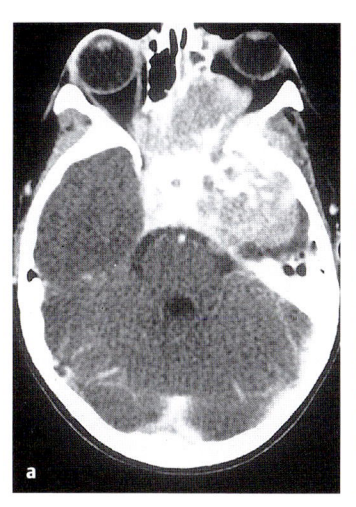

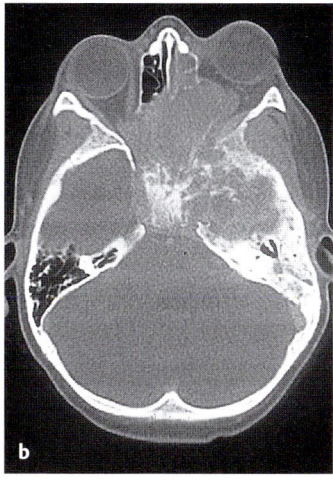

Abb. 5.27a u. b **Neuroblastommetastase.** 12-jähriges Kind.
a Die KM-gestützte Aufnahme zeigt einen ausgedehnten Tumor in der mittleren Schädelgrube und dem paranasalen Sinus mit Einbruch in die linke Orbita.
b In der Knochenfensterdarstellung werden die ausgedehnten knöchernen Destruktionen deutlich.

Liquorräumen, mitunter auch eine Ummauerung des Rückenmarks durch den Tumor.

Differenzialdiagnose

Das „bunte Bild" der Neuroblastome wird in ähnlicher Form bei einer Reihe anderer Tumoren angetroffen. Oligodendrogliome – insbesondere die höhermalignen Formen – können zu vergleichbaren Bildern führen. Gleiches gilt für die Astrozytome bei Kindern. Ependymome und andere PNET sind differenzialdiagnostisch ebenso in Betracht zu ziehen.

Rezidivdiagnostik

Rezidive sind häufig und die 5-Jahres-Überlebensrate auch bei umfangreicher Therapie oft niedrig.

Ependymoblastom

Dieser sehr seltene Tumor wird von der WHO-Klassifikation mit den Neuroblastomen, den PNET und den Medulloblastomen in einer Gruppe geführt. Es handelt sich um einen hochmalignen, meist intraventrikulären Tumor mit infiltrativem Wachstum und schlechter Prognose. Im CT ist das Ependymoblastom von anderen intraventrikulären Tumoren nicht sicher zu unterscheiden.

▶ Mit der CT ist das Ependymoblastom von anderen intraventrikulären Tumoren nicht sicher zu unterscheiden.

Primitiver neuroektodermaler Tumor/ Medulloblastom

Häufigkeit: Etwa jeder 5.–6. Gehirntumor im Kindesalter ist ein Medulloblastom. Von den Tumoren der hinteren Schädelgrube ist in dieser Altersgruppe jeder 3. ein Medulloblastom.
Wegweisender bildmorphologischer Befund: Nativ hyperdenser, median gelegener, rundlicher Kleinhirntumor beim Kind im Dach des IV. Ventrikels (Fastigium).
Prozedere: Spinales und zerebrales MRT (Abtropfmetastasen).

Einsatz anderer Methoden: Die MRT hat eine höhere Sensitivität für Abtropfmetastasen und Rezidive (hintere Schädelgrube).
Fragen, die der Befund beantworten muss:
- Lage (Mittellinie/Hemisphäre, infratentoriell)?
- Native Dichte, Verhalten nach KM-Gabe?
- Verkalkungen, Zysten, Blut?
- Hydrozephalus?
- Tumorknoten im übrigen Gehirn, kraniozervikaler Übergang?

▶ Medulloblastome zählen zu den aggressivsten Gehirntumoren im Kindesalter.

▶ Medulloblastome sind in den bildgebenden Verfahren oft gut abgegrenzt, was aber nicht dem histologischen Befund entspricht.

▶ Verkalkungen sprechen nicht gegen ein Medulloblastom

Pathogenese

Metastasen sind beim Medulloblastom nicht selten und werden über den Liquor gestreut. Entsprechend finden sich Tumorknoten in den Zisternen, im Spinalkanal und auch leptomeningeal. Eine transpiale Ausbreitung durch Virchow-Robin-Räume ist ebenfalls möglich.

Medulloblastome entsprechen Grad-IV-Tumoren und zählen zu den aggressivsten Gehirntumoren im Kindesalter.

Häufigkeit

Das Medulloblastom als Hauptvertreter der Gruppe der PNET macht als der häufigste Hirntumor des Kindesalters etwa 20–25% aus und weist eine Inzidenz von 0,5 : 100 000 Kinder auf. 70% aller Medulloblastome werden bei Patienten unter 16 Jahren diagnostiziert, 80% der betroffenen Erwachsenen sind zwischen 21 und 40 Jahre alt. Der Altersgipfel liegt bei etwa 7 Jahren. Etwa 65% der Patienten sind männlich. 75% aller Medulloblastome gehen vom Kleinhirnwurm aus.

Mehrheitlich sind Kinder in der 1. Lebensdekade betroffen, ein 2. Häufigkeitsgipfel liegt am Ende der Adoleszenz. Jungen sind im Verhältnis 4 : 1 häufiger als Mädchen betroffen. 25% der Medulloblastome treten nach dem 15. Lebensjahr auf. Die Metastasierung im Nervensystem ist häufig, findet aber auch extraneural in etwa 25% der Fälle statt.

Klinik

Beschwerden sind entweder durch den Hydrozephalus verursacht oder durch Hirnnervensymptome und Ataxie. Hirnnervenausfälle werden vor allem durch Tumoren verursacht, die sich nach lateral ausdehnen (zerebellopontine Zisterne).

CT-Morphologie

Im CT findet sich bei der Mehrzahl der Patienten ein infratentoriell in der Mittellinie gelegener rundlicher oder ovaler Tumor. Der Tumor geht vom Kleinhirnwurm aus und drängt den IV. Ventrikel nach rostral. Auffällig ist eine geringe Hyperdensität im nativen Bild (Abb. 5.**28**).

Die KM-Anreicherung ist im typischen Fall mäßig bis deutlich. Konsekutiv besteht fast immer ein Hydrozephalus. Verkalkungen sind eher ungewöhnlich. Die Tumoren sind in den bildgebenden Verfahren (und auch intraoperativ) oft erstaunlich gut abgegrenzt – ein Befund, der sich in der histologischen Aufarbeitung oft als trügerisch erweist. Tumoren, die in eine Kleinhirnhemisphäre lateralisiert sind, finden sich eher bei älteren Patienten. Differenzialdiagnostisch sind sie dann schwer einzuordnen.

Weniger typische Fälle unterscheiden sich durch ihre Inhomogenität im nativen Bild und durch eine irreguläre, auch nur minimale KM-Anreicherung. Verkalkungen wurden in einer größeren Serie bei immerhin 17% der Tumoren gefunden. Einblutungen sind dagegen extrem selten.

Differenzialdiagnose

Astrozytome sind eine wichtige Differenzialdiagnose. Im Gegensatz zu den Medulloblastomen sind sie im nativen Bild aber meist hypodens. Zysten sprechen jedoch nicht gegen ein Medulloblastom. Ebenso wenig sprechen Verkalkungen für ein Ependymom und gegen ein Medulloblastom. Das Medulloblastom ist bei Kindern der weitaus häufigere Tumor.

Rezidivdiagnostik

Medulloblastomrezidive entsprechen dem Primärtumor insoweit, als sie ebenfalls scharf begrenzte Tumorknoten mit homogener KM-Anreicherung ausbilden. Verkalkungen werden jedoch als häufiger beschrieben (56%). Liquorogene Metastasen kommen auch ohne Rezidivtumor vor. Sie sind an KM anreichernden Sulci und Zisternen bei „rasenartiger" Tumoraussaat oder als einzelne Noduli erkennbar.

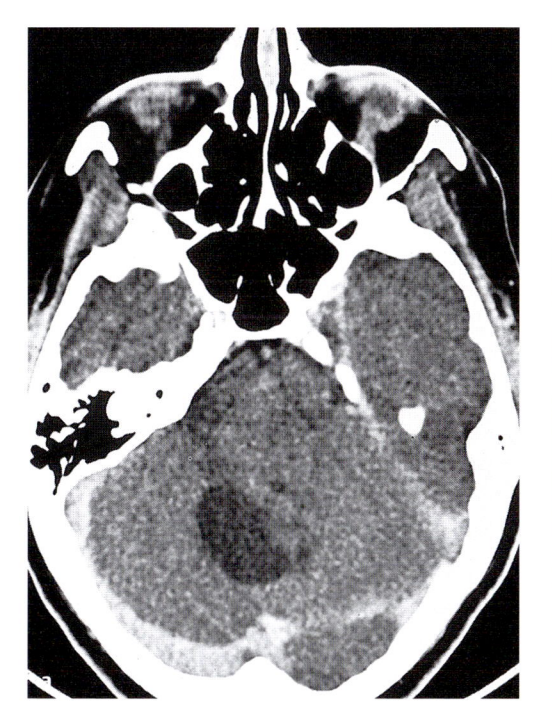

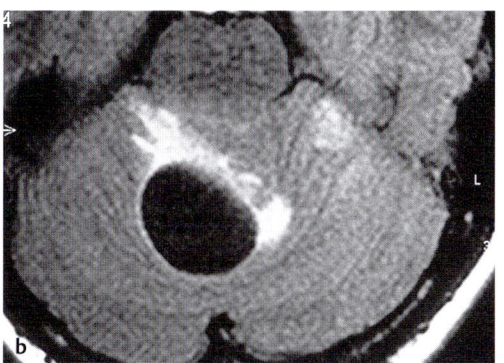

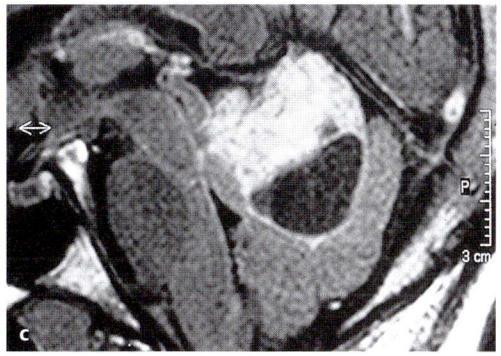

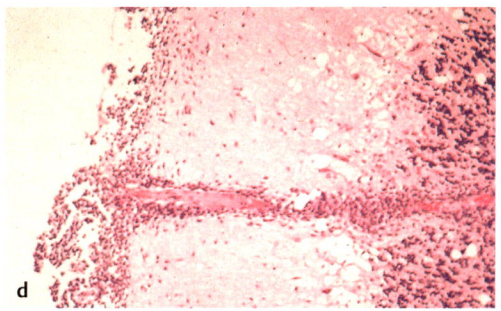

Abb. 5.28 a–d **Medulloblastom.** 30-jährige Patientin.
a   Im KM-gestützten CT ist infratentoriell eine große Tumorzyste erkennbar. Links lateral der Zyste ist Weichteilgewebe zu sehen, welches jedoch praktisch kein KM anreichert.
b, c Der Tumor war am besten mit der MRT abzugrenzen (FLAIR-Sequenz; T2w Bilder mit signalarmer Abbildung des Liquors). Insbesondere im sagittalen MRT ist die Größe des Tumors erkennbar.
d   Histologie. Leptomeningeale Tumoraussaat mit sekundärer Infiltration des Kleinhirns entlang perivaskulärer Liquorräume pialer Gefäße.

Tumoren der Hirnnerven

Schwannom (Neurinom)

Häufigkeit: Einer der häufigsten intrakranialen Tumoren. Inzidenz im Rahmen einer Neurofibromatose erhöht.
Wegweisender bildmorphologischer Befund: Kleinhirnbrückenwinkeltumor mit Aufweitung des Meatus acusticus internus (Knochenfenster!) und evtl. mit Nachweis eines KM anreichernden intrameatalen Tumors.

Prozedere: CT-Darstellung der hinteren Schädelgrube mit Knochenfenster in 2 mm Schichtdicke zur Abbildung des Bulbus v. jugularis in Relation zum Tumor („hoher Bulbus" ist ein Operationshindernis).
Einsatz anderer Methoden: Da Aufhärtungsartefakte fehlen, stellt die MRT Kleinhirnbrückenwinkeltumoren wesentlich besser dar als die CT. Dies gilt für die Differenzialdiagnose und die Darstellung der Ausbreitung.
Fragen, die der Befund beantworten muss:
- Hochstand des Bulbus v. jugularis (Abb. 5.**29**)?

> Ein „hoher Bulbus" darf nicht als Osteolyse bei Glomustumor fehlgedeutet werden.

> Ein bilaterales Akustikusneurinom ist pathognomisch für die Neurofibromatose Typ 2.

Pathogenese

Akustikusneurinome kommen ein- und doppelseitig vor. Sie gehen – in Übereinstimmung mit der Klinik, nicht aber mit ihrem Namen – vom N. vestibularis aus. Die Tumoren sind benigne und operativ definitiv zu entfernen. In einzelnen Fällen treten Akustikusneurinome im Rahmen einer Neurofibromatose (Abb. 5.**30**) auf. Sie werden dann oft früh im Leben beidseitig und zusammen mit Meningeomen beobachtet. Ein bilaterales Akustikusneurinom ist pathognomisch für die Neurofibromatose Typ 2.

Vom N. opticus abgesehen, der keine Schwann-Zellen aufweist, können Schwannome von allen Hirnnerven ausgehen. Sie sind relativ leicht zu diagnostizieren, wenn sie extraaxial liegen und vielleicht noch ein Foramen aufweiten. Grundsätzlich können Schwannome jedoch auch im Hirnparenchym vorkommen. Hinsichtlich des Ursprungs wird von den meisten Autoren die These vertreten, dass sie aus den Schwann-Zellen des perivaskulären Nervenplexus entstehen.

Als Schwannome an untypischen Stellen sind Schwannome des Labyrinths zu erwähnen, die auf Vergrößerungsaufnahmen des Felsenbeins als Weichteiltumoren in der Nähe des Foramen rotundum erkennbar sind.

Häufigkeit

Akustikusneurinome gehören zu den häufigsten intrakranialen Tumoren und machen ca. 5–10% der ZNS-Tumoren aus. Die jährliche Inzidenz wird auf etwa 0,78–1,15 : 100 000 geschätzt. Ungefähr 95% sind unilateral.

Klinik

Die Symptome entwickeln sich beim Akustikusneurinom langsam. Anfangs besteht meist eine einseitige Hörminderung, zunächst im Hochtonbereich. Eine rein vestibuläre Symptomatik kann vorkommen. Im weiteren Verlauf tritt eine Ataxie und Vertigo auf, wenn pontomedullärer Hirnstamm und Flokkulus des Kleinhirns affiziert werden. Durch Druck auf den Hirnstamm kann es zu ischämischen Schäden kommen, ebenso zu einer Hypästhesie des N. trigeminus, einer symptomatischen Trigeminusneuralgie oder einer Fazialisparese.

Spätsymptome sind durch einen Hydrozephalus bedingt. Hirnnervenausfälle sind die ersten Symptome von Schwannomen der Hirnnerven. Die intraparenchymatösen Schwannome führen zu fokalen neurologischen Ausfällen. Spinale Schwannome nehmen ihren Ausgang von intraspinalen extrame-

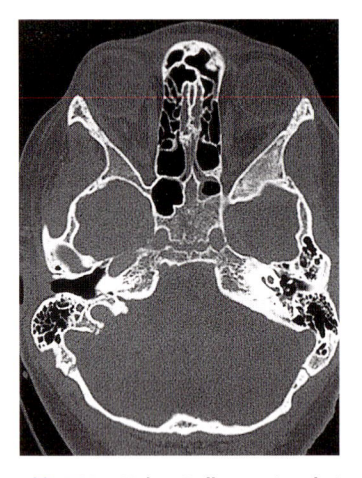

Abb. 5.29 **Hoher Bulbus v. jugularis rechts.** Der hohe Bulbus ist als rundliche, von Kortikalis begrenzte Figur im posterioren Anteil des Felsenbeins zu erkennen, während links normale Verhältnisse vorliegen. Der hohe Bulbus liegt bei der Operation im Kleinhirnbrückenwinkel im Zugangsweg. Differenzialdiagnostisch darf er nicht z. B. als Osteolyse bei Glomustumor verkannt werden.

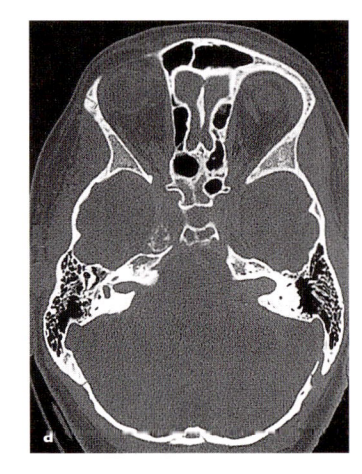

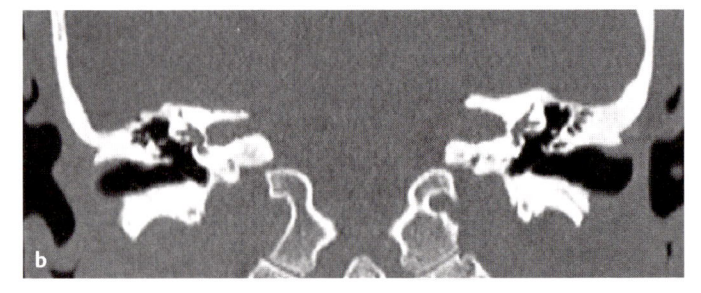

Abb. 5.30 **Aufweitung des inneren Gehörgangs.** Knochenfensterdarstellung. Die beidseitige Aufweitung des Meatus acusticus internus ist charakteristisch für Akustikusneurinome bei Neurofibromatose.

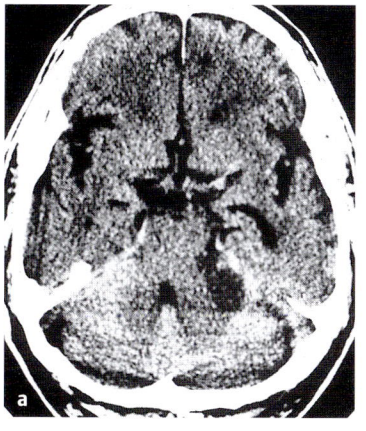

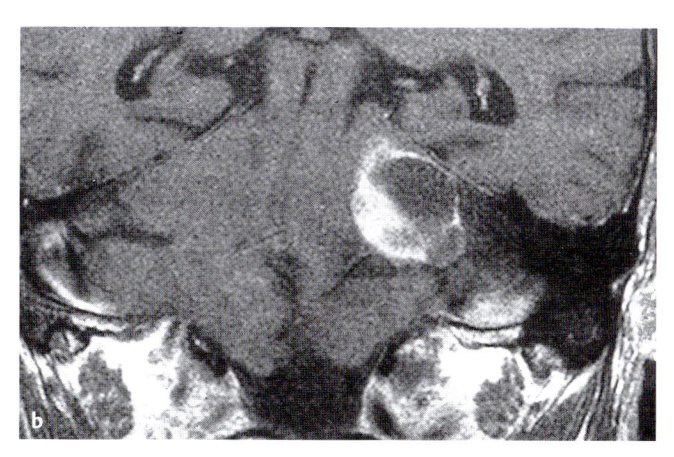

Tumoren der Hirnnerven

Abb. 5.31a u. b **Akustikusneurinom.**
a Im nativen CT ist im linken Kleinhirnbrückenwinkel eine hypodense Veränderung erkennbar. Diese wäre auch mit einer Arachnoidalzyste erklärbar.

b Im MRT und intraoperativ fand sich ein vorwiegend zystisches Akustikusneurinom.

dullären Abschnitten der Hinterwurzeln und führen dementsprechend zu radikulären Schmerzen, können aber bei raumfordernder Ausdehnung Paresen und Reflexauffälligkeiten auslösen.

CT-Morphologie

Auf Darstellungen der hinteren Schädelgrube in 2 mm Schichtdicke sind Neurinome nativ meist nur an der Aufweitung des knöchernen Porus acusticus erkennbar, sonst aber isodens zum Hirngewebe. Sind sie dichtedifferent, so ist bei größeren Tumoren manchmal eine halbkreisförmige Raumforderung im Kleinhirnbrückenwinkeltumor zu erkennen, deren Konvexität zum IV. Ventrikel zeigt (Abb. 5.31).

Ein perifokales Ödem ist nur selten vorhanden. Bei größeren Tumoren kann der IV. Ventrikel verlagert oder sogar komprimiert sein, was mit einem konsekutiven Hydrozephalus verbunden ist. Die typische nach intrameatal reichende KM-Anreicherung kann nur mit dünnen Schichten dargestellt werden (Abb. 5.32).

Differenzialdiagnose

CT. Bei den Kleinhirnbrückenwinkeltumoren sind differenzialdiagnostisch in erster Linie Akustikusneurinome und Meningeome in Betracht zu ziehen (Abb. 5.33). Metastasen sind seltener und Lymphome sehr selten. Eine Aufweitung des knöchernen Porus acusticus internus ist beim Akustikusneurinom zu finden, beim Meningeom meist nicht. Die KM-Anreicherung erreicht beim Meningeom einen frühen

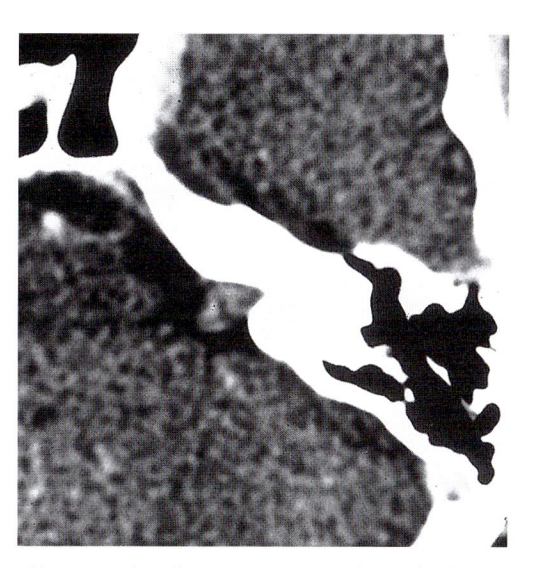

Abb. 5.32 **Akustikusneurinom.** Typischer Befund eines Akustikusneurinoms in der CT. Der KM aufnehmende Kleinhirnbrückenwinkeltumor reicht in den Meatus hinein.

Gipfel und fällt danach wieder ab. Beim Neurinom steigt die Dichte nach KM-Gabe über längere Zeit kontinuierlich an.

Differenzialdiagnostisch ist bei einem Schwannom des Labyrinths ein Glomus-tympanicum-Tumor zu erwähnen.

MRT. Die anderen differenzialdiagnostischen Kriterien sind in der MRT besser nachweisbar: Die KM-Anreicherung reicht beim Neurinom nach intrameatal, beim Meningeom findet sich eine meningeale KM-Anreicherung.

Diese Zeichen sind in der MRT zwar besser sichtbar, haben aber eine eher verwirrende Ausprägung.

▶ Neurinome sind nativ meist nur an der Aufweitung des knöchernen Porus acusticus erkennbar.

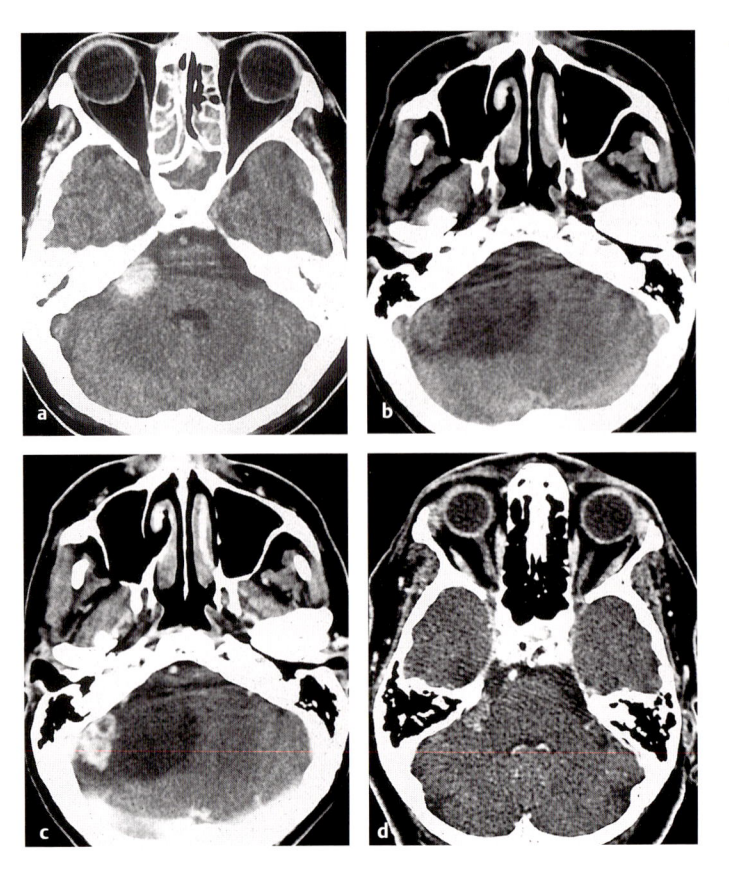

Abb. 5.33 a–d Differenzialdiagnosen des Akustikusneurinoms.
a Eine Blutung im Kleinhirnbrückenwinkel ist bereits in der nativen Darstellung deutlich hyperdens.
b, c Zystische Metastasen mit wandständigem Tumorknoten dürfen nicht mit einem Kleinhirnbrückenwinkeltumor mit perifokalem Ödem verwechselt werden.
d Schwierig ist für die CT wie auch die MRT die Unterscheidung von Meningeomen in dieser Region.

Denn auch beim Neurinom kann es zu einer begrenzten meningealen KM-Anreicherung kommen, das Meningeom reicht erstaunlich oft nach intrameatal. Das Meningeom als wichtigste Differenzialdiagnose ist vor allem dann zu erwägen, wenn nicht die Hörminderung das erste Symptom war. Wichtige weitere Differenzialdiagnosen sind Epidermoide, Arachnoidalzysten und seltener Glomus-jugulare-Tumoren. Mit der MRT sind sie aufgrund ihrer langen T2-Relaxationszeiten fast immer abzugrenzen.

Dünnschicht-CT. Für den Nachweis des Hämangioms im Kleinhirnbrückenwinkel ist die Dünnschicht-CT des Felsenbeins geeignet. Kleine Tumoren im Meatus können wabenförmige Destruktionen hervorrufen, die perpendikulär zum Meatus acusticus ausgerichtet sind. Das Akustikusneurinom verursacht dagegen eine axiale Aufweitung des Meatus acusticus.

Weitere Differenzialdiagnosen sind Epidermoide, maligne Nervenscheidentumoren und Metastasen von Tumoren der Brust und der Lunge. Parotistumoren können sich unter dem Bild einer Fazialisparese mit begleitender Raumforderung der Parotis manifestieren.

Neurofibrome

Häufigkeit: Insgesamt selten, bei Neurofibromatose Typ 1 häufiger.
Wegweisender bildmorphologischer Befund: Periorbitale Weichteiltumoren, oft Keilbeindysplasie.
Prozedere: KM-gestützte MRT des Kopfes.
Einsatz anderer Methoden: MRT ist bei Phakomatosen überlegen.
Fragen, die der Befund beantworten muss:
- Andere Tumoren (Gliome)?
- Keilbeinflügeldysplasien?
- Bulbusgröße im Seitenvergleich?
- Hamartien (MRT)?

Pathogenese

Neurofibrome sind aus Schwann-Zellen, Fibroblasten und Perineuralzellen zusammengesetzt. Sie können als solitäre Läsionen oder bei Patienten mit Neurofibromatose auftreten. Im Rahmen einer Neurofibromatose werden Neurofibrome beim Typ 1, dem klassischen Morbus Recklinghausen, gefunden. Es handelt sich um benigne Tumoren („plexiforme Neurofibrome"), die jedoch zu einem Teil in maligne Formen übergehen können.

Als maligne Variante findet sich die sarkomatöse Entartung. Sie kommt vor allem bei der Neurofibromatose Typ 1 vor.

Häufigkeit

Die Neurofibromatose Typ 1 tritt als häufigste Phakomatose mit einer Inzidenz von ca. 1 : 3000 auf. Männer und Frauen sind gleich häufig betroffen.

Klinik

Die Neurofibromatose Typ 1 kann sich in Abhängigkeit von der vorherrschenden Tumorentität ganz unterschiedlich manifestieren. Das äußere Erscheinungsbild kann durch Keilbeinflügeldysplasien und retrobulbäre Tumoren verändert werden. In 30% der Fälle tritt ein Optikusgliom auf.

CT-Morphologie

Knochenfenstereinstellungen des Gesichtsschädels zeigen oft die Größendifferenz zwischen den Keilbeinflügeln. Ebenso werden Formänderungen beobachtet. Eine unterschiedliche Größe der Bulbi kommt ebenfalls vor. Die plexiformen Neurofibrome können ganz unterschiedlich groß werden. Rasenartige Dichteanhebungen (Abb. 5.34) innerhalb des orbitalen Fettgewebes sind ebenso möglich wie größere periorbitale Tumoren, z. B. in der knöchernen Orbita.

Differenzialdiagnose

Die Neurofibromatose Typ 2 ist durch beidseitige Akustikusneurinome charakterisiert. Ebenso werden multiple Meningeome und einzelne Neurofibrome beobachtet.

> Bei der Neurofibromatose Typ 1 tritt in 30% der Fälle ein Optikusgliom auf.

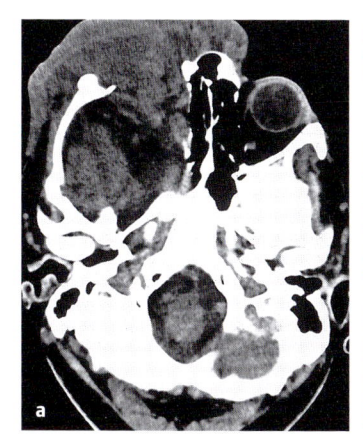

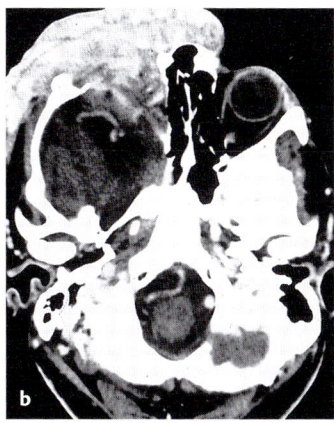

Abb. 5.34 a u. b **Multiple Neurofibrome.** Die konfluierenden Tumoren bedecken bei diesem Patienten die gesamte rechte Gesichtshälfte. Es besteht eine Fehlbildung des rechten Keilbeinflügels. Tumorknoten ziehen in die rechte Orbita, die abschnittsweise nicht von den Ethmoidalzellen abgegrenzt ist. Die nativ (**a**) hypodensen Tumoren zeigen nach KM-Gabe (**b**) eine kräftige KM-Anreicherung.

Tumoren der Meningen

Meningeom

Häufigkeit: Jeder 5.–10. Gehirntumor ist ein Meningeom.
Wegweisender bildmorphologischer Befund: Nativ schwach hyperdense, intensiv KM aufnehmende Raumforderung mit breitbasigem Kontakt zu den Meningen.
Prozedere: MRT-Darstellung in 3 Ebenen vor der Operation, ggf. Angiographie (Sinusinfiltration, Gefäßversorgung, präoperative Embolisation?).
Einsatz anderer Methoden: Der meningeale Bezug und die peritumorale meningeale KM-Anreicherung sind in der MRT besser nachweisbar.
Fragen, die der Befund beantworten muss:
- Knocheninfiltration?
- Einwachsen in Foramina oder Canalis opticus?
- Multiple Meningeome oder Neurinome als Ausdruck einer Neurofibromatose?

Pathogenese

Meningeome gehen von den arachnoidalen Deckzellen aus und zählen somit zu den extraaxialen Tumoren. Nicht alle Meningeome haben Kontakt zur Dura. Ein solcher Bezug fehlt bei den vom Plexus choroideus ausgehenden Tumoren, ebenso bei denjenigen, die aus intraorbital versprengten Zellen entstehen.

Da der überwiegende Teil der Meningeome einen niedrigen Malignitätsgrad aufweist, bestimmen neben dem histologischen Typ die Lage und – damit zusammenhängend – die Kompression von Hirnarealen, z.B. des Hirnstamms und somit auch die Operabilität die Prognose. Verschiedene histologische Subtypen werden beschrieben, darunter als häufige Formen die meningotheliomatösen und die fibrösen Subtypen.

Hämangioperizytome sind eine Sonderform vaskulären Ursprungs. Eine maligne Form ist das Meningosarkom. Angiographisch sind lockere Zusammenhänge zwischen dem histologischen Subtyp und dem Vaskularisierungsgrad nachweisbar. Reich vaskularisiert sind die endotheliomatösen Meningeome, die Meningosarkome und die Hämangioperizytome, während die fibrösen Formen gering vaskularisiert sind. Maligne Varianten weisen mitunter intratumorale arteriovenöse Shunts auf.

Neben den Meningeomformen niedrigen Grades gibt es auch aggressivere Varianten, die durch infiltratives Wachstum, Nekrosen und Metastasen gekennzeichnet sind. Die anaplastischen Meningeome sind dem Grad III zuzuordnen.

Die Meningen können auch Ursprung anderer Tumoren sein. Dabei sind vor allem melaninhaltige Läsionen zu nennen (diffuse Melanose, Melanozytom, malignes Melanom, meningeale Melanomatose). CT-Befunde sind jedoch kaum beschrieben.

Häufigkeit

Meningeome machen nach verschiedenen Serien zwischen 14 und 19% aller primär intrakranialen Tumoren aus. Der Altersgipfel befindet sich bei 45 Jahren, Frauen sind etwa doppelt so häufig betroffen wie Männer. Nur ca. 1,5% aller Meningeome treten bei Kindern und Jugendlichen auf; sie sind in diesem Fall häufig Folge einer Neurofibromatose.

Klinik

Ein nicht kleiner Anteil der Meningeome wird zufällig entdeckt. Da Meningeome nahezu ubiquitär im Schädel vorkommen können (Abb. 5.**35**), verursachen sie ein weites Spektrum von Symptomen. Ihre Wirkung ist nicht nur abhängig von ihrer Größe und Lage, sondern auch von der unterschiedlich ausgeprägten Produktion vasoaktiver Substanzen mit konsekutivem Ödem.

Die möglichen Beschwerden reichen von Kopfschmerzen und fokalen Anfällen (Konvexitätsmeningeome) über Übelkeit und Gangstörungen (Tentoriummeningeome mit konsekutivem Hydrozephalus) bis zu Sehstörungen, Exophthalmus (Keilbeinflügelmeningeome) und Riechstörungen (bei Lokalisation in der vorderen Schädelgrube). Anfälle sind selten. Spinale Meningeome können sich sowohl intra- als auch extramedullär ausbilden. Bei dieser Lage sind schwer zu lokalisierende Rückenschmerzen ein häufiges Erstsymptom. Bei Progredienz sind auch Querschnittsyndrome möglich.

Ein größerer Anteil der symptomatisch gewordenen Meningeome weist bei der Diagnosestellung ein

---

▶ Die Symptome der Meningeome hängt von deren Größe, Lage und dem Ausmaß der Produktion vasoaktiver Substanzen ab.

▶ Meningeome haben meist einen niedrigen Malignitätsgrad.

Tumoren der Meningen

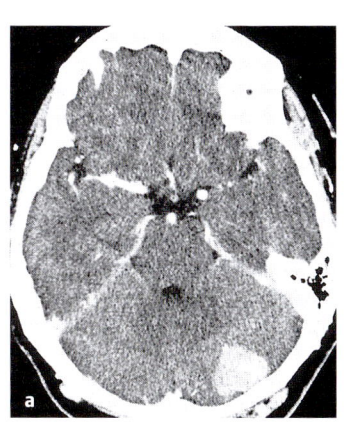

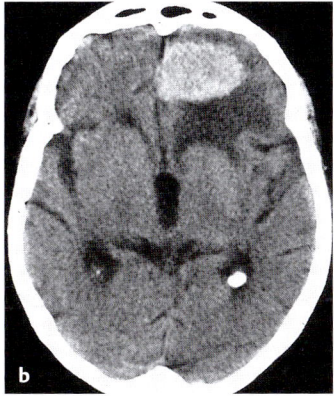

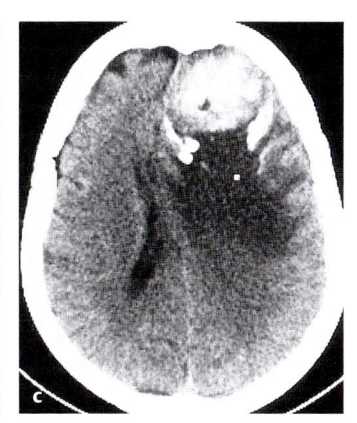

Abb. 5.35 a–c **Meningeome.** Als extraaxiale Tumoren sind Meningeome durch ihren breitbasigen Bezug zur Dura und die glatte Abgrenzung gegen das Hirngewebe charakterisiert.

a Ein vom Tentorium aus nach kaudal wachsendes Meningeom mit intensiver KM-Aufnahme und glatter Abgrenzung gegen das Hirngewebe.

b Nicht ungewöhnlich ist ein ausgeprägtes perifokales Ödem, hier bei einem von der vorderen Falx ausgehenden Meningeom.

c Bei der Erstdiagnose haben die Tumoren oft bereits eine beträchtliche Größe und können neben einem perifokalen Ödem auch deutliche Raumforderungszeichen ausbilden.

perifokales Ödem auf. Das Vorhandensein eines Ödems hängt dabei nicht unbedingt von der Tumorgröße ab: Es gibt kleine Meningeome mit großem Ödem und große Meningeome ohne Ödem. Maligne Meningeome sind jedoch nahezu immer von einem perifokalen Ödem umgeben.

CT-Morphologie

Das Erscheinungsbild der Meningeome in der transversalen CT wird von deren Lage bestimmt, wenn man von den Sonderformen absieht (Meningeoma en plaque, Keilbeinflügelmeningeom sowie intraventrikuläre, intraorbitale und ektope Formen; Abb. 5.**36**, Abb. 5.**37**).

Nahezu alle Meningeome sind im nativen CT schwach hyperdens. Selten werden isodense oder stark hyperdense Verkalkungen gefunden. Ebenso sind intratumorale Zysten kein häufiger Befund. Meningeome sind in aller Regel glatt begrenzt. Sie wölben sich als konvexe Raumforderungen von der Kalotte gegen das Schädelzentrum vor. Nach KM-Gabe kommt es zu einer raschen und intensiven Anreicherung. Da es sich um extraaxiale Tumoren handelt, ist die KM-Anreicherung nicht durch eine Störung der (nicht vorhandenen) Blut-Hirn-Schranke verursacht. Der Mechanismus der Anreicherung beruht wie bei Tumoren des Körpers auf Perfusion und KM-Austritt ins Interstitium.

Liegt die meningeale Anheftungsstelle in der transversalen Schichtebene, so können Meningeome vordergründig wie rundliche, intraaxiale Tumoren

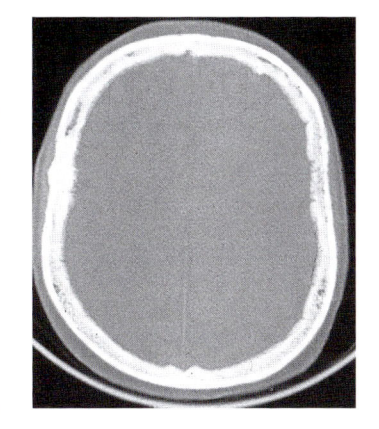

Abb. 5.36 **Rein ossär imponierendes Meningeom.** Bei unauffälligen Weichteilschichten (nicht abgebildet) wird im Knochenfenster eine osteoplastische Reaktion rechts parietal erkennbar. Tabula interna und externa sind verdickt, die Diploe ist sklerosiert. Außerdem finden sich Spiculae an der Innenseite der Kalotte.

ohne sicheren Bezug zur Dura imponieren (Abb. 5.**38**).

Neben dem charakteristischen Weichteiltumor, wie er oben beschrieben wurde, kommt es zu charakteristischen Veränderungen des angrenzenden Knochens. Meningeome führen zu einer Hyperostose der Schädelkalotte unter der die Basis bildenden Dura. Die Hyperostose kann dabei Tabula interna, Tabula externa und Diploe getrennt oder in wechselnder Kombination befallen (Abb. 5.**36**). Zahlreichen Autoren zufolge ist die Hyperostose immer Zeichen der Infiltration.

▶ Meningeome führen zu einer Hyperostose der Schädelkalotte.

▶ Wenn die meningeale Anheftungsstelle in der transversalen Schichtebene liegt, kann der Bezug zur Dura undeutlich sein.

5 Intrakraniale Tumoren

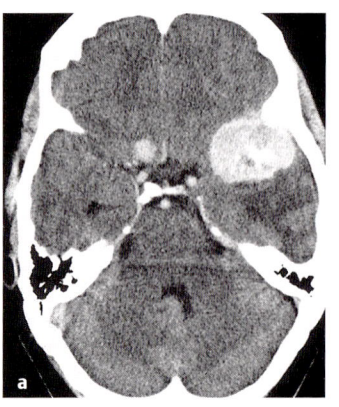

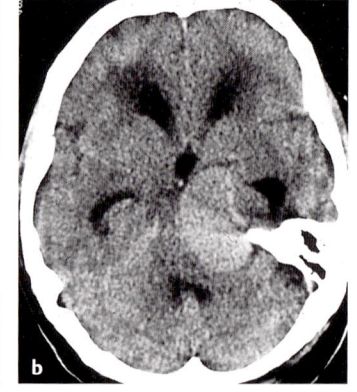

Abb. 5.37a u. b Meningeomlokalisationen.
a Ein laterales Keilbeinflügelmeningeom macht sich als scheinbar intraaxialer Tumor bemerkbar. Gleichzeitig ist ein parasellares Meningeom nachweisbar.
b Großes petroklivales Meningeom mit konsekutivem Hydrozephalus (Erweiterung der Vorderhörner des III. Ventrikels und der Temporalhörner) und Druckkappen.

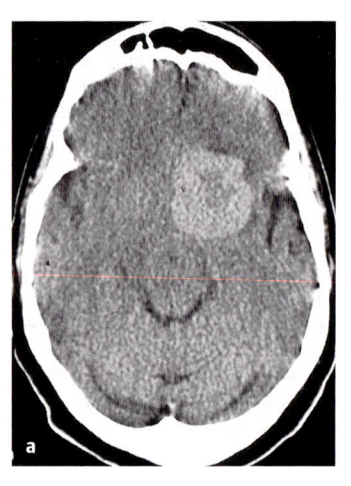

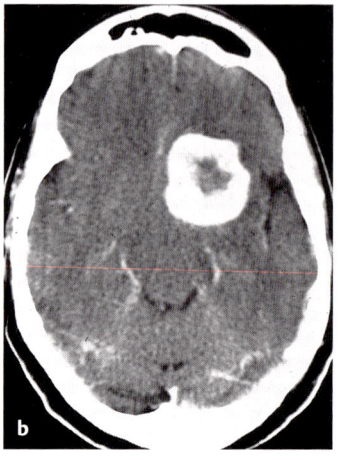

Abb. 5.38a u. b Scheinbar intraparenchymatös liegendes Meningeom. Liegt die Anheftung eines Meningeoms an der Dura in der axialen Schnittebene, so erscheint es auf einzelnen Schnitten als intraaxiale Läsion. Dieses mediale Keilbeinflügelmeningeom ist bereits vor KM-Gabe deutlich hyperdens (**a**). Nach KM-Gabe kommt es innerhalb der intensiven Anreicherung zur Demarkierung einer zentralen Minderanreicherung (**b**). Diese Inhomogenität ist uncharakteristisch, jedoch nicht selten.

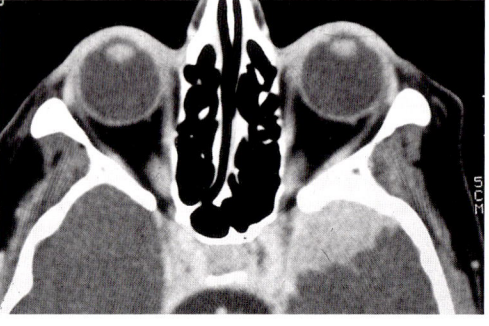

▶ Multiple Meningeome können leicht mit meningealen Metastasen verwechselt werden.

Abb. 5.39 Keilbeinflügelmeningeom. Mit breitbasigem Bezug zur Dura des Keilbeinflügels stellt sich linksseitig eine intensiv KM aufnehmende Raumforderung dar. Medial hat der Tumor breiten Kontakt mit dem Sinus cavernosus.

▶ Keilbeinflügelmeningeome sind oft nur im Knochenfenster zu erkennen.

Wachstumsformen des Meningeoms

Keilbeinflügelmeningeom. Im Wachstum unterscheidet sich vor allem das Keilbeinflügelmeningeom von anderen Meningeomformen. Das Wachstum kann als „en plaque" bezeichnet werden. Die Tumoren dehnen sich beetartig auf der Dura der mittleren Schädelgrube aus. Größere Weichteiltumoren sind oft nur temporopolar erkennbar. Wesentlich ist die ausgeprägte ossäre Tumorkomponente (Abb. 5.**39**), deren Nachweis eine Darstellung im Knochenfenster erforderlich macht. Diese zeigt eine Auftreibung des Keilbeinflügels, die alle 3 Schichten des Knochens erfasst und sich oft nach orbital ausbreitet (Abb. 5.**40**, Abb. 5.**41**).

Im Verlauf dehnt sich der Tumor häufig in die Nasennebenhöhlen aus. Dabei sollte auf Aufhellungen innerhalb der Diploe geachtet werden. Diese werden in der Nachbarschaft von Meningeomzellen beobachtet und können die Bestimmung der maximalen Tumorausdehnung erleichtern. Eine vollständige operative Entfernung ist aufgrund der anatomischen Strukturen oft nicht möglich. In späten Stadien kann der Hirnstamm komprimiert werden.

Infiltration venöser Sinus. Bei allen Meningeomen, die in der Nachbarschaft venöser Sinus wachsen, muss zu einer möglichen Infiltration Stellung genommen werden. Auf den üblicherweise durchgeführten KM-Aufnahmen kann meist zumindest ein entsprechender Verdacht geäußert werden. Falls eine weitergehende Abklärung durch eine Angiographie nicht möglich ist, kann nach KM-Bolusinjektion eine CT-Serie ohne Tischvorschub eine fehlende KM-Füllung darstellen. Ebenso sollte auf venöse Kollateralen geachtet werden, die beim Verschluss des Sinus sagittalis erkennbar werden können. Nicht selten sind multiple Meningeome (bis zu 10% aller Meningeome). Diese können naturgemäß besonders leicht mit meningealen Metastasen verwechselt werden.

Differenzialdiagnose

Intraaxiale Tumoren können mit dem Weichteilanteil der Meningeome verwechselt werden, wenn sie kalottennah wachsen. Intrazerebrale Lymphome, Gliome und das Medulloblastom können ein homogenes, schwach hyperdenses Nativbild aufweisen. Durale Metastasen können von Meningeomen nicht zu unterscheiden sein. Extraaxiale Tumoren führen insbesondere im Kleinhirnbrückenwinkel zu differenzialdiagnostischen Schwierigkeiten. Neurinome lassen hier eher eine Aufweitung des knöchernen Anteils (Porus acusticus) erwarten. Aufgrund ihrer intensiven KM-Anreicherung werden auch Aneurysmen im Bereich der Schädelbasis gelegentlich mit Meningeomen verwechselt (z. B. parasellar, Abb. 5.42).

Die begleitende Hyperostose kann bei Meningeomen besondere differenzialdiagnostische Schwierigkeiten bereiten. Ähnliche Veränderungen finden sich nämlich bei der fibrösen Dysplasie und beim Osteom. In Abwesenheit eines Weichteiltumors können folgende Kriterien herangezogen werden: Die fibröse Dysplasie bezieht selten die Tabula interna ein und reichert kein KM an. Die Veränderungen sind hierbei eher glatt berandet, während sie beim Meningeom eher an Spiculae erinnern. Charakteristisch für das Osteom (und für den Morbus Paget) ist der Befall der Tabula externa. Während das Meningeom aufgrund seines arachnoidalen Ursprungs aber suturenüberbrückend wachsen kann, ist dies für das Osteom uncharakteristisch. Knochenmetastasen gehen von der Diploe aus. Meningeome können zu Bildern führen, die neben Metastasen auch an Lymphome denken lassen (Abb. 5.43). Differenzialdiagnosen für die einzelnen Lokalisationen sind in Tab. 5.2 aufgelistet.

> Kalottennahe intraaxiale Tumoren können mit dem Weichteilanteil der Meningeome verwechselt werden.

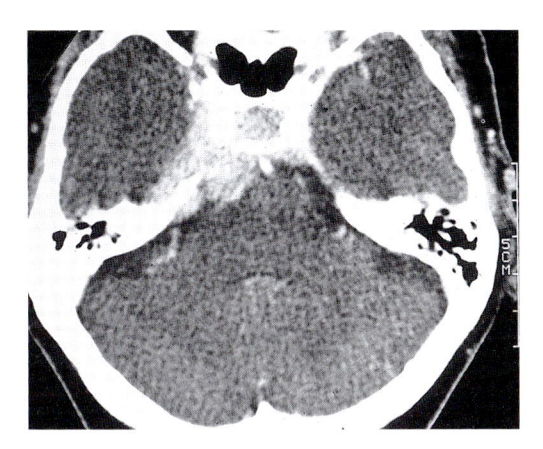

Abb. 5.40 **Meningeom im Bereich der Felsenbeinspitze.** Im KM-Bild intensive, nicht ganz homogene Anfärbung im Bereich des linken Sinus cavernosus. KM aufnehmendes Gewebe ist bis zur Felsenbeinspitze nachweisbar. Die Knochenfensterdarstellung war normal.

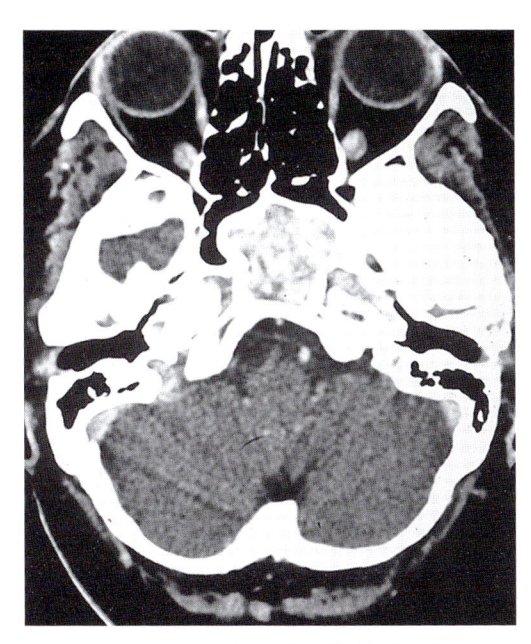

Abb. 5.41 **Infiltration der Keilbeinhöhle durch ein Meningeom.** Insbesondere im Bereich der Frontobasis gelegene Meningeome führen neben ossären Veränderungen zur Infiltration der Basis durch Weichteilgewebe. Im abgebildeten Fall ist die Keilbeinhöhle weichteildicht ausgefüllt.

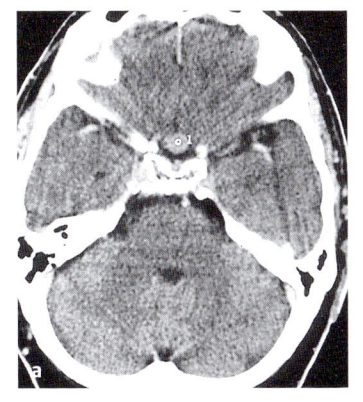

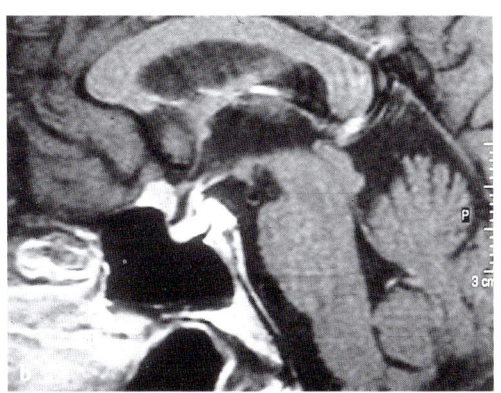

Abb. 5.42 a u. b **Meningeom.** Überlegenheit der MRT bei der Darstellung kleiner Meningeome. Insbesondere die Meningeome im Bereich des Sinus cavernosus und der Sella führen frühzeitig zu Beschwerden. Die Tumoren sind daher oft noch klein, wenn der Patient erstmalig untersucht wird.
a Der kleine Tumor ist im CT kaum zu erkennen.
b Die MRT zeigt dagegen zweifelsfrei ein kleines Meningeom auf dem Dach der Keilbeinhöhle.

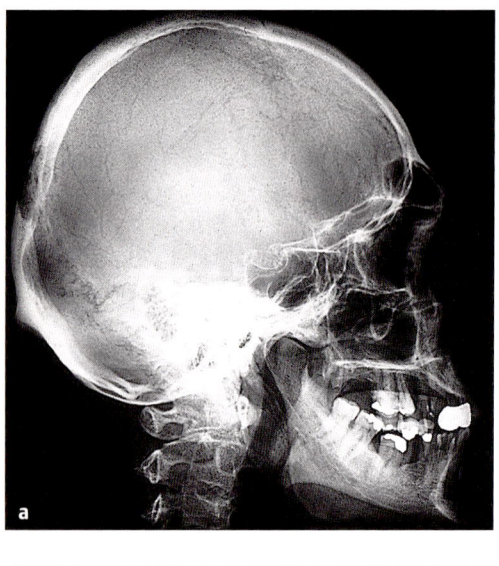

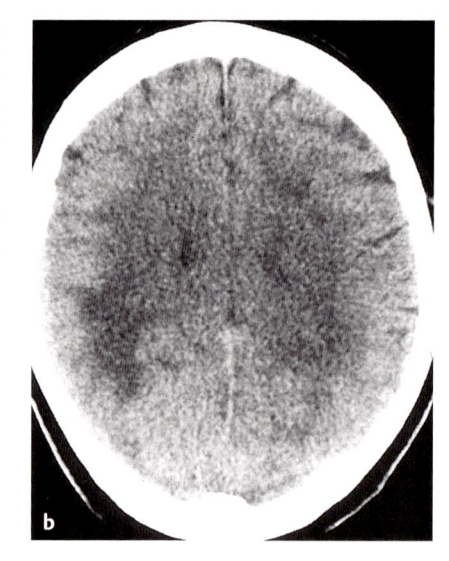

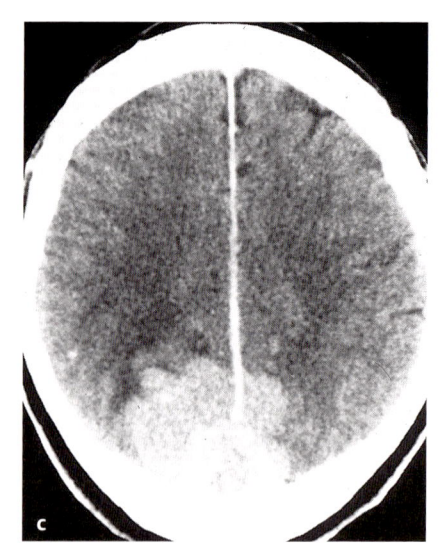

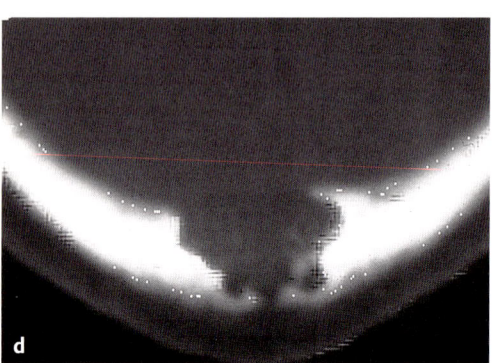

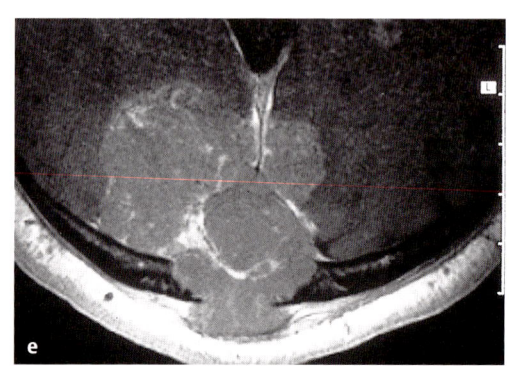

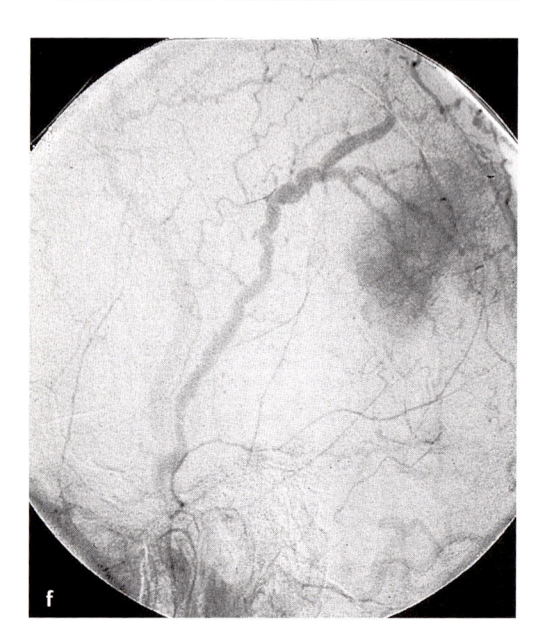

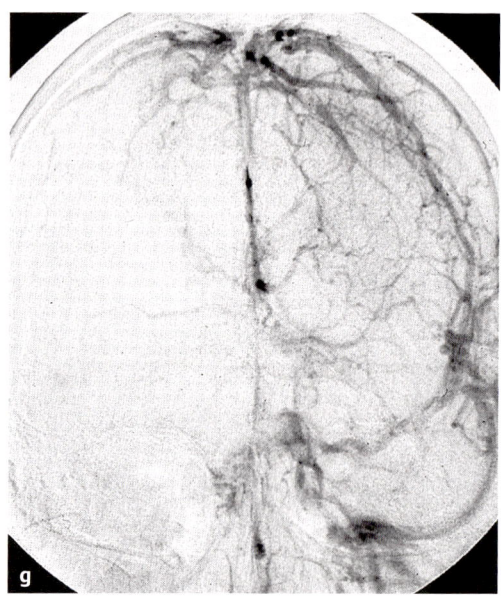

Abb. 5.43 a–g Okzipitales Meningeom mit Osteolyse.
a   In der seitlichen Schädelübersicht (wegen tastbarem Knoten am Okziput angefertigt) zeigt sich eine lytische Läsion.
b, c   Im CT ist der große Befund okzipital bereits nativ hyperdens (**b**) und reichert nach KM-Gabe intensiv an (**c**).
d   Im Knochenfenster ist die Osteolyse erkennbar.
e   In der hochauflösenden MRT wird das kragenknopfartige Wachstum des Tumors durch die Osteolyse nach subkutan erkennbar. Die KM-Anreicherung des Sinus bleibt aus.
f, g   Angiographisch kräftiger Tumor-Blush und Aussparung im Sinus.

Tabelle 5.2 ⇢ *Lageabhängige Differenzialdiagnosen des Meningeoms*

Lage	Differenzialdiagnostisch wichtige Tumoren
Frontobasis	• Metastasen
	• Tumoren der Nasennebenhöhlen
Sella/parasellar	• Aneurysma
	• Hypophysenadenom
	• Kraniopharyngeom
	• Gliome
	• Tolosa-Hunt-Syndrom
	• Metastasen
	• Chondrom
Konvexität	• Metastasen
	• Lymphom
Keilbeinflügel/ mittlere Schädelgrube	• N.-trigeminus-Neurinom
	• fibröse Dysplasie
Tentorium/hintere Schädelgrube	• Medulloblastom
	• Hämangioblastom
	• Hirnstammgliom
	• Neurinom

Gerade bei den Meningeomen hat die Lokalisierung mit der CT ihre Berechtigung. Dreidimensionale Rekonstruktionen können den Bezug der Tumoren zu den Schädelnähten darstellen. Da diese für den Operateur vor dem Öffnen der Kalotte erkennbar sind, kann die dreidimensionale Darstellung bei der Wahl des operativen Zugangs helfen (Abb. 5.**44**).

Selten sind auch andere Formen meningealer Tumoren wie maligne Melanome anzutreffen.

Rezidivdiagnostik

Beim Meningeom sind Rezidive auch dann möglich, wenn der ursprüngliche Tumor vollständig entfernt wurde. Ebenso schließt ein niedriger Malignitätsgrad ein Rezidiv nicht aus. Dennoch müssen der Tumor, seine durale Anheftung und der angrenzende Knochen vollständig entfernt werden, denn die Rezidivhäufigkeit ist höher, wenn dies nicht vollständig gewährleistet werden kann. Die rezidivfreie 5-Jahre-Überlebensrate beträgt bei optimaler operativer Versorgung über 90%, nach 10 Jahren sind über 80% der Patienten rezidivfrei und nach 15 Jahren über 70%.

Die CT-Rezidivdiagnostik ist relativ unproblematisch, soweit es die Weichteilanteile der Meningeome angeht. Diese stellen sich wie die primären Tumoren als intensiv KM anreichernde Tumorknoten dar. Problematischer sind die Verhältnisse bei duralen und knöchernen Rezidiven. Durale Veränderungen sind mit der CT nur soweit erfassbar, als tatsächlich Weichteiltumoren vorliegen. Eine KM-Anreicherung bei nur gering verdickter Dura ist mit der MRT nachweisbar, wobei postoperativ häufig eine durale KM-Anreicherung gefunden wird. Die osteoplastischen Veränderungen – insbesondere im Keilbein bei den Keilbeinflügelmeningeomen – werden heute als Tumorinfiltration gewertet. In der CT kommt hierbei der Darstellung im Knochenfenster mit dünnen Schichten eine höhere Bedeutung zu als der KM-gestützten Weichteilfensterdarstellung. Auftreibungen der knöchernen Strukturen, die Ausbildung spiculaeartiger Ausziehungen und die Neubildung von Bläschen („Blistering") in der Diploe sind als Tumorrezidive zu werten.

⇢ Knöcherne Rezidive sind erkennbar an Knochenauftreibungen, spiculaeartigen Ausziehungen und Bläschen in der Diploe.

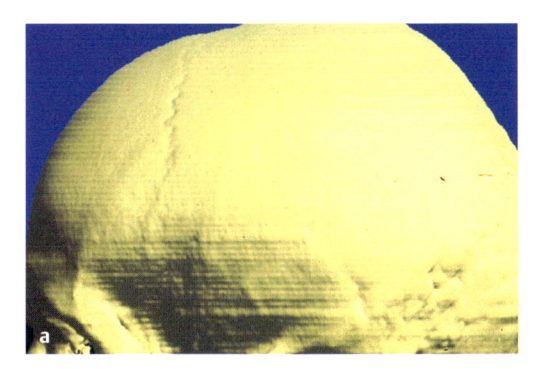

Abb. 5.44a u. b Meningeom. Wird aus sehr dünnen Schichten (1 mm) rekonstruiert, kann der Bezug zu den Suturen dargestellt und die Operationsplanung so erleichtert werden.
a Bei einem Patienten mit frontobasalem Meningeom zeigt sich die Koronarnaht.

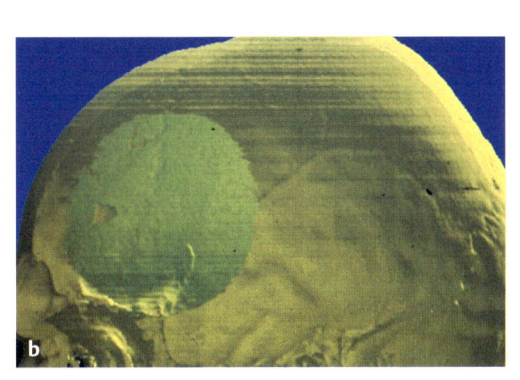

b Bei entsprechender Fenstereinstellung wird dahinter das hier sehr große Meningeom erkennbar.

Lipome

Häufigkeit: Sehr selten.
Wegweisender bildmorphologischer Befund: Teils fetthaltige, teils knöcherne (verkalkte) Raumforderung, meist zwischen den Vorderhörnern.
Prozedere: Keine Konsequenzen.
Einsatz anderer Methoden: Die sagittale MRT veranschaulicht die Tumorlage.
Fragen, die der Befund beantworten muss:
- Aufbau (Fett, Knochen)?
- Lage?
- Ventrikelfehlbildung?
- Andere Fehlbildungen?

Pathogenese

Der Ursprung intrakranialer Lipome ist unklar. Eine Theorie besagt, dass es sich um Überreste der Meninx primitiva handelt. Sie wären dann als angeborene Fehlbildungen zu verstehen. Lipome können isoliert und in Verbindung mit anderen Fehlbildungen auftreten. Häufig ist das gemeinsame Auftreten mit Balkenfehlbildungen.

Häufigkeit

Intrakraniale Lipome sind seltene Zufallsbefunde.

Klinik

Die klinischen Symptome variieren je nach Lage. Möglich sind ein Hydrozephalus mit entsprechenden Beschwerden oder auch auch fokale neurologische Symptome.

CT-Morphologie

Typisch sind fettdichte Raumforderungen im Interhemisphärenspalt. Die Größe kann in einem weiten Bereich variieren. Möglich sind z. B. wenige Millimeter große, rundliche Lipome in den basalen Zisternen (Abb. 5.**45**), sichelförmige fettdichte Raumforderungen, die dem Balken aufliegen, und sehr große Lipome, die bei hypoplastischem Balken dessen Platz einnehmen, weit über die Mittellinie hinaus nach lateral reichen und spangenförmige Verkalkungen aufweisen (Abb. 5.**46**).

Differenzialdiagnose

Kleine Lipome der basalen Zisternen können bei oberflächlicher Betrachtung mit Aneurysmen der basalen Hirngefäße verwechselt werden. Zumindest die MRT mit der typischen hohen Signalintensität im nativen T1w Bild kann dann das Lipom sichern.

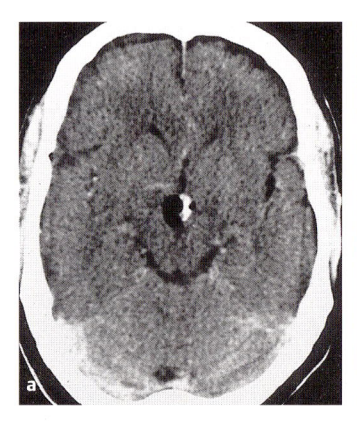

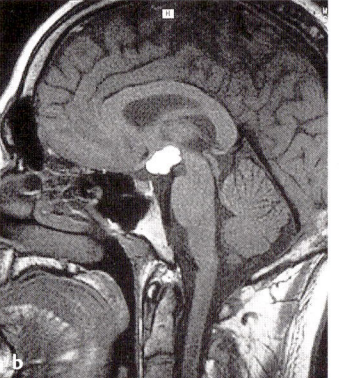

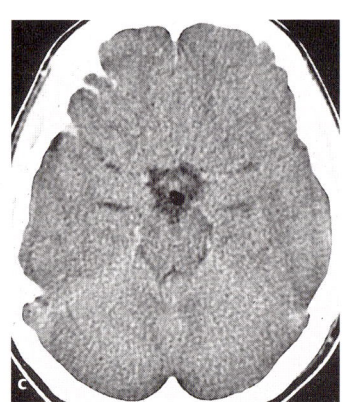

Abb. 5.45 a–c Lipom.
a Fettdichte Raumforderung in charakteristischer Lage in den basalen Zisternen mit linkslateralem kalkhaltigem Anteil.
b Die Diagnose „Lipom" wird in der sagittalen T1w MRT noch durch die nativ sehr hohe, fetttypische Signalintensität gestützt.
c Bei einem anderen Patienten ist ebenfalls in typischer Lage eine fetthaltige Läsion ohne Verkalkung nachweisbar.

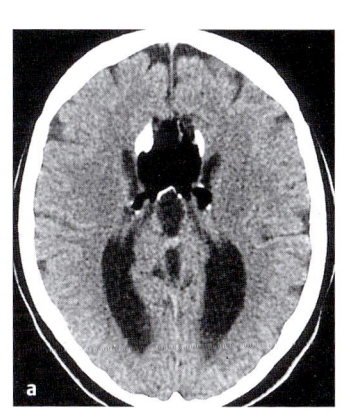

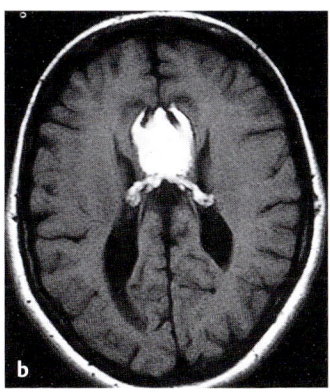

Abb. 5.46 a u. b **Balkenlipom.**
Während die Lipome der basalen Zisternen meist klein sind, werden im Balken sehr ausgedehnte Formen beobachtet.
a Im CT weist die Stierhornform der Hinterhörner der Seitenventrikel bereits auf die Fehlbildung des Balkens hin. Vor dem III. Ventrikel findet sich in der Mittellinie eine große fetthaltige Raumforderung, die von Kalkspangen flankiert wird.
b Das entsprechende T1w MRT zeigt einen identischen Befund, methodentypisch jedoch mit Kontrastumkehr zwischen Fett und Kalk.

Falxverknöcherungen werden eher in der MRT als in der CT als Lipome fehlgedeutet. Im CT imponieren sie als längliche kalkdichte Strukturen im Interhemisphärenspalt, während im MRT das zentrale Fettmark mit seiner hohen Signalintensität den Bildkontrast dominiert. Dermoide und Epidermoide haben eher eine höhere Dichte (unter –50 HE) als Lipome (–50 bis –100 HE).

Fibröses Histiozytom

Häufigkeit: Rarität.
Wegweisender bildmorphologischer Befund: Kontakt zu Knochen und Meningen, wenngleich nicht beweisend.
Prozedere: Dünnschichttechnik, Knochenfenstertechnik.
Einsatz anderer Methoden: Multiplanare Darstellung in der MRT.
Fragen, die der Befund beantworten muss:
- Kann bei atypischen Meningeomen als Differenzialdiagnose genannt werden.

Pathogenese

Maligne fibröse Histiozytome sind Weichteilsarkome, die vor allem bei älteren Menschen retroperitoneal und an den Extremitäten auftreten. Eine zentrale Form, die stets in Kontakt mit den Meningen zu entstehen scheint, ist extrem selten.

Häufigkeit

Eine extreme Rarität, die im klinischen Alltag keine Rolle spielt.

Klinik

Lageabhängig fokale neurologische Defizite.

CT-Morphologie

Obligatorisch scheint der Kontakt mit den Meningen zu sein. Die publizierten Fälle waren meist aus einem zystischen und einem soliden Anteil aufgebaut.

Differenzialdiagnose

Das maligne fibröse Histiozytom kann als Differenzialdiagnose bei atypischen Meningeomen oder anderen Ringläsionen mit Meningenkontakt genannt werden. Ein charakteristisches Erscheinungsbild in den Schnittbildverfahren gibt es nicht.

> Das fibröse Histiozytom ist extrem selten und hat kein charakteristisches Erscheinungsbild.

Hämangioperizytom

Häufigkeit: Weniger als 0,4% aller intrakranialen Tumoren.
Wegweisender bildmorphologischer Befund: Der Befund ist dem Meningeom ähnlich, jedoch ohne Verkalkung oder Hyperostose.
Prozedere: Präoperativ Angiographie, ggf. präoperative Embolisation; aufgrund der Rezidivneigung postoperative Radiatio, Chemotherapie. Postoperatives Früh-MRT als Ausgangsbefund für Verlaufskontrollen.
Einsatz anderer Methoden: MRT (Gefäßnachweis) und Angiographie sind Methoden der Wahl.
Fragen, die der Befund beantworten muss:
- Lage?
- Osteolyse?
- Invasionszeichen (Sinus, Falx, Knochen)?

Hydrozephalus auffällig. Betroffen sind vor allem Erwachsene in der 4. und 5. Lebensdekade, jedoch sind auch Fälle bei Kindern beschrieben worden.

CT-Morphologie

Die CT-Morphologie ähnelt der der Meningeome: Die Tumoren haben breiten Kontakt zur Dura. Sie liegen häufig auf dem Boden einer der 3 Schädelgruben. Im CT fehlen Verkalkungen und ossäre Reaktionen, wie sie für Meningeome typisch sind. Sie sind jedoch nativ hyperdens und reichern – allerdings inhomogen – kräftig KM an. Sie können auch lobuliert erscheinen.

Pathogenese

Hämangioperizytome gehen von den Zimmermann-Perizyten aus. Sie entstehen intrakranial aus den Meningen, ohne jedoch Meningeome zu sein. Ursprünglich wurden sie in den Tumorklassifikationen als „angioblastische Meningeome" geführt. Sie sind wesentlich aggressiver als Meningeome und haben eine hohe Invasions- und Rezidivneigung sowie eine nicht unwesentliche Rate an Fernmetastasierung.

Differenzialdiagnose

Die Differenzierung von Meningeomen ist mit der CT nicht immer möglich. Aggressives Erscheinungsbild, Osteolysen sowie fehlende Verkalkungen oder Knochenreaktionen sollten bei einem vermeintlichen Meningeom auch an das Hämangioperizytom denken lassen. Das MRT kann dann evtl. intratumorale Gefäße nachweisen.

Häufigkeit

Sehr seltener Tumor.

Rezidivdiagnostik

Da die Hämangioperizytome häufig rezidivieren, ist der Rezidivdiagnostik besondere Aufmerksamkeit zu schenken. Grundsätzlich ist die MRT meist besser für postoperative Verlaufskontrollen geeignet. Werden frühe Ausgangsuntersuchungen durchgeführt, so erleichtert dies die Nachsorge.

Klinik

Klinisch werden die Hämangioperizytome meist durch fokale Zeichen und durch einen möglichen

> Ein aggressives Erscheinungsbild, Osteolysen und fehlende Knochenreaktionen sollten an das Hämangioperizytom denken lassen.

Rhabdomyosarkom

Häufigkeit: Bei Kindern häufiger, bei Erwachsenen seltener (grundsätzlich unterschiedlichste Manifestationen).
Wegweisender bildmorphologischer Befund: Meist großer Tumor der Nasennebenhöhlen oder der Schädelbasis mit ausgedehnter Knochendestruktion.
Prozedere: MRT, Operation, Chemotherapie.
Einsatz anderer Methoden: Die MRT zeigt die intrakraniale Ausdehnung direkt (meningeale KM-Anreicherung als Frühzeichen).
Fragen, die der Befund beantworten muss:
- Invasion des intrakranialen Kompartiments (bei den häufigen Tumoren der paranasalen Sinus)?
- Knöcherne Destruktion?
- Lymphknotenbefall?
- Auf Notwendigkeit des Stagings (Fernmetastasen) hinweisen.

Pathogenese

Beim Rhabdomyosarkom sind histologisch unterschiedliche Typen abzugrenzen:
- embryonale Form (70–80%),
- alveolare Form (10–20%),
- botryoide bzw. pleomorphe Form (seltener).

Beim Erwachsenen ist die letztgenannte Form die am häufigsten angetroffene Histologie.
Die Prognose ist beim Kind besser als beim Erwachsenen. Grundsätzlich kommen Rhabdomyosarkome nicht nur am Kopf und Hals, sondern auch am gesamten übrigen Körper vor.

Häufigkeit

Das Rhabdomyosarkom ist der häufigste primär maligne Orbitatumor des Kindesalters ist und macht ca. 3–4% aller orbitalen Raumforderungen diese Altersgruppe aus. Dennoch ist es insgesamt eine Rarität. Der Altersgipfel liegt bei ca. 7 Jahren, Jungen sind häufiger betroffen als Mädchen.

Klinik

An Kopf und Hals ist der Befall des Gesichtsschädels einschließlich der Schädelbasis, der Nasennebenhöhlen und der Orbita am häufigsten. Neben den Schädelbasissyndromen stehen daher lokale Zeichen der Raumforderung im Vordergrund (Auftreibung, mukozelenähnliche Krankheitsbilder).

CT-Morphologie

Die koronare CT stellt die Befunde meist am übersichtlichsten dar. Bei Darstellung mit dünnen Schichten im Knochenfenster ist oft die Destruktion des Orbitadachs (bei orbitalen Formen) oder der Frontobasis (bei Tumoren in den Nasennebenhöhlen) nachweisbar. Im Weichteilfenster finden sich meist große Tumoren, die mäßig bis deutlicher KM anreichern (Abb. 5.47). Sind die Ausgänge der Nasennebenhöhlen verlegt, so kann es zum Sekretverhalt kommen. Verkalkungen oder Nekrosen fehlen meist.

▶ Die koronare CT stellt das Rhabdomyosarkom meist am übersichtlichsten dar.

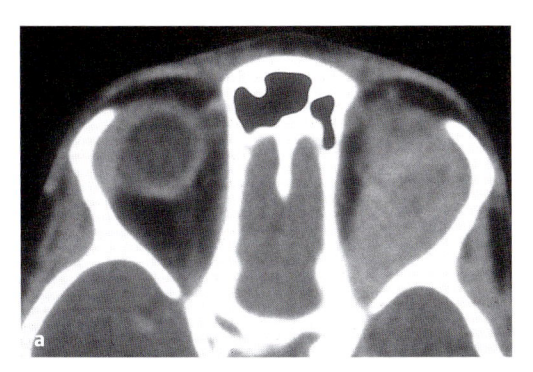

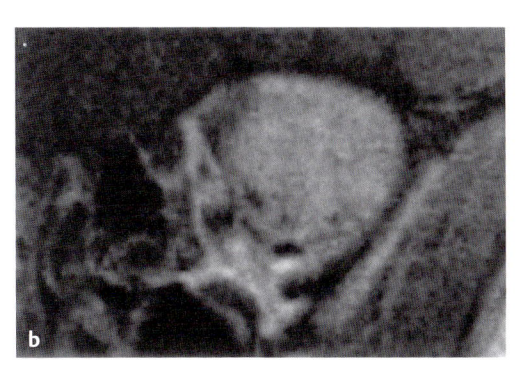

Abb. 5.47 a u. b **Rhabdomyosarkom.**
a Im CT wurde bei dem 7-jährigen Mädchen eine Raumforderung unter dem rechten Orbitadach nachgewiesen.
b Die bei den Rhabdomyosarkomen wichtige Entscheidung, ob eine intrakraniale Ausbreitung vorliegt, wurde mit einer koronaren MRT beantwortet. Diese zeigte die meningeale KM-Anreicherung und einen Tumorknoten in der vorderen Schädelgrube.

Differenzialdiagnose

Abzugrenzen sind bei allen Patienten:
- Ästhesioneuroblastom,
- malignes Lymphom,
- Meningeom,
- Chondrosarkom.

Im Einzelfall wird die genaue Darstellung der Topographie wertvoller sein als der oft frustrane Versuch einer differenzialdiagnostischen Eingrenzung.

Hämangioblastom

Häufigkeit: 10% der Kleinhirntumoren, 1,5% der Gehirntumoren.
Wegweisender bildmorphologischer Befund: Zyste im Kleinhirn mit anreicherndem wandständigem Knoten. Solide Form kaum als Angioblastom erkennbar.
Prozedere: Angiographie vor Operation zum Ausschluss weiterer Herde.
Einsatz anderer Methoden: Angiographisch sind evtl. mehr Tumorknoten nachweisbar als mit den Schnittbildverfahren.
Fragen, die der Befund beantworten muss:
- Charakteristisches Erscheinungsbild vorhanden?
- IV. Ventrikel komprimiert?
- Hydrozephalus?

> Das Hämangioblastom ist der häufigste Tumor der hinteren Schädelgrube im Erwachsenenalter.

Pathogenese

Hämangioblastome werden sporadisch und beim Hippel-Lindau-Syndrom gefunden, einer der Phakomatosen. Zerebral findet sich dann eine Angiomatose der Retina – im Körperstamm sind Tumoren und Zysten an den viszeralen Organen zu beobachten.

Das biologische Verhalten ist eher benigne. Die Hämangioblastome beginnen als kleine, solide Tumorknoten. Später vergrößert sich der Knoten und bildet dann Zysten mit wandständigem Tumorknoten aus. Die Zysten nehmen im weiteren Verlauf an Größe zu.

Häufigkeit

Das Hämangioblastom ist der häufigste Tumor der hinteren Schädelgrube im Erwachsenenalter. Supratentoriell ist es dagegen eine extreme Seltenheit. In der gesamten Literatur sind bislang weniger als 100 Fälle supratentorieller Hämangioblastome beschrieben worden. Eine familiäre Häufung infolge eines Hippel-Lindau-Syndroms liegt bei etwa 20% der Fälle vor. Das durchschnittliche Erkrankungsalter

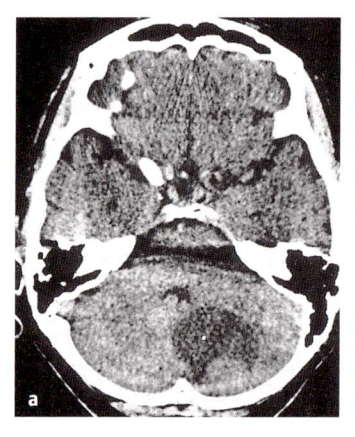

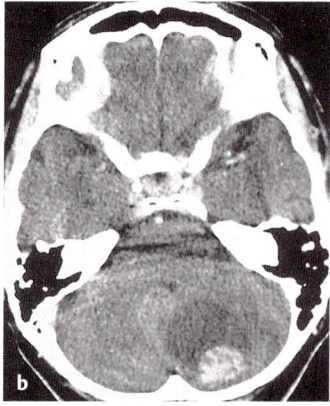

Abb. 5.48 a–c   Hämangioblastom.
a Nativ stellt sich eine zystische Raumforderung links infratentoriell dar. Großer, unscharf berandeter Tumorknoten in der Zystenwand.
b Nach KM-Gabe mäßige Anreicherung des Tumorknotens. Eine Zystenwand ist nicht erkennbar.
c Angiographisch in der arteriellen Phase intensiver Blush im Tumorknoten.

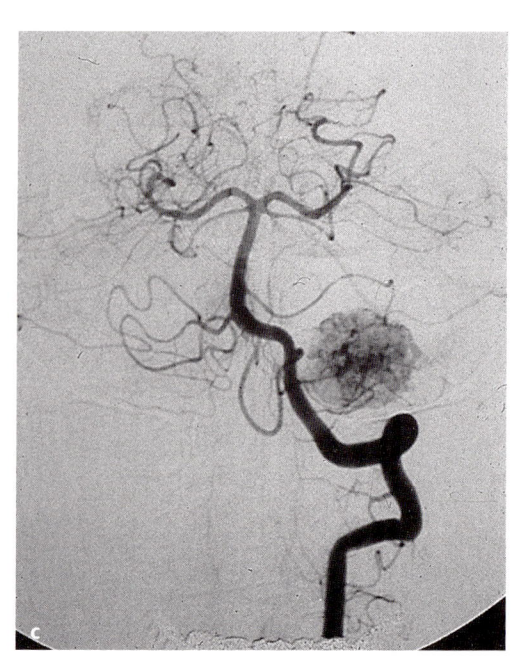

beträgt 33 Jahre. Männer erkranken geringfügig häufiger an einem solitären Hämangioblastom als Frauen. Im Rahmen eines Hippel-Lindau-Syndroms (1 : 36 000 Lebendgeburten) sind jedoch bevorzugt Mädchen befallen.

Klinik

Betroffen sind vorwiegend Erwachsene im 4. und 5. Lebensjahrzehnt. Eine familiäre Häufung tritt auf, ebenso multiple Formen. Klinisch machen sich vor allem die zystischen Tumoren der hinteren Schädelgrube frühzeitig durch eine Kompression des IV. Ventrikels mit Hydrozephalus und Symptomen der Hirnstammkompression bemerkbar.

CT-Morphologie

Etwa 75 % der Hämangioblastome sind zystisch mit einem oder mehreren wandständigen soliden Tumorknoten. Im nativen CT sind Tumorknoten kaum nachweisbar. Nach KM-Gabe sind sie dagegen intensiv angefärbt (Abb. 5.**48**).

Die Zystenwand, die meist scharf begrenzt ist, zeigt teils ebenfalls eine KM-Anreicherung. Häufig findet sich ein perifokales Ödem. Die Kompression des IV. Ventrikels führt zur Erweiterung der supratentoriellen Liquorräume mit entsprechender Klinik. Solide Angioblastome werden bei 25 % der Fälle beobachtet. Eine sichere Diagnosestellung wie bei den zystischen Angioblastomen ist bei dieser Form rein computertomographisch nicht möglich: Metastasen und auch gehirneigene Tumoren unterscheiden sich bildmorphologisch nicht. Die Wand ist oft unregelmäßig, in einzelnen Fällen wurden Einblutungen beschrieben.

Differenzialdiagnose

Differenzialdiagnostisch sind Astrozytome, vor allem pilozytische, abzugrenzen. Im Gegensatz zu den Angioblastomen verkalken diese mitunter. Der solide Tumoranteil liegt bei den zystischen Angioblastomen an der Kleinhirnoberfläche, bei den Astrozytomen eher in der Nähe des IV. Ventrikels. Zystische Metastasen findet man auch im Kleinhirn, sie weisen jedoch meist keinen Tumorknoten auf.

Rezidivdiagnostik

Rezidive kommen bei durchschnittlich 10 % der Angioblastome vor.

> Solide Angioblastome können mit der CT nicht sicher diagnostiziert werden, denn sie unterscheiden sich nicht von Metastasen oder gehirneigenen Tumoren.

> Im nativen CT sind Tumorknoten eines Hämangioblastoms kaum nachweisbar.

Lymphome

Lymphom

Häufigkeit: Bei immunkompetenten Patienten 1–2 % der Gehirntumoren; zunehmend bei Immunsupprimierten.
Wegweisender bildmorphologischer Befund: Typischerweise in Stammganglien, Balken und Marklager; nativ eher hyperdens; reichern intensiv KM an.
Prozedere: Primär Radiatio, keine Operation, daher stereotaktische Biopsie zur Diagnosesicherung.
Einsatz anderer Methoden: Die MRT zeigt die subependymale und subarachnoidale Tumorausbreitung, die CT eher nicht.
Fragen, die der Befund beantworten muss:
- Verdachtsdiagnose muss gestellt werden.
- Periventrikuläre Lage?
- Native Hyperdensität?

Pathogenese

Bei den primär intrazerebralen Lymphomen gibt es 2 typische diagnostische Situationen:
- Bei immunkompetenten Patienten werden sie zu selten in die differenzialdiagnostischen Überlegungen einbezogen,
- bei immunsupprimierten Patienten sind die Lymphome mitunter nicht sicher von zerebralen Toxoplasmoseherden zu unterscheiden.

In Zweifelsfällen, insbesondere bei ungenügendem Ansprechen auf eine antitoxoplasmotische Therapie, muss daher biopsiert werden. Bei positivem Nachweis kann dann mit Cortison oder einer perkutanen

5 Intrakraniale Tumoren

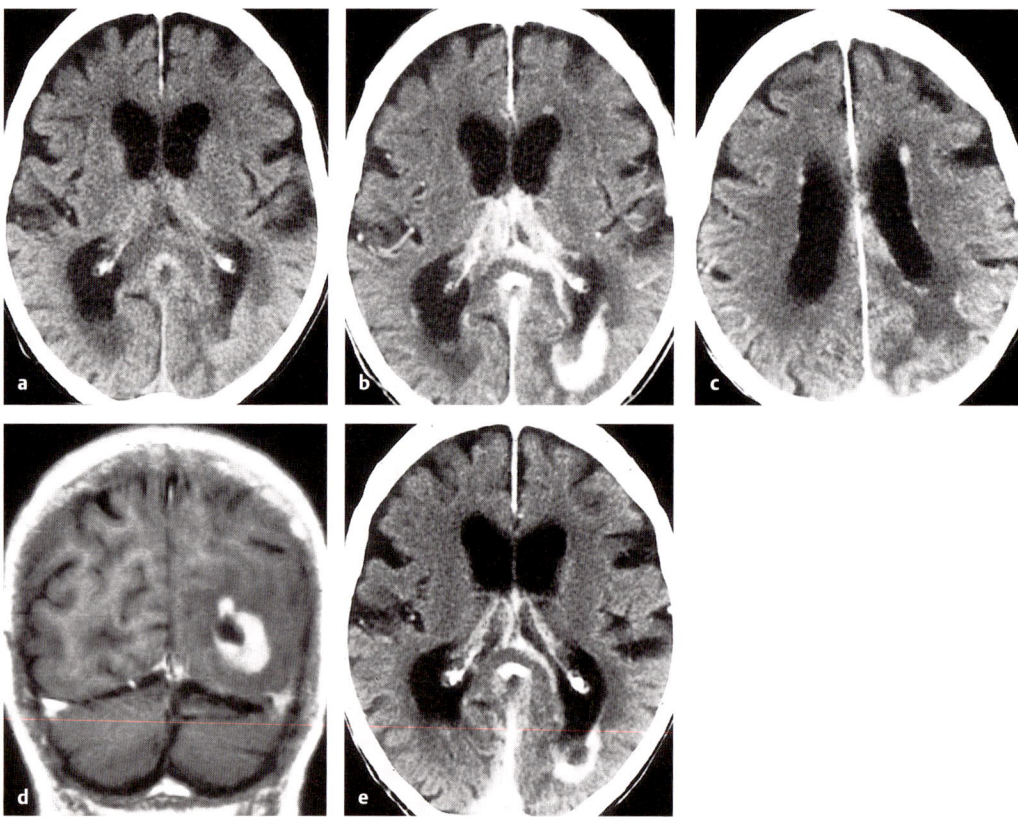

Abb. 5.49 a–f   Lymphom.
a Bei der 93-jährigen Patientin fällt im nativen Bild eine überwiegend hypodense Läsion auf, die sich um das linke Hinterhorn herum bis in die hintere Kommissur erstreckt.
b Nach KM-Gabe intensive Anreicherung.
c An der Ventrikelwand finden sich weitere KM anreichernde Knoten.
d Die MRT zeigt die periventrikuläre KM-Anreicherung um das linke Hinterhorn herum noch deutlicher.
e Trotz Cortisongabe mit initialer Befundbesserung, wie hier erkennbar, verstarb die Patientin.
f Autopsiebefund mit periventrikulärem Tumor.

> Intrazerebrale primäre Lymphome sind nahezu immer Non-Hodgkin-Lymphome vom B-Zell-Typ.

> Bei intrazerebralen Lymphomen ist eine Diagnosesicherung durch Biopsie wichtig.

Radiatio begonnen werden. Sekundäre intrazerebrale Lymphome sind bildmorphologisch nicht zu unterscheiden.

Intrazerebrale primäre Lymphome sind nahezu immer Non-Hodgkin-Lymphome vom B-Zell-Typ (Abb. 5.**49**).

Intrazerebral infiltrieren die Tumoren, die von Anteilen der Blutgefäße ausgehen, das umgebende Hirngewebe über den Perivaskulärraum. Die KM-Anreicherung ist nicht auf eine Angiogenese mit Ausbildung von Gefäßen ohne Blut-Hirn-Schranke zurückzuführen, sondern auf die perivaskuläre Infiltration mit Destruktion der Gefäßwände.

Grundsätzlich sprechen die intrazerebralen Lymphome gut auf die perkutane Radiatio an. Eine Diagnosesicherung durch Biopsie ist deshalb wichtig. Die Überlebenszeiten sind jedoch trotzdem wenig ermutigend. Zieht man in Betracht, dass unifokale Lymphome eine bessere Prognose haben als multifokale, so ist mit Überlebenszeiten von 1–2 Jahren zu rechnen. Voraussetzung ist eine adäquate und rechtzeitig eingeleitete Therapie.

Häufigkeit

Das primäre ZNS-Lymphom ist mit ca. 0,2–2 % aller malignen Lymphome sowie mit 0,85–2 % aller primären ZNS-Tumoren eher eine Seltenheit. Es ist jedoch zu erwarten, dass die Inzidenz als Folge der zunehmenden Zahl immunsupprimierter Patienten in der Zukunft drastisch zunehmen wird. Darüber hinaus hat auch die Inzidenz von ZNS-Lymphomen in den letzten 20 Jahren zugenommen.

Klinik

Die klinischen Befunde sind vollkommen unspezifisch und in erster Linie von der Lage und dem Befallsmuster abhängig. Unterschieden werden 3 Befallsformen:
- Intrazerebraler Befall: häufigster Fall, Veränderungen der Persönlichkeit, Zeichen eines gesteigerten intrakranialen Drucks, fokale oder generalisierte Krampfanfälle und sensomotorische Halbseitensyndrome.
- Leptomeningealer Befall: möglich sind Hirnnerven- oder radikuläre Ausfälle, Psychosyndrome und Kopfschmerzen.
- Okulärer Befall: bei etwa 10% monokuläre Sehstörungen durch Befall des Auges.

Von klinischer Bedeutung ist ein häufig gutes Ansprechen der Symptome auf Steroide, was zugleich die differenzialdiagnostische Abgrenzung gegenüber einer entzündlichen demyelinisierenden Erkrankung erschwert.

CT-Morphologie

Lymphome können zu solitären Herdbefunden oder auch zu 2 oder mehr Läsionen führen. Häufig befinden sie sich in den Stammganglien und dem Balken oder auch im Frontal- und Temporallappen. Ein enger Bezug zum Ependym (Ventrikel, Abb. 5.**50**) oder zum Subarachnoidalraum – wie er meist beobachtet wird – wird von einigen Autoren als Hinweis auf eine Absiedlung über die Liquorzirkulation angesehen.

Häufig sind Lymphome im nativen CT schwach oder deutlich hyperdens. Eine Iso- oder Hypodensität ist seltener. Raumforderungszeichen wie eine Ventrikelkompression oder ein Verstreichen der Gyrierung sind meist vorhanden. Das perifokale Ödem ist dagegen eher gering ausgeprägt.

Nach KM-Gabe zeigt sich eine deutliche oder mäßige Dichteanhebung. Eine vorangegangene Cortisontherapie kann die KM-Anreicherung jedoch weitgehend oder ganz unterdrücken. Sonst ist eine fehlende KM-Anreicherung nur als Rarität beschrieben.

Während Verkalkungen und Blutungen kaum vorkommen, zeigen Lymphome bei AIDS-Patienten oft zentrale Nekrosen. Typische Morphologien sind noduläre oder polyzyklische Konfigurationen. Die einzelnen Läsionen sind meist recht groß. Daneben existieren eher diffuse Infiltrationsformen.

Als weitere Wachstumsformen sind zu erwähnen:
- meningeale Aussaat,
- subependymale Ausbreitung (mit positivem Liquorbefund),
- okulärer Befall, der mit der intrazerebralen Form des Lymphoms vergesellschaftet ist (subarachnoidale Ausbreitung), zeitlich jedoch getrennt auftreten kann.

Differenzialdiagnose

Lymphome mit breitbasigem Kontakt zu den Meningen oder meningealer Ausbreitung können mit Meningeomen verwechselt werden. Die MRT kann daher differenzialdiagnostisch durch den Nachweis oder Ausschluss einer meningealen KM-Anreicherung kaum weiterhelfen. Sicherer ist die angiographische Differenzierung mit dem typischen Vaskularisierungsmuster des Meningeoms. Selten sind gliomähnliche Bilder mit girlandenförmiger, randständiger KM-Anreicherung.

Hirnmetastasen haben meist ein ausgedehntes perifokales Ödem und sind dadurch von multiplen Lymphomherden zu unterscheiden. Von den entzündlichen Veränderungen sind beim Lymphom

▶ Eine vorangegangene Cortisontherapie kann die KM-Anreicherung weitgehend oder ganz unterdrücken.

▶ Lymphome mit breitbasigem Kontakt zu den Meningen oder meningealer Ausbreitung können mit Meningeomen verwechselt werden.

▶ Hirnmetastasen kann man meist anhand ihres ausgedehnten perifokalen Ödems von multiplen Lymphomherden unterscheiden.

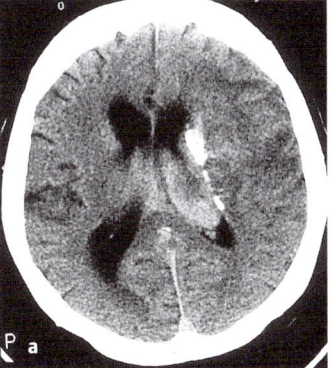

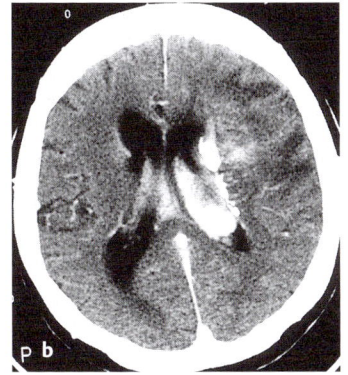

Abb. 5.50 a u. b **Lymphom.**
a Nativ ist hyperdenses, intraventrikuläres Tumorgewebe sowie – ungewöhnlich für ein Lymphom – eine ausgedehnte Verkalkungsfigur erkennbar.
b Sehr kräftig ist die KM-Anreicherung der Raumforderung.

gelegentlich abszessähnliche Bilder zu beobachten. In der Literatur findet sich auch ein Hinweis auf ventrikuläre Veränderungen bei Ependymitis, die beim immunsupprimierten Patienten mit einem Lymphom verwechselt werden können. Die Anreicherungen sind bei der Ependymitis jedoch auf die Ventrikelwand begrenzt, während sie beim Lymphom in das Marklager oder die Stammganglien penetrieren.

Plasmozytom

Häufigkeit: Selten.
Wegweisender bildmorphologischer Befund: Schrotschussschädel, oft bereits im seitlichen Topogramm zu identifizieren.
Prozedere: Nach Diagnosesicherung (Verdachtsdiagnose wichtig) Operation, Strahlentherapie.
Einsatz anderer Methoden: MRT sensitiv für Markraumbefall über die Osteolyse hinaus.
Fragen, die der Befund beantworten muss:
- Osteolyse?
- Weichteiltumor?
- Größe der Markraumausdehnung?
- Befall von Meningen, Zerebrum?

Pathogenese

Beim Plasmozytom kommt es zu fokalen oder disseminierten Vermehrungen neoplastisch transformierter Plasmazellen. Die typischen Plasmozytomherde kommen überall dort vor, wo Knochen blutbildendes Mark enthalten – daher der Befall des Schädels. Neben dieser Manifestationsart, die sich durch Osteolysen (Schrotschussschädel) bemerkbar macht, sind seltener auch extraossäre Manifestationen möglich.

Während das Plasmozytom im Allgemeinen als diffuse Erkrankung anzusehen ist, gibt es auch das *solitäre Plasmozytom* mit einem einzelnen Herd, z. B. im Keilbeinflügel. – Gelegentlich sieht man Osteolysen des Keilbeinflügels mit großem Weichteilanteil. Das Plasmozytom ist eine seltene Erkrankung. Sieht man von Osteolysen der Schädelkalotte ab, die nahezu pathognomonisch für die Erkrankung sind, so ist ein kranialer Befall noch seltener. Sehr selten sind meningeale oder zerebrale Manifestationen.

> Extraossäre Manifestationen des Plasmozytoms sind möglich, aber selten.

Häufigkeit

Das Plasmozytom ist der häufigste maligne generalisierte Knochentumor. Die Inzidenz beträgt bei Europäern ca. 1–2 : 100 000, bei farbigen US-Amerikanern ist sie etwa doppelt so hoch. Betroffen sind überwiegend Männer in der 6. und 7. Dekade. Eine Erkrankung vor dem 40. Lebensjahr tritt in weniger als 2% der Fälle auf. Die Schädelkalotte muss neben den Wirbelkörpern als Prädilektionsstelle betrachtet werden, da sie reichlich blutbildendes Mark enthält.

Klinik

Die Beschwerden sind natürlich von der Manifestationsart abhängig. Am ehesten sind sie mit denen eines schnell wachsenden Meningeoms zu vergleichen, und tatsächlich ist dieses auch für die Bildgebung eine häufige Differenzialdiagnose. So führen Plasmozytome im Keilbeinflügel zu Exophthalmus, Augenmotilitätsstörungen und Hirnnervenausfällen.

CT-Morphologie

Fast immer besteht beim Plasmozytom eine Osteolyse (Abb. 5.**51**). Der Weichteilanteil kann jedoch so groß sein, dass er ein Meningeom imitiert. Weichteiltumoren setzen sich oft auf die Meningen fort. Die Plasmozytome sind nativ gering hyperdens zum Hirngewebe und reichern KM an. Verkalkungen (Knochenfragmente?) können vorhanden sein. Das extraossäre Plasmozytom kann überall in den Weichteilen der Schädelbasis und des Gesichtsschädels liegen. Es imponiert als glatt begrenzter Tumor. Beim Befall der Meningen ähnelt das Bild dem leptomeningealer Metastasen.

Differenzialdiagnose

Differenzialdiagnostisch sind in Betracht zu ziehen:
- Meningeom (im Keilbein und leptomeningeale Weichteiltumoren),
- Metastasen (Mamma-, Nierenzell-, Bronchialkarzinom),
- Lymphome,
- Chondrosarkome,
- Hämangiome.

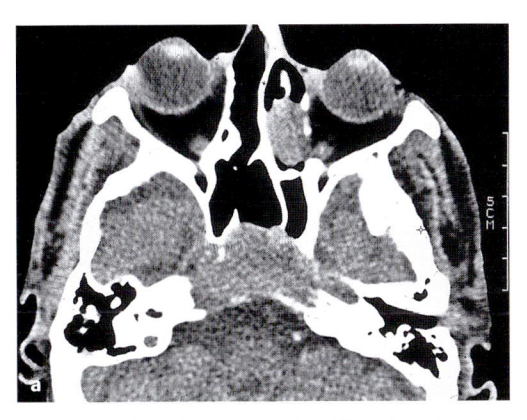

Abb. 5.51 a u. b **Plasmozytom.** Der Klivus ist neben dem Keilbeinflügel ein häufiger Manifestationsort des Plasmozytoms. Im gezeigten Beispiel führten Augenmuskelparesen zur bildgebenden Diagnostik.
a Bereits im nativen Weichteilfenster fällt eine lytische Aufspreizung des Klivus auf. Eine zweite Raumforderung ist in den linksseitigen Ethmoidalzellen zu erkennen.
b Die Knochenfensterdarstellung in etwas anderer Gantry-Neigung zeigt postoperative Veränderungen im linken Gesichtsschädel, weitere Raumforderungen der Ethmoidalzellen und Destruktionen des Dorsum sellae.

Wichtig für die Diagnose des Plasmozytoms ist, dass der Tumor auch bei nicht offensichtlicher Osteolyse in Betracht gezogen wird. Bei bereits gesicherter Grunderkrankung wird die Zuordnung der Herde kaum Schwierigkeiten bereiten.

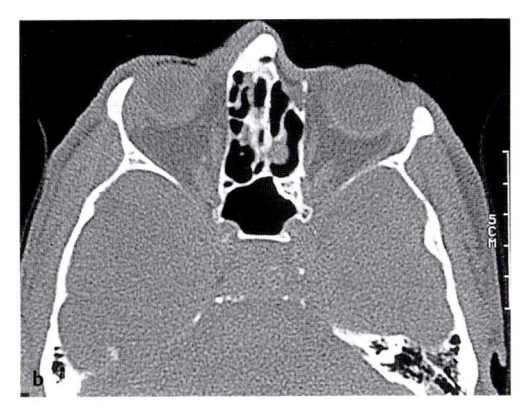

Rezidivdiagnostik

Verlaufsbeurteilungen sind vor allem beim solitären Plasmozytom von Interesse. Für die Beurteilung sollte eine unmittelbar postoperative Kontrolle mit KM-Unterstützung vorliegen, die das Ausmaß der Weichteilvermehrung dokumentiert.

> Auch bei nicht offensichtlicher Osteolyse muss an ein Plasmozytom gedacht werden.

Keimzelltumoren

Germinom

Häufigkeit: Corpus-pineale-Tumoren machen etwa 2% aller intrakranialen Tumoren aus (in Asien möglicherweise deutlich mehr). Die Germinome haben daran einen Anteil von etwa 30–60%.
Wegweisender bildmorphologischer Befund: Raumforderung der Corpus-pineale-Region, nativ hyperdens, oft mit Verkalkung.
Prozedere: Tumormarker in Serum und Liquor erhöht?
Einsatz anderer Methoden: MRT hat den Vorteil der sagittalen Ebene.
Fragen, die der Befund beantworten muss:
- Beziehung zu III. Ventrikel, V. Galeni und Vierhügelplatte?

Pathogenese

Unter dem Begriff „intrakraniale Keimzelltumoren" werden folgende Formen zusammengefasst:
- Germinome,
- Teratome,
- Teratokarzinome,
- Embryonalzellkarzinome,
- Dottersacktumoren (Endodermalsinustumor),
- Chorionkarzinome,
- Mischformen.

Unter den Raumforderungen der Corpus-pineale-Region sind darüber hinaus die eigentlichen Corpus-pineale-Tumoren von Bedeutung: Pineozytom, Pineoblastom und Corpus-pineale-Zyste. Häufige Raumforderungen der Corpus-pineale-Region sind darüber hinaus Meningeome und Gliome. Diese sind jedoch keine Corpus-pineale-typischen Raumforderungen. Praktische Bedeutung haben unter den Keimzelltumoren in der Corpus-pineale-Region vor allem die Germinome.

Die intrakranialen Germinome sind maligne Tumoren. Intrakraniale liquorogene Metastasen kommen ebenso vor wie ein lokales infiltratives Wachstum oder – wenn auch sehr selten – hämatogene Metastasen.

Häufigkeit

Das Germinom ist zugleich der häufigste Keimzelltumor und der häufigste Tumor der Corpus-pineale-Region, die zusammengenommen etwa 2 % der intrakranialen Tumoren ausmachen. Männer sind häufiger als Frauen betroffen, vor allem Patienten im 3. und 4. Lebensjahrzehnt.

Klinik

Germinome in der Corpus-pineale-Region oder der suprasellären Zisterne verursachen durch die Kompression des Aquädukts einen Hydrozephalus mit den entsprechenden Beschwerden oder Störungen der Blickmotorik. Bei den dystopen Germinomen variiert die Klinik lageabhängig. Suprasellare Tumoren können durch eine Chiasmasymptomatik mit bitemporalen Gesichtsfelddefekten auffallen. Eine Metastasierung – insbesondere liquorogen – kann vorkommen.

Insbesondere bei exzentrischen zystischen Prozessen der Corpus-pineale-Region muss auch an Epidermoide gedacht werden.

Germinome der Corpus-pineale-Region führen zum Hydrozephalus oder Störungen der Blickmotorik.

CT-Morphologie

Germinome liegen vorwiegend in der Corpus-pineale-Region. Dystope Formen werden suprasellar und parasellar gesehen. Es wurden jedoch auch Fälle mit einer Beteiligung der Stammganglien beschrieben. Der Tumor ist im typischen Fall nativ deutlich hyperdens zum Hirngewebe, glatt begrenzt und weist eine deutliche homogene KM-Anreicherung auf. Für Tumoren der Stammganglien ist eine KM-Anreicherung jedoch ungewöhnlich. Unabhängig von der Lage zeigen die Germinome häufig Verkalkungen.

Differenzialdiagnose

Zur Differenzierung von Raumforderungen der Corpus-pineale-Region kann die Lage des Tumors relativ zum verkalkten Corpus pineale herangezogen werden. Wird dieses durch den Tumor nach vorne und oben verlagert, so muss ein extrapinealer Ursprung angenommen werden. Hierfür kommen Meningeome und Gliome in Frage, wobei die Gliome von der Vierhügelplatte, die Meningeome z. B. von der Falx oder vom Velum interpositum ausgehen können. Eine Unterscheidung von Germinomen und Corpus-pineale-Tumoren ist mit der CT kaum möglich. Ein Autor gibt an, dass dies zwar für männliche Patienten gilt, dass bei Frauen eine verkalkte Corpus-pineale-Raumforderung jedoch eher einem Pineozytom entspricht. Bei den zystischen Prozessen der Corpus-pineale-Region muss neben Corpus-pineale-Zysten auch an Epidermoide gedacht werden. Dies gilt vor allem für exzentrische Läsionen.

Teratom

Häufigkeit: Teratome machen maximal 1 % der intrakranialen Tumoren aus.
Wegweisender bildmorphologischer Befund: Raumforderung gemischter Dichte (mit Fett und Verkalkungen), kann KM anreichern, oft im Corpus pineale.
Prozedere: Operation.
Einsatz anderer Methoden: Topographie der Corpus-pineale-Raumforderungen ist wesentlich besser in der sagittalen MRT darstellbar.
Fragen, die der Befund beantworten muss:
- Lage, Aufbau, Größe?
- Zeichen der Ruptur, Hydrozephalus?
- Anatomischer Bezug zu Nachbarstrukturen (V. Galeni, Vierhügelplatte, Splenium, Thalamus)?

Pathogenese

Mit den Germinomen, den Chorionkarzinomen und den Embryonalzellkarzinomen gehören die Teratome zu den Keimzelltumoren.

Häufigkeit

Teratome treten ebenso wie die übrigen Keimzelltumoren in erster Linie in der Corpus-pineale-Region auf. Innerhalb dieser Gruppe, die zusammen ca. 2 % der Hirntumoren ausmacht, stellen die Teratome weniger als 5 % der Fälle. Sie sind somit insgesamt selten.

Klinik

Die klinischen Symptome variieren je nach Lage und entsprechen denen der Germinome.

CT-Morphologie

Die oft in der Corpus-pineale-Region liegenden Teratome sind durch ihre Zusammensetzung aus ganz unterschiedlichen Geweben charakterisiert. Neben fettdichten Arealen, Verkalkungen und Zysten kommen auch solide Anteile vor. Eine Raumforderung mit Fettdichte in dieser Lage sollte immer an ein Teratom denken lassen. Die Teratome können intensiv KM anreichern.

Differenzialdiagnose

Eine nichtinvasive Differenzialdiagnose der verschiedenen Keimzelltumoren ist kaum möglich.

▶ Eine fettdichte Raumforderung in der Corpus-pineale-Region sollte immer an ein Teratom denken lassen.

Zysten und tumorähnliche Läsionen

Rathke-Zysten

Häufigkeit: Autoptisch häufig; selten symptomatisch, daher Zufallsbefunde.
Wegweisender bildmorphologischer Befund: Intrasellare Zyste.
Prozedere: Nur bei symptomatischen Befunden Entscheidung über Therapie.
Einsatz anderer Methoden: MRT weit überlegen (sagittal).
Fragen, die der Befund beantworten muss:
- Größe, Dichte, Lage?
- Chiasma n. optici erreicht?
- Hypophysengewebe, Infundibulum verdrängt?

Pathogenese

Rathke-Zysten entstehen aus Zellresten des Ductus craniopharyngeus. Histologisch handelt es sich um von Epithel umkleidete Zysten. Der flüssige Zysteninhalt variiert. Verwandt sind die Zysten der Rathke-Tasche mit den Kraniopharyngeomen.

Häufigkeit

Da Zysten der Rathke-Tasche meist asymptomatisch sind, werden sie mit Hilfe von Schnittbildverfahren nur selten und in Abhängigkeit von ihrer Größe diagnostiziert. Im Autopsiegut werden sie dagegen in 13–23% der Fälle gefunden.

Klinik

Rathke-Zysten, die groß genug sind, um symptomatisch zu werden, führen meist zu Gesichtsfelddefekten, zum Diabetes insipidus oder zu anderen endokrinologischen Krankheitsbildern.

CT-Morphologie

Im CT findet man intra- oder parasellar eine Zyste. Eine KM-Anreicherung ist höchstens in der Zystenwand zu beobachten.

Differenzialdiagnose

Differenzialdiagnostisch kann die Abgrenzung von Kraniopharyngeomen, die eine ähnliche Genese aufweisen, sehr schwierig sein. Der Zysteninhalt ist bei den Kraniopharyngeomen jedoch nicht liquorähnlich; dies gilt insbesondere für das MRT-Erscheinungsbild.

▶ Die Differenzialdiagnose zwischen einer Rathke-Zyste und einem Kraniopharyngeom kann sehr schwierig sein.

Epidermoid

Häufigkeit: Etwa 1% der intrakranialen Tumoren, jedoch 7% der Kleinhirnbrückenwinkeltumoren.
Wegweisender bildmorphologischer Befund: Liquorisodense Raumforderung in der zerebellopontinen Zisterne oder supra-/parasellar.
Prozedere: Operation bei Beschwerden (z. B. Trigeminusneuralgie)
Einsatz anderer Methoden: Bei knöchernen Aufhärtungsartefakten in Schädelbasisnähe MRT.
Fragen, die der Befund beantworten muss:
- Lage und Größe des Tumors?
- Raumfordernde Wirkung?
- Dichte, KM-Verhalten?
- Möglicher Bezug zu Hirnnerven?

Pathogenese

Epidermoide entstehen während der Embryonalentwicklung im Rahmen des Neuralrohrschlusses. Eine unvollständige Trennung der Ektodermanteile, die sich zu Haut- bzw. Nervengewebe entwickeln, führt zu Inklusionen („richtiges Gewebe am falschen Ort"). Sekundär führen Produkte, die auch von der Haut (nicht aber von Hautanhangsgebilden, wie bei den Dermoiden) gebildet werden, zur Auftreibung der Epidermoide. Die meisten Epidermoide liegen intradural, extradurale Epidermoide in der Diploe.

Bei der Operation haben die Epidermoide ein „perlmuttartiges" Aussehen.

Häufigkeit

Epidermoidzysten sind insgesamt selten und machen weniger als 1% aller intrakranialen Tumoren aus. Aufgrund einer starken Prädilektion für den Kleinhirnbrückenwinkel treten sie hier gehäuft auf und machen etwa 7% der Kleinhirnbrückenwinkeltumoren aus.

Klinik

Die klinischen Symptome variieren je nach Lage. Charakteristische Beschwerden werden durch Epidermoide des Meckel-Kavums verursacht. Das Meckel-Kavum ist ein mit Dura ausgekleideter Raum, der sich am medialen Anteil des Temporallappens nach rostral an die präpontine Zisterne anschließt. Komplikation ist eine aseptische Meningitis, ebenfalls möglich ist ein durch Epidermoidmaterial verursachter Vasospasmus.

CT-Morphologie

Die flüssigkeitshaltigen Epidermoide haben eine wasseräquivalente Dichte. Nach KM-Gabe kommt es allenfalls in der meist dünnen Zystenwand zur Anreicherung. Charakteristisch ist die Lage der Epidermoide, die sich durch ihre Genese erklären. Meist befinden sie sich in der zerebellopontinen Zisterne und in den Zisternen parasellar und suprasellar. Die Liquorräume um die Gl. pinealis herum und die Vent-

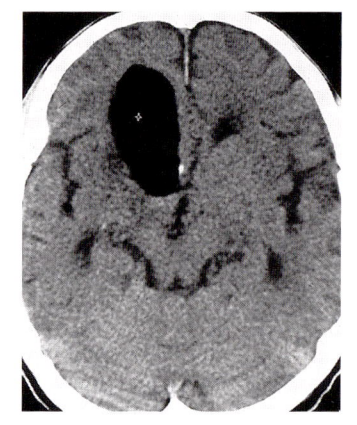

Abb. 5.52 **Parasellares Epidermoid.** Typischer wäre Liquorisodensität und eine Lage im zerebellopontinen Winkel.

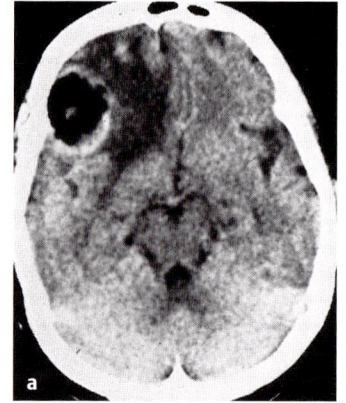

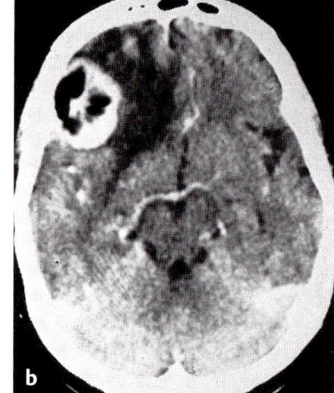

Abb. 5.53a u. b **Sekretorisches Meningeom als Differenzialdiagnose zum Dermoid/Epidermoid.** Das aus Fett bestehende Zentrum täuscht in diesem Fall. Epidermoide reichern jedoch nicht an (**b**).

rikel sind seltener betroffen. Insgesamt orientieren sich die Epidermoide nach lateral (Abb. 5.**52**), während Dermoide mehr medial liegen. Die Raumforderung ist zumindest bei den kleinen Epidermoiden wenig ausgeprägt.

Stellen vorkommen. Für die karzinomatöse Entartung oder Infektion einer Epidermoidzyste ist die KM-Anreicherung diagnostisch wegweisend. Ein dem Epidermoid ähnliches Bild verursachte in einem Fall ein sekretorisches Meningeom (Abb. 5.**53**).

Differenzialdiagnose

Die Dermoide sind gut durch ihre Fettdichte zu unterscheiden. Arachnoidalzysten können natürlich auch an den für Epidermoide charakteristischen

Rezidivdiagnostik

Eine Operation führt heute bei nicht zu großen Tumoren im Regelfall zu einer vollständigen Entfernung.

Dermoid

Häufigkeit: Zerebral deutlich unter 1% der Raumforderungen, spinal häufiger.
Wegweisender bildmorphologischer Befund: Hypodense Raumforderung der Mittellinie.
Prozedere: Hautinspektion (Dermalsinus?), Resektion.
Einsatz anderer Methoden: Dokumentation des zystischen Charakters in der MRT.
Fragen, die der Befund beantworten muss:
- Lage, Größe?
- Verbindungsgang nach extrakranial?
- Rupturzeichen (subarachnoidal disseminiertes Fett)?
- Begleitender Hydrozephalus?

Pathogenese

Die Dermoide werden zu den Fehlbildungstumoren gezählt, die während des Neuralrohrschlusses entstehen. Während ihr biologisches Verhalten benigne ist, können sie doch durch Ruptur oder langsame Freigabe von Inhaltsstoffen zu meningitischen Beschwerden führen. Als Spätfolge postmeningitischer Verklebungen kann es zum Hydrozephalus kommen.

Häufigkeit

Dermoide sind noch weit seltener als Epidermoidzysten und machen insgesamt deutlich weniger als 1% (0,3) aller intrakranialen Tumoren aus.

Klinik

Im Gegensatz zu den Epidermoiden manifestieren sich Dermoide eher bei Kindern. Ursache ist die etwas schnellere Größenzunahme dieser bereits bei der Geburt vorhandenen Tumoren. Von diagnostischer Bedeutung ist das mögliche gleichzeitige Vorkommen eines Dermalsinus. Dieser kann auf der äußeren Haut als Pore oder als behaartes oder unbehaartes „Grübchen" erkannt werden. Auch in sagittalen MRT-Bildern ist er oft erkennbar.

Bereits hingewiesen wurde auf die Meningitiden, die von Dermoiden ausgehen können und die Anlass zu einer entsprechenden Suche geben sollten.

CT-Morphologie

Aufgrund des fettreichen Inhalts ist die niedrige Dichte mit negativen Hounsfield-Werten der wegweisende Befund bei den Dermoiden. Dermoide sind häufig in der Mittellinie lokalisiert, auch dies unterscheidet sie von den eher lateralisierten Epidermoiden. Eine wesentliche Komplikation ist die Ruptur der Dermoide. Dermoide können spontan rupturieren, und der fettige Inhalt wird in die Liquorräume entleert. Fett-Wasser-Spiegel sind dann z.B. in Rückenlage in den Vorderhörnern der Seitenventrikel nachweisbar.

Differenzialdiagnose

Epidermoide unterscheiden sich durch ihre Wasserdichte und die mehr laterale Lage. Balkenlipome (s.o.) werden nicht unbedingt zu den Dermoiden gezählt, obwohl auch sie in der Mittellinie liegen. Der Entstehungsmechanismus ist jedoch ein anderer.

> Wegweisend ist bei den Dermoiden aufgrund des fettreichen Inhalts ihre niedrige Dichte.

Kolloidzyste

Häufigkeit: 2% aller Gliome, 0,5–1% aller intrakranialen Tumoren.
Wegweisender bildmorphologischer Befund: Raumforderung im vorderen Anteil des III. Ventrikels von Liquordichte.
Prozedere: Endoskopische Therapie (Abtragung) bei Symptomatik (Hydrozephalus).
Einsatz anderer Methoden: Die MRT kann Signalunterschiede zum Liquor eher deutlich machen (z. B. Multi-Echo-Sequenz).
Fragen, die der Befund beantworten muss:
- Hydrozephalus?
- Verkalkungen?

> Kolloidzysten können zu einem – auch intermittierenden – Verschluss des Foramen Monroi führen.

Pathogenese

Kolloidzysten bestehen aus einer epithelialisierten Wand, die einen kolloidalen Inhalt unterschiedlicher Zusammensetzung umschließt. Lange Zeit wurde vermutet, dass Kolloidzysten von der Paraphyse, einer rudimentären Ausstülpung vom Dach des III. Ventrikels, ausgehen. Jüngere Untersuchungen unterstützen die Theorie, dass die neuroepithelialen Zysten, wie die Kolloidzysten auch genannt werden, vom Dienzephalon (Arcus postvelaris) ausgehen.

Häufigkeit

Kolloidzysten machen ca. 0,5–1% aller intrakranialen Tumoren aus. Das Alter bei Diagnosestellung beträgt typischerweise zwischen 20 und 50 Jahren.

Klinik

Bei Verlegung des Foramen Monroi kommt es zu anfallartigen Kopfschmerzen und schließlich zum Hirndruck.

CT-Morphologie

Im CT findet sich eine rundliche, glatt begrenzte, zystische Raumforderung im III. Ventrikel. Es kann sich sowohl um einen Zufallsbefund als auch um das Resultat einer gezielten Untersuchung bei Hydrozephalus handeln. Die Dichte variiert je nach Zusammensetzung der Raumforderung, häufig sind die Kolloidzysten hyperdens. Aufgrund der Nähe der Kolloidzysten zum Foramen Monroi kann es zur vollständigen Verlegung kommen, die meist im jüngeren Erwachsenenalter auftritt und zum Hydrozephalus führt. Ein Ventilmechanismus mit intermittierender Verlegung und intermittierender Druckerhöhung im Ventrikelsystem wird ebenso beobachtet. Die KM-Anreicherung fehlt meist – falls vorhanden, kann die Kapsel KM anreichern. Falls eine beidseitige Erweiterung der Seitenventrikel ohne erkennbare Ursache festgestellt wird, sollte zum Ausschluss einer kleinen Kolloidzyste der III. Ventrikel mit dünnen Schichten dargestellt werden.

Differenzialdiagnose

Aufgrund der typischen Morphologie und Lage sind kaum echte Differenzialdiagnosen zu erwägen.

Tumoren der Sellaregion

Hypophysenadenom

Häufigkeit: Etwa 7% der Gehirntumoren sind Hypophysenadenome.
Wegweisender bildmorphologischer Befund: Selläre Raumforderung.
Prozedere: Hormontherapie, wenn möglich (Prolaktinom); Operation, wenn möglich transnasal.
Einsatz anderer Methoden: Zur Tumordarstellung nur MRT, präoperatives CT zur Darstellung des Operationszugangs, postoperativ zur Verlaufskontrolle.
Fragen, die der Befund beantworten muss (beim koronaren CT der Nasennebenhöhlen präoperativ):
- Entzündliche Veränderungen, Ethmoidalzellen, Keilbeinhöhle?
- Veränderungen des Nasenskeletts (z. B. alte Frakturen)?
- Topographie Keilbeinhöhle (mittelständiges Septum, Dach)?
- Lage des N. opticus (in Keilbeinhöhle)?

Pathogenese

Bei den biologisch benignen Tumoren des Hypophysenvorderlappens werden hormoninaktive und hormonaktive Tumoren unterschieden. Die Bezeichnung ist nicht ganz treffend, da die hormoninaktiven Tumoren zwar selbst keine Hormone produzieren, über die Kompression des normalen Hypophysengewebes aber die physiologische Hormonproduktion unterdrücken können.

Hormonaktive Hypophysenadenome können Wachstumshormon, ACTH oder Prolaktin bilden. Prolaktinome überwiegen bei weitem. Sinnvoll ist eine Unterteilung in Mikroadenome (Durchmesser unter 10 mm) und Makroadenome. Hypophysenkarzinome sind als maligne Variante eine Rarität.

Häufigkeit

Hypophysentumoren machen ca. 7–10% der intrakranialen Tumoren aus, wenngleich die Inzidenz im Autopsiegut höher ist. Beide Geschlechter sind gleich häufig betroffen. Eine erhöhte Inzidenz findet sich im Rahmen der multiplen endokrinen Neoplasien (MEN I und II).

Klinik

Im Vordergrund des klinischen Bilds steht zumindest bei den hormonbildenden Tumoren die durch die Hormonproduktion vermittelte Wirkung. Sie kann lange vor dem Entstehen lokaler Symptome beobachtet werden. Mögliche Wirkungen sind:
- Akromegalie,
- Karpaltunnelsyndrom und Kopfschmerzen (Wachstumshormon),
- Morbus Cushing (ACTH),
- Galaktorrhö bzw. Libidoverlust und Impotenz (Prolaktin).

Hormoninaktive Adenome können zum sekundären Hypogonadismus führen.

Bei den raumfordernden Wirkungen auf die Nachbargewebe sind zu nennen:
- Infiltration des Sinus cavernosus,
- Kompression des Chiasma n. optici mit Gesichtsfelddefekten, dabei selten bitemporale Hemianopsie,
- Doppelbilder bei Kompression des N. oculomotorius.

Kopfschmerzen, Epilepsien bei Temporallappenkompression und Hydrozephalus infolge Kompression des III. Ventrikels sind seltene Spätformen bei großen Tumoren.

Die typische Trias der Hypophysenadenome umfasst:
- chiasmaler Gesichtsfelddefekt,
- Hormonstörung,
- röntgenologisch Sellaaufweitung.

> Die typische Trias der Hypophysenadenome umfasst Gesichtsfelddefekt, Hormonstörung und Sellaaufweitung.

CT-Morphologie

Auf der axialen CT werden Hypophysen- (Makro-) adenome als rundliche Raumforderungen in der Mittellinie dargestellt (Abb. 5.**54**, Abb. 5.**55**). Nativ sind sie isodens zum Hirngewebe, nach KM-Anreicherung zeigen die extraaxialen Tumoren eine ausgeprägte Dichteanhebung. Bei größeren Tumoren können sich Einblutungen und Zysten finden.

5 Intrakraniale Tumoren

▶ Der N. opticus kann im Dach der Keilbeinhöhle unter einer dünnen Knochenlamelle liegen.

▶ Eine konkave Begrenzung der Hypophyse nach kranial ist kein Tumorzeichen.

Die präoperative Diagnostik beim transsphenoidalen Zugang besteht aus einer koronaren CT in 2 mm Schichtdicke mit Knochenfensterdarstellung. Narbige Veränderungen nach Nasenbeinfraktur und auch entzündliche Veränderungen der Nasennebenhöhlen sollten beschrieben werden. Die Anlage der Keilbeinhöhle ist von Bedeutung. Mögliche Befunde sind ein mittelständiges Septum mit gleicher Größe der beiden Hälften der Keilbeinhöhle oder aber eine deutliche Asymmetrie. Die Nn. optici können in seltenen Fällen im Dach der Keilbeinhöhle liegen, vom Lumen der Höhle nur durch eine dünne Knochenlamelle getrennt. Auch eine einseitige Absenkung des Sellabodens bei größeren Adenomen kann so ausgeprägt sein, dass das Lumen der Keilbeinhöhle nahezu verlegt wird.

Die Grundzüge der eigentlichen Tumordarstellung unterscheiden sich zwischen MRT und CT nicht, wobei die Kontrastauflösung erst in der MRT ausreichend für eine suffiziente Diagnostik ist. Koronare Aufnahmen zeigen auch kleine Tumoren am besten. Der Hypophysenstiel ist von der Seite des

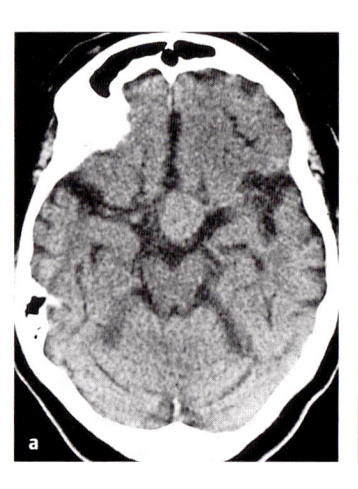

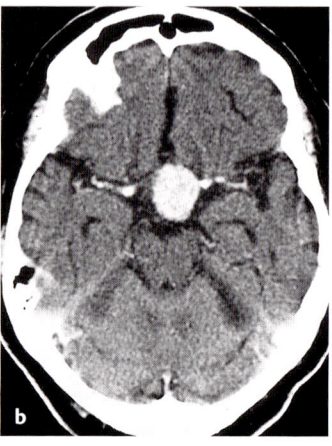

Abb. 5.54 a u. b **Hypophysentumor.** Das typische Erscheinungsbild eines größeren Hypophysentumors ist eine rundliche Raumforderung in Projektion auf die basalen Zisternen.
a Die Dichte entspricht dem Hirnparenchym, falls keine Einblutungen vorliegen.
b Nach KM-Gabe ist eine intensive Anfärbung sichtbar.

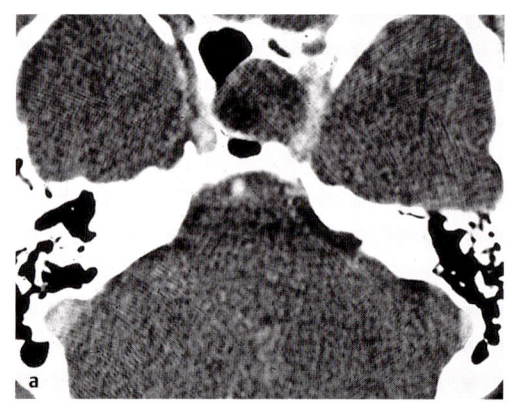

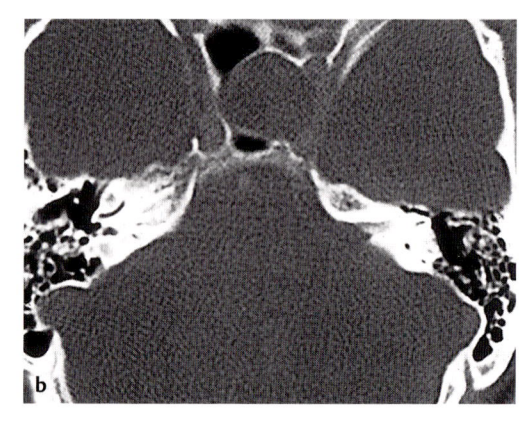

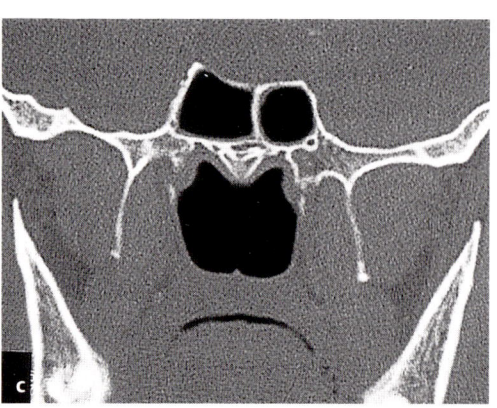

Abb. 5.55 a–c **Hypophysentumor.**
a Adenom mit nur minimaler KM-Anreicherung. Durch seine schwache Kontrastierung ist der Tumor gut vom angefärbten Sinus cavernosus zu unterscheiden, an den er links heranreicht.
b, c Die Ballonierung der Sella wird im Knochenfenster deutlich. Das koronare Bild (c) ist präoperativ unabdingbar, da bei transsphenoidalem Zugang das Septum der Keilbeinhöhle dem Operateur als Marker für die Tumorlage dient. Dies gilt natürlich besonders für kleine Tumoren.

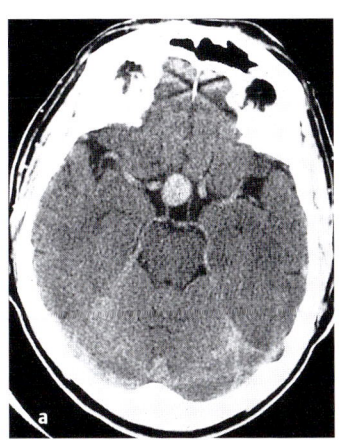

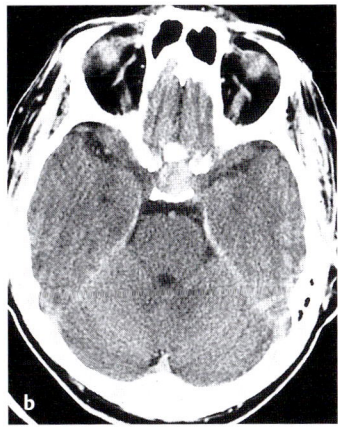

Abb. 5.56a u. b **Hypophysenkarzinom.** Der hier in 2 Schnitthöhen dargestellte Tumor unterscheidet sich bildmorphologisch nicht von einem Hypophysenadenom. Histologisch wurde ein Karzinom diagnostiziert.

Tumors weg verlagert, der Sellaboden abgesenkt – evtl. auch nur einseitig. Eine konkave Begrenzung der Hypophyse nach kranial ist dagegen kein Tumorzeichen.

Erst im KM-Bild sind Mikroadenome suffizient erkennbar. Die Adenome nehmen später KM auf als das normale Hypophysengewebe, reichern es jedoch länger an. Sie sind daher auf frühen dynamischen Aufnahmen hypointens zur Hypophyse, auf Spätaufnahmen hyperdens.

Beschrieben werden sollten eine Ausdehnung in den Sinus cavernosus, eine Verlagerung oder Kompression des N. opticus und die Tumorform. Insbesondere in den frontalen Schichten sanduhrförmige („taillierte") Tumoren können bei der Operation über den transsphenoidalen Zugang Probleme bereiten. Die Infiltration des Sinus cavernosus kann in einzelnen Fällen nachgewiesen werden, wenn sie zu einem Zeitpunkt in der dynamischen Serie erfasst wird, zu dem der Tumor hypodens, der Sinus jedoch bereits hyperdens ist. Mit der MRT wird dies eher gelingen.

Differenzialdiagnose

Eine kurzgefasste Faustregel zur Differenzialdiagnose lautet:

- eine Chiasmasymptomatik ist im 1. und 2. Lebensjahrzehnt durch ein Kraniopharyngeom verursacht,
- im 3. und 4. Lebensjahrzehnt durch ein Hypophysenadenom,
- danach durch ein Meningeom.

Eine weitere klinische Regel besagt, dass die Ursache einer bitemporalen Hemianopsie bei nicht vergrößerter Sella (Schädelübersicht, Sellazielaufnahme) in einem Aneurysma des Circulus arteriosus Willisii oder einem Meningeom zu suchen ist. Raritäten sind Hypophysenkarzinome (Abb. 5.**56**).

Rezidivdiagnostik

Postoperativ ist auf Tumorreste und auf Blutungen hinzuweisen. Bei der Rezidivdiagnostik sollte beachtet werden, dass die rezidivierten Tumoren aufgrund des Fehlens einer intakten Kapsel mit inhomogenen Rändern wachsen. Bei Tumoren, die initial eine Infiltration des Sinus cavernosus oder einen größeren suprasellaren Anteil aufweisen, kann nicht mehr generell von einer vollständigen Resektabilität ausgegangen werden.

▶ Mikroadenome sind nur im KM-Bild gut erkennbar.

▶ Tumorrezidive haben aufgrund der fehlenden intakten Kapsel inhomogene Ränder.

Kraniopharyngeom

Häufigkeit: Bei Kindern wichtige Differenzialdiagnose sellarer Raumforderungen.
Wegweisender bildmorphologischer Befund: Nebeneinander von zystischen Anteilen und Verkalkungen (CT).
Prozedere: Operation.
Einsatz anderer Methoden: Die Ausdehnung in die Umgebung ist mit der MRT besser darstellbar (koronar und sagittal).
Fragen, die der Befund beantworten muss:
- Verkalkungen? Große Zysten, solide Anteile?
- Hypophysengewebe?
- Verhältnis zum Sinus cavernosus, zur A. cerebri anterior, zum Chiasma?
- III. Ventrikel komprimiert, Hydrozephalus?

Pathogenese

Kraniopharyngeome sind zu den eher benignen Fehlbildungstumoren zu zählen. Sie entwickeln sich wahrscheinlich aus Resten des Ductus craniopharyngeus.

Häufigkeit

Kraniopharyngeome machen ca. 2,5–4% aller Hirntumoren aus. Etwa die Hälfte aller Fälle wird im Kindesalter diagnostiziert. Der Altersgipfel liegt bei 5–10 Jahren.

Klinik

Die Beschwerden werden durch die Lage des Tumors relativ zur Hypophyse, zum Chiasma und zum III. Ventrikel bestimmt. Tumoren, die die Hypophyse komprimieren, können eine Pubertas praecox, einen Zwergwuchs und einen Diabetes insipidus verursachen. Hypothalamische Störungen sind Adipositas und Kachexie bei 25% der Kinder. Die mehr suprasellar gelegenen Tumoren können eine chiasmatische Sehstörung auslösen. Wenn der Tumor sehr groß wird, kann eine Kompression des III. Ventrikels oder der Foramina Monroi zum Hydrozephalus mit den charakteristischen Beschwerden sowie zu An-

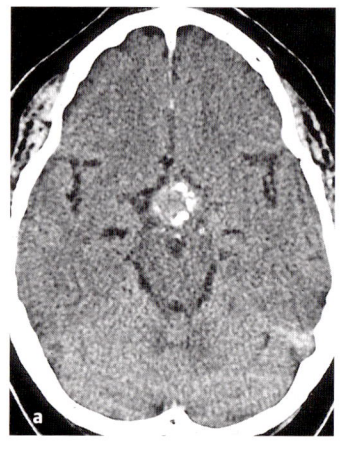

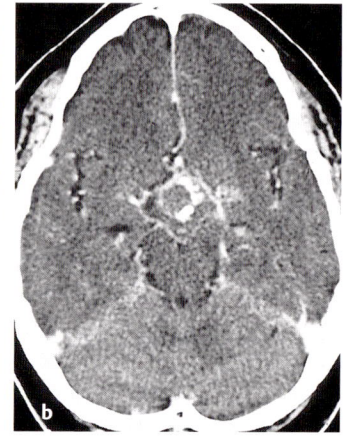

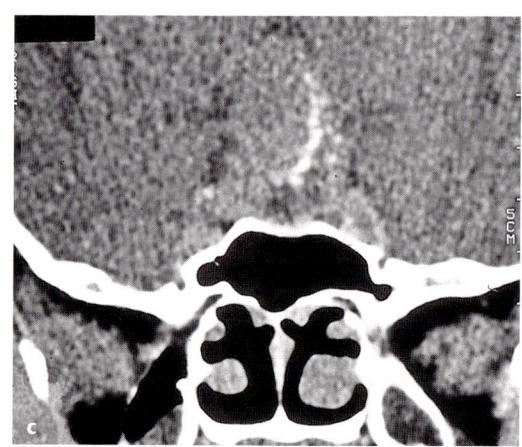

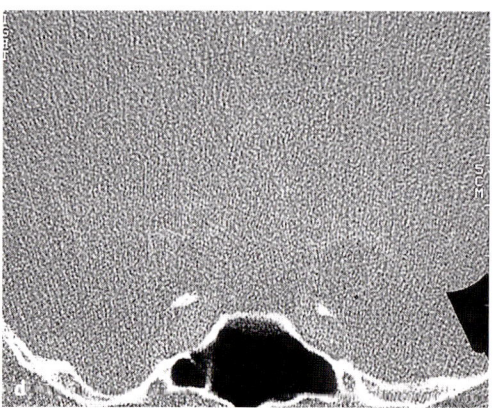

Abb. 5.57a–d Kraniopharyngeom. Unter den supra- und parasellaren Raumforderungen ist das Kraniopharyngeom durch die im Tumor enthaltenen Verkalkungen, gelegentlich auch durch Einblutungen und Zysten charakterisiert.
a, b Die Abbildungen zeigen einen entsprechenden Befund nativ (**a**) und nach KM-Gabe (**b**). In der hier gezeigten transversalen Schnittbildgebung entgehen gerade die kleineren Befunde oft dem Nachweis, wenn eine zu hohe Schichtdicke gewählt wird.
c, d Etwas einfacher sind die Tumoren auf dem koronaren Bild nachweisbar. Darstellung im Weichteil- und Knochenfenster. Im Knochenfenster keine Verkalkungen.

Tumoren der Sellaregion

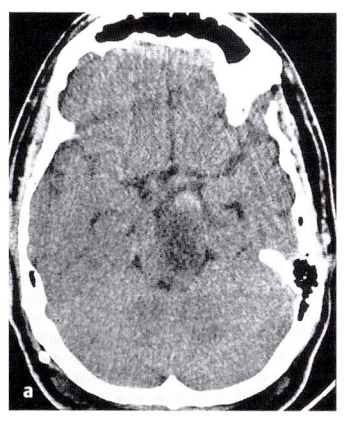

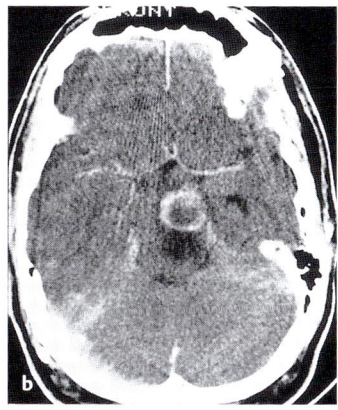

Abb. 5.58a u. b Optikusgliom als Differenzialdiagnose der sellaren und parasellaren Tumoren. Nativ (a) und nach KM-Gabe (b) findet sich eine rundliche, zentral nekrotische Raumforderung. Insbesondere der oberhalb des Chiasmas gelegene Anteil der Optikusgliome kann zu Verwechslungen führen.

triebsstörungen führen (Zwischenhirninvasion). Eine aseptische Meningitis ist ebenfalls möglich.

CT-Morphologie

Im CT zeigt sich eine supra- oder parasellare Raumforderung, die als Zeichen von Einblutungen grobschollige Verkalkungen und Dichteanhebungen aufweisen kann (Abb. 5.57). Zystische Anteile von Liquordichte sind ebenso vorhanden wie solide Tumoranteile. Das Verhältnis der einzelnen Komponenten variiert stark, aber Verkalkungen sind nahezu immer vorhanden. Die KM-Anreicherung der soliden Tumoranteile ist deutlich.

Differenzialdiagnose

Das wichtigste differenzialdiagnostische Kriterium ist der Nachweis von Verkalkungen. Die CT hat daher einen wichtigen Stellenwert auch in der Erstdiagnostik. Zystische Anteile, die auch die MRT zeigt, werden bei Gliomen genauso angetroffen (Abb. 5.58). Darüber hinaus schließt die Differenzialdiagnose Germinome, Klivuschordome, Hypophysenadenome und Meningeome ein. Rathke-Zysten müssen ebenfalls als Differenzialdiagnose genannt werden. Sie sind in der Entstehung verwandt mit den Kraniopharyngeomen und stellen eine Art Minimalvariante dar. Epidermoide sind keine Mittellinientumoren, sondern liegen eher lateral.

Rezidivdiagnostik

Aufgrund der komplizierten anatomischen Umgebung und der Vielzahl zu schonender Strukturen ist eine vollständige Resektion schwierig. Rezidive sind daher häufig, wobei der Aufbau (zystisch, verkalkt, solide) noch unruhiger wird.

> Kraniopharyngeome weisen als wichtigstes differenzialdiagnostisches Kriterium meist Verkalkungen auf.

Chordom

Häufigkeit: Selten.
Wegweisender bildmorphologischer Befund: Mittellinientumor mit knöcherner Destruktion (Klivus).
Prozedere: Vollständige operative Entfernung schwierig.
Einsatz anderer Methoden: Die sagittale MRT ist bei der Ausdehnungsdiagnostik überlegen.
Fragen, die der Befund beantworten muss:
- Größe, knöcherne Destruktion, Verkalkungen, Anreicherungsmuster?
- Beziehung zu Hirnstamm, Hypophyse, Chiasma, III. Ventrikel?
- Im koronaren Bild Beziehung zu Sinus cavernosus (Hirnnerven)?

Pathogenese

Chordome entstehen entlang der embryonalen Chorda dorsalis. Die Verteilung bevorzugt das Os sacrum und coccygis mit 50% der Fälle. ⅓ der Chordome entstehen intrakranial, der Rest liegt vorwiegend zervikal. Obwohl der Begriff „Klivuschordom" nahezu synonym mit dem Begriff „Chordom" verwendet wird, liegen nur 50% der intrakranialen Chordome tatsächlich in der Mittellinie und zerstören den Klivus (Abb. 5.59). Der Rest liegt paramedian – teils parasellar, teils im Bereich des Os petrosum. Die Chordome sind eher benigne, jedoch nur schwer

5 Intrakraniale Tumoren

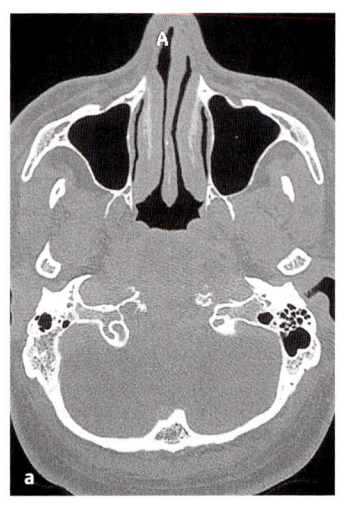

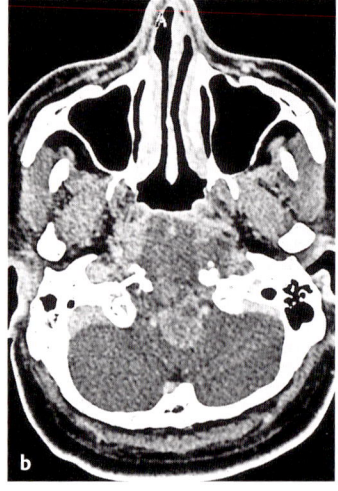

Abb. 5.59 a u. b **Klivuschordom.**
a Klivuschordome sind in der Regel infrasellar als osteolytische Destruktionen des Klivus erkennbar.
b Im Weichteilfenster wird der ausgedehnte Befall vor und hinter dem Klivus erkennbar. Die bei diesem Patienten beobachteten Schluckstörungen waren teils mechanisch (anteriorer Anteil), teils durch Kompression des Hirnstamms mit den entsprechenden Hirnnervenabgängen bedingt.

vollständig zu entfernen, was die hohe Rezidivrate bedingt. Bei der Operation sind die Tumoren teilweise gallertig, was das zystische Erscheinungsbild in der CT und die langen T2-Relaxationszeiten in der MRT erklärt. Zu beachten ist, dass Chordome bereits bei Neugeborenen beobachtet werden.

Häufigkeit

Chordome sind seltene Tumoren. Die Häufigkeit liegt bei 0,5 % der Hirntumoren.

Klinik

Die Tumoren werden meist im jüngeren Erwachsenenalter (20.–40. Lebensjahr) klinisch manifest.

Das männliche Geschlecht ist bevorzugt betroffen. Beschwerden, soweit sie nicht durch die Kompression des Hirnstamms und die Invasion des Nasopharynx erklärbar sind, können rezidivierende Meningitiden und auch eine rezidivierende Mastoiditis sein. Eine Metastasierung in Lunge, Lymphknoten, Haut, Knochen und Leber kommt vor.

CT-Morphologie

Kennzeichen des Tumors sind oft ausgedehnte knöcherne Destruktionen, Verkalkungen und zystische Anteile. Eine Destruktion des Klivus zusammen mit Verkalkungen und zystischen Veränderungen ist der deutlichste Hinweis auf ein Chordom. Die Ausdehnungsdiagnostik sollte die Ausbreitung nach intradural und in den Nasopharynx festhalten. Abtropfmetastasen sind möglich.

Differenzialdiagnose

Wesentliche Differenzialdiagnosen des Klivuschordoms sind Knochenmetastasen und das Plasmozytom. Die Differenzialdiagnose anhand der bildmorphologischen Kriterien ist im einzelnen Fall schwierig. Einen Hinweis auf ein Chordom kann der läppchenartige Aufbau dieses Tumors mit der charakteristischen hohen Signalintensität in der MRT geben. Die Osteolysen beim Plasmozytom und bei Knochenmetastasen gehen eher von einem Fokus aus, während beim Klivuschordom jedes Läppchen einen lytischen Herd setzt. Zwischen den Lysen bleiben Knochenreste bestehen. Zur Unterscheidung von einem Meningeom kann die homogene KM-Anreicherung dieses Tumors herangezogen werden, die auch die Dura erfasst. Bei Hypophysenadenomen ist ein intrasellarer Anteil nachweisbar. Das Kraniopharyngeom zeigt nicht unbedingt ossäre Destruktionen des Klivus, die diagnostisch wegweisenden Verkalkungen sind jedoch ausgeprägter.

Rezidivdiagnostik

Oft bleibt nach Operationen ein residualer Tumor bestehen, und auch die postoperative Radiatio kann hier keine grundsätzliche Abhilfe schaffen. Das Erscheinungsbild des Rezidivs entspricht dem ursprünglichen Tumor. Ebenso sind Absiedelungen im Zugangsweg möglich. Wurde postoperativ nachbestrahlt, so muss immer daran gedacht werden, dass eine Hirnstammsymptomatik sowohl postaktinisch als auch durch einen Rezidivtumor bedingt sein kann.

▸ Eine Hirnstammsymptomatik kann postaktinisch oder auch durch einen Rezidivtumor bedingt sein.

▸ Eine Destruktion des Klivus mit Verkalkungen und zystischen Veränderungen ist ein Hinweis auf ein Chordom.

Chondrome, Chondrosarkome

Häufigkeit: Selten.
Wegweisender bildmorphologischer Befund: Meningeomartiger Tumor mit scholligen Verkalkungen.
Prozedere: MRT, Operation.
Einsatz anderer Methoden: Nachweis der T2w signalreichen Knorpelmatrix im MRT.
Fragen, die der Befund beantworten muss:
- Lage, Ausdehnung?
- Vaskularisierung?

Pathogenese

Intrakraniale Chondrome gehen meist von den Synchondrosen der Schädelbasis aus. Sie können isoliert oder in Zusammenhang mit einem Morbus Ollier oder einem Maffucci-Syndrom auftreten. Als maligne Variante existiert das Chondrosarkom. Einzelne in der Literatur beschriebene Fälle nahmen ihren Ursprung auch von der Falx. Zu den osteokartilaginären Tumoren zählen auch die Osteome, die intrakranial auch von der Dura ausgehen können.

Häufigkeit

Chondrome und Chondrosarkome im ZNS sind eine extreme Seltenheit (weniger als 0,16% aller Hirntumoren). Genaue Zahlen liegen nicht vor.

Klinik

Männer und Frauen sind etwa gleich häufig betroffen; eine Bevorzugung bestimmter Altersgruppen lässt sich nicht feststellen, wobei die Tumoren oft im jüngeren Erwachsenenalter klinisch manifest werden. Die Beschwerden hängen von der Lage des Tumors ab.

CT-Morphologie

Nativ sind Chondrome meist hypodens. An die Diagnose eines Chondroms sollten eine mäßige KM-Aufnahme und schollige (popcornartige) Verkalkungen in einem sonst einem Meningeom ahnelnden Tumor denken lassen. Charakteristisch ist auch das minimale umgebende Ödem. Die KM-Anreicherung verläuft langsam. Auf Spätaufnahmen kann sich eine ganz andere KM-Anreicherung zeigen als in der Frühphase. An ein Chondrosarkom (Abb. 5.**60**, Abb. 5.**61**) muss bei Rezidiven oder bei primär lokal invasiven Tumoren gedacht werden.

Differenzialdiagnose

Das Meningeom gehört zu den Tumoren, denen das Chondrom bildmorphologisch ähnelt. Ein „dural tail" und Verkalkungen, die – soweit vorhanden – nicht für einen knorpelbildenden Tumor charakteristisch sind, unterscheiden das Meningeom. Einen „dural tail" hat nur das Meningeom. Dieses weist nicht die popcornartigen Verkalkungen auf, die für eine Knorpelmatrix typisch sind. Weitere Differenzialdiagnosen sind Hämangioperizytome, Metastasen und vaskuläre Malformationen.

> An ein Chondrosarkom muss bei Rezidiven oder bei primär lokal invasiven Tumoren gedacht werden.

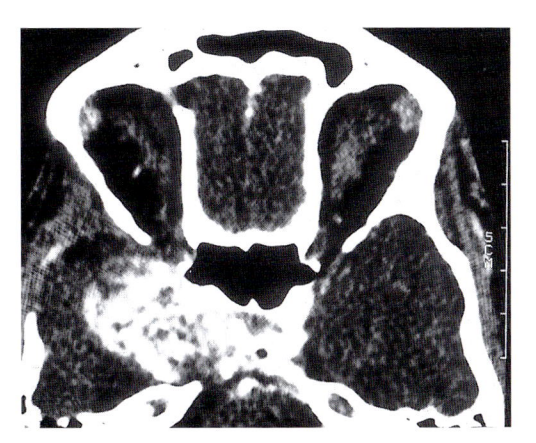

Abb. 5.60 **Chondrosarkom.** Der parasellare Tumor weist bereits im Weichteilbild schollige Verkalkungen auf.

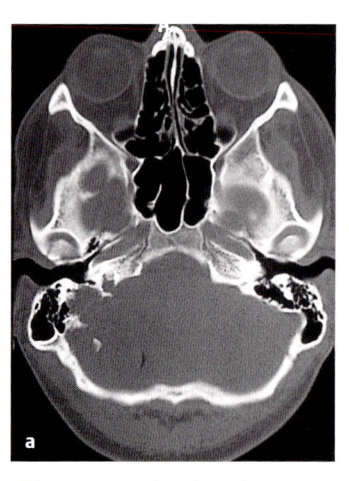

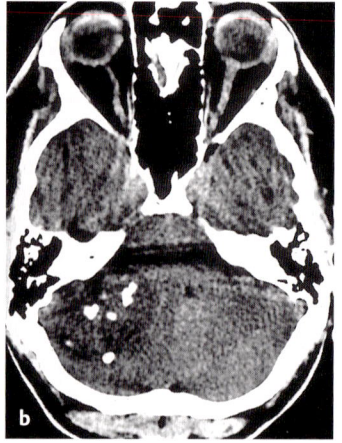

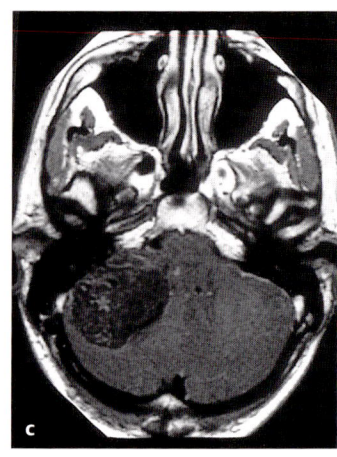

Abb. 5.61a–c **Chondrosarkom.**
a Der ursprünglich für einen Glomustumor gehaltene Tumor hat größere Anteile des rechten Mastoids destruiert.
b Ungewöhnlich für einen Glomustumor ist die geringe KM-Anreicherung.
c Der Tumor weist popcornartige Verkalkungen auf. Im transversalen MRT-Bild wird die extraaxiale Natur des Tumors deutlich.

Karzinome

Häufigkeit: Ausdehnung nach intrakranial ist in fortgeschrittenen Stadien nicht selten.
Wegweisender bildmorphologischer Befund: Weichteildichter Tumor, oft von den paranasalen Sinus oder von der Schädelbasis ausgehend.
Prozedere*:* MRT, Operation, Chemotherapie, Radiatio.
Einsatz anderer Methoden: Intrakraniale Ausdehnung (meningeale KM-Anreicherung).
Fragen, die der Befund beantworten muss:
- Ausdehnung (sekretgefüllte Höhlen/Weichteilgewebe)?
- Knöcherne Destruktionen?
- Meningen/Sinus cavernosus/Foramina der Schädelbasis?

> Wichtigstes Kriterium bei der Beurteilung der intrakranialen Ausdehnung eines Karzinoms ist die Intaktheit der knöchernen Begrenzungen.

Pathogenese

Epitheliale Tumoren ganz unterschiedlichen Ursprungs werden im Bereich der Schädelbasis und der paranasalen Sinus angetroffen, wobei Plattenepithelkarzinome bei weitem die häufigsten sind. Adenokarzinome und anaplastische Karzinome werden jedoch ebenso gefunden.

Klinik

Die Beschwerden sind oft uncharakteristisch und deuten auf eine chronische Sinusitis hin. Daneben kommen Schluckbeschwerden (Abb. 5.**62**) und lokale Zeichen (z. B. Schwellungen) vor.

CT-Morphologie

Wichtigstes Kriterium bei der Beurteilung der intrakranialen Ausdehnung ist die Intaktheit der knöchernen Begrenzungen der Nasennebenhöhlen, des Orbitadachs etc. Eine Knochenfensterdarstellung der Untersuchung sollte daher in transversaler und koronarer Schnittführung angefertigt werden. KM-gestützte Bilder zeigen oft einen besseren Kontrast zwischen intrakranialem Tumoranteil und Hirngewebe. In den Nasennebenhöhlen selbst sind sekretgefüllte Höhlen nach KM-Gabe leicht von anreicherndem Tumorgewebe zu unterscheiden.

Differenzialdiagnose

Ohne Biopsie ist die Differenzialdiagnose meist nicht zu stellen. Häufiger finden sich beispielsweise Lymphome, seltener die unterschiedlichsten Knochentumoren oder das Ästhesioneuroblastom. Bei großen Tumoren bleibt die Ursprungsstruktur oft unklar.

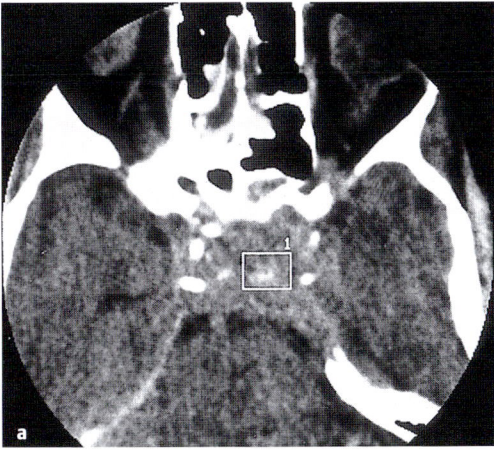

Abb. 5.62 a u. b **Nasopharynxkarzinom.**
a Der CT-Schnitt knapp unterhalb des Sellabodens zeigt eine KM aufnehmende Raumforderung, die den Klivus weitgehend destruiert hat.

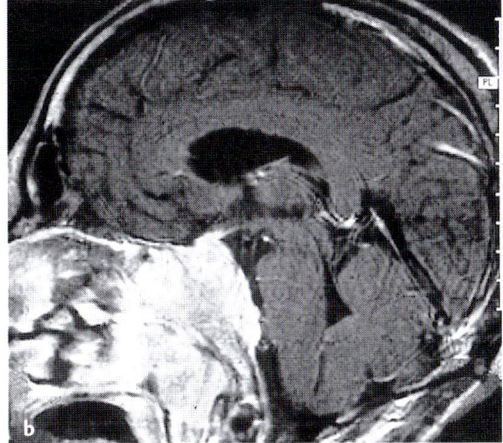

b Beginnende Kompression des Hirnstamms von ventral, die in der MRT noch deutlicher wird. Hier ist die KM-Anreicherung des Tumors intensiv.

Metastasen

Häufigkeit: Häufiger Befund, häufige Fragestellung.
Wegweisender bildmorphologischer Befund: Multiple, eher rundliche oder ringförmige Läsionen.
Prozedere: Entscheidung Operation/Radiatio.
Einsatz anderer Methoden: Die MRT ist weit sensitiver.
Fragen, die der Befund beantworten muss:
- Anzahl der Herde?
- Vorhandensein und Ausmaß von Ödem und Raumforderung?
- Weitergehende Abklärung (MRT) erforderlich?
- Ggf. auf Beschränkungen der CT hinweisen (meningeale Metastasen schlecht nachweisbar).

- Tumoren mit häufiger zerebraler Metastasierung sind das Bronchial- und das Mammakarzinom.
- Eingeblutete Metastasen treten gehäuft beim Melanom auf.

Häufigkeit

Neben den höhergradigen Gliomen sind Metastasen die häufigsten malignen intrakraniellen Raumforderungen.

Pathogenese

Eine Vielzahl von Tumoren kann zu Hirnmetastasen führen. Bei der Primärtumorsuche sollten folgende Grundsätze beachtet werden:
- Es ist nicht möglich, von der Morphologie einer Hirnmetastase auf den Primärtumor zu schließen.
- Hirnmetastasen gehen nicht nur von den Tumoren aus, die häufig nach zerebral metastasieren. Mitunter wird ein insgesamt häufiger Tumor – auch wenn er seltener zu Hirnmetastasen führt – als Primärtumor einer Hirnmetastase aufgedeckt.

Klinik

Das klinische Bild variiert sehr stark. Immer wieder trifft man auf Patienten, bei denen multiple Hirnmetastasen klinisch weitgehend stumm sind (Abb. 5.**63**). Solche Bilder sind vor allem beim Mammakarzinom zu beobachten. Große supratentorielle Metastasen oder kleinere supratentorielle Metastasen mit Raumforderung und perifokalem Ödem (Abb. 5.**64**, Abb. 5.**65**) können Anfälle auslösen. Bei infratentoriellen Metastasen steht oft die von einem Hydrozephalus verursachte Klinik im Vordergrund.

▶ Von der Morphologie einer Hirnmetastase kann nicht auf den Primärtumor geschlossen werden.

▶ Supratentorielle Metastasen, auch in größerer Anzahl, sind oft überraschend symptomlos.

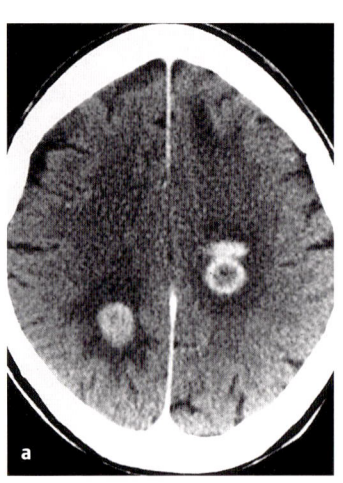

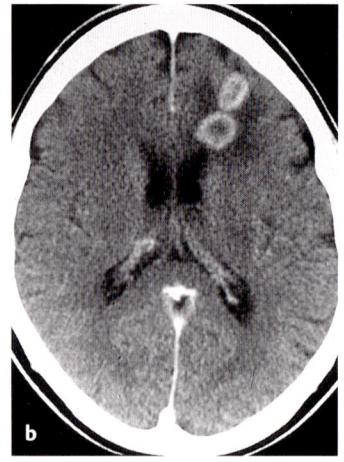

5 Intrakraniale Tumoren

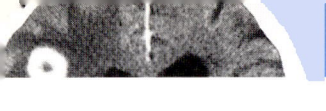

Abb. 5.63 a u. b **Multiple Hirnmetastasen.** Die CT-Schnitte einer Patientin in unterschiedlicher Höhe zeigen das typische Erscheinungsbild intrakranieller Metastasen: Supratentoriell sind multiple Läsionen nachweisbar. Aufgrund des raschen Wachstums und der dann unzureichenden Perfusion findet sich ein ringförmiger Aufbau mit kleiner zentraler Nekrose. Das perifokale Ödem ist oft sehr ausgeprägt, nach Cortisontherapie kann es jedoch auch geringer sein. Supratentorielle Metastasen, auch in größerer Anzahl, sind oft überraschend symptomlos.

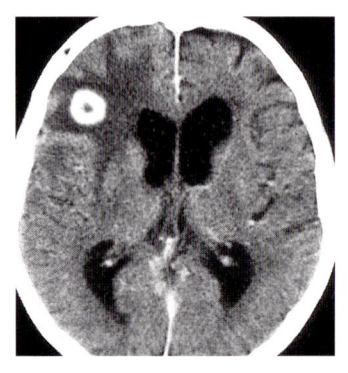

Abb. 5.64 **Metastase.** Der Schnitt in Höhe einer Metastase rechts frontal zeigt das typische fingerförmige Marklagerödem. Eine wesentliche Raumforderung besteht noch nicht.

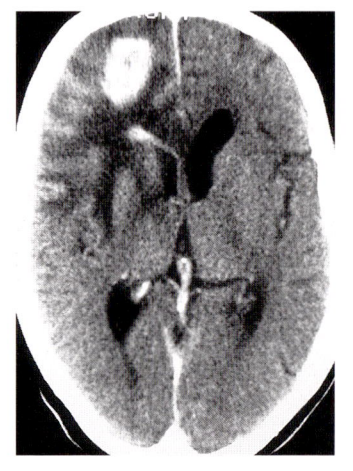

> Auch bei unauffälliger nativer CT ist eine KM-Gabe zum Metastasenausschluss erforderlich.

Abb. 5.65 **Metastase.** Als Raumforderungszeichen ist neben einem perifokalen Ödem und einer Blut-Hirn-Schrankenstörung eine Verlagerung des rechten Vorderhorns erkennbar.

CT-Morphologie

Multiplizität. Wegweisendes bildmorphologisches Kriterium der Hirnmetastasen ist die Multiplizität. „Multipel" muss dabei so verstanden werden, dass im CT bestimmte Befundmuster regelmäßig angetroffen werden:

- ein größerer solitärer Herd mit ring- oder girlandenförmiger KM-Anreicherung, der auch einem Glioblastom entsprechen könnte,
- ein größerer, vermeintlich solitärer Herd, bei dem bei weiterer Abklärung eine oder mehrere andere Herde gefunden werden,
- mehrere kleine, KM anreichernde Herde mit großem perifokalem Ödem,
- multiple kleine Herde mit rundlicher KM-Anreicherung ohne wesentliche Raumforderung und ohne wesentliches Ödem,
- ein einzelner, größerer infratentorieller Herd, der den IV. Ventrikel komprimiert (Abb. 5.**66**) und zum Hydrozephalus geführt hat.

Ödembildung. Auch kleine Metastasen führen oft zu einem Ödem, welches den größeren Teil einer Hemisphäre einnimmt. Insgesamt ist das Marklager stärker ödematisierbar als die graue Substanz. Kleine Metastasen in der Hirnrinde können daher dem Nachweis in der nativen CT entgehen – eine KM-Gabe ist daher zum Metastasenausschluss auch bei unauffälliger nativer CT erforderlich.

Zystische Struktur. Zystische Metastasen (Abb. 5.**67**) finden sich vor allem beim Bronchialkarzinom, können jedoch grundsätzlich bei allen Tumoren beobachtet werden. Die Befunde können sehr ausgeprägt sein. Es finden sich Bilder mit weitgehender

Destruktion und schwammartigem Aspekt der Großhirnhemisphären.

Einblutung. Eingeblutete Metastasen sind nicht selten. Sie sind an der erhöhten Dichte im nativen Bild erkennbar. Grundsätzlich sollte aber daran gedacht werden, dass die durch ein Ödem verursachte Hypodensität des Marklagers auch isodense Metastasen hyperdens erscheinen lassen kann (Abb. 5.**68**).

Verkalkungen. Verkalkungen finden sich bei Metastasen des Ovarialkarzinoms (Abb. 5.**69**). Selten sind verkalkte Hirnmetastasen auch beim Osteosarkom zu beobachten.

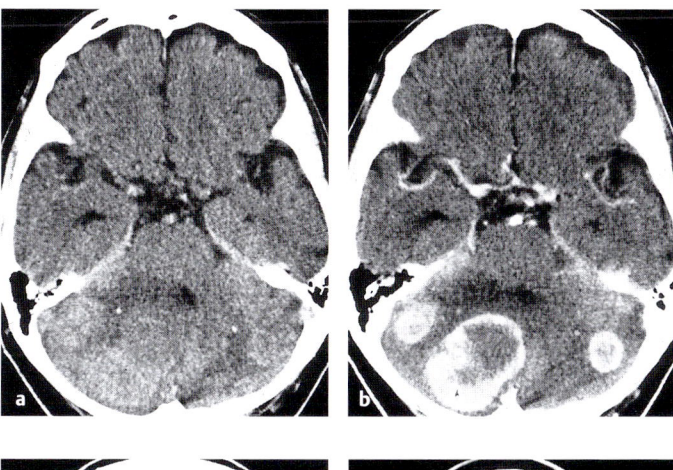

Abb. 5.66a u. b **Metastase.**
a Das native Bild zeigt eine Verlagerung des IV. Ventrikels und eine sehr inhomogene Dichte des infratentoriellen Hirngewebes.
b Nach KM-Gabe werden mehrere, teils ringförmig, teils girlandenförmig KM anreichernde Metastasen erkennbar (Bronchialkarzinom).

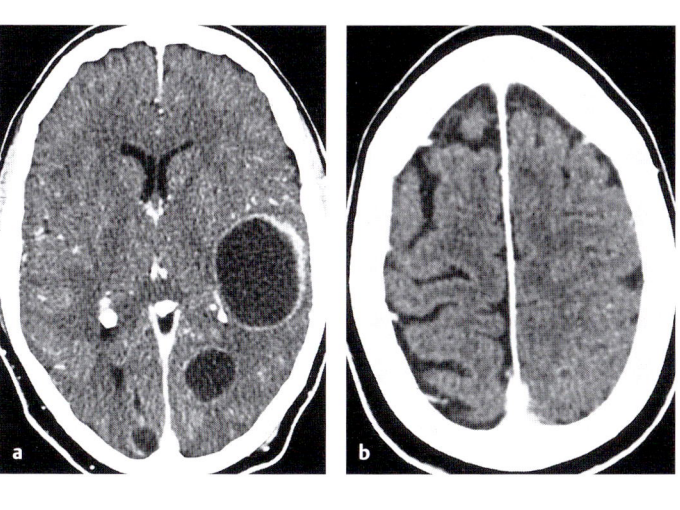

Abb. 5.67a u. b **Metastase.**
a Metastasen mit eher zystischem Aspekt, d. h. solche mit großer zentraler Nekrose und nur sehr dünnem KM anreicherndem Saum (Mammakarzinom).
b Die großen Läsionen zeigen als raumfordernde Wirkung ein Verstreichen der Sulci, was in einer höheren Schicht besser erkennbar ist.

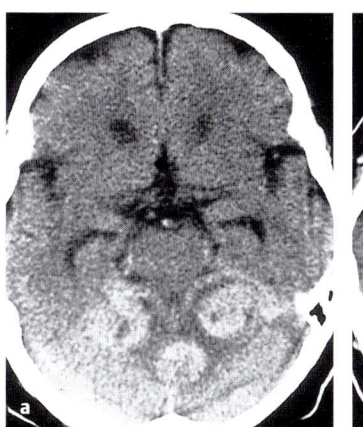

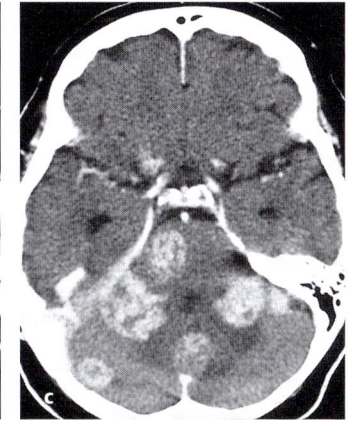

Abb. 5.68a–c **Metastase.**
a Aufgrund der Hypodensität des umgebenden Ödems können Metastasen im nativen Bild hyperdens erscheinen.
b, c Nach KM-Gabe kommt es zu einer intensiven Anreicherung. Multiple Metastasen der hinteren Schädelgrube.

KM-Anreicherung. Morphologisch stehen zwar rundliche oder ringförmige KM-Anreicherungen bei Hirnmetastasen im Vordergrund, Anschnittphänomene können jedoch nahezu alle Morphologien vortäuschen (Abb. 5.**70**).

Meningeale Metastasierung. Zum Nachweis einer meningealen Metastasierung ist die MRT der CT überlegen. Noch aussagekräftiger ist allerdings die Liquorzytologie (Abb. 5.**71**).

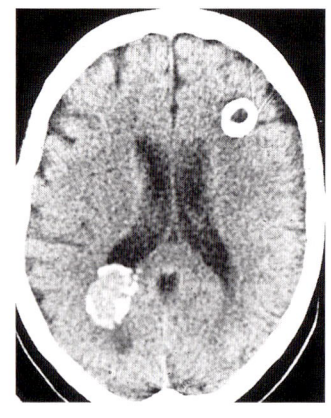

Abb. 5.69 **Metastase.** Verkalkte Metastasen sind wie in dem hier gezeigten Beispiel u. a. beim Ovarialkarzinom zu beobachten. Differenzialdiagnostisch sind immer ähnliche Veränderungen abzugrenzen, z. B. eine Toxoplasmose.

Differenzialdiagnose

Je nachdem, ob solitäre oder multiple Läsionen vorliegen, müssen unterschiedliche Entitäten in Betracht gezogen werden.

Solitäre Läsionen. Bei der solitären Läsion steht das Glioblastom differenzialdiagnostisch im Vordergrund. Eine sichere Differenzierung ist hier meist erst mit einer stereotaktischen Biopsie möglich, da beide Entitäten sowohl eine eher ringförmige als auch eine eher girlandenförmige KM-Anreicherung aufweisen können.

Besser abgrenzbar sind oft Hirnabszesse. Im typischen Fall liegen sie aufgrund ihres Ausgangs von Entzündungen des Mastoids oder der Nasennebenhöhlen in der mittleren Schädelgrube oder rostral im Frontallappen. Beim Abszess findet sich ein dünner, KM anreichernder Ring. Immer wieder kommt es bei Patienten mit Encephalomyelitis disseminata zu Verwechslungen mit Metastasen oder einem Glioblastom. Selten manifestiert sich nämlich auch diese Erkrankung im CT mit einem oder mehreren anreichernden Ringen. Das Erkrankungsalter und das Geschlecht sollten bei solchen Befunden an die Encephalomyelitis disseminata denken lassen.

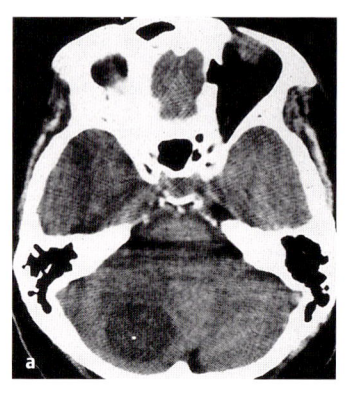

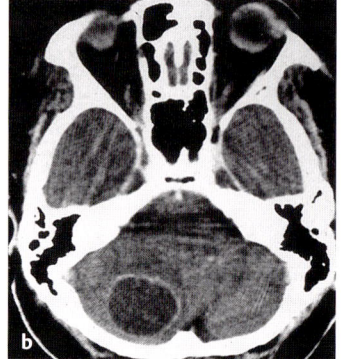

Abb. 5.70 a u. b **Metastase.** Dieser Metastasentyp ist nicht immer vom Angioblastom abzugrenzen. Im nativen und im KM-Bild wird eine zystische Raumforderung mit liquidem Inhalt erkennbar, die einen dünnen, KM anreichernden Rand aufweist. Zur Unterscheidung vom Hämangioblastom ist die Angiographie geeignet. Bei Metastasen fehlt der KM anreichernde Nidus in der Zystenwand.

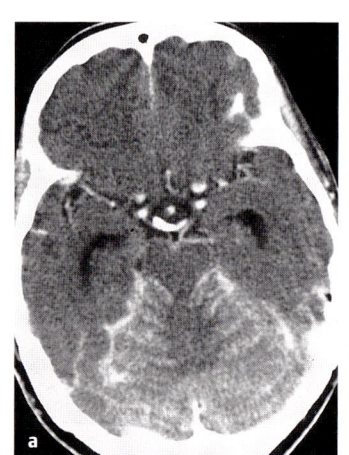

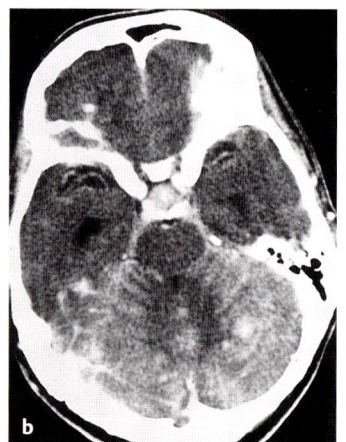

Abb. 5.71 a u. b **Metastase.** Eher solide Raumforderungen sind selten auch begleitend bei der Meningeosis carcinomatosa zu sehen. In dem hier gezeigten Beispiel einer Patientin mit metastasiertem Mammakarzinom findet sich eine ausgedehnte KM-Anreicherung an der Hirnoberfläche, die auch einzelne noduläre Herde aufweist.

▸ Bei solitären Metastasen steht das Glioblastom differenzialdiagnostisch im Vordergrund.

▸ Metastasen mit ihren KM anreichernden Ringen können mit einer Encephalomyelitis disseminata oder einem Glioblastom verwechselt werden.

▸ Grundsätzlich sollte nach dem Liquorbefund gefragt werden, der bei allen entzündlichen ZNS-Erkrankungen differenzialdiagnostische Hinweise gibt.

Multiple Läsionen. Auch bei multiplen Herden muss an das Glioblastom gedacht werden, wenn sie in nur einer Hemisphäre und gruppiert auftreten. Selbst beim CT-Befund von einem Dutzend ringförmig und rundlich KM anreichernder Herde steht das Glioblastom im Vordergrund der differenzialdiagnostischen Überlegungen, wenn die Herde gruppiert sind. Grundsätzlich sollte nach dem Liquorbefund gefragt werden, der bei allen entzündlichen ZNS-Erkrankungen Hinweise gibt.

Metastasen. Multiple duraständige Herde sind in aller Regel keine multiplen Meningeome, sondern multiple Metastasen. Immer wieder problematisch ist die Unterscheidung von Kavernomen und Metastasen. Beide können sich im nativen Bild schwach oder mäßig hyperdens abbilden. Sieht man von einer Angiographie ab, so kann eine sehr kurzfristige Verlaufskontrolle bei Metastasen manchmal bereits eine Progredienz nachweisen. Multiple entzündliche Herde können ebenfalls den Metastasen vergleichbare Bilder aufweisen (Tuberkulome, Neurozystizerkose).

Rezidivdiagnostik

Die Frage des Verlaufs hat bei Metastasen nach der Operation einer solitären Metastase oder nach stereotaktischer oder Ganzhirnbestrahlung natürlich einen besonderen Stellenwert. Vielfach ist die CT jedoch einerseits auf die Erstdiagnose von Hirnmetastasen und andererseits auf den unmittelbaren postoperativen Verlauf zu beschränken. Besondere Aufmerksamkeit sollte immer der exakten Beschreibung eines möglichen Hirnödems gewidmet werden. Postoperativ steht meist die Blutungs- oder Raumforderungsfrage im Vordergrund. Die Frage nach Rest- oder Rezidivtumoren ist eher mit der MRT, die nach der Abgrenzung von Strahlennekrosen eher nuklearmedizinisch (PET) zu beantworten.

> Multiple duraständige Herde sind in aller Regel keine multiplen Meningeome, sondern multiple Metastasen.

Zusammenfassung

Neuroepitheliale Tumoren. Häufigste Vertreter dieser Gruppe sind *Gliome*. Sie machen ca. 60% der Hirntumoren aus, jedes 2. Gliom ist ein Glioblastom. Die landestypische Inzidenz und Mortalität supratentorieller Gliome steigt mit dem sozioökonomischen Status. Typische Befunde sind eine Marklagerhypodensität (niedrigmaligne Formen) oder ein girlandenförmig KM anreichernder Tumor (höhermaligne Formen).
Seltene neuroepitheliale Tumoren sind das *pleomorphe Xanthoastrozytom* und das *subependymale Riesenzellastrozytom*.

Ependymale Tumoren. *Ependymome* zählen zu den Gliomen und treten überwiegend bei Kindern auf. Die CT-Morphologie ist uneinheitlich: Neben Tumoren, die iso- oder hypodens zum Marklager sind, finden sich auch solche mit nativer Hyperdensität. Ependymome können aufgrund ihrer „Plastizität" über die Ausgänge des IV. Ventrikels in den Subarachnoidalraum der hinteren Schädelgrube einwachsen. *Subependymome,* die vom subependymalen Gliagewebe ausgehen, sind sehr selten.

Tumoren des Plexus choroideus. *Plexuspapillom* und *Plexuskarzinom* sind seltene Tumoren. Typisch ist eine irreguläre Oberfläche der Tumoren („farn"). Sie liegen supratentoriell oft im Trigonum der Seitenventrikel, infratentoriell im IV. Ventrikel.

Gliomatosis cerebri. Bei dieser Erkrankung kommt es zu einem diffusen neoplastischen Wachstum von Astrozyten, wobei aber die Gehirnanatomie erhalten bleibt. Im CT findet man eine Massenzunahme des Gehirns mit einer diffusen Hypodensität.

Neuronale und gemischte neuronale/gliale Tumoren. Das *Gangliozytom* ist sehr selten. Charakteristisch sind zystische und verkalkte Strukturen. *Gangliogliome* bestehen aus Nervenzellen und Glia und sind ebenfalls selten. Ihre CT-Morphologie ist uneinheitlich. Das *zentrale Neurozytom* ist eine benigne Variante des Neuroblastoms. Es liegt in den Seitenventrikeln und führt zu Liquorabflussstörungen. Im CT ist es mäßig scharf begrenzt und zeigt grobschollige Verkalkungen.
Das *Ästhesioneuroblastom* ist extrem selten.

Tumoren des Corpus pineale. Zu dieser Gruppe zählen das *Pineozytom*, das *Pineoblastom* und die *Corpus-pineale-Zyste*. Sie verursachen Liquorzirkulationsstörungen und haben eine uneinheitliche CT-Morphologie. Meist sind sie isodens bis hyperdens zum normalen Hirngewebe.

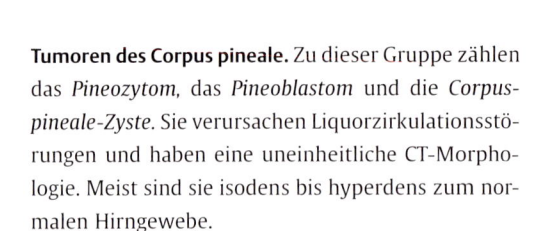

Embryonale Tumoren. Diese Tumorgruppe umfasst ausschließlich seltene Tumoren. Dazu zählt das hochmaligne *Neuroblastom*, in dem gleichzeitig Verkalkungen, Einblutungen und Zysten vorkommen. Das *Medulloepitheliom* ist ein glatt begrenzter zystischer oder solider Tumor. Weitere seltene Vertreter dieser Gruppe sind das Ependymoblastom und das Medulloblastom.

Tumoren der Hirnnerven. Wichtigster Vertreter der *Schwannome* ist das *Akustikusneurinom*, das nativ meist nur an der Aufweitung des knöchernen Porus acusticus erkennbar ist. *Neurofibrome* sind aus Schwann-Zellen, Fibroblasten und Perineuralzellen zusammengesetzt und kommen außer bei der Neurofibromatose nur selten vor.

Tumoren der Meningen. *Meningeome* haben meist einen niedrigen Malignitätsgrad. Fast immer sind sie im nativen CT schwach hyperdens. Außerdem kommt es zu einer Hyperostose des angrenzenden Knochens. Multiple Meningeome können mit meningealen Metastasen verwechselt werden. *Lipome* sind sehr selten und imponieren als fettdichte Raumforderung im Interhemisphärenspalt. *Fibröses Histiozytom* und *Hämangioperizytom* sind selten. *Rhabdomyosarkome* kommen insbesondere bei Kindern vor, meist in den Nasennebenhöhlen oder an der Schädelbasis. Die koronare CT stellt diesen Tumor am übersichtlichsten dar. Das *Hämangioblastom* ist der häufigste Tumor der hinteren Schädelgrube im Erwachsenenalter. Im CT erscheint es nach KM-Gabe meist zystisch mit einem oder mehreren wandständigen soliden Tumorknoten. Solide Angioblastome können mit der CT nicht sicher diagnostiziert werden.

Lymphome. Bei intrazerebralen *Lymphomen* ist eine Diagnosesicherung durch Biopsie wichtig. Meist sind sie im nativen CT hyperdens und reichern KM an – außer nach einer Cortisontherapie. Beim *Plasmozytom* besteht fast immer eine Osteolyse. Der Weichteilanteil kann jedoch so groß sein, dass er mit einem Meningeom verwechselt werden kann.

Keimzelltumoren. Zu dieser Tumorgruppe gehören Germinom, Teratome, Teratokarzinome, Embryonalzellkarzinome, Dottersacktumoren, Chorionkarzinome und Mischformen. Insbesondere Germinom und Teratom sind in der Corpus-pineale-Region häufig. Gerade eine fettdichte Raumforderung in der Corpus-pineale-Region sollte immer an ein Teratom denken lassen. Die übrigen Keimzelltumoren sind selten.

Zysten und tumorähnliche Läsionen. *Rathke-Zysten* sind autoptisch zwar häufig, aber selten symptomatisch und daher Zufallsbefunde. Im CT findet man intra- oder parasellar eine Zyste. Die flüssigkeitshaltigen *Epidermoide* haben eine wasseräquivalente Dichte und befinden sich meist in der zerebellopontinen Zisterne und in den para- und suprasellären Zisternen. *Dermoide* sind wesentlich seltener und kommen eher bei Kindern vor. Wegweisend ihre niedrige Dichte aufgrund des fettreichen Inhalts. *Kolloidzysten* zeigen sich im CT als rundliche, glatt begrenzte, zystische Raumforderung im III. Ventrikel. Sie können zu einem – auch intermittierenden – Verschluss des Foramen Monroi führen.

Tumoren der Sellaregion. Das *Hypophysenadenom* kann hormoninaktiv oder -aktiv sein. Im CT sind sie nativ isodens zum Hirngewebe, nach KM-Gabe kommt es zur ausgeprägten Dichteanhebung. Bei größeren Tumoren können sich Einblutungen und Zysten finden. Mikroadenome sind nur im KM-Bild gut erkennbar. Das *Kraniopharyngeom* zeigt ein Nebeneinander von zystischen Anteilen und Verkalkungen.

Regionale Tumoren und Metastasen. *Paragangliome* (Glomustumoren) sind neuroendokrine Tumoren, die in der Fossa jugularis oder im Innenohr entstehen. Sie reichern KM stark an, sind glatt begrenzt und können am Knochen glattwandige Lysen verursachen. Eine Destruktion des Klivus mit Verkalkungen und zystischen Veränderungen muss an das seltene *Chordom* denken lassen. Chondrome und Chondrosarkome sind ebenfalls selten. Sie gehen meist von den Synchondrosen der Schädelbasis aus. Wichtigstes Kriterium bei der Beurteilung der intrakranialen Ausdehnung eines *Karzinoms* ist die Intaktheit der knöchernen Begrenzungen. Eine Vielzahl von Tumoren kann zu *Hirnmetastasen* führen. Von der Morphologie einer Hirnmetastase kann nicht auf den Primärtumor geschlossen werden.

Literatur

Zur Weiterbildung empfohlen

Gliome

Forsyth P.H., J.B. Posner: Headaches in patients with brain tumors: a study of 111 patients. Neurology 1993;43, 1678–1683
beschreibt die Häufigkeit von Kopfschmerzen bei etwa 50% aller Patienten mit primären oder metastatischen Hirntumoren

Hildebrandt J. et al.: Epileptic seizures during follow-up of patients treated for primary brain tumors. Neurology 2005, 65; 212–215
Epilepsien bei niedriggradigen Gliomen finden sich in 80%, bei höhergradigen in bis zu 60%, bei Meningeomen in etwa 40% und bei primären ZNS-Lymphomen bei ca. 20%

Stefan H et al.: Hirntumoren und Epilepsien. Nervenarzt 2005, 76, 1196–1208
bei Erstdiagnose einer Epilepsie wird in bis zu 5% als Ursache ein Hirntumor gefunden

Albert, F. K., D. Zenner, M. Forsting: Nutzen des radiologischen Monitorings nach Glioblastomexstirpation. Klin. Neuroradiol. 4 (1994) 203–219

Burger, P.C., R. Heinz, T. Shibata, P. Kleihues: Topographic anatomy and CT correlations in the untreated glioblastoma multiforme. J. Neurosurg. 68 (1988) 698–704
führt in das grundlegende Problem der Bestimmbarkeit der Tumorausdehnung mit Schnittbildverfahren ein

Byrne, T. N.: Imaging of gliomas. Semin. Oncol. 21 (1994) 162–171
Übersichtsarbeit mit allen Methoden

Cairncross, J. G., D. R. Macdonald, J. H. W. Pexan, F. J. Ives: Steroid induced CT changes in patients with recurrent malignant glioma. Neurology 38 (1988) 724–726
grundlegend zum Verständnis der Bildbefunde

Koeller, K.K., E. Rushing: Pilocytic astrocytoma: radiologic-pathologic correlation. Radiographics 24 (2004) 1693–1708
Übersichtsartikel mit vielen CT-Befunden

Onda, K., R. Tanaka, H. Takahashi, N. Takeda, F. Ikuta: Symptomatic cerebrospinal fluid dissemination of cerebral glioblastoma. Neuroradiology 32 (1990)146–150
teils mit histologischen Korrelationen

Spetzger, U., A. Thron, J. M. Gilsbach: Immediate postoperative CT contrast enhancement following surgery of cerebral tumoral lesions. J. Comput. Assist. Tomogr. 22 (1998) 120–125
CT-Befunde innerhalb der ersten Stunden (!) nach Operation

Steinhoff, H., W. Lanksch, E. Kazner et al.: Computed tomography in the diagnosis and differential diagnosis of glioblastomas. Neuroradiology 14 (1977) 193–200
die klassische Arbeit zur Diagnose und Differenzialdiagnose

Tolly, T. L., J. E. Bruckman, D. J. Czarnecki et al.: Early CT findings after interstitial radiation therapy for primary malignant brain tumors. Amer. J. Neuroradiol. 9 (1988) 1177–1180
beschreibt das Problem grundlegend

Pleomorphes Xanthoastrozytom

Blom, R. J.: Pleomorphic xanthoastrocytoma: CT appearance. J. Comput. assist. Tomogr. 12 (1988) 351–354
Fallbeschreibung mit Zusammenstellung der bisher publizierten Fälle

Levy, R. A., R. Allen, P. McKeever: Pleomorphic xanthoastrocytoma presenting with massive intracranial hemorrhage. Amer. J. Neuroradiol. 17 (1996) 154–156
Fallbeschreibung mit übersichtlicher Darstellung der Entität

Lipper, M. H., D. A. Eberhard, C. D. Phillips, L.-G. Vezina, W. S. Cail: Pleomorphic xanthoastrocytoma, a distinctive astroglial tumor: neuroradiologic and pathologic features. Amer. J. Neuroradiol. 14 (1993) 1397–1404
CT- und MRT-Befunde von 7 Patienten, histologische Sicherung

Subependymales Riesenzellastrozytom

Majos, C., S. Coll, C. Aguilera, J.J. Acebes, L.C. Pons: Intraventrikular mass lesions of the brain. Eur. Radiol. 10 (2000) 951–961
umfangreiche Bildsammlung, wenig CT

Koeller, K.K., G. Sandberg: Cerebral intraventricular neoplasms: radiologic-pathologic correlation. Radiographics 22 (2002) 1473–1505
umfangreiche Bildsammlung, einige CT

McConachie, N. S., B. S. Worthington, E. J. Cornford, N. Balsitis, R. W. Kerslake, T. Jaspan: Review article: computed tomography and magnetic resonance in the diagnosis of intraventricular cerebral masses. Brit. J. Radiol. 67 (1994) 223–243
Übersichtsarbeit anhand von 60 Patienten

Ependymom und Subependymom

Furie, D. M., J. M. Provenzale: Supratentorial ependymomas and subependymomas: CT and MR appearance. J. Comput. Assist. Tomogr. 19 (1995) 518–526

Plexuspapillom, Karzinom des Plexus choroideus

Buetwo, P. C., J. G. Smirniotopoulos, S. Done: Congenital brain tumors: a review of 45 cases. Amer. J. Neuroradiol. 11 (1990) 793–799
Übersicht über diese Manifestationsform

Nakase, H., T. Morimoto, T. Sakaki et al.: Bilateral choroid plexus cysts in the lateral ventricles. Amer. J. Neuroradiol. 12 (1991) 1204–1205
stellt einen Befund vor, der gelegentlich mit Tumoren verwechselt wird

Numaguchi, Y., R. W. Foster, G. K. Gum: Noncolloid neuroepithelial cysts in the lateral ventricle: CT and MR features. Neuroradiology 31 (1989) 98–101
stellt einen Befund vor, der gelegentlich mit Tumoren verwechselt wird

Gliomatosis cerebri

Pyhtinen, J., E. Paakko: A difficult diagnosis of gliomatosis cerebri. Neuroradiology 38 (1996) 444–448

Gangliozytom
Shin, J. H., H. K.Lee, S. K.Kang et al.: Neuronal tumours of the central nervous system: radiologic findings and pathologic correlation. Radiographics 22 (2002) 1177–1189
Fortbildungsartikel einschließlich der neuronal-glialen Tumoren

Gangliogliom
Dorne, H. L., A. M. O'Gorman: Computed tomography of intracranial gangliogliomas. Amer. J. Neuroradiol. 7 (1986) 281–285
Standardübersicht mit 13 eigenen Patienten und Literaturübersicht über 35 weitere

Neurozytom
Wichmann, W., O. Schubiger, A. von Deimling, C. Schenker, A. Valavanis: Neuroradiology of central neurocytoma. Neuroradiology 33 (1991) 143–148
Übersicht über die Charakteristika, die eine präoperative Diagnose ermöglichen könnten

Ästhesioneuroblastom
Hurst, R. W., S. Erickson, W. S. Cail et al.: Computed tomographic features of aesthesioneuroblastoma. Neuroradiology 31 (1989) 253–257
gute CT-Abbildungen

Kadish, S., M. Goodman, C. Wang: Olfactory aesthesioneuroblastoma: a clinical analysis of 17 cases. Cancer 37 (1976) 1571–1576
Staging und Prognose

Pineozytom, Pineoblastom, Corpus-pineale-Zyste
Ganti, S. R., S. K. Hill, B. M. Stein, A. J. Silver, M. Mawad, P. Sane: CT of pineal region tumors. Amer. J. Neuroradiol. 146 (1986) 451–458
Übersichtsarbeit anhand von 60 histologisch gesicherten Untersuchungen

Medulloepitheliom
Molloy, P.T., A. T. Yachnis, L. B. Rorke et al.: Central nervous system medulloepithelioma: a series of eight cases including two arising in the pons. J. Neurosurg. 84 (1996) 430–436
umfassende Übersicht; gute MRT-, jedoch keine CT-Abbildungen

Neuroblastom
Davis, P. C., R. D. Wichman, Y. Takei, J. C. Hoffman: Primary cerebral neuroblastoma: CT and MR findings in 12 cases. Amer. J. Neuroradiol. 11 (1990) 115–120
Zusammenstellung von 12 Fällen mit charakteristischen Abbildungen

PNET/Medulloblastom
Bourgouin, P. M., D. Tampieri, S. Z. Grahovac, C. Leger, R. Del Carpio, D. Melancon: CT and MR imaging findings in adults with cerebellar medulloblastoma: comparison with findings in children. Amer. J. Radiol. 159 (1992) 609–612
wichtig für die Manifestation bei Erwachsenen

Lee, Y.-Y., J. P. Glass, J. van Eys, S. Wallace: Medulloblastoma in infants and children. Computed tomographic follow-up after treatment. Radiology 154 (1985) 677–682
eine Arbeit, die Rezidive an einem größeren Patientenkollektiv methodisch untersucht und darstellt

Nelson, M., C. Diebler, W. St. C. Forbes: Paediatric medulloblastoma: atypical CT features at presentation in the SIOP II trial. Neuroradiology 33 (1991) 140–142
als Ergänzung zur Arbeit von Lee et al.

Sandhu, A., B. Kendall: Computed tomography in management of medulloblastomas. Neuroradiology 29 (1987) 444–452
Analyse der bildmorphologischen Kriterien anhand von Untersuchungen von 116 Patienten; Bildmaterial jedoch älter

Schwannom (Neurinom)
Curtin, H.: CT of acoustic neuroma and other tumors of the ear. Radiol. Clin. N. Amer. 22 (1984) 77–105
vollständiger Weiterbildungsartikel

DiBiasi, C., G. Trasimeni, M. Iannilli, E. Polettini, G. Gualdi: Intracerebral schwannoma: CT and MR findings. Amer. J. Neuroradiol. 15 (1994) 1956–1958
sehr seltene Manifestationsform

Mafee, M. F., C. S. Lachenauer, A. Kumar, P. M. Arnold, R. A. Buckingham, G. E. Valvassori: CT and MRI of intralabyrinthine schwannoma: report of two cases and review of the literature. Radiology 174 (1990) 395–400
eine der sehr seltenen Manifestationsformen

Petit-Lacour, M.C., K. Marsot-Dupuch, M. Hadj-Rabia et al.: Hemangioma of the porus acusticus. Impact of imaging studies: case reports. Neuroradiol. 43 (2001) 1102–1107
strukturierte Differenzialdiagnose der Kleinhirnbrückenwinkeltumoren. Klassifikation der Haemangiome

Wu, E.-H., Y.-S. Tang, Y.-T. Zhang, R.-J. Bai: CT in diagnosis of acoustic neuromas. Amer. J. Neuroradiol. 7 (1986) 645–650
erstaunlich aktuelle CT-Arbeit mit Analyse von 75 Patienten

Neurofibrom
Gardeur, D., A. Palmieri, R. Mashaly: Cranial computed tomography in the phakomatoses. Neuroradiology 25 (1983) 293–304
Serie von 77 Patienten, gesamtes Befundspektrum

Meningeom
Bradac, G. B., R. Ferszt, B. E. Kendall: Cranial Meningiomas. Diagnosis, Biology, Therapy. Springer, Berlin 1990

Lipom
Truwit, C. L., A. J. Barkovich: Pathogenesis of intracranial lipoma: an MR study in 42 patients. Amer. J. Neuroradiol. 11 (1990) 665–674
bildet eine Vielzahl von MRT-Fällen ab; eigene Theoriebildung

Rhabdomyosarkom

Heiß, E., F. Albert: Computertomographische Befunde bei Kleinhirnangioblastomen. Fortschr. Röntgenstr. 136 (1982) 151–156
sehr knappe und übersichtliche Darstellung von 16 in der CT und Angiographie untersuchten Fällen mit auch heute noch adäquatem Bildmaterial

Slater, A., N. R. Moore, S. M. Huson: The natural history of cerebellar hemangioblastoma in von Hippel-Lindau disease. Am. J. Neuroradiol. 24 (2003) 1570–1574
beschreibt Entwicklung von solide zu zystisch

Lymphom

Hartmann, M, K. Sartor: Primary malignant lymphoma of the brain. Radiologe 37 (1997) 42–50
Weiterbildungsarbeit

Plasmozytom

Mäntylä, R., J. Kinnunen, T. Böhling: Intracranial plasmacytoma: a case report. Neuroradiology 38 (1996) 646–649
Vorstellung eines seltenen, Meningen und Temporallappen infiltrierenden Plasmozytoms und übersichtliche Darstellung der verschiedenen intrakranialen Manifestationsarten

De Blay, V., N. Misson, G. Dardenne, M. J. M. Dupuis: Leptomeningeal myelomatosis mimicking a subdural haematoma. Neuroradiol. 42 (2000) 735–737
seltene Manifestation

Germinom

Chang, T., M. M. H. Teng, W.-Y. Guo, W.-C. Sheng: CT of pineal tumors and intracranial germ-cell tumors. Amer. J. Neuroradiol. 10 (1989) 1039–1044
CT-Befunde von 59 Corpus-pineale-Tumoren, alle Entitäten sind gut im Bild dokumentiert

Teratom

Neuhold, A., I. Fezoulidis, F. Frühwald, K. Wicke, M. Stiskal: Raumforderungen der Pinealisregion in der Magnetresonanztomographie. Fortschr. Röntgenstr. 151 (1989) 210–215
übersichtliche Zusammenstellung im Vergleich zu der – bei den Corpus-pineale-Tumoren wesentlichen – MRT

Rathke-Zysten

Kucharczyk, W., W. W. Peck, W. M. Kelly, D. Norman, T. H. Newton: Rathke cleft cyst: CT, MR imaging and pathologic features. Radiology 165 (1987) 491–495
typische Bildbefunde

Epidermoid

Hagen, T., C. Kujat, E. Donauer, U. Piepgras: Zur neuroradiologischen Diagnostik der intrakranialen Epidermoide. Radiologe 34 (1994) 639–647
CT-Abbildungen auch ungewöhnlicher Fälle, ausführliche Darstellung der Grundlagen

Sitoh, Y. Y., R. D. Tien: Neuroimaging in epilepsy. JMRI13 8 (1998) 277–288
ausführlicher Überblick über die neueren Methoden – als Ergänzung zur CT

Uchino, A., K. Hasuo, S. Matsumoto et al.: Intracranial epidermoid carcinoma: CT and MRI. Neuroradiology 37 (1995) 155–158
beschreibt CT- und MRT-Befunde dieser seltenen Variante und fasst die 11 in der Literatur beschriebenen Fälle zusammen

Dermoid

Gormley, W. B., F. J. Tomecek, N. Qureshi, G. M. Malik: Craniocerebral epidermoid and dermoid tumours: a review of 32 cases. Acta neurochir. 128 (1994) 115–121
Übersicht über Klinik, CT- und Operationsbefunde

Neugroschl, C., P. David, N. Sadeghi et al.: Unusual CT features of dermoid cyst in the posterior fossa. Eur. Radiol. 12 (2002) 2726–2729
Fallebschreibungmit CT-Bildern

Rubin, G., R. Scienza, A. Pasqualin, L. Rosta, R. Da-Pian: Craniocerebral epidermoids and dermoids. A review of 44 cases. Acta neurochir. 97 (1989) 1–16
ausführliche Übersicht mit orbitalen und diploischen Formen

Kolloidzyste

Armao, D., M. Castillo, H. Chen, L. Kwock: Colloid cyst of the third ventricle: imaging-pathologic correlation. Am. J. Neuroradiol. 21 (2000) 1470–1477
umfangreiche Darstellung

Ciric, I., I. Zivin: Neuroepithelial (colloid) cysts of the septum pellucidum. J. Neurosurg. 43 (1975) 69–73
mit embryologischer Ableitung

Kondziolka, D., L. D. Lunsford: Stereotactic management of colloid cysts: factors predicting success. J. Neurosurg. 75 (1991) 45–51
CT-gesteuerte Biopsie von Kolloidzysten bei 2 Patienten

Hypophysenadenom

Bonneville, J. F., F. Cattin, W. Gorczyca, J. Hardy: Pituitary microadenomas: early enhancement with dynamic CT-implications of arterial blood supply and potential importance. Radiology 187 (1993) 857–861
Auswertung von CT bei 260 Patienten mit Mikroadenomen

Sartor, K., M. G. Karnaze, J. D. Winthrop, M. Gado, F. J. Hodges: MR imaging in infra-, para- and retrosellar mass lesions. Neuroradiology 29 (1987) 19–29
retrospektiver Vergleich CT/MRT

Kraniopharyngeom

Tsuda, M., S. Takahashi, S. Higano, N. Kurihara, H. Ikeda, K. Sakamoto: CT and MR imaging of craniopharyngioma. Europ. Radiol. 7 (1997) 464–469
20 Fälle von Kraniopharyngeom

Paragangliom

Mafee, M. F., G. E. Valvassori, M. A. Shugar et al.: High resolution and dynamic sequential computed tomography: use in the evaluation of glomus complex tumors. Arch. Otolaryngol. 109 (1983) 691–696
stellt die bei den Glomustumoren ganz wesentliche dynamische Untersuchungstechnik dar

Chordom

Erdem, E., E. C. Angtuaco, R. Van Hemert, J. S. Park, O. Al-Mefty: Comprehensive review of intracrainal chordoma. Radiographics 23 (2003) 995–1009
Fortbildungsartikel

Sze, G., L. S. Uichanco, M. N. Brant-Zawadzki et al.: Chordomas: MR imaging. Radiology 166 (1988) 187–191
auch für die CT sehr informative und übersichtliche Arbeit

Weber, A. L., N. J. Liebsch, R. Sanchez, S. T. Sweriduk: Chordomas of the skull base. Neuroimag. Clin. N. Amer. 4 (1994) 515–527
sehr informativer Weiterbildungsartikel

Chondrom/Chondrosarkom

Yang, P. Y., J. F. Seeger, R. F. Carmody, A. S. Fleischer: Chondroma of falx: CT findings. J. Comput. Assist. Tomogr. 10 (1986) 1075–1076
Darstellung eines Falls; adäquate Literaturangaben und Darstellung der Grundlagen

Karzinome

Hoe, J. W.: Computed tomography of nasopharyngeal carcinoma. A review of CT appearances in 56 patients. Europ. J. Radiol. 9 (1989) 83–90
untersucht die Möglichkeit des TNM-Stagings

Metastasen

Pechová-Peterová, V., P. Kalvach: CT findings in cerebral metastases. Neuroradiology 28 (1986) 254–258
eine der seltenen nicht allzu alten Übersichten

Schumacher, M., M. Orszagh: Imaging techniques in neoplastic meningeosis. J. Neuro-Oncol. 38 (1998) 111–120
sehr informative Übersicht über diesen Schwachpunkt der bildgebenden Diagnostik

Neuere bzw. grundlegende Literatur

Gliome

Áfra, D., É. Osztie: Histologically confirmed changes on CT of reoperated low-grade astrocytomas. Neuroradiology 39 (1997) 804–810
Analyse postoperativer Verläufe

Arita, N., M. Taneda, T. Hayakawa: Leptomeningeal dissemination of malignant gliomas. Incidence, diagnosis and outcome. Acta neurochir. 126 (1994) 84–92
klinische Arbeit mit CT-Abbildung

Bognar, L., F. Turjman, E. Villanyi et al.: Tectal plate Gliomas. Part II: CT scans and MR imaging of tectal gliomas. Acta neurochir. 127 (1994) 48–54
bildmorphologischer Teil einer umfangreichen Beschreibung

Eastwood, J. D., J. M. Provenzale: Cerebral blood flow, blood volume, and vascular permeability of cerebral glioma assessed with dynamic CT perfusion imaging. Neuroradiol. 45 (2003) 373–376
mit Betrachtungen zu CT/MRT Perfusions-Bildgebung (Blutungsnachweis!)

Geremia, G. K., R. Wollman, R. Foust: Computed tomography of gliomatosis cerebri. J. Comput. assist. Tomogr. 12 (1988) 698–701
eine der vielen Fallbeschreibungen zu dieser Entität

Ildan, F., F. Gürsoy, B. Gül, B. Boyar, C. Kilic: Intracranial tuberculous abscess mimicking malignant glioma. Neurosurg. Rev. 17 (1994) 317–320
seltene Manifestation der Tuberkulose, CT-morphologisch gut dokumentiert

Kendall, B. E., J. Jakubowski, P. Pullicino, L. Symon: Difficulties in diagnosis of supratentorial gliomas by CAT scan. J. Neurol. Neurosurg. Psychiat. 42 (1979) 485–492
manches auch heute noch von Interesse

Lilja, A., H. Lundqvist, Y. Olsson et al.: Positron emission tomography and computed tomography differential diagnosis between recurrent or residual glioma and treatment-induced brain lesions. Acta Radiol. 30 (1989) 121–128
von Bedeutung, da dies eine Hauptindikation der zerebralen PET ist

McGahan, J. P., W. G. Ellis, R. W. Budenz et al.: Brain gliomas: sonographic characterization. Radiology 159 (1986) 485–492
Fallbeschreibung

Stylopoulos, L. A., A. E, George, M. J. de Leon et al.: Longitudinal CT study of parenchymal brain changes in glioma survivors. Amer. J. Neuroradiol. 9 (1988) 517–522
grundlegend zum Verständnis der Bildmorphologie

Vonofakos, D., H. Marcu, H. Hacker: Oligodendrogliomas: CT patterns with emphasis on features indicating malignancy. J. Comput. Assist. Tomogr. 3 (1979) 783–788
eine der nicht häufigen Arbeiten zum Oligodendrogliom

Wood, J. R., S. B. Green, W. R. Shapiro: The prognostic importance of tumor size in malignant gliomas: a computed tomographic study by the brain tumor cooperative group. J. Clin. Oncol. 6 (1988) 338–343
wichtiger Teilaspekt

Pleomorphes Xanthoastrozythom

Kepes, J. J., L. J. Rubinstein: Pleomorphic xanthoastrocytoma: a distinctive meningocerebral glioma of young subjects with relatively favorable diagnosis. Cancer 44 (1979) 1839–1852
Erstbeschreibung

Petropoulou, K., M. L. H. Whiteman, N. R. Altman, J. Bruce, G. Morrison: CT and MRI of pleomorphic xanthoastrocytoma: unusual biologic behaviour. J. Comput. assist. Tomogr. 19 (1995) 860–865
beschreibt einen biologisch aggressiveren Fall

Subependymales Riesenzellastrozytom

Okuchi, K., K. Hiramatsu, T. Modimoto, S. Tsunoda, T. Sakaki, S. Iwasaki: Astrocytoma with widespread calcification along axonal fibres. Neuroradiology 34 (1992) 328–330

Piepmeier, J. M.: Tumors and approaches to the lateral ventricles. Introduction and overview. J. Neuro-Oncol. 30 (1996) 267–274

Roszkowski, M., K. Drabik, S. Barszcz, S. Jozwiak: Surgical treatment of intraventricular tumors associated with tuberous sclerosis. Child's nerv. Syst. 11 (1995) 335–339

Ependymom

Chang, T., M. M. Teng, J. F. Lirng: Posterior cranial fossa tumours in childhood. Neuroradiology 35 (1993) 274–278

Kim, D. G., M. H. Han, S. H. Lee et al.: MRI of intracranial subependymoma: report of a case. Neuroradiology 35 (1993) 185–186.

Nagib, M. G., M. T. O'Fallon: Posterior fossa lateral ependymoma in childhood. Pediat. Neurosurg. 24 (1996) 299–305

Neumann, K., W. Schörner, N. Hosten, J. R. Iglesias, J. C. Böck: Magnetresonanztomographie intrakranialer Ependymome. Fortschr. Röntgenstr 157 (1992) 111–117

Piepmeier, J. M.: Tumors and approaches to the lateral ventricles. Introduction and overview. J. Neuro-Oncol. 30 (1996) 267–274

Subependymom

Kim, D. G., M. H. Han, S. H. Lee et al.: MRI of intracranial subependymoma: report of a case. Neuroradiology 35 (1993) 185–186.

Plexuspapillom, Karzinom des Plexus choroideus

Coates, T. L., D. B. Hinshaw, N. Peckman et al.: Pediatric choroid plexus neoplasm: MR, CT, and pathologic correlation. Radiology 173 (189) 81–88
Bericht über 4 Patienten, darunter Plexuskarzinom

Kart, B. H., S. C. Reddy, G. R. Rao, H. Poveda: Choroid plexus metastasis: CT appearance. J. Comput. assist. Tomogr. 10 (986) 537–540
Fallbeschreibung mit Darstellung der Differenzialdiagnose

Ken, J. G., D. F. Soberl, B. Copeland, J. D. Ill, K. E: Kortman: Choroid plexus papillomas of the foramen of Luschka: MR appearance. Amer. J. Neuroradiol. 12 (1991) 1201–1203
seltene Lokalisation; mit CT-Befunden

Gliomatosis cerebri

Freund, M., S. Hähnel, C. Sommer et al.: CT and MRI findings in gliomatosis cerebri: a neuroradiologic and neuropathologic review of diffuse infiltrating brain processes. Eur. Radiol. 11 (2001) 309–316
Abbildungen mit Gegenüberstellungen von CT- und MR-Befunden

Kyritsis, A. P., V. A. Levin, W. K. Yung, N. E. Leeds: Imaging patterns of multifocal gliomas. Europ. J. Radiol. 16 (1993) 163–170

Lafitte, F., S. Morel-Precetti, N. Martin-Duverneuil et al.: Multiple glioblastomas: CT amd MR features. Eur. Radiol. 11 (2001) 131–136
zur Differenzialdiagnose

Onal, C., C. Bayindir, R. Siraneci et al.: A serial CT scan and MRI verification of diffuse cerebrospinal gliomatosis: a case report with stereotactic diagnosis and radiological confirmation. Pediat. Neurosurg. 25 (1996) 94–99

Shin, Y. M., K. H. Chang, M. H. Han et al.: Gliomatosis cerebri: comparison of MR and CT features. Amer. J. Roentgenol. 161 (1993) 859–862

Gangliozytom

Altman, N. R.: MR and CT characteristics of gangliocytoma: a rare cause of epilepsy in children. Amer. J. Neuroradiol. 9 (1988) 917–921
Beschreibung von 3 Untersuchungen mit MRT und CT

Armstrong, E. A., D. C. Harwood-Nash, C. R. Ritz, S. H. Chuang, H. Pettersson, D. J. Martin: CT of neuroblastomas and ganglioneuromas in children. Amer. J. Roentgenol. 139 (1982) 571–576
vorwiegend Tumoren des Stamms

Ashley, D. G., C. S. Zee, P. T. Chandrasoma, H. D. Segall: Lhermitte-Duclos disease: CT and MR findings. J. Comput. assist. Tomogr. 14 (1990) 984–987
MRT-Beschreibung eines Falls mit CT-Abbildung

Gangliogliom

Castillo, M., P. C. Davis, Y. Takei, J. C. Hoffman: Intracranial ganglioglioma: MR, CT, and clinical findings in 18 patients. Amer. J. Neuroradiol. 11 (1990) 109–114
Vergleich von CT und –nativer –MRT

Martin, D. S., B. Levy, E. E. Awwad, T. Pittman: Desmoplastic infantile ganglioglioma: CT and MR features. Amer. J. Neuroradiol. 12 (1991) 1195–1191
seltene Variante dieses seltenen Tumors

Shuangshoti, S., E. Kirsch, P. Bannan, V. Fabian: Ganglioglioma of the optic chiasm: case report and review of the literature. Am. J. Neuroradiol. 21 (2000) 1486–1489
Differenzialdiagnose zum pilozytischen Astrozytom

Tampieri, D., R. Moumdjian, D. Melanson, R. Ethier: Intracerebral gangliogliomas in patients with partial complex seizures. Amer. J. Neuroradiol. 12 (1991) 749–755
klinische Vorauswahl der Patienten

Tien, R. D., S. L. Tuori, N. Pulkingham, P. C. Burger: Ganglioglioma with leptomeningeal and subarachnoid spread: results of CT, MR, and PET imaging. Amer. J. Radiol. 159 (1992) 391–393
Fallbeschreibung

Neurozytom

Cheung, Y. K.: Central neurocytoma occurring in the thalamus: CT and MRI findings. Aust. Radiol. 40 (1996) 182–184
über eine seltenere Variante

Fukui, M., T. Matsushima, K. Fujii, S. Nishio, I. Takeshita, T. Tashima: Pineal and third ventricle tumours in the CT and MR eras. Acta neurochir. 53, Suppl. (1991) 127–136
größere, neurochirurgische Übersicht

Goergen, S. K., M. F. Gonzales, C. A. McLean: Interventricular neurocytoma: radiologic features and review of the literature. Radiology 182 (1992) 787–792
Übersicht über bisher publizierte Fälle, viele abgebildet

Porter-Grenn, L. M., R. Silbergleit, H. J. Stern, S. C. Patel, B. Mehta, W. P. Sanders: Intraventricular primary neuronal neoplasms: CT, MR, and angiographic findings. J. Comput. assist. Tomogr. 15 (1991) 365–368
Abgrenzung vom Neuroblastom, einschließlich Angiographie

Tomura, N., H. Hirano, O. Watanabe et al.: Central neurocytoma with clinically malignant behavior. Amer. J. Neuroradiol. 18 (1997) 1175–1178
2 Fälle mit postoperativer Disseminierung

Ästhesioneuroblastom

Burker, D. P., T. O. Gabrielsen, J. E. Knake et al.: Radiology of olfactory neuroblastoma. Radiology 137 (1980) 367–372
CT-Aufnahmen veraltet; informative Angiographien

5 Intrakraniale Tumoren

Feyerabend, T.: Die Stellung der Radiotherapie in der Behandlung des Ästhesioneuroblastoms. HNO 38 (1990) 20–23
Überblick über die Therapie mit 3 Kasuistiken

Regenbogen, V. S., S. J. Zinreich, K. S. Kim et al.: Hyperostotic esthesioneuroblastoma: CT and MR findings. J. Comput. assist. Tomogr. 12 (1988) 52–56
wichtig für die Differenzialdiagnose zum Meningeom

Vanhoenacker, P., R. Hermans, W. Sneyers et al.: Atypical aesthesioneuroblastoma: CT and MRI findings. Neuroradiology 35 (1993) 466–467
Fallbeschreibung

Pineozytom, Pineoblastom, Corpus-pineale-Zyste

Evanson, E. J., P. D. Lewis, I. R. Colquhoun: Primary germinoma of the posterior cranial fossa: a case report. Neuroradiology 39 (1997) 716–718
sehr gut dokumentierte Untersuchungen

Neuhold, A., I. Fezoulidis, F. Frühwald, K. Wicke, M. Stiskal: Raumforderungen der Pinealisregion in der Magnetresonanztomographie. Fortschr. Röntgenstr. 151 (1989) 210–215
Vergleich MRT gegenüber CT bei 24 histologisch gesicherten Läsionen

Medulloepitheliom

Poot, R. D.: Medulloepithelioma: first CT images. Neuroradiology 28 (1986) 286
gute Abbildung eines CT-Befunds – wenn auch erstaunlicherweise mit suspekter Histologie

Neuroblastom

Goldberg, R. M., I. A. Keller, S. M. Schonfeld, R. S. Mezrich, D. L. Rosenfeld: Intracranial route of a cervical neuroblastoma through skull base foramina. Pediat. Radiol. 26 (1996) 715–716
Fallbeschreibung, wie im Titel zusammengefasst

Wiegel, B., T. M. Harris, M. K. Edwards. R. R. Smith, B. Azzarelli: MR of intracranial neuroblastoma with dural sinus invasion and distant metastases. Amer. J. Neuroradiol. 12 (1991) 1198–1200
spricht die wichtige Problematik der Infiltration des Sinus an

Ependymoblastom

Hanakita, J., H. Handa, H.: Clinical features and CT scan findings of supratentorial ependymomas and ependymoblastomas. No Shinkei Geka 12 (1984) 253–260
eine der seltenen Beschreibungen; japanisch, aber umfangreiches englisches Abstract

PNET/Medulloblastom

Kingsley, D. P. E., D. C. Harwood-Nash: Parameters of infiltration in posterior fossa tumours of childhood using a high resolution CT scanner. Neuroradiology 26 (1984) 347–350
Vergleich operativer Befunde zur Tumorinfiltration mit CT für Astrozytom, Medulloblastom, Ependymom; Bilder adäquat

Lee, Y.-Y., R. D. Tien, J. M. Bruner, C. A. DePena, P. Van Tassel: Loculated intracranial leptomeningeal metastases. CT and MR characteristics. Amer. J. Roentgenol. 10 (1989) 1171–1179
mit CT-Schnitten leptomeningealer Metastasen verschiedenster Primärtumoren

Pickuth, D., U. Leutloff: Computed tomography and magnetic resonance imaging findings in primitive neuroectodermal tumours in adults. Brit. J. Neuroradiol. 69 (1996) 1–5
Befunde bei 5 Erwachsenen

Tortori-Donati, P., M. P. Fondelli, A. Rossi et al.: Medulloblastoma in children: CT and MRI findings. Neuroradiology 38 (1996) 352–359
neuere Arbeit, die die MRT als Standardverfahren heranzieht

Schwannom (Neurinom)

Amador, A. R., C. Santonja, J. M. Del Pozuo, L. Ortiz: Olfactory schwannoma. Eur. Radiol. 12 (2002) 742–744
Differenzialdiagnose zum Meningeom

Balestri, P., L. Calistri, R. Vivarelli et al.: Central nervous system imaging in reevaluation of patients with neurofibromatosis type 1. Child's nerv. Syst. 9 (1993) 448–451

Curtin, D. H., J. E. Jensen, L. Barnes, M. May: „Ossifying" hemangiomas of the temporal bone: evaluation with CT. Radiology 164 (1987) 831–835
Differenzialdiagnose zum Neurinom, 6 Fälle

Dalley, R. W., W. D. Roberston, R. A. Nugent, F. A. Durity: Computed tomography of anterior inferior cerebellar artery aneurysm mimicking an acoustic neuroma. J. Comput. assist. Tomogr. 10 (186) 881–884
beschreibt eine mögliche Fehlinterpretation

Ebeling, U., P. Huber: Akute raumfordernde Prozesse der hinteren Schädelgrube. Schweiz. med. Wschr. 116 (1986) 1394–1401

Evanson, E. J., P. D. Lewis, I. R. Colquhoun: Primary germinoma of the posterior cranial fossa: a case report. Neuroradiology 39 (1997) 716–718
Beschreibung eines untypischen Falls

Martin, N., O. Sterkers, D. Mompoint, H. Nahum: Facial nerve neuromas. Neuroradiology 34 (1992) 62–67
4 Fälle, CT-Abbildungen, umfassende Differenzialdiagnose nach Klinik und Bildgebung

Nakada, T., J. N. St John, R. T. Knight: Solitary metastasis of systemic malignant lymphoma to the cerebellopontine angle. Neuroradiology 24 (1983) 225–228
zur Differenzialdiagnose

Paz-Fumagalli, R., D. L. Daniels, S. J. Miller, G. A. Meyer, T.-M. Thieu: Dural tail associated with an acoustic schwannoma in MR imaging with gadopentetate dimeglumine. Amer. J. Neuroradiol. 12 (1991) 1206
wichtige differenzialdiagnostische Verwechslungsmöglichkeit für die MRT

Ryoo, J. W., D. G. Na, J. Y. Woo et al.: Investigation of juxtasellar and cerebellopontine angle meningeomas and neurogenic tumours: two-phase helical CT. Neuroradiology 43 (2001) 637–643
Differenzierung anhand 2-Phasen CT

Sigal, R., F. d'Anthouard, P. David et al.: Cystic Schwannoma mimicking a brain tumor: MR features. J. Comput. assist. Tomogr. 14 (1990) 662–664
wie der Titel sagt; mit CT-Abbildung

Thron, A., S. Bockenheimer: Giant aneurysms of the posterior fossa suspected as neoplasms on computed tomography. Neuroradiology 18 (1979) 93–97
  auch mit der heute erzielbaren Bildqualität gelegentlich Quelle des Irrtums

Tsuiki, H., J. Kuratsu, Y. Ishimaru et al.: Intracranial intraparenchymal schwannoma: report of three cases. Acta. neurochir. 139 (1997) 756–760
  mit Kommentar, der auf die schwierige Differenzialdiagnose der ringförmigen Läsionen hinweist

Neurofibrom

Jacoby, C. G., R. T. Go, R. A. Beren: Cranial CT of neurofibromatosis. Amer. J. Radiol. 135 (1980) 553–557
  mit Abbildung eines malignen Schwannoms der Orbita

Mayfrank, L., M. Mohadjer, B. Wullich: Intracranial calcified deposits in neurofibromatosis. Neuroradiology 32 (1990) 33–37
  sehr gute Dokumentation der Bildbefunde

Tegos, S., G. Georgouli, C. Gogos, J. Polythothorakis, V. Sanidas, C. Mavrogiorgos: Primary malignant schwannoma involving simultaneously the right Gasserian ganglion and the distal part of the right mandibular nerve. Case Report J. Neurosurg. Sci. 41 (1997) 293–297
  Fallbeschreibung eines malignen Schwannoms

Meningeom

Flaschka, G., F. Ebner, R. Keinert: „Pitfall" der neuroradiologischen Diagnostik: Intrazerebraler Doppeltumor in CT und MRT. Fortschr. Röntgenstr. 152 (1990) 739–741
  Meningeom und Gliom

Grover, S. B., A. Aggarwal, P. S. Uppal, R. Tandon: The CT trias of malignancy in meningeoma- redefinition, with a report of three new cases. Neuroradiology 45 (2003) 799–803
  Malignitätskriterien

Halpin, S. E. S., J. Britton, P. Wilkins, D. Uttley: Intradiploic meningiomas. A radiological study of two cases confirmed histologically. Neuroradiology 33 (1991) 247–250
  2 ungewöhnliche Fälle

Schörner, W., P. Schubeus, H. Henkes, C. Rottacker, B. Hamm, R. Felix: Intracranial meningiomas. Comparison of plain and contrast-enhanced examinations in CT and MRI. Neuroradiology 32 (1990) 12–18
  Analyse der Bildbefunde bei 50 Patienten

Schubeus, P., W. Schörner, C. Rottacker, B. Sander: Intracranial meningiomas: How frequent are indicative findings in CT and MRI? Neuroradiology 32 (1990) 4467–473
  quantitative Angaben zur Befundinterpretation

Schuknecht, B., J. Müller, M. Nadjimi: Maligne Melanome der Meningen –MR- und CT-Diagnostik. Fortschr. Röntgenstr. 151 (1990) 80–86
  seltene Form des meningealen Tumors

Servo, A., M. Porras, J. Jääskeläinen, A. Paetau, M. Haltia: Computed tomography and angiography do not reliably discriminate malignant meningiomas from benign ones. Neuroradiology 32 (1990) 94–97
  an einer sehr großen Serie untersucht

Lipom

Fitoz, S., C. Atasoy, I. erden, S. Akyar: Intracranial lipoma with extracranial extension through foramen ovale in a patient with encephalocraniocutaneous lipomatosis syndrome. Neuroradiology 44 (2002) 175–178
  Fallbeschreibung mit atypischer Lokalisation

Maiuri, F., G. Corriero, B. Gallicchio, L. Simonetti: Lipoma of the ambient cistern causing obstructive hydrocephalus. J. neurosurg. Sci. 31 (1987) 53–58
  über eine mögliche Komplikation

Saatci, I., C. Aslan, Y. Renda, A. Besim: Parietal lipoma associated with cortical dysplasia and abnormal vasculature: case report and review of the literature. Am. J. Neuroradiol. 21 (2000) 1718–1721
  Fallbeschreibung, Assoziation von Lipom und arterieller Variante

Fibröses Histiozytom

Schrader, B., B. R. Holland, C. Friedrichsen: Rare case of a primary malignant fibrous histiocytoma of the brain. Neuroradiology 31 (1989) 177–179
  Beschreibung 1 Falls und Übersicht über 10 bisher publizierte Fälle

Hämangioperizytom

Akiyama, M., H. Sakai, H. Onoue, Y. Miyazaki, T. Abe: Imaging intracranial haemangiopericytomas: study of seven cases. Neuroradiology 46 (2004) 194–197
  Differenzialdiagnose zum Meningeom

Alpern, M. P., M. K. Thorsen, G. M. Kellman, K. Pojunas, T. L. Lawson: CT appearance of hemangiopericytoma. J. Comput. assist. Tomogr. 10 (1986) 264–267
  Hämangioperizytome unterschiedlicher Lokalisation, darunter eines der hinteren Schädelgrube

Chiechi, M. V., J. G. Smirniotopoulos, H. Mena: Intracranial hemangiopericytomas: MR and CT features. Amer. J. Neuroradiol. 17 (1996) 1365–1371
  Darstellung von 34 gesicherten Fällen, MRT- und CT-Befunde

Rhabdomyosarkom

Cornell, S. H., N. S. Hibri, A. H. Menzes, C. F. Graf: The complimentary nature of computed tomography and angiography in the diagnosis of cerebellar hemangioblastoma. Neuroradiology 17 (1979) 201–205

Huisman, T. A. G. M., S. Brandner, F. Niggli et al.: Meningeal hemangiopericytoma in childhood. Eur. Radiol. 10 (2000) 1073–1075
  Fallbeschreibung, Differenzialdiagnose Ewing-Sarkom

Lee, J. H., M. S. Lee, B. H. Lee et al.: Rhabdomyosarcoma of the head and neck in adults: MR and CT findings. Amer. J. Neuroradiol. 17 (1996) 1923–1928

Naidich, T. P., J. P. Lin, N. E. Leeds, R.M. Pudlowski, J. B. Naidich: Primary tumours and other masses of the cerebellum and the fourth ventricle: differential diagnosis by computed tomography. Neuroradiology 14 (1977) 153–174

Kashiwagi, N., N. Hirabuki, H. Morino, T. Taki, W. Yoshida, H. Nakamura: Primary solitary intracranial melanoma in the

sylvian fissure: MR demonstration. Eur. Radiol. 12 (2002) S7–S10
Fallbeschreibung eines primären intrakranielen Melanoms

Painter, T.J., G. Chaljub, R. Sethi, H. Singh, B. Gelman: Intracranial and intraspinal meningeal melanocytosis. Am. J. Neuroradiol. 21 (2000) 1349–1353
strukturierte Übersicht über pigmentierte meningeale Läsionen

Pirini, M.-G., M. Mascalchi, F. Salvi et al.: Primary diffuse meningeal melanomatosis: radiologic-pathologic correlation. Am. J. Neuroradiol. 24 (2003) 115–118
Fallbeschreibung mit CT-Bildern

Lymphom

Fest, T., A. Rozenbaum, F. Cattin, R. Chambers, J. P. Carbillet, J. F. Bonneville: Neuroblastoma-like epidural localization in Non-Hodgkin's lymphoma. Neuroradiology 30 (1988) 569–570
Fallbeschreibung mit Differenzialdiagnose des Split-suture-Befunds

Sanchez-Guerra, M., L. Cerezal, C. Leno, C. Diez, J. Figols, J. Berciano: Primary brain lymphoma presenting as Parkinson's disease. Neuroradiology 43 (2001) 36–40
ungewöhnliche Präsentation eines Falles

Thurnher, M.M., A. Rieger, C. Kleibl-Popov et al.: Primary central nervous system lymphoma in AIDS: a wider spectrum of CT and MRI findings. Neuroradiology 43 (2001) 29–35
größere Serie

Watanabe, M., R. Tanaka, N. Takeda, K. Wakabayashi, H. Takahashi: Correlation of computed tomography with the histopathology of primary malignant lymphoma of the brain. Neuroradiology 34 (1992) 36–42
Korrelation CT/Autopsiebefund bei 7 Patienten

Germinom (vgl. oben Pinealisraumforderungen)

Fujimaki, T., M. Matsutani, N. Funada et al.: CT and MRI features of intracranial germ cell tumors. J. Neuro-Oncol. 19 (1994) 217–226
größere Übersicht

Nakamura, M., N. Saeki, Y. Iwadate, K. Sunami, K. Osato, A. Yamaura: Neuroradiological characteristics of pineocytoma and pineoblastoma. Neuroradiology 42 (2000) 509–514
Beschreibung von 5 Fällen

Okamato, K., J. Ito, K. Ishikawa et al.: Atrophy of the basal ganglia as the initial diagnostic sign of germinoma in the basal ganglia. Neuroradiology 44 (2002) 389–394
Gefahr der Fehlinterpretation mit 2 illustrierten Fällen

Teratom

Ganti, S. R., S. K. Hilal, B. M. Stein, A. J. Silver, M. Mawad, P. Sane: CT of pineal region tumors. Amer. J. Roentgenol. 146 (1986) 451–458
stellt 60 der seltenen Corpus-pineale-Tumoren vor, Bildqualität adäquat

Radkowski, M. A., T. P. Naidich, T. Tomita, S. E. Byrd, D. G. McLone: Neonatal brain tumors: CT and MR findings. J. Comput. assist. Tomogr. 12 (1988) 10–20
eine Arbeit, die die neonatal anzutreffenden Hirntumoren zusammenstellt

Rathke-Zyste

Nemoto, Y., Y. Inoue, T. Fukuda et al.: MR appearance of Rathke's cleft cyst. Neuroradiology 30 (1988) 155–159
beschreibt 3 symptomatische (!) Patienten

Epidermoid

Gentry, L. R., C. G. Jacoby, P. A. Turski, L.W. Houston, C.M. Strother, J.F. Sackett: Cerebello-pontine angle –petromastoid mass lesions: comparative study of diagnosis with MR imaging and CT. Radiology 162 (1987) 513–520
stellt die verschiedenen Pathologien anhand CT und MRT von 75 Patienten vor

Kenneth, R. D., G. H. Roberson, J. M. Taveras, P. F. J. New, R. Trevor: Diagnosis of epidermoid tumor by computed tomography. Radiology 119 (1976) 347–353
wird hier als Beispiel einer klassischen Kopf-CT-Arbeit aus den 70er Jahren zitiert; differenzialdiagnostische Überlegungen und histologisches Beispiel auch heute noch von Interesse, CT-Bilder der ersten Generation

Yuh, W. T. C., D. C. Wright, T. J. Barloon, D. H. Schultz, Y. Sato, C. A. Cervantes: MR imaging of primary tumors of trigeminal nerve and Meckel's cave. Amer. J. Roentgenol. 151 (1988) 577–582
Übersicht über die Raumforderungen, die im Cavum Meckeli Trigeminusneuralgien verursachen

Dermoid

Aksoy, E. G., O. G. Aksoy, J. M. Gomori: Klippel-Feil Syndrome in association with posterior fossa suboccipital dermoid cyst. Neuroradiology 11 (2001) 142–144
assoziiertes Dermoid der hinteren Schädelgrube

Brown, J. Y., A. P. Morokoff, P. J. Mitchell, M. F. Gonzales: Amer. J. Neuroradiol. 22 (2001) 1970–1972
Beschreibung eines atypischen Falles

Kaneko, T., R. Kawakami, Y. Fujinaga et al.: Degenerative thalamic hamartoma: CT and MR imaging features. Am. J. Neuroradiol. 25 (2004) 766–768

Jamjoom, A. B., B. H. Cummins: The diagnosis of ruptured intracranial dermoid cysts. Brit. J. Neurosurg. 3 (1989) 609–12
1 Fall und Literaturübersicht

Wilms, G., J. Casselman, P. Demaerel, C. Plets, I. DeHaene, A. L. Baert: CT and MRI of ruptured intracranial dermoids. Neuroradiology 33 (1991) 149–151
2 Fälle dieser Komplikation

Kolloidzyste

Deinsberger, W., D. K. Boker, M. Samii: Flexible endoscopes in treatment of colloid cysts of the third ventricle. Minimal Invasive Neurosurg. 37 (1994) 12–16
über CT gesteuerte Endoskopie von Kolloidzysten

Maeder, P. P., S. L. Holtas, L. N. Basibuyuk, L. G. Salford, U. A. Tapper, A. Brun: Colloid cysts of the third ventricle: correlation of MR and CT findings with histology and chemical analysis. Amer. J. Roentgenol. 155 (1990) 135–141
8 Patienten, Korrelation des Zysteninhalts mit der Bildmorphologie

Mamourian, A. C., L. D. Cromwell, R.E. Harbaugh: Colloid cyst of the third ventricle: sometimes more conspicuous on CT than MR. Amer. J. Neuroradiol. 19 (1998) 875–878
Kolloidzysten bei 2 Patienten mit besserer Sichtbarkeit in der CT

Mohadjer, M., E. Teshmar, F. Mundinger: CT-stereotaxic drainage of colloid cysts in the foramen of Monro and the third ventricle. J. Neurosurg. 67 (1987) 220–223
CT-gesteuerte Punktion von 12 Fällen

Urso, J. A., G. J. Ross, R. K. Parker, J. D. Patrizi, B. Stewart: Colloid cyst of the third ventricle: radiologic-pathologic correlation. J. Comput. assist. Tomogr. 22 (1998) 524–527
Fallbeschreibung einer Kolloidzyste mit geschichtetem Aufbau

Waggenspack, G. A., F. C. Guinto: MR and CT of masses of the anterosuperior third ventricle. Amer. J. Roentgenol. 152 (1989) 609–614
5 Zysten, 1 Astrozytom, Schwierigkeit der Differenzialdiagnose

Yuceer, N., M. Baskaya, H. Z. Gokalp: Huge colloid cyst of the third ventricle associated with calcification in the cyst wall. Neurosurg. Rev. 19 (1996)131–133
Fallbeschreibung verkalkter Zyste

Hypophysenadenom

Kasperlik-Zaluska, A., J. Walecki, J. Brzezinski et al.: MRI versus CT in the diagnosis of Nelson's syndrome. Europ. Radiol. 7 (1997) 106–109
Vergleich

Kersjes, W., S. Allmendinger, H. Stiebler, F. Christ, A. Bokisch, D. Klingmüller: A comparison of the value of magnetic resonance tomography and computed tomography in Nelson syndrome patients. Fortschr. Röntgenstr. 156 (1992) 166–171
13 Patienten

Kuhn, M. J., L. C. Swenson, H. T. Youssef: Absence of the septum pellucidum and related disorders. Comput. med. Imag. 17 (1993) 137–147
Übersichtsdarstellung anhand von 15 Patienten mit unterschiedlichen Begleitveränderungen

Saito, K., M. Takayasu, A. Akabane, H. Okabe, K. Sugita: Primary chronic intrasellar haematoma: a case report. Acta neurochir. 114 (1992) 147–150
Fallbeschreibung

Sidhu, P. S., C. C. Kingdon, N. H. Strickland: Case report: CT scan appearances of a pituitary abscess. Clin. Radiol. 49 (1994) 427–428
ungewöhnlicher Fall

Stadnik, T., D. Spruyt, A. van Binst, R. Luypaert, J. d'Haens, M. Osteaux: Pituitary microadenomas: diagnosis with dynamic serial CT, conventional CT and T1-weighted MR imaging before and after injection of gadolinium. Europ. J. Radiol. 18 (1994) 191–198
Vergleich CT/MRT

Kraniopharyngeom

Ebel, H., A. Rieger, E. H. Spies, D. K. Boker: Stereotactic cystoventricular shunting in diencephalic (arachnoid) cysts and failure in cystic craniopharyngeoma. Minimal Invasive Neurosurg. 38 (1995) 41–47
stereotaktische Zystenableitung, u.a. beim Kraniopharyngeom

Hamburger, C., J. Schonberger, M. Lange: Management and prognosis of intracranial giant aneurysms. A report on 58 cases. Neurosurg. Rev. 15 (1992) 97–103
Fehldiagnosen beim Riesenaneurysma, u. a. Kraniopharyngeom, Meningeom, Glioblastom, Hypophysenadenom

Hellwig, D., B. L. Bauer, E. List-Hellwig, H. D. Mennel: Stereotactic-endoscopic procedures on processes of the cranial midline. Acta neurochir. 53, Suppl. (1991) 23–32
über Kraniopharyngeome und Mittellinientumoren

Paragangliom

Noble, E. R., W. R. K. Smoker, N. R. Ghatak: Atypical skull base paragangliomas. Amer. J. Neuroradiol. 18 (1997) 986–990
sehr schöne Korrelation von CT, MRT und Angiographie bei 2 Patienten

Chordom

Brown, R. V., M. R. Sage, B. P. Brophy: CT and MR findings in patients with chordomas of the petrous apex. Amer. J. Neuroradiol. 11 (1990) 121–124

Chambers, P.W., C.P. Schwinn: Chordoma: a clinicopathologic study of metastasis. Am. J. Clin. Pathol. 72 (1979) 765–776
Retrospektive Analyse, 30 Fälle

Fischbein, N., M. J. Kaplan, R. A. Holliday, W. P. Dillon: Recurrence of clival chordoma anlong the surgical pathway. Am. J. Neuroradiol. 21 (2000) 578–583
Zum Thema Absiedelung, Darstellung von 3 Fällen außerhalb der Mittellinie, alle mit CT-Abbildungen

Oot, R. F., G. E. Melville, P. F. J. New et al.: The role of MR and CT in evaluating clival chordomas and chondrosarcomas. Amer. J. Roentgenol. 151 (1988) 567–575

Probst, E. N., F. E. Zanella, A. O. Vortmeyer: Congenital clivus chordoma. Amer. J. Neuroradiol. 14 (1993) 537–539
gut dokumentierter Fall mit CT, MRT und Sonographie

Chondrom/Chondrosarkom

Steurer, M., M. Kautzky, M. Zrunek: Ein Chondrosarkom der Nase und der Nasennebenhöhlen. HNO 41 (1993) 30–32
Vorstellung eines Falls mit CT- und MRT-Befundung

Tanohata, K., T. Maehara, N. Aida et al.: Computed tomography of intracranial chondroma with emphasis on delayed contrast enhancement. J. Comput. assist. Tomogr. 11 (1987) 820–823
Darstellung von 2 Fällen

Kothary, N., M. Law, S. Cha, D. Zagzag: Conventional and perfusion MR imaging of parafalcine chondrosarcoma. Am. J. Neuroradiol. 24 (2003) 245–248
Interessanter Einsatz der Perfusions-CT

Karzinome

Chong, V. F., Y. F. Fan, J. B. Khoo: Nasopharyngeal carcinoma with intracranial spread: CT and MR characteristics. J. Comput. assist. Tomogr. 20 (1996) 563–569
vergleicht CT und MRT bei 114 Patienten; Ausbreitungswege dargestellt

Miura, T., N. Hirabuki, K. Nishiyama et al.: Computed tomographic findings of nasopharyngeal carcinoma with skull

base and intracranial involvement. Cancer 65 (1990) 29–37
Möglichkeiten des TNM-Stagings an einer kleinen Patientenzahl

Sham, J. S., Y. K. Cheung, D. Choy, F. L. Chan, L. Leong: Nasopharyngeal carcinoma: CT evaluation of patterns of tumor spread. Amer. J. Neuroradiol. 12 (1991) 265–270
über die Schädelbasisbeteiligung

Metastasen

Akeson, P., E. M. Larsson, D. T. Kristoffersen, E. Jonsson, S. Holtas: Brain metastases –comparison of gadodiamide injection-enhanced MR imaging at standard and high dose, contrast-enhanced CT and non-contrast-enhanced MR imaging. Acta radiol. 36 (1995) 300–306
MRT-Kontrastmittel-Studie mit vorliegenden CT

el-Sonbaty, M. R., N. U. Abdul-Ghaffar, A. A. Marafy: Multiple intracranial tuberculomas mimicking brain metastases. Tuberc. Lung Dis. 76 (1995) 271–272
eine der wenigen Arbeiten zur Differenzialdiagnose

Guy, R. L., J. J. Benn, A. B. Ayers et al.: A comparison of CT and MRI in the assessment of the pituitary and parasellar region. Clin. Radiol. 43 (1991) 156–161
40 Patienten, stellt auch eigene Stärken der CT heraus

Heinz, R., D. Wiener, H. Friedman, R. Tien: Detection of cerebrospinal fluid metastasis: CT myelography or MR? Amer. J. Neuroradiol. 16 (1995) 1147–1151
Überlegenheit der MRT

Kohno, M., M. Matsutani, T. Sasaki, K. Takakura: Solitary metastasis to the choroid plexus of the lateral ventricle. Report of three cases and a review of the literature. J. Neuro-Oncol. 27 (1996) 47–52
3 eigene, 8 Fälle aus der Literatur

Okamoto, K., J. Ito, T. Saito et al.: CT and MR imaging of the „target sign" in metastatic brain disease. Eur. Radiology 10 (2000) 154–156
Zur Differenzialdiagnose; dazu: Maniatis, V. (2000)

Pedersen, H., J. McConnell, D. C. Harwood-Nash, C. R. Fitz, S. H. Chuang: Computed tomography in intracranial, supratentorial metastases in children. Neuroradiology 31 (1989) 19–23
bildmorphologische Untersuchung Metastasen gegenüber Hirntumoren bei Kindern

Reider-Groswasser, I., O. Merimsky, N. Karminsky, S. Chaitchik: Computed tomography features of cerebral spread of malignant melanoma. Amer. J. clin. Oncol. 19 (1996) 49–53
keine Arbeit zur Bildgebung, aber eine der wenigen Publikationen über zerebrale Metastasen eines Tumors

Ricke, J., K. Baum, N. Hosten: Calcified brain metastases from ovarian carcinoma. Neuroradiology 38 (1996) 460–461

Salvati, M., L. Cervoni, A. Raco: Single brain metastases from unknown primary malignancies in CT-era. J. Neuro-Oncol. 23 (1995) 75–80
100 Patienten

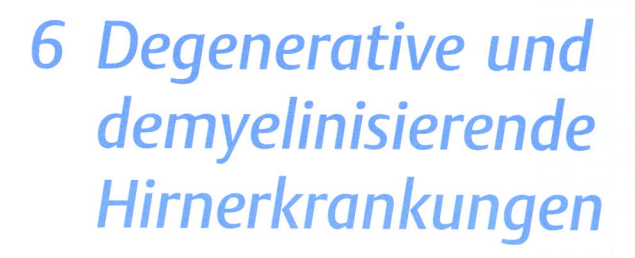

6 Degenerative und demyelinisierende Hirnerkrankungen

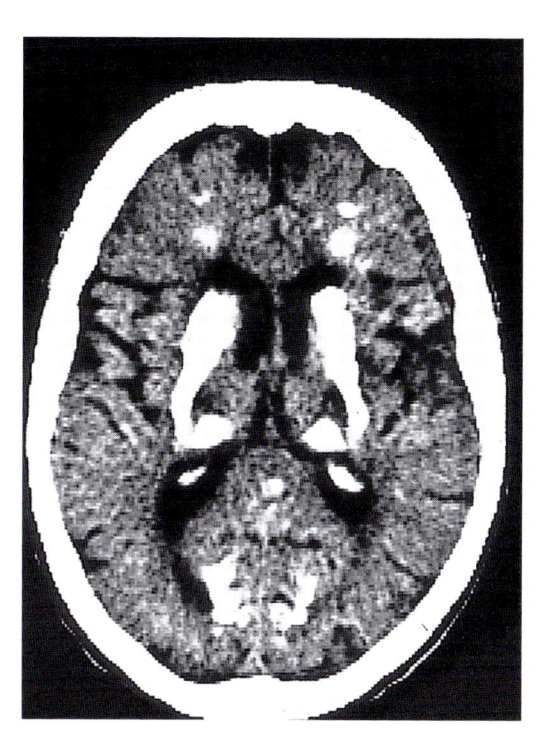

Degenerative Erkrankungen ⇢ *210*

Morbus Alzheimer ⇢ *211*

Morbus Pick ⇢ *213*

Zerebrale Amyloidablagerungen ⇢ *214*

Morbus Parkinson ⇢ *214*

Multisystematrophie ⇢ *217*

Morbus Huntington und Morbus Wilson ⇢ *218*

Andere radiologische Befunde bei Demenz ⇢ *219*

Normaldruckhydrozephalus ⇢ *219*

Multiinfarktdemenz ⇢ *220*

Erkrankungen der weißen Hirnsubstanz ⇢ *221*

Encephalomyelitis disseminata (multiple Sklerose) ⇢ *222*

Zentrale pontine Myelinolyse ⇢ *224*

Hydrozephalus ⇢ *224*

Degenerative Erkrankungen

> Die CT dient bei der Diagnostik demenzieller Hirnerkrankungen dem Ausschluss behandelbarer Ursachen der Demenz.

Patienten mit degenerativen Erkrankungen des Gehirns (Tab. 6.1, Tab. 6.2) werden oft im Rahmen der Abklärung einer Demenz der CT-Diagnostik zugewiesen – vor allem zu Ausschluss anderer Erkrankungen. Häufigste Ursache der senilen Demenz ist der Morbus Alzheimer. Die Diagnose wird nach definierten klinischen Kriterien gestellt. Die kraniale CT trägt zur Diagnostik nur insofern bei, als andere, möglicherweise besser behandelbare Ursachen ausgeschlossen werden. Solche Ursachen sind in erster Linie intrakraniale Raumforderungen wie Tumoren und subdurale Hämatome sowie der Normaldruckhydrozephalus. Je nach Vorselektion der Patienten werden solche Diagnosen in der CT in etwa 1–2 % der Fälle gestellt. Werden Kriterien wie Traumata in der unmittelbaren Vorgeschichte, Inkontinenz und Gangstörungen vom Kliniker genau eruiert, so beeinflusst dies den Anteil natürlich.

Die Indikationsstellung zur kranialen CT bei Patienten mit Demenz muss daher im Zusammenhang zwischen dem Anteil an diagnostizierten behandelbaren Erkrankungen und dem Sicherheitsbedürfnis von Patient und Angehörigem einerseits und andererseits den verursachten Kosten und dem klinischen Aufwand gesehen werden. Mit einem Beitrag zur Differenzialdiagnostik über die genannten Erkrankungen hinaus ist eher nicht zu rechnen.

Tabelle 6.1 Übersicht über die demenziellen Erkrankungen (nach Tien et al.)

Typ	CT-Morphologie
Kortikale Demenzen	
Morbus Alzheimer	temporal, parietal und anterior-frontale Hirnatrophie. Muss unterschieden werden von der Multiinfarktdemenz, die meist mehrere Infarkte unterschiedlichen Alters in beiden Hemisphären aufweist
Morbus Pick	frontale und temporale kortikale Atrophie, die den übrigen Kortex praktisch normal lässt
Subkortikale Demenzen	
Morbus Parkinson	Mittelhirn in der CT eher ohne Befund, in der MRT Pars compacta der Substantia nigra verschmälert
Parkinson-Syndrome	CT normal, MRT zeigt Eisenablagerung im Putamen
Morbus Huntington	Nucleus caudatus atrophiert (bikaudate Ratio), Putamen und Globus pallidus weniger betroffen; frontale und temporale Atrophie
Morbus Wilson	Ventrikulomegalie, kortikale Atrophie, Dichteminderung der Stammganglien
Normaldruckhydrozephalus	Ventrikulomegalie bei normal weiten oder weniger deutlich erweiterten externen Liquorräumen
Encephalomyelitis disseminata	Läsionen des periventrikulären Marklagers, Hirnatrophie
HIV-Enzephalopathie	progrediente diffuse Leukenzephalopathie (symmetrisch)
Mischformen	
vaskuläre Demenz: ▪ Multiinfarktdemenz ▪ Morbus Binswanger ▪ Status lacunaris	siehe S. 69, Abb. 3.**10**
Creutzfeldt-Jakob-Erkrankung	diffuse Atrophie
hypoxische Enzephalopathie	Globus-pallidus-Nekrosen mit frühen Hypodensitäten und Verkalkungen im Spätstadium; übrige Stammganglien können ebenfalls betroffen sein

Tabelle 6.2 ⇢ *Erkrankungen mit Befall der Stammganglien*

Erkrankung	CT-Befunde	MRT-Befunde
Morbus Wilson	generalisierte Hirnatrophie, selten Hypodensitäten im Nucleus caudatus, Nucleus lentiformis, Thalamus	Signalvermehrung im T2w Bild im Nucleus caudatus, Nucleus lentiformis, mesenzephal, periaquäduktal; T2-Signalverlust zentrales Putamen • MRT empfehlenswert
Morbus Huntington	Atrophie des Nucleus caudatus, Verbreiterung der Vorderhörner, spät diffuse Hirnatrophie	wie CT, im T2w Bild zusätzlich Hypodensität dieser Kerne • MRT fraglich
Morbus Hallervorden-Spatz	meist unauffällig	Hyperintensität im Pallidum und Hypointensität im Globus pallidus im T2w Bild
Morbus Leigh	symmetrische Hypodensitäten in Putamen und Nucleus caudatus, selten Pallidum, Thalamus	Signalminderung im T1w Bild, Signalvermehrung im T2w Bild der angegebenen Kerne • MRT fraglich
Morbus Parkinson	generalisierte Hirnatrophie	generalisierte Hirnatrophie bei Multisystematrophie, Hypointensität im Putamen im T2w Bild • MRT empfehlenswert
Adrenoleukodystrophie	Dichteabnahme Marklager biokzipital, nach rostral fortschreitend, pseudogyrale Anreicherung	Demyelinisierung von okzipital nach rostral • MRT empfehlenswert
Morbus Alexander	diffuse und deutliche Hypodensität des Marklagers	Marklager von rostral nach okzipital hypointens im T1w, hyperintens im T2w Bild, pseudogyrale Anreicherung • MRT empfehlenswert
Morbus Canavan	diffuse Hypodensität des Marklagers	Marklager hypointens im T1w, hyperintens im T2w Bild • MRT empfehlenswert
Morbus Pelizaeus-Merzbacher	normal	Marklager hypointens im T1w, hyperintens im T2w Bild • MRT empfehlenswert
Cockayne-Syndrom	Atrophie, Verkalkung der Stammganglien	periventrikuläre Kontrastumkehr, Herde scharf begrenzt
progressive multifokale Leukenzephalopathie (PML) (vgl. S. 123)	subkortikale Hypodensitäten, scharf begrenzt	Signalvermehrung im T2w Bild entsprechend CT (FLAIR-Sequenz) • MRT empfehlenswert
progressive diffuse Leukenzephalopathie (PDL) (vgl. S. 127)	bilaterale, frontal betonte Hypodensitäten, Aussparung der subkortikalen Anteile	Signalvermehrung im T2w Bild entsprechend CT (FLAIR-Sequenz) • MRT empfehlenswert

Morbus Alzheimer

Häufigkeit: Häufigste Form der Demenz (6% Prävalenz bei über 65-jährigen), etwa 60% der senilen Demenzen.
Wegweisender bildmorphologischer Befund: CT zum Ausschluss der Multiinfarktdemenz und anderer Demenzformen, kein spezifischer Befund; charakteristisch ist allenfalls eine Atrophie des medialen Temporallappens.
Prozedere: Diagnose klinisch bzw. Hirnbiopsie.
Einsatz anderer Methoden: Funktionelle (nuklearmedizinische Methoden) spezifische, koronare MRT zeigt Veränderungen im medialen Temporallappen.
Fragen, die der Befund beantworten muss:
- Hirninfarkte? Marklagerveränderungen?
- Andere Ursachen einer Demenz wie Normaldruckhydrozephalus oder frontale Tumoren?
- Externe Atrophie? Betonung über welchen Hirnanteilen?

Pathogenese

Der Morbus Alzheimer wird mit zunehmendem Alter, beginnend etwa mit dem 60. Lebensjahr, häufiger gefunden. Die Prävalenz bei 65-Jährigen beträgt 6%. Ätiologisch wird eine Ablagerung von Amyloid in den Neuronen vermutet.

Histologisch findet sich ein Verlust von Neuronen. Dieser Verlust äußert sich makroskopisch in einer Hirnatrophie. Diese betrifft besonders den Temporallappen und hier insbesondere die Region des Hippokampus. Ebenso betroffen sind der Parietallappen und die vorderen Anteile der Frontallappen. Mikroskopisch sind senile Plaques und neurofibrilläre Bündel vermehrt. Die Diagnose kann nur durch eine Hirnbiopsie gestellt werden.

6 Degenerative und demyelinisierende Hirnerkrankungen

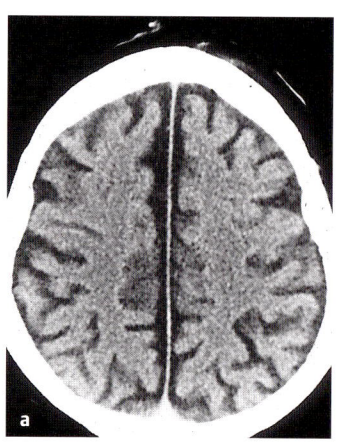

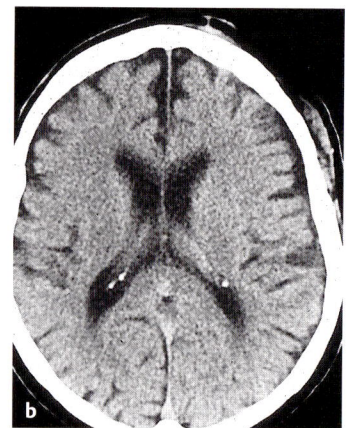

Abb. 6.1a u. b **Extern betonte Hirnatrophie.** 65-jähriger Patient. CT-Schnitte auf Höhe des Centrum semiovale und auf Ventrikelniveau zeigen deutlich erweiterte externe Liquorräume. Erweiterung des Interhemisphärenspalts. Das Ventrikelsystem ist dagegen nur gering bis mäßig erweitert.

> Die PET ergibt eine verminderte Aufnahme von 18F-Deoxyglucose in den Parietallappen.

> Bei der Alzheimer-Demenz kommt es vor allem im Temporallappen zu einer kortikalen Atrophie.

Häufigkeit

Die Demenz vom Alzheimer-Typ ist mit 50–60% die häufigste.

Klinik

Am Beginn der Erkrankung, die einen progressiven Verlauf nimmt, stehen Persönlichkeitsveränderungen und eine Unfähigkeit, komplizierte Handlungsabläufe und Zusammenhänge zu verstehen. Es kommt zu einem fortschreitenden Verfall der intellektuellen Funktionen. Betroffen ist u. a. das Gedächtnis. Die Motorik ist dagegen lange ungestört. Erst in späten Erkrankungsstadien treten andere Symptome wie ein Kontrollverlust der Sphinkteren auf.

CT-Morphologie

Die CT-Befunde sind unspezifisch. Die kortikale Atrophie betrifft insbesondere den Temporallappen (mediale Anteile), geringer auch parietale und anteriore Anteile der Frontallappen.

Die MRT kann im koronaren T2w Bild eine Signalvermehrung des Hippokampus nachweisen. Unter den nuklearmedizinischen Untersuchungen sind die PET-Befunde relativ charakteristisch mit einer verminderten Aufnahme von 18F-Deoxyglucose in den Parietallappen. Der Befund ist meist bilateral und symmetrisch.

Differenzialdiagnose

Der CT-Befund, aber auch die Befunde anderer bildgebender Verfahren sind beim Morbus Alzheimer relativ uncharakteristisch (Abb. 6.1). Der Wert der bildgebenden Verfahren liegt darin, dass die viel selteneren, jedoch teilweise therapierbaren Ursachen einer senilen oder präsenilen Demenz ausgeschlossen werden können. Dies betrifft insbesondere den Normaldruckhydrozephalus, aber auch Tumoren wie Meningeome der vorderen Schädelgrube sowie subdurale Hämatome. Klinisch ähnlich ist der Morbus Pick, der jedoch einen ganz anderen CT-Befund zeigt.

Morbus Pick

Häufigkeit: Etwa um den Faktor 10–30 seltener als der Morbus Alzheimer.
Wegweisender bildmorphologischer Befund: Ausgeprägte Atrophie der Frontal- und Temporallappen bei normalen parietalen und okzipitalen Verhältnissen.
Einsatz anderer Methoden: In der MRT gliosetypische Befunde im frontalen und temporalen Kortex, in den funktionellen Methoden (Nuklearmedizin) beidseits frontal Hypoperfusion.
Fragen, die der Befund beantworten muss:
- Andere Ursachen einer Demenz wie Normaldruckhydrozephalus, Tumoren?
- Erweiterung der externen Liquorräume? Über welchen Lappen?

Pathogenese

Wie der Morbus Alzheimer, so gehört auch der Morbus Pick zu den kortikalen Demenzen. Makroskopisch zeigt sich wie in der Bildgebung die Atrophie der Frontal- oder Temporallappen, die fokal ausgeprägt ist. Mikroskopisch werden zytoplasmatische Einschlusskörper (Pick-Körperchen) in den Silberfärbungen der Hirnrinde nachgewiesen. Die typischen Befunde des Morbus Alzheimer fehlen jedoch ebenso wie andere Hinweise auf Neuropathologien.

Häufigkeit

Der Morbus Pick ist um den Faktor 10–30 seltener als der Morbus Alzheimer.

Klinik

Die Veränderungen beim Morbus Pick beginnen eher früher als die beim Morbus Alzheimer. Erste Veränderungen werden oft vor dem 65. Lebensjahr festgestellt. In Übereinstimmung mit dem morphologischen Befund ist eine Frontallappensymptomatik häufig, die zu einer oralen und sonstigen, auch sexuellen Enthemmung führt, gelegentlich auch Depressionen und Zwangsvorstellungen.

CT-Morphologie

Im CT ist eine fokale frontale (Abb. 6.2) und temporale Rindenatrophie auffällig. Parietal und okzipital sind dagegen keine Veränderungen nachweisbar. Als „Wasserscheide" der Veränderungen wird der Gyrus praecentralis angesehen. Anterior dieses Gyrus finden sich erweiterte, posterior normal weite Sulci.

Differenzialdiagnose

Bei einem fokalen Atrophiemuster sollte auf die Möglichkeit eines Morbus Pick hingewiesen werden. Zur Unterscheidung vom Morbus Alzheimer kann evtl. noch die Beobachtung herangezogen werden, dass beim Morbus Pick eine Atrophie des Nucleus caudatus zu einer rundlichen Konfiguration der Vorderhörner führen kann. Im Übrigen dient die CT dem Ausschluss anderer Ursachen einer Demenz.

Die CT- aber auch die MRT-Bildgebung des Gehirns ist bei Patienten mit der prioneninduzierten Creutzfeldt-Jakob-Erkrankung anfangs meist normal. Erst im Spätstadium ist im CT evtl. eine Rindenatrophie zu erkennen. Zerebrale Amyloidablagerungen.

▶ Beim Morbus Pick kommt es zu einer frontalen und temporalen kortikalen Atrophie, die fokal ausgeprägt ist.

▶ Hinweis auf einen Morbus Pick ist eine Atrophie des Nucleus caudatus, die zu einer rundlichen Konfiguration der Vorderhörner führen kann.

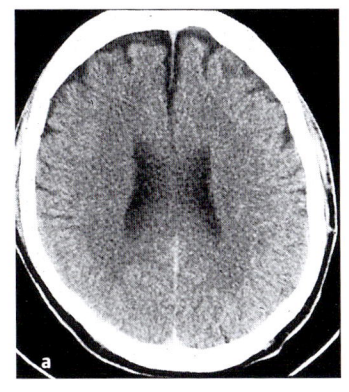

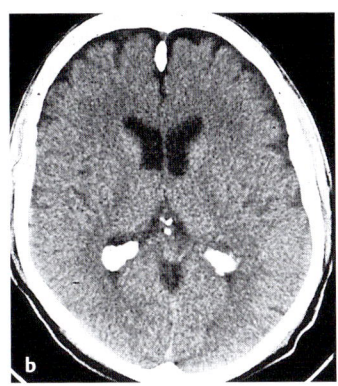

Abb. 6.2 a u. b **Frontal betonte Hirnatrophie.** 49-jähriger Patient. Schnitte im kranialen Anteil der Seitenventrikel und auf dem Niveau der Vorder- und Hinterhörner der Seitenventrikel zeigen eine Erweiterung der externen Liquorräume über beiden Frontallappen. Das Ventrikelsystem ist nur gering bis mäßig erweitert.

Zerebrale Amyloidablagerungen

Häufigkeit: Selten.
Wegweisender bildmorphologischer Befund: Atypisch lokalisierte Blutung bei Amyloidangiopathie; hyperdenser Herd bei Amyloidom.
Prozedere: Bei Blutung im parietalen subkortikalem Marklager Ausschlussdiagnostik.
Einsatz anderer Methoden: CT-Angio, MRT (T2*w!) und MR-Angiographie, DSA zum Ausschluss duraler Fisteln.
Fragen, die der Befund beantworten muss:
- Die Amyloidangiopathie muss als Differenzialdiagnose bei entsprechender Lokalisation erwähnt werden.

> CT und MRT sind bei der Creutzfeldt-Jakob-Erkrankung anfangs meist normal.

> Ursache einer parietalen Blutung bei der Amyloidangiopathie kann auch eine durale Fistel sein.

Pathogenese

Bei der Amyloidangiopathie kommt es zur Amyloidablagerung in den Arterienwänden. Beim Amyloid handelt es sich um ein wasserlösliches Protein. Die lokalisierte Form kann ein langsames Wachstum zeigen und nach operativer Entfernung rezidivieren. Amyloidablagerungen im Gehirn finden sich auch beim Morbus Alzheimer und bei der Creutzfeld-Jacob-Erkrankung.

Häufigkeit

Selten.

Klinik

Bei Blutungen entspricht die Klinik der Lokalisation.

CT-Morphologie

Blutungen im parietalen subkortikalen Marklager (Abb. 3.31 e u. f, S. 81).

Differenzialdiagnose

Bei den umschriebenen Amyloidomen sind Oligodendrogliome und verkalkte Gliome in Betracht zu ziehen. Die parietale Blutung bei der Amyloidangiopathie kann ihre Ursache auch in einer duralen Fistel haben.

Morbus Parkinson

Häufigkeit: Etwa 1% der über 50-Jährigen erkrankt.
Wegweisender bildmorphologischer Befund: Die CT ist unauffällig.
Prozedere: Ergänzende Anfertigung einer MRT, evtl. hier Nachweis einer Aufweitung der interpedunkulären Zisterne.
Einsatz anderer Methoden: Die MRT zeigt evtl. Veränderungen der Substantia nigra.
Fragen, die der Befund beantworten muss:
- Hinweise auf Parkinson-Syndrom (Stammganglienveränderungen)?
- Atrophie?

Pathogenese

Die histologischen Veränderungen betreffen die Substantia nigra, wo es zu einer Degeneration pigmentierter Zellen mit einer konsekutiven Störung des nigrostriatalen dopaminergen Systems kommt. Nachweisbar sind als zytoplasmatische Einschlusskörper die Lewy-Körperchen.

Vom Morbus Parkinson werden die Parkinson-Syndrome unterschieden. Diese Krankheitsbilder sind charakterisiert durch ein schlechteres Ansprechen auf die Parkinson-Medikation.

Häufigkeit

Der Morbus Parkinson ist zusammen mit seinen verschiedenen Ausprägungsformen und dem Parkinson-Syndrom eine häufige Erkrankung.

Klinik

Die Veränderungen beim Morbus Parkinson (Abb. 6.3) und auch beim Parkinson-Syndrom betreffen in erster Linie das motorische System. Charakteristische Symptome sind:
- Bradykinesie,
- Ruhetremor,
- Gangstörungen.

Der Morbus Parkinson und das Parkinson-Syndrom können mit einer Demenz einhergehen. Angaben zu deren Häufigkeit schwanken stark.

CT-Morphologie

Beim Morbus Parkinson sind im CT keine charakteristischen Veränderungen nachweisbar, allenfalls sind Atrophiezeichen erkennbar. Das Parkinson-Syndrom ist durch Veränderungen der Stammganglien charakterisiert, die jedoch in der MRT mit wesentlich höherer Sensitivität nachgewiesen werden. Hier findet sich in T2*w Aufnahmen ein Signalverlust. Diese Signalminderung ist auf einen vermehrten Eisengehalt zurückzuführen. Eine Zusammenstellung anderer Bildbefunde der Stammganglien gibt Abb. 6.**4**.

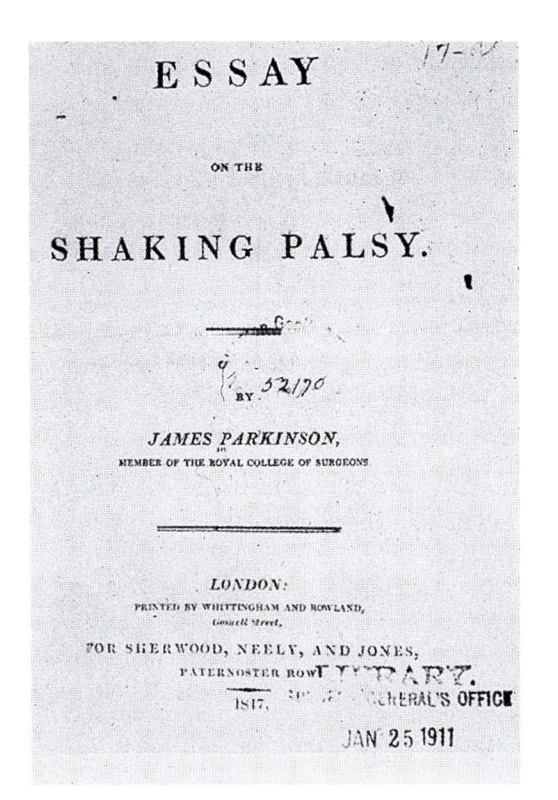

Abb. 6.3 **Titelblatt der Erstpublikation der heute als Morbus Parkinson bekannten Erkrankung** (mit freundlicher Genehmigung der Staatsbibliothek Berlin).

▶ Beim Morbus Parkinson sind die CT- und MRT-Befunde in aller Regel uncharakteristisch.

Differenzialdiagnose

Als Faustregel zur Unterscheidung von Morbus Parkinson und Parkinson-Syndrome gilt, dass beim Morbus Parkinson das CT und auch das MRT meist normal sind, während beim Parkinson-Syndrom zumindest im MRT Auffälligkeiten wie die erwähnten Eisendepositionen nachweisbar sind.

Bei der olivopontozerebellären Atrophie (OPCA) sind Volumenminderungen des Kleinhirns und der Pons meist ausgeprägt und im CT und MRT gut nachweisbar. Dichteanhebungen im Nucleus lentiformis werden bei der Hämochromatose gefunden. Die Kohlenmonoxidvergiftung führt dagegen zu einer beidseitigen Pallidumnekrose mit Hypodensität.

▶ Beim Parkinson-Syndrom sind – im Gegensatz zum Morbus Parkinson – im MRT meist Auffälligkeiten nachweisbar.

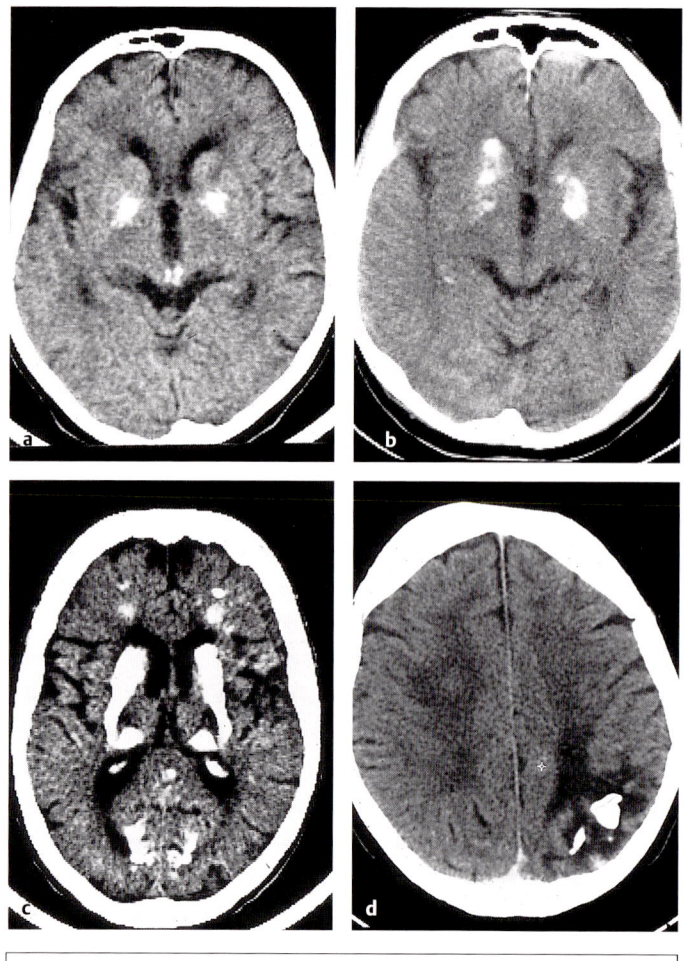

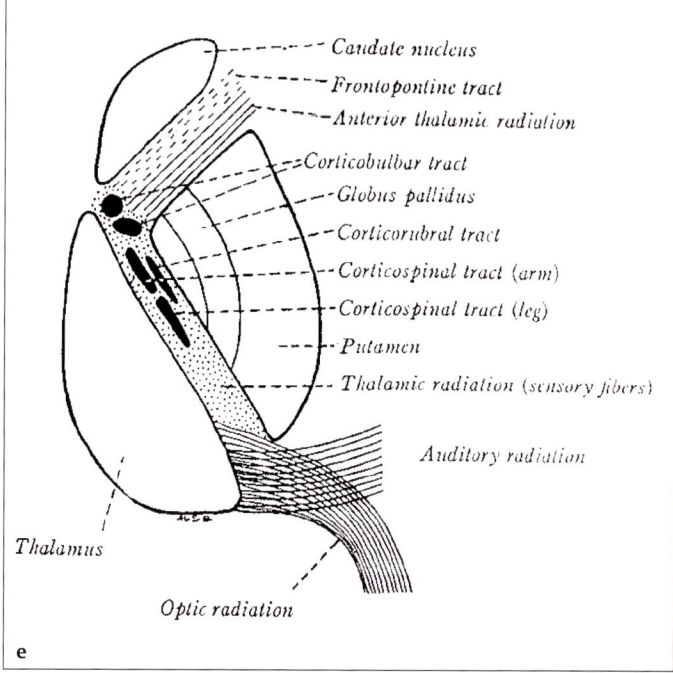

6 Degenerative und demyelinisierende Hirnerkrankungen

Abb. 6.4 a–e Verkalkungen der Stammganglien.
Die Abbildungen **a–c** zeigen unterschiedlich ausgeprägte Verkalkungen der Stammganglien. Bei diesen Abbildungen macht die symmetrische Verteilung in allen Fällen einen Tumor, z. B. ein Oligodendrogliom, unwahrscheinlich.

a Verkalkungen des Globus pallidus, die symmetrisch ausgeprägt sind.

b Asymmetrische Ausprägung der Verkalkungen. Hier ist rechts auch das Caput nuclei caudati verkalkt.

c Ganz ausgeprägte Verkalkungen finden sich im Schnittbild dieser 74-jährigen Patientin. Neben ausgedehnten symmetrischen Verkalkungen der Stammganglien einschließlich des Thalamus finden sich eher korkenzieherartige Verkalkungen des okzipitalen Marklagers und fleckförmige Verkalkungen des frontalen Marklagers.

d Verkalkungen, wie sie bei einem Oligodendrogliom gefunden werden. Die Verkalkungen imponieren hier eher schollig und sind von einem hypodensen Tumoranteil umgeben.
Verkalkungen der Stammganglien werden, wenn sie symmetrisch oder annähernd symmetrisch ausgeprägt sind, als Morbus Fahr bezeichnet. Es sollte jedoch immer daran gedacht werden, dass Stoffwechselstörungen (Calciumstoffwechsel) zu Bildern wie dem in **c** gezeigten führen können.

e Historische Abbildung der Anatomie der Stammganglien (aus Ranson's: The Anatomy of the Nervous System. 1920).

Multisystematrophie

Häufigkeit: Selten.
Wegweisender bildmorphologischer Befund: Atrophien des Kleinhirns, der Pons und Medulla oblongata.
Prozedere: Imponieren klinisch als Morbus Parkinson, sprechen schlechter auf Medikamente an.
Einsatz anderer Methoden: Die MRT zeigt Signalalterationen der Stammganglien.
Fragen, die der Befund beantworten muss:
- Atrophie?
- Welche Hirnanteile sind betroffen?

Pathogenese

Unter dem Oberbegriff „Multisystematrophie" (MSA) werden Patienten zusammengefasst, die eine parkinsonähnliche Symptomatik aufweisen, aber schlecht auf eine entsprechende Medikation ansprechen. Eine ältere Bezeichnung ist „Parkinson-Plus-Syndrom".

Folgende Krankheitsbilder kommen als Ursache in Frage:
- olivopontozerebelläre Atrophie (OPCA; Heredität ist bekannt),
- striatonigrale Degeneration,
- Shy-Drager-Syndrom,
- Steele-Richardson-Olszewski-Syndrom.

Klinik

Bei der *OPCA* wird eine Ataxie in Kombination mit Dysarthrie und Dysphagie beobachtet. Die Erkrankung kann zum Tod im mittleren Lebensalter führen. Wie bei der *striatonigralen Degeneration* überschneidet sich die Symptomatik mit der des Morbus Parkinson. Eine orthostatische Hypotonie wird auch und besonders beim *Shy-Drager-Syndrom* beobachtet. Beim *Steele-Richardson-Olszewski-Syndrom* treten zusätzlich Störungen der Okulomotorik, insbesondere eine vertikale Blickparese auf.

CT-Morphologie

Atrophien unterschiedlicher Verteilung werden gesehen (Abb. 6.5). Bei der OPCA (Abb. 6.6) steht die Atrophie von Kleinhirn und Pons ganz im Vordergrund. Die Befunde können extrem sein und stehen oft in ausgeprägtem Missverhältnis zur Weite der supratentoriellen Liquorräume. Ähnliche Befunde werden beim Shy-Drager-Syndrom beobachtet. Bei der striatonigralen Degeneration findet sich dagegen auch eine supratentorielle Atrophie.

Differenzialdiagnose

Der Morbus Parkinson ist durch einen unauffälligen Befund im CT und auch im MRT geradezu charakterisiert. Allenfalls sind im MRT gelegentlich Signalveränderungen in der Pars compacta zu beobachten.

➡ Die Atrophien können bei Multisystematrophien sehr unterschiedlich ausgeprägt und verteilt sein.

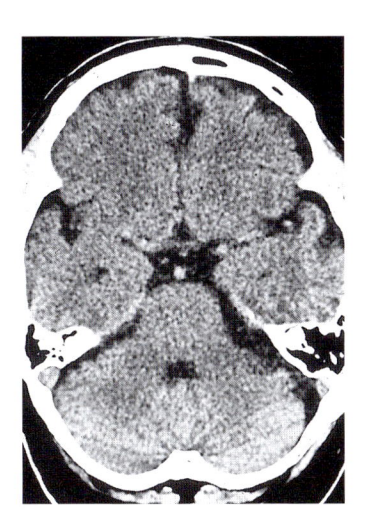

Abb. 6.5 **Isolierte Hemiatrophie des linken Kleinhirns.** Während die Weite der externen Liquorräume im Bereich der vorderen und mittleren Schädelgrube normal ist, zeigt sich infratentoriell eine deutliche Aufweitung der linkshemisphäralen externen Liquorräume.

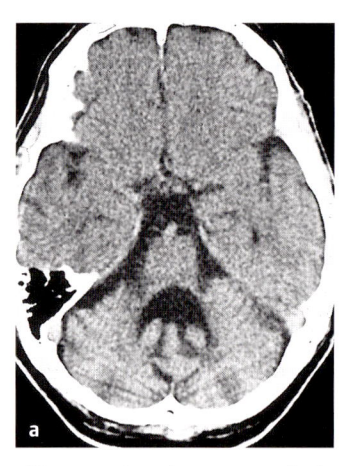

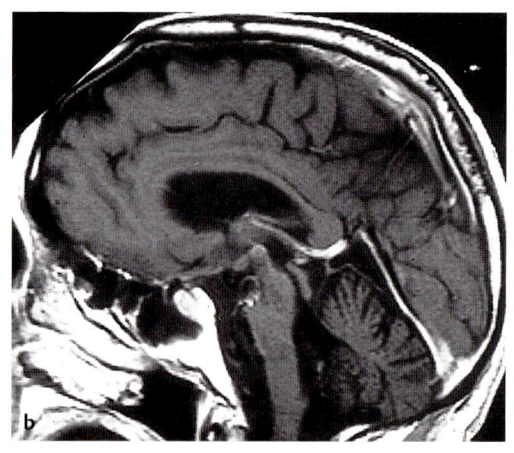

6 Degenerative und demyelinisierende Hirnerkrankungen

Abb. 6.6a u. b **Olivopontozerebellare Atrophie.**
a Im transversalen CT zeigt sich der massive infratentorielle Volumenverlust mit schmächtiger Pons und akzentuierten Kleinhirnfurchen.
b In der sagittalen MRT ist neben der Kleinhirnatrophie insbesondere der Verlust der rostralen Ponsanteile sichtbar. Infolge der Atrophie sehr weiter Aquädukt.

Morbus Huntington und Morbus Wilson

Häufigkeit: Selten.
Wegweisender bildmorphologischer Befund: CT unspezifisch.
Prozedere: Unbedingt ergänzendes MRT.
Einsatz anderer Methoden: MRT und funktionelle, nuklearmedizinische Methoden evtl. spezifischer.
Fragen, die der Befund beantworten muss:
- Atrophie der Stammganglien, insbesondere Putamen und Nucleus caudatus?

> Die CT-Befunde sind uncharakteristisch. Erst im Verlauf werden degenerative Veränderungen der Stammganglien erkennbar.

Pathogenese

Unter anderen Ursachen einer Demenz sollen hier der Morbus Huntington sowie der Morbus Wilson zumindest erwähnt werden. Bei beiden Erkrankungen handelt es sich um angeborene Krankheitsbilder, bei denen die Stammganglien betroffen sind. Beim Morbus Wilson (hepatolentikuläre Degeneration) kommt es aufgrund eines Enzymdefekts zur Kupfereinlagerung in verschiedene Körpergewebe.

> Die MRT ist der CT beim Morbus Huntington und Morbus Wilson überlegen.

Klinik

Die beiden Krankheitsbilder sind durch Bewegungsstörungen und eine Demenz charakterisiert. Allerdings stehen die motorischen Symptome und nicht die Demenz im Vordergrund des klinischen Bildes. Beim Morbus Huntington kommt es zu charakteristischen choreatiformen Störungen, beim Morbus Wilson zu Dyskinesien. Der Morbus Wilson kann sich mit fokalen neurologischen Zeichen oder als Lebererkrankung manifestieren.

CT-Morphologie

Die CT-Befunde sind uncharakteristisch. Mitunter wird eine Rundung der Vorderhörner bei Atrophie des Nucleus caudatus beobachtet. Beim Morbus Huntington scheint dieser Befund häufiger zu sein als beim Morbus Wilson.

Beim Morbus Huntington ist die CT des Kopfes meist normal. Erst in fortgeschrittenen Krankheitsstadien findet sich eine umschriebene Atrophie des Nucleus caudatus und des Nucleus lentiformis.

Auch beim Morbus Wilson sind in der CT degenerative Veränderungen der Stammganglien zu sehen.

Die Diagnose beider Krankheitsbilder ist eindeutig eine Domäne der MRT.

Differenzialdiagnose

Differenzialdiagnostisch müssen andere Ursachen einer Atrophie der Stammganglien in Betracht gezogen werden, wie z. B. ein Zustand nach protrahierter Hypoxie oder einer CO-Vergiftung.

Andere radiologische Befunde bei Demenz

Normaldruckhydrozephalus

Häufigkeit: Nicht selten. Prävalenz 30 : 100 000. Männer sind doppelt so häufig betroffen wie Frauen.
Wegweisender bildmorphologischer Befund: Intern betonte Erweiterung der supratentoriellen Liquorräume.
Prozedere: Probatorische Liquordrainage für 3–4 Tage, evtl. Shunt-Anlage.
Einsatz anderer Methoden: Die MRT-Liquorpulsationsstudie zeigt einen vermehrten Fluss im Aquädukt und IV. Ventrikel, im sagittalen Bild evtl. Balkenvolumenminderung.
Fragen, die der Befund beantworten muss:
- Verhältnis der Weite der internen zu der Weite der externen Liquorräume?
- Form des Ventrikelsystems; Ballonierung der Vorderhörner?
- Druckkappen?
- Weite der hochparietalen Sulci?

Pathogenese

Anders als der Name „Normaldruckhydrozephalus" vermuten lässt, sind auch bei diesem Krankheitsbild Drucksteigerungen feststellbar. Der Druck ist jedoch nicht konstant, sondern intermittierend gesteigert. Dementsprechend können periventrikuläre Hypodensitäten als Zeichen der Liquordiapedese gefunden werden – dies ist jedoch nicht zwingend.

Häufigkeit

Wenngleich man ursprünglich von einer idiopathischen Veränderung ausgegangen war, kommt ein Normaldruckhydrozephalus auch nach subarachnoidaler Blutung, Trauma, Meningitis oder anderen Zirkulationsstörungen vor.

Klinik

Charakteristisch ist die klinische Trias Gangstörung, Demenz, Inkontinenz. Diese sollte zur Verdachtsdiagnose eines Normaldruckhydrozephalus führen, da dieses Krankheitsbild eine der wenigen behandelbaren Ursachen einer Demenz darstellt. Dem Patienten kann ggf. durch eine Shunt-Anlage zumindest teilweise geholfen werden. Ein diagnostisch, aber auch prognostisch wichtiger Test ist die Drainage eines Liquorvolumens von ca. 10 ml/h über 3–4 Tage. Kommt es darunter zur Besserung, so kann ein Shunt mit einiger Aussicht auf Erfolg angelegt werden. Die Diagnose des Normaldruckhydrozephalus kann vorab durch andere bildgebende Verfahren (s. u.) gestützt werden.

CT-Morphologie

Im CT sind die Seitenventrikel und der III. Ventrikel deutlich erweitert, der IV. Ventrikel und die externen Liquorräume sind normal weit (Abb. 6.7).

Der Kontrast zwischen den normal weiten externen Liquorräumen und den deutlich erweiterten internen Liquorräumen ist oft augenfällig. Die intermittierenden Druckspitzen können zu einem Übertritt von Liquor aus dem Ventrikelsystem in die peri-

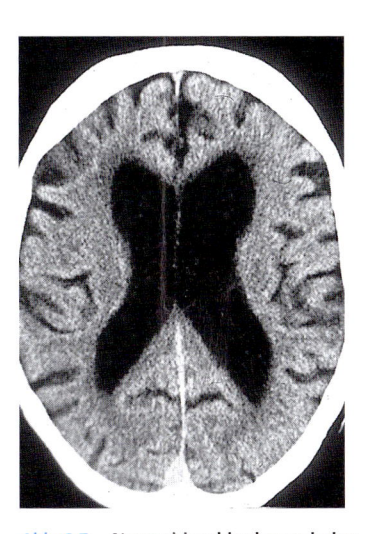

Abb. 6.7 **Normaldruckhydrozephalus.** Der Schnitt auf Höhe der Seitenventrikel zeigt eine Diskrepanz zwischen der Erweiterung der externen Liquorräume und der der Seitenventrikel. Massive Auftreibung der Seitenventrikel. Insbesondere sind die Vorderhörner balloniert mit einem Verlust der Taille. Angedeutete Hypodensität des Marklagers frontal der Vorderhörner (58-jähriger Patient).

➔ Seitenventrikel und III. Ventrikel sind erweitert, IV. Ventrikel und externe Liquorräume sind normal.

➔ Beim Übertritt von Liquor in die periventrikuläre weiße Substanz sind die Ventrikelwände unscharf begrenzt.

➔ Charakteristisch für den Normaldruckhydrozephalus sind Gangstörung, Demenz, Inkontinenz.

ventrikuläre weiße Substanz führen. Dann findet sich eine Unschärfe der Ventrikelwände in diesem Bereich und eine Dichteminderung der periventrikulären weißen Substanz (periventrikuläre Lucencies). Von einem Shunt profitieren insbesondere die Patienten, die hochparietal normal weite Hirnfurchen aufweisen.

Differenzialdiagnose

Die Abgrenzung von einem Hydrocephalus e vacuo ist nicht immer einfach. Es sollte eine ergänzende MRT mit funktioneller Technik (Liquorpulsationsstudie) angeschlossen werden. Beim Normaldruckhydrozephalus ist der Fluss im Aquädukt und im IV. Ventrikel oft beschleunigt. Eher historisch ist der Einsatz der CT-Zisternographie zur Diagnose des Normaldruckhydrozephalus. Hierzu wurde ein lumbal intrathekal appliziertes KM eingesetzt, um den Nettofluss des Liquors sichtbar zu machen. Fand sich nach etwa 4–6 Stunden ein Großteil des KM in den Ventrikeln, so galt dies als hochgradig verdächtig auf einen Normaldruckhydrozephalus.

Multiinfarktdemenz

Häufigkeit: Zweithäufigste Ursache der senilen Demenz.
Wegweisender bildmorphologischer Befund: Bilaterale Infarzierungen.
Prozedere: CT-Diagnostik zum Ausschluss anderer behandelbarer Ursachen.
Einsatz anderer Methoden: Die MRT ist zwar sensitiver, aus Kostengründen wird jedoch die CT bevorzugt.
Fragen, die der Befund beantworten muss:
- Atrophie? Welche Hirnanteile sind betroffen?
- Alte oder akute/subakute Infarkte?

Pathogenese

Hirninfarkte können sowohl Ursache als auch bloße Begleitbefunde bei Patienten mit Demenz sein. Letzteres ergibt sich aus dem gehäuften Vorkommen der beiden Entitäten im höheren Lebensalter.

Häufigkeit

Die Multiinfarktdemenz ist die zweithäufigste Ursache der senilen Demenz.

Klinik

Die vaskulären Demenzen betreffen meist sowohl die Hirnrinde als auch subkortikale Strukturen. Die Beschwerden oder die Anamnese deuten in die Richtung eines „Schlaganfalls" mit plötzlichem Beginn und einer Hypertonie in der Vorgeschichte. Bei der klinischen Untersuchung findet man pyramidale und

> Die vaskulären Demenzen betreffen meist sowohl die Hirnrinde als auch subkortikale Strukturen.

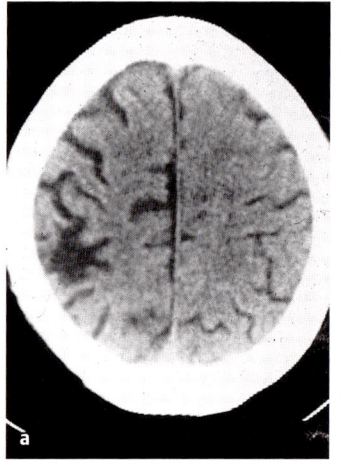

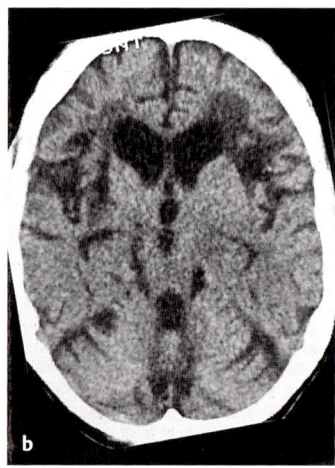

Abb. 6.8a u. b **Multiinfarktdemenz.** Neben einer globalen Atrophie fallen Hypodensitäten rechts hochparietal (**a**) und rechts in den äußeren Stammganglien auf (**b**).

extrapyramidale Veränderungen. Über die Demenz hinaus sind Gangstörungen und eine Inkontinenz nachweisbar.

CT-Morphologie

Die CT-Befunde der vaskulären Veränderungen werden ausführlich im Kap. 3 beschrieben. Die vaskulären Veränderungen bei der Multiinfarktdemenz können unterschiedlich sein. Im typischen Fall werden die Hirnrinde einbeziehende Infarkte gefunden. Ausschließlich lakunäre Infarkte und Mischbilder kommen jedoch ebenso vor. Beim Morbus Binswanger (subkortikale arteriosklerotische Enzephalopathie, SAE) bestehen Hypodensitäten im hohen Marklager (Centrum semiovale und Corona radiata).

Beim Multiinfarktsyndrom sind meist beidseits umschriebene Erweiterungen der externen Liquorräume infolge kortikaler Infarzierungen nachweisbar (Abb. 6.**8**).

Beim Morbus Binswanger finden sich die entsprechenden, eher flächigen Hypodensitäten im Marklager. Lakunäre Veränderungen sind rundlich, betreffen die graue Substanz im Bereich der Stammganglien und die Capsula interna. Hier sind rundliche Hypodensitäten in einer Größe von 5–15 mm Durchmesser nachweisbar.

Differenzialdiagnose

Wichtig ist die Unterscheidung der Multiinfarktdemenz vom Morbus Parkinson. Gefordert werden für die Diagnose der Multiinfarktdemenz bilaterale vaskuläre Läsionen. Fehlen diese, so werden andere Ursachen wie der Morbus Parkinson oder die Alzheimer-Demenz als wahrscheinlicher angesehen.

Klinisch und bildmorphologisch ähnliche Bilder werden auch bei der Lymphomatosis cerebri, postaktinisch und nach Chemotherapie sowie bei der Sarkoidose gefunden.

> Fehlen bilaterale vaskuläre Läsionen, sind Morbus Parkinson oder Alzheimer-Demenz wahrscheinlicher als die Multiinfarktdemenz.

Erkrankungen der weißen Hirnsubstanz

Zu den demyelinisierenden Erkrankungen zählen u. a.:
- Encephalomyelitis disseminata (multiple Sklerose),
- akute disseminierte Enzephalomyelitis (ADEM),
- zentrale pontine Myelinolyse.

Diese Krankheitsbilder werden im Rahmen der Akutdiagnostik auch heute noch – *vor* Diagnosestellung – computertomographisch untersucht. Eine Diagnose oder zumindest eine Verdachtsdiagnose ist dabei wichtig. Von diesen *demyelinisierenden* Erkrankungen, bei denen regelrecht angelegtes Myelin abgebaut wird, sind die *dysmyelinisierenden* Erkrankungen zu unterscheiden, bei denen erst gar keine regelrechten Markscheiden angelegt wurden. Meist handelt es sich hierbei um angeborene Erkrankungen. Aufgrund der Überlegenheit der MRT wird die CT bei den dysmyelinisierenden Erkrankungen heute nicht mehr mit diagnostischer Intention durchgeführt.

> Von demyelinisierenden Erkrankungen müssen dysmyelinisierende unterschieden werden.

Encephalomyelitis disseminata (multiple Sklerose)

Häufigkeit: In Europa 30–80 : 100 000.
Wegweisender bildmorphologischer Befund: Hypodense Läsion ohne Raumforderung, im akuten Zustand mit KM-Anreicherung.
Prozedere: CT-Diagnostik nur vor Diagnosestellung. Wird die multiple Sklerose bei ringförmig KM anreichernden Läsionen differenzialdiagnostisch in Betracht gezogen, wenn keine Raumforderung besteht, so kann in seltenen Fällen auf die Hirnbiopsie zugunsten einer nichtinvasiven Diagnostik verzichtet werden.
Einsatz anderer Methoden: Die MRT ist die Methode der Wahl.
Fragen, die der Befund beantworten muss:
- Bei typischer Lokalisation der Marklagerläsion Verdacht aussprechen und MRT empfehlen.

Häufigkeit

Die Häufigkeit der multiplen Sklerose beträgt in Europa 30–80 : 100 000. Frauen sind 1,7-mal häufiger betroffen als Männer.

Klinik

Initial manifestiert sich die multiple Sklerose oft mit einer Optikusneuritis. Die typischen Ausfälle sensibler und auch motorischer Systeme finden ihr Korrelat in einer Störung der verschiedenen evozierten Potenziale (visuell, auditorisch, sensomotorisch). Im Liquor können oligoklonale Banden nachgewiesen werden. Die Diagnose wird nach einem Score für klinische Befunde und Symptome gestellt.

Pathogenese

Charakteristisch für die multiple Sklerose ist eine Demyelinisierung, die ohne wesentliche axonale Degeneration verläuft. Befallen sind Oligodendroglia und Myelin auch in Hirnarealen, die klinisch stumm bleiben. Solche klinisch stummen Hirnläsionen können aber im CT und vor allem im MRT Korrelate aufweisen.

Histologisch zeigt sich eine Makrophagenaktivität (Abräumen von Myelinabbauprodukten) neben perivaskulären entzündlichen Infiltraten. In Spätstadien kommt es zur vollständigen Demyelinisierung. Oligodendrozyten fehlen. Eine perivaskuläre Entzündung ist nicht mehr nachweisbar.

CT-Morphologie

Die Kenntnis der typischen CT-Veränderungen der multiplen Sklerose ist heute eher akademisch, da die Erst- und Verlaufsdiagnostik mit der sensitiveren MRT erfolgt. Insbesondere bei erstmals diagnostizierter Neuritis n. optici wird die MRT zum Nachweis typischer periventrikulärer Signalveränderungen vor der Einleitung einer Cortisontherapie verlangt. Von besonderer Bedeutung ist aber die Kenntnis der atypischen Bildbefunde, die gerade bei atypischen Erstmanifestationen mit perakutem Verlauf beobachtet werden.

> Die MRT ist zur Diagnose der multiplen Sklerose wesentlich sensitiver als die CT und daher diagnostischer Standard.

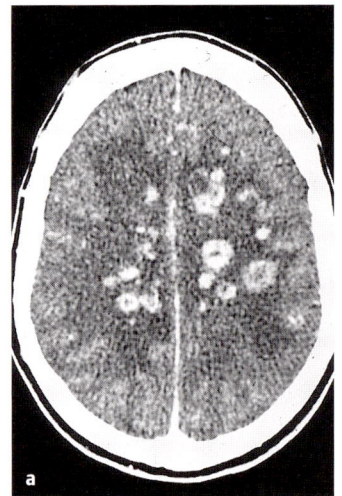

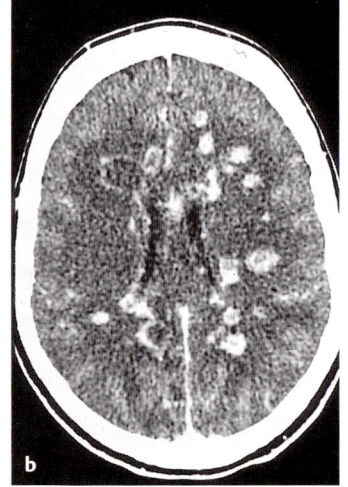

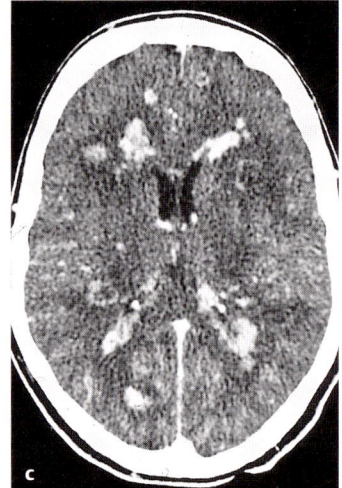

Abb. 6.9 a–c Multiple Sklerose. Typisches Erscheinungsbild der multiplen Sklerose im KM-Bild mit Darstellung multipler, teils rundlich, teils ringförmig anreichernder Läsionen. Diese liegen periventrikulär und im Marklager.

Erkrankungen der weißen Hirnsubstanz

Das bildmorphologische Charakteristikum ist die hypodense Läsion ohne wesentliche Raumforderung. Die Läsionen liegen im Marklager vorzugsweise periventrikulär. Ihre Morphologie ist unterschiedlich (Zusammenstellung in Abb. 6.9; Abb. 6.10).

Häufig werden kleine bis mittelgroße, eher rundliche Veränderungen gesehen. Konfluieren diese jedoch, wie es vor allem bei der ADEM und bei Morbus Schilder beobachtet wird, so kann es zu ganz unterschiedlichen Konfigurationen kommen. So werden z. B. Läsionen mit polyzyklischen Konturen beobachtet. Die Grenzen sind eher unscharf. Eine KM-Anreicherung wird im akuten Stadium nachweisbar.

Im MRT lassen sich aktive und inaktive Plaques gut nach dem Signalverhalten auf PDw Bildern unterscheiden (hohes bzw. niedriges Signal).

Bildbefunde wie die multiple Sklerose. Selten kommen bei der ADEM allerdings auch tumorähnliche Raumforderungen vor – selbst verkalkte Raumforderungen sind beschrieben.

Morbus Schilder. Der Morbus Schilder (Abb. 6.11) als primär demyelinisierende Erkrankung des Gehirns manifestiert sich mit großen, KM anreichernden Raumforderungen. Er unterscheidet sich durch diese Morphologie von der multiplen Sklerose. Im Gegensatz zur ADEM fehlt die vorangegangene Infektion.

Morbus Marchiafava-Bignami. Isolierte Entmarkungsherde des Balkens sind bei der Marchiafava-Bignami Erkrankung beschrieben. Chronischer Alkoholismus und Mangelernährung sind die Ursachen.

▶ Bei der multiplen Sklerose können die rundlichen Läsionen konfluieren und daher sehr unterschiedliche Konfigurationen annehmen.

Differenzialdiagnose

Tumor. Die Erstmanifestation der multiplen Sklerose kann mit einer großen, ringförmig KM aufnehmenden Läsion einhergehen. In diesen Fällen ist oft auch die Klinik untypisch. Erste Differenzialdiagnose der ringförmig oder auch rundlich KM anreichernden Läsionen sind daher die hirneigenen Tumoren oder metastatische Raumforderungen.

Infektion und Embolie. Bei untypischer Lage einer ringförmig KM aufnehmenden Läsion an der Mark-Rinden-Grenze kommen auch infektiöse Herde oder Embolien in Betracht.

Akute disseminierte Enzephalomyelitis (ADEM). Die ADEM tritt parainfektiös oder postvakzinal auf. Vornehmlich sind Kinder und jüngere Erwachsene betroffen. Die Erkrankung manifestiert sich als monophasische, isolierte Episode und bietet oft ähnliche

▶ Wichtigste Differenzialdiagnose ringförmig oder rundlich KM anreichernder Läsionen sind hirneigene Tumoren oder Metastasen.

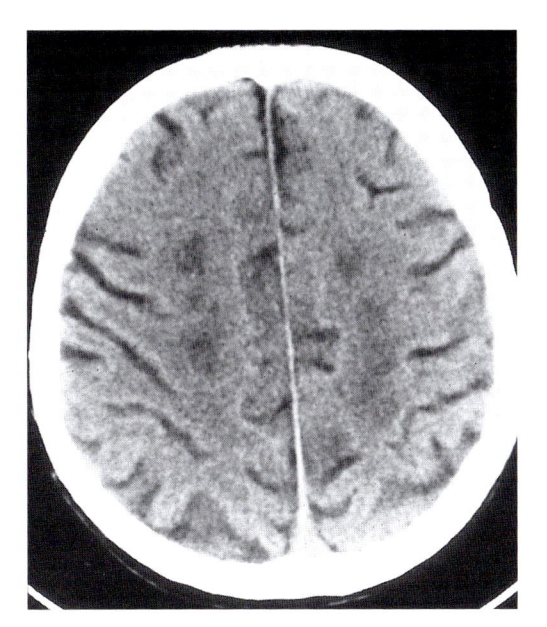

Abb. 6.10 **Endstrominfarkte als Differenzialdiagnose zu Abb. 6.9 a.** Bilateral hypodense Läsionen im Centrum semiovale bei normaler Darstellung der tieferen Schichten.

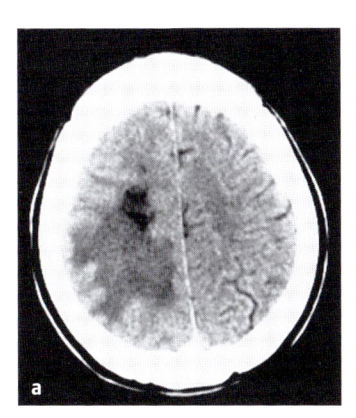

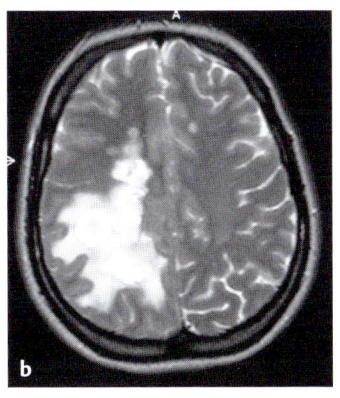

Abb. 6.11a u. b **Diffuse zerebrale Sklerose (Morbus Schilder).** Charakteristisch ist die einseitige Hypodensität des Marklagers. Typische fingerförmige Ausdehnung mit liquidem Anteil (**a**). Das T2w MRT (**b**) lässt den demyelinisierenden Charakter der Läsion anhand der ipsi- und kontralateralen (!) periventrikulären Lage vermuten. Retrospektiv ist der kontralaterale Befall auch in (**a**) erkennbar.

6 Degenerative und demyelinisierende Hirnerkrankungen

Zentrale pontine Myelinolyse

Häufigkeit: Selten.
Wegweisender bildmorphologischer Befund: Mittelliniennahe Hypodensität der Pons.
Prozedere: Diagnose aufgrund des Bildbefunds und der typischen klinischen Situation (Alkoholiker oder Intensivpatient).
Einsatz anderer Methoden: MRT ist sensitiver hinsichtlich der Ausdehnung, jedoch nicht unbedingt erforderlich, wenn CT positiv.
Fragen, die der Befund beantworten muss: Bei entsprechender Klinik muss der Radiologe an die Verdachtsdiagnose denken.

> Bei einer scharf begrenzten Hypodensität in der Mittellinie im Pons muss an eine zentrale pontine Myelinolyse gedacht werden.

Pathogenese

Die zentrale pontine Myelinolyse ist eine akute Demyelinisierung, die unter typischen klinischen Umständen beobachtet wird. Sie betrifft vor allem Alkoholiker und Patienten, bei denen Entgleisungen des Säure-Basen-Haushalts oder der Elektrolyte auftraten. Hyponatriämien – insbesondere nach schneller Korrektur des Natriumspiegels – sind charakteristisch.

Häufigkeit

Insgesamt selten. Richtungweisend ist die Anamnese.

Klinik

Die Demyelinisierung betrifft u. a. die langen Bahnen, was sich in einer Tetraparese äußert. Es besteht eine Bewusstseinstrübung, die auch durch die Begleitumstände verursacht sein kann.

CT-Morphologie

An die zentrale pontine Myelinolyse muss bei den geschilderten klinischen Umständen dann gedacht werden, wenn im Pons in der Mittellinie oder mittelliniennah eine oft symmetrische und scharf begrenzte Hypodensität beobachtet wird (Abb. 3.**28**).

Differenzialdiagnose

Hypodensitäten des Pons sind auch bei anderen Entmarkungserkrankungen, z. B. auch bei der multiplen Sklerose, zu sehen. Die klinische Situation (intensivmedizinisch betreuter Patient mit Alkoholkrankheit oder Elektrolytentgleisung) muss jedoch an die zentrale pontine Myelinolyse denken lassen.

Hydrozephalus

Häufigkeit: Häufige Fragestellung.
Wegweisender bildmorphologischer Befund: Erweiterte Liquorräume.
Prozedere: Evtl. Ventrikeldrainage.
Einsatz anderer Methoden: Sagittale MRT mit Flussdarstellung im IV. Ventrikel.
Fragen, die der Befund beantworten muss:
- Welche Räume sind erweitert (Seitenventrikel, III. Ventrikel, IV. Ventrikel, externe Liquorräume)?

Pathogenese

Eine Erweiterung der Liquorräume als Hydrozephalus kann verschiedene Ursachen haben, wobei der Ausdruck im klinischen Alltag meist verstanden wird als „Erweiterung des supratentoriellen Ventrikelsystems mit Druckerhöhung" (*Hydrozephalus*) oder ohne Druckerhöhung (*Normaldruckhydrozephalus*). Therapeutische Optionen sind grundsätzlich die Anlage eines Shunts – temporär oder als ventrikuloperitonealer Shunt – und die endoskopische Ventrikulostomie des III. Ventrikels.

Die Vermehrung des Liquors infolge Volumenverlust des Hirngewebes („*Hydrozephalus e vacuo*") wird heute als *Atrophie* bezeichnet. Unterschieden werden interne und/oder externe Atrophie und Kleinhirnatrophie.

Selten ist der Hydrozephalus infolge einer Überproduktion von Liquor, z. B. beim Plexuspapillom.

Ein Hydrozephalus bei verminderter Aufnahme kann *obstruktiv* sein, z. B. durch eine Blockade der normalen Liquorzirkulation, oder *malresorptiv*, etwa nach Subarachnoidalblutung mit Veränderung der Arachnoidalzotten. Der obstruktive Hydrozephalus geht meist mit der Ausbildung von Druckkappen an den Vorder- und Hinterhörnern der Seitenventrikel einher (Abb. 1.35 a). Ein erhöhter Ventrikeldruck zwingt den Liquor durch das Ependym in das umgebende Hirngewebe.

Liquorpassagestörungen, die zum obstruktiven Hydrozephalus führen, können an folgenden Lokalisationen auftreten:
- Foramen Monroi,
- Aquädukt,
- Ausgänge des IV. Ventrikels, Foraminae Luschkae und Magendii,
- basale Zisternen,
- arachnoidale Zotten.

Ein Hydrozephalus wird *kommunizierend* genannt, wenn die Obstruktion in den basalen Zisternen und der Arachnoidalzotten liegt. Bei einer Obstruktion proximal der Ausgänge des IV. Ventrikels spricht man vom *nicht kommunizierenden* Hydrozephalus.

Als *Normaldruckhydrozephalus* bezeichnet man die Erweiterung des supratentoriellen Ventrikelsystems bei erhaltenen externen Liquorräumen und im Mittel normalem Ventrikeldruck.

Häufigkeit

Der Hydrozephalus ist Begleiterscheinung vieler tumoröser, traumatischer und entzündlich bedingter Gehirnschädigungen und damit häufig zu beobachten.

Klinik

Im Kindes- und Erwachsenenalter sind Unruhe, Verhaltensauffälligkeit, Übelkeit und Erbrechen erste Symptome. Bewusstseinsstörungen mit Überstreckung des Rumpfes sowie Fehlstellungen der Augen (Sonneruntergangsphänomen) sind Symptome beim Kind, die ein sofortiges Handeln erforderlich machen. Vor Schluss der Frontanellen kommt es zur Zunahme des Kopfumfanges.

CT-Morphologie

Druckkappen bei erweiterten Vorder- oder Hinterhörnern deuten auf die obstruktive Form des Hydrozephalus hin. Ballonierte Seitenventrikel und erweiterte Temporalhörner bei normalweiten externen Liquorräumen sind die bildmorphologischen Zeichen des Normaldruckhydrozephalus.

Zur Quantifizierung der Weite des Ventrikelsystems existieren verschiedene Indizes, die vor allem bei Studien eingesetzt werden.

Differenzialdiagnose

Eine isolierte Erweiterung der Hinterhörner findet sich bei Balkendysplasien und -aplasien. Die Volumenzunahme der Liquorräume ersetzt dabei den Geweberverlust. Die Atrophie ist durch fehlende Druckkappen (cave: Morbus Binswanger!) und eine harmonische Zunahme des Volumens der internen und externen Liquorräume bedingt. Umschriebene Erweiterungen betreffen meist den Frontallappen und das Gebiet der Sylvi-Fissur. Ursache kann ein Trauma oder ein Infarkt sein.

> Druckkappen bei erweiterten Vorder- oder Hinterhörnern deuten auf einen obstruktiven Hydrozephalus hin.

Zusammenfassung

Degenerative Erkrankungen. Bei der Diagnostik demenzieller Hirnerkrankungen dient die CT dem Ausschluss behandelbarer Ursachen der Demenz. Für eine Demenz charakteristische CT-Befunde gibt es nicht. Beim *Morbus Alzheimer* kann eine Atrophie des medialen Temporallappens vorkommen. Beim *Morbus Pick* sieht man häufig eine ausgeprägte Atrophie der Frontal- und Temporallappen bei normalen parietalen und okzipitalen Verhältnissen. Die CT ist bei der *Creutzfeldt-Jakob-Erkrankung* anfangs meist normal. Erst im Spätstadium können eine Rindenatrophie und Amyloidablagerungen zu erkennen sein.

Beim *Morbus Parkinson* bleiben CT und MRT unauffällig – allenfalls sind Atrophiezeichen erkennbar. Dagegen sind beim *Parkinson-Syndrom* zumindest im MRT meist Auffälligkeiten nachweisbar, z. B. Eisendepositionen. Die *Multisystematrophie* imponiert klinisch zwar wie ein Morbus Parkinson, im CT jedoch sind im Gegensatz zum Morbus Parkinson pathologische Befunde zu erheben, z. B. Atrophien des Kleinhirns, der Pons und der Medulla oblongata. Allerdings können die Atrophien sehr unterschiedlich ausgeprägt und verteilt sein.

Morbus Huntington und *Morbus Wilson* wiederum ergeben anfangs keine oder nur unspezifische CT-Befunde. Erst im Verlauf werden degenerative Veränderungen der Stammganglien erkennbar.

Weitere Befunde bei Demenz. Charakteristisches klinisches Zeichen für einen *Normaldruckhydrozephalus* ist die Trias aus Gangstörung, Demenz und Inkontinenz. Im CT sind die Seitenventrikel und der III. Ventrikel erweitert, IV. Ventrikel und externe Liquorräume sind normal.

Bilaterale Infarzierungen sind ein typisches Kennzeichen der *Multiinfarktdemenz*. Betroffen sind sowohl die Hirnrinde als auch subkortikale Strukturen. Fehlen bilaterale vaskuläre Läsionen, sind Morbus Parkinson oder Alzheimer-Demenz wahrscheinlicher als die Multiinfarktdemenz.

Demyelinisierende Erkrankungen. Charakteristisch für die multiple Sklerose ist eine Demyelinisierung ohne wesentliche axonale Degeneration. Die MRT ist zur Erst- und Verlaufsdiagnostik wesentlich sensitiver als die CT und daher die Standardmethode. Im CT sieht man hypodense Läsionen ohne wesentliche Raumforderung im Marklager – vorzugsweise periventrikulär. Ihre Morphologie ist unterschiedlich – oft klein bis mittelgroß und eher rundlich. Bei einer scharf begrenzten Hypodensität in der Mittellinie im Pons muss immer an eine zentrale pontine Myelinolyse gedacht werden.

Literatur

Zur Weiterbildung empfohlen

Morbus Alzheimer

Erkinjuntti, T., L. Ketonen, R. Sulkava, M. Vuorialho, J. Palo: CT in the differential diagnosis between Alzheimer's disease and vascular dementia. Acta neurol. scand. 75 (1987) 262–270

Knopman, D. S., S. T. DeKosky, J. L. Cummings et al.: Practice parameter: diagnosis of dementia (an evidence-based review). Neurology 56 (2001) 113–1153
evidenzbasierte Richtlinien zur Diagnostik einschließlich der Bildgebung

Morbus Pick

Mendez, M. F., A. Selwood, A. R. Mastri, W. H. Frey: Pick's disease versus Alzheimer's disease: a comparison of clinical characteristics. Neurology 43 (1993) 289–292

Tien, R. D., G. J. Felsberg, N. J. Ferris, A. K. Osumi: The dementias: correlation of clinical features, pathophysiology, and neuroradiology. Amer. J. Roentgenol. 161 (1993) 245–255
ausführlicher Review-Artikel, Amyloidablagerungen

Gandhi, D., R. Wee, M. Goyal: CT and MR Imaging of intracerebral amyloidoma: case report and review of the literatur. Am. J. Neuroradiol 24 (2003) 519–522
CT-Bildbefund, Pathogenese

Yamamori, C., H. Ishino, T. Inagaki et al.: Neuro-Behcet disease with demyelination and gliosis of the frontal white matter. Clin. Neuropath. 13 (1994) 208–215
zur Differenzialdiagnose der Leukodystrophien, Amyloidangiopathie, Morbus Binswanger

Morbus Parkinson

Berg, D., U. Hoggenmüller, E. Hofman et al.: The basal ganglia in haemochromatosis. Neuroradiology 42 (2000) 9–13
CT-Abbildung

Rutledge, J. N., S. K. Hilal, A. J. Silver, R. Defendini, S. Fahn: Study of movement disorders and brain iron by MR. Amer. J. Radiol. 149 (1987) 365–379

Tien, R. D., G. J. Felsberg, N. J. Ferris, A. K. Osumi: The dementias: correlation of clinical features, pathophysiology, and neuroradiology. Amer. J. Roentgenol. 161 (1993) 245–255

Multisystematrophie

Gosset, A., J. F. Pelissier, F. Delpeuch, R. Khalil: Striatonigral degeneration associated with olivopontocerebellar degeneration. Rev. Neurol. 139 (1983) 125–139
3 Fälle mit anatomischer Korrelation

Morbus Huntington und Morbus Wilson

Harris, G. J., G. D. Pearlson, C. E. Peyser et al.: Putamen volume reduction on magnetic resonance imaging exceeds caudate changes in mild Huntington's disease. Ann. Neurol. 31 (1992) 69–75

Starkstein, S. E., S. E. Folstein, J. Brandt, G. D. Pearlson et al.: Brain atrophy in Huntington's disease: a CT-scan study. Neuroradiology 31 (1989) 156–159
Bedeutung des bikaudaten Index

Normaldruckhydrozephalus

Wikkelsö, C., H. Andersson, C. Blomstrand, M. Matousek, P. Svendsen: Computed tomography of the brain in the diagnosis of and prognosis in normal pressure hydrocephalus. Neuroradiology 31 (1989) 160–165
beschreibt Kriterien, die in der Indikationsstellung zum ventrikuloperitonealen Shunt herangezogen werden können

Multiinfarktdemenz

Erkinjuntti, T., L. Ketonen, R. Sulkava, M. Vuorialho, J. Palo: CT in the differential diagnosis between Alzheimer's disease and vascular dementia. Acta neurol. scand. 75 (1987) 262–270

Kohlmeier, K.: Probleme der CT-Diagnostik des alternden Gehirns. Radiologe 29 (1989) 584
ausführliche Übersicht

Wahlund, L. O., F. Barkhof, F. Fazekas et al.: A new rating scale for age-related white matter changes applicable to MRI and CT. Stroke 32 (2001) 1318–1322
vergleichende Abbildungen von CT- und MRT-Befunden

Encephalomyelitis disseminata (multiple Sklerose)

Nesbit, G. M., G. S. Forbes, B. W. Scheithauer, H. Okazaki, M. Rodriguez: Multiple sclerosis: histopathologic and MR and/or CT correlation in 37 cases at biopsy and three cases at autopsy. Radiology 180 (1991) 467–474
die Autoren korrelieren histologische Befunde mit CT- und MRT-Bildern bei einer größeren Patientenanzahl; gute Darstellung der Grundlagen

Zentrale pontine Myelinolyse

Adams, R. D., M. Victor, E. L. Mancall: Central pontine myelinolysis. Arch. Neurol. Psychiat. 81 (1959) 38–56
Erstbeschreibung

Neuere oder grundlegende Literatur

Morbus Alzheimer

Early, B., P. R. Escalona, O. B. Boyko, P. M. Doraiswamy et al.: Interuncal distance measurements in healthy volunteers and in patients with Alzheimer disease. Amer. J. Neuroradiol. 14 (1993) 907–910

George, A. E., M. J. de Leon, L. A. Stylopoulos, J. Miller et al.: CT diagnostic features of Alzheimer disease: Importance of the choroidal/hippocampel fissure complex. Amer. J. Neuroradiol. 11 (1990) 101–107

Kido, D. K., E. D. Caine, M. LeMay et al.: Temporal lobe atrophy in patients with Alzheimer disease: a CT study. Amer. J. Neuroradiol. 10 (1989) 551–555
stellt auch die Probleme des quantitativen Ansatzes dar

de Leon, J. M., A. E. George, B. Reisberger et al.: Alzheimer's disease: longitudinal CT studies of ventricular change. Amer. J. Neuroradiol. 10 (1989) 371

Morbus Pick

Cammer Paris, B. E.: The utility of CT scanning in diagnosing dementia. Mt Sinai J. Med. 64 (1997) 372

Jakob, H.: Klinisch-anatomische Aspekte bei „reinen" Schläfenlappenfällen Pickscher Krankheit und der Basale Neocortex. Dtsch. Z. Nervenheilk. 196 (1969) 20–39

Morbus Parkinson

Chida, K., N. Goto, I. Kamikura, T. Takasu: Quantitative evaluation of pontine atrophy using computer tomography. Neuroradiology 31 (1989) 13–15

Chida, K., M. Tamura, I. Kamikura, T. Takasu: A quantitative evaluation of pontine volume by computed tomography in patients with cerebellar degeneration. Neurology 40 (1990) 1241–1245

Finelle, P. F., F. J. DiMario: Hemorrhagic infarction in white matter following acute carbon monoxide poisoning. Neurology 63 (2004) 1104
aufgearbeitete Fallbeschreibung

Savoiardo, M., M. Bracchi, A. Passerini, A. Visciani et al.: Computed tomography of olivopontocerebellar degeneration. Amer. J. Neuroradiol. 4 (1983) 509–512
zur Differenzialdiagnose der Atrophien der hinteren Schädelgrube

Savoiardo, M., L. Strada, F. Girotti, R. A. Zimmerman et al.: Olivopontocerebellar atrophy: MR diagnosis and relationship to multisystem atrophy. Radiology 174 (1990) 693–696

Wessel, K., G. P. Huss, H. Brückmann, D. Kömpf: Follow-up of neurophysiological tests and CT in late-onset cerebellar ataxia and multiple system atrophy. J. Neurol. 240 (1993) 168–176

Morbus Huntington und Morbus Wilson

Williams F. J., J. M. Walshe: Wilson's disease: an analysis of the cranial computerized tomographic appearances found in 60 patients and the changes in response to treatment with chelating agents. Brain 104 (1981) 735–752
stellt die Zeichen an einer größeren Gruppe zusammen

Normaldruckhydrozephalus

Delwel, E. J., D. A. de Jong, C. J. J. Avezaat: The prognostic value of clinical characteristics and parameters of cerebrospinal fluid hydrodynamics in shunting for idiopathic normal pressure hydrocephalus. Acta Neurochir. (Wien) 147 (2005) 1042–1043
Aktuelle Beschreibung der Klinik und der Komplikationen

Huckman, M. S.: Normal pressure hydrocephalus: evaluation of diagnostic and prognostic tests. Amer. J. Neuroradiol. 2 (1981) 385–395

Kamiryo, T., J. Hamada, I. Fuwa, Y. Ushio: Acute subdural hematoma after lumboperitoneal shunt placement in patients with normal pressure hydrocephalus. Neurol. Med. Chir. (Tokyo) 43 (2003) 197–200
Sonderform der Therapie und Komplikationen, klassische Bildbeispiele

Meier, U., S. Paris, A. Gräwe, D. Stockheim, A. Hajdukowa, S. Mutze: Is there a correlation between operative results and change in ventricular volume after shunt placement? A study of 60 cases of idiopathic normal-pressure hydrocephalus. Neuroradiology 45 (2003) 377–380
Evans-Index und Über-/Unterdrainage

Multiinfarktdemenz

Gorelick, P. B., A. Chatterjee, D. Patel, G. Flowerdew et al.: Cranial computed tomographic observations in multi-infarct dementia. A controlled study. Stroke 23 (1992) 804–811

Rollins, K. W., B. K. Kleinschmidt-DeMasters, J. R. Corboy, D. M. Damek, C. M. Filley: Lymphomatosis cerebri as a cause of white matter dementia. Human Pathol. 36 (2005) 282–290
Diskussion der Differenzialdiagnosen

Encephalomyelitis disseminata (multiple Sklerose) und andere Entmarkungen

Dale, R. C., J. A. Branson: Acute disseminated encephalomyelitis or multiple sclerosis: can the initial presentation help in establishing a correct diagnosis? Arch. Dis. Child 90 (2005) 636–639
kurze Differenzialdiagnose

Giang, D. W., K. R. Poduri, T. A. Eskin et al.: Multiple sclerosis masquerading as a mass lesion. Neuroradiology 34 (1992) 150–154
Befunde bei 6 Patienten zu diesem wichtigen Pitfall

Gower Thomas, K., G. J. Griffiths: Case report: the vanishing ring sign – an unusual CT manifestation of multiple sclerosis. Clin. Radiol. 46 (1992) 213–215

Ipsen, P.: CT-verified intracranial calcifications and contrast enhancement in acute disseminated encephalomyelitis: a case report. Pediatr. Radiol. 28 (1998) 591–593

Kiernan, M. C., M. Vonau, P. R. Bullpitt, E. Tohver, D. G. Milder: Butterfly lesion of the corpus callosum due to Schilder's disease. J. Clin. Neuroscience 8 (2001) 367–369
als Differenzialdiagnose zu ADEM und Encepalomyelitis disseminata

Kollar, J., P. Mozes, B. Fülesdi, J. Sikula: Is every sharply defined, symmetrical, necrotic-demyelinating lesion in the corpus callosum an actual manifestation of Marchiafava-Bignami-disease? Eur. J. Radiol. 39 (2001) 151–154
ischämische Herde als Differenzialdiagnose

Mushlin, A. I., A. S. Detsky, C. E. Phelps et al.: The accuracy of magnetic resonance imaging in patients with suspected multiple sclerosis. J. Amer. med. Ass. 269 (1993) 3146–3151
methodisch aufwendiger Vergleich (ROC-Kurven) zwischen CT und MRT

Plant, G. T., A. G. Kermode, G. Turano et al.: Symptomatic retrochiasmal lesions in multiple sclerosis: clinical features, visual evoked potentials, and magnetic resonance imaging. Neurology 42 (1992) 68–76

Shuntaku, M., R. Matsumoto: Disseminated perivenous necrotizing encephalomyelitis in systemic lupus erythematosus: report of an autopsy case. Acta Neuropathol. 95 (1998) 313–317
Differenzialdiagnose zur ADEM, keine CT-Bilder

Zentrale pontine Myelinolyse

Koci, T. M., F. Chiang, P. Chow et al.: Thalamic extrapontine lesions in central pontine myelinolysis. Amer. J. Neuroradiol. 11 (1990) 1229–1233

Miller, G. M., H. L. Baker, H. Okazaki, J. P. Whisnant: Central pontine myelinolysis and its imitators: MR findings. Radiology 168 (1988) 795–892
enthält wenig zur CT – wie es der klinischen Realität entspricht – aber insgesamt informativ

Weber, U., T. Hüppe, L. Niehaus: CT and MRI in severe hypophosphataemia with central nervous system involvement. Neuroradiology 42 (2000) 112–114
begleitend zu bilateralen Thalamus und Basalganglienbefunden

7 Angeborene Hirnerkrankungen

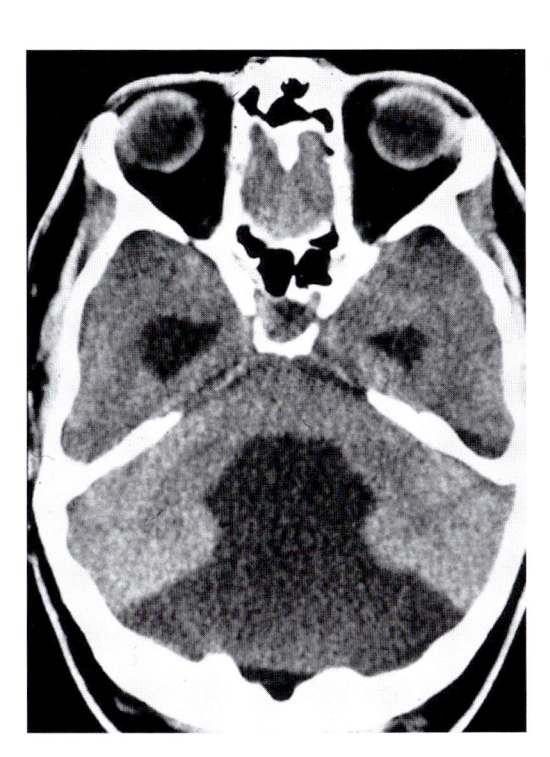

Phakomatosen ⟶ *230*

Neurofibromatose Typ 1 ⟶ *230*

Neurofibromatose Typ 2 ⟶ *232*

Hippel-Lindau-Erkrankung ⟶ *232*

Sturge-Weber-Erkrankung ⟶ *233*

Tuberöse Sklerose ⟶ *234*

Dandy-Walker-Malformation ⟶ *235*

Arachnoidalzysten ⟶ *236*

Balkendysplasien ⟶ *238*

Chiari-Malformation ⟶ *239*

Phakomatosen

Neurofibromatose Typ 1

Häufigkeit: Häufige Phakomatose (Prävalenz in Mitteleuropa 1 : 3000).
Wegweisender bildmorphologischer Befund: Keilbeinflügeldysplasien, Gliome, insbesondere Optikusgliome, Neurofibrome.
Prozedere: KM-Gabe unbedingt erforderlich.
Einsatz anderer Methoden: Die MRT ist die Standardmethode bei den oft jungen Patienten.
Fragen, die der Befund beantworten muss:
- Multiple Meningeome?
- Akustikusneurinom?
- Gliom?

Pathogenese

Die Neurofibromatose Typ 1 (Abb. 7.**1**, Abb. 7.**2**) ist eine autosomal dominant vererbte Phakomatose mit annähernd 100% Penetranz. Das mutierte Gen befindet sich auf Chromosom 17. Die spontane Mutationsrate ist mit ca. 50% neu auftretender somatischer Mutationen hoch.

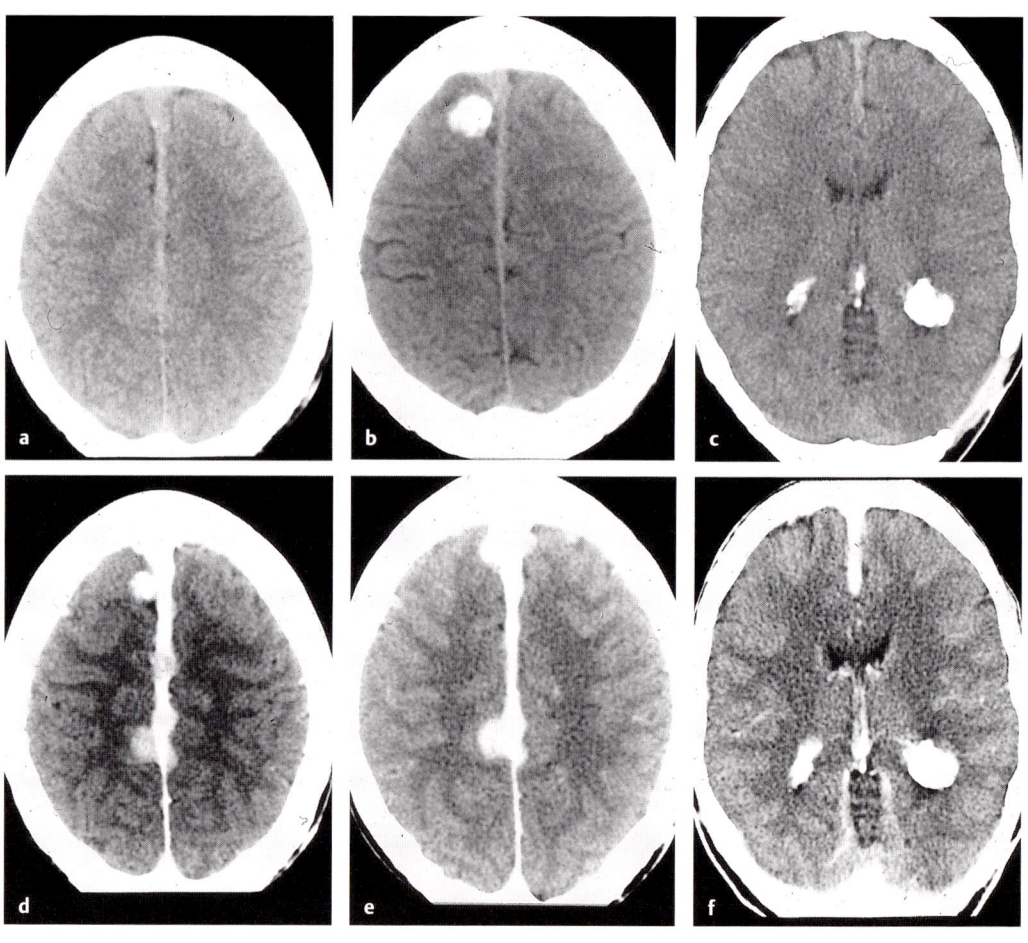

Abb. 7.1 a–f **Neurofibromatose.** Die Neurofibromatose kann sich ganz unterschiedlich manifestieren. Im gezeigten Beispiel einer Patientin mit multiplen Meningeomen konzentrierten sich diese Tumoren auf die Falx (**a, b, c** vor, **d, e, f** nach KM-Gabe).
b, c Das native Bild zeigt die Verkalkung der Herde.
d, e Nach KM-Gabe finden sich multiple KM anreichernde Tumoren auf der verdickten Falx.
c, f Große verkalkte Tumoren in den Hinterhörnern beider Seitenventrikel. Auch hier sind Meningeome als Ursache neben einer physiologischen Plexusverkalkung nicht auszuschließen.

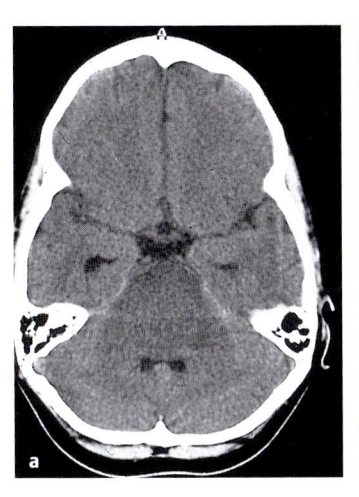

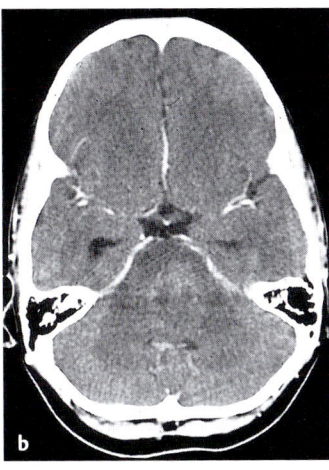

Abb. 7.2a u. b **Ponsgliom.** Das Ponsgliom wird ebenfalls im Rahmen der Neurofibromatose beobachtet. Vor KM-Gabe (**a**) fällt bereits eine ausgedehnte Dichteminderung des linksseitigen Hirnstamms auf. Nach KM-Gabe fehlt eine wesentliche Anreicherung (**b**).

Häufigkeit

Unter den Phakomatosen ist die Neurofibromatose Typ 1 (Morbus Recklinghausen) die häufigste.

Klinik

Unterschieden werden manifeste und abortive Formen. Bei den klinisch manifesten Formen kann die Diagnose anhand der Café-au-lait-Flecken oder Neurofibrome gestellt werden. Gerade die klinisch weniger auffälligen Formen manifestieren sich dagegen oft erstmals mit Optikusgliomen.

CT-Morphologie

Auffällig ist oft eine Dysplasie des Keilbeinflügels, die meist einseitig ist und bis zum völligen Fehlen dieses Knochens reichen kann. Beim Optikusgliom ist der Sehnerv verdickt, und zwar bis in das Chiasma. Neurofibrome finden sich oft in der Orbita. Sie können hier ganz unterschiedliche Formen annehmen. Recht charakteristisch ist eine perlschnurartige Reihe von Raumforderungen mit einem Durchmesser von wenigen Millimetern.

Im MRT, aber bei entsprechender Technik auch in der CT, ist oft die bevorzugte extrakoale Lage gut nachweisbar.

Differenzialdiagnose

Die Neurofibromatose Typ 2 lässt sich problemlos unterscheiden, da bei ihr ganz andere Tumorarten gefunden werden. Dysplasien des Keilbeinflügels kommen oft auch im Rahmen von Kraniosynostosen vor. Beim isolierten Optikusgliom stellt sich anfangs oft die Frage nach einer Neuritis n. optici. Eine Persistenz oder eine rasche Vergrößerung sollten jedoch immer zur Verdachtsdiagnose eines Glioms führen. Auch der Befall des Chiasmas spricht gegen die Neuritis und für ein Optikusgliom. In ganz seltenen Fällen kann es zu Verwechslungen mit einer Sarkoidose kommen.

Bei Neurofibromen in der Orbita ist oft eine Vielzahl von Differenzialdiagnosen zu berücksichtigen. Die KM-Anreicherung der Tumoren kann bei mehreren Neurofibromen bei einem Patienten unterschiedlich sein. Einzelne Befunde können bei entsprechender Lage auch als Kavernome imponieren.

> Erstmanifestation des Morbus Recklinghausen kann ein Optikusgliom sein.

> Persistiert eine Verdickung des N. opticus oder schreitet sie fort, spricht dies eher für ein Gliom und gegen eine Neuritis.

Neurofibromatose Typ 2

Häufigkeit: Seltener als die Neurofibromatose Typ 1.
Wegweisender bildmorphologischer Befund: Beidseitiges Akustikusneurinom, evtl. mit gleichzeitigem Meningeom.
Prozedere: Dünnschichtige CT mit Knochenfenster zur Darstellung des Meatus acusticus internus.
Einsatz anderer Methoden: Die charakteristischen Akustikusneurinome sind im CT nur bei großem extrameatalen Anteil erkennbar.
Fragen, die der Befund beantworten muss:
- Aufweitung des Meatus?
- Intrameatale KM-Anreicherung?

➡ Die Aufweitung des Meatus acusticus internus kann bei beidseitigen Akustikusneurinomen schwierig zu erkennen sein.

➡ Die Veränderungen des Keilbeins bei der Neurofibromatose führen zu einer charakteristischen eiförmigen Orbitaöffnung.

Pathogenese

Die Neurofibromatose Typ 2 ist eine eigenständige Phakomatose. Ursprung der Tumoren sind die Schwann-Zellen und die Meningen. Kutane Neurofibrome kommen nicht vor. Die Mutation befindet sich auf Chromosom 22.

Häufigkeit

Die Inzidenz der Erkrankung beträgt etwa 1 : 50000. Sie ist damit seltener als die Neurofibromatose Typ 1.

Klinik

Die charakteristischen Akustikusneurinome und Meningeome können sich in ganz unterschiedlichem Lebensalter bemerkbar machen. Charakteristisch ist das 3. Lebensjahrzehnt. Die eigentlichen Beschwerden entsprechen denen, die auch bei Akustikusneurinomen oder Meningeomen beobachtet werden, die nicht im Rahmen einer Neurofibromatose auftreten.

CT-Morphologie

Die Aufweitung des Meatus acusticus internus im Knochenfenster kann auf ein Akustikusneurinom hinweisen. Da zur Beurteilung oft ein Seitenvergleich herangezogen werden muss, können die beidseitigen Akustikusneurinome bei der Neurofibromatose Typ 2 irreführend sein. Eine Aufweitung über 8 mm wird jedoch als verdächtig auf einen intrameatalen Tumor gewertet und sollte mit MRT geklärt werden.

Große extrameatale Tumoren werden dagegen als KM aufnehmende Raumforderungen im Kleinhirnbrückenwinkel sichtbar. Meningeome sind erwartungsgemäß hyperdens im nativen Bild, kalottennah mit breiter Basis und weisen eine intensive KM-Anreicherung auf. Die Veränderungen des Keilbeins bei der Neurofibromatose führen zu einer charakteristischen eiförmigen Öffnung der Orbita. Die mittlere Schädelgrube zeigt einen verlängerten a.p. Durchmesser, der posteriore Anteil der Orbita weist knöcherne Defekte auf.

Differenzialdiagnose

Beidseitige Akustikusneurinome, evtl. sogar in Verbindung mit Meningeomen, sind pathognomisch (Abb. 5.**30**, S. 160).

Hippel-Lindau-Erkrankung

Häufigkeit: Selten (Prävalenz ca. 1 : 40000).
Wegweisender bildmorphologischer Befund: Hämangioblastom in Verbindung mit Retinahämangiom.
Prozedere: Operation des intrakranialen Tumors.
Einsatz anderer Methoden: Angiographie und MRT sind sensitiver zum Nachweis der wandständigen Tumorknoten.
Fragen, die der Befund beantworten muss:
- Eine oder mehrere zystische Raumforderungen mit KM anreicherndem Nidus?

Pathogenese

Bei der Hippel-Lindau-Erkrankung wird ein autosomal dominanter Erbgang mit unvollständiger Penetranz vermutet. In jüngerer Zeit wurde die genetische Störung identifiziert. Dabei scheint es sich um ein Tumorsuppressorgen auf Chromosom 3 zu handeln.

Häufigkeit

Seltene Erkrankung (Prävalenz ca. 1 : 40 000).

Klinik

Die beiden häufigsten Tumoren, die bei der Hippel-Lindau-Erkrankung beobachtet werden, treten zeitlich nacheinander auf. Vor der Pubertät werden Retinahamartome, nicht jedoch Hämangioblastome gesehen. Letztere treten erst nach der Pubertät auf. Die Hämangioblastome des Kleinhirns führen zu Gangstörungen oder den charakteristischen Beschwerden eines Hydrozephalus. Retinahamartome führen oft zu einer augenärztlichen Untersuchung.

CT-Morphologie

Retinahamartome sind mit der CT aufgrund ihres geringen Durchmessers nicht nachweisbar. Hämangioblastome stellen sich als zystische Raumforderungen mit wandständigem, intensiv KM aufnehmendem Tumorknoten dar (Abb. 5.**48**).

Differenzialdiagnose

Bei der Beurteilung der meist zystischen Raumforderungen der hinteren Schädelgrube bereitet die Abgrenzung gegenüber dem pilozytischen Astrozytom oder auch gegenüber zystischen Karzinommetastasen mitunter Probleme.

▶ Retinahamartome sind mit der CT aufgrund ihres geringen Durchmessers nicht nachweisbar.

Sturge-Weber-Erkrankung

Häufigkeit: Selten.
Wegweisender bildmorphologischer Befund: Ausgedehntes Angiom in Projektion auf den Subarachnoidalraum, entweder als KM-Anreicherung oder als Verkalkung erkennbar, schienenstrangartige Verkalkungen.
Prozedere: Gelegentlich Resektion der Hirnanteile mit angiomatös veränderter Oberfläche.
Einsatz anderer Methoden: Die MRT zeigt die Auswirkungen auf das Hirngewebe.
Fragen, die der Befund beantworten muss:
- Schienenstrangartige Verkalkungen?
- Hemiatrophie?

Pathogenese

Die Sturge-Weber-Erkrankung wird auch enzephalotrigeminale Angiomatose genannt. Bei dieser angeborenen Erkrankung bilden sich oberflächliche Angiome in Gehirn und Gesicht. Histologisch findet man angiomatöse Veränderungen der Meningen, meist der Pia mater. Auch Arterien und Venen sind fehlgebildet. Gleichartige Veränderungen finden sich im Gesicht. Es gibt unterschiedliche Theorien zur Genese dieser Veränderungen – man vermutet hauptsächlich, dass entwicklungsgeschichtlich frühe Strukturen persistieren. Verkalkungen finden sich in der Hirnsubstanz, angrenzend an die Angiome.

Begleitbefund ist häufig eine Hemiatrophie der betroffenen Hemisphäre.

Häufigkeit

Selten.

Klinik

Das Ausmaß der Beeinträchtigung korreliert ungefähr mit der Ausdehnung der Angiome auf der Hirnoberfläche. Die CT, zumindest aber die MRT kann von daher eine gewisse Aussage zur Prognose treffen. Krampfanfälle sind ein frühes Zeichen der Sturge-Weber-Erkrankung. Mit zunehmender Erkrankungsdauer treten fokale neurologische Zeichen auf. Die Mehrzahl der Patienten zeigt eine Entwicklungsverzögerung.

CT-Morphologie

In der nativen CT finden sich in einigen Fällen gyrale Verkalkungen, die das Rindenband nachzeichnen und naturgemäß kalkdicht sind (Abb. 7.**3**). Die charakteristischen Angiome liegen in den Meningen, die den Sulci folgen. Nach KM-Gabe kommt es hier zu

▶ Die charakteristischen Angiome liegen in den Meningen, die den Sulci folgen.

einer intensiven Anreicherung, die die kortikalen Gyri begleitet. Der Befund kann mehr oder weniger ausgedehnt sein und eine oder beide Hemisphären befallen. Während auch Angiome der Aderhaut vorkommen, die jedoch im CT kaum nachweisbar sind, sind Angiome extrakranialer Organe nicht charakteristisch.

Differenzialdiagnose

Zieht man die extrazerebralen Veränderungen, in erster Linie das Angiom im Gesicht (Portweinfleck), und das Alter der Patienten in Betracht, so kommen kaum Differenzialdiagnosen in Frage. Zu erwägen sind allenfalls Verkalkungen nach Traumata oder Entzündungen.

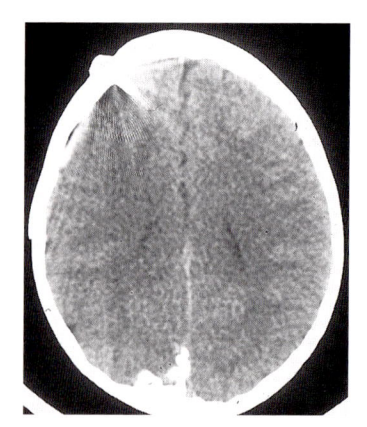

Abb. 7.3 **Sturge-Weber-Erkrankung.** Diagnostisch wegweisend sind korkenzieherartige Verkalkungen in einzelnen Hirnwindungen. Im gezeigten Beispiel findet sich rechts okzipital eine korkenzieherartige Verkalkung auf der Hirnoberfläche. Ventrikeldrainage.

Tuberöse Sklerose

Häufigkeit: Selten.
Wegweisender bildmorphologischer Befund: Subependymale Tumoren, kortikale Tubera.
Prozedere: MRT erforderlich.
Einsatz anderer Methoden: Die MRT ist zum Nachweis der Tubera sensitiver.
Fragen, die der Befund beantworten muss:
- Hinweis auf eine tuberöse Sklerose?

Pathogenese

Die tuberöse Sklerose tritt familiär gehäuft auf. Der Erbgang ist jedoch nicht ganz klar. Angenommen wird ein autosomal dominanter Erbgang mit geringer Penetranz.

Häufigkeit

Es handelt sich auch bei dieser Phakomatose um eine seltene Erkrankung. Die Prävalenz in Mitteleuropa beträgt 1 : 50 000.

Klinik

Das Vollbild der tuberösen Sklerose besteht aus folgender Trias:
- Adenoma sebaceum,
- Anfallsleiden,
- Entwicklungsverzögerung.

Das charakteristische Adenoma sebaceum besteht aus einer Hautrötung an der Wange im Winkel zwischen Nase und Unterlid.

CT-Morphologie

Gut erkennbar sind im CT die charakteristischen, subependymalen Tumoren, die in subependymale Hamartome und Riesenzellastrozytome unterschieden werden. Daneben bestehen kortikale Tubera, eigentlich Hamartome, und Veränderungen der weißen Hirnsubstanz. Das Befundspektrum bei der tuberösen Sklerose schließt außerdem retinale Hamartome ein, die im CT nur in ganz seltenen Fällen als kleine Verkalkungen erkennbar werden.

Sowohl die Tubera als auch die Veränderungen der weißen Substanz sind im nativen CT hypodens. Die Tubera können verkalken und in sehr seltenen Fällen KM anreichern.

Die subependymalen Hamartome sind als noduläre Tumoren der Ventrikelwand erkennbar. Sie verändern mit dem Lebensalter ihr Aussehen und verkalken im Verlauf (Abb. 7.**4**). Eine KM-Anreicherung ist in manchen Fällen nachweisbar.

Riesenzellastrozytome liegen im charakteristischen Fall in der Nähe der Foramina Monroi. Diese Tumoren führen durch ihre raumfordernde Wirkung zum Hydrozephalus. Das histologische Erscheinungsbild variiert, neben den eigentlichen Tumoren sind auch Hamartome zu finden.

> Der typische Befund umfasst kortikale Tubera, Veränderungen der weißen Hirnsubstanz, subependymale Hamartome und Riesenzellastrozytome.

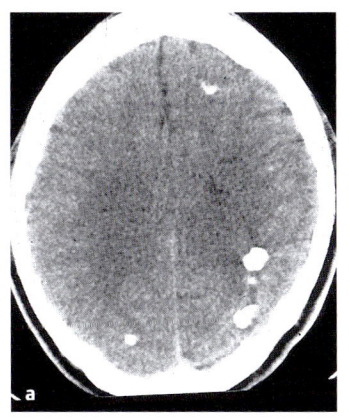

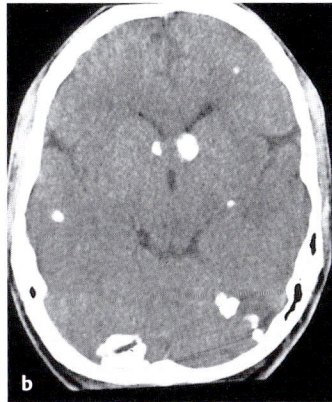

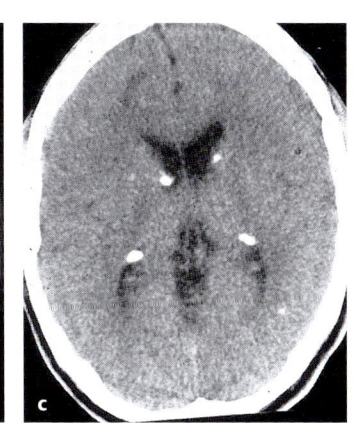

Abb. 7.4a–c **Tuberöse Sklerose.** Bei der tuberösen Sklerose finden sich subependymale Tumoren und Tumoren der Hirnrinde. Insbesondere Erstere verkalken häufig. Im gezeigten Beispiel sind multiple verkalkte Herde in den Ventrikelwänden erkennbar, ebenso in der Hirnrinde. Der Nachweis dieser verkalkten Herde stellt auch heute noch eine CT-Indikation dar. Die KM-Anreicherung der Ventrikelwandtumoren, die als Hinweis auf eine Entartung angesehen werden kann, ist dagegen einfacher in der MRT erkennbar.

Differenzialdiagnose

Noduläre Strukturen in der Ventrikelwand sind gelegentlich auch bei Heterotopien zu finden, die im Rahmen der tuberösen Sklerose ebenfalls gehäuft auftreten. Die Knoten der Heterotopie sind jedoch entsprechend ihrer Pathogenese isointens zur Hirnrinde. KM anreichernde Knötchen sind in seltenen Fällen auch bei der Tuberkulose zu finden. Die kortikalen Tubera sind im CT schlechter erkennbar.

Bei noch nicht gestellter Diagnose einer tuberösen Sklerose müssen auch andere Ursachen für kortikale Hypodensitäten in Betracht gezogen werden, z. B. vaskuläre Veränderungen.

Dandy-Walker-Malformation

Häufigkeit: Selten.
Wegweisender bildmorphologischer Befund: Unvollständiger oder fehlender Kleinhirnwurm und zystische Erweiterung der Liquorräume der hinteren Schädelgrube.
Prozedere: Meist keine Therapie.
Einsatz anderer Methoden: Abgrenzung von Arachnoidalzysten oder einer großen Cisterna magna, in Grenzfällen durch Liquorpulsationsstudie (MRT) oder CT mit intrathekaler KM-Gabe.
Fragen, die der Befund beantworten muss:
- Abgrenzung gegenüber großer Cisterna magna?

Pathogenese

Der Dandy-Walker-Malformation liegt eine embryologische Fehlbildung mit membranösem Verschluss des IV. Ventrikels zugrunde.

Häufigkeit

Selten.

Klinik

Neben einem Hydrozephalus wird die Klinik durch assoziierte Fehlbildungen geprägt:
- Spina bifida,
- Syringomyelie,
- Kolobom,
- kardiovaskuläre Anomalien.

Im Vordergrund der neurologischen Symptomatik stehen:
- Ataxie,
- Spastizität,
- verminderte motorische Kontrolle,
- Anfallsleiden.

7 Angeborene Hirnerkrankungen

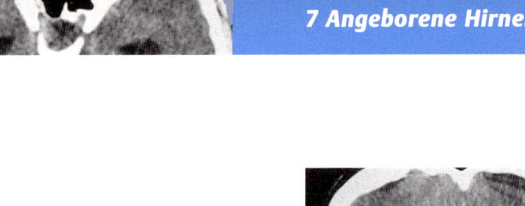

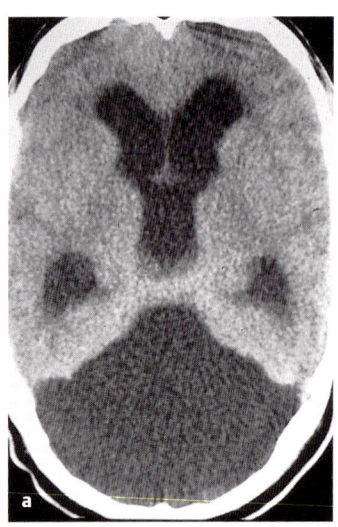

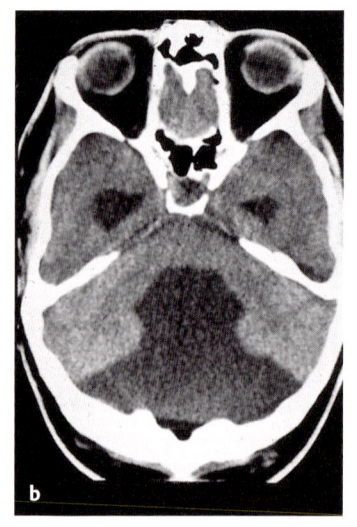

Abb. 7.5 **Dandy-Walker-Malformation.** Charakteristisch für dieses Syndrom ist das scheinbare Auseinandertreten der Kleinhirnhemisphären, das durch das Fehlen des Kleinhirnwurms verursacht wird.

CT-Morphologie

Bei der Dandy-Walker-Malformation fallen in den axialen Schichten durch die hintere Schädelgrube ein unvollständiger oder fehlender Kleinhirnwurm (Abb. 7.5) und eine massive Erweiterung der Liquorräume auf. Der IV. Ventrikel ist nicht von den externen Liquorräumen abzugrenzen. Die hintere Schädelgrube ist meist erweitert, das Tentorium nach kranial verlagert. Begleitende Fehlbildungen finden sich sowohl intrazerebral (Balkendysplasien) als auch extrakranial (z. B. Herzfehler). Ein Hydrozephalus ist möglich.

▸ Durch die massive Erweiterung der Liquorräume ist der IV. Ventrikel nicht von den externen Liquorräumen abzugrenzen.

▸ Infratentorielle Arachnoidalzysten können Nachbarstrukturen verdrängen, was bei der Dandy-Walker-Malformation nicht vorkommt.

Differenzialdiagnose

Die Cisterna magna kann sehr groß sein, ist aber meist nicht mit einer Dandy-Walker-Malformation zu verwechseln. Manche infratentoriellen Arachnoidalzysten können dagegen zu ganz ähnlichen Erscheinungsbildern führen. In diesem Fall hilft die Beobachtung, dass Arachnoidalzysten eine raumfordernde Wirkung auf Nachbarstrukturen ausüben. Dies betrifft in erster Linie eine konkave Ausbuchtung der Kleinhirnanteile, die von der Arachnoidalzyste bedrängt werden, sowie eine infratentorielle Ballonierung der Schädelkalotte mit Ausdünnung der knöchernen Strukturen. Der letztere Befund entspricht den Veränderungen der Schädelkalotte, die regelmäßig auch bei Arachnoidalzysten in anderer Lage beobachtet werden.

Arachnoidalzysten

Häufigkeit: Häufiger CT-Befund.
Wegweisender bildmorphologischer Befund: Zwischen Kalotte und Hirnoberfläche gelegene flüssigkeitsgefüllte Räume mit Verlagerung von Hirnstrukturen und Ballonierung der Kalotte.
Prozedere: Meist keine Therapie.
Einsatz anderer Methoden: Kommunikation mit dem Subarachnoidalraum ist nachweisbar durch Liquorpulsationsstudie (MRT) oder intrathekale KM-Gabe (CT).

Pathogenese

Arachnoidalzysten sind zystische Erweiterungen der Arachnoidea mit Flüssigkeitsfüllung. Sie können – müssen aber nicht mit den externen Liquorräumen kommunizieren.

Häufigkeit

Arachnoidalzysten sind häufige Befunde, meist Zufallsbefunde.

Arachnoidalzysten

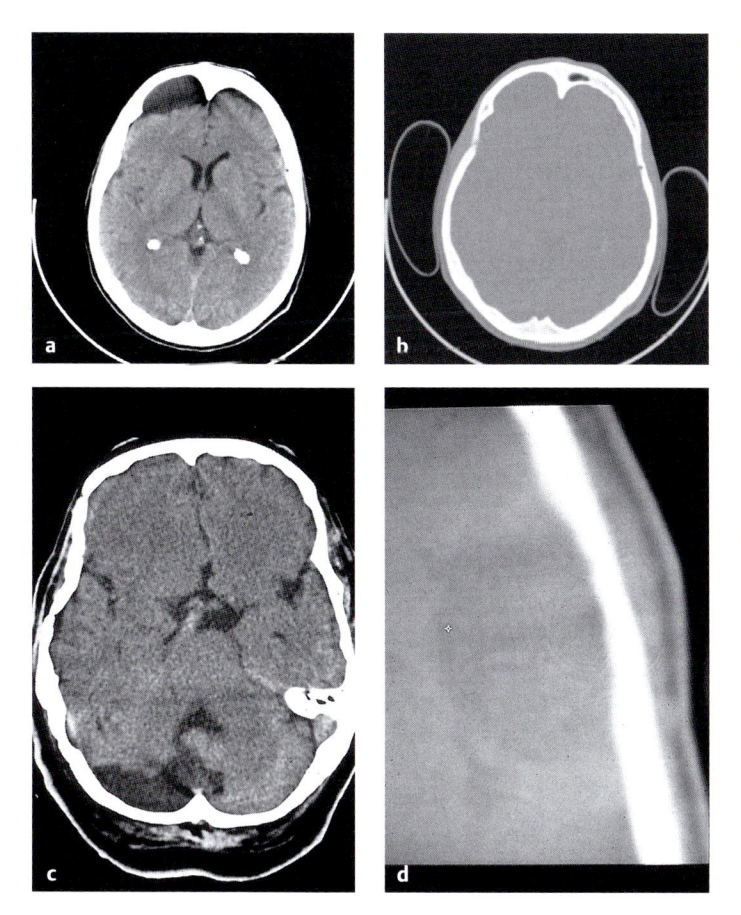

Abb. 7.6 a–d **Arachnoidalzyste.**

a, b Das Weichteilfenster (**a**) zeigt die Volumenminderung des rechten Frontallappens und die liquorisodense Raumforderung zwischen Kalotte und frontalem Kortex rechts. Die Ausdünnung des Schädelknochens, die bereits im Weichteilfenster erkennbar ist, wird im Knochenfenster (**b**) deutlicher.

c Diese Arachnoidalzyste in der hinteren Kleinhirnhemisphäre rechts kann von einer großen Cisterna magna durch die exzentrische Lage unterschieden werden.

d Nach intrathekaler KM-Gabe kommt es in dieser temporalen Arachnoidalzyste zu einer Kontrastanhebung der infratentoriellen Liquorräume. Eine großlumige Kommunikation der basalen Anteile einer großen linkshemisphäralen Arachnoidalzyste ist nicht sicher nachweisbar. Die abgebildete flaue Anreicherung innerhalb der Zyste kann ebenso die Folge einer KM-Permeation sein.

Klinik

Häufig werden Arachnoidalzysten im Rahmen einer schnittbilddiagnostischen Abklärung unspezifischer Beschwerden wie Kopfschmerzen als Zufallsbefund entdeckt. Symptomatische Arachnoidalzysten treten meist infolge einer gestörten Liquorzirkulation klinisch in Erscheinung.

CT-Morphologie

Arachnoidalzysten stellen sich als flüssigkeitsgefüllte Räume zwischen Kalotte und Hirnoberfläche dar. Sie können ebenso als bloße Erweiterung des Arachnoidalraums imponieren wie als zystische Raumforderung (Abb. 7.**6**). In der nativen CT kann eine Kommunikation mit dem Subarachnoidalraum nicht belegt werden. Liquorpulsationsstudien in der MRT können in seltenen Fällen einen Jet oder simultane Pulsationen nachweisen. Sicherer ist immer noch die intrathekale KM-Gabe mit verzögerter CT-Darstellung. Im Fall einer Kommunikation ist KM innerhalb der Zyste nachweisbar.

Kennzeichen der Arachnoidalzyste ist meist ein mehr oder weniger stark ausgeprägter raumfordernder Effekt. Dieser kann in einer bogigen Kompression der angrenzenden Hirnanteile bestehen. Ebenso ist jedoch eine Ballonierung der angrenzenden Kalotte mit Ausdünnung der ossären Strukturen möglich.

Differenzialdiagnose

Je nach Lage der Zyste können unterschiedliche Veränderungen differenzialdiagnostisch zu erwägen sein. Bei den häufigen Arachnoidalzysten in der mittleren Schädelgrube ist die Dysplasie eines Temporallappens in Betracht zu ziehen. Bei Arachnoidalzysten in der hinteren Schädelgrube kann die Dandy-Walker-Malformation in Frage kommen.

> Kennzeichen der Arachnoidalzyste ist meist ein mehr oder weniger stark ausgeprägter raumfordernder Effekt.

Balkendysplasien

Häufigkeit: Nicht selten.
Wegweisender bildmorphologischer Befund: In den axialen Schichten Ballonierung der Hinterhörner bei parallel verlaufenden anterioren Anteilen der Seitenventrikel („Stierhornform" der Hinterhörner). Nach kranial reichender III. Ventrikel.
Prozedere: Keine Therapie.
Einsatz anderer Methoden: Sagittale MRT zeigt die Veränderungen übersichtlich.
Fragen, die der Befund beantworten muss:
- Weitere assoziierte Fehlbildungen?

Charakteristisch sind ballonierte Hinterhörner bei schmalen und parallel zur Mittellinie verlaufenden Vorderhörnern.

Pathogenese

Eine Dysplasie des Balkens bzw. ein Balkenmangel kann durch unterschiedliche Störungen in der 8.–20. Schwangerschaftswoche hervorgerufen werden. Unterschiedliche Teile des Balkens, der im Normalfall aus Rostrum, Genu, Truncus und Splenium besteht, können betroffen sein. Vergesellschaftet ist eine Anlagestörung des Balkens oft mit Balkenlipomen (Abb. 7.**8**) und auch mit anderen Fehlbildungen des Gehirns.

Häufigkeit

Balkendysplasien sind mäßig häufige Zufallsbefunde.

Klinik

Klinisch fassbare Beschwerden fehlen.

CT-Morphologie

Während in der sagittalen MRT der normale Balken direkt nachweisbar ist, ist im axialen CT die Balkendys- oder aplasie meist an den sekundären Veränderungen des Ventrikelsystems erkennbar. Meist findet man einen weiter als gewöhnlich nach kranial reichenden III. Ventrikel. Charakteristisch ist die Ballonierung der Hinterhörner der Seitenventrikel bei eher schmalen und parallel zur Mittellinie verlaufenden Vorderhörnern (Abb. 7.**8**).

Differenzialdiagnose

Die Befunde sind meist charakteristisch.

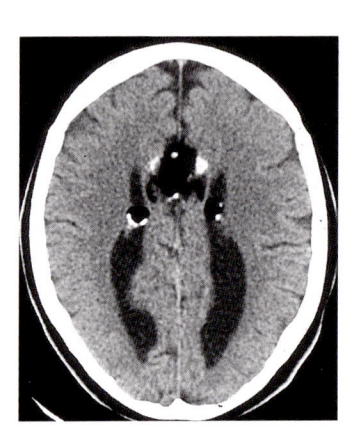

Abb. 7.7 **Balkenlipom.** Balkenlipome sind oft, wie auch im hier abgebildeten Fall, von anderen Fehlbildungen des Balkens begleitet. Die Abbildung zeigt eine in der Mittellinie gelegene lipomatöse Raumforderung. Kappenförmige Verkalkungen sitzen dem Lipom lateral und okzipital auf. Auch der hintere Anteil des Balkens ist hypoplastisch, wie an der Vergrößerung und Ausziehung der Hinterhörner erkennbar.

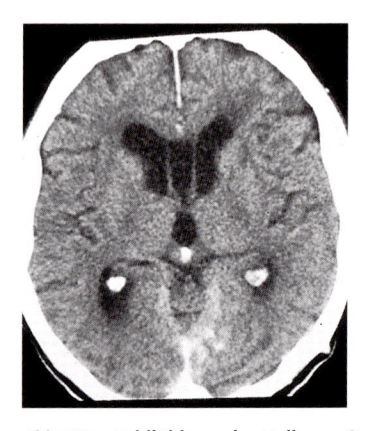

Abb. 7.8 **Fehlbildung des Balkens: Cavum septi pellucidi.** Zwischen den Vorderhörnern der abgebildeten CT-Schicht stellt sich das Septum pellucidum 2-blättrig dar, der Hohlraum dazwischen wird als Cavum septi pellucidi bezeichnet. Der Cavum Vergae liegt zwischen den cellae mediae der Seitenventrikel – es liegt damit dorsal des Cavum septi pellucidi. Als Zyste bezeichnet man raumfordernde Varianten dieser Ansammlungen. Das Cavum veli interpositi bezeichnet einen Hohlraum dorsal des Balkens und inferior des Fornix.

Chiari-Malformation

Häufigkeit: Nicht selten (ca. 1 : 25 000).
Wegweisender bildmorphologischer Befund: Tiefstand der Kleinhirntonsillen, mit oder ohne lumbale Myelomeningozele.
Prozedere: Korrektur der lumbalen Myelomeningozele, kranial oft keine Therapie.
Einsatz anderer Methoden: Sagittale MRT anschaulicher.
Fragen, die der Befund beantworten muss:
- Tonsillentiefstand?
- Hydrozephalus?
- Weitere Fehlbildungen?

Pathogenese

Bei den Chiari-Malformationen gibt es folgende 3 Formen:
- *Typ I:* Leitsymptom ist der Tonsillentiefstand, begleitend sind Hydrozephalus und eine Einengung des IV. Ventrikels möglich.
- *Typ II:* zusätzliches „Kinking" und Tiefstand der Medulla oblongata, meist mit einer lumbalen Myelomeningozele vergesellschaftet.
- *Typ III:* zusätzlich zum Kleinhirntonsillentiefstand und zur lumbalen Myelomeningozele besteht eine Enzephalozele. Klinische Bedeutung hat dieser Typ aufgrund seiner Seltenheit kaum.

Häufigkeit

Milde Formen der Chiari-Malformation, bei denen nur ein Tonsillentiefstand besteht, sind häufig anzutreffen.

Klinik

Der klinische Befund wird durch das Ausmaß der begleitenden Fehlbildungen bestimmt. Im Vordergrund stehen meist Veränderungen, die das Rückenmark betreffen, z. B. die Syringomyelie oder ein assoziiertes „Tethered-cord"-Syndrom.

CT-Morphologie

Im CT ist der Tiefstand der Kleinhirntonsillen an der Abbildung zweier rundlicher Strukturen erkennbar, die im Foramen magnum beidseits lateral des Rückenmarks liegen (Abb. 7.9).

Die lumbale Myelomeningozele bei der Chiari-II-Malformation ist an der Ausstülpung des Rückenmarks erkennbar (zystische Erweiterung dorsal des Spinalkanals in Höhe des lumbosakralen Übergangs). Begleitend besteht eine Dysplasie der ossären Strukturen in diesem Teil. Ein „Tethered-cord"-Syndrom

➡ Der Tiefstand der Kleinhirntonsillen ist erkennbar an 2 rundlichen Strukturen im Foramen magnum beidseits lateral des Rückenmarks.

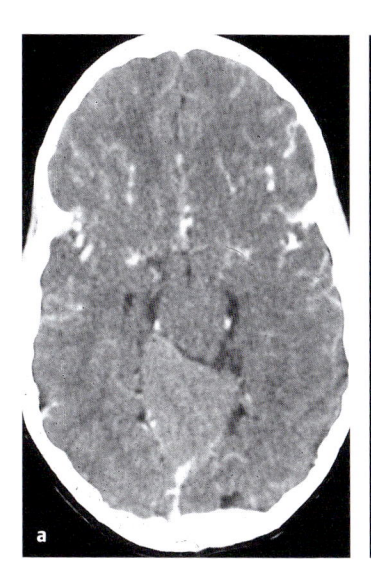

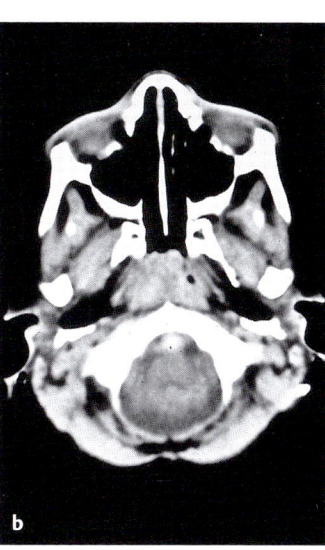

Abb. 7.9a u. b **Chiari-Malformation.** Gemeinsam ist den verschiedenen Chiari-Malformationen ein Kleinhirntonsillentiefstand. Dieser ist im sagittalen bzw. parasagittalen Bild direkt erkennbar. Die Abbildungen zeigen die bildmorphologischen Befunde im transversalen Schnittbild in 2 verschiedenen Höhen.
a Die mehr kraniale Schicht zeigt die typische „Raumforderung" okzipital des Hirnstamms.
b In Höhe des Foramen magnum sind beidseits der Medulla oblongata die tiefer getretenen Kleinhirntonsillen erkennbar.

ist an einem Tiefstand der Cauda equina bei Anheftung in Höhe der Zele erkennbar – allerdings meist erst nach intrathekaler KM-Gabe.

Aufgrund der einfachen Darstellung mit der MRT wird dieser heute in aller Regel der Vorzug gegeben. Hierbei kann ein intraspinales Lipom erkennbar werden, und zwar als Raumforderung mit negativen Hounsfield-Werten im dorsalen Teil des Spinalkanals.

Differenzialdiagnose

Die Chiari-I-Malformation wird im CT gelegentlich als Zufallsbefund gefunden. Die Diagnose wird jedoch mit der sagittalen MRT gestellt. Für die Auswertung der MRT bzw. sagittaler CT-Rekonstruktionen ist von Bedeutung, dass bei der Chiari-I-Malformation die Kleinhirntonsillen unterhalb einer Linie zwischen hartem Gaumen und kaudalem bzw. anteriorem Ende der Hinterhauptschuppe liegen.

Zusammenfassung

Phakomatosen. Die *Neurofibromatose Typ 1* ist die häufige Phakomatose. Oft kommt es dabei zu einer Dysplasie des Keilbeinflügels, die meist einseitig ist und bis zum völligen Fehlen dieses Knochens reichen kann. Ebenfalls häufig ist ein Optikusgliom, mitunter findet man Neurofibrome selbst in der Orbita. Die *Neurofibromatose Typ 2* ist eine eigenständige und deutlich seltenere Phakomatose mit charakteristischen Akustikusneurinomen und Meningeomen. Als *Hippel-Lindau-Erkrankung* bezeichnet man ein Hämangioblastom in Verbindung mit einem Retinahämangiom. Letzteres ist mit der CT aufgrund des geringen Durchmessers nicht nachweisbar. Bei der *Sturge-Weber-Erkrankung* bilden sich oberflächliche Angiome in Gehirn und Gesicht. Im CT erkennt man die zerebralen Angiome als KM-Anreicherung oder als schienenstrangartige Verkalkungen. Der typische Befund der seltenen *tuberösen Sklerose* umfasst kortikale Tubera, Veränderungen der weißen Hirnsubstanz, subependymale Hamartome und Riesenzellastrozytome.

Andere Fehlbildungen. Kennzeichen der *Dandy-Walker-Malformation* ist ein membranöser Verschluss des IV. Ventrikel. Im CT ist der Kleinhirnwurm unvollständig oder fehlt, die Liquorräume der hinteren Schädelgrube sind zystisch erweitert. *Arachnoidalzysten* sind ein häufiger CT-Befund. Zwischen Kalotte und Hirnoberfläche erkennt man flüssigkeitsgefüllte Zysten, die Hirnstrukturen verlagern und die Kalotte ballonieren. *Balkendysplasien* führen in den axialen Schichten zu einer Ballonierung der Hinterhörner bei parallel verlaufenden anterioren Anteilen der Seitenventrikel („Stierhornform" der Hinterhörner). Charakteristisch für die *Chiari-Malformation* ist ein Tiefstand der Kleinhirntonsillen, der beim Typ 2 und 3 mit einer lumbalen Myelomeningozele kombiniert ist. Der Tiefstand der Kleinhirntonsillen ist erkennbar an zwei rundlichen Strukturen im Foramen magnum beidseits lateral des Rückenmarks.

Literatur

Zur Weiterbildung empfohlen

Neurofibromatose Typ 1 und 2

Bilaniuk, L. T., P. T. Molloy, R. A. Zimmermann et al.: Neurofibromatosis type 1: brain stem tumors. Neuroradiology 39 (1997) 642–653
Befunde bei 25 Patienten

Chen, M. C., H. M. Liu, K. M. Huang: Agenesis of the internal carotid artery associated with neurofibromatosis type II. Amer. J. Neuroradiol. 15 (1994) 1184–1186
Beschreibung eines Falls

Fukuta, K., I. T. Jackson: Orbital neurofibromatosis with enophthalmos. Brit. J. plast. Surg. 46 (1993) 36–38
Beschreibung von 2 Fällen mit Analyse der 3-dimensionalen CT

Higgins, J. N., A. R. Valentine, R. Bradford: CT-directed perineural infiltration in the localization of radicular pain in a patient with neurofibromatosis. Brit. J. Neurosurg. 9 (1995) 73–75
symptomatische CT-gesteuerte Therapie

Jacoby, C. G., R. T. Go, R. A. Beren: Cranial CT of neurofibromatosis. Amer. J. Radiol. 135 (1980) 553–557
frühe Beschreibung des Spektrums der bildmorphologischen Befunde

Leisti, E. L., J. Pyhtinen, M. Poyhonen: Spontaneous decrease of a pilocytic astrocytoma in neurofibromatosis type 1. Amer. J. Neuroradiol. 17 (1996) 1691–1694
12-jähriger Verlauf bei einem Patienten

Lovblad, K. O., L. Remonda, C. Ozdoba, P. Huber, G. Schroth: Dural ectasia of the optic nerve sheath in neurofibromatosis type 1: CT and MR features. J. Comput. assist. Tomogr. 18 (1994) 728–730
wichtige Differenzialdiagnose zum Optikusgliom bei Patienten mit Neurofibromatose

Mayer, J. S., M. V. Kulkarni, J. W. Yeakley: Craniocervical manifestations of neurofibromatosis: MR versus CT studies. J. Comput. assist. Tomogr. 11 (1987) 839–844
Vergleich CT/MRT bei 3 Patienten

Massry, G. G., C. F. Morgan, S. M. Chung: Evidence of optic pathway gliomas after previously negative neuroimaging. Ophthalmology 104 (1997) 930–935
unter 360 Patienten entwickelten 2 ein Optikusgliom während eines 7-jährigen Verlaufs

Mayfrank, L., M. Mohadjer, B. Wullich: Intracranial calcified deposits in neurofibromatosis type 2. A CT study of 11 cases. Neuroradiology 32 (1990) 33–37
Beschreibung verschiedener nichttumoraler Verkalkungen: Plexus choroideus, zerebellar, Hemisphären

Molenkamp, G., B. Riemann, T. Kuwert et al.: Monitoring tumor activity in low grade glioma of childhood. Klin. Pediat. 210 (1998) 239–242
vergleicht nuklearmedizinische und bildmorphologische Methoden

Tien, R. D., A. Osumi, J. W. Oakes, J. F. Madden, P. C. Burger: Meningioangiomatosis: CT and MR findings. J. Comput. assist. Tomogr. 16 (1992) 361–365
Beschreibung von 2 Patienten mit diesem seltenen, möglicherweise mit der Neurofibromatose assoziierten Bild

Tonsgard, J. H., S. M. Kwak, M. P. Short, A. H. Dachman: CT imaging in adults with neurofibromatosis-1: frequent asymptomatic plexiform lesions. Neurology 50 (1998) 1755–1760
bei 91 Patienten untersucht

Hippel-Lindau-Erkrankung

Spetzger, U., H. Bertalanffy, B. Huffmann, L. Mayfrank, J. Reul, J. M. Gilsbach: Hemangioblastomas of the spinal cord and the brainstem: diagnostic and therapeutic features. Neurosurg. Rev. 19 (1996) 147–151
neurochirurgische Arbeit, vorwiegend spinale Manifestationen

Wilms, G., C. Raaijmakers, J. Goffin, C. Plets: MR features of intracranial hemangioblastomas. J. belge Radiol. 75 (1992) 469–475
Vergleich CT/MRT bei 10 Patienten

Sturge-Weber-Erkrankung

Gardeur, D., A. Palmieri, R. Mashaly: Cranial computed tomography in the phakomatoses. Neuroradiology 25 (1983) 293–304
frühe Übersicht über größeres Kollektiv

Henkes, H., R. Bittner, G. Huber et al.: Sturge-Weber syndrome. Diagnostic imaging relative to neuropathology. Radiologe 31 (1991) 289–296
Übersichtsartikel

Tuberöse Sklerose

Inoue, Y., Y. Nemoto, R. Murata et al.: CT and MR imaging of cerebral tuberous sclerosis. Brain Dev. 20 (1998) 209–221
Übersicht

Dandy-Walker-Malformation

Golden, J. A., L. B. Rorke, D. A. Bruce: Dandy-Walker syndrome and associated anomalies. Pediat. Neurosci. 13 (1987) 38–44

Utsunomiya, H., K. Takano, T. Ogasawara, T. Hashimoto, T. Fukushima, M. Okazaki: Rhombencephalosynapsis: cerebellar embryogenesis. Amer. J. Neuroradiol. 19 (1998) 547–549
zur Differenzialdiagnose

Arachnoidalzyste

Sze, G.: Diseases of the intracranial meninges: MR imaging features. Amer. J. Roentgenol. 160 (1993) 727–733
Übersichtsartikel mit breitem Spektrum

von Wild, K.: Arachnoid cysts of the middle cranial fossa. Neurochirurgia 35 (1992) 177–182
zur Diagnostik und Therapie von 18 Patienten

Balkendysplasie

Byrd, S. E., M. A. Radkowski, A. Flannery, D. G. McLone: The clinical and radiological evaluation of absence of the corpus callosum. Europ. J. Radiol. 10 (1990) 65–73
Symptome bei 83/105 Patienten, meist bei assoziierten Veränderungen

Curnes, J. T., D. W. Laster, T. D. Koubek, D. M. Moody, M. R. Ball, R. L. Witcofski: MRI of corpus callosal syndromes. Amer. J. Neuroradiol. 7 (1986) 617–622

Oba, H., A. J. Barkovich: Holoprosencephaly: an analysis of callosal formation and its relation to development of the interhemispheric fissure. Amer. J. Neuroradiol. 16 (1995) 453–460
eher grundlegende Arbeit anhand von 17 Patienten

Palmeri, S., C. Battisti, A. Federico, G. C. Guazzi: Hypoplasia of the corpus callosum in Niemann-Pick type disease. Neuroradiology 36 (1994) 20–22
2 Patienten mit dieser raren Veränderung

Chiari-Malformation

Curnes, J. T., W. J. Oakes, O. B. Boyko: MR imaging of hindbrain deformity in Chiari II patients with and without symptoms of brainstem compression. Amer. J. Neuroradiol. 10 (1989) 293–302
MRT-Befunde bei diesen Patienten

Demaerel, P., B. E. Kendall, G. Wilms, S. F. S. Halpin, P. Casaer, A. L. Baert: Uncommon posterior cranial fossa anomalies: MRI with clinical correlation. Neuroradiology 37 (1995) 72–76

Neuere oder grundlegende Literatur

Neurofibromatose Typ 1 und 2

Erbay, S. H., S. A. Oljeski, R. Bhadelia: Rapid development of optic glioma in a patient with hybrid phakomatosis: neurofibromatosis type 1 and tuberous sclerosis. Am. J. Neuroradiol. 25 (2004) 36–38

Jacquemin, C., T. M. Bosley, H. Svedberg: Orbit deformities in craniofacial neurofibromatosis type 1. Am. J. Neuroradiol. 24 (2003) 1678–1683
Informative CT-Befunde

Menor, F., L. Marti-Bonmati, F. Mulas, H. Cortina, R. Olague: Imaging considerations of central nervous system manifestations in pediatric patients with neurofibromatosis type 1. Pediat. Radiol. 21 (1991) 389–394
prospektiver Vergleich bei 41 Kindern mit dem gesamten Spektrum der zerebralen Pathologie

North, K. N.: Neurofibromatosis 1 in childhood. Semin. pediat. Neurol. 5 (1998) 231–242
nichtbildorientierte Übersicht

Zanella, F. E., U. Mödder, G. Benz-Bohm, F. Thun: Die Neurofibromatose im Kindesalter. Fortschr. Röntgenstr. 141 (1984) 498–504
Einführung

Hippel-Lindau-Erkrankung

Elster, A. D., D. W. Arthur: Intracranial hemangioblastomas: CT and MR findings. J. Comput. assist. Tomogr. 12 (1988) 736–739
8 Patienten mit Hämangioblastomen, davon 3 mit Hippel-Lindau-Syndrom

Nelson, D. R., W. T. Yuh, M. H. Waziri et al.: MR imaging of Hippel-Lindau disease: value of gadopentetate dimeglumine. J. Magn. Reson. Imag. 1 (1991) 469–476
umfangreiche Untersuchung mit Vergleich MRT/CT bei 7 Patienten

Otsuka, F., T. Ogura, M. Nakagawa et al.: Normotensive bilateral pheochromocytoma with Lindau disease: case report. Endocr. J. 43 (1996) 719–723
informative Aufarbeitung eines Falls mit familiärer Häufung

Slater, A., N. R. Moore, S. M. Huson: The natural history of cerebellar hemangioblastomas in von Hippel-Lindau disease. Am. J. Neuroradiol. 24 (2003) 1570–1574
Ungewöhnlich gut dokumentierte und nachuntersuchte Serie aus einem regionalen Referenzzentrum

Sturge-Weber-Erkrankung

Chamberlain, M. C., G. A. Press, J. R. Hesselink: MR imaging and CT in three cases of Sturge-Weber syndrome: prospective comparison. Amer. J. Neuroradiol. 10 (1989) 491–496
Vergleich CT/MRT bei 3 Patienten

Griffiths, P. D., M. B. Boodram, S. Blaser et al.: Abnormal ocular enhancement in Sturge-Weber syndrome: correlation of ocular MR and CT findings with clinical and intracranial imaging findings. Amer. J. Neuroradiol. 17 (1996) 749–754
okulare KM-Anreicherungen bei 15 Patienten mit Sturge-Weber-Syndrom

Marti-Bonmati, L., F. Menor, F. Mulas: The Sturge-Weber syndrome: correlation between the clinical status and radiological CT and MRI findings. Child's nerv. Syst. 9 (1993) 107–109
Vergleich bei 14 Patienten

Stimac, G. K., M. A. Solomon, T. H. Newton: CT and MR of angiomatous malformations of the choroid plexus in patients with Sturge-Weber disease. Amer. J. Neuroradiol. 7 (1986) 623–627
Beschreibung dieser Beobachtung einer zusätzlichen Veränderung

Wagner, E. J., K. C. Rao, H. C. Knipp: CT-angiographic correlation in Sturge-Weber syndrome. J. comput. Tomogr. 5 (1981) 324–327
Vergleich mit der Angiographie in einem Fall

Yeakley, J. W., M. Woodside, M. J. Fenstermacher: Bilateral neonatal Sturge-Weber-Dimitri disease: CT and MR findings. Amer. J. Neuroradiol. 13 (1992) 1179–1182
Fallbeschreibung mit sehr früher Manifestation

Tuberöse Sklerose

Beems, T., J. A. Grotenhuis: Subependymal giant-cell astrocytoma in tuberous sclerosis: endoscopic images and implications for therapy. Minim. Invas. Neurosurg. 44 (2001) 58–60
intraventrikuläre Aufnahmen zum besseren Verständnis der CT-Befunde

DiPaolo, D., R. A. Zimmerman: Solitary cortical tubers. Amer. J. Neuroradiol. 16 (1995) 1360–1364
zur Differenzialdiagnose

Houser, O. W., M. R. Gomez: CT and MR imaging of intracranial tuberous sclerosis. J. Dermatol. 19 (1992) 904–908
15 Fälle mit CT, gut strukturierte Weiterbildungsarbeit

Kato, T., H. Yamanouchi, K. Sugai, S. Takashima: Improved detection of cortical and subcortical tubers in tuberous sclerosis by fluid-attenuated inversion recovery MRI. Neuroradiology 39 (1997) 378–380
Überlegenheit der MRT bei Einsatz einer speziellen, liquorsignalsupprimierenden Technik

Menor, F., L. Marti-Bonmati, F. Mulas, H. Cortina, R. Olague: Imaging considerations of central nervous system manifestations in pediatric patients with neurofibromatosis type 1. Pediat. Radiol. 21 (1991) 389–394
prospektiver Vergleich CT/MRT bei 27 Kindern

Thibaut, H., P. M. Parizel, J. Van Goethem, A. M. De Schepper: Tuberous sclerosis: CT and MRI characteristics. Europ. J. Radiol. 16 (1993) 176–179
Mehrzahl von CT-Untersuchungen

Torres, O. A., E. S. Roach, M. R. Delgado et al.: Early diagnosis of subependymal giant cell astrocytoma in patients with tuberous sclerosis. J. Child Neurol. 13 (1998) 173–177
histologische Korrelation bei 19 Patienten

Van Tassel, P., J. K. Cure, K. R. Holden: Cystlike white matter lesions in tuberous sclerosis. Amer. J. Neuroradiol. 18 (1997) 1367–1373
nachgewiesen bei 8/18 Patienten

Dandy-Walker-Malformation

Groenhout, C. M., R. H. Gooskens, J. A. Veiga-Pires et al.: Value of sagittal sonography and direct sagittal CT of the Dandy-Walker syndrome. Amer. J. Neuroradiol. 5 (1984) 476–477

Hart, M. N., N. Malamud, W. G. Ellis: The Dandy-Walker Syndrome: a clinicopathological study based on 28 cases. Neurology 22 (1972) 771–780

Koyama, T., H. Okudera, T. Tada, N. Wada, S. Kobayashi: Periventricular enhancement following intraoperative CT cisternography in a patient with Dandy-Walker syndrome. Case report. Neurosurg. Rev. 20 (1997) 288–290

Arachnoidalzyste

Awada, A., B. Scherman, V. Palkar: Cystic meningiomas, a diagnostic and pathogenic challenge. Europ. J. Radiol. 25 (1997) 26–29
ungewöhnliche Differenzialdiagnose – Meningeom mit lokaler Liquoransammlung

Briellmann, R. S., G. D. Jackson, Y. Torn-Broers, S. F. Berkovic: Twins with different temporal lobe malformations: schizencephaly and arachnoid cyst. Neuropediatrics 29 (1998) 284–288
Schizenzephalie als weitere Differenzialdiagnose

Britz, G. W., D. K. Kim, M. R. Mayberg: Traumatic leptomeningeal cyst in an adult: a case report and review of the literature. Surg. Neurol. 50 (1998) 465–469
eine weitere Differenzialdiagnose

Cheung, S. W., T. G. Broberg, R. K. Jackler: Petrous apex arachnoid cyst: radiographic confusion with primary cholesteatoma. Amer. J. Otol. 16 (1995) 690–694
zur Differenzialdiagnose des Cholesteatoms

Eustace, S., J. Toland, J. Stack: CT and MRI of arachnoid cyst with complicating intracystic and subdural haemorrhage. J. Comput. assist. Tomogr. 16 (1992) 995–997
über eine seltene Komplikation

Ide, C., B. De Coene, C. Gilliard, C. Pollo, M. Hoebeke, C. Godfraind, J.P. 89: 1011: Hemorrhagic arachnoid cyst with third nerve paresis: CT and MR findings. Amer. J. Neuroradiol. 18 (1997) 1407–1410
über eine seltene Komplikation

Koch, C. A., J. L. Moore, D. Voth: Arachnoid cysts: how do postsurgical cyst size and seizure outcome correlate? Neurosurg. Rev. 21 (1998) 14–22
zur Therapie

Koga, H., J. Mukawa, K. Miyagi, T. Kinjo, K. Okuyama: Symptomatic intraventricular arachnoid cyst in an elderly man. Acta neurochir. 137 (1995) 113–117
zur Differenzialdiagnose einer seltenen Lokalisation

Pelletier, J., L. Milandre, J. C. Peragut, S. Cronqvist: Intraventricular choroid plexus „arachnoid" cyst. MRI findings. Neuroradiology 12 (1990) 523–525

Trigaux de, C. B. De Coene, C. Cilliard et al.: Hemorrhagic arachnoid cyst with third nerve paresis: CT and MR findings. Amer. J. Neuroradiol. 18 (1997) 1407–1410
ähnlich wie bei Pelletier et al.

Chiari-Malformation

Castillo, M., J. D. Wilson: Spontaneous resolution of a Chiari I malformation: MR demonstration. Amer. J. Neuroradiol. 16 (1995) 1158–1160
Knochenwachstum wird als Erklärung dieses Falls angeboten

Raritäten/Differenzialdiagnosen

Duffau, H., M. Sahel, J. P. Sichez, B. Marro: Three-dimensional computerized tomography in the presurgical evaluation of Chiari malformations. Acta neurochir. 140 (1998) 429–436
Vorteile der 3 dimensionalen Analyse bei 10 Patienten evaluiert

Goldstein, J. H., G. J. Kaptain, H. M. Do, H. J. Cloft, J. A. Jane, C. D. Phillips: CT-guided percutaneous drainage of syringomyelia. J. Comput. assist. Tomogr. 22 (1998) 984–988
über diagnostische und therapeutische Bedeutung dieser Maßnahme

Ito, S., H. Miyazaki, N. Iino, Y. Shiokawa, I. Saito: Unilateral agenesis and hypoplasia of the internal carotid artery: a report of three cases. Neuroradiology 47 (2005) 311–315
CT-Bilder der Schädelbasis mit einseitigem Canalis caroticus schärfen den Blick für diese sehr seltene Anomalie

Kan, S., A. J. Fox, F. Vinuela: Delayed metrizamide CT enhancement of syringomyelia: postoperative observations. Amer. J. Neuroradiol. 6 (1985) 613–616
zum Verständnis auch der MRT-Flussdynamik von Bedeutung

Klekamp, J., U. Batzdorf, M. Samii, H. W. Bothe: The surgical treatment of Chiari I malformation. Acta neurochir. 138 (1996) 788–801
Ergebnisse chirurgischer Eingriffe bei 133 Patienten

8 Postoperative Befunde und Verlaufskontrollen

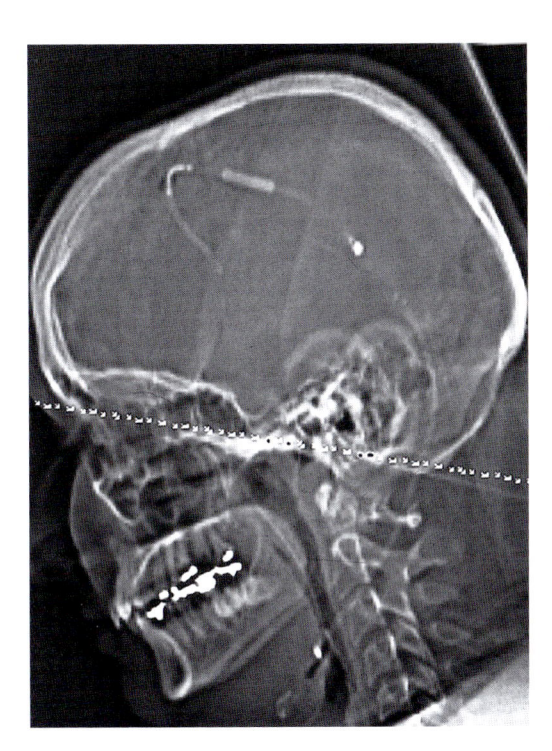

Ventrikuloperitonealer Shunt ⇢ *246*

Postoperative Kontrollen nach Tumorresektion ⇢ *247*

Komplikationen nach Sinuschirurgie, Rhinoliquorrhö ⇢ *248*

Ventrikuloperitonealer Shunt

Häufigkeit: Häufige Fragestellung, Insuffizienz etwa alle 18 Monate.
Wegweisender bildmorphologischer Befund: Erneut auftretender Hydrozephalus (Unterdrainage), beidseitige subdurale Hygrome (Überdrainage).
Prozedere: Gefahr der irreversiblen Hirnschädigung. Neurochirurgische Shunt-Revision.
Einsatz anderer Methoden: Sonographie, solange möglich.
Fragen, die der Befund beantworten muss:
- Anzeichen für Shunt-Insuffizienz, Schlitzventrikel oder Hygrombildung als Zeichen der Überdrainage?

Pathogenese

Ventrikuloperitoneale Shunts werden bei Kindern und Erwachsenen mit Hydrozephalus angelegt (Abb. 8.1). Ursachen eines Hydrozephalus sind:
- angeborene Formen: Aquäduktstenose, Arnold-Chiari-Malformation, Arachnoidal- und andere Zysten,
- erworbene Formen: postmeningitisch, nach Blutungen, Tumor.

Ursachen einer Shunt-Dysfunktion sind u. a. Dislokationen oder der Verschluss – proximal durch einen eingewachsenen Plexus choroideus oder distal durch Flüssigkeitsansammlungen.

> Bei einer Ventildysfunktion muss neben dem Schädel auch der periphere Shunt-Schenkel (Thorax oder Abdomen) untersucht werden.

Klinik

Klinisch findet man die allgemeinen Zeichen des Hirndrucks, insbesondere Kopfschmerzen und Bewusstseinsstörungen. Die Beschwerden von peritonealer oder abdominaler Seite sind ebenfalls unspezifisch.

CT-Morphologie

Wegweisendes Kriterium einer *Unterdrainage* ist die im Vergleich mit der letzten Voruntersuchung feststellbare Aufweitung des Ventrikelsystems. Sie kann begleitet werden von verstrichenen Sulci. Bei der *Überdrainage* (Ventildysfunktion) werden Hygrome beobachtet. Wichtig ist die Ergänzung des Schädel-CT durch eine Untersuchung des peripheren Schenkels, z. B. durch eine CT des Thorax oder des Abdomens. Hilfreich für den Neurochirurgen ist die Abbildung der eingestellten Druckstufe im seitlichen Topogramm *ohne* darüber liegende Darstellung der Einzelschichten.

Differenzialdiagnose

Meningitische Veränderungen sollten in Betracht gezogen werden. Eine Abklärung ist u. a. durch Shunt-Punktion möglich.

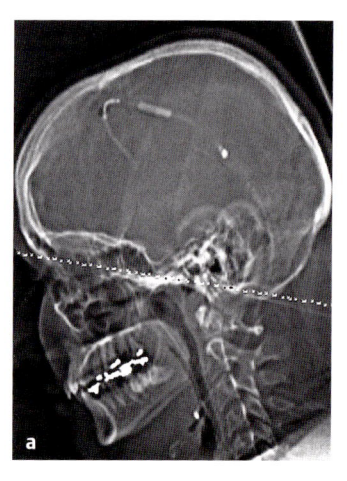

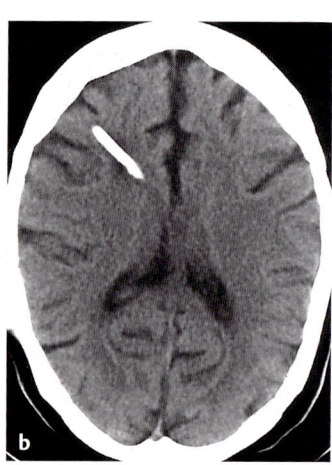

Abb. 8.1 a u. b **Ventrikeldrainage.** Patient mit Hydrozephalus infolge einer Corpus-pineale-Zyste (nicht abgebildet).

Postoperative Kontrollen nach Tumorresektion

Häufigkeit: Eine der häufigsten CT-Indikationen.
Wegweisender bildmorphologischer Befund: Frühe KM-Anreicherung im Resektionsgebiet.
Prozedere: Der Befund dient meist als Ausgangsbefund für weitere Kontrollen, da die Entscheidung über das Resektionsgebiet eine neurochirurgische ist.
Einsatz anderer Methoden: Die MRT ist sensitiver für KM-Anreicherung.
Fragen, die der Befund beantworten muss:
- Bei KM-Anreicherungen: linear oder nodulär?

Pathogenese

Eine der häufigsten Fragestellungen, mit denen sich die CT zu beschäftigen hat, ist die postoperative Entscheidung über einen verbliebenen oder einen neu aufgetretenen Tumor. Diese Entscheidung wird kompliziert durch die chirurgische Induktion einer KM-Anreicherung im Operationsgebiet. Zusätzlich müssen die Tumoren nach ihrem präoperativen Anreicherungsverhalten unterschieden werden:
- präoperative KM-Anreicherung aufgrund einer Blut-Hirn-Schranken-Störung (intraaxial, Abb. 8.**2**),
- KM-Anreicherung aufgrund der Tumorperfusion (extraaxial),
- keine präoperative KM-Anreicherung.

Klinik

Nicht unmittelbar postoperativ aufgetretene Tumorrezidive manifestieren sich je nach ihrer Lage mit ganz unterschiedlichen klinischen Zeichen. Dies können allgemeine Zeichen des Hirndrucks sein, wie sie z. B. bei infratentoriellen Tumoren mit konsekutivem Hydrozephalus beobachtet werden. Ebenso können neu oder wieder aufgetretene Krampfanfälle oder Hirnnervenlähmungen – wieder in Abhängigkeit von der Lage – Zeichen eines erneuten Tumorwachstums sein.

CT-Morphologie

Mit gewissen Überschneidungen kann ein residualer Tumor von operativ induzierten Veränderungen unterschieden werden, wenn frühe KM-Aufnahmen zur Verfügung stehen. Grundsätzlich ist zu beachten:
- Ein sehr früher (erste postoperative Stunden) KM-Übertritt in flüssigkeitsgefüllte Resektionshöhlen ist normal.
- Ein schmaler, KM anreichernder Saum um die Resektionshöhlen ist normal.
- Die Diagnose eines Resttumors sollte nur gestellt werden, wenn der Vergleich mit den Voraufnah-

> Eine der häufigsten Fragestellungen ist die Entscheidung, ob ein Rest- oder Rezidivtumor vorliegt.

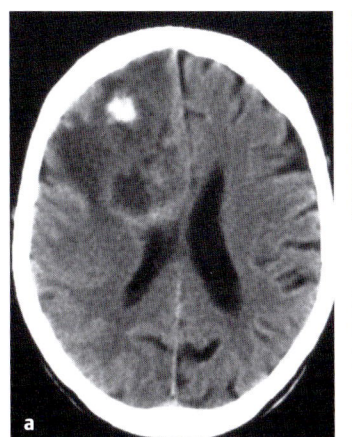

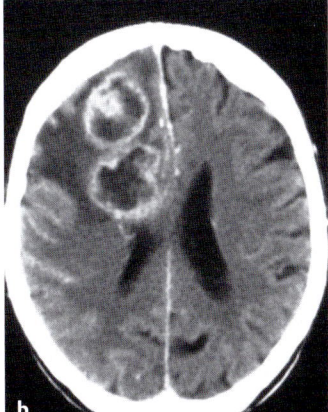

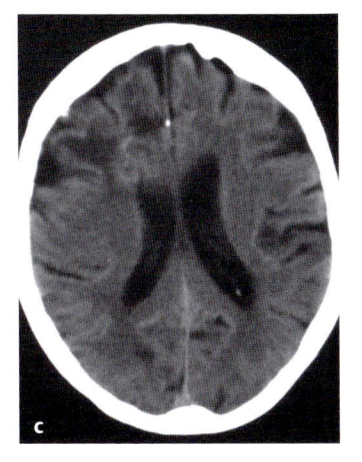

Abb. 8.2 a–c Verlauf nach Resektion eines Glioblastoms.
a Die native präoperative Schicht zeigt rechts frontal bis in den Balken ziehend eine ausgedehnte Raumforderung mit hyperdenser Einblutung.
b Nach KM-Gabe wird die für Glioblastome typische, girlandenförmige Anreicherung erkennbar.
c Die native postoperative Untersuchung zeigt den Rückgang der Raumforderung. Keine Komplikationen (z. B. Einblutung).

247

men zeigt, dass weichteildichtes Gewebe verblieben ist.
- Als Zeichen eines Rezidivtumors sind ein neu aufgetretenes periläsionales Ödem und erneute Zeichen der Raumforderung zu werten.

Je nach Art des operierten Tumors variieren die zu erwartenden Befunde. Bei *höhergradigen hirneigenen Tumoren*, die präoperativ inhomogen KM anreicherten, ist ein Resttumor an einer mehr als linearen KM-Anreicherung an Stellen zu erkennen, die bereits präoperativ eine KM-Aufnahme zeigten. Eine schmale KM-Anreicherung der Resektionsränder ist zumindest ab dem 3. postoperativen Tag normal. Ebenso ist eine KM-Aufnahme in einer flüssigkeitsgefüllten Resektionshöhle nicht als pathologisch zu werten.

Niedrigmaligne hirneigene Tumoren, die vor der Resektion kein KM anreicherten, können postoperativ nach wenigen Tagen einen anreichernden Saum um die Resektionshöhle herum zeigen. Eine neu aufgetretene KM-Anreicherung muss also keinen Anhalt für eine Malignisierung darstellen.

Bei *extraaxialen Hirntumoren*, z. B. Meningeomen, ist die postoperative Entwicklung anders. Es existiert keine eigentliche Resektionshöhle. Die lokale Erweiterung der externen Liquorräume wird nach der Operation mehr oder weniger schnell von vorher verdrängtem Hirngewebe ausgefüllt. KM-Anreicherungen können im Bereich der Hirnhäute oder der Hirnoberfläche beobachtet werden und sind hier nicht notwendig ein Hinweis auf einen Resttumor.

Differenzialdiagnose

Eine wichtige Differenzialdiagnose – insbesondere bei hochmalignen Hirntumoren, die postoperativ bestrahlt wurden – ist die radiogene Nekrose. Diese kann einen girlandenförmigen oder rundlichen KM-Saum zeigen und damit von hirneigenen Tumoren bildmorphologisch kaum abzugrenzen sein. Aussichtsreich erscheinen hier eher nuklearmedizinische Verfahren (PET).

> Eine neu aufgetretene KM-Anreicherung muss nicht Zeichen einer Malignisierung sein.

Komplikationen nach Sinuschirurgie, Rhinoliquorrhö

Häufigkeit: Häufige Fragestellung.
Wegweisender bildmorphologischer Befund: Unterbrechung von Augenmuskeln, Narbenbildung in der Orbita; Unterbrechung des knöchernen Bodens der Rhinobasis (schwierig).
Prozedere: Revision.
Einsatz anderer Methoden: MRT zum Nachweis der Fett- oder Muskeldislokation aus der Orbita.
Fragen, die der Befund beantworten muss:
- Seitendifferenz in der Zeichnung des orbitalen Fetts?
- Kontinuitätsunterbrechung von M. rectus lateralis oder M. obliquus superior?
- Defekt der knöchernen Rhinobasis?

- Fensterung der Lamina papyracea (orbitalis) mit Induktion von Narbengewebe im orbitalen Fett durch Blutungen. Folge ist eine Motilitätseinschränkung extraokularer Augenmuskeln mit Doppelbildern,
- Durchtrennung von extraokularen Augenmuskeln. Wegen ihrer Nähe zur Lamina papyracea sind insbesondere der medial gelegene M. rectus medialis und M. obliquus superior gefährdet, weniger auch der M. rectus inferior,
- Fraktur der Fovea ethmoidalis mit resultierender Rhinoliquorrhö,
- Verletzung der A. ethmoidalis,
- Verletzung des N. opticus.

Pathogenese

Die zur funktionellen endoskopischen Sinuschirurgie eingesetzten Instrumente zur Gewebeentfernung können folgende Komplikationen nach sich ziehen:

Die anatomischen Verhältnisse begünstigen diese Komplikationen. Die Lamina papyracea ist kein widerstandsfähiges Hindernis. In ihrem posterioren Anteil verläuft der Canalis ethmoidalis anterior mit der A. ethmoidalis. Wenige Millimeter posterior liegt der N. opticus. Die auch als „Rhinobasis" bezeichnete

Abdeckung der Ethmoidalzellen besteht aus einem Teil des Os ethmoidale, der Lamina cribrosa und einer dünnen Decke aus Dura und Mukosa auf beiden Seiten der knöchernen Lamelle.

Im präoperativen CT kann die Gefahr des Durchbruchs in die vordere Schädelgrube nicht abgeschätzt werden. Der Canalis ethmoidalis anterior ist jedoch nachweisbar, ebenso die Lage des Canalis opticus im Verhältnis zu einzelnen posterioren Zellen. Auch eine supraorbitale Pneumatisation oder die Pneumatisation der Crista galli werden deutlich. Eine geringere Frakturgefahr der Fovea ethmoidalis korreliert, wenn überhaupt, mit der Deckung der Ethmoidalzellen durch einen dickeren knöchernen Anteil des Os frontale. Eine besonders gravierende Komplikation ist eine Verletzung der A. carotis mit potenziell letalem Verlauf.

Häufigkeit

Auf die Gesamtzahl der durchgeführten Sinusoperationen bezogen sind ernsthafte Komplikationen selten. Da die Anzahl der Operationen jedoch hoch ist, werden Komplikationen auch in der täglichen Praxis gesehen.

Klinik

Wegweisend sind die Rhinoliquorrhö (Fovea ethmoidalis) oder Doppelbilder infolge einer Einschränkung der Augenmotilität (Durchtrennung von Augenmuskeln, Behinderung der Augenmuskelbewegung durch Narbengewebe).

CT-Morphologie

Präoperativer Befund. Präoperativ sollten ungewöhnliche Pneumatisationen der Orbitaspitze und des Orbitadachs im Befund erwähnt werden. Der Sehnerv kann im Dach der Keilbeinhöhle verlaufen und vom Lumen gar nicht oder nur durch eine sehr dünne Lamelle getrennt sein. Die Form der Fovea ethmoidalis sollte beschrieben werden. Sie kann flach mit kaum ausgebildeter Crista galli oder tief mit einem kräftigen Mittelsporn sein. Die Lage des Canalis ethmoidalis anterior ist meist gut erkennbar – er liegt in einem Bereich, wo der Winkel zwischen Lamina papyracea und Fovea ethmoidalis von stumpf zu spitz wechselt.

Postoperativer Befund. Postoperativ ist bei der Beurteilung der Augenmuskeln und der Dichte des retrobulbären Fettgewebes der Seitenvergleich wichtig. Durchtrennungen von Augenmuskeln und Einblutungen werden so erkannt. Die Veränderungen werden teilweise (Fettgewebe) erst nach etwa 10 Tagen sichtbar. In die Nasennebenhöhlen disloziertes Fett- und Muskelgewebe muss beschrieben werden. Schwierig ist die Diagnostik von Kontinuitätsunterbrechungen der Rhinobasis bzw. ihre Unterscheidung von physiologischen Fensterungen der Lamina cribrosa (Fila olfactoria). Ein Vergleich mit präoperativen Aufnahmen führt evtl. weiter.

> Im präoperativen CT kann die Gefahr des Durchbruchs in die vordere Schädelgrube nicht abgeschätzt werden.

> Eine ungewöhnliche Pneumatisation der Orbitaspitze und des Orbitadachs sollte im präoperativen Befund erwähnt werden.

Zusammenfassung

Shunt-Funktion. Die Beurteilung der Funktion eines ventrikuloperitonealen oder ventrikuloatrialen Shunts ist eine häufige Fragestellung an die CT. Mögliche Funktionsstörungen sind ein erneut auftretender Hydrozephalus (Unterdrainage) und beidseitige subdurale Hygrome (Überdrainage). Bei einer Ventildysfunktion muss neben dem Schädel auch der periphere Shunt-Schenkel (Thorax oder Abdomen) untersucht werden.

Kontrolle nach Tumorresektion. Eine postoperative Aufnahme dient meist als Ausgangsbefund für weitere Kontrollen. Eine der häufigsten Fragestellungen im späteren Verlauf ist die Entscheidung ob ein Rezidiv vorliegt, oder ob ein Resttumor verblieben ist. Eine neu aufgetretene KM-Anreicherung muss nicht zwangsläufig Zeichen einer Malignisierung sein.

Komplikationen nach Sinuschirurgie. Aufgrund der anatomischen Verhältnisse sind bei der funktionellen endoskopischen Sinuschirurgie zahlreiche Komplikationen möglich. Bei der Untersuchung muss besonders geachtet werden auf eine Unterbrechung von Augenmuskeln, eine Narbenbildung in der Orbita und eine Unterbrechung des knöchernen Bodens der Rhinobasis. Bei der Beurteilung der Augenmuskeln und der Dichte des retrobulbären Fettgewebes ist der Seitenvergleich wichtig.

Literatur

Zur Weiterbildung empfohlen

Bradley, G. W.: Diagnostic tools in Hydrocephalus. Neurosurg. Clin. N. Americ. 36 (2001) 661–684
Übersicht zum Hydrozephalus

Ventrikuloperitonealer und atrialer Shunt

Langen, H. J., G. Alzen, R. Avenarius, L. Mayfrank, A. Thron, E. Kotlarek: Diagnostik von Komplikationen ventrikuloperitonealer und ventrikuloatrialer Shunts. Radiologe 32 (1992) 333–339
umfassende Darstellung; mit Tabelle zum Prozedere

Gesichtsschädel, vordere Schädelgrube – postoperativ

Bhatti, M.T., I.M. Schmalfuss, A.A. Mancuso: Orbital complications of functional endoscopic sinus surgery: MR and CT findings. Clin. Radiol. 60 (2005) 894–904
Spektrum der CT Befunde

Jones, T. M., J. M. D. Almahdi, R. K. Bhalla, H. Lewis-Jones, A. C. Swift: The radiological anatomy of the anterior skull base. Clin. Otolaryngol. 27 (2002) 101–105
Anatomische Grundlagen postoperativer Komplikationen

Normale Anatomie der vorderen Schädelbasis, Rhinoliquorrhö

Vigliani, M. C., C. Duyckaerts, J. Hauw, M. Poisson, H. Magdelenat, J. Y. Delattre: Dementia following treatment of brain tumors with radiotherapy administered alone or in combination with nitrosurea-based chemotherapy: a clinical and pathological study. J. Neuro-Oncol. 41 (1999) 137–149
Strukturierte Analyse mit Pathologie, CT-Bildern und Differenzialdiagnose

Postoperative Kontrollen nach Tumorresektion

Forsting, M., F. K. Albert, S. Kunze, H. P. Adams, D. Zenner, K. Sartor: Exstirpation of glioblastomas: MR and CT follow-up of residual tumor and regrowth patterns. Amer. J. Neuroradiol. 14 (1993) 77–87
Untersuchungen während der ersten postoperativen Tage, zur Differenzialdiagnose der KM-Anreicherung

Neuere oder grundlegende Literatur

Postoperative Kontrollen nach Tumorresektion

Spetzger, U., A. Thron, J. M. Gilsbach: Immediate postoperative CT contrast enhancement following surgery of cerebral tumoral lesions. J. Comput. assist. Tomogr. 22 (1998) 120–125
beschreibt die Phase der ersten Stunden postoperativ

Kania, R. E., E. Sauvaget, J.-P. Guichard, R. Chapot, P. T. B. Huy, P. Herman: Early postoperative CT scanning for juvenile nasopharyngeal angiofibroma: detection of residual disease. Am. J. Neuroradiol. 26 (2005) 82–88
retrospektive Studie mit 20 Patienten

Komplikationen nach Sinuschirurgie, Rhinoliquorrhö

Krmpotic-Nemanic, J., I. Vinter, D. Jalsovec, J. Hat: Relation of the ethmoidal cells to the floor of the anterior cranial fossa. Ann. Anat. 182 (2000) 533–536
zum Verständnis von Komplikationen

9 Gesichtsschädel und Schädelbasis

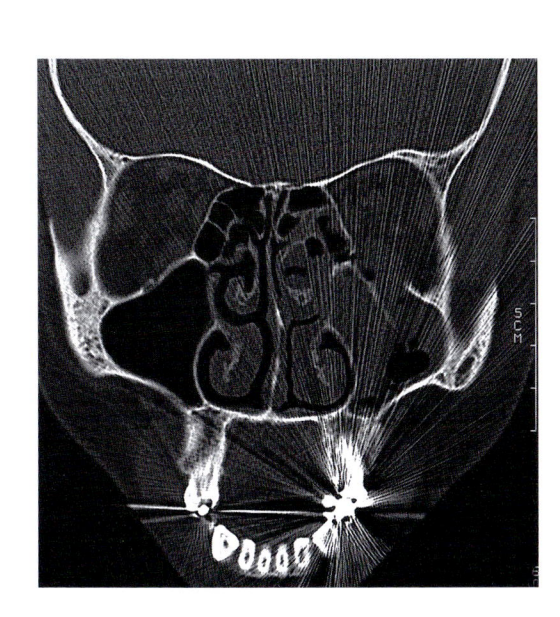

Grundlagen ⇢ 252

Stellenwert der CT ⇢ 252

Häufige Indikationen ⇢ 252

Fehlbildungen und funktionelle Störungen ⇢ 253

Entzündungen der Nasennebenhöhlen ⇢ 254

Choanalatresie ⇢ 255

Tornwaldt-Zyste ⇢ 256

Otosklerose ⇢ 256

Tumoren und Raumforderungen ⇢ 257

Odontogene Tumoren ⇢ 258

Zystische Läsionen des Ober- und Unterkiefers ⇢ 261

Mukozele und Pyozele ⇢ 262

Papillom ⇢ 263

Fibröse Dysplasie ⇢ 264

Morbus Paget ⇢ 266

Meningeom der Schädelbasis ⇢ 267

Ästhesioneuroblastom ⇢ 269

Epidermoid und Dermoid ⇢ 269

Aneurysmatische Knochenzyste ⇢ 270

Riesenzelltumor ⇢ 271

Osteochondrom ⇢ 271

Ossifizierendes Fibrom ⇢ 272

Cholesteringranulom ⇢ 274

Cholesteatom ⇢ 275

Glomustumor (Paragangliom) ⇢ 276

Tumoren in Pharynx, Nasenhöhle und Nasennebenhöhlen ⇢ 278

Schwannom ⇢ 281

Traumafolgen ⇢ 283

Mittelgesichts- und Schädelbasisfrakturen ⇢ 283

Grundlagen

Stellenwert der CT

▶ Diese CT ist zur Darstellung der knöchernen Schädelbasis der Goldstandard.

Der CT kommt aufgrund ihrer überlagerungsfreien Darstellung der knöchernen Strukturen und der hohen Kontrastauflösung eine besondere Rolle bei der Diagnostik von Erkrankungen der Schädelbasis, des Gesichtsschädels und insbesondere der Felsenbeine zu. Die kontrastreiche Darstellung der Weichteile, verbunden mit der Möglichkeit einer Dichtemessung zur Bestimmung einzelner Gewebequalitäten, erlaubt es, bei einer Vielzahl der Fragestellungen eine definitive Diagnose auch ohne Einsatz zusätzlicher bildgebender Verfahren zu stellen. Bei Untersuchungen des Felsenbeins, insbesondere der knöchernen Strukturen und bei der Suche nach Frakturen, ist die CT-Methode der Wahl. Konventionelle Tomographien haben in dieser Region ihre Bedeutung verloren.

Die Mehrzeilen-CT-Geräte erlauben die Akquisition von Datensätzen aus isotropen Pixeln für größere Volumina. Im Gesichtsschädel und an der Schädelbasis können damit multiplanare Rekonstruktionen ohne Qualitätsverlust errechnet werden. Für Regionen wie die Nasennebenhöhlen ist dies von großer Bedeutung.

Häufige Indikationen

▶ Zur Abklärung eines Sekretstaus bei chronischer Sinusitis ist eine koronare Schichtführung bzw. deren Rekonstruktion besonders geeignet.

Sinusitis. Zu den häufigsten Indikationen zur Anfertigung einer CT des Mittelgesichts gehören entzündliche Erkrankungen der Nasennebenhöhlen. Mit der CT sind zahlreiche Ursachen eines Sekretstaus und andere Veränderungen erkennbar: Schleimhautschwellungen, Sekretansammlungen oder Polypen sowie knöcherne Veränderungen, z. B. Arrosionen bei chronischer Sinusitis oder knöcherne Fehlbildungen. Für diese Fragestellung besonders geeignet sind eine *koronare Schichtführung* und daraus abgeleitete Rekonstruktionen. Diese lassen, genauer als die transversale Schichtführung, die Beziehung von Prozessen

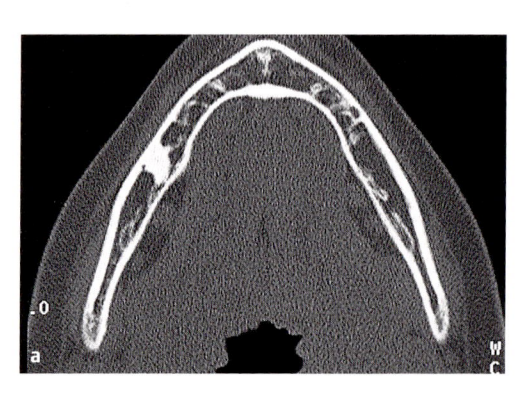

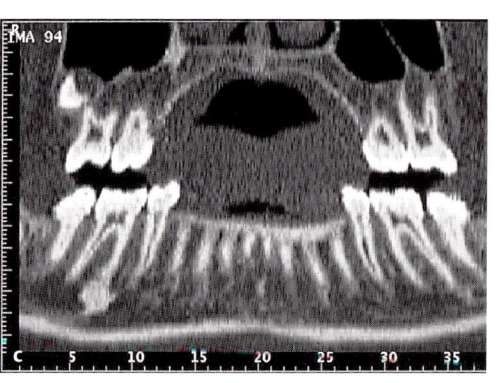

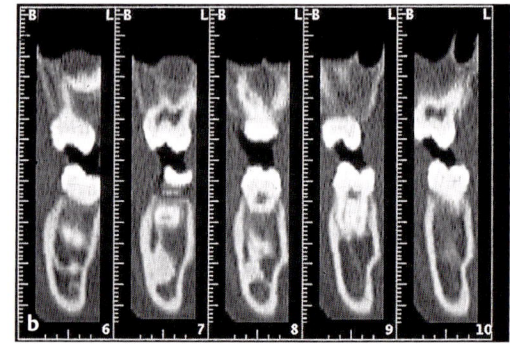

Abb. 9.1 a–c Osteom des Unterkiefers.
a Herkömmliches transversales CT einer Patientin mit einem Osteom des Unterkiefers.
b, c Parasagittale (b) und tangentiale Rekonstruktion (c) des Unterkiefers mit einer halbautomatischen Software in Dental-CT-Technik. Mit diesem Verfahren kann die Lagebeziehung des Osteoms zur Wurzel des 1. Molaren rechts anhand der Skala am unteren Bildrand wesentlich einfacher und flexibler dokumentiert werden. „B" und „L" stehen für „bukkal" und „lingual".

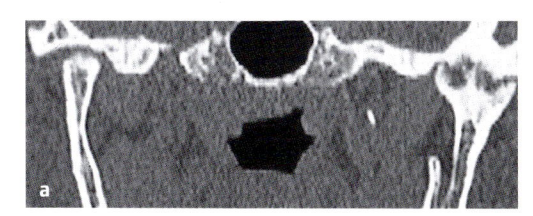

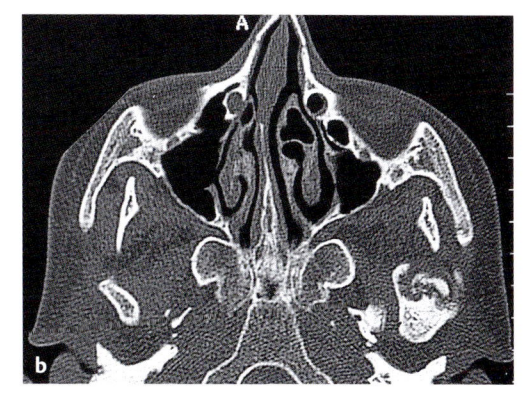

Abb. 9.2a u. b **Arthrotische Veränderungen des Kiefergelenks.** Die transversale und besonders die koronare CT eignet sich gut zur überlagerungsfreien Darstellung arthrotischer Veränderungen des Kiefergelenks wie in diesem sehr ausgeprägten Fall. Zur Darstellung des Discus articularis ist jedoch die MRT die Methode der Wahl.

der Nasennebenhöhlen zur Orbita und eine Abgrenzung gegenüber der Schädelbasis und dem Neurokranium erkennen. Lediglich zur Beurteilung der Fossa pterygopalatina und bei ausgeprägten Aufhärtungsartefakten durch nicht herausnehmbare Zahnprothesen und Füllungen ist die *axiale Schichtführung* – evtl. mit der Option, Sekundärrekonstruktionen anzufertigen – zuweilen überlegen.

Bezüglich der Wahl der *Schichtdicke* gelten die gleichen Gesetzmäßigkeiten wie vorangehend beschrieben. Dünne Schichten erlauben eine detaillierte Beurteilung der knöchernen Strukturen, insbesondere aufgrund der Verminderung von Partialvolumeneffekten. Weichteilveränderungen sind in etwas dickeren Schichten häufig besser zu beurteilen.

Tumorinvasion. Eine weitere wichtige Fragestellung, häufig auch in Ergänzung zu einem bereits vorliegenden MRT, ist die Frage nach *knöcherner Beteiligung* oder nach einem *Durchwachsen der knöchernen Schädelbasis* bei primär intra- oder extrakraniellen Raumforderungen, z. B. Meningeomen oder Karzinomen der Nasennebenhöhlen.

Nicht nur eine ossäre Destruktion, sondern auch eine *Invasion durch die Foramina der Schädelbasis* kann mit der CT dargestellt werden. Auch hierzu eignet sich die koronare Schichtführung oder die Anfertigung von Rekonstruktionen aus dünnen axialen Einzelschichten. Nach intravenöser KM-Gabe wird evtl. eine Anreicherung in den Meningen erkennbar.

Operationsplanung und Implantatherstellung. Wichtig ist die computertomographische dreidimensionale Planung operativer Eingriffe, die Planung korrektiver oder rekonstruktiver Maßnahmen sowie die Anfertigung von Knochenprothesen oder Epithesen in der Mund-, Kiefer- und Gesichtschirurgie. Eine zusätzliche Anwendung, die in diesem Zusammenhang genannt werden muss, ist die Nutzung von CT-Daten zur virtuellen Endoskopie der Nasennebenhöhlen oder zur navigierten Operation.

Zahnheilkunde. Die Möglichkeit, geeignete zweidimensionale planare Rekonstruktionen des Ober- und Unterkiefers anzufertigen, spielt insbesondere in der Zahnheilkunde bei der Planung von Implantationen eine besondere Rolle. Im Dental-CT können überlagerungsfrei und sehr genau die Abmessungen des Alveolarkamms und die Dicke der Kortikalis bestimmt werden. Darüber hinaus lassen sich Prozesse einzelnen Zahnregionen genauer zuordnen, was z. B. die vergleichende Beurteilung mit dem Orthopantomogramm (OPMG) erleichtert (Abb. 9.1, Abb. 9.2).

> Die CT spielt eine wichtige Rolle bei der Planung korrektiver oder rekonstruktiver Operationen und zur Anfertigung von Knochenprothesen.

Fehlbildungen und funktionelle Störungen

Aufgrund der großen Zahl anatomischer Normvarianten der Nasenhaupthöhle und vor allem der Nasennebenhöhlen steht bei der Beurteilung die Frage nach funktionell relevanten Veränderungen im Vordergrund. Zur Abklärung chronisch entzündlicher Veränderungen der Nasennebenhöhlen ist die CT in der Lage, einen wichtigen Beitrag zu leisten, indem sie die durch anatomische Normvarianten oder pathologische Raumforderungen gestörten Abflussverhältnisse der Sinus darstellen kann. Dies ist am besten in koronarer Schichtführung möglich, wenngleich für einige gezielte Fragestellungen Rekonstruktionen aus dünnschichtigen axialen Datensätzen hilfreich oder mitunter auch notwendig sind.

Entzündungen der Nasennebenhöhlen

Häufigkeit: Sehr häufig.
Wegweisender bildmorphologischer Befund: Schleimhautschwellung, Sekretstau, evtl. knöcherne Arrosionen.
Prozedere: Koronare Schichtführung, evtl. sagittale Rekonstruktionen aus axialen Daten.
Einsatz anderer Methoden: Konventionelles Röntgen.
Fragen, die der Befund beantworten muss:
- Osteomeataler Komplex?
- Abflusshindernis durch anatomische Normvariante?
- Knöcherne Destruktionen?
- Mukozelenbildung?

Pathogenese

Die Reinigung der Nasennebenhöhlen hängt vor allem von der mukoziliaren Clearance ab. Ein künstlich geschaffenes, unphysiologisches Ostium am Boden eines Sinus hat keinen Effekt auf die ziliare Clearance. Der Schleimfilm wird darüber hinweg oder daran vorbei transportiert. Eine optimale Clearance ist dann möglich, wenn die Weite der natürlichen Ostien es erlaubt, dass die Oberflächen des Schleimbeschlags sich gerade berühren, eine Verengung führt zu einer Störung der Zilienmotilität mit resultierendem Sekretstau und bakterieller Besiedlung.

Aufgrund dieser Erkenntnisse hat sich das Konzept zur operativen Behandlung chronisch entzündlicher Erkrankungen der Nasennebenhöhlen von den früher häufig durchgeführten ausgedehnten Fensterungsoperationen hin zu minimal invasiven Techniken gewandelt. Ziel dieser Eingriffe ist es, die natürlichen Abflusswege der Nasennebenhöhlen wiederherzustellen. Diese Techniken werden teils navigiert durchgeführt. Dabei wird ein Instrument innerhalb eines CT-basierten stereotaktischen Raums bewegt, seine Position kann in Echtzeit innerhalb des Datensatzes visualisiert werden.

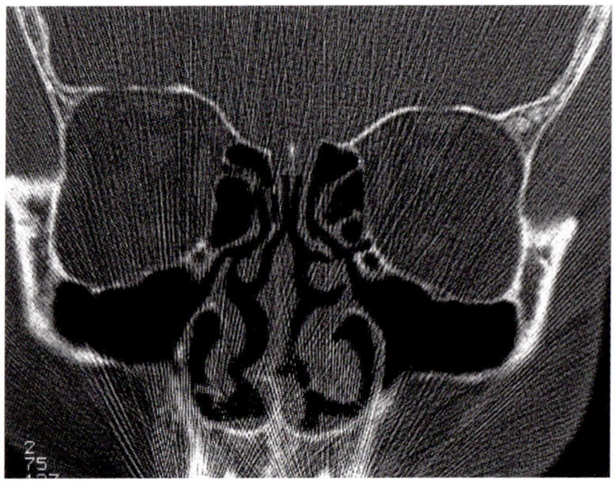

Häufigkeit

Sehr häufig.

Klinik

Sekretion aus der Nase. Gesichts- und Kopfschmerzen mit Druckgefühl, Zunahme bei Drucksteigerung, z. B. beim Husten.

CT-Morphologie

Diese wahrscheinlich häufigste Fragestellung einer CT des Mittelgesichts lässt sich am besten in koronarer Schichtführung beurteilen. Die Strahlenexposition kann durch dünne diskontinuierliche Einzelschichten gering gehalten werden. Zur präoperativen Diagnostik ist dagegen eine lückenlose dünnschichtige Untersuchung vorzuziehen. Die Aufgabe der CT ist es hierbei, vor allem die Ostien der Nasennebenhöhlen und fragliche Abflusshindernisse darzustellen.

Neben dem Nachweis von Schleimhautschwellungen und Sekretansammlungen sollte vor dem Hintergrund der Pathophysiologie besonderes Augenmerk auf die „Ausflussbahnen" der Nasennebenhöhlen gerichtet werden. Von zentralem Interesse ist hierbei der osteomeatale Komplex, über den die anterioren Ethmoidalzellen, der Recessus frontalis sowie der Sinus maxillaris drainieren (Abb. 9.**3**). Ein Verschluss des osteomeatalen Komplexes hat demzufolge eine Beteiligung des Recessus frontalis, Sinus maxillaris sowie der anterioren Ethmoidalzellen zur Folge. Die Ausflussbahn des Sinus sphenoidalis und fragliche Einengungen des Recessus frontalis sind vornehmlich in sagittalen Sekundärrekonstruktionen, basierend auf dünnen axialen Schichten, zu beurteilen.

Von Bedeutung sind in diesem Zusammenhang anatomische Normvarianten wie die Concha bullosa, ethmoidale Bullae, Haller-Zellen des Sinus maxillaris und nicht zuletzt eine Deviation des knöchernen Nasenseptums.

> Um die Strahlenexposition gering zu halten, können dünne diskontinuierliche Einzelschichten angefertigt werden.

> Zur Beurteilung der „Ausflussbahnen" der Nasennebenhöhlen ist besonders der osteomeatale Komplex zu betrachten.

Abb. 9.3 **Koronares CT auf Höhe des osteomeatalen Komplexes,** der Ausflussbahn von Sinus maxillaris, Sinus frontalis und der anterioren Ethmoidalzellen.

Choanalatresie

Häufigkeit: 1 : 5000–8000 Geburten, Mädchen sind häufiger betroffen.
Wegweisender bildmorphologischer Befund: Knöcherner oder bindegewebiger Verschluss der Choanen.
Prozedere: Dünne (2–3 mm) Schichten, ca. 5° gegenüber hartem Gaumen gekippt.
Einsatz anderer Methoden: CT ist Methode der Wahl.
Fragen, die der Befund beantworten muss:
- Knöcherne Atresie?
- Membranöse Atresie?

Pathogenese

Die Choanalatresie ist ein angeborener knöcherner oder bindegewebiger Verschluss der hinteren Nasenöffnung, der ein- oder doppelseitig auftreten kann. Ursache dafür ist die mangelnde Rückbildung einer embryonal angelegten mesenchymalen Gewebeplatte zwischen Neurokranium und Viszerokranium. Insbesondere eine doppelseitige Choanalatresie kann bei Neugeborenen lebensbedrohlich sein, da aufgrund eines relativen Hochstands des Larynx nur eine bedingte Mundatmung möglich ist. Daher muss die Atresie rasch operativ beseitigt werden.

Die Choanalatresie tritt zuweilen im Zusammenhang mit weiteren Fehlbildungen auf, die im angloamerikanischen Schrifttum mit dem Akronym „CHARGE" („coloboma, heart disease, atresia choanae, retarded growth, genital hypoplasia, ear anomalies") belegt wurden.

Häufigkeit

Das weibliche Geschlecht ist häufiger betroffen. Erbliche Faktoren sind nachgewiesen. In ca. 75% der Fälle ist die Choanalatresie mit anderen angeborenen Defekten oder Fehlbildungen des Gesichtsschädels vergesellschaftet. Die Häufigkeit beträgt 1 : 5000–8000 Geburten.

Klinik

Nasenatmungsbehinderung des Neugeborenen, die evtl. lebensbedrohlich sein kann.

CT-Morphologie

Die CT ist die bildgebende Methode der Wahl. Auf deren Ergebnis beruht das operative Vorgehen. Während ein membranöser Verschluss endoskopisch perforiert werden kann, erfordert eine knöcherne Atresie meist eine transpalatine Resektion von Teilen des Vomer, der insbesondere in den axialen Schichten in seinem dorsalen Anteil verdickt ist (Abb. 9.4). Hilfreich sind oft auch sagittale Sekundärrekonstruktionen (Abb. 9.5), die den Verschluss der Choanen gut erkennen lassen. Deren Weite sollte bei Kindern bis 2 Jahre wenigstens 3,7 mm, bis 8 Jahre wenigstens 3,4 mm betragen.

Postoperative Veränderungen sind in Kap. 8 beschrieben.

Anhaltswerte für die Mindestweite der Choanen: bis 2 Jahre 3,7 mm, bis 8 Jahre 3,4 mm.

Eine doppelseitige Choanalatresie kann bei Neugeborenen lebensbedrohlich sein und muss umgehend operiert werden.

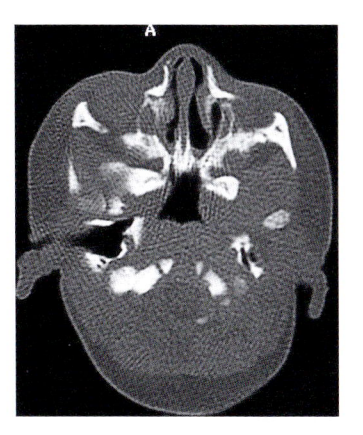

Abb. 9.4 **Knöcherne Choanalatresie** beidseits mit in dieser axialen Aufnahme deutlich sichtbarer Verdickung der posterioren Anteile des Vomers.

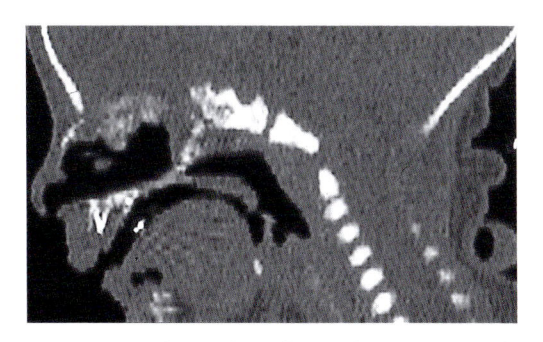

Abb. 9.5 **Knöcherne Choanalatresie beidseits.** Sagittale Rekonstruktion aus dem transversalen Datensatz, die die knöcherne Membran gut erkennen lässt.

Tornwaldt-Zyste

Häufigkeit: Relativ häufiger Zufallsbefund.
Wegweisender bildmorphologischer Befund: Zystische Raumforderung in der Mittellinie.
Prozedere: Evtl. Dünnschichttechnik.
Einsatz anderer Methoden: Zufallsbefund, meist kein gezielter Einsatz bildgebender Verfahren.
Fragen, die der Befund beantworten muss:
- Differenzialdiagnostische Abgrenzung gegenüber anderen, insbesondere neoplastischen Raumforderungen des Nasopharynx.

Pathogenese

Auch unter dem Namen Bursitis pharyngealis bekannt, ist diese Fehlbildung die Folge einer Persistenz der Mittelfurche der Tonsilla pharyngealis, die sich sekundär verschließen kann. Dies führt dann zur Ausbildung einer Tasche oder Zyste, der Tornwaldt-Zyste. Diese ist mit Sekret und Detritus gefüllt und kann bei unvollständigem Verschluss zu übel riechendem Auswurf führen. Eine Entzündung der Umgebung ist häufig.

Häufigkeit

Relativ häufiger Zufallsbefund.

Klinik

Übel riechender Auswurf, entzündliche Umgebungsreaktion.

CT-Morphologie

Zystische Raumforderung in der Mittellinie, ausgehend von der Tonsilla pharyngealis.

Otosklerose

Häufigkeit: Klinische apparente Form relativ selten, im Sektionsgut jedoch häufiger (bis zu 8%), Frauen sind etwa doppelt so häufig betroffen wie Männer.
Wegweisender bildmorphologischer Befund: Verdickung der Stapesfußplatte, minderdichter Resorptionssaum um die Kochlea (Halo).
Prozedere: HR-CT, evtl. Densitometrie, Verlaufskontrollen.
Einsatz anderer Methoden: Dünnschicht-MRT mit intravenösem KM, Knochenszintigraphie. Nuklearmedizinisch ist es mithilfe der Knochenszintigraphie möglich, den gesteigerten Knochenumbau in der aktiven Phase der Otosklerose nachzuweisen.
Fragen, die der Befund beantworten muss:
- Akuität der Erkrankung.
- Abgrenzung von fokalen Manifestationen anderer systemischer Skeletterkrankungen mit Beteiligung des Felsenbeins.

Pathogenese

Die Otosklerose ist eine primär fokale Erkrankung der knöchernen Labyrinthkapsel, deren Ätiologie bislang unbekannt ist. Diskutiert wird eine kombinierte genetische und hormonelle Ursache, da eine familiäre Belastung häufig ist und auch eine schrittweise Progredienz während der Schwangerschaft vorkommt. In der aktiven Phase ist die Aktivität der Histio- und Osteozyten in der Labyrinthkapsel abnorm gesteigert, was zu einer Resorption des dichten Kapselknochens führt. Dieser wird in der Folge durch stärker vaskularisierten spongiformen Knochen ersetzt. In der reparativen Phase nimmt dann dichter, relativ avaskulärer und azellulärer Knochen den Platz des spongiformen Knochens ein. Die Erkrankungsherde können an Größe zunehmen und schließlich exophytisch in die Paukenhöhle hineinragen.

Am häufigsten betroffen ist die Labyrinthkapsel in der Nähe des ovalen Fensters, die meist mit einer Fixation der Stapesfußplatte und mit einer oft im CT nachweisbaren Verdickung der Fußplatte im ovalen Fenster einhergeht. Ergebnis ist schließlich eine Schallleitungsschwerhörigkeit. Herde in der Kochlea können zu einer Schallempfindungsschwerhörigkeit führen.

Der Verlauf der Erkrankung ist meist wellenförmig mit einer zeitweisen Remission und dann einem erneuten Fortschreiten. Eine frühe Manifestation ist prognostisch ungünstig.

Häufigkeit

Es handelt sich um eine relativ seltene Erkrankung. Frauen sind etwa doppelt so häufig betroffen wie Männer, Europäer deutlich häufiger als Japaner und Afrikaner. Die klinisch apparente Form ist relativ selten, doch im Sektionsgut beträgt die Häufigkeit bis zu 8%.

Klinik

Klinisch findet sich eine Mittelohrschwerhörigkeit, evtl. mit Innenohrkomponente. Im Tonaudiogramm liegt meist eine reine Schallleitungsschwerhörigkeit vor, der Stapediusreflex kann aufgehoben sein. Therapie der Wahl ist die operative Stapedektomie mit Stapesplastik.

CT-Morphologie

Im CT stehen 2 typische Befunde im Vordergrund. Bei Befall des ovalen Fensters kann dieses verengt sein (normale Weite ca. 3 × 2 mm). Darüber hinaus ist eine Verdickung der Stapesfußplatte zu erkennen. Ein weiterer Befund, der typisch für die Otosklerose in der aktiven Phase ist, besteht in einem minderdichten Resorptionssaum um die Kochlea herum („Halo"). Beide Befunde sind nur mit der HR-CT nachzuweisen.

Darüber hinaus ist es möglich, mit der HR-CT eine Densitometrie der Kochleakapsel anzufertigen. Hierzu werden zahlreiche definierte Punkte erfasst und mit Messungen an einem Normalkollektiv verglichen. Auf diese Weise ist es außerdem möglich, eine Verlaufsbeurteilung der Erkrankung durchzuführen oder einen Therapieeffekt nachzuweisen.

Eine weitere wichtige Rolle der CT ist die Dokumentation des postoperativen Befunds nach Einsetzen einer Stapesplastik.

Differenzialdiagnose

Differenzialdiagnostisch bedeutsam und häufig nur durch Einsatz weiterer radiologischer oder auch laborchemischer Untersuchungen von der Otosklerose abzugrenzen sind Beteiligungen des Mittel- und Innenohrs im Rahmen eines Morbus Paget, einer Osteogenesis imperfecta oder Manifestationen anderer Skeletterkrankungen.

> Typische Befunde sind eine Verengung des ovalen Fensters, eine Verdickung der Stapesfußplatte und ein Resorptionssaum um die Kochlea.

Tumoren und Raumforderungen

Im Folgenden wird eine Übersicht über die Tumoren der Schädelbasis, des Felsenbeins und des Mittelgesichts gegeben, die aufgrund ihrer Häufigkeit oder ihres Erscheinungsbilds wichtig sind oder bei denen die CT eine wichtige Rolle bei der differenzialdiagnostischen Abgrenzung spielt (Tab. 9.1). Diese Aufstellung ist keineswegs vollständig. Einige Tumoren wurden bereits im Kapitel „intrakraniale Tumoren" abgehandelt und sind hier nur der Vollständigkeit halber erwähnt, wie z. B. das Meningeom und das Akustikusneurinom.

Tabelle 9.1 Raumforderungen der vorderen Schädelbasis (mod. nach Connor 2001)

	breitbasig	Zyste	diffuse KM-Anreicherung	Verkalkung	meningeale KM-Anreicherung	Sklerose (+) oder Lyse (−)	auch Kinder
PECA[1] Sinus/Nase	+				evtl. +	−	
Meningeom	+	(+)	+	+	+	+	
Ästhesioneuroblastom	+	+		+			+
Hämangioperizytom			+				
fibröse Dysplasie						+	+
ossifizierendes Fibrom						+	+
Chondrosarkom				+			
Plasmozytom			+				
Metastasen					+	− oder +	
Riesenzelltumor							
Weichteilsarkom						−	+
Meningosarkom							
Lymphom						−	
Neurinom					+		
Teratom (gutartig)				+			+
Mukozele							
Aspergillom							
Polyposis nasi	+	+	+				
Durainvasion							

[1] PECA = Plattenepithelkarzinom

Odontogene Tumoren

Odontogene Tumoren sind auch heute noch eine Domäne der konventionellen Röntgendiagnostik.

Odontogene Tumoren entwickeln sich meist aus der Lamina dentalis. Im Allgemeinen handelt es sich um benigne Tumoren, eine Entartung ist selten. Klinisch bleiben die Tumoren lange asymptomatisch, sodass sie erst bei Deformitäten oder Asymmetrien des Gesichts diagnostiziert werden.

Zu den wichtigsten Tumoren gehören das Ameloblastom und das Odontom, die beide epithelialen Ursprungs sind, sowie das Zementom, das mesodermalen Ursprungs ist. Neben diesen kommen zahlreiche Mischformen vor, deren unterschiedliche Gewebekomponenten meist durch den Namenszusatz „Fibro-" (hoher Faser- oder Bindegewebsanteil) oder „Myxo-" (Schleimbildung) zum Ausdruck kommen. Diese Raumforderungen und insbesondere deren differenzialdiagnostische Einordnung sind auch heute noch eine Domäne der konventionellen Röntgendiagnostik.

Ameloblastom

Häufigkeit: Häufigster Tumor der Kieferregion, 4.–5. Dekade, Männer und Frauen sind gleich häufig betroffen.
Wegweisender bildmorphologischer Befund: Expansives Wachstum, Ausdünnung der Kortikalis, teils honigwabenartiges Aussehen, manchmal mit Zahnanlage, extraossäre Raumforderung möglich.
Prozedere: Dünnschichttechnik, Knochenfensterdarstellung.
Einsatz anderer Methoden: Orthopantomogramm, MRT.
Fragen, die der Befund beantworten muss:
- Abgrenzung gegenüber anderen Differenzialdiagnosen.
- Frakturgefahr?
- Grad der Destruktion?

Pathogenese

Das Ameloblastom ist der häufigste Tumor der Kieferregion. Es wächst langsam, aber lokal destruierend. Insbesondere solide Formen wachsen infiltrativ, während sich zystische Formen benigner verhalten. Der Tumor rezidiviert nach operativer Entfernung häufig und kann in bis zu 2% der Fälle maligne entarten. In ca. ⅓ der Fälle soll eine Assoziation zu einer follikulären Zyste bestehen.

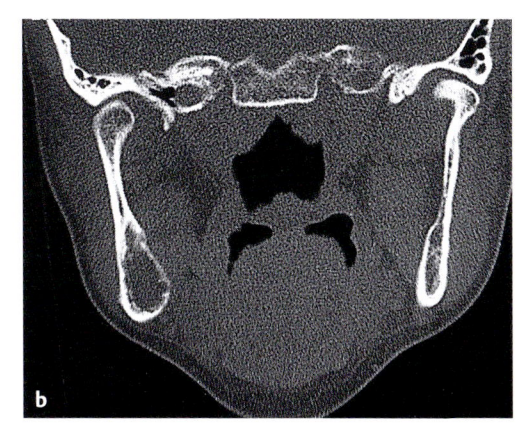

Abb. 9.6a u. b **Ameloblastom.** Ameloblastom des rechten Unterkiefers im Weichteil- und Knochenfenster mit dem typischen honigwabenartigen Erscheinungsbild.

Häufigkeit

Das Ameloblastom ist der häufigste Tumor der Kieferregion, tritt für gewöhnlich in der 4.–5. Dekade auf und betrifft Männer und Frauen gleich häufig. Die Mandibula ist in 75%, die Maxilla in 25% der Fälle befallen.

Klinik

Ameloblastome wachsen klinisch häufig lange unbemerkt und werden meist aufgrund von Deformitäten des Kiefers diagnostiziert.

CT-Morphologie

Die lytischen Läsionen werden uni- oder multilokular beobachtet. Das Wachstum ist expansiv und von „honigwabenartigem" Aspekt. Da die Läsionen sich mitunter von einer follikulären Zyste herleiten, können sie eine Zahnanlage oder einen kompletten Zahn enthalten. Aufgrund einer Tendenz, die Kortikalis zu durchbrechen, tritt zuweilen eine extraossäre Weichteilraumforderung auf (Abb. 9.**6**).

Das Ameloblastom ist der häufigste Tumor der Kieferregion.

Odontom

Häufigkeit: Selten.
Wegweisender bildmorphologischer Befund: Amorphe verkalkte Massen oder malformierte Zahnanlage.
Prozedere: Dünnschichttechnik, evtl. Dental-CT.
Einsatz anderer Methoden: Orthopantomogramm.
Fragen, die der Befund beantworten muss:
- Differenzialdiagnostische Einordnung.

Pathogenese

Odontome enthalten alle Gewebeanteile eines Zahns: Schmelz, Dentin, Zement und Pulpa. Aus diesem Grund werden sie eher als Entwicklungsstörungen angesehen und weniger als Tumoren. Es gibt jedoch zahlreiche Mischformen, z. B. das ameloblastische Fibroodontom. Je nach Reifungszustand kann es in Form einer ungeordneten Raumforderung (komplexes Odontom) bis zu voll ausdifferenzierten Zähnen (zusammengesetztes Odontom) zahlreiche Übergangsformen annehmen.

Häufigkeit

Selten.

Klinik

Unspezifisch.

CT-Morphologie

Einen spezifischen CT-Befund gibt es nicht. Odontome können in Form amorpher verkalkter Massen oder als malformierte Zahnanlage in Erscheinung treten.

Zementom

Häufigkeit: Selten.
Wegweisender bildmorphologischer Befund: Überwiegend im Unterkiefer, apikale Verdichtungen. Lytisch-sklerotische Mischbilder möglich.
Prozedere: Dünnschichttechnik, Knochenfensterdarstellung, evtl. Dental-CT.
Einsatz anderer Methoden: Orthopantomogramm.
Fragen, die der Befund beantworten muss:
- Differenzialdiagnostische Einordnung (ossifizierendes Fibrom, fibröse Dysplasie).

Pathogenese

Unter die Zementome wird eine Reihe von Veränderungen gezählt, die radiologisch und vor allem computertomographisch nicht sicher zu differenzieren sind. Hierzu zählen:
- Zementoblastome,
- zementbildende Fibrome,
- periapikale zementale Dysplasie.

Obwohl es sich typischerweise um sklerosierte Läsionen handelt, kommen in Abhängigkeit von der Entität oder dem Stadium auch periapikale oder sogar zystische Dichteminderungen vor.

Häufigkeit

Selten.

Klinik

Unspezifisch.

CT-Morphologie

Überwiegend im Unterkiefer liegende, teils sehr kleine apikale Verdichtungen. Oft multizentrisch. Es treten jedoch auch Mischbilder von lytischen und sklerotischen Läsionen auf.

Differenzialdiagnose

Differenzialdiagnostisch müssen das ossifizierende Fibrom sowie bei ausgedehntem Befall eine fibröse Dysplasie bedacht werden.

▶ Zu den Zementomen zählen Veränderungen, die auch im CT nicht sicher zu unterscheiden sind.

▶ Ein Zementom kann mit einem ossifizierenden Fibrom oder einer fibrösen Dysplasie verwechselt werden.

Tumoren und Raumforderungen

Zystische Läsionen des Ober- und Unterkiefers

Häufigkeit: Kleinere, nicht relevante Befunde sind häufig.
Wegweisender bildmorphologischer Befund: Zystische Läsionen in Ober- oder Unterkiefer um einzelne oft avitale Zähne, evtl. gesamter Quadrant. Follikuläre Zysten mit Zahnanlagen, ca. 5–15 HE. Odontogene Zysten mit peripherem Kalzifikationssaum.
Prozedere: Dünnschichttechnik, evtl. Dental-CT.
Einsatz anderer Methoden: Orthopantomogramm, bei kleineren Befunden Zahnzielaufnahmen, Dental-CT, MRT.
Fragen, die der Befund beantworten muss:
- Abgrenzung gegenüber anderen Entitäten.

Pathogenese

Da die Mehrzahl dieser Läsionen im CT nicht einwandfrei identifiziert werden kann und zur differenzialdiagnostischen Beurteilung meist ein Orthopantomogramm oder Zahnzielaufnahmen angefertigt werden, soll an dieser Stelle nur kurz auf die wichtigsten Formen eingegangen werden.

Echte Zysten und Pseudozysten. Grundsätzlich wird unterschieden zwischen *echten Zysten*, die eine epitheliale Auskleidung aufweisen, und *Pseudozysten*, bei denen diese fehlt. Das radiologische Erscheinungsbild wird von einem langsamen und verdrängenden Wachstum geprägt, sodass die Zysten meist scharf begrenzt sind oder sogar einen sklerotischen Randsaum aufweisen, sofern keine entzündliche Komponente vorliegt, die zu einer Umgebungsreaktion führt.

Odontogene Zysten. Zu den odontogenen Zysten gehören:
- Radikuläre Zysten, die sich um den Apex eines erkrankten Zahns herum bilden.
- Laterale Zysten, die sich von seitlichen Pulpadefekten her in den Knochen vorwölben.
- Follikuläre Zysten, die als Folge einer Fehldifferenzierung der Zahnleiste auftreten. An der Stelle einer überzähligen Zahnanlage bildet sich zunächst eine Primordialzyste, aus der bei aktiver Verhornung des Epithels schließlich eine Keratozyste entsteht. Alternativ bilden sich follikuläre Zysten um retinierte Zähne herum, z.B. als Eruptionszysten um Weisheitszähne. Häufige Lokalisation ist der Unterkieferwinkel (Abb. 9.7, Abb. 9.8).

Nicht-odontogene Zysten. Die nicht-odontogenen Zysten liegen häufig in der Mittellinie und entstehen aus Epithelresten des Ductus nasopalatinus oder aus versprengten Anteilen der Gaumennaht. Zu den nicht-odontogenen Zysten werden jedoch im weiteren Sinne auch die Mukozele, die aneurysmatische Knochenzyste und die solitäre Knochenzyste gerechnet. Während die beiden letzten Entitäten mit konventionellen Röntgenaufnahmen nicht zu unterscheiden sind, ist es mit der CT evtl. möglich, innerhalb einer aneurysmatischen Knochenzyste verschiedene Binnendichtewerte nachzuweisen, die als Folge von Einblutungen in einzelne Kavernen auftreten können. Darüber hinaus können Teile der Binnenstrukturen einer aneurysmatischen Knochenzyste mitunter KM anreichern.

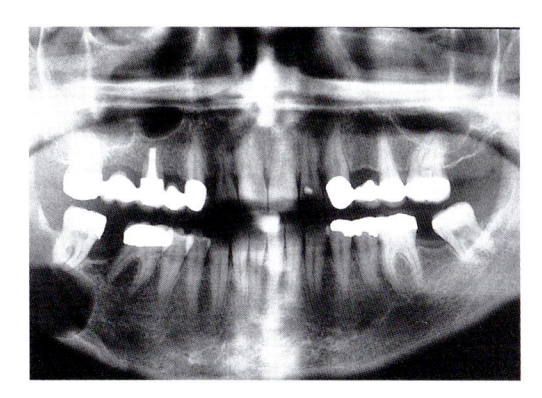

Abb. 9.7 **Zystische Aufhellung.** Orthopantomogramm mit gut sichtbarer zystischer Aufhellung des rechten Kieferwinkels ohne sichtbare Zahnanlage. Radikuläre Zyste.

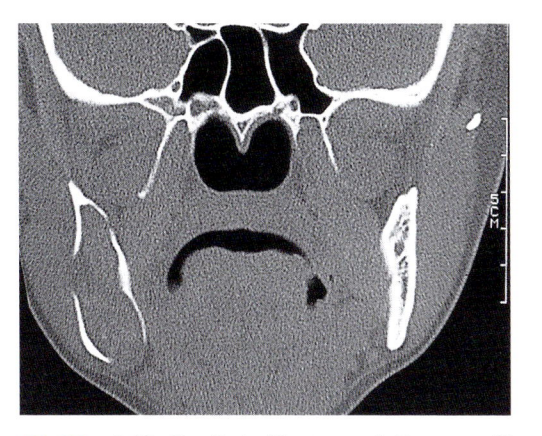

Abb. 9.8 **Follikuläre Zyste (Keratozyste).** Koronares CT im Knochenfenster. Typischer Befund einer follikulären Zyste in der für diese Entität häufigsten Lokalisation (Unterkieferwinkel).

▶ Follikuläre Zysten liegen häufig am Unterkieferwinkel.

Häufigkeit

Am häufigsten sind die radikulären Zysten um einen avitalen Zahn. Die übrigen Entitäten sind eher selten.

Klinik

Im Vordergrund stehen neben den direkten Auswirkungen auf die betroffenen Zähne die Probleme, die sich aus der lokalen Raumforderung ergeben, z. B. eine Kompression des N. mandibularis im Alveolarkanal oder eine Beteiligung der Nasennebenhöhlen.

CT-Morphologie

Zystische Läsionen in Ober- oder Unterkiefer um einzelne Zahnwurzeln (oft avitaler Zähne) herum, mitunter jedoch auch einen gesamten Quadranten betreffend. Follikuläre Zysten können Zahnanlagen oder Teile davon enthalten. Eine genaue Differenzierung ist im CT nicht möglich. Die Binnendichtewerte bewegen sich zwischen 5 und 15 HE. Keratozysten können sehr groß werden und sich expansiv in den Sinus maxillaris vorwölben. Sie sind dann häufig septiert oder lobuliert.

Odontogene Zysten weisen häufig einen typischen peripheren Kalzifikationssaum zusätzlich zu zentralen Zahnanlagen auf.

Eine KM-Anreicherung ist meist nicht nachzuweisen, allenfalls in der dafür wesentlich sensitiveren MRT.

Differenzialdiagnose

Schwierigkeiten bereitet häufig auch die CT-Abgrenzung einer Keratozyste gegenüber einem Ameloblastom.

> Odontogene Zysten haben häufig einen peripheren Kalzifikationssaum.

Mukozele und Pyozele

Häufigkeit: Häufigste Ursache einer expansiven Raumforderung der Nasennebenhöhlen, gehäuft bei Mukoviszidose.
Wegweisender bildmorphologischer Befund: Expansive weichteildichte Raumforderung der Nasennebenhöhlen, evtl. mit Arrosion des Knochens und Einwachsen z. B. in die Orbita.
Prozedere: Dünnschichttechnik axial oder koronar mit Knochenfensterdarstellung.
Einsatz anderer Methoden: Im MRT in T1w und T2w signalreich. Konventionelles Röntgenbild (ausgedehnte Knochenarrosion).
Fragen, die der Befund beantworten muss:
- Grad der Expansion?
- Kompression wichtiger Strukturen, z. B. des N. opticus, von Leitungsbahnen?
- Anzeichen für eine Superinfektion?

sie in der Stirnhöhle, kann sie zu einem Exophthalmus führen (Abb. 9.9).

Betroffen sind in absteigender Häufigkeit:
- Sinus frontalis,
- Sinus ethmoidalis,
- Sinus maxillaris.

Der Sinus sphenoidalis ist nur äußerst selten betroffen. Eine Sonderform ist die Mukozele des Saccus lacrimalis, die mitunter bilateral auftritt.

Häufigkeit

Eine Mukozele ist die häufigste Ursache einer expansiven Raumforderung der Nasennebenhöhlen. Gehäuft tritt sie im Rahmen einer Mukoviszidose auf.

> Eine Mukozele ist die häufigste Ursache einer expansiven Raumforderung der Nasennebenhöhlen.

Pathogenese

Mukozelen oder Pyozelen entstehen durch Verlegung des Ausführungsgangs einer Nasennebenhöhle und durch Retention des Sekrets im Sinus. Ursache können entzündliche, traumatische oder tumorös bedingte Veränderungen sein. Ein steigender Innendruck bewirkt eine Knochenarrosion der Wand und schließlich deren Umwandlung in eine fibröse Kapsel. Diese kann ihrerseits raumfordernd wirken; liegt

Klinik

Die klinischen Symptome sind in erster Linie von der Lage der Mukozele abhängig. Im frühen Stadium sind Mukozelen meist asymptomatisch. In den meisten Fällen führt erst die Kompression wichtiger Strukturen oder ein expansives, raumforderndes Wachstum mit Exophthalmus oder Deformitäten zur Diagnosestellung. Schwerwiegende Komplikationen sind die Kompression des N. opticus, des

Tumoren und Raumforderungen

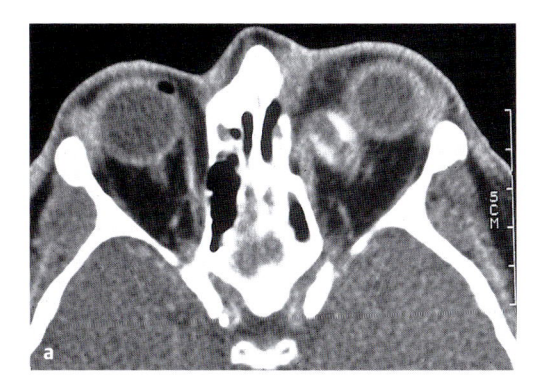

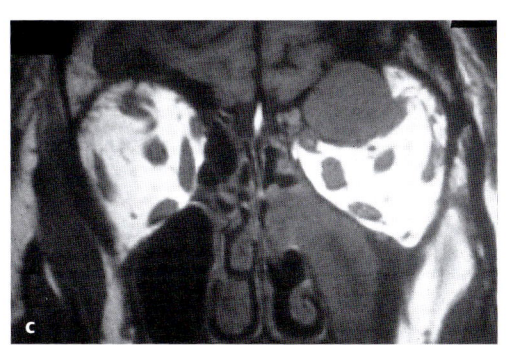

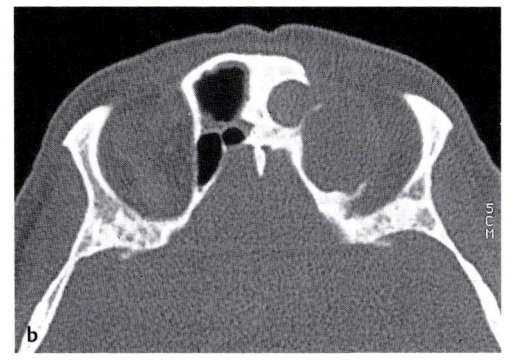

Abb. 9.9a–c **Mukozele.** Mukozele, die von den anterioren Ethmoidalzellen ausgeht und sekundär in die Orbita eingebrochen ist. Auffällig wurde sie durch einen Exophthalmus. Insbesondere die koronare Schicht (**c**, MRT) ist bei der Beurteilung hilfreich.

N. oculomotorius oder die Destruktion der knöchernen Sella.

CT-Morphologie

Es findet sich eine weichteildichte Raumforderung, evtl. mit Expansion des betroffenen Sinus und Knochenarrosion. Gewöhnlich ist nach KM-Gabe keine Anreicherung zu erkennen. Als Ausdruck entzündlicher Begleitreaktionen können jedoch ringförmige Anreicherungen um die Mukozele herum auftreten. Die Binnendichtewerte sind abhängig vom Grad der Eindickung des Sekrets und betragen meist 40–50 HE.

> Bei entzündlicher Begleitreaktion können ringförmige Anreicherungen um die Mukozele herum auftreten.

Papillom

Häufigkeit: Relativ selten, beide Formen (invertiertes und exophytisches) etwa gleich häufig.
Wegweisender bildmorphologischer Befund: *Invertiertes Papillom:* lobulierte Oberfläche, von der Seitenwand der Nasenhaupthöhle in Nasennebenhöhle vorgewölbt, stets einseitig. *Exophytisches Papillom:* geht vom Septum aus, warzenartig.
Prozedere: Koronare und transversale Schichten.
Einsatz anderer Methoden: In der MRT Unterscheidung des Papillomanteils von einem evtl. darin befindlichen Plattenepithelkarzinom besser möglich als in der CT.
Fragen, die der Befund beantworten muss:
- Oberfläche, Ausmaß der Destruktion?
- Kompression von Leitungsbahnen?
- Maligne Entartung?

Pathogenese

Papillome sind von der Mukosa der Nasenhaupthöhle oder der Nasennebenhöhlen ausgehende Raumforderungen. Es werden unterschieden:
- exophytisches Papillom,
- invertiertes Papillom,
- das seltene Zylinderzellpapillom.

Exophytische Papillome gehen nahezu immer vom Nasenseptum aus und haben makroskopisch ein eher warzenartiges Aussehen (Abb. 9.**10**). Sie entarten meist nicht.

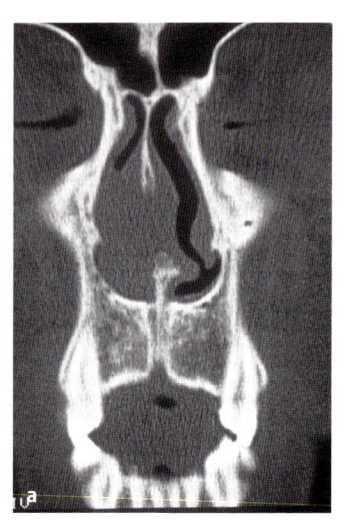

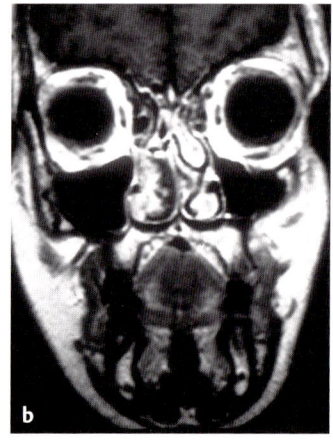

Abb. 9.10a u. b **Invertiertes Papillom.** Die koronare CT in Knochenfensterdarstellung (**a**) zeigt die weichteildichte Raumforderung der rechten Nasenhaupthöhle ohne Kontrast zu den Conchae. In der MRT nach KM intensive Anreicherung der Raumforderung (**b**).

> Innerhalb eines invertierten Papilloms befindet sich in bis zu 15 % der Fälle ein assoziiertes Plattenepithelkarzinom.

Invertierte Papillome gehen dagegen von der lateralen Wand der Nasenhaupthöhle aus. Von dort aus wölben sie sich charakteristischer Weise in die Ethmoidalzellen oder den Sinus maxillaris vor. Ein hyperplastisches Epithel „invertiert" sich in das darunter liegende Stroma. Invertierte Papillome treten stets einseitig auf und zeichnen sich durch eine außerordentlich hohe Rezidivrate aus. Je nach Quelle findet sich innerhalb des invertierten Papilloms in bis zu 15 % der Fälle ein assoziiertes Plattenepithelkarzinom, was eine rechtzeitige Diagnosestellung ebenso wie eine vollständige chirurgische Entfernung besonders wichtig macht.

Häufigkeit

Das invertierte Papillom ist das häufigste aller epithelialen Papillome. Nach manchen Berichten soll die Verteilung zwischen invertierten und exophytischen Papillomen aber ungefähr gleich sein. Männer sind häufiger betroffen als Frauen. Am häufigsten liegt das invertierte Papillom in der Nasenseitenwand, von wo es sich in die Nasennebenhöhle vorwölbt.

Klinik

Im Vordergrund steht neben den lokalen Symptomen meist eine progrediente Nasenatmungsbehinderung.

CT-Morphologie

Das exophytische Papillom geht vom Nasenseptum, das invertierte Papillom von der lateralen Wand der Nasenhaupthöhle aus und wölbt sich von hier in die Nasennebenhöhle vor. Typisch für das invertierte Papillom ist eine lobulierte Oberflächenstruktur.

Fibröse Dysplasie

Häufigkeit: Beteiligung von Neuro- und Viszerokranium in 15–20 % der Fälle.
Wegweisender bildmorphologischer Befund: Einseitiger Befall, milchglasartig in Frontobasis und Mittelgesicht, zystisch in Mandibula und Kalotte, Asymmetrie des Schädels, üblicherweise keine KM-Anreicherung.
Prozedere: Dünnschichttechnik axial und koronar.
Einsatz anderer Methoden: Konventionelles Röntgen, Knochenszintigraphie als Screeninguntersuchung beim polyostotischen Typ.

Fragen, die der Befund beantworten muss:
- Andere differenzialdiagnostisch in Betracht kommende Raumforderungen wie z. B. Morbus Paget, Neurofibromatose, nichtossifizierendes Fibrom, Riesenzelltumor oder aneurysmatische Knochenzyste?
- Kompression von Leitungsbahnen und vital wichtigen Strukturen?

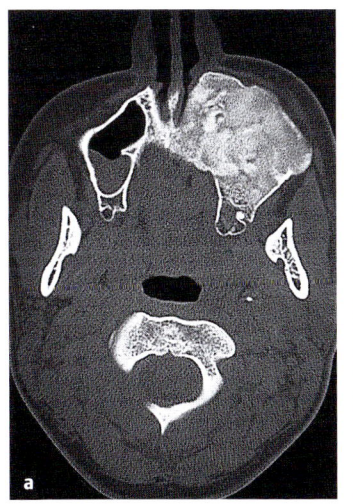

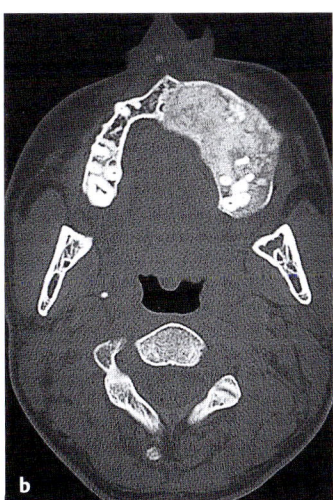

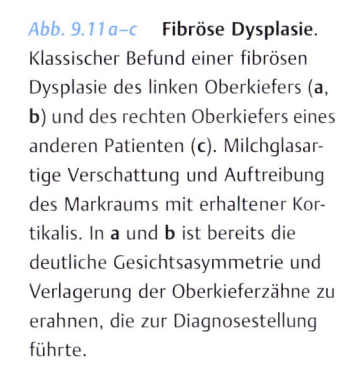

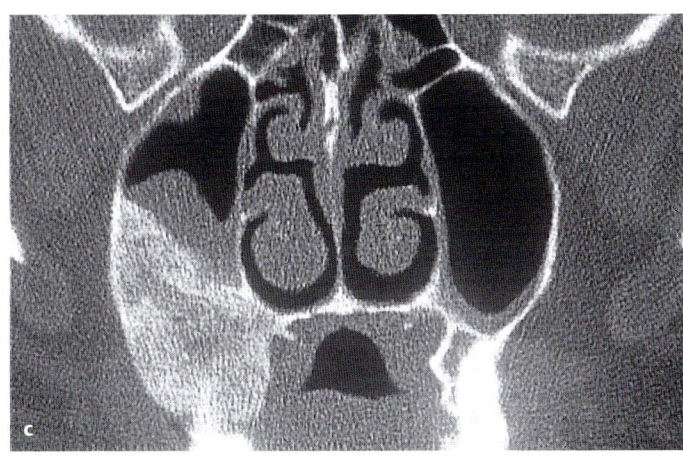

Abb. 9.11a–c **Fibröse Dysplasie.** Klassischer Befund einer fibrösen Dysplasie des linken Oberkiefers (**a**, **b**) und des rechten Oberkiefers eines anderen Patienten (**c**). Milchglasartige Verschattung und Auftreibung des Markraums mit erhaltener Kortikalis. In **a** und **b** ist bereits die deutliche Gesichtsasymmetrie und Verlagerung der Oberkieferzähne zu erahnen, die zur Diagnosestellung führte.

Pathogenese

Die fibröse Dysplasie (Morbus Jaffé-Lichtenstein) ist eine benigne fibroossäre Erkrankung unbekannter Ursache. Histologisch handelt es sich um eine Verdrängung des Markraums durch ein Gemisch aus fibromyxoidem Gewebe, Spindelzellen, Zysten und Knochentrabekeln. Grundsätzlich werden folgende Formen unterschieden:
- häufigere monostotische (85%) Form,
- seltenere polyostotische (15%) Form.

Als Sonderformen kommen vor:
- autosomal dominant vererbte Form eines symmetrischen Befalls von Mandibula und Maxilla, die aufgrund des engelsähnlichen Aussehens dieser Kinder als Cherubismus bezeichnet wird,
- McCune-Albright-Syndrom: gleichzeitiges Auftreten von einseitigen polyostotischen fibrösen Dysplasien, endokrinen Störungen und Café-au-lait-Flecken.

Am Schädel sind 2 verschiedene Befallsmuster möglich. An der Kalotte und der Mandibula herrschen zystisch expansive Läsionen vor, während an der Schädelbasis einschließlich des Felsenbeins und des Mittelgesichts überwiegend proliferative Hyperostosen mit einer milchglasartigen Verdichtung des Markraums auftreten (Abb. 9.11, Abb. 9.12). Der Befall ist meist einseitig und führt zu einer Asymmetrie des Schädels. Eine Einengung der Foramina der Schädelbasis mit einer Kompression von Hirnnerven oder einer Beteiligung des Innenohrs führt zu entsprechenden Ausfällen.

Häufigkeit

Die Knochen des Neuro- und Viszerokraniums sind in ca. 20% der Fälle der monostotischen Form betroffen, bei der polyostotischen Form in ca. 15% der Fälle.

Am Schädel kommen 2 Befallsformen vor: zystisch expansive Läsionen und proliferative Hyperostosen.

9 Gesichtsschädel und Schädelbasis

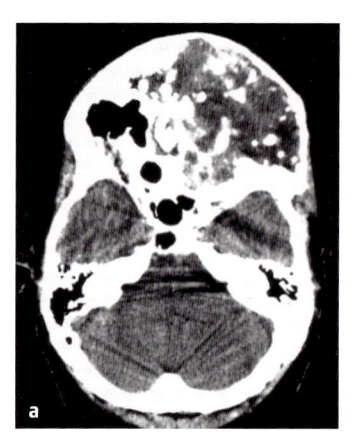

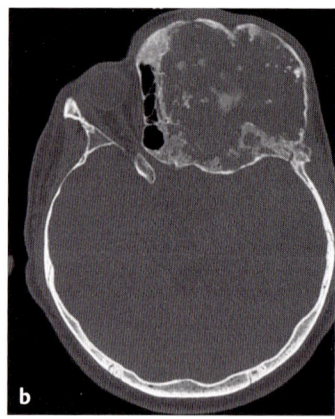

Abb. 9.12a u. b **Fibröse Dysplasie.** Ein lytisches Bild zeigt dieser Fall im Weichteil- (**a**) und im Knochenfenster (**b**).

Ein milchglasartiges Aussehen und ein asymmetrischer, einseitiger Befall sprechen für eine fibröse Dysplasie und gegen einen Morbus Paget.

Tabelle 9.2 Raumforderungen des Gesichtsschädels

- Chordom
- Chondrosarkom
- Riesenzelltumor
- kavernöses Hämangiom
- Lymphom
- Metastasen
- Kraniopharyngeom
- Hypophysenadenom
- Meningeom
- fibröse Dysplasie
- Lymphom
- ossifizierendes Fibrom
- osteogenes Sarkom

CT-Morphologie

Unilateraler Befall mit resultierender Asymmetrie des Schädels, zystisch expansives Muster an Mandibula und Kalotte, milchglasartige Verdickung an der Schädelbasis und am Mittelgesicht. Üblicherweise keine KM-Anreicherung.

Differenzialdiagnose

Differenzialdiagnostisch (Tab. 9.2) ist insbesondere eine Abgrenzung gegenüber einem Morbus Paget von Bedeutung, jedoch mitunter schwierig. Ein milchglasartiges Erscheinungsbild und ein asymmetrischer, einseitiger Befall sprechen deutlich für eine fibröse Dysplasie. An der Kalotte ist darüber hinaus ein Befall unter Aussparung der Tabula interna typisch, im Gegensatz zum Morbus Paget, der Tabula interna und externa mitbetrifft.

Eine weitere Differenzialdiagnose ist das primär intraossäre Meningeom der Frontobasis. Als Differenzialdiagnose der Klivus-Raumforderungen muss neben der monostotischen fibrösen Dysplasie auch die neurenterische Zyste genannt werden, die zu Lyse und mitunter zur Expansion führt.

Klinik

Klinisch stehen neben der Asymmetrie des Gesichtsschädels vor allem Hirnnervenausfälle durch Kompression infolge verengter Neuroforamina im Vordergrund. Eine Schwerhörigkeit kann bei einer Beteiligung des Mittel- und Innenohrs auftreten.

Morbus Paget

Häufigkeit: Prävalenz ca. 3 %, Männer sind häufiger betroffen als Frauen.
Wegweisender bildmorphologischer Befund: Je nach Phase umschriebene Dichteminderung oder Sklerose; überwiegend symmetrischer Befall; bei Befall des Felsenbeins Labyrinthkapsel zunächst ausgespart, später Felsenbein wie ausgewaschen.
Prozedere: Dünnschichttechnik koronar und axial.

Einsatz anderer Methoden: Konventionelles Röntgen, Knochenszintigraphie.
Fragen, die der Befund beantworten muss:
- Abgrenzung gegenüber wichtigen Differenzialdiagnosen
- Drohende Kompression von Leitungsbahnen?
- Beteiligung der Felsenbeinpyramide?

Pathogenese

Der Morbus Paget ist eine vermutlich virusinduzierte Erkrankung der Osteoklasten, die zu einer erhöhten Knochenresorptionsrate mit reaktiver Osteoblastenhyperaktivität führt. Der neu gebildete Knochen ist jedoch nicht lamellär, sondern von weicher, ungeordneter Struktur. In der initialen Phase überwiegt die Aktivität der Osteoklasten in einem gefäßreichen Stroma (aktive Phase), welches sich später zurückbildet. Die reaktive Hyperaktivität der Osteoblasten hinterlässt einen sehr dichten, sklerotischen Knochen (inaktive Phase). Daneben treten häufig auch gemischte Bilder auf. In ca. 1% der Fälle findet sich eine maligne Transformation der reaktiven Osteoblasten mit Ausbildung eines Osteo-, Fibro- oder Chondrosarkoms.

Häufigkeit

Die Prävalenz der Erkrankung beträgt ca. 3%, jedoch verläuft die überwiegende Zahl der Fälle asymptomatisch. Eine familiäre Häufung findet sich in etwa 15% der Fälle. Auf 3 betroffene Männer kommen 2 erkrankte Frauen. Der Erkrankungsgipfel liegt zwischen 55 und 80 Jahren.

Klinik

In Abhängigkeit von der Lokalisation stehen Kompression von Hirnnerven und Leitungsbahnen im Vordergrund.

CT-Morphologie

Bei einem Befall des Schädelknochens sind typischerweise Tabula interna und externa betroffen, was zur Abgrenzung gegenüber einer fibrösen Dysplasie dienen kann. Bei dieser bleibt die Tabula interna ausgespart. Je nach Stadium findet sich eine umschriebene Dichteminderung (Osteoporosis circumscripta), eine Aufweitung der Diploe, eine umschriebene Sklerose, die auch Felsenbein und Innenohr betreffen kann oder im fortgeschrittenen Stadium eine basilare Invagination mit Einengung des Foramen magnum.

Ein Befall der Felsenbeinpyramide schreitet typischerweise von deren Spitze nach lateral fort. Dabei kommt es meist zuerst zu einem optischen Hervortreten der Labyrinthkapsel, die im weiteren Verlauf dann demineralisiert. In der Folge erscheint das Felsenbein wie „ausgewaschen". Dieser Befund ist typisch für den Morbus Paget und erlaubt eine Abgrenzung z. B. gegenüber der Otosklerose.

> Im Gegensatz zur fibrösen Dysplasie sind beim Morbus Paget an der Kalotte Tabula interna *und* externa betroffen.

> Typisch für den Morbus Paget ist ein wie „ausgewaschen" wirkendes Felsenbein.

Meningeom der Schädelbasis

Häufigkeit: Relativ häufig.
Wegweisender bildmorphologischer Befund: Knocheninfiltration mit „reaktiver Hyperostose".
Prozedere: Dünnschichttechnik, Knochenfensterdarstellung.
Einsatz anderer Methoden: MRT, evtl. Angiographie zur Operationsplanung.
Fragen, die der Befund beantworten muss:
- Abgrenzung gegenüber anderen Differenzialdiagnosen
- Invasion kritischer Strukturen mit Kompression von Leitungsbahnen (Fissura orbitalis, Canalis opticus, Sinus cavernosus, Sella)?

Pathogenese

Meningeome kommen häufig an der Konvexität und der Falx vor, sie treten aber auch an den Knochenkanten des medialen und lateralen Keilbeinflügels, des Klivus, der Crista galli, des Planum sphenoidale, der Sella turcica und im Kleinhirnbrückenwinkelbereich auf. Wie alle Meningeome können auch diese entlang feiner Gefäßkanäle oder Hirnnerven, wie z. B. den penetrierenden Fasern des N. olfactorius, die knöcherne Schädelbasis durchwachsen und/ oder den Knochen infiltrieren. Dies führt häufig zu einer Verdickung des Knochens (Abb. 9.**13**, Abb. 9.**14**) – oft als „reaktive Hyperostose" bezeichnet; tatsächlich ist dies jedoch eine Folge der Infiltration. Auf diese Weise kommt es zu kombinierten intra- und extrakranialen Raumforderungen. Als seltene Son-

> Meningeome der Schädelbasis können die knöcherne Schädelbasis durchwachsen und so zu einem kombinierten intra- und extrakranialen Befall führen.

derform treten auch rein intraossäre Meningeome auf, die bei der differenzialdiagnostischen Abgrenzung, z. B. gegenüber der fibrösen Dysplasie, Schwierigkeiten bereiten können.

Häufigkeit

Relativ häufig.

Klinik

Abgesehen von unspezifischen lokalen Beschwerden wird das klinische Bild durch den Grad der Kompression von Hirnnerven, Gefäßen oder bei z. B. intrasellärem Wachstum von hormonellen Störungen geprägt.

CT-Morphologie

Bei typischen bildmorphologischen Befunden in der KM-gestützten CT ergeben sich meist keine Einordnungsschwierigkeiten. Es kommen jedoch selten rein intraossäre Meningeome vor, die sich von der fibrösen Dysplasie evtl. nur durch die Tatsache unterscheiden, dass sie eine kräftige KM-Anreicherung aufweisen, sofern dies innerhalb des ohnehin sehr dichten Knochens abgrenzbar ist.

Rein intraossäre Meningeome sind von der fibrösen Dysplasie durch ihre kräftige KM-Anreicherung zu unterscheiden.

Differenzialdiagnose

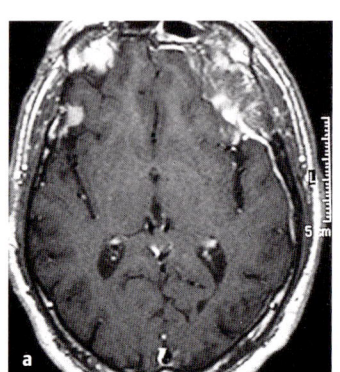

Die Hyperostosis frontalis (Abb. 9.15) ist durch ihre symmetrische Ausprägung und die erhaltene Knochenstruktur vom Meningeom und anderen Veränderungen abzugrenzen.

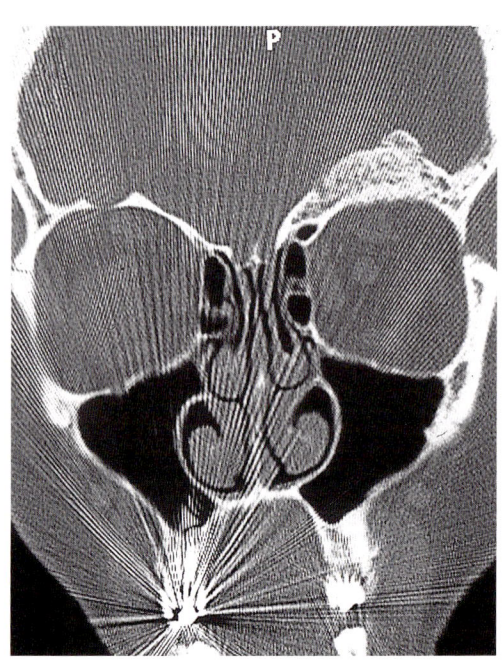

Abb. 9.13 **Meningeom**. Frontobasales Meningeom mit deutlicher Verdickung des Knochens als Zeichen des intraossären Wachstums.

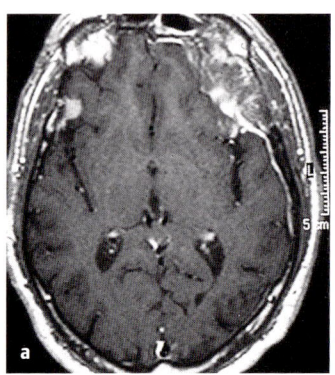

Abb. 9.14 a–c **Meningeom**. Frontobasales Meningeom, das den medialen und lateralen Keilbeinflügel, das Orbitadach und die laterale Wand der Orbita infiltriert hat und bereits intraorbital raumfordernd wirkt.

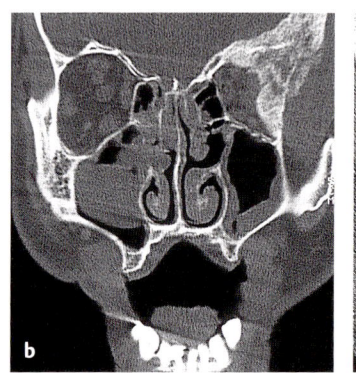

a Transversale MRT.
b, c CT in Knochenfenstertechnik.

Tumoren und Raumforderungen

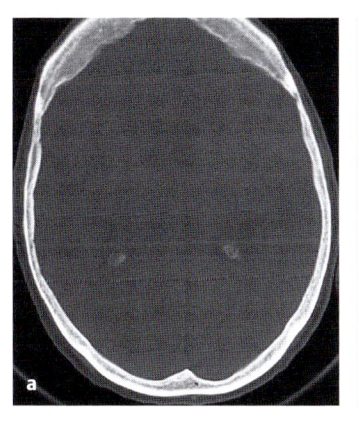

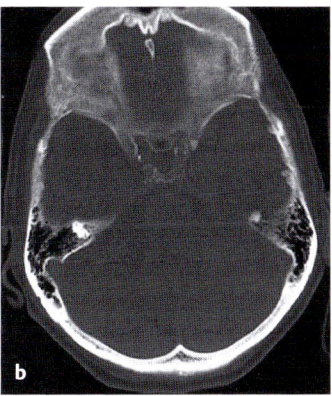

Abb. 9.15 a u. b **Hyperostosis frontalis interna.** Die Symmetrie des Befundes und die erhaltene Knochenarchitektur sprechen gegen ein intraossäres Meningeom, eine fibröse Dysplasie oder einen Morbus Paget. Die zirkumskripte Variante dieser meist Frauen betreffenden benignen Knochenhypertrophie kann jedoch zuweilen Einordnungsschwierigkeiten bereiten.

Ästhesioneuroblastom

Häufigkeit: Sehr selten.
Wegweisender bildmorphologischer Befund: Raumforderung in oberer Nasenhöhle und Cellulae ethmoidales, evtl. kombiniert intra-/extrakraniell, homogen dichter Tumor, kräftige KM-Anreicherung.
Prozedere: Koronare Schichtführung mit KM.
Einsatz anderer Methoden: MRT mit koronarer und sagittaler Schichtung Methode der Wahl.
Fragen, die der Befund beantworten muss:
- Intrakranialer Anteil?

Dieser seltene Tumor ist bereits im Kapitel „intrakraniale Tumoren" beschrieben worden (S. 153). Er geht von den Epithelien des Bulbus olfactorius aus und kann zu kombinierten intra- und extrakranialen Raumforderungen führen oder die Orbitae infiltrieren.

Epidermoid und Dermoid

Häufigkeit: 1–2 % der intrakranialen Tumoren, Epidermoide ca. 7 % der Kleinhirnbrückenwinkeltumoren.
Wegweisender bildmorphologischer Befund: Epidermoide: wasseräquivalente Dichte, im Kleinhirnbrückenwinkel; Dermoide iso- bis hypodens, in der Mittellinie.
Prozedere: Standard, evtl. KM-Gabe.
Einsatz anderer Methoden: MRT.
Fragen, die der Befund beantworten muss:
- Andere Differenzialdiagnosen.
- Dermoide und Epidermoide sind benigne Fehlbildungstumoren, die sich aus versprengtem Gewebe eines oder mehrerer Keimblätter bilden.

Epidermoide sind uni- oder multilokulare, meist zystische Tumoren, die ausschließlich epidermale Zellen enthalten. *Dermoide* (Abb. 9.16) enthalten zusätzlich Hautanhangsgebilde wie Haarfollikel, Schweißdrüsen, Talgdrüsen und Fett.

Dichte. Epidermoide sind meist von wasseräquivalenter Dichte. Sie sind homogener als Dermoide, die je nach ihrem Fettgewebeanteil oder Talggehalt im CT iso- bis hypodens erscheinen.

Lage. Epidermoide liegen aufgrund ihrer Genese am häufigsten im Kleinhirnbrückenwinkel und in den parasellären Zisternen. Dermoide weisen einen Bezug zur Mittellinie auf.

KM-Anreicherung. Eine KM-Anreicherung ist für Epidermoide und Dermoide untypisch und deutet auf eine Infektion der Zyste hin.

> Eine KM-Anreicherung deutet auf eine Infektion der Zyste hin.

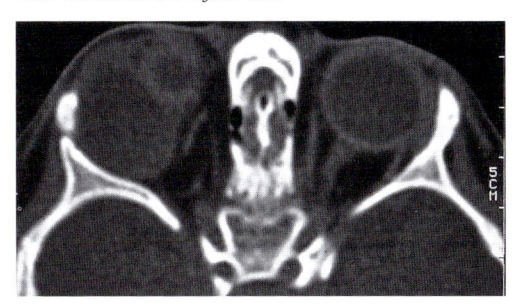

Abb. 9.16 **Dermoid der rechten Orbita.**

Aneurysmatische Knochenzyste

Häufigkeit: Im Bereich von Gesichtsschädel und Kalotte selten.
Wegweisender bildmorphologischer Befund: Auftreibung des Knochens bei intakter Kortikalis, Spiegel unterschiedlicher Dichte.
Prozedere: Dünnschichttechnik, Knochenfensterdarstellung.
Einsatz anderer Methoden: MRT.
Fragen, die der Befund beantworten muss:
- Differenzialdiagnostische Abgrenzung.
- Frakturgefahr?

Häufigkeit

Zweithäufigster benigner Tumor der Wirbelsäule, am Schädel jedoch selten.

Klinik

Schmerzhafte Schwellung oder lediglich lokale Schmerzen.

Pathogenese

Eine aneurysmatische Knochenzyste ist eine benigne, osteolytische Knochenläsion. Überwiegend kommt sie in der Wirbelsäule oder den langen Röhrenknochen vor – zuweilen aber auch an der Schädelkalotte oder -basis. Die Läsion tritt nicht primär, sondern als Reaktion auf eine Vorschädigung des Knochens auf. Sie kann allerdings auch begleitend bei einem Riesenzelltumor oder einer fibrösen Dysplasie vorliegen.

CT-Morphologie

Meist Auftreibung des Knochens bei intakter Kortikalis. Innerhalb der Zyste befinden sich oft Spiegel unterschiedlicher Dichte, die die Folge einer Einblutung sind (Abb. 9.**17**).

Differenzialdiagnose

Differenzialdiagnostisch muss bei einer zystischen Läsion am Schädelknochen eine fibröse Dysplasie in Betracht gezogen werden.

> Bei einer zystischen Läsion am Schädelknochen muss auch an eine fibröse Dysplasie gedacht werden.

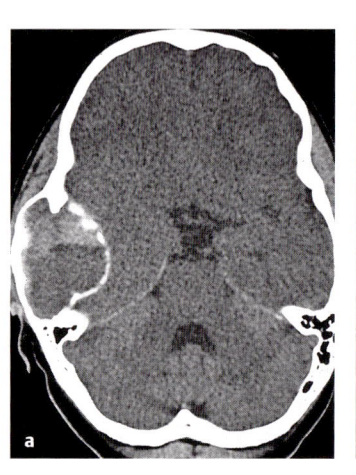

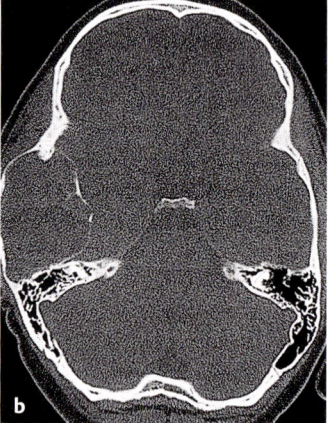

Abb. 9.17a u. b **Aneurysmatische Knochenzyste des rechten Os temporale.** Die Tabula interna und externa der Kortikalis sind auseinander gedrängt. Spiegelbildung innerhalb einer zystischen Läsion. Differenzialdiagnostisch muss bei dieser Lokalisation eine fibröse Dysplasie in Betracht gezogen werden, die an der Kalotte häufig zystische Läsionen hervorruft.

Riesenzelltumor

Häufigkeit: Selten.
Wegweisender bildmorphologischer Befund: Homogene weichteildichte Raumforderung, teils ausgedehnte Knochenarrosion.
Prozedere: Koronare Schichtführung bei Tumor in Maxilla, evtl. Dental-CT bei Tumor in Mandibula.
Einsatz anderer Methoden: Konventionelles Röntgen, bei Lage im Unterkiefer Orthopantomogramm.
Fragen, die der Befund beantworten muss:
- Differenzialdiagnostische Abgrenzung

Pathogenese

Riesenzelltumoren können am Gesichtsschädel auftreten, vor allem in den Nasennebenhöhlen und in der Mandibula. Sie führen zu lokal expansiv destruierenden Raumforderungen. Der Riesenzelltumor ist benigne und wird meist chirurgisch exzidiert.

Häufigkeit

Am häufigsten sind junge Frauen betroffen. Bevorzugter Sitz am Gesichtsschädel ist die Prämolarenregion des Unterkiefers.

Klinik

Unspezifisch.

CT-Morphologie

Weichteildichte Raumforderung ohne wesentliche Binnenstrukturen, die lokal erosiv wächst und zu einer Zerstörung der knöchernen Strukturen führt.

> Am Gesichtsschädel findet man Riesenzelltumoren am häufigsten in der Prämolarenregion des Unterkiefers.

Osteochondrom

Häufigkeit: Relativ selten.
Wegweisender bildmorphologischer Befund: Exophytisches Wachstum, häufig vom Condylus mandibulae aus, Kontinuität des Markraums.
Prozedere: Dünnschichttechnik, evtl. Dental-CT.
Einsatz anderer Methoden: Orthopantomogramm.
Fragen, die der Befund beantworten muss:
- Differenzialdiagnostische Einordnung.
- Grad der Kiefergelenkdegeneration bzw. -deformität (falls möglich)?

Pathogenese

Das Osteochondrom gehört zu den häufigsten Manifestationen benigner Tumoren des jugendlichen Skelettsystems. Am Condylus mandibulae als Prädilektionsstelle kann es besonders bei jungen Frauen zur Ausbildung großer Osteochondrome kommen, die ventral der eigentlichen Gelenkfläche liegen und zu Bewegungsstörungen des Kiefergelenks und zu Gesichtsdeformitäten führen können. In besonders fortgeschrittenen Fällen kann sich eine Art Neoartikulation zwischen Osteochondrom und Schädelbasis bilden. Kleine Osteochondrome führen später häufig zu traumatischen Diskusläsionen und einer Arthrose des Kiefergelenks.

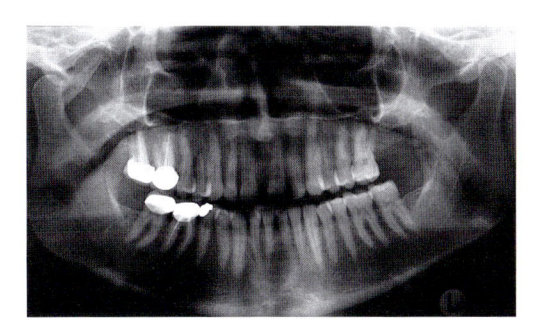

Abb. 9.18 **Osteochondrom.** Orthopantomogramm einer Patientin mit chronisch progredienten Beschwerden im rechten Kiefergelenk. Bereits hier ist ein exophytisch vom Collum mandibulae ausgehender Knochensporn zu erkennen.

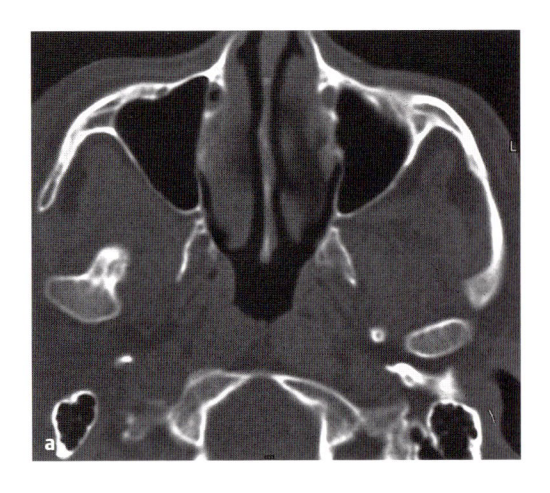

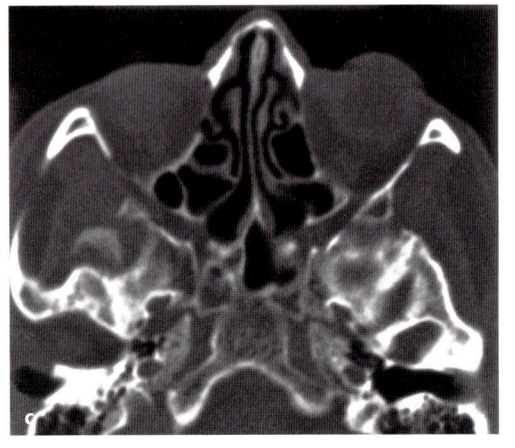

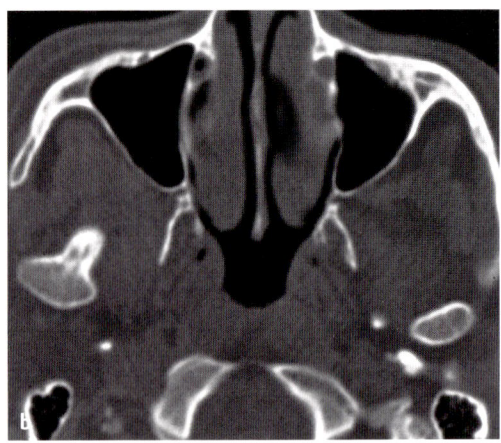

Abb. 9.19 a–c **Osteochondrom.** Transversale CT-Schichten im Knochenfenster, die den typischen Befund eines Osteochondroms mit einer Kontinuität von Kortikalis und Markraum sowie eine deutlich erkennbare Einbuchtung an der Schädelbasis in Form einer Neoartikulation zeigen.

Häufigkeit

Relativ selten.

Klinik

Schmerzen beim Kauen, Asymmetrie des Gesichts.

CT-Morphologie

Exophytisch wachsender Knochentumor, häufig vom Condylus mandibulae ausgehend, bei dem sich im CT quasi beweisend eine Kontinuität des Markraums und der Kortikalis zwischen Osteochondrom und Mandibula nachweisen lässt (Abb. 9.18, Abb. 9.19).

> Praktisch beweisend für ein Osteochondrom ist eine Kontinuität des Markraums und der Kortikalis zwischen Osteochondrom und Mandibula.

Ossifizierendes Fibrom

Häufigkeit: Selten.
Wegweisender bildmorphologischer Befund: Homogene Tumormatrix mit intaktem Kortex, ähnlich fibröser Dysplasie.
Prozedere: Dünnschichttechnik koronar, bei Lage im Unterkiefer evtl. Dental-CT.
Einsatz anderer Methoden: Im MRT Nachweis einer KM-Anreicherung möglich.
Fragen, die der Befund beantworten muss:
- Differenzialdiagnostische Einordnung.
- Zeichen der Kiefergelenkarthrose?

Pathogenese

Diese Entität ist histologisch mit der fibrösen Dysplasie und dem Adamantinom verwandt. Histologisch finden sich reifende Spindelzellen mit Osteoblastenaktivität, die von einem Netz kartilaginärer und knöcherner Strukturen umgeben sind. Der Gesichtsschädel ist eine häufige Lokalisation, wobei insbesondere bei Befall der Maxilla ein Wachstum innerhalb des Sinus maxillaris lange Zeit unbemerkt bleiben kann (Abb. 9.20).

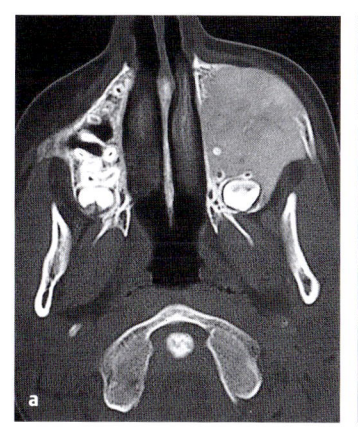

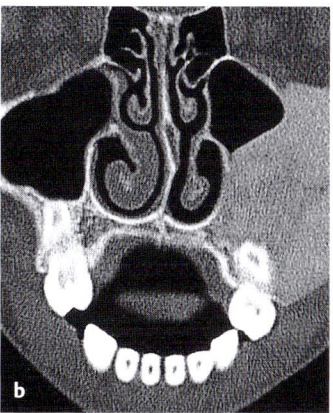

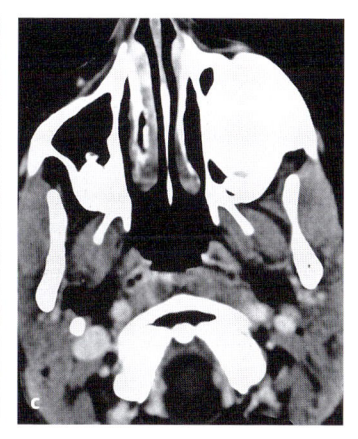

Abb. 9.20 a–c **Ossifizierendes Fibrom.** Homogene, subtotale Auffüllung des Sinus maxillaris mit einem ossifizierenden Fibrom (**a, b**), das nur aufgrund einer Gesichtsdeformität aufgefallen ist. Eine weitere Dichtesteigerung nach KM-Gabe (**c**) ist aufgrund des ohnehin nur flauen Anreicherungsmusters dieser Tumoren im CT nicht fassbar.

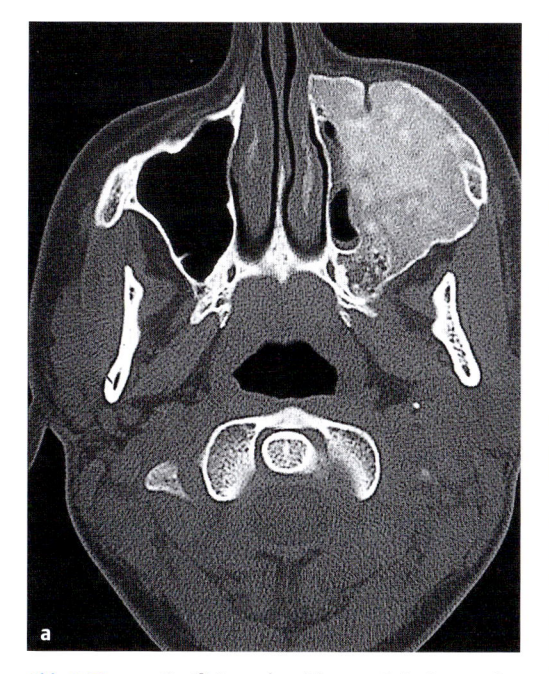

Abb. 9.21 a–c **Ossifizierendes Fibrom.** Bei diesem Patienten mit einem ossifizierenden Fibrom wurde zur differenzialdiagnostischen Unterscheidung zur fibrösen Dysplasie eine zusätzliche MRT mit KM angefertigt. Nach KM-Gabe im T1w Bild (**c**) ist deutlich eine Signalintensitätssteigerung zu erkennen. CT (**a**) und MRT vor (**b**) und nach KM-Gabe (**c**).

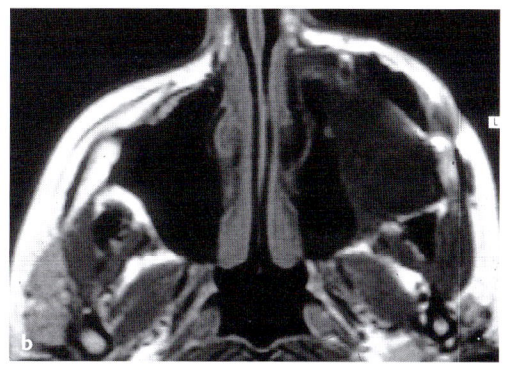

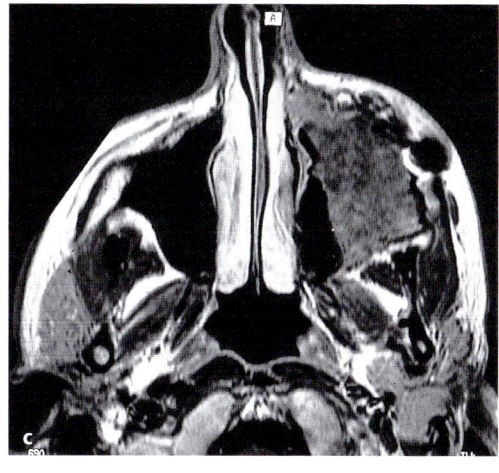

Häufigkeit

Relativ selten. Frauen sind häufiger betroffen als Männer. Haupterkrankungsalter ist die 2.–4. Dekade.

Klinik

Meist schmerzlose Expansion zahntragender Anteile von Ober- oder Unterkiefer.

CT-Morphologie

Im CT und teilweise auch histologisch von der fibrösen Dysplasie nicht sicher zu unterscheiden. Als Unterscheidungskriterium kann jedoch der Nachweis einer KM-Anreicherung dienen, die bei der fibrösen Dysplasie meist nicht auftritt (Abb. 9.21).

> Ein ossifizierendes Fibrom kann – auch histologisch – leicht mit einer fibrösen Dysplasie verwechselt werden.

Cholesteringranulom

Häufigkeit: Häufigste Läsion der Felsenbeinspitze.
Wegweisender bildmorphologischer Befund: Weichteildichte Läsion der Felsenbeinspitze, evtl. zarter Ring nach KM-Gabe.
Prozedere: Dünnschichttechnik, Knochenfensterdarstellung, MRT empfohlen.
Einsatz anderer Methoden: MRT zur Abgrenzung gegenüber Cholesteatomen oder Mukozelen.
Fragen, die der Befund beantworten muss:
- Grad der Arrosion.
- Bei Relevanz MRT empfehlen.

Häufigkeit

Cholesteringranulome sind die häufigsten primären Läsionen der Felsenbeinspitze.

Klinik

Als Folge des chronisch entzündlichen Prozesses können die kleinen Gehörknöchelchen manchmal arrodiert werden.

Pathogenese

Otoskopisch kann ein Cholesteringranulom wie ein Glomustumor erscheinen.

Cholesteringranulome sind unspezifische, chronische Entzündungen des Mittelohrs und Mastoids. Histologisch bestehen sie aus Cholesterinkristallen, die von Fremdkörperriesenzellen umgeben und in ein fibröses Bindegewebe eingelagert sind, welches teils mit Hämosiderin beladene Makrophagen, Entzündungszellen und Blutgefäße enthält. Bei intaktem Trommelfell können sie otoskopisch manchmal nicht von Glomustumoren unterschieden werden.

CT-Morphologie

Im CT erscheinen Cholesteringranulome (Abb. 9.**22**) als scharf begrenzte, weichteil- bis fettdichte Raumforderung, meist in der Felsenbeinspitze (Abb. 9.**23**). Sie können im CT nicht sicher von Cholesteatomen oder Mukozelen dieser Region unterschieden werden. Nach intravenöser KM-Gabe ist zuweilen ein diskret anreichernder Ring um die Läsionen zu erkennen. Eine differenzialdiagnostische Unterscheidung kann nur mit der MRT getroffen werden (Abb. 9.**23**).

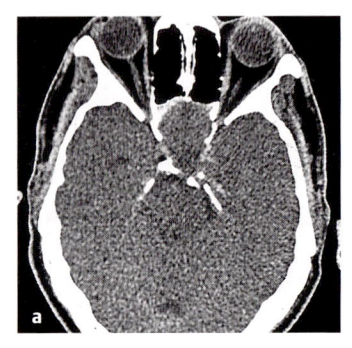

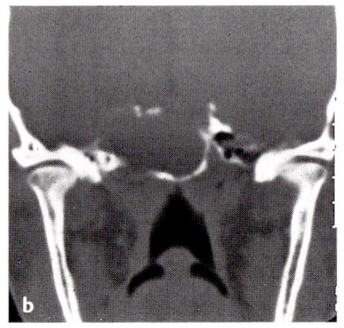

Abb. 9.22a u. b **Cholesteringranulom.** Transversale und koronare CT-Dünnschichtaufnahmen, die einen weichteildichten, destruierend wachsenden Tumor der Felsenbeinspitze mit Beteiligung der Sella zeigen.

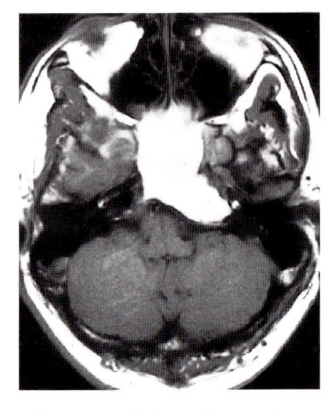

Abb. 9.23 **Cholesteringranulom.** In der MRT (T1w) zeigt sich die Raumforderung aufgrund ihres Cholesteringehalts bereits in der Nativaufnahme äußerst signalreich.

Cholesteatom

Häufigkeit: Primäres Cholesteatom seltener (ca. 2%) gegenüber dem „erworbenen" (98%).
Wegweisender bildmorphologischer Befund: Weichteildichte Raumforderung, Erosion der knöchernen Strukturen im Cavum tympani, grenzt an das Trommelfell an, keine KM-Anreicherung.
Prozedere: Dünnschichttechnik, HR-CT, koronare und axiale Schichtführung.
Einsatz anderer Methoden: CT ist Methode der Wahl.
Fragen, die der Befund beantworten muss:
- Differenzialdiagnostische Abgrenzung gegenüber anderen neoplastischen Veränderungen und auch gegenüber Cholesteringranulomen.
- Arrosion der Gehörknöchelchen?

Pathogenese

Grundsätzlich werden unterschieden:
- das seltene angeborene oder primäre Cholesteatom,
- das häufigere, erworbene Cholesteatom.

Angeborene/primäre Cholesteatome. Angeborene Cholesteatome leiten sich von embryonalen Resten des Ektoderms her und werden laut Definition als solche anerkannt, wenn sie ohne vorhergehende Perforation des Trommelfells und ohne entzündliche Vorerkrankungen der Region auftreten. Histologisch handelt es sich um Epidermoidzysten. Sie befinden sich am häufigsten im anterior-superioren Quadranten des Mittelohrs und beteiligen dann auch den inneren Gehörgang. Grundsätzlich können sie jedoch im gesamten Felsenbein, den Meningen des Kleinhirnbrückenwinkels und in der Fossa jugularis auftreten. In der Pars flaccida des Trommelfells kommt als Sonderform das *okkulte Cholesteatom* vor, welches vom primären Cholesteatom häufig nicht zu unterscheiden ist. Es lässt ebenfalls das Trommelfell intakt und zeigt ein vorwiegend papilläres Tiefenwachstum im Epitympanon.

Erworbene Cholesteatome. Das erworbene Cholesteatom ist im eigentlichen Sinne kein Tumor, sondern eine chronische Entzündung, die zu einer fortschreitenden Arrosion der angrenzenden Strukturen führt. Die Voraussetzung für die Entstehung eines erworbenen Cholesteatoms ist der direkte Kontakt verhornenden Plattenepithels des äußeren Gehörgangs mit dem Mukoseperiost des Mittelohrs. Zur Pathogenese gibt es unterschiedliche Theorien. Diese reichen von einer Taschenbildung des Trommelfells als Folge eines permanenten Unterdrucks in der Paukenhöhle über Trommelfelldefekte oder auch eine metaplastische Umwandlung der Mukosa nach einer chronischen Otitis media bis zu einem papillären Tiefenwachstum. Und schließlich ist das Cholesteatom auch als Folge einer Felsenbeinfraktur mit Verlagerung von verhornendem Plattenepithel diskutiert worden.

Im CT sieht man – unabhängig von der Ätiologie – Zeichen einer langsam erosiv wachsenden Raumforderung.

Häufigkeit

Das primäre Cholesteatom ist mit einer Häufigkeit von ca. 2% gegenüber dem erworbenen Cholesteatom in Assoziation mit einer Otitis media (Häufigkeit 98%) deutlich seltener.

> Das primäre Cholesteatom ist gegenüber dem erworbenen deutlich seltener.

Klinik

Neben den Folgen der chronischen Otitis media werden die klinischen Symptome vom Ausmaß des erosiven Wachstums bestimmt. Ein Hörverlust kann als Folge einer Zerstörung der Kochlea oder einer Kompression des N. acusticus auftreten. Eine Labyrinthfistel kann zu Schwindel führen und als Folge einer Kompression des N. facialis kann eine periphere Fazialisparese auftreten.

CT-Morphologie

Die CT ist das Verfahren der Wahl, weil sie noch besser als die MRT gleichzeitig eine weichteildichte Raumforderung und die Erosion der knöchernen Strukturen zeigt. Es sollten unbedingt koronare und axiale dünnere Schichten in hochauflösender Technik angefertigt werden. Die Diagnose wird gestellt, wenn gleichzeitig eine weichteildichte Raumforderung und eine knöcherne Erosion im Cavum tympani nachgewiesen werden, welche an das Trommelfell angrenzen. Die kleinen Gehörknöchelchen können destruiert oder verlagert sein. Eine KM-Anreicherung findet sich weder in der CT noch in der MRT.

> Beim Cholesteatom sind koronare und axiale dünne Schichten in hochauflösender Technik erforderlich.

> Das erworbene Cholesteatom ist kein Tumor, sondern eine chronische Entzündung.

Glomustumor (Paragangliom)

Häufigkeit: Selten
Wegweisender bildmorphologischer Befund: *Glomustympanicum-Tumor:* weichteildichte Raumforderung in der Paukenhöhle. *Glomus-jugulare-Tumor:* Erosion und Vergrößerung der Fossa jugularis, Erosion des Felsenbeins. Typische Dichtekurve nach KM-Bolus.
Prozedere: Dünnschichttechnik, Knochenfenster, dynamische KM-Untersuchung.
Einsatz anderer Methoden: MRT, Angiographie zur Diagnosesicherung, Identifizierung zuführender Gefäße und evtl. Embolisation.
Fragen, die der Befund beantworten muss:
- Abgrenzung von anderen Raumforderungen der Region.
- Grad der Knochenarrosion?

Pathogenese

> Glomustumoren gehören zu den häufigsten Raumforderungen des Mittelohrs.

Glomustumoren sind neuroektodermaler Herkunft und entstehen aus nicht-chromaffinen Zellen der Paraganglien des Sympathikus. Sie gehören zu den häufigsten Raumforderungen des Mittelohrs. An der Schädelbasis tritt der Glomustumor je nach Ausbreitungsform auf als:
- Glomus-jugulare-Tumor,
- Glomus-vagale-Tumor,
- Glomus-tympanicum-Tumor,
- Glomus-hypotympanicum-Tumor.

> Glomustumoren sind außerordentlich gefäßreich.

Glomustumoren (Paragangliome) gehen vom N. vagus (Glomus-jugulare-Tumor) oder vom Mittelohr (Glomus-tympanicum-Tumor) aus. Sie sind gutartig, jedoch lokal destruierend. Das Foramen jugulare oder das Promontorium werden durch die Paragangliome destruiert. Allen Formen ist ein außerordentlicher Gefäßreichtum gemeinsam, der sich sowohl angiographisch als auch mit dynamischen Untersuchungen nach Gabe eines KM-Bolus nachweisen lässt.

Glomus-jugulare-Tumor. Der Glomus-jugulare-Tumor führt zu einer Aufweitung und Destruktion des Foramen jugulare, des Canalis hypoglossus sowie zu einer Destruktion an der unteren Pyramidenfläche.

Glomus-vagale-Tumor. Der Glomus-vagale-Tumor entsteht primär in der Nähe des Ganglion nodosum an der Schädelbasis, von wo aus er sich meist nach kaudal in den parapharyngealen Raum ausbreitet. Selten ist auch ein kombiniert intra- und extrakranielles Wachstum möglich, was zu einem hantelförmigen Tumor führen kann.

Einteilung. Insbesondere für die Planung einer operativen Therapie werden die Glomustumoren in 4 Klassen unterteilt. Diese Unterteilung richtet sich in erster Linie nach der Lokalisation, in zweiter Linie nach Größe und Ausdehnung des Tumors:
- Typ A: Glomus-tympanicum-Tumor,
- Typ B: Glomus-hypotympanicum-Tumor,
- Typ C: rein extrakranialer Glomus-jugulare-Tumor. Der Typ C wird häufig je nach dem Grad der Arrosion der Schädelbasis in 4 Unterstadien eingeteilt,
- Typ D: Glomus-jugulare-Tumor mit intrakranialer Beteiligung.

Häufigkeit

Glomustumoren sind selten. Sie machen ca. 0,6% aller Kopf-Hals-Tumoren aus. Dennoch ist der Glomus-tympanicum-Tumor das häufigste Neoplasma des Mittelohrs. Frauen sind etwa 6-mal häufiger betroffen als Männer.

Klinik

Die Symptome hängen von der Lage und der Größe des Tumors ab. Im Vordergrund stehen meist Hirnnervenausfälle oder ein Verlust des Hörvermögens durch Störungen der Schallleitung. Eine Beteiligung des Labyrinths kann zu Tinnitus, Schwindel und sensorischer Taubheit führen. Aufgrund ihrer neuroektodermalen Herkunft besitzen Glomustumoren die Fähigkeit, Katecholamine, Serotonin, Histamin und Kallikrein zu sezernieren. Die dadurch ausgelösten Allgemeinsymptome und gefährliche periinterventionelle Blutdruckspitzen können mit Betablockern behandelt werden. Die Folgen der Serotonin- und Histaminausscheidung können durch α-Agonisten oder Somatostatinanaloga behandelt werden.

CT-Morphologie

Nativaufnahmen. In den Nativaufnahmen steht das erosiv-destruierende Wachstum der Tumoren mit Aufweitung des Foramen jugulare oder Destruktion der Felsenbeinstrukturen im Vordergrund (Abb. 9.**24**). Diese Veränderungen können im Knochenfenster gut dargestellt werden.

Der *Glomus-tympanicum-Tumor* ergibt in der CT eine weichteildichte Raumforderung in der Paukenhöhle, die evtl. zu einer Vorwölbung des Trommelfells führen kann. Insbesondere kleinere Tumoren können bei zusätzlicher Entzündung und Flüssigkeitsansammlung in der Paukenhöhle dem CT-Nachweis entgehen. In diesen Fällen ist die MRT der CT deutlich überlegen.

Der *Glomus-jugulare-Tumor* imponiert im CT als Erosion und Vergrößerung der Fossa jugularis. Bei größeren Tumoren kommt es zur Erosion des posteroinferioren Anteils des Felsenbeins.

KM-Untersuchung. Bei Stellung der Verdachtsdiagnose empfiehlt sich evtl. eine dynamische Untersuchung nach Gabe eines KM-Bolus. Bei nicht embolisierten oder thrombosierten Glomustumoren ergibt sich dabei eine charakteristische Dichteverlaufskurve:

- unmittelbar nach Injektion steiler Dichteanstieg,
- anschließend kurzzeitige Dichteabnahme,
- erneuter Dichteanstieg auf ein Plateau,
- nach mehreren Minuten Dichteabfall.

Bei kleineren Raumforderungen dient diese Technik zur Unterscheidung von einem Hochstand des Bulbus v. jugularis. Während beim Glomustumor der erste Peak auf eine frühe arterielle Perfusion zurückzuführen ist, zeigt sich beim Bulbushochstand ein verzögerter, rein venöser Peak.

MRT. In der MRT ist der Tumor zuweilen besser abgrenzbar und weist aufgrund seines Gefäßreichtums häufig ein inhomogenes, im amerikanischen Schrifttum als „Pfeffer und Salz" beschriebenes Bild auf (Abb. 9.**24**).

Angiographie. Eine Angiographie bestätigt die Diagnose und dient präoperativ dazu, die versorgenden Arterien zu identifizieren. Zugleich ist es möglich, den Tumor präoperativ zu embolisieren und somit das Risiko einer schweren Blutung zu verringern.

Die früher häufig durchgeführte retrograde Venographie zur Darstellung des Wachstums innerhalb der V. jugularis hat durch die Beantwortung dieser Fragestellung durch die MRT an Bedeutung verloren.

> Bei der Verdachtsdiagnose „Glomustumor" ist eine dynamische KM-Untersuchung empfehlenswert.

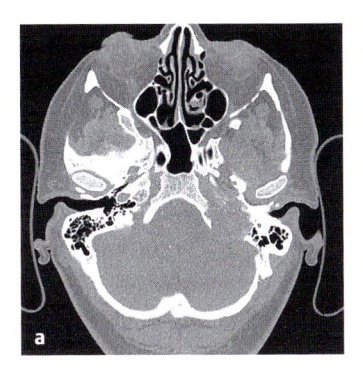

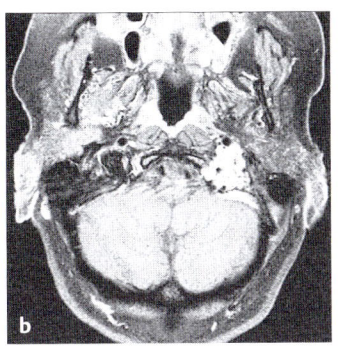

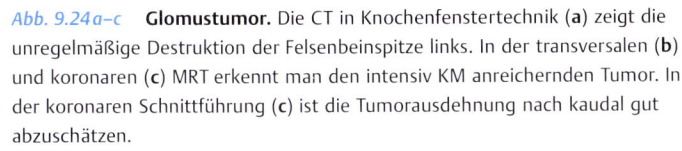

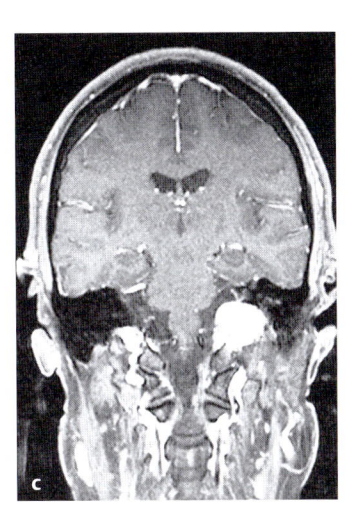

Abb. 9.24 a–c **Glomustumor.** Die CT in Knochenfenstertechnik (**a**) zeigt die unregelmäßige Destruktion der Felsenbeinspitze links. In der transversalen (**b**) und koronaren (**c**) MRT erkennt man den intensiv KM anreichernden Tumor. In der koronaren Schnittführung (**c**) ist die Tumorausdehnung nach kaudal gut abzuschätzen.

Tumoren in Pharynx, Nasenhöhle und Nasennebenhöhlen

Zu den Tumoren des Pharynx sowie der Nasenhaupt- und Nasennebenhöhlen zählen das Plattenepithelkarzinom, lymphoepitheliale und adenoidzystische Karzinome, Adenokarzinome und das juvenile Angiofibrom.

> Plattenepithelkarzinome sind die häufigsten Tumoren von Pharynx, Nasenhöhle und Nasennebenhöhlen.

Häufigkeit: Das Plattenepithelkarzinom ist der häufigste Tumor dieser Region.
Wegweisender bildmorphologischer Befund: Weichteildichte Raumforderung, assoziierte Entzündung, evtl. Knocheninfiltration.
Prozedere: Transversale Schichtführung zur Stadieneinteilung und Beurteilung des Lymphknotenstatus, koronar bei Frage nach intrakranialer Beteiligung.
Einsatz anderer Methoden: In der MRT ist meist eine bessere Abgrenzung des Tumors vom umgebenden Gewebe und von entzündlichen Veränderungen und Sekretansammlungen möglich. Die zusätzliche Option, beliebige Ebenen untersuchen zu können, macht die MRT der CT überlegen.
Fragen, die der Befund beantworten muss:
- Eine differenzialdiagnostische Einordnung bzw. Abgrenzung von anderen Tumorentitäten dieser Region ist mit der CT meist nicht möglich.
- Ausmaß der Infiltration (vor allem der Strukturen, die sich der direkten oder indirekten, endoskopischen Inspektion entziehen, wie z. B. der Nachweis einer intrakranialen Beteiligung oder eine Ummauerung der großen Halsgefäße)?
- Stadieneinteilung.
- Lymphknotenstatus.

Häufigkeit

Plattenepithelkarzinome sind die häufigsten Tumoren des Pharynx, der Nasenhöhle und der Nasennebenhöhlen. Sie machen 90 % der Tumoren des Nasopharynx aus.

Der Erkrankungsgipfel liegt jenseits des 40. Lebensjahrs (50–60 Jahre). Das Durchschnittsalter bei Erstmanifestation hat sich in der letzten Zeit verringert. Zurzeit sind Männer noch etwa doppelt so häufig betroffen wie Frauen. Bei Frauen stiegt die Inzidenz jedoch an.

Klinik

Tumoren der Nasenhöhle oder der Nasennebenhöhlen verursachen je nach ihrer Lage dumpfe einseitige Schmerzen, eine purulente Sekretion, Schwellungen, Störungen des Riechvermögens oder eine Behinderung der Nasenatmung. Epipharynx-, Hypopharynx- und Oropharynxtumoren führen in erster Linie zu lokalen Schmerzen, die teils auch auf eine Entzündung begleitender Ulzera zurückzuführen sind.

Pathogenese

Obwohl Plattenepithelkarzinome insgesamt seltene Tumoren sind, gewinnen sie jedoch zunehmend an Bedeutung, da sie zu den neoplastischen Erkrankungen zählen, deren Inzidenz in den letzten Jahren zugenommen hat. Als besondere Risikofaktoren gelten das Rauchen und hochprozentige Spirituosen.

Plattenepithelkarzinome des Nasopharynx führen häufig zu einer Beteiligung der Schädelbasis und zu einer intrakranialen Ausbreitung. Sie gehen zu 75 % vom Recessus pharyngeus aus. In der Hälfte der Fälle dehnen sie sich nach kranial aus und infiltrieren den Sinus sphenoidalis oder wachsen über die Foramina jugulare, ovale und rotundum nach intrakranial ein.

In der Nasenhöhle und den Nasennebenhöhlen machen Plattenepithelkarzinome etwa 80 % aller Neoplasien aus. Der Sinus maxillaris ist mit ca. 80 % häufigster Sitz, gefolgt von der Nasenhaupthöhle und den Ethmoidalzellen. Sinus frontalis und sphenoidalis sind nur sehr selten betroffen.

CT-Morphologie

Entscheidend zur Beurteilung der Tumorausdehnung sind Dünnschichtaufnahmen in koronarer Schichtführung vor und nach KM-Gabe, wobei die Tumoren selbst häufig nur eine mäßige Anreicherung aufweisen (Abb. 9.**25**–Abb. 9.**31**). Zusätzlich sollten axiale Schichten zur Beurteilung des Lymphknotenstatus angefertigt werden.

Einen spezifischen CT-Befund zur differenzialdiagnostischen Abgrenzung maligner Tumoren untereinander oder gegenüber benignen Veränderungen gibt es nicht. Eine KM-Gabe ist nicht unbedingt hilfreich, da die Mehrzahl der Tumoren – ebenso wie die häufig entzündlich veränderte Umgebung – mäßig KM anreichert. Verlässliche Aussagen über das Ausmaß der Tumorinfiltration sind also nicht möglich.

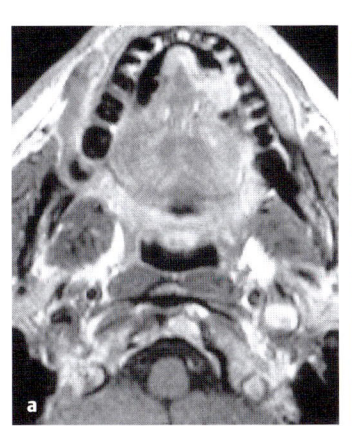

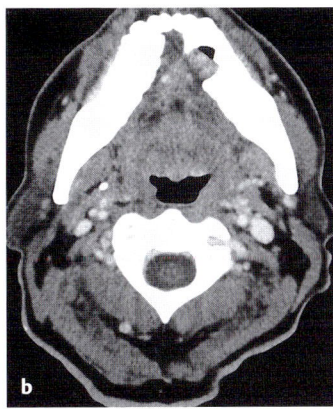

Tumoren und Raumforderungen

Abb. 9.25a u. b **Plattenepithelkarzinom des anterioren Mundbodens mit Arrosion des Unterkiefers.** Darstellung im T1w Bild (**a**) und im CT (**b**), jeweils nach intravenöser KM-Gabe.

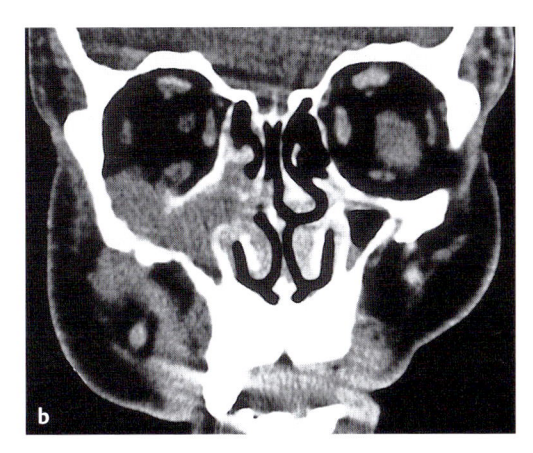

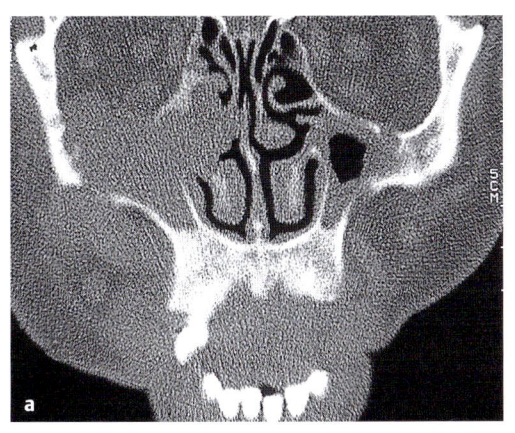

Abb. 9.26a u. b **Tumor des rechten Sinus maxillaris.** Dieser Tumor hat zu einer Destruktion des Orbitabodens und der medialen Wand des Sinus maxillaris geführt. Histologisch fand sich ein Non-Hodgkin-Lymphom. Eine sichere Unterscheidung von dem weit häufigeren Plattenepithelkarzinom ist im CT nicht möglich.

Solide und zystische, evtl. nekrotische Tumoranteile können durch ihr Anreicherungsverhalten voneinander unterschieden werden. Auch die Abgrenzung von den Gefäßen, insbesondere bei der Beurteilung des Lymphknotenstatus, wird durch eine KM-Gabe erleichtert.

Differenzialdiagnose

Differenzialdiagnostische Überlegungen spielen bei der CT-Beurteilung der Tumoren des Pharynx, der Nasenhöhle und der Nasennebenhöhlen eine untergeordnete Rolle. Zum einen aufgrund des deutlichen Überwiegens von Plattenepithelkarzinomen, zum anderen, weil es keine zuverlässigen bildmorphologischen Unterscheidungskriterien gibt. Daher soll an dieser Stelle nur kurz auf die wichtigsten Differenzialdiagnosen eingegangen werden.

Lymphoepitheliale und adenoidzystische Karzinome. Lymphoepitheliale und adenoidzystische Karzinome haben ein wesentlich aggressiveres Wachstumsver-

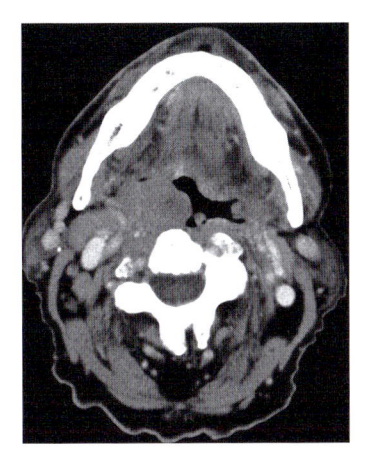

Abb. 9.27 **Befall der rechten Tonsilla pharyngea im Rahmen eines Non-Hodgkin-Lymphoms.** Zusätzlich Befall eines Lymphknotens rechts jugulodigastrisch.

halten. Sie infiltrieren frühzeitig angrenzende Strukturen, insbesondere arrodieren sie den Knochen. Trotz relativ kleinem Primärtumor sind auch intrakraniale Tumoranteile zu finden.

▶ Eine KM-Gabe ist hilfreich, da die intrakraniale Ausbreitung an einer Anreicherung der Meningen oder des Parenchyms zu erkennen ist. Mit KM-Aufnahmen kann beim Plattenepithelkarzinom die intrakraniale Ausbreitung und der Lymphknotenstatus beurteilt werden.

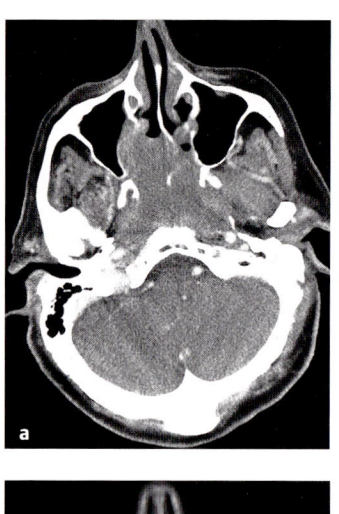

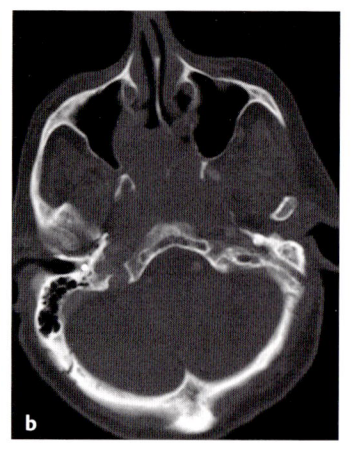

Abb. 9.28a u. b **Nasopharynxkarzinom.** Der Tumor füllt die Choanen beidseits vollständig aus und hat bereits zu einer Infiltration und Arrosion der knöchernen Schädelbasis geführt.

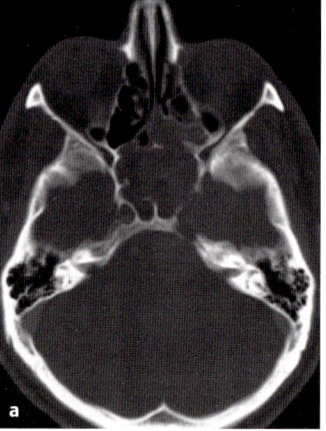

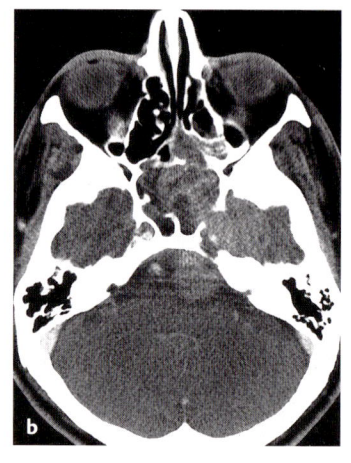

Abb. 9.29a u. b **Nasopharynxkarzinom**. Nasopharynxkarzinom, das den Sinus sphenoidalis und Teile des Sinus ethmoidalis ausfüllt und durch den medialen Keilbeinflügel nach intrakranial wächst. Man findet Tumoranteile intra- und perisellär sowie in der mittleren und hinteren Schädelgrube. Hier ist es bereits zu einer Kompression des Hirnstamms gekommen.

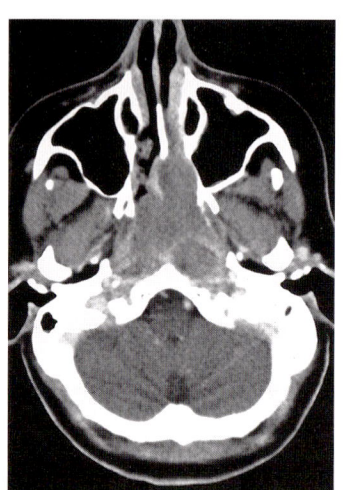

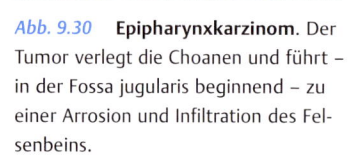

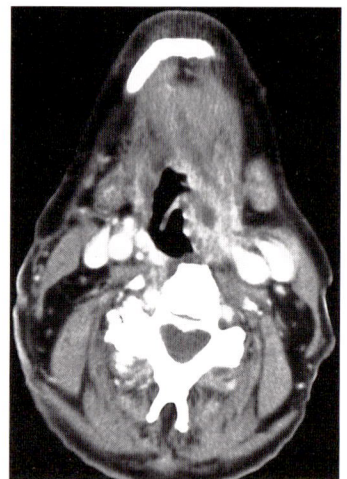

Abb. 9.30 **Epipharynxkarzinom.** Der Tumor verlegt die Choanen und führt – in der Fossa jugularis beginnend – zu einer Arrosion und Infiltration des Felsenbeins.

Abb. 9.31 **Zentral hypodense Raumforderung des Hypopharynx links auf Höhe der Epiglottis**. Der Inspektionsbefund, die klinischen Parameter und eine rasche Rückbildung nach Gabe von Antibiotika legten bereits einen abszedierenden entzündlichen Prozess nahe. Ein Malignom wurde dennoch bioptisch ausgeschlossen. Rein bildmorphologisch ist hier ein zentral nekrotisch zerfallender Tumor nicht auszuschließen.

Juveniles Angiofibrom. Das juvenile Angiofibrom ist ein benigner, aber infiltrativ und destruierend wachsender, gefäßreicher Tumor, der nahezu ausschließlich bei jungen Männern auftritt. Die Tumoren gehen fast immer vom Nasopharynx aus und infiltrieren den Sinus maxillaris, die Nasenhaupthöhle, den Sinus sphenoidalis und ethmoidalis. Sie können durch die Fissura orbitalis inferior nach intraorbital und durch die Foramina der Schädelbasis nach intrakranial wachsen. Aufgrund ihres Gefäßreichtums reichen diese Tumoren ausgesprochen stark KM an. In dieser Beziehung unterscheiden sie sich von den übrigen, häufigeren Tumoren des Nasopharynx, was evtl. eine differenzialdiagnostische Einordnung ermöglicht. Klinisch macht der Tumor oft durch rezidivierendes, unstillbares Nasenbluten auf sich aufmerksam.

Schwannom

Häufigkeit: Häufig.
Wegweisender bildmorphologischer Befund: Unabhängig von der Lage kräftige KM-Anreicherung, beim Akustikusneurinom evtl. Aufweitung des Meatus acusticus.
Prozedere: Hochauflösende Dünnschichttechnik zur Darstellung des Meatus acusticus, der Bogengänge und des Bulbus, KM-Gabe.
Einsatz anderer Methoden: Die MRT ist Methode der ersten Wahl zum Nachweis kleiner Akustikusneurinome aufgrund der höheren Sensitivität für KM.
Fragen, die der Befund beantworten muss:
- Grad der Kompression vitaler Strukturen (z. B. Verlagerung des Hirnstamms) und Ausmaß der Knochenarrosion?
- Nachweis oder Ausschluss weiterer Raumforderungen, die z. B. für eine Neurofibromatose sprechen könnten?
- Ausschluss von Meningeomen, aber auch intraaxialen Hirntumoren.
- Operationsplanung: Lagebeziehung der Bogengänge und des Bulbus v. jugularis zum Tumor bzw. zum operativen Zugangsweg (Hochstand des Bulbus sollte im Befund unbedingt erwähnt werden).

Pathogenese

Schwannome sind die häufigsten Tumoren der Schädelbasis. Die häufigste Schwannomform ist das Akustikusneurinom. Schwannome können außerdem z. B. vom N. trigeminus, vom N. facialis und vor allem vom vestibulären Anteil des N. vestibulocochlearis ausgehen. Schwannome sind benigne Tumoren, die jedoch zu einer Arrosion der umgebenden knöchernen Strukturen führen können (Abb. 9.**32**).

Akustikusneurinom. Der Begriff „Akustikusneurinom" ist eigentlich falsch, da die Tumoren fast ausschließlich vom Vestibularisanteil des Nervs ausgehen. Die korrekte Bezeichnung wäre daher „Vestibularisschwannom". Man unterscheidet nach der Tumorlage eine intrameatale von einer extrameatalen Form.

95% der Akustikusneurinome gehen primär vom intrameatal gelegenen Übergang der zentralen, glialen Nervenscheide zu den peripheren Nervenscheiden aus. Sie führen auf diese Weise zunächst zu einer Aufweitung des Meatus und wachsen von hier in Richtung Kleinhirnbrückenwinkel vor. Nur ca. 5% gehen primär vom Kleinhirnbrückenwinkel aus und wachsen sekundär in den Meatus ein.

Akustikusneurinome sind histologisch benigne Tumoren, denen ein Gendefekt zugrunde liegt. 95% der Akustikusneurinome sind einseitig. Ein beidseitiges Auftreten ist pathognomonisch für eine Neurofibromatose Typ 2. Ebenso sollte an diese Diagnose bei Patienten gedacht werden, die jünger als 40 Jahre sind.

Häufigkeit

Akustikusneurinome machen 5–10% aller intrakranialen Tumoren, 85% aller intrakranialen Schwannome und 80–90% aller Kleinhirnbrückenwinkeltumoren aus. Trigeminusneurinome sind dagegen mit 0,26% aller Hirntumoren deutlich seltener. Der Altersgipfel liegt bei beiden Formen zwischen 35 und 60 Jahren, Frauen sind etwa doppelt so häufig betroffen wie Männer.

Klinik

Die klinischen Symptome bestehen überwiegend aus Hirnnervenausfällen. Beim Akustikusneurinom stehen Hörminderung, Gleichgewichtsstörungen und ipsilaterale Kleinhirnhemisphärenzeichen im Vordergrund.

> Bei beidseitigem Akustikusneurinom oder bei Patienten unter 40 Jahren muss man an eine Neurofibromatose Typ 2 denken.

> Die häufigste Schwannomform ist das Akustikusneurinom.

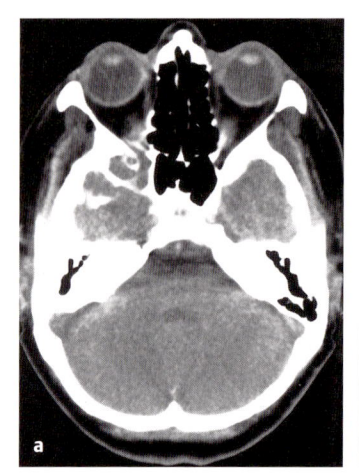

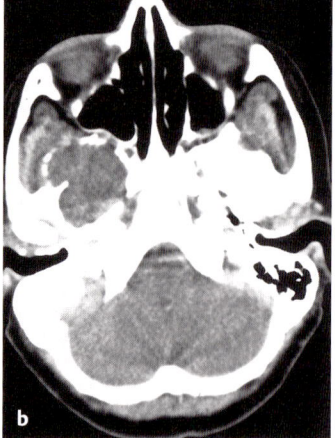

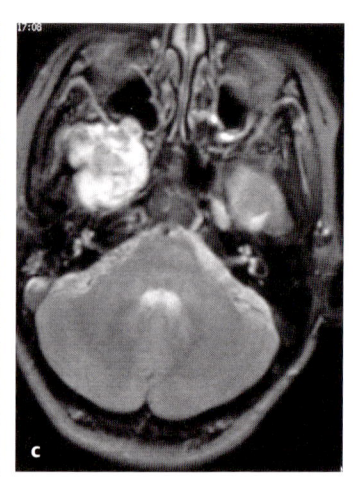

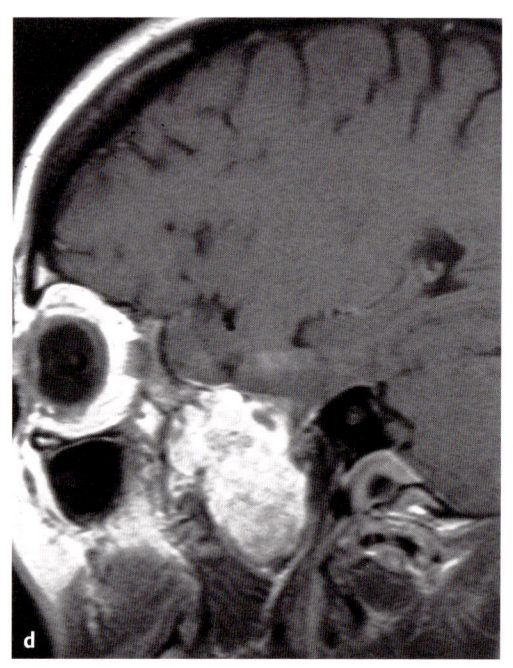

Abb. 9.32 a–d **Klassisches Bild eines Schwannoms.**
a, b Aufgrund unspezifischer Kopfschmerzen wurde bei dieser Patientin ein CT angefertigt, das eine große Raumforderung der Fossa pterygopalatina zeigt, die zu einer Arrosion der Pterygoidfortsätze und der lateralen Wand des Sinus maxillaris geführt hat.
c In der MRT kommt der Tumor mit hoher Signalintensität im T2w Bild zur Darstellung.
d Der Tumor weist eine außerordentlich kräftige KM-Anreicherung auf. Die MRT lässt darüber hinaus deutlich einen kleinen Zapfen erkennen, der bereits in den Sinus hineinragt (c).

Entscheidende Hinweise zur Tumorlage und für die Zuordnung neurogener Tumoren gibt bereits die klinische Symptomatik. So beeinträchtigen Trigeminusneurinome die Sensibilität der Gesichtshaut und können starke Schmerzen verursachen. Schwannome des N. hypoglossus können zu einer einseitigen Parese der Zungenmuskulatur mit Schluckbeschwerden, Artikulationsstörungen und fettiger Degeneration der Zungenmuskulatur führen.

CT-Morphologie

CT. Im CT ist selbst bei kleinen Akustikusneurinomen häufig eine Aufweitung des Meatus acusticus internus nachweisbar. Eine fehlende Aufweitung schließt jedoch bei klinischen Hinweisen auf eine intrameatale Raumforderung ein Akustikusneurinom nicht aus. Akustikusneurinome weisen ebenso wie die Schwannome anderer Hirnnerven eine meist kräftige KM-Anreicherung auf, was jedoch insbesondere bei kleineren Tumoren in Dünnschichttechnik oft schlechter erkennbar ist als in der MRT. Große Akustikusneurinome können zuweilen ein gelapptes, zystisches Erscheinungsbild haben.

Pneumozysternographie. Eher historischen Wert hat die intrathekale Applikation von 3–4 ml Luft und die anschließende Untersuchung in Seitenlage mit der betroffenen Seite nach oben, bei der eine mangelnde Auffüllung des Meatus acusticus internus mit Luft den Nachweis einer intrameatalen Raumforderung erbringen soll.

> Eine fehlende Aufweitung des Meatus schließt ein Akustikusneurinom nicht aus.

Stenvers-Aufnahme. Eine Seitendifferenz der Weite des Meatus acusticus internus war häufig bereits in einer Röntgenaufnahme nach Stenvers zu erkennen. Hierbei sollte die Seitendifferenz 2 mm nicht überschreiten, der Meatus acusticus internus darf nicht mehr mehr als 8 mm Durchmesser haben.

MRT. Bildgebendes Verfahren der Wahl zum Nachweis insbesondere kleiner Akustikusneurinome oder auch von Trigeminusneurinomen ist jedoch die MRT mit Anfertigung dünner koronarer und axialer T1w Sequenzen nach intravenöser KM-Gabe.

Differenzialdiagnose

Als Differenzialdiagnosen zum Schwannom kommen vorrangig Meningeome, Glomustumoren und Epidermoide in Betracht.

> Verfahren der Wahl zum Nachweis eines Akustikusneurinoms ist die MRT.

Traumafolgen

Mittelgesichts- und Schädelbasisfrakturen

Häufigkeit: Bei Traumapatienten nicht selten.
Wegweisender bildmorphologischer Befund: Lineare Dichteminderung ohne sklerosierten Randsaum, evtl. intrakraniale oder intraorbitale Luft, Spiegel in Nasennebenhöhlen (Hämatosinus).
Prozedere: Dünnschichttechnik, wenn möglich koronar, sonst mit Sekundärrekonstruktionen, Knochenfenster.
Einsatz anderer Methoden: Konventionelle Röntgendiagnostik.
Fragen, die der Befund beantworten muss:
- Klassifikation der Fraktur: offene Schädelfraktur mit intrakranialer Luft, Orbitabodenfraktur mit Herniation von Fettgewebe oder Einklemmung äußerer Augenmuskeln?

Pathogenese

Die Inzidenz von Schädelfrakturen steigt mit der Schwere eines Traumas an. Bei der Autopsie von 151 Patienten mit tödlich verlaufendem Schädel-Hirn-Trauma bestanden in 81% der Fälle Schädelfrakturen. Schwere, hochgradig fragmentierte Mittelgesichtsfrakturen treten besonders bei Verkehrsunfällen auf, vor allem bei Lenkradverletzungen. Weniger starke Krafteinwirkungen, die z. B. bei einem Sportunfall oder einer Tätlichkeit auftreten, führen häufig zu regional begrenzten Frakturtypen, z. B. zur Blow-out-Fraktur des Orbitabodens und der Lamina papyracea oder zur Tripod-Fraktur des Jochbeins.

Tripod-Fraktur. Dieser Frakturtyp verdankt seinen Namen der Tatsache, dass im Wesentlichen 3 Pfeiler (oder Füße) beteiligt sind (Abb. 9.**33**, Abb. 9.**34**). Der Frakturverlauf bezieht die laterale Orbitawand – häufig unter Beteiligung der Sutura frontozygomatica, den Arcus zygomaticus und den unteren Orbitarand unter Beteiligung der lateralen Wand des Sinus maxillaris mit ein. Es findet sich nahezu immer ein Haematosinus maxillaris.

LeFort-Frakturen. LeFort teilte die Frakturen des Mittelgesichts in 3 grundlegende Formen ein. Alle LeFort-Frakturen sind weitgehend symmetrisch:
- Die *LeFort-I-Fraktur* trennt als transmaxillare Fraktur die Maxilla vom übrigen Mittelgesicht ab. Der Frakturspalt verläuft durch den Processus alveolaris, die knöcherne Nasenöffnung und die inferiore Wand des Sinus maxillaris.
- Die *LeFort-II-Fraktur* wird zuweilen auch als zygomatikomaxillare Fraktur bezeichnet (Abb. 9.**35**). Sie beginnt am Nasenrücken und verläuft von dort schräg nach lateral zur Nasenhaupthöhle durch die mediale Wand der Orbita, den Orbitaboden und den inferioren Orbitarand.
- Eine *LeFort-III-Fraktur* liegt vor, wenn deren Verlauf zu einer Trennung von Neurokranium und Viszerokranium führt. Der Frakturverlauf zieht meist durch den Nasenrücken, den Sinus frontalis, die Sutura zygomaticofrontalis, die laterale Orbitawand und den Arcus zygomaticus.

> LeFort-Frakturen sind meist weitgehend symmetrisch.

> Die CT ermöglicht bei Schädelfrakturen die Beurteilung der genauen Frakturausdehnung und der Beteiligung der Schädelbasis.

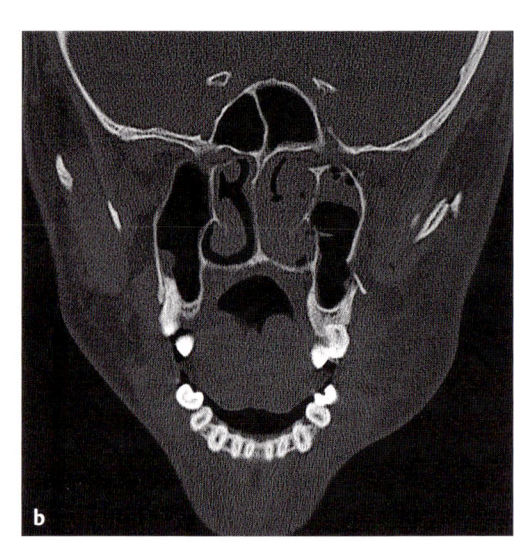

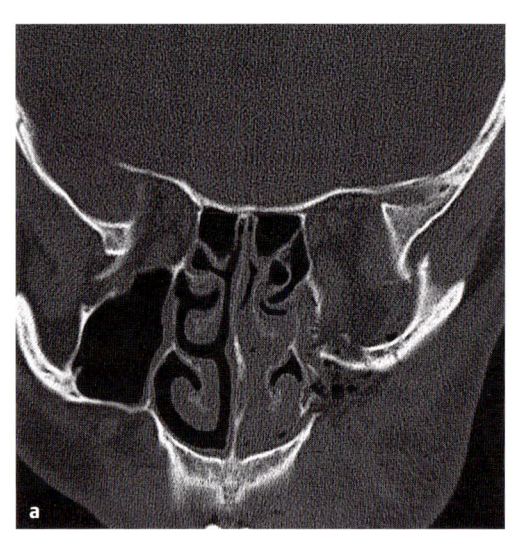

Abb. 9.33a u. b **Tripod-Fraktur.** Klassische Tripod-Fraktur als Folge eines Sturzes auf das linke Jochbein. Koronare Schichtführung. Die Fraktur verläuft durch den Arcus zygomaticus, die inferiore Wand des Sinus maxillaris sowie durch den Orbitaboden und die laterale Wand der Orbita. Als sekundäre Frakturzeichen finden sich ein Haematosinus maxillaris und intraorbitale Luft.

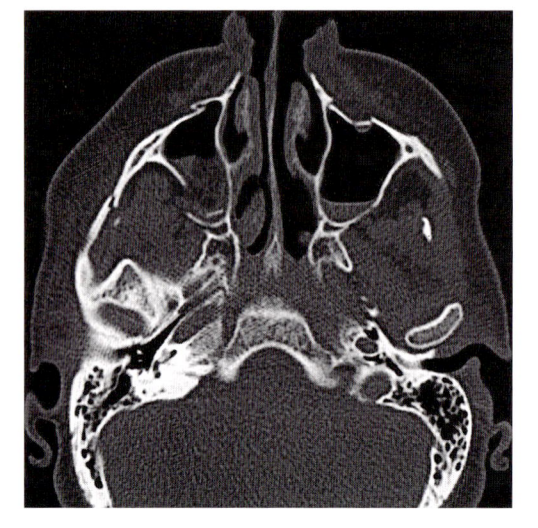

Abb. 9.34 **Tripod-Fraktur.** Tripod-Fraktur in transversaler Schichtführung als Folge eines Faustschlags auf das rechte Jochbein. Der Frakturmechanismus wird durch die Impression des Fragments gut veranschaulicht. Es besteht ein Haematosinus maxillaris beidseits, der links infolge einer zusätzlich bestehenden Fraktur des Orbitabodens und der Sinusvorderwand aufgetreten ist.

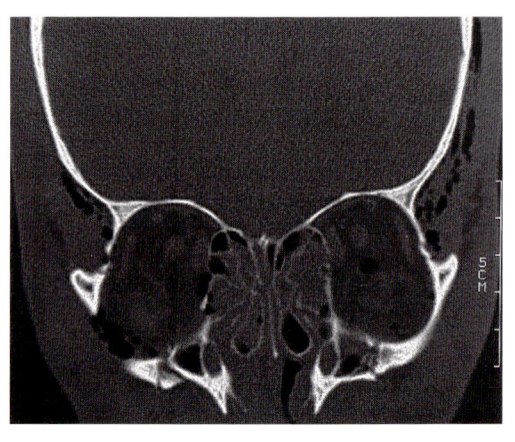

Abb. 9.35 **LeFort-Fraktur.** LeFort-II-Fraktur mit Verlauf der Frakturlinie durch den Orbitaboden, vordere Wand des Sinus maxillaris und die Ethmoidalzellen. Intra- und extrakonal Luft in der Orbita.

Orbitafraktur. Isolierte Orbitafrakturen (Abb. 9.**36**, Abb. 9.**37**) sind meist Folge einer direkten Krafteinwirkung auf den Bulbus oculi, was wiederum zu einem raschen intraorbitalen Druckanstieg führt. Als Folge treten Frakturen der dünnen Lamina papyracea der medialen Wand und des Orbitabodens auf. Diese Frakturen werden ihrem Entstehungsmechanismus gemäß als Blow-out-Frakturen bezeichnet. Als Komplikation kann es zu einer Herniation orbitalen Fettgewebes kommen, aber auch der äußeren Augenmuskeln, insbesondere des M. rectus inferior und des M. obliquus inferior. Da das Langzeitergebnis nach Orbitabodenfrakturen vom Ausmaß der Herniation und von einer frühen operativen Versorgung größerer Defekte abhängt, ist bei der Befundung ein besonderes Augenmerk darauf zu richten.

In der Literatur wird teils auch eine CT-Volumetrie der Orbita vor rekonstruktiven Operationen zur Behebung eines posttraumatischen Enophthalmus propagiert.

Traumafolgen

Frontobasale Frakturen. Eine Krafteinwirkung auf den Stirnpfeiler oder eine frontale punktförmige Krafteinwirkung können zu einer frontobasalen Fraktur (Abb. 9.**38**) mit Beteiligung des Orbitadachs (Abb. 9.**39**) und der Stirnhöhle führen. Eine Beteiligung der Stirnhöhlenhinterwand ist komplikationsträchtig, da es sich dann um eine offene Fraktur mit der Gefahr einer Keimaszension handelt.

Stumpfe Traumata können darüber hinaus auch zu verschiedenen Kombinationen von Frakturen der Frontobasis führen. Hierzu zählen:

- hohe frontobasale Fraktur mit Beteiligung des Os frontale, der Stirnhöhlenhinterwand und der Crista galli,
- mittlere basale Fraktur mit Beteiligung der Stirnhöhle, der Siebbeinzellen und der Lamina cribrosa,

> Eine frontobasale Fraktur mit Beteiligung der Stirnhöhlenhinterwand ist eine offene Fraktur mit der Gefahr einer Keimaszension.

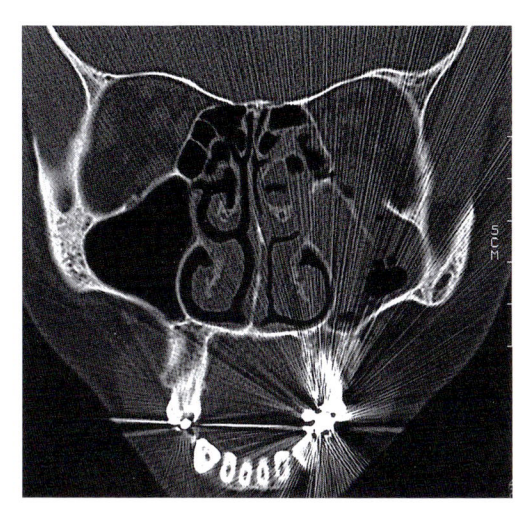

Abb. 9.36 **Orbitabodenfraktur links.** Während das Jochbein dieses Patienten einem Faustschlag standhielt, ist es infolge einer intraorbitalen Druckerhöhung zu einer Blowout-Fraktur des Orbitabodens und der Lamina papyracea der medialen Orbitawand gekommen. Sekundäre Frakturzeichen sind ein Haematosinus maxillaris und ethmoidalis sowie intraorbitale Luft extrakonal. Für eine Hernierung des M. rectus inferior und M. obliquus inferior ergibt sich kein Anhalt, dennoch bestanden Motilitätsstörungen mit einer Minderung des Bewegungsumfangs beim Blick nach oben und leichten Doppelbildern.

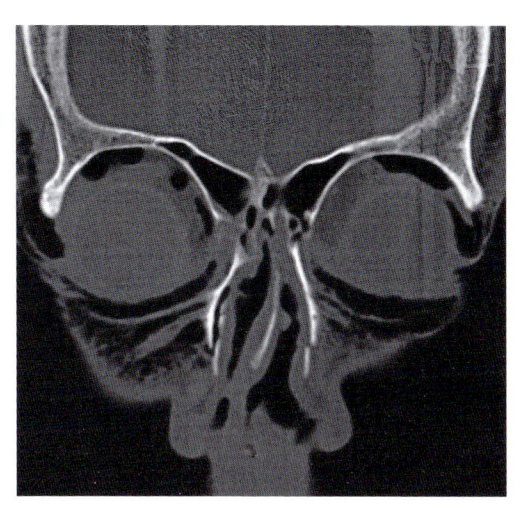

Abb. 9.37 **Mittelgesichtsfraktur mit Beteiligung des Nasenbeins und der medialen Orbitawand.** Ausgedehntes intra- und periorbitales Weichteilemphysem. Auch wenn keine Frakturen sichtbar sind, ist eine intraorbitale Luftansammlung nach einem Trauma beweisend für eine Fraktur. Eine phlegmonöse Entzündung mit gasbildenden Bakterien kann klinisch leicht ausgeschlossen werden.

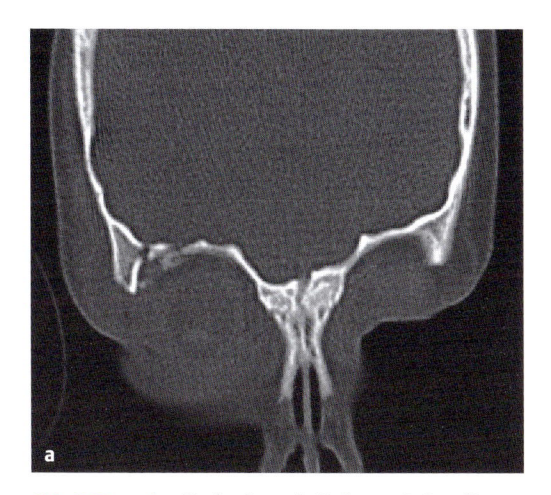

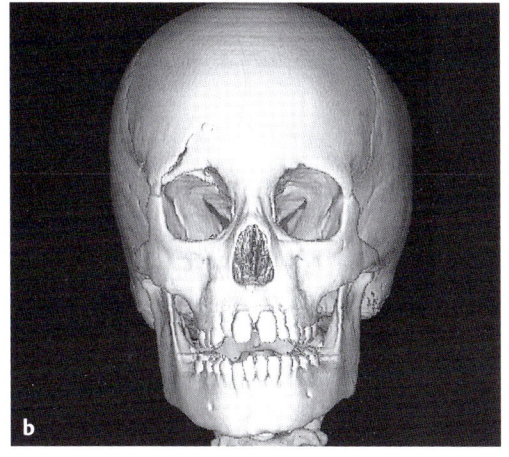

Abb. 9.38a u. b **Rechtsfrontale Fraktur mit Beteiligung des Orbitadachs nach Einwirkung einer kleinflächigen Kraft auf den rechten Stirnpfeiler.** In **b** dreidimensionale Oberflächenrekonstruktion zu **a**. Gute Darstellung der Impression und des Frakturverlaufs durch das Orbitadach.

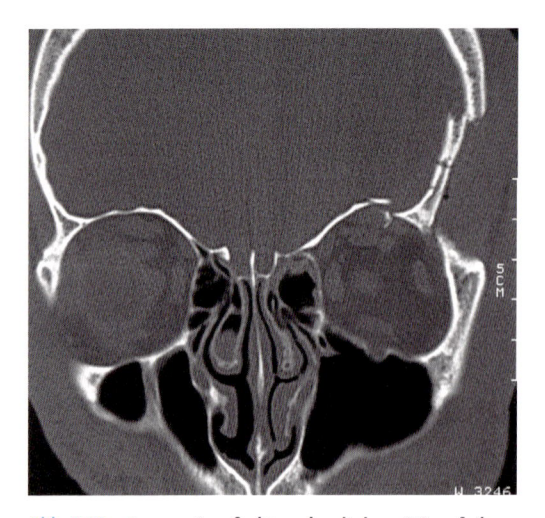

Abb. 9.39 Impressionsfraktur des linken Stirnpfeilers. Folge einer starken, stumpfen Krafteinwirkung im Rahmen eines Sturzes. Beteiligung der Kalotte, des Orbitadachs und der lateralen Orbitawand. Infolge der begleitenden Weichteilverletzung bestehen subkutan und subgaleal kleine Lufteinschlüsse.

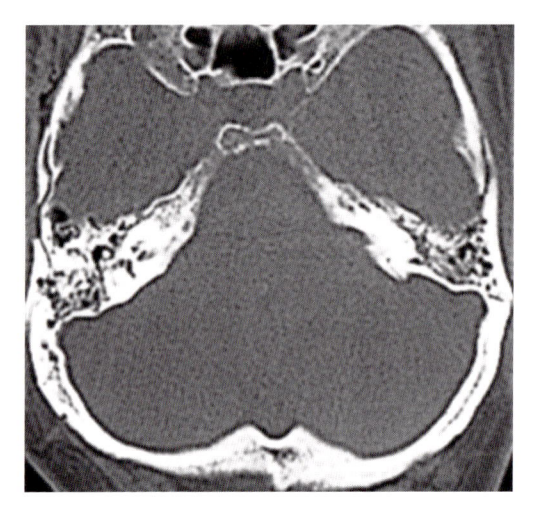

Abb. 9.40 Felsenbeinquerfraktur. Felsenbeinfraktur beidseits mit Einstrahlung in die Mastoidzellen und Einblutung.

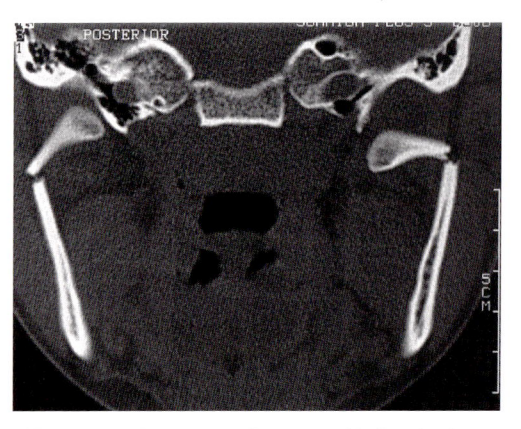

Abb. 9.41 Fraktur des Collum mandibulae beidseits. Dislokation des Caput mandibulae nach medial als Folge des Muskelzugs.

- untere frontobasale Fraktur mit Beteiligung der Kieferhöhlen, der Siebbeinzellen, der Orbita und der Keilbeinhöhle.

Felsenbeinfrakturen. Bei den Felsenbeinfrakturen (Abb. 9.40) werden neben diversen Mischtypen 2 Haupttypen unterschieden:
- *Felsenbeinlängsfrakturen* sind mit 70–90% die deutlich häufigere Form. Sie verlaufen gewöhnlich durch die Sutur zwischen Pars squamosa und petrosa des Felsenbeins und parallel zum äußeren Gehörgang oder durch ihn hindurch. Sie ziehen weiter zwischen Kochlea und Bogengängen unter Schonung des VII. und VIII. Hirnnervs, unterbrechen jedoch häufig die Gehörknöchelchenkette.
- *Felsenbeinquerfrakturen* verlaufen senkrecht zum äußeren Gehörgang, kreuzen die Kochlea und können Dehnungen, Abscherungen oder Zerreißungen des VII. und VIII. Hirnnervs oder des Ganglion geniculi hervorrufen.

Mandibulafrakturen. Frakturen der Mandibula (Abb. 9.41) entstehen häufig durch einen indirekten Unfallmechanismus. Ein Schlag oder Stoß gegen die Kinnspitze führt zu einer Fraktur des Kieferköpfchens. Mandibulafrakturen können den Corpus oder den R. mandibulae betreffen. Mögliche Lokalisationen sind der Bereich des Foramen mentale, der bezahnte Unterkiefer oder der R. mandibulae des Unterkiefers. Die Fraktur der Kondylen ist intra- oder extraartikulär. Die Ersteren sind chirurgisch offen zu reponieren, die zweiten auch endoskopisch.

Häufigkeit

Häufige Fragestellung bei Traumapatienten.

Klinik

Je nach Frakturtyp werden die klinischen Symptome durch das Ausmaß der Verletzung oder durch die funktionelle Beeinträchtigung von Leitungsbahnen bestimmt.

Orbitafraktur. Bei einer Herniation der äußeren Augenmuskeln treten meist Bulbusmotilitätsstörungen oder ein Enophthalmus auf.

Felsenbeinfrakturen. Die beiden Haupttypen bringen unterschiedliche klinische Symptome und Komplikationen mit sich:

- *Felsenbeinlängsfrakturen* führen vorwiegend zu einer Mittelohrbeteiligung mit Hämatotympanon, Zerreißung des Trommelfells, Blutung aus dem äußeren Gehörgang und Schallleitungsstörungen. Seltene Komplikationen sind Fazialisparese (ca. 20%) und ein Liquorfluss aus dem äußeren Gehörgang.
- Bei den *Felsenbeinquerfrakturen* dominiert eine Innenohrbeteiligung mit intaktem äußerem Gehörgang und Trommelfell, Taubheit, Schwindel, Nystagmus sowie einer Fazialisparese in ca. 50% der Fälle. Eine Liquorrhö tritt aufgrund des intakten Trommelfells meist über die Eustachi-Röhre in den Rachenraum auf. Neben den initialen Folgen der Verletzung droht als Komplikation eine Meningitis/Enzephalitis durch Keimaszension aus dem Rachenraum.

CT-Morphologie

Die CT ist das diagnostische Verfahren der ersten Wahl, insbesondere um die genaue Ausdehnung der Frakturen und die Beteiligung der Schädelbasis beurteilen zu können. Damit ist auch eine Unterscheidung zwischen einer offenen und einer geschlossenen Schädel-Hirn-Verletzung möglich.

Die Beurteilung des CT-Befunds unterscheidet sich bei der Suche nach Frakturen des Mittelgesichts und der Schädelbasis nicht vom Vorgehen bei Kalottenfrakturen. Die Frakturlinien sind meist lineare, mitunter haarfeine Dichteminderungen ohne sklerosierten Randsaum. Indirekte Röntgenzeichen sind oft hilfreich und mitunter sogar beweisend für eine sonst nicht erkennbare Fraktur. Intraorbitale oder intrakraniale Luft oder auch ein Hämatosinus maxillaris mit Spiegelbildung können auf eine offene Schädelfraktur oder eine Maxillafraktur hinweisen.

Schädelbasis und Orbitaboden. Partialvolumeneffekte erschweren die Beurteilung der knöchernen Schädelbasis besonders in axialer Schichtführung, also dann, wenn die Schicht parallel zur Schädelbasis verläuft. Daher sollte bei den meisten Frakturen der Frontobasis und des Mittelgesichts sowie des Orbitabodens zunächst eine koronare Schichtführung gewählt werden, sofern der Patient die dafür erforderliche Lagerung toleriert. Vorher müssen Verletzungen der HWS röntgenologisch ausgeschlossen werden.

Ist eine koronare Schichtführung nicht möglich, sollten dünne axiale Schichten mit koronaren Sekundärrekonstruktionen angefertigt werden. Bei unruhigen Patienten erhöht dies jedoch die Gefahr von Bewegungsartefakten.

Mandibulafrakturen. Die Standard-Aufnahmen nach Clementschitsch und das Orthopantomogramm werden auch aus Praktikabilitätsgründen zunehmend durch die CT mit entsprechenden Rekonstruktionen ersetzt.

Komplikationen können sich in Form von Pseudarthrosen, Osteomyelitiden, ischämischen Nekrosen oder Diskusschäden einstellen. Die MRT ist der CT beim Nachweis der Diskusveränderungen überlegen. Durch ihre Darstellung des Knochenmarks ist die MRT mit KM gut geeignet zum Nachweis einer Osteomyelitis des Unterkiefers.

Intraorbitale oder intrakraniale Luft oder ein Hämatosinus maxillaris können auf eine offene Schädelfraktur oder eine Maxillafraktur hinweisen.

Zusammenfassung

Stellenwert der CT an Gesichtsschädel und Schädelbasis. Konventionelle Tomographien haben zur Darstellung von Gesichtsschädel und Schädelbasis ihre Bedeutung verloren. Häufige CT-Indikationen sind die Sinusitis, die Frage nach einer Tumorinvasion sowie die Operationsplanung und Implantatherstellung in der Kieferchirurgie und Zahnheilkunde.

Fehlbildungen und funktionelle Störungen. Bei einer *Sinusitis* ist die Schleimhaut geschwollen, was im CT meist gut erkennbar ist. Durch den Sekretstau kann es zur Spiegelbildung kommen. Insbesondere bei chronischen Prozessen können knöcherne Arrosionen auftreten. Zur Beurteilung der „Ausflussbahnen" der Nasennebenhöhlen ist besonders der ostiomeatale Komplex zu betrachten. Bei der *Choanalatresie* ist die CT wichtig zur Unterscheidung zwischen membranösem Verschluss und knöcherner Atresie. Die *Tornwaldt-Zyste* besteht aus einer zystischen Raumforderung in der Mittellinie, die von der Tonsilla pharyngealis ausgeht. Die *Otosklerose* zeichnet sich durch eine Verengung des ovalen Fensters, eine Verdickung der Stapesfußplatte und einen Resorptionssaum um die Kochlea (Halo) aus.

Tumoren und Raumforderungen. *Odontogene Tumoren* entwickeln sich meist aus der Lamina dentalis. Zu ihnen zählen das Ameloblastom als häufigster Tumor der Kieferregion sowie Odontom und Zementom, die beide selten sind. *Zystische Läsionen* entstehen oft um einzelne avitale Zähne (radikuläre Zysten), können aber auch einen ganzen Quadranten betreffen. Follikuläre Zysten enthalten Zahnanlagen und liegen häufig am Unterkieferwinkel. Die odontogenen Zysten haben einen peripheren Kalzifikationssaum. Nicht-odontogene Zysten liegen häufig in der Mittellinie. *Mukozelen* und *Pyozelen* sind erkennbar als expansive weichteildichte Raumforderungen der Nasennebenhöhlen, die den Knochen arrodieren oder in die Orbita einwachsen können. Das *invertierte Papillom* hat eine lobulierte Oberfläche und wölbt sich von der Seitenwand der Nasenhaupthöhle in die Nasennebenhöhle vor. Es kommt stets einseitig vor. In einem invertierten Papillom befindet sich in bis zu 15% der Fälle ein assoziiertes Plattenepithelkarzinom. Das *exophytische Papillom* geht vom Septum aus und hat eine warzenartige Form.

Die *fibröse Dysplasie* (Morbus Jaffé-Lichtenstein) ist eine benigne fibroossäre Erkrankung. Am Schädel kommen 2 Befallsformen vor: zystisch expansive Läsionen und proliferative Hyperostosen. Auffällig ist ein unilateraler Befall, der zu einer Asymmetrie des Schädels führt.

Beim *Morbus Paget* kommt es je nach Krankheitsphase zur umschriebenen Dichteminderung oder zur Sklerose. Im Gegensatz zur fibrösen Dysplasie ist der Befall überwiegend symmetrisch und an der Kalotte sind Tabula interna und externa betroffen.

Das *Cholesteringranulom* ist die häufigste Läsion der Felsenbeinspitze und zeigt sich als weichteildichte Läsion, mitunter mit einem zarten Ring nach KM-Gabe. Das *Cholesteatom* kommt als primäre und wesentlich häufiger als erworbene Form vor. Das erworbene Cholesteatom ist kein Tumor, sondern eine chronische Entzündung. Beide Typen sind im CT erkennbar als weichteildichte Raumforderung mit einer knöchernen Erosion im Cavum tympani, die an das Trommelfell angrenzt.

Glomustumoren sind außerordentlich gefäßreich. Man unterscheidet den *Glomus-tympanicum-Tumor* (weichteildichte Raumforderung in der Paukenhöhle) und den *Glomus-jugulare-Tumor* (Erosion und Vergrößerung der Fossa jugularis, Erosion des Felsenbeins). Beide weisen eine typische Dichtekurve nach KM-Bolus auf. Das *Plattenepithelkarzinom* ist der häufigste Tumor in Pharynx, Nasenhöhle und Nasennebenhöhlen. Es erscheint als weichteildichte Raumforderung mit assoziierter Entzündung und mitunter mit Knocheninfiltration. Mit KM-Aufnahmen kann man die intrakraniale Ausbreitung und den Lymphknotenstatus beurteilen.

Die bereits in Kap. 5 behandelten Tumoren verhalten sich an Gesichtsschädel und Schädelbasis wie am übrigen Schädel.

Traumafolgen. Kennzeichen von Mittelgesichts- und Schädelbasisfrakturen ist eine Konturunterbrechung oder ein Kontursprung ohne sklerosierten Randsaum. Evtl. finden sich intrakraniale oder intraorbitale Luft oder auch Spiegel in Nasennebenhöhlen (Hämatosinus). LeFort-Frakturen sind meist symmetrisch. Bei Orbitafrakturen muss man auf eine mögliche Herniation orbitalen Fettgewebes oder der äußeren Augenmuskeln achten.

Literatur

Zur Weiterbildung empfohlen

Casselman, J.W.: The skull base: tumoral lesions. Eur. Radiol. 15 (2005) 534–542
mit CT-geführten Biopsien, sonst MR-zentriert.

Connor, S. E. J., N. Umaria, S. V. Chavda: Pictorial review: Imaging of giant tumours involving the anterior skull base. Br. J. Radiol. 74 (2001) 662–667
strukturiert, kurz, aussagekräftige Bilder

Entzündungen der Nasennebenhöhlen

Zeifer, B.: Update on sinonasal imaging. Anatomy and inflammatory disease. Neuroimag. Clin. N. Amer. 8 (1998) 607–630
beschreibt die Details der Anatomie, die für die Planung endoskopischer Operationen von Bedeutung sind

Choanalatresie

Castillo, M.: Congenital abnormalities of the nose: CT and MR findings. Amer. J. Roentgenol. 162 (1994) 1211–1217
ausführliche Stellungnahme zur CT bei den Spaltbildungen

Otosklerose

Valvassori, G. E., G. D. Dobben: CT densitomety of the cochlear capsule in otosclerosis. Amer. J. Neuroradiol. 6 (1985) 661–667
früherer Ansatz

Ameloblastom

Minami, M., T. Kaneda, K. Ozawa, H. Yamamoto: Cystic lesions of the maxillomandibular region: MR imaging distinction of odontogenic keratocysts and ameloblastomas from other cysts. Amer. J. Roentgenol. 166 (1996) 943–949
umfassend aber MR-Fokus

Odontom
Sumi, M., K. Yonetsu, T. Nakamura: CT of ameloblastic fibro-odontoma. Amer. J. Roentgenol. 169 (1997) 599–600

Zystische Läsionen des Ober- und Unterkiefers
Minami, M., T. Kaneda, K. Ozawa, H. Yamamoto: Cystic lesions of the maxillomandibular region: MR imaging distinction of odontogenic keratocysts and ameloblastomas from other cysts. Amer. J. Roentgenol. 166 (1996) 943–949
umfassend aber MR-Fokus

Yoshiura, K., O. Tabata, K. Miwa: Computed tomographic features of calcifying odontogenic cysts. Dento-max.-fac. Radiol. 27 (1998) 12–16
4 Fälle, mit Kommentar zur Untersuchungstechnik

Mukozele und Pyozele
Mafee, M. F., G. D. Dobben, G. E. Valvassori: Computed tomography assessment of paraorbital pathology. In Gonzales, C. A., M. H. Becker, J. C. Flanagan: Diagnostic Imaging in Opthalmology. Berlin: Springer; 1985: 281–302
Übersicht

Papillom
Dammann, F., P. Pereira, M. Laniado, P. Plinkert, H. Lowenheim, C. D. Claussen: Inverted papilloma of the nasal cavity and the paranasal sinuses: using CT for primary diagnosis and follow-up. Amer. J. Roentgenol. 172 (1999) 534–538
umfassende Analyse einer größeren Fallzahl

Fibröse Dysplasie, Morbus Paget
Tehranzadeh, J., Y. Fung, M. Donohue, A. Anavim, H. W. Pribram. Computed tomography of Paget disease of the skull versus fibrous dysplasia. Skelet. Radiol. 27 (1998) 664–672
analysiert die Bedeutung von Röntgenzeichen für die genannte Differenzialdiagnose

Meningeom der Schädelbasis
Tokumaru, A., T. Oùchi, T. Eguchi: Prominent meningeal enhancement adjacent to meningeoma on Gd-DTPA enhanced MR-images: histopathologic correlation. Radiology 169 (1988) 779–785

Aneurysmatische Knochenzyste
Revel, M. P., D. Vanel, R. Sigal et al.: Aneurysmal bone cysts of the jaws: CT and MR findings. J. Comput. assist. Tomogr. 16 (1992) 84–86
Beschreibung zweier Fälle

Riesenzelltumor
Lee, H. J., C. Lum: Giant-cell tumor of the skull base. Neuroradiology 41 (1999) 305–307

Ossifizierendes Fibrom
Han, M. H., K. H. Chang, C. H. Lee, J. W. Seo, M. C. Han, C. W. Kim: Sinonasal psammomatoid ossifying fibromas: CT and MR manifestations. Amer. J. Neuroradiol. 12 (1991) 25–30

Beschreibung von Fällen; geht auf unterschiedlichen Nachweis der KM-Anreicherung in CT und MRT ein

Cholesteatom
Maffe, M. F.: MRI and CT in the evaluation of acquired and congenital cholesteatomas of the temporal bone. J. Otolaryngol. 22 (1993) 239–248

Glomustumor (Paragangliom)
Maffe, M. H., G. E. Valvassoir, M. A. Shugar: High resolution and dynamic sequential computed tomography: use in the evaluation of glomus complex tumors. Arch. Otolaryngol. 109 (1983) 691–696

Tumoren der Pharynxregion sowie der Nasenhaupt- und Nasennebenhöhlen
Chong, V. F. H., J. B. K. Khoo, Y.-F. Fan: Imaging of the nasopharynx and skull base. Neuroimag. Clin. N. Am. 14 (2004) 695–719
Zusammenschau von Anatomie und Pathologie

Ishida, H., M. Mohri, M. Amatsu: Invasion of the skull base by carcinomas: histopathologically evidenced findings with CT and MRI. Eur. Arch. Otorhinolaryngol. 259 (2002) 535–539
Nachweis der Infiltration und Durainvasion beschrieben

Silver, A., M. Maward, S. Hilal, P. Scane, S. Ganti: Computed tomography of the nasopharynx and related spaces. Part I: Anatomy. Radiology 147 (1993) 725–731, 733–738

Schwannom
Akaishi, K., K. Hongo, Y. Tanaka, S. Kobayashi: Cerebellopontine angle meningioma with a high jugular bulb. J. Clin. Neuroscience 8 (2001) 452–454

Operationsplanung
Lidov, M., P. M. Som, C. Stacy, P. Catalano: Eccentric cystic facial schwannoma: CT and MR features. J. Comput. assist. Tomogr. 15 (1991) 1065–1067

Mittelgesichts- und Schädelbasisfrakturen
Ali, Q. M., B. Dietrich, H. Becker: Patterns of skull base fractures: a three-dimensional computed tomography study. Neuroradiology 36 (1994) 622–624
bei fortgeschrittener Technik heute noch von grundsätzlichem Interesse

Neuere oder grundlegende Literatur

Häufige Indikationen
Alexander, A. E., K. S. Caldemeyer, P. Rigby: Clinical and surgical application of reformatted high-resolution CT of the temporal bone. Neuroimag. Clin. N. Amer. 8 (1998) 631–650
arbeitet weiter bestehende Überlegenheit der CT gegenüber der MRT des Felsenbeins heraus

Naito, T., R. Hosokawa, M. Yokota: Three-dimensional alveolar bone morphology analysis using computed tomography. J. Periodontol. 69 (1998) 584–589
zur Dental-CT

Weber, A. L.: Computed tomography and magnetic resonance imaging of the nasopharynx. Israel J. med. Sci. 28 (1992) 161–168

Entzündungen der Nasennebenhöhlen
Mason, J. D., N. S. Jones, R. J. Hughes, I. M. Holland: A systematic approach to the interpretation of computed tomography scans prior to endoscopic sinus surgery. J. Laryngol. Otol. 112 (1998) 986–990

Choanalatresie
Admiraal, R. J., F. B. Joosten, P. L. Huygen: Temporal bone CT findings in CHARGE association. Int. J. pediat. Otorhinolaryngol. 45 (1998) 151–162

Chinwuba, C., J. William, R. Strand: Nasal airway obstruction. CT assesment. Radiology 156 (1986) 503–506

Jones, J. E., E. Young, L. Heier: Congenital bony nasal cavity deformities. Amer. J. Rhinol. 12 (1998) 81–86
Review mit Illustration anhand von 5 Fällen

Otosklerose
Weissman, J. L.: Hearing loss. Radiology 199 (1996) 593–611

Ziyeh, S., A. Berlis, U.- H. Ross, M. J. Reinhardt, M. Schumacher: MRI of active otosclerosis. Neuroradiology 39 (1997) 453–457

Ameloblastom
Kawai, T., S. Murakami, M. Kishino, T. Matsuya, M. Sakuda, H. Fuchihata: Diagnostic imaging in two cases of recurrent maxillary ameloblastoma: comparative evaluation of plain radiographs, CT and MR images. Brit. J. oral. max.-fac. Surg. 36 (1998) 304–310
2 Fälle mit Beschreibung der KM-Problematik in dieser Region

Zystische Läsionen des Ober- und Unterkiefers
Han, M. H., K. H. Chang, C. H. Lee, D. G. Na, K. M. Yeon, M. C. Han: Cystic expansile masses of the maxilla: differential diagnosis with CT and MR. Amer. J. Neuroradiol. 16 (1995) 333–338

Weber, A. L., K. Easter: Cysts and odontogenic tumors of the mandible and maxilla. Part I and II. Contemp. Diagn. Radiol. 5 (1982) 1–5

Mukozele/Pyozele
Driben, J. S., W. E. Bolger, H. A. Robles, B. Cable, S. J. Zinreich: The reliability of computerized tomographic detection of the Onodi (sphenoethmoid) cell. Amer. J. Rhinol. 12 (1998) 105–111
zur Onodi-Zelle

Lim, C. C., W. P. Dillon, M. W. McDermott: Mucocele involving the anterior clinoid process: MR and CT findings. Amer. J. Neuroradiol. 20 (1999) 287–290

Stackpole, S. A., D. R. Edelstein: The anatomic relevance of the Haller cell in sinusitis. Amer. J. Rhinol. 11 (1997) 219–223

Papillom
Woodruff, W. W., D. P. Vrabec: Inverted papilloma of the nasal vault and paranasal sinuses: spctrum of CT findings. Amer. J. Roentgenol. 162 (1994) 419–423

Fibröse Dysplasie
Sirvanci, M., K. Karaman, L. Onat, C. Duran, O. L. Ulusoy: Monostotic fibrous dysplasia of the clivus. MRI and CT-findings. Neuroradiology 44 (2002) 947–850
Fallbeschreibung mit CT-Bildern, CT in der Verlaufskontrolle

Wenig, B. M., M. F. Mafee, L. Ghosh: Fibro-osseous, osseous, and cartilaginous lesions of the orbit and paraorbital region. Correlative clinicopathologic and radiographic features, including the diagnostic role of CT and MR imaging. Radiol. Clin. N. Amer. 36 (1998) 241–259
informative und umfassende Übersicht

Morbus Paget
Khetarpal, U., H. F. Schuhknecht: In search of pathologic correlates for hearing loss and vertigo in Paget's disease. Ann. Otol. 99 (1990) 145

Meningeom der Schädelbasis
Moulin, G., A. Coatrieux, J. C. Gillot: Plaque-like meningioma involving the temporal bone, sinonasal cavities and both parapharyngeal spaces: CT and MRI. Neuroradiology 36 (1994) 629–631

Aneurysmatische Knochenzyste
Chateil, J. F., V. Dousset, P. Meyer et al.: Cranial aneurysmal bone cysts presenting with raised intracranial pressure: report of two cases. Neuroradiology 39 (1997) 490–494
vergleicht CT-/MRT-Aussagen anhand von 2 Fällen

Riesenzelltumor
Rimmelin, A., T. Roth, B. George, P. Dias, P. L. Clouet, J. L. Dietemann: Giant-cell tumour of the sphenoid bone: case report. Neuroradiology 38 (1996) 650–653

Silvers, A. R., P. M. Som, M. Brandwein, J. L. Chong, D. Shah: The role of imaging in the diagnosis of giant cell tumor of the skull base. Amer. J. Neuroradiol. 17 (1996) 1392–1395
Fallbeschreibung

Uchino, A., A. Kato, N. Yonemitsu, T. Hirctsu, S. Kudo: Giant cell reparative granuloma of the cranial vault. Amer. J. Neuroradiol. 17 (1996) 1791–1793

Ossifizierendes Fibrom
Sterling, K. M., A. Stollman, M. Sacher, P. M. Som: Ossifying fibroma of sphenoid bone with coexistent mucocele: CT and MRI. J. Comput. assist. Tomogr. 17 (1993) 492–494

Cholesteatom

Valvassori, G. E., R. A. Buckingham: Cholesteatoma of the middle ear and mastoid. In Valvassori, G. E., M. F. Maffe, B. L. Carter: Imagingof the Head and Neck. 26, New York 1995 (pp. 83–100)

Yates, P. D., L. M. Flood, A. Banerjee, K. Clifford: CT scanning of middle ear cholesteatoma: what does the surgeon want to know? Br. J. Radiol. 75 (2002) 847–852

Glomustumor (Paragangliom)

Vogl, T. J., M. G. Mack, M. Juergens et al.: Skull base tumors: gadodiamide injection-enhanced MR-imaging: drop out effect in the early enhancement pattern of paragangliomas versus different tumors. Radiology 188 (1993) 339–346

Mittelgesichts- und Schädelbasisfrakturen

Connor, S. E. J., C. Fils: The contribution of high-resolution mutiplanar reformats of the skull base to the detection of skull-base fractures. Clin. Radiol. 60 (2005) 878–885
Bedeutung der Dünnschicht- und MRP-Technik

Harris, G. J., G. H. Garcia, S. C. Logani et al.: Orbital blow-out fractures: correlation of preoperative computed tomography and postoperative ocular motility. Trans. Amer. ophthalmol. Soc. 96 (1998) 329–347
informativ, da aus chirurgischer Sicht

Linnau, K. F., D. K. Hallam, F. M. Lomoschitz, F. A. Mann: Orbital apex injury: trauma at the junction between the face and the cranium. Eur. J. Radiol. 48 (2003) 5–16
Ausführliche Darstellung der Anatomie

Ng, P., C. Chu, N. Young, M. Soo: Imaging of orbital floor fractures. Aust. Radiol. 40 (1996) 264–268

Schuhknecht, B., F. Carls, A. Valavanis, H. F. Sailer: CT assessment of orbital volume in late posttraumatic enophthalmus. Neuroradiology 38 (1996) 470–475

Schuknecht, B., K. Graetz: Radiologic assessment of maxillofacial, mandibular, and skull base trauma. Eur. Radiol. 15 (2005) 560–568
beschreibt die verschiedenen Traumafolgen

*Computertomographie
der Wirbelsäule*

Anatomie der Wirbelsäule

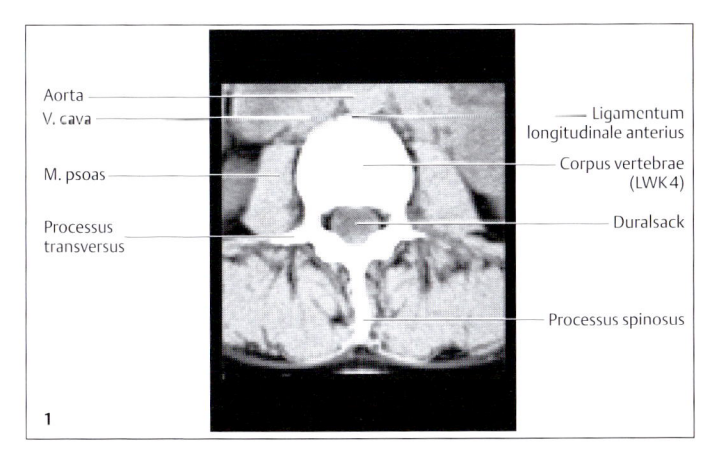

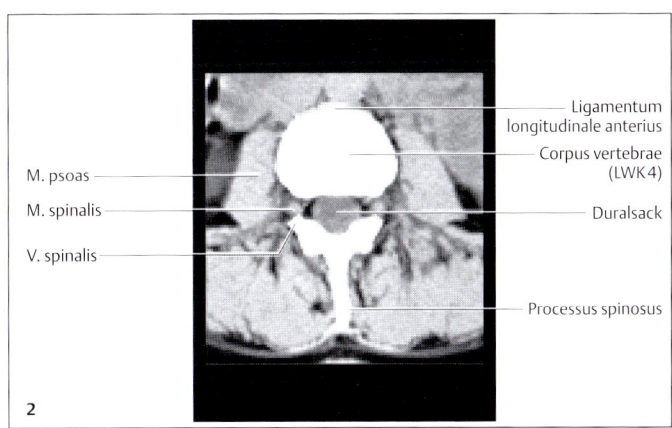

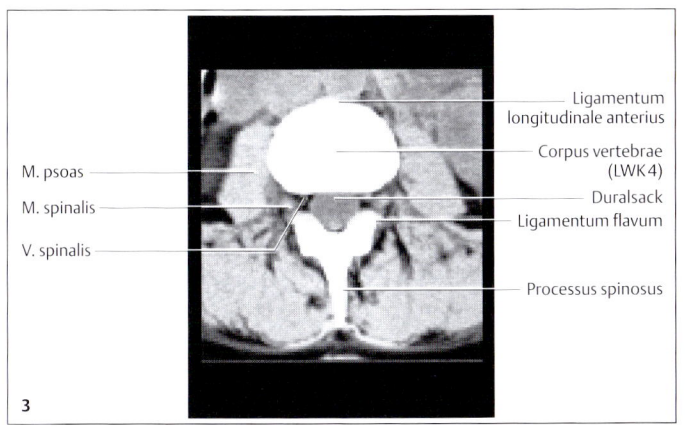

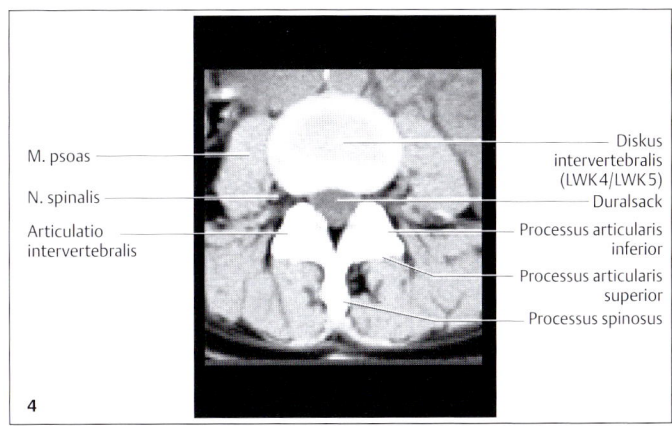

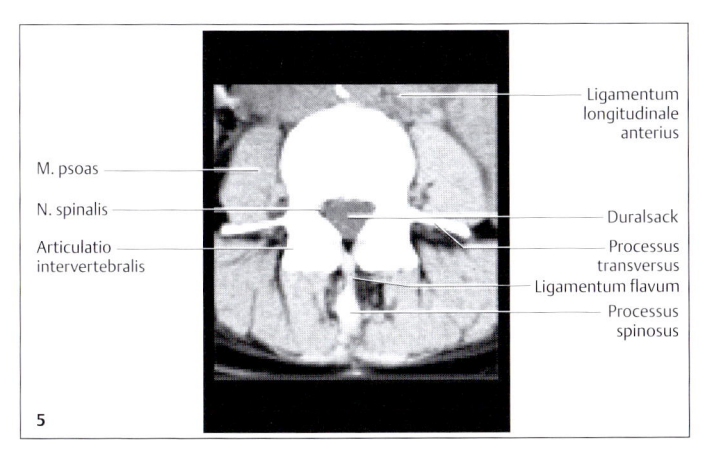

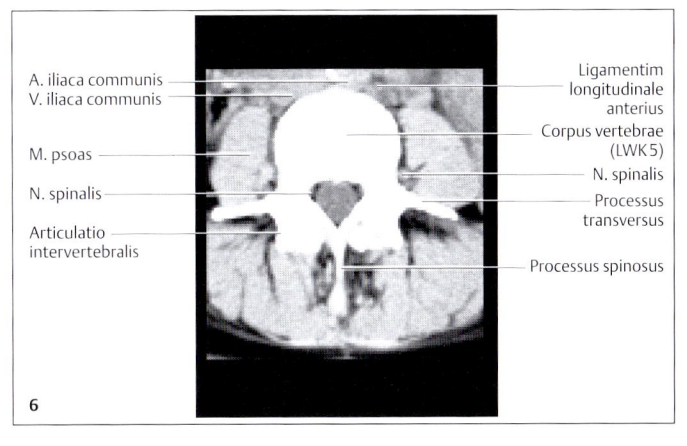

Abb. II. 1–13 Transversale, bandscheibenfachparallele 5-mm-Einzelschichten der LWS. Weichteilfenster.

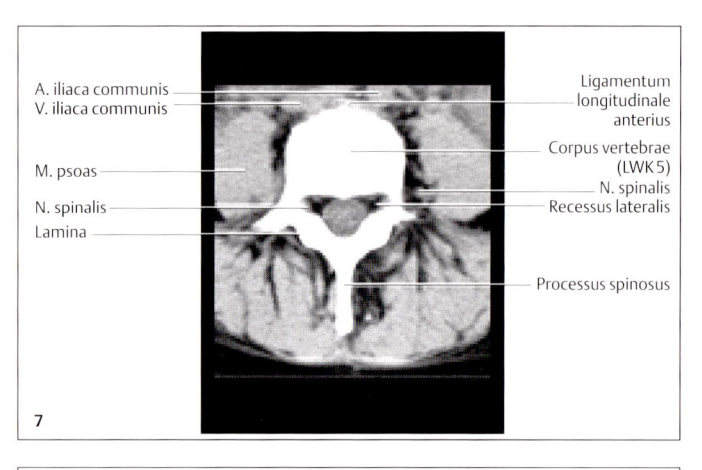

7

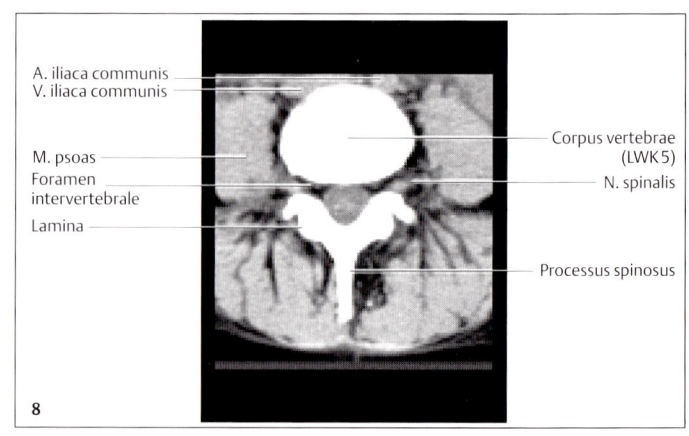

- A. iliaca communis
- V. iliaca communis
- M. psoas
- N. spinalis
- Lamina
- Ligamentum longitudinale anterius
- Corpus vertebrae (LWK 5)
- N. spinalis
- Recessus lateralis
- Processus spinosus

8

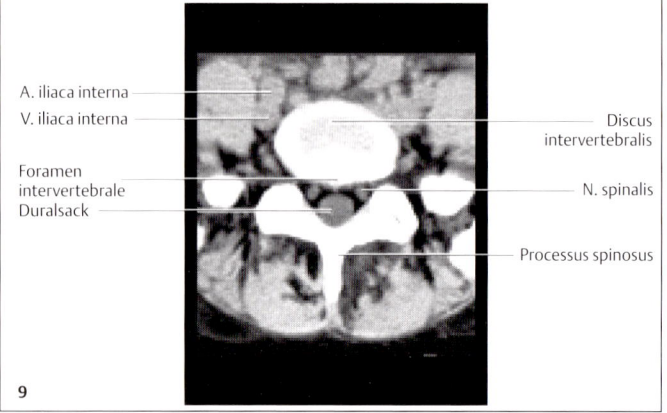

- A. iliaca communis
- V. iliaca communis
- M. psoas
- Foramen intervertebrale
- Lamina
- Corpus vertebrae (LWK 5)
- N. spinalis
- Processus spinosus

9

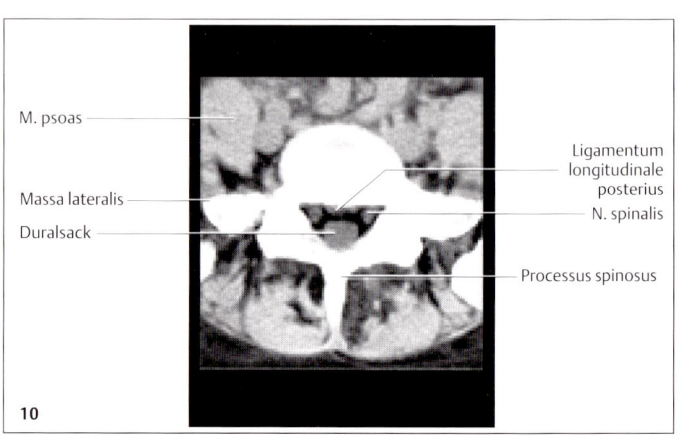

- A. iliaca interna
- V. iliaca interna
- Foramen intervertebrale
- Duralsack
- Discus intervertebralis
- N. spinalis
- Processus spinosus

10

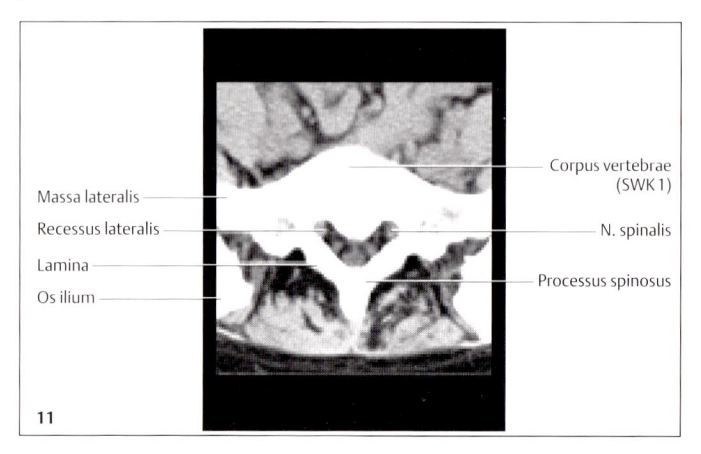

- M. psoas
- Massa lateralis
- Duralsack
- Ligamentum longitudinale posterius
- N. spinalis
- Processus spinosus

11

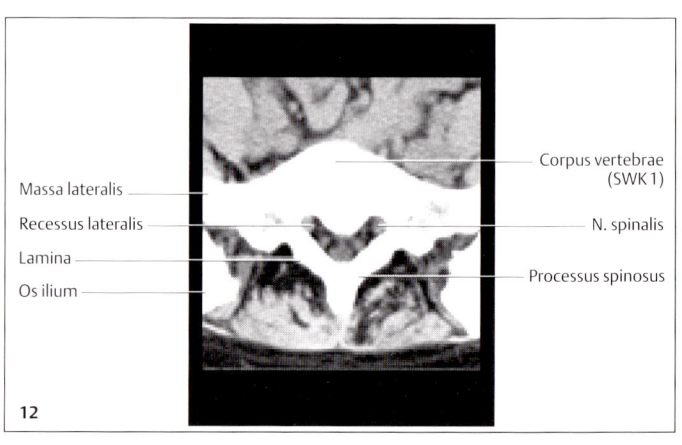

- Massa lateralis
- Recessus lateralis
- Lamina
- Os ilium
- Corpus vertebrae (SWK 1)
- N. spinalis
- Processus spinosus

12

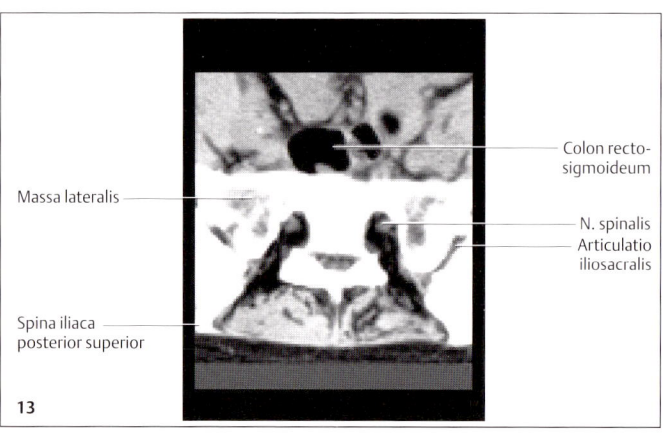

- Massa lateralis
- Recessus lateralis
- Lamina
- Os ilium
- Corpus vertebrae (SWK 1)
- N. spinalis
- Processus spinosus

13

- Massa lateralis
- Spina iliaca posterior superior
- Colon rectosigmoideum
- N. spinalis
- Articulatio iliosacralis

Anatomie der Wirbelsäule

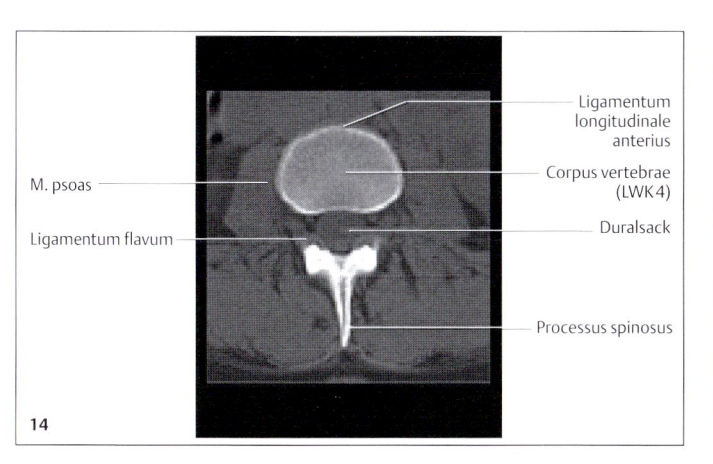

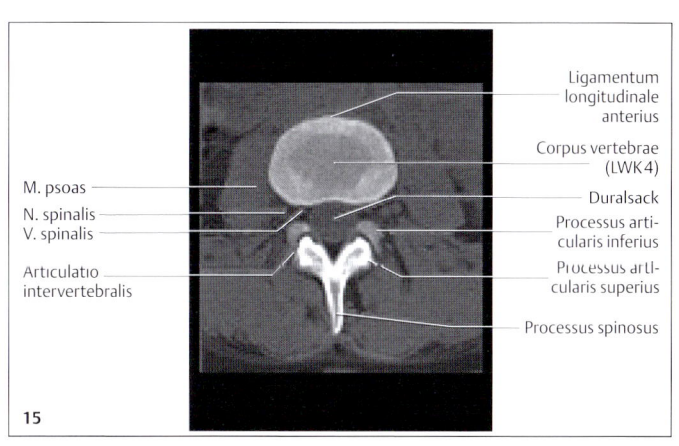

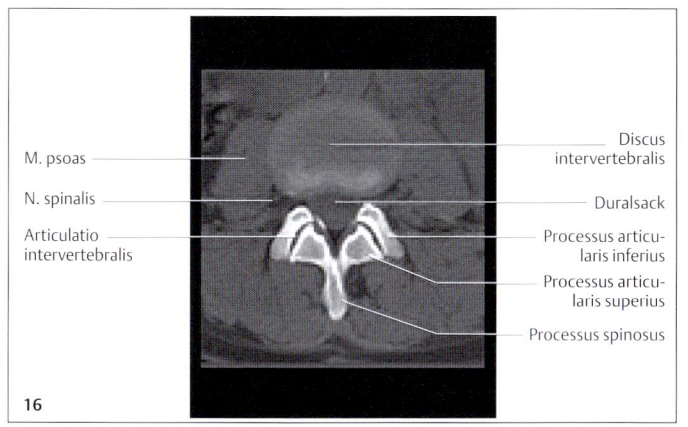

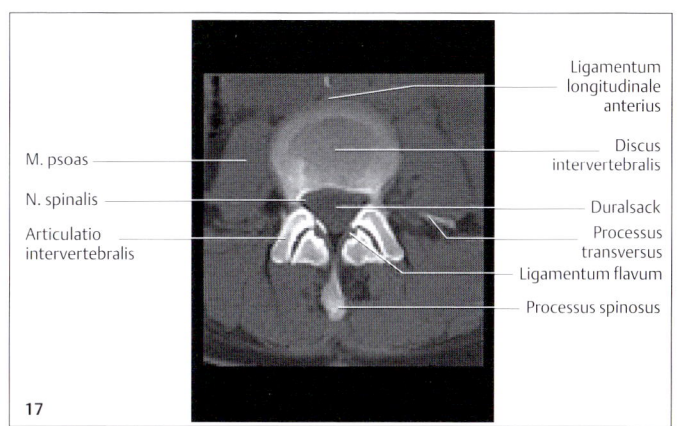

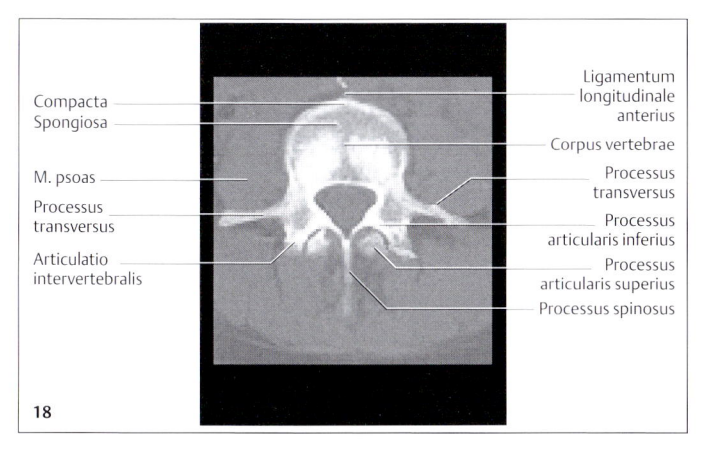

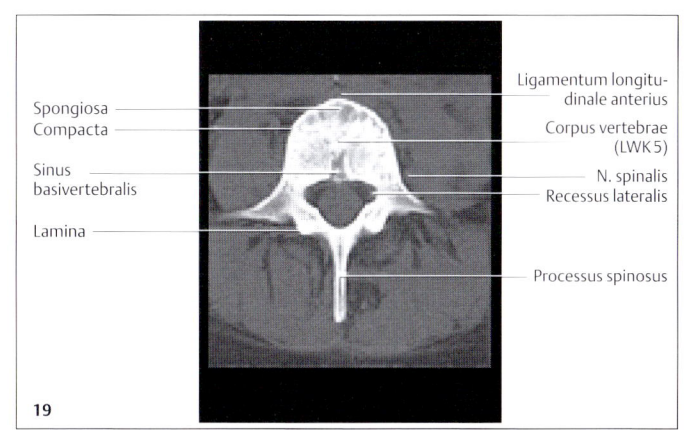

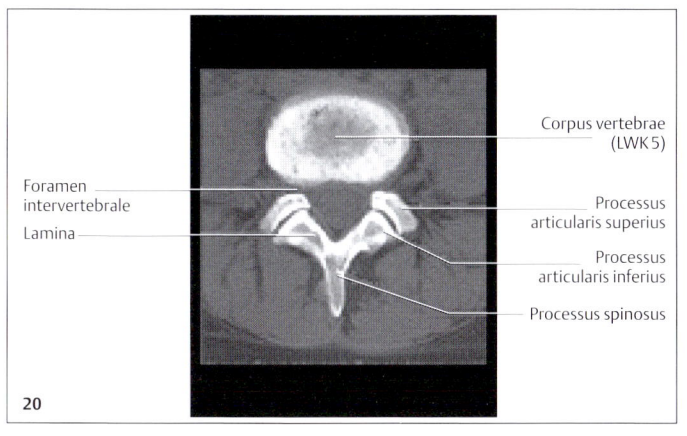

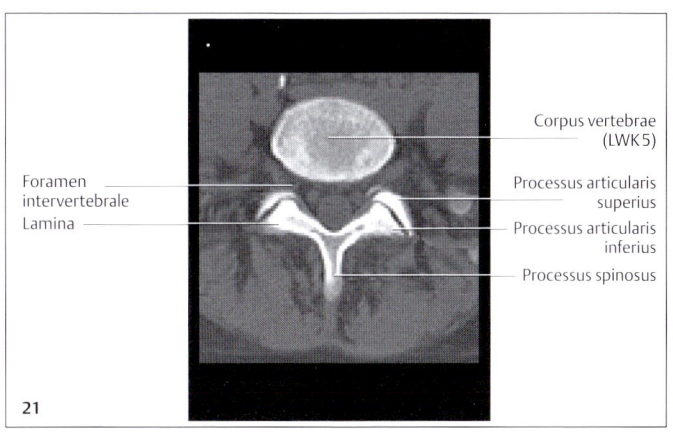

Abb. II. 14–26 Transversale, bandscheibenfachparallele 5-mm-Einzelschichten der LWS. Knochenfenster.

297

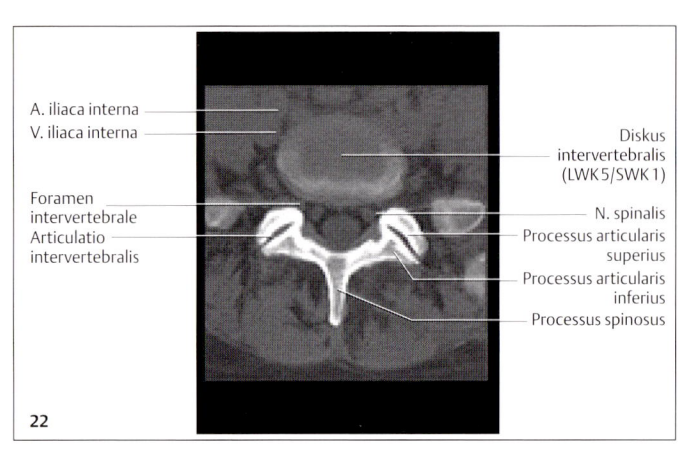

Anatomie der Wirbelsäule

22
- A. iliaca interna
- V. iliaca interna
- Foramen intervertebrale
- Articulatio intervertebralis
- Diskus intervertebralis (LWK 5/SWK 1)
- N. spinalis
- Processus articularis superius
- Processus articularis inferius
- Processus spinosus

23
- Corpus vertebrae (SWK 1)
- Massa lateralis
- Duralsack
- Ligamentum longitudinale posterius
- Articulatio intervertebralis
- Processus spinosus

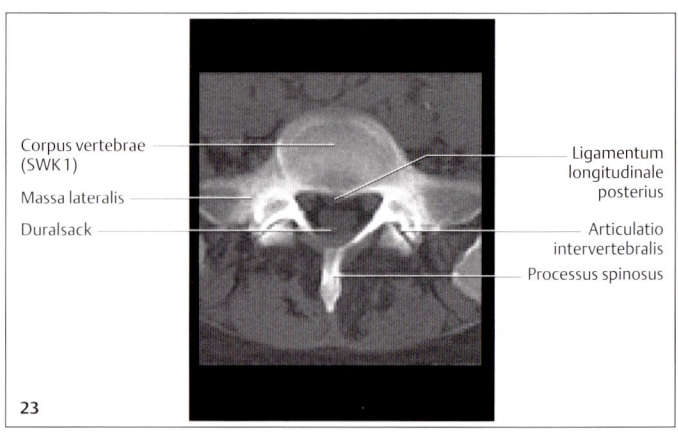

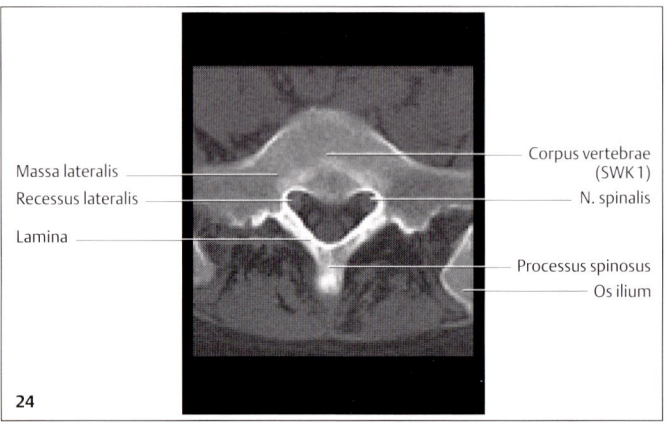

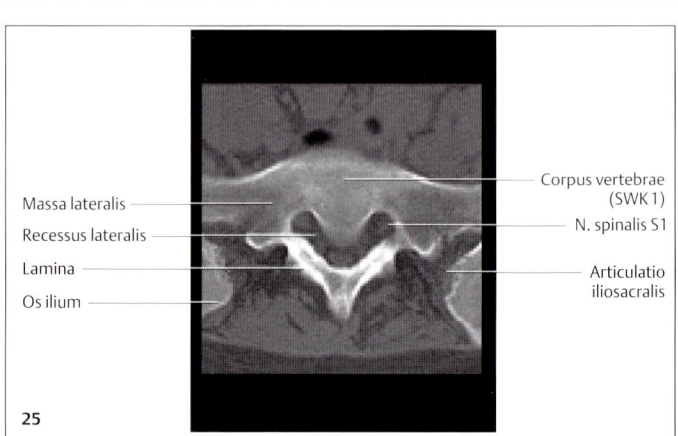

24
- Massa lateralis
- Recessus lateralis
- Lamina
- Corpus vertebrae (SWK 1)
- N. spinalis
- Processus spinosus
- Os ilium

25
- Massa lateralis
- Recessus lateralis
- Lamina
- Os ilium
- Corpus vertebrae (SWK 1)
- N. spinalis S1
- Articulatio iliosacralis

26
- Massa lateralis
- Colon sigmoideum
- N. spinalis S1
- Articulatio iliosacralis
- Spina iliaca posterior superior

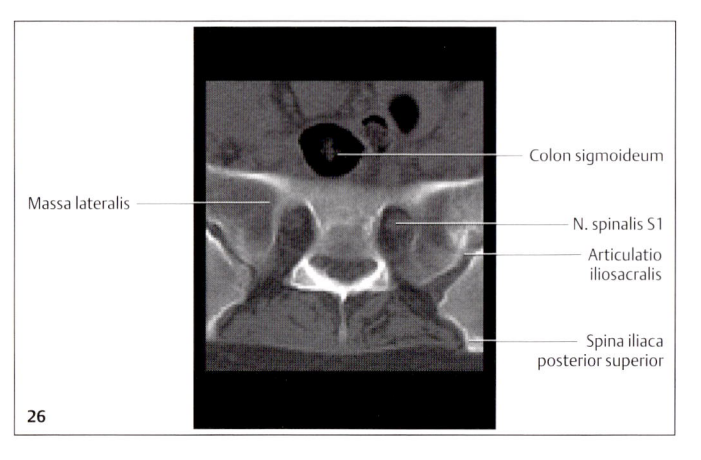

Anatomie der Wirbelsäule

Abb. II. 27–29 Transversale, bandscheibenfachparallele 5-mm-Einzelschichten der HWS. Knochenfenster.

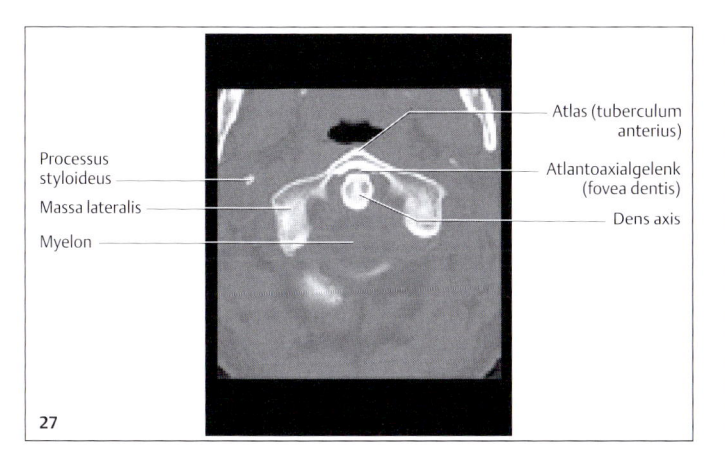

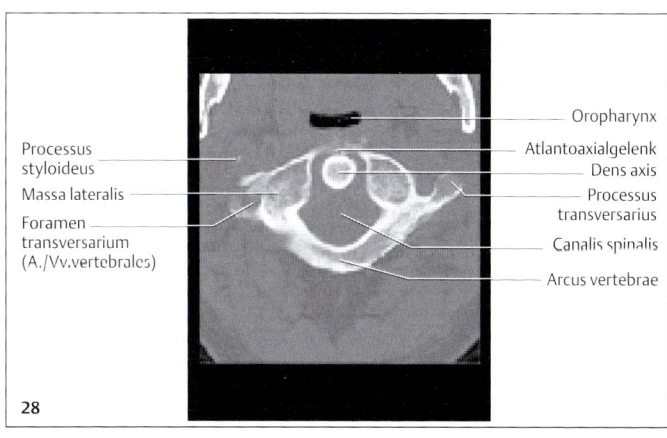

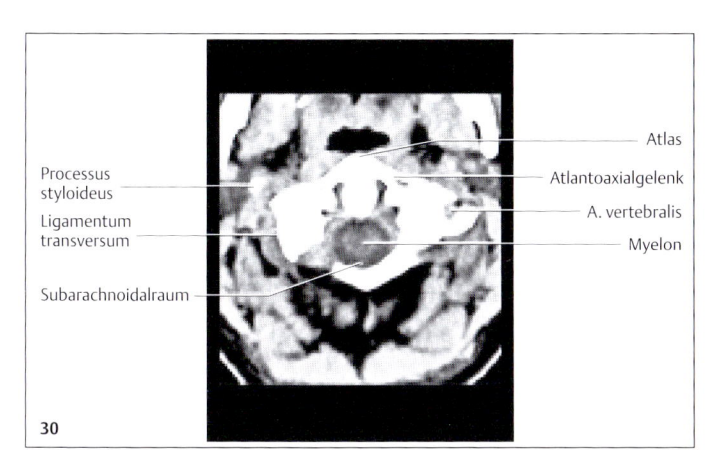

Abb. II. 30 Transversale Einzelschicht in Höhe des Dens axis. Weichteilfenster.

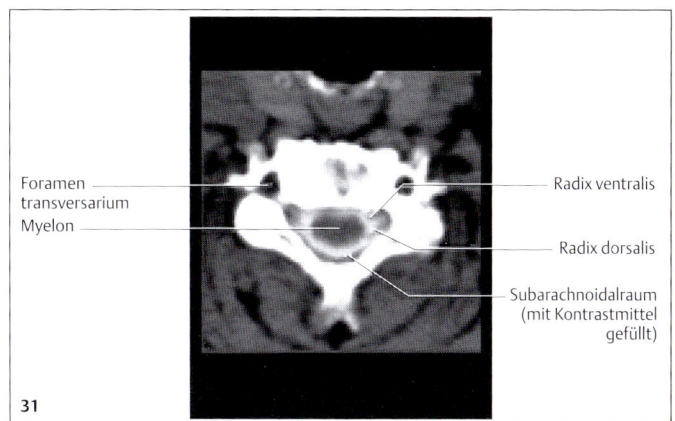

Abb. II. 31 Transversale Einzelschicht der HWS in Höhe HWK 3/4 nach intrathekaler KM-Injektion (Post-Myelo-CT).

Anatomie der Wirbelsäule

32
- Corpus vertebrae
- Lamina
- Foramen intervertebrale

33
- Spinalkanal
- Processus transversus
- Ligamentum flavum
- Costovertebralgelenk
- Costotransversalgelenk
- Processus spinosus

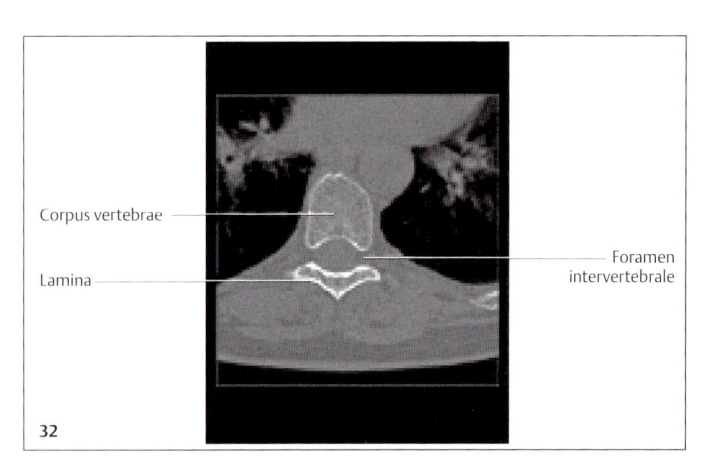

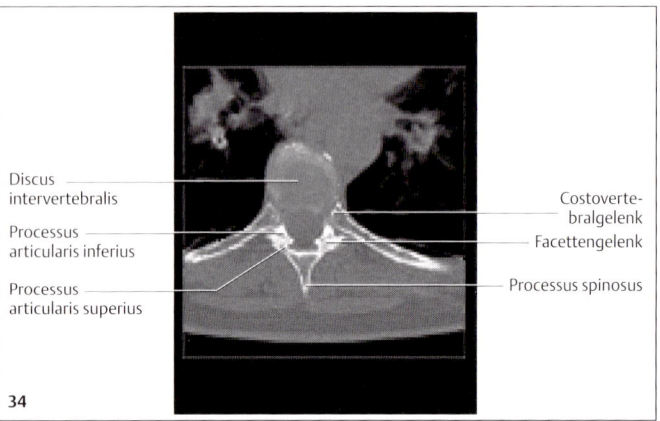

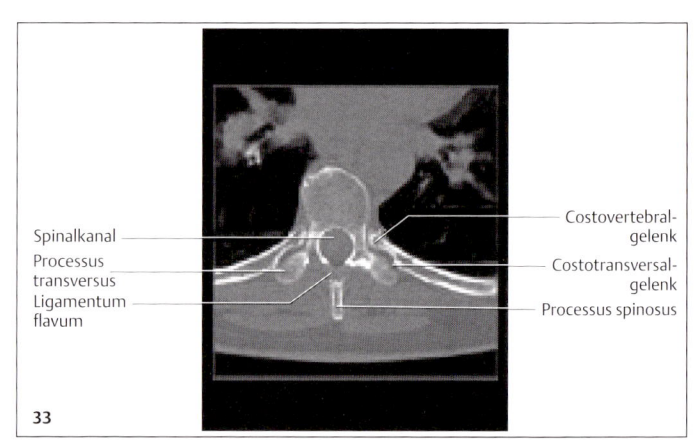

Abb. II. 32–34 Transversale, bandscheibenfachparallele 5-mm-Einzelschichten der BWS. Knochenfenster.

34
- Discus intervertebralis
- Processus articularis inferius
- Processus articularis superius
- Costovertebralgelenk
- Facettengelenk
- Processus spinosus

10 Propädeutik

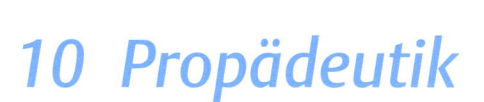

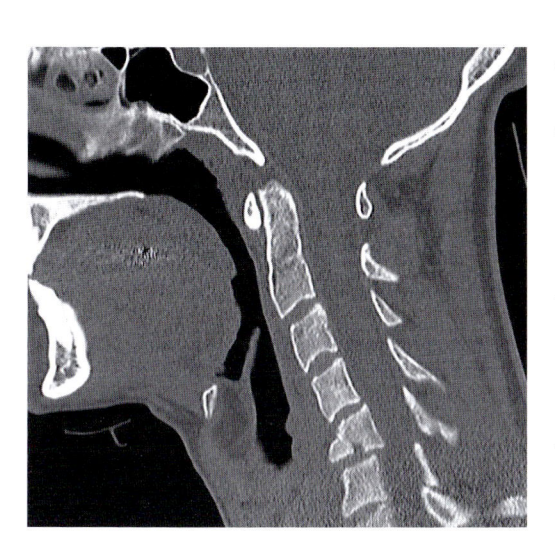

Häufige Indikationen ⇢ *302*

Beurteilung und Befunderstellung ⇢ *304*

Technik ⇢ *304*

Einzelschichttechnik ⇢ *305*

Spiral-CT-Technik ⇢ *305*

Durchführung der Untersuchung ⇢ *307*

Kontrastmittel ⇢ *308*

Auswertung der Untersuchung ⇢ *309*

Die CT ist in der Diagnostik von Wirbelsäulenerkrankungen nach wie vor eine verbreitete und zugleich bei einer Vielzahl von Fragestellungen aussagekräftige Untersuchung. Und dies, obwohl es im Gegensatz zur MRT nicht möglich ist, die primäre Schichtführung der räumlichen Ausrichtung der Wirbelsäule anzupassen. Daher eignet sich v.a. die sequenzielle Einzelschicht-CT nur bedingt als Screeninguntersuchung, zur Darstellung langstreckiger Prozesse oder zum Auffinden von Veränderungen unbekannter Höhenlokalisation. Mit der Verbreitung der Multislice-Spiral-CT relativieren sich diese Einschränkungen jedoch. Diese Geräte sind in der Lage, deutlich schneller als die MRT große Körperabschnitte dünnschichtig abzubilden.

Nach wie vor kommen dem klinischen Untersuchungsbefund und den zur Verfügung stehenden Voruntersuchungen große Bedeutung dabei zu, den zu untersuchenden Bereich möglichst sinnvoll einzugrenzen. Zur Not obliegt es dem Untersucher selbst, durch Anamnese und Befund das Volumen einzuschränken.

Vor einem CT-Einsatz sollten bei unspezifischen Rückenbeschwerden erst andere diagnostische Maßnahmen ausgeschöpft werden.

Häufige Indikationen

Bandscheibenprolaps

Eine nach wie vor häufige Indikation ist die Frage nach einer Vorwölbung oder einem Prolaps von Bandscheibengewebe mit Kompression von Nervenwurzeln, der Kaudafasern oder des Rückenmarks. Diese Fragestellung ist im LWS-Bereich am häufigsten, gefolgt vom HWS-Bereich und schließlich dem BWS-Bereich.

Klinik

Klinisch muss unterschieden werden zwischen:
- Lumbalgien bzw. Zervialgien: nicht segmental oder radikulär ausstrahlende Schmerzen ohne neurologisches Defizit,
- Lumboischialgien bzw. Zervikobrachialgien: meist bereits durch eine körperliche Untersuchung auf eine Nervenwurzelkompression zurückzuführen.

Anhand des klinischen Bildes der Nervenwurzelkompression kann der mit der CT abzubildende Bereich bereits einschränkt werden:
- ein medialer Prolaps betrifft die Nervenwurzel unterhalb der prolabierten Bandscheibe,
- ein lateraler, intraforaminaler Bandscheibenprolaps betrifft die Nervenwurzel der gleichen Etage,
- ein lateraler Bandscheibenprolaps erfasst die Wurzel nach Verlassen des Neuroforamens in ihrem paravertebralen, nach kaudal absteigenden Verlauf. In diesen Fällen muss die Untersuchung evtl. auf die kaudal angrenzenden Etagen ausgeweitet werden.

Untersuchungstechnik und Fehlerquellen

Da die Darstellung der Bandscheiben im Vordergrund steht, ist eine zum Bandscheibenfach parallele Schichtführung trotz der zunehmenden Verbreitung der Mehrzeilen-Spiral-CT üblich. Dazu wird die Gantry für jede Etage gesondert geneigt. Da der maximal einstellbare Winkel meist 20–25° beträgt, kann die unterste Etage häufig nicht exakt parallel zum Bandscheibenfach dargestellt werden. Dies muss bei der Beurteilung von fachüberschreitenden Vorwölbungen der Etage LWK 5/SWK 1 berücksichtigt werden und ist eine der Ursachen dafür, dass häufig eine Untersuchung ohne Gantry-Kippung in Spiraltechnik mit nachfolgender Anfertigung bandscheibenparalleler Rekonstruktionen propagiert wird.

Durch die für jede Etage andere Gantry-Kippung kann es zu einer dorsalseitigen Überlappung der Schichten kommen. Diese führt evtl. dazu, dass ein Bandscheibenprolaps doppelt abgebildet wird und dass dazwischen unauffällige Bildanteile redundant dargestellt werden.

Zur Beurteilung der abgebildeten Strukturen ist es außerdem ratsam, sich den Entstehungsmechanismus von Aufhärtungsartefakten vor Augen zu halten.

> Anhand des klinischen Bildes kann der mit der CT abzubildende Bereich einschränkt werden.

> Häufig kann die unterste Bandscheibenetage im segenziellen Finzelschicht-CT nicht exakt parallel zum Bandscheibenfach dargestellt werden.

Differenzialdiagnose

Selbstverständlich soll bei der Untersuchung eines Patienten mit Lumbago das Bildmaterial auch auf andere pathologische Veränderungen begutachtet werden. Hierzu gehören z. B.:
- enger Spinalkanal,
- knöcherne Läsionen des Os sacrum,
- Knochendichte und Trabekelstruktur, z. B. Osteoporose,
- Integrität der Wirbelbögen zum Ausschluss einer Spondylolyse,
- mögliche andere Ursachen einer Nervenwurzelkompression,
- retroperitoneale Lymphknoten,
- Aortenaneurysma.

Fraktur/Trauma

In modernen Traumazentren wird die CT als Screeningverfahren eingesetzt. Je nach Verletzungsmuster werden Kopf, Thorax und Abdomen untersucht – meist in Spiraltechnik. Anschließend können die Regionen, die klinisch oder aufgrund des Unfallmechanismus gehäuft Verletzungen aufweisen, noch einmal gezielt untersucht werden. Mit neueren Multi-Slice-Geräten ist es möglich, bereits im ersten Durchgang ausreichend dünne Schichten für eine aussagekräftige Rekonstruktion anzufertigen.

An der Wirbelsäule stehen v.a. Frakturen im Vordergrund. Diese lassen sich in der (lückenhaften oder nicht-dünnschichtigen) Ganzkörperuntersuchung jedoch nur unzureichend nachweisen und sind ohne eine gezielte dünnschichtige Untersuchung unter gar keinen Umständen auszuschließen.

Klinische Zeichen wie Schmerzen oder neurologische Ausfälle und auch sekundäre Frakturzeichen im Spiral-CT wie paravertebrale oder retroperitoneale Hämatome sollten immer Anlass zu einer zusätzlichen dünnschichtigen Untersuchung der angrenzenden Wirbelkörper mit Darstellung im Knochenfenster geben.

Hilfreich ist eine multiplanare Rekonstruktion, mit deren Hilfe sich die Frakturverläufe meist besser abgrenzen lassen.

Wann immer möglich, sollten die CT-Befunde mit konventionellen Röntgenbildern verglichen werden, wenn diese bereits vorliegen. Eine zusätzliche Anfertigung konventioneller Aufnahmen gilt heute als obsolet.

> Wirbelsäulenfrakturen können ohne gezielte dünnschichtige Untersuchung niemals ausgeschlossen werden.

Raumforderungen

Bei intraspinalen Raumforderungen geht es sowohl um die genaue Höhenzuordnung als auch um die artdiagnostische Einordnung. Daher ist oft die i.v. Gabe eines KM empfehlenswert. Eine dynamische KM-Darstellung kann bei der differenzialdiagnostischen Zuordnung helfen.

Das wichtigste Unterscheidungsmerkmal zur Einordnung spinaler Raumforderungen ist jedoch deren Lage. Die tumorösen Raumforderungen werden folgendermaßen eingeteilt:
- extradurale Raumforderungen,
- intradural-extramedulläre Raumforderungen,
- intramedulläre Raumforderungen.

Die häufigsten Tumorarten innerhalb dieser Gruppen sind in Tab. 10.1 zusammengefasst.

Tabelle 10.1 Häufigste Tumorarten bei Raumforderungen der Wirbelsäule

Lokalisation	Tumorart
extradural (55%)	- Metastasen (z. B. Mamma-, Prostata-, Bronchialkarzinom, Tumoren des Gastrointestinaltrakts, Melanome)
	- osteogen (z. B. Chordom, Osteom, Knochenzyste)
	- sekundär intraspinal, von paravertebral in den Spinalkanal einwachsend (z. B. Lymphome von retroperitoneal paravertebral, Pleuramesotheliom, Neuroblastom)
	- seltene Lokalisation üblicherweise intraduraler Raumforderungen (z. B. Meningeom)
intradural extramedullär (40%)	Meningeom, Schwannom, Epidermoid
intramedullär (5%)	Astrozytom, Ependymom, Angioblastom

Beurteilung und Befunderstellung

▸ Der Untersucher sollte die Beschwerden des Patienten kennen, um den Befund richtig interpretieren zu können.

Bei der Frage nach degenerativen Bandscheibenerkrankungen ist es wichtig, den bildmorphologischen Befund vor dem Hintergrund der klinischen Beschwerden richtig einzuordnen, da gerade degenerative Veränderungen auch bei einer Vielzahl asymptomatischer Patienten nachzuweisen sind. Auch eine deutliche Bandscheibenvorwölbung muss nicht zwingend die Ursache der Beschwerden sein. Daher ist es wichtig, dass der Untersucher die Beschwerden des Patienten kennt, anhand derer eine Plausibilitätskontrolle und eine Gewichtung des Befunds erfolgen sollte.

Bei der CT-Befundung sollte bedacht werden, dass diagnostische Maßnahmen immer therapeutische Konsequenzen haben sollten. Der CT-Befund sollte also den Zuweiser bei der Therapieentscheidung unterstützen.

Technik

Seit ihrer klinischen Einführung Anfang der 70er Jahre ist die CT im Zuge der Weiterentwicklung von Hardware und Software zu einem wichtigen Instrument der Basisdiagnostik von Wirbelsäulenerkrankungen geworden. Sie hat ihren Platz auch nach Einführung und Verbesserung der MRT bewahrt und ist insbesondere in der Knochendarstellung und als Post-Myelo-CT nach wie vor nicht zu ersetzen.

Darüber hinaus hat die Einführung der Spiral-CT und der Multi-Slice-Geräte sowie die damit verbundene Möglichkeit verbesserter multiplanarer Rekonstruktionen das Spektrum der Untersuchungs- und Darstellungsmöglichkeiten erweitert (Abb. 10.1).

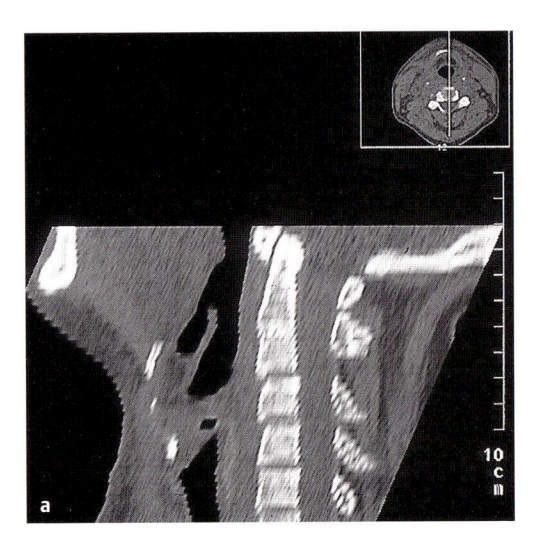

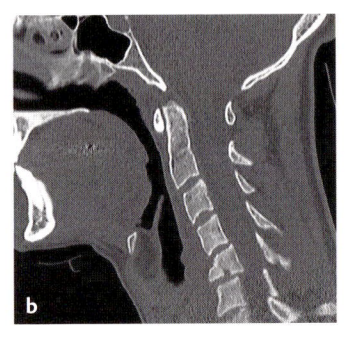

Abb. 10.1 a u. b Einfluss der technischen Verbesserungen auf die Qualität der Sekundärreformatierungen.
a Sagittale Rekonstruktion der HWS eines jungen Mannes, angefertigt zum Frakturausschluss aus konsekutiven 2-mm-Schichten. Das hyperdense Band an der Densbasis entspricht der Fusionsstelle der beiden embryologisch separat angelegten Densanteile.
b Eindeutiger Frakturnachweis (Teardrop-Fraktur von HWK 5) in einer Rekonstruktion aus nahezu isotropen Voxeln an einem 16-Zeilen-MSCT.

Einzelschichttechnik

Grundlagen. Bei der Einzelschichttechnik wird eine kontinuierliche Abfolge von Abbildungen erzeugt. Zur Anfertigung einer Schicht rotiert die Röntgenröhre um den Patienten, für die folgenden Schichten wird der Tisch schrittweise verschoben. Die Abbildungen werden möglichst in konstanter Atemlage angefertigt, also jeweils in Inspiration oder Exspiration. Während der Aufnahme einzelner Schichten hält der Patient den Atem an. Die Schichtdicke wird bei diesem Verfahren durch die Kollimation der Röhre bestimmt, der Schichtabstand entspricht dem Tischvorschub.

Untersuchungsparameter. Je nach Fragestellung ist eine Veränderung der Schichtdicke sinnvoll oder notwendig. Grundsätzlich gilt: Dünnere Schichten verbessern die Ortsauflösung bei niedrigerem Signal-Rausch-Verhältnis, dickere Schichten verbessern die Kontrastauflösung bei höherem Signal-Rausch-Verhältnis, jedoch bei schlechterer Ortsauflösung entlang der z-Achse und somit stärker ausgeprägten Partialvolumeneffekten.

Bei einer langstreckigen Übersichtsuntersuchung des Spinalkanals sind Schichtdicken von 5–8 mm, evtl. mit einem Tischvorschub von bis zu 20 mm gut geeignet, während die Suche nach einer Wirbelfraktur die Anfertigung von lückenlosen 1- bis 2-mm-Schichten erforderlich macht.

Zur Untersuchung der Bandscheiben sind meist Schichtdicken von 3–5 mm geeignet.

Sollen zwei- oder dreidimensionale Rekonstruktionen z. B. in der Frakturdiagnostik oder zur Planung operativer Eingriffe angefertigt werden, sind Dünnschichtuntersuchungen generell besser geeignet, um eine annähernd gleich gute Ortsauflösung in allen Rekonstruktionsebenen (Isotropie) zu erhalten. Zur dreidimensionalen schwellenwertbasierten Oberflächenrekonstruktion eignen sich Aufnahmen in einem Weichteilrekonstruktionsfilter aufgrund des deutlich geringeren Bildrauschens wesentlich besser.

Die Erzeugung von Bilddatensätzen zur multiplanaren Reformatierung ist jedoch mit der Spiral-CT-Technik besser möglich. Moderne Multi-Slice-CT-Scanner erlauben Schichtdicken deutlich unter 1 mm.

> Dünnere Schichten verbessern die Ortsauflösung, dickere Schichten verbessern die Kontrastauflösung.

Spiral-CT-Technik

Vorteile gegenüber der herkömmlichen Einzelschichttechnik

Longitudinale Auflösung. Die meisten Vorteile der modernen Spiraltechnik ergeben sich aus der wesentlich verkürzten Untersuchungszeit. Dadurch erhöht sich der Patientenkomfort, die Untersuchung ist weniger anfällig gegen Bewegungsartefakte und die Möglichkeit, überlappende Rekonstruktionen anzufertigen, erhöht bei gleicher Strahlenexposition die longitudinale Auflösung im Vergleich zur Einzelschichttechnik. Bei dünnschichtiger Rekonstruktion entspricht die longitudinale Auflösung eines Datensatzes in Spiraltechnik der Auflösung von Einzelschichten mit 50% Überlappung.

Strahlendosis. Im Umkehrschluss ermöglicht die Spiraltechnik bei gleicher longitudinaler Auflösung eine Reduktion der Strahlenexposition. Dies ist besonders bei Patienten, die häufig untersucht werden, und bei Kindern von Bedeutung.

Multiplanare Reformatierung. Die Fähigkeit moderner Scanner, Aufnahmen im Subsekundenbereich anzufertigen (derzeit 0,3 s/Rotation), erlaubt es, in kurzer Zeit ein großes Volumen zu erfassen oder ein gegebenes Volumen dünnschichtig zu untersuchen und somit auch die räumliche Auflösung zu verbessern. Dies ist besonders bei der Wirbelsäulendiagnostik sinnvoll, weil es hier zur Beantwortung zahlreicher Fragestellungen erforderlich ist, eine multiplanare Reformatierung eines Datensatzes zu errechnen. Dazu muss die interessierende Region in einem einzigen, nahtlosen Volumen ohne Registrierungsfehler erfasst werden. Mit der schnellen Multi-Slice-Spiraltechnik ist dies meist auch bei schwer kranken, traumatisierten, instabilen oder unkooperativen Patienten möglich. Die Untersuchungszeit für die gesamte Wirbelsäule kann mit neueren Geräten auch bei dünnen Schichten auf deutlich unter 20 s reduziert werden.

Die multiplanare Reformatierung ermöglicht es, den untersuchten Bereich nicht nur in den axialen Einzelschichten, sondern zusätzlich je nach Fragestellung in koronarer, sagittaler oder dreidimensio-

> Im Vergleich zur Einzelschichttechnik ist bei der Spiral-CT die longitudinale Auflösung bei gleicher Strahlenexposition erhöht.

> Die Qualität rekonstruierter Bilder entspricht fast derjenigen von direkt in der entsprechenden Orientierung gewonnenen Bildern.

naler Ansicht zu beurteilen. Die Qualität der rekonstruierten Bilder kommt dabei der Qualität direkt in der entsprechenden Orientierung gewonnener Akquisitionen nahe.

Der Informationsgewinn durch eine Beurteilung aus mehreren Perspektiven ist gerade bei komplexen anatomischen Strukturen wie Wirbelsäule und der Schädelbasis hilfreich. Bei der Operationsplanung tragen multiplanare Reformatierungen zur Entscheidung hinsichtlich der Resektabilität, des chirurgischen Zugangswegs und der Planung osteosynthetischer Eingriffe bei.

Spiral-CT-Untersuchung für Einzelschicht-Scanner

Bei der Auswahl eines Untersuchungsprotokolls sind in Abhängigkeit von der Fragestellung eine Reihe von Faktoren zu berücksichtigen und anzupassen. Hierzu zählen u.a. Röhrenstrom und Inkrement (Pitch) der Spirale.

- *Röhrenstrom:* Steht die Darstellung knöcherner Strukturen im Vordergrund, so ist es bei älteren Geräten evtl. erforderlich, die Untersuchung mit geringerer mAs-Zahl durchzuführen. Auf diese Weise ist eine dünnschichtige Darstellung (1 mm) eines größeren Volumens mit längerer Gesamtscanzeit möglich, ohne durch Röhrenkühlzeiten eingeschränkt zu sein. Wenn andererseits die Darstellung von Strukturen im Niedrigkontrastbereich im Vordergrund steht (z.B. Nervenwurzelkompression), so ist eine höhere mAs-Zahl erforderlich, und es empfiehlt sich die Anfertigung etwas dickerer (3 mm) Schichten, um den gesamten interessierenden Bereich abbilden zu können. Mit der technischen Verbesserung der Geräte treten solche Überlegungen allerdings in den Hintergrund.

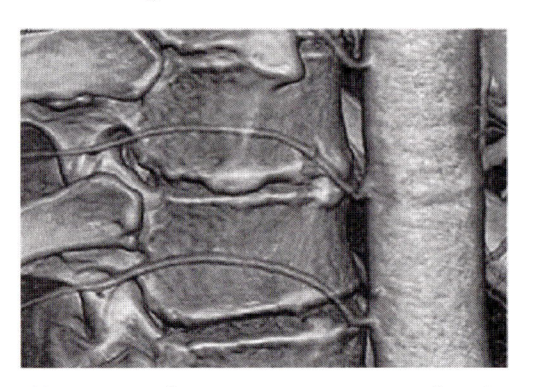

Abb. 10.2 **Spinalarterien.** KM-gestützte Darstellung des Abgangs der thorakalen Spinalarterien aus der Aorta, durchgeführt mit einem 64-Zeilen-MSCT (Sensation 64, mit freundlicher Genehmigung von Siemens, Erlangen).

- *Pitch:* Unter diesem Begriff versteht man das Verhältnis der Schichtdicke pro Umdrehung der Röhre zum Tischvorschub in der gleichen Zeit. Ein Pitch größer 1 erhöht das pro Scanzeit abgebildete Volumen, führt jedoch gleichzeitig zu einer Verbreiterung des Schichtprofils. Ein Pitch, bei dem sich die Schichten überlappen, verringert das Volumen, verbessert aber die Bildqualität – auch bei multiplanarer Reformatierung. Darüber hinaus verbessert sich die Sensitivität bei der Erfassung auch kleinerer Läsionen.

Zur Anfertigung einer multiplanaren Reformatierung ist es wünschenswert, einen Datensatz isotroper Voxel zugrunde legen zu können. Dies bedeutet, dass die Ortsauflösung der resultierenden Schichten in allen Ebenen der multiplanaren Reformatierung gleich ist. Aus diesem Grund ist es sinnvoll, den Pitch v.a. bei Schichtdicken von 3 mm und darüber so zu wählen, dass eine überlappende Datenerfassung gewährleistet ist. Generell gilt: je größer die Schichtdicke, desto größer die erforderliche Überlappung der Schichten.

> Je größer die Schichtdicke, desto größer die erforderliche Überlappung der Schichten.

Spiral-CT mit Mehrzeilen-Scannern

Gegenüber der Einzelschicht-Spiral-CT sind die Eingriffsmöglichkeiten, z.B. in Schichtdicke, Kollimation oder Pitch, bei Mehrzeilen-Scannern reduziert. Da bei modernen MSCT-Scannern aber der mAs-Wert automatisch angepasst wird, bleiben die Bildqualität und die Exposition unabhängig vom Pitch konstant. Die Schichtdicke und damit das Kontrast-Rausch-Verhältnis hängt von der Dicke der Sekundärrekonstruktion ab.

Die neue Gerätegeneration spielt ihre Vorteile besonders hinsichtlich der Geschwindigkeit aus, mit der auch größere Bereiche der Wirbelsäule in einem Atemanhaltezyklus dünnschichtig untersucht werden können. Zur Untersuchung von Traumapatienten wird vielfach propagiert, die meist noch üblichen konventionellen Röntgenaufnahmen vollständig zugunsten von „whole body scans" mit geeigneten Sekundärrekonstruktionen aufzugeben. Dies reduziert die potenziell riskanten Lagerungsmanöver und insbesondere die Zeit bis zu evtl. notwendigen Operationen.

Bei Gefäßerkrankungen der Hirnhäute oder des Rückenmarks, z.B. AV-Fisteln oder AV-Malformationen, kann bei geeigneter KM-Dynamik eine quasi angiographische Darstellung erzielt werden (Abb. 10.2).

Die Gerätehersteller versuchen, die Anzahl der gleichzeitig erfassten Schichten (derzeit 64) zu erhöhen und die Flachdetektortechnik auch für die CT zu nutzen, was theoretisch die gleichzeitige Erfassung mehrerer hundert Zeilen erlauben würde.

Durchführung der Untersuchung

Untersuchungsstrategien

Bei der Untersuchung der zervikalen, thorakalen und lumbalen Wirbelsäule gibt es 2 grundsätzlich unterschiedliche Strategien:

- Zur Diagnostik von Bandscheibenerkrankungen werden bevorzugt 3–5 mm dicke Schichten angefertigt, die parallel zum Bandscheibenfach liegen. Diese sollten jeweils einen Bereich abdecken, der vom Wirbelbogen des Wirbels über dem Bandscheibenfach bis zum Wirbelbogen des Wirbels darunter reicht. Die Neigung der Schichtebene relativ zur Körperlängsachse (Gantry-Neigung oder Reformatierungsebene) wird für jede Etage neu angepasst. Dies ist allerdings für die Etage LWK 5/SWK 1 mit der maximalen Gantry-Neigung von 20–25° allein oft nicht möglich.
- Eine andere Untersuchungsstrategie besteht in der Akquisition kontinuierlicher dünner Schichten in Einzelschichttechnik oder besser in Spiraltechnik ohne Gantry-Kippung. Damit lassen sich sämtliche Strukturen lückenlos darstellen und der gesamte Spinalkanal kann hinsichtlich knöcherner Stenosen und intraspinaler Fragmente beurteilt werden. Andererseits können aus diesen Datensätzen auch zweidimensionale sagittale oder koronare oder auch dreidimensionale Rekonstruktionen errechnet werden. Diese können zur Beurteilung komplexer pathologischer Veränderungen wie z. B. Wirbelkörperfrakturen hilfreich oder sogar erforderlich sein.

Da eine exakt bandscheibenfachparallele Gantry-Kippung ohnehin nicht in allen Etagen möglich ist und es deshalb zu Fehlbeurteilungen aufgrund des Partialvolumeneffekts kommen kann, wird vielfach eine Untersuchung in dünnschichtiger Spiraltechnik propagiert. Ein wesentlicher Vorteil dieses Vorgehens ist neben deutlich verkürzten Untersuchungszeiten z. B. die Möglichkeit, die Stellung der Wirbelkörper und die Weite der Neuroforamina in den sagittalen Rekonstruktionen zu beurteilen (Abb. 10.**3**, Abb. 10.**4**).

Die Untersuchungstaktik sollte der jeweiligen Fragestellung angepasst werden und hängt darüber hinaus auch von der Verfügbarkeit eines modernen Spiral-CT-Scanners ab.

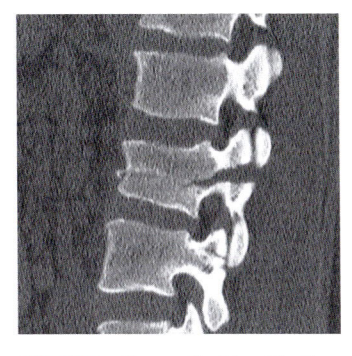

Abb. 10.3 **Chance-Fraktur.** Die Darstellung komplexer Frakturen (Chance-Fraktur mit Kompression des Wirbelkörpers und Zerreißung der Wirbelbögen und zuweilen des Processus spinosus) wird durch eine Reformatierung aus dünnen Schichten (hier aus einem 16-Zeilen-MSCT) wesentlich vereinfacht. Insbesondere erleichtert diese Darstellung die Kommunikation über die Befunde mit dem zuweisenden Kollegen.

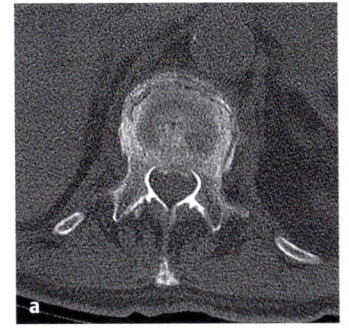

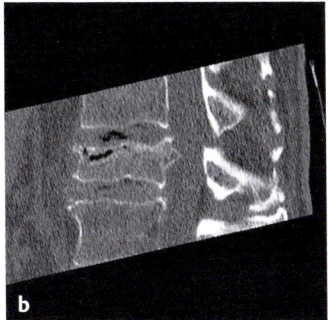

Abb. 10.4a u. b **Fraktur der Wirbelkörpervorderkante in transversaler und sagittaler Rekonstruktion.** Die sagittale Rekonstruktion (**b**) erleichtert die Beurteilung der Fraktur. Zwar ist die Hinterkantenbeteiligung mit Propulsion eines Fragments in der transversalen Schicht gut und sicher zu identifizieren (**a**). Eine gleichzeitige Abschätzung, in welchem Umfang der Wirbelkörper komprimiert ist und ob dies zu einer kyphotischen Abweichung des betroffenen Wirbelsäulenabschnitts führt, ist nur in der sagittalen Rekonstruktion in einer Darstellung möglich.

Untersuchungsablauf

> Zu Beginn jeder CT-Untersuchung sollte ein Topogramm in zwei Ebenen angefertigt werden.

Zu Beginn jeder Untersuchung wird zunächst eine Übersichtsaufnahme angefertigt. Je nach Gerätehersteller heißt diese Topogramm, Localizer, Scout-View, Pilot-View oder Scanogram. Hierbei rotiert die Röhre nicht um den Patienten, sondern steht im seitlichen oder a.p. Strahlengang fest. Es bewegt sich lediglich der Tisch mit dem Patienten durch den Strahlenfächer hindurch.

Bei der Untersuchung der Wirbelsäule, v.a. der LWS, ist die Anfertigung eines Topogramms im *seitlichen Strahlengang* Standard. Auf diese Weise ist die bandscheibenfachparallele Kippung der Gantry möglich. Darüber hinaus erleichtert ein seitliches Topogramm die Zuordnung der Einzelschichten zu einem Wirbelkörper oder zu einem Zwischenwirbelraum.

Außer bei traumatisierten Patienten sollte zusätzlich ein Topogramm im *a.p. Strahlengang* angefertigt werden. Eine Kombination aus seitlichem und a.p. Topogramm macht bei nicht traumatisierten Patienten zusätzliche konventionelle Röntgenaufnahmen meist überflüssig (Tresset et al. 1990). Störungen des Alignements, der Lordose oder Kyphose und Störungen der Segmentierung sind bereits im Topogramm zu erkennen. Darüber hinaus ist auch eine Beurteilung der Hüft- und Sakroiliakalgelenke möglich. Strukturen, deren degenerative Erkrankung zu pseudoradikulären Beschwerden führen kann, können so in die Gesamtbeurteilung des klinischen und radiologischen Bilds mit einbezogen werden.

Es ist möglich, dass strukturelle Schäden der Wirbelsäule oder einzelner Wirbelkörper nur auf dem Topogramm zu erkennen sind, nicht jedoch auf den Einzelschichten. Dies gilt besonders, wenn diese mit größerer Schichtdicke angefertigt wurden.

Wenn bereits konventionelle Röntgenaufnahmen vorliegen, empfiehlt sich zur Höhenzuordnung der Wirbelkörper stets ein zusätzlicher Vergleich mit diesen, v.a. bei lumbosakralen Übergangsanomalien mit einer Variation der Anzahl an Lumbalwirbeln. In diesem Fall kann es sogar erforderlich sein, zusätzlich die gesamte BWS darzustellen, um die Wirbelkörper von kranial nach kaudal durchzählen zu können.

Kontrastmittel

Für CT-Untersuchungen der Wirbelsäule kann KM i.v. oder intrathekal verabreicht werden.

Intravenöses Kontrastmittel

> Bei entzündlichen Veränderungen sollten die CT-Aufnahmen erst 70–120 s nach KM-Gabe angefertigt werden.

Das KM kann über einen peripheren oder zentralen Venenzugang – nach Möglichkeit mit einer Infusionspumpe – verabreicht werden. Menge und zeitlicher Ablauf der Injektion richten sich nach der Fragestellung und der Untersuchungstechnik (Einzelschicht- oder Spiraltechnik). Meist beträgt die Dosis 1–2,5 ml/kgKG und der Flow 0,7–4 ml/s.

Zum Nachweis entzündlicher Veränderungen sollte eine gewisse Vorlaufzeit zur Gewebeanreicherung des KM von 70–120 s abgewartet werden, während z.B. bei der Frage nach einer arteriovenösen Fehlbildung eine schnelle KM-Injektion mit nur 15–25 s Vorlaufzeit zweckmäßig ist.

Intrathekales Kontrastmittel

> 2–6 Stunden nach einer intrathekalen KM-Gabe sollte eine zusätzliche Untersuchung durchgeführt werden.

Zur intrathekalen Gabe wird das KM (z.B. Isovist) meist über eine Lumbalpunktion verabreicht. Anschließend wird eine Myelographie und danach ein Post-Myelo-CT angefertigt (Abb. 10.5). Das KM kann aber auch direkt zur Anfertigung einer CT-Myelographie (oder Zisternographie) gegeben werden. In diesem Fall ist es je nach Fragestellung möglich, dass das KM bereits vom behandelnden Arzt auf der Station verabreicht wird. Es kann aber auch sinnvoll sein, das KM unmittelbar vor Beginn der Untersuchung zu injizieren und seinen Abfluss nach kranial mit einer CT-Durchleuchtung zu dokumentieren.

Letzteres dient z. B. dem Nachweis oder Ausschluss einer mit dem Subarachnoidalraum kommunizierenden zystischen Raumforderung. Wie bei der klassischen Zisternographie sollte 2 bis maximal 6 Stunden nach der KM-Gabe eine zusätzliche Untersuchung durchgeführt werden, bevor das KM weitgehend resorbiert ist (s. u.).

Durch eine intrathekale KM-Gabe gelingt meist eine gute Darstellung des Rückenmarks, des Conus medullaris, des Filum terminale, der Cauda equina und auch intraduraler Raumforderungen. Letztere sind in Nativaufnahmen nicht sicher abgrenzbar, da ihre Röntgendichte sich kaum von derjenigen physiologischer anatomischer Strukturen unterscheidet. Die CT-Myelographie ist v.a. bei der Untersuchung von Patienten mit einer Spinalkanalstenose, bei unklarem myelographischem Befund sowie bei Patienten, die Kontraindikationen zur Durchführung einer MRT aufweisen, eine wertvolle Untersuchung. Bei Punktionen hilft intrathekales KM, eine Verletzung von Dura oder Rückenmark zu vermeiden.

Eine zweizeitige Untersuchung nach intrathekaler KM-Gabe ist evtl. sinnvoll zur Beantwortung der Frage, ob zystische Raumforderungen mit dem Subarachnoidalraum kommunizieren. In der Literatur finden sich uneinheitliche Angaben über den idealen Untersuchungszeitpunkt. Nach unseren Erfahrungen eignet sich ein Zeitraum von ½–1 Stunde für die erste und 3–4 Stunden für die zweite Untersuchung. Eine Untersuchung nach einem längeren Intervall ist meist nicht aussagekräftig, da dann die KM-Konzentration bereits deutlich reduziert ist und eine KM-Anreicherung auch diffusionsbedingt zustande kommen kann.

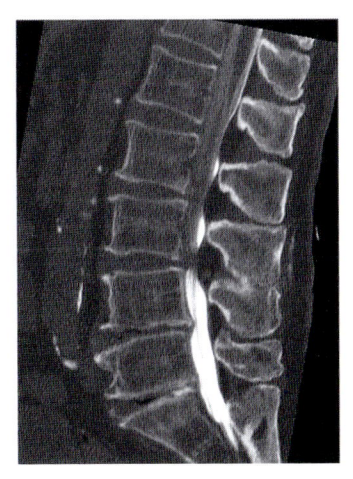

Abb. 10.5 **Sagittales Post-Myelo-CT.** Durch die Möglichkeit, große Wirbelsäulenabschnitte nahezu isotrop abzubilden, hat die MSCT die methodischen Nachteile gegenüber der MRT kompensiert. In vielerlei Hinsicht ist die CT durch ihre eigenen methodischen Vorteile und die deutlich kürzeren Untersuchungszeiten dadurch der MRT überlegen.

Auswertung der Untersuchung

Fenstereinstellung

Die CT ist technisch in der Lage, etwa 4000 verschiedene Intensitätsabstufungen der Röntgenabsorption zu messen. Diese werden nach dem Erfinder der CT Sir Godfrey Hounsfield Hounsfield-Einheiten oder kurz HE genannt. Da das menschliche Auge jedoch nur in der Lage ist, etwa 20 Graustufen zu unterscheiden, muss der diagnostisch interessierende Bereich der Dichteunterschiede auf diese Graustufen aufgeteilt werden. Diesen Vorgang nennt man Fensterwahl (Window-/Center-Einstellung. Dabei muss sich die Fenstermittellage ungefähr bei der Dichte der hauptsächlich interessierenden Strukturen befinden und die Fensterweite so eingestellt sein, dass alle angrenzenden entscheidenden Strukturen von diesen als optisch gut zu unterscheidender Grauwert abgrenzbar sind (Abb. 10.6). Die in Tab. 10.2 aufgelisteten Fenstereinstellungen haben sich für häufige Fragestellungen der Wirbelsäulendiagnostik als sinnvoll erwiesen.

Tabelle 10.2 ⇢ *Fenstereinstellungen*

Untersuchung	Window	Center
Bandscheibendiagnostik	200–300	20–50
Fraktursuche	2000–maximal	300–500
Post-Myelo-CT	1400–2000	300–400
Tumordiagnostik (mit KM)	200–400	20–80

Die Werte aus Tab. 10.2 müssen keinesfalls für alle genannten Fragestellungen bei allen Patienten und an allen Geräten optimal geeignet sein. Daher ist es zweckmäßig, sie im Einzelfall zu optimieren. Dennoch sollte man zur Etablierung eines internen Standards für Routinefragestellungen versuchen, eine konstante Fenstereinstellung beizubehalten. Vorteilhaft ist natürlich die Möglichkeit, bei der Be-

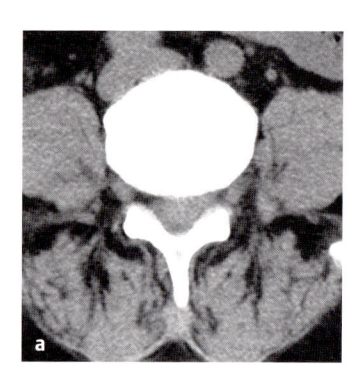

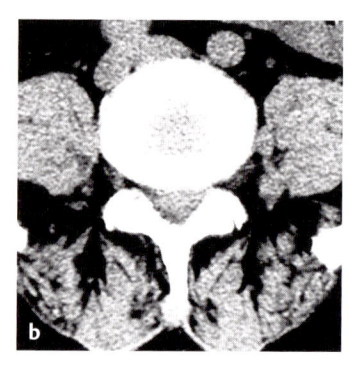

Abb. 10.6 a u. b **Lumbales Bandscheibenfach in weicher (a) und harter (b) Fenstereinstellung.** Einfluss der Fenstereinstellung auf die Nachweisempfindlichkeit von Veränderungen mit nur gering abweichender Dichte. Links könnte der sequestrierte Bandscheibenprolaps mit einer durchaus üblichen Fenstereinstellung von W = 250 und C = 50 leicht übersehen werden. Rechts führt die Reduktion der Fensterweite auf 100 zu einer deutlich verbesserten Abgrenzbarkeit.

> Durch die Neuroforamina durchtretende und damit nicht aufgehärtete Strahlenbündel können einen Bandscheibenprolaps vortäuschen.

> Durch Aufhärtungsartefakte kann der Spinalkanal als strukturfreier Bereich dargestellt werden.

> Eine geringere Schichtdicke kann Aufhärtungsartefakte verringern.

fundung an einem PAC-System die Fenstereinstellungen selbst zu optimieren.

Artefakte

Neben den zahlreichen gerätebedingten Artefakten, auf die hier nicht weiter eingegangen werden soll, bereiten bei der Untersuchung der Wirbelsäule mitunter die *Strahlenaufhärtungsartefakte* Probleme. Obwohl dies bei modernen Geräten, insbesondere bei den Multi-Slice-Scannern kaum noch zum Tragen kommt, soll der Entstehungsmechanismus an dieser Stelle kurz erläutert werden.

Beim Durchdringen von röntgendichtem Gewebe, z. B. Knochen, wird v.a. der niederenergetische Anteil der Strahlung geschwächt oder vollständig absorbiert. Dies führt dazu, dass die höherenergetische, härtere Strahlung einen höheren Anteil der verbleibenden Strahlung ausmacht. Dieser Effekt macht sich v.a. an Knochenkanten bemerkbar. In der Wirbelsäulendiagnostik tritt er besonders an den Bogenwurzeln und den Facettengelenken auf, besonders wenn diese stark hypertrophiert sind. Die „aufgehärtete" Strahlung ist nicht mehr in der Lage, die ohnehin geringen Absorptionsunterschiede von epiduralem Fettgewebe, Rückenmark und Liquor sichtbar zu machen. Aus diesem Grund erscheint der Spinalkanal zuweilen als strukturfreier Bereich geringer Röntgendichte. Er wird dann in einem einzigen Grauwert oder schwarz dargestellt.

Andererseits ist es möglich, dass die nicht oder nur leicht geschwächten Teile des Strahlenfächers, die im ventralen Anteil des Spinalkanals durch die Neuroforamina hindurch auf die intraspinalen Strukturen treffen, einen Bandscheibenprolaps vortäuschen. Dies liegt daran, dass die hier befindlichen Strukturen gegenüber den dorsalen Anteilen von Duralsack und Epiduralraum hyperdens dargestellt werden.

Besondere Probleme bereitet die Strahlenaufhärtung häufig an der HWS. Im kaudalen Anteil macht die Überlagerung durch den Schultergürtel und die damit verbundene Abschwächung und Aufhärtung des Strahlenfächers eine Beurteilung des Spinalkanals oft unmöglich. Je nach Konstitution des Patienten kann manchmal eine elastische Binde Abhilfe schaffen, die um die Füße des liegenden Patienten herum an den Handgelenken befestigt wird und dessen Arme zusammen mit dem Schultergürtel herunterzieht.

Eine geringere Schichtdicke kann das Problem der Artefakte zumindest teilweise lösen. Beim Einsatz der Spiraltechnik sollten 1-mm-Schichten akquiriert und aus ihnen dickere 3- oder 5-mm-Schichten berechnet werden. Bei Verwendung der Multi-Slice-Technik kommt der Aufhärtungseffekt weniger zum Tragen, sodass meist keine speziellen Gegenmaßnahmen erforderlich sind.

Zusammenfassung

Untersuchungstechnik. Vor einem CT-Einsatz sollten bei unspezifischen Rückenbeschwerden erst andere diagnostische Maßnahmen ausgeschöpft werden. Verwendet werden sowohl die Einzelschichttechnik als auch die Spiraltechnik. Letztere bietet neben der Zeitersparnis eine bessere longitudinale Auflösung und die Möglichkeit zur multiplanaren Rekonstruktion. Selbst bei dünnen Schichten kann die gesamte Wirbelsäule in Spiraltechnik in unter 20 s vollständig untersucht werden.

Zur Diagnostik von Bandscheibenerkrankungen werden Schichten angefertigt, die parallel zum Bandscheibenfach liegen – entweder durch eine Kippung der Gantry oder durch eine sekundäre Rekonstruktion. Kontrastmittel kann i.v. oder intrathekal (z. B. Post-Myelo-CT) verabreicht werden.

Indikationen. Eine häufige Indikation zur CT-Untersuchung der Wirbelsäule ist die Frage nach einem *Bandscheibenprolaps* mit Kompression von Nervenwurzeln, der Kaudafasern oder des Rückenmarks. Bei *Traumapatienten* eignet sich die Spiral-CT auch als Screeningverfahren. Allerdings können Wirbelsäulenfrakturen ohne gezielte dünnschichtige Untersuchung nicht ausgeschlossen werden. Zur Diagnostik *intraspinaler Raumforderungen* ist eine i.v. KM-Gabe empfehlenswert.

Befundung. Zur korrekten Befundung von CT-Bildern der Wirbelsäule sollte der Untersucher die Beschwerden des Patienten kennen. Außerdem ist es wichtig, eine an die Fragestellung angepasste Fenstereinstellung zu wählen und Strahlenaufhärtungsartefakte nicht falsch zu interpretieren (z. B. Vortäuschung eines Bandscheibenprolaps).

Literatur

Zur Weiterbildung empfohlen

Johnson, B. A., L. N. Tanenbaum: Contemporary spinal CT applications. Neuroimag. Clin. N. Amer. 8 (1998) 559–575
exzellente Übersichtsarbeit

Hopper, K. D., D. Pierantozzi, P. S. Potok: The quality of 3D reconstructions from 1.0 and 1.5 pitch helical and conventional CT. JCAT2. 20 (1996) 841

Kasales, C. J., K. D. Hopper, D. N. Ariola: Reconstructed helical CT scans: Improvement in z-axis resolution compared with overlapped and non-overlapped conventional CT scans. Amer. J. Roentgenol. 164 (1995) 1281

Levy, R. A.: Three-dimensional craniocervikal CT: Is isotropic imaging possible? Radiology 197 (1995) 645
die Arbeiten von Hopper et al., Kasales et al. und Levy erläutern anschaulich das Verhältnis von Schichtdicke und Tischvorschub zur Qualität der Rekonstruktionen und Strahlenexposition

Kalender, W.: Computed Tomography, Fundamentals, System Technology, Image Quality and Applications. Publicis MCD Verlag (2000)
effektives Kurzlehrbuch in dem alle technischen und physikalischen Grundlagen zur CT vermittelt werden inkl. eines Methodenvergleichs Single-Slice-, Spiral- und Multi-Slice-CT

Nuri Sener, R., G. T. Ripeckyj, P. M. Otto: Recognition of abnormalities on computed scout images on CT examinations of the head and spine. Neuroradiology 35 (1993) 229

Tress, B. M., W. S. Hare: CT of the spine: Are plain spine radiographs necessary? Clin. Radiol. 41 (1990) 317
die Arbeiten von Nuri Sener et al. und Tress u. Hare zeigen den Stellenwert des Topogramms

Watura et al.: Multislice CT in imaging of trauma of the spine, pelvis and complex foot injuries. Br J Radiol. 77 (2004) 46–63
neben den bekannten Vorteilen der MSCT wird hier zusätzlich der Einsatz dickschichtiger multiplanarer Rekonstruktionen als Ersatz für konventionelle Aufnahmen erörtert

Herzog, C., H. Ahle, M. Mack et al.: Traumatic injuries of the pelvis and thoracic and lumbar spine: does thin slice multidetector-row CT increase diagnostic accuracy? Eur. Radiol. 14 (2004) 1751–1760
aktuelle Arbeit, die die Vorteile der MSCT hinsichtlich der Bildgüte und der diagnostischen Aussagekraft betont, aber auch den Einfluss auf die Arbeit in der Notaufnahme erörtert. Die MSCT mit multiplanaren Rekonstruktionen ist der konventionellen Technik beim Frakturnachweis überlegen

Tsuchiya, K., S. Katase, C. Aoki, J. Hachiya: Application of multi-detector row helical scanning to postmyelograohic CT. Eur. Radiol. 13 (2003) 1438–1448
37 Patienten und Phantomstudien, die MSCT mit Sekundärrekonstruktion ist in Bildgüte und Aussagekraft dem konventionellen Verfahren weit überlegen

Baum, U., K. Anders, G. Steinbichler et al.: Improvement of image quality of multislice spiral CT scans of the head and neck region using a raw data-based multidimensional adaptive filtering (MAF) technique. Eur Radiol. 14 (2004) 1873–1881
durch geeignete Filterung kann die Bildqualität auch bei MSCT entscheidend verbessert werden; Reduktion von Artefakten durch MAF-Technik

11 Anatomie

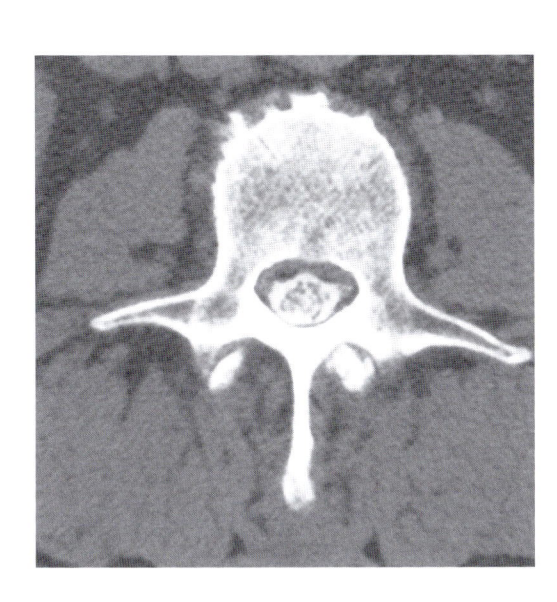

Knochen ⇢ *314*

Bandscheiben ⇢ *318*

Gefäße ⇢ *318*
Arterien ⇢ *318*
Venen ⇢ *319*

Bänder ⇢ *320*

Rückenmark und Spinalnervenwurzeln ⇢ *321*

Rückenmarkhäute ⇢ *323*

Epiduralraum ⇢ *323*

11 Anatomie

Die Ausführungen zur Anatomie und Embryologie in diesem Kapitel sollen sich auf Strukturen beschränken, die entweder im CT darstellbar oder zum Verständnis eines beschriebenen Krankheitsbilds erforderlich sind. Die Darstellung der ultrastrukturellen Morphologie übersteigt den gesetzten Rahmen und sollte anhand spezieller Lehrbücher nachgeschlagen werden.

Knochen

Die Wirbelsäule ist segmental aufgebaut. Sie besteht aus 7 Hals-, 12 Brust-, 5 Lendenwirbeln, 5 Sakralwirbelsegmenten und 3–5 Kokzygealsegmenten (Abb. 11.1).

Übergangsanomalien. Während die Gesamtzahl der Wirbelkörper meist konstant ist, gibt es v.a. im lumbosakralen Bereich Übergangsanomalien. Die Anzahl freier LWK variiert zwischen 4 und 6. Man spricht bei Übergangsanomalien von sakralisierten Lumbalwirbeln bzw. von lumbalisierten Thorakal- oder Sakralwirbeln.

Derartige Übergangsanomalien können z.B. in der präoperativen Diagnostik von Bandscheibenvorfällen Probleme bei der korrekten Bezeichnung der betroffenen Etage bereiten. Um Missverständnisse zu vermeiden, empfiehlt sich die Rücksprache mit dem zuweisenden Kollegen. Im Befund sollte neben einer Beschreibung der Übergangsanomalie zusätzlich der Begriff „unterste" oder „zweitunterste Etage" verwendet werden, da dies der intraoperativen Bestimmung der Etage mit Durchleuchtung entspricht.

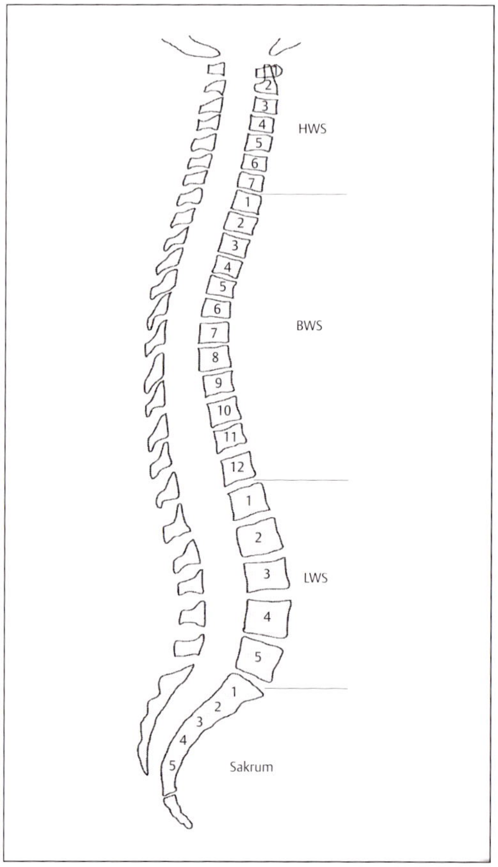

Im seitlichen Topogramm können scheinbar 6 freie LWK erkennbar sein, wobei der vermeintliche LWK 1 aber dem BWK 12 entspricht. Am BWK 12 sind verkürzte Stummelrippen von Transversalfortsätzen mitunter nur durch den Nachweis eines Gelenkspalts im a.p. Topogramm oder im konventionellen Röntgenbild zu unterscheiden (Abb. 11.2).

Knöcherne Bestandteile. Abgesehen von HWK 1 und 2 – Atlas und Axis – wird der grundsätzliche „Bauplan" der einzelnen Wirbelkörper in der gesamten Wirbelsäule beibehalten und lediglich in Anpassung an die regionalen funktionellen Erfordernisse variiert. Alle Wirbel mit Ausnahme von HWK 1 besitzen einen ventral gelegenen *Wirbelkörper* (Corpus vertebrae), aus dem beidseits dorsal die Bogenwurzeln (Pediculi arcus vertebrae) entspringen, die zusammen mit der Lamina arcus vertebrae den *Wirbelbogen* bilden. Zusammen mit der Wirbelkörperhinterfläche bildet dieser wiederum den knöchernen *Spinalkanal.* Jeweils seitlich aus dem Wirbelbogen entspringen die Kostotransversalfortsätze, die an der BWS mit den Rippen artikulieren und an der HWS und LWS als Muskelansatz dienen. Die Wirbelkörper untereinander bilden je mit einem Processus articularis superior und inferior, die ebenfalls am Wirbelbogen entspringen, eine gelenkige Verbindung, das *Facettengelenk*.

Spinalkanal. Die segmentalen Unterschiede zwischen HWS, BWS und LWS betreffen u.a. die Weite und die Form des knöchernen Spinalkanals.

An der HWS hat der Spinalkanal eine querovale bis dreieckige Form. Die Spitze des Dreiecks weist

> Übergangsanomalien können z.B. bei Bandscheibenvorfällen Missverständnisse hinsichtlich der betroffenen Etage verursachen.

Abb. 11.1 **Segmentale Aufteilung der Wirbelsäule.**

Knochen

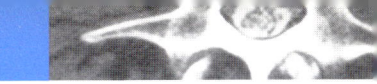

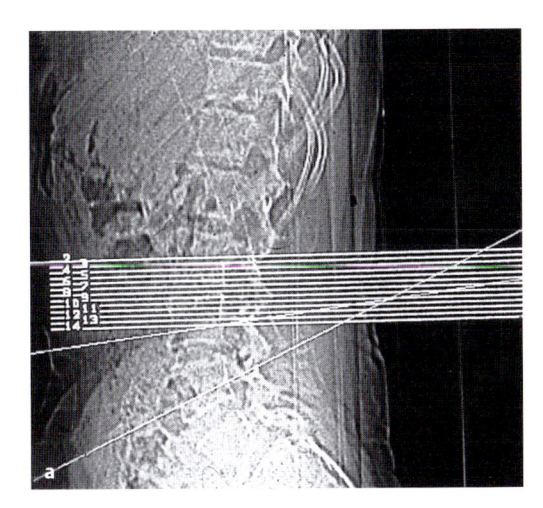

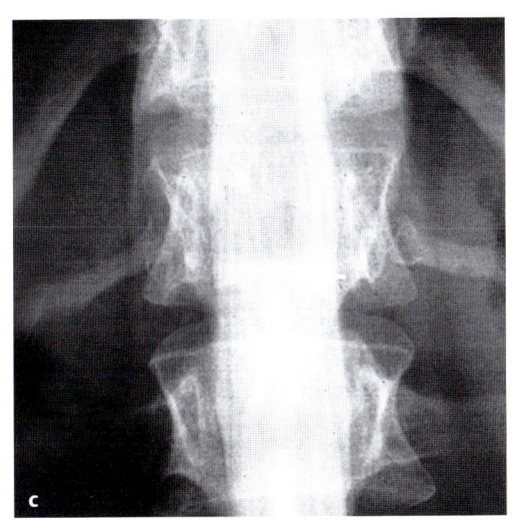

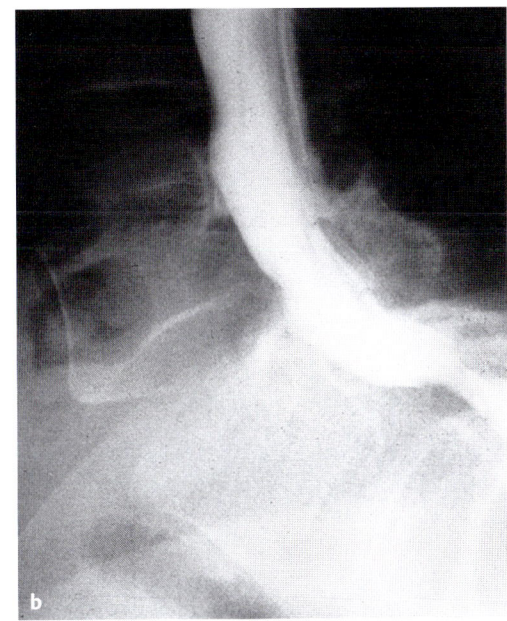

Abb. 11.2a–c **Übergangsanomalie?**

a Topogramm im seitlichen Strahlengang. Hier sind scheinbar 6 freie Lumbalwirbelkörper zu erkennen. Somit würde es sich um eine Übergangsanomalie mit lumbalisiertem SWK 1 handeln.

b, c In der Myelographie zeigt sich jedoch neben dem Prolaps der Etage „LWK 6/SWK 1" im seitlichen Strahlengang, dass es sich im a.p. Bild bei den vermeintlichen Transversalfortsätzen des „LWK 1" um Stummelrippen handelt. Die normale segmentale Aufteilung und auch der segmentale Abgang der Spinalnerven ist also erhalten, was im Befund entsprechend berücksichtigt werden muss.

dabei nach dorsal. Der transversale Durchmesser ist größer als der sagittale. Er nimmt vom kraniozervikalen Übergang bis auf Höhe HWK 3 schnell ab und bleibt von da an nach kaudal annähernd konstant.

An der BWS ist der Durchmesser des Spinalkanals transversal und sagittal gleich und sein Querschnitt annähernd rund. Die Wirbelkörperhinterfläche ist hier im Gegensatz zur HWS und LWS konkav.

An der LWS ist der Spinalkanal weiter als an der BWS und weist wiederum eine eher querovale Schnittfläche auf, deren Transversaldurchmesser größer ist als ihr Sagittaldurchmesser.

Bei der Beurteilung der Weite des Spinalkanals, z.B. bei der Frage nach einer Spinalkanalstenose, dienen folgende Werte als Richtlinie:

- lumbaler a.p. Durchmesser mindestens 15 mm,
- zervikaler a.p. Durchmesser unterhalb von HWK 3 mindestens 12 mm,
- Abstand zwischen den Wirbelbögen mindestens 20 mm.

Zum Ausschluss einer Spinalkanalstenose gelten laut Literatur für alle Segmente folgende Werte:

- a.p. Durchmesser mindestens 11,5 mm,
- interpedikulärer Abstand mindestens 16 mm,
- Weite des Recessus lateralis mindestens 3 mm,
- axiale Schnittfläche mindestens 1,45 cm^2,
- Dicke der Ligg. flava maximal 4–5 mm.

Facettengelenke. Der Winkel der Facettengelenke zueinander verändert sich von kranial nach kaudal. An der HWS verlaufen sie nahezu horizontal und erlauben damit eine Rotations- und auch eine Flexionsbewegung. An der BWS und LWS neigen sich die Facettengelenke immer stärker nach vertikal. In der BWS liegen sie dabei eher in der Frontalebene, was eine bessere Rotationsbewegung erlaubt, in der LWS liegen sie eher in der Sagittalebene, was eine Ante- und Retroflexionsbewegung zulässt.

Besonderheiten der HWS. Die A. vertebralis und ein Bündel kleiner begleitender Vv. vertebrales verlau-

> An der HWS und der LWS hat der Spinalkanal eine dreieckige Form, an der BWS ist er rund.

> Die Facettengelenke verlaufen an der HWS sie nahezu horizontal und neigen sich von kranial nach kaudal immer stärker nach vertikal.

315

11 Anatomie

> Der Uncus corporis vertebrae ist häufig Ausgangspunkt appositioneller Knochenanbauten, die zu einer Einengung des Neuroforamens führen.

fen von HWK 6 bis HWK 1 durch die Foramina processuum transversorum, auch Foramina transversaria genannt, einer Reihe 5–7 mm messender Foramina in den Processus transversi. Diese können anlagebedingt nach dorsal, lateral oder ventral eine Spaltbildung aufweisen. Als weitere Normvariante kann die A. vertebralis vor ihrem Eintritt in das Foramen magnum durch ein weiteres Foramen arcuale hindurchtreten, welches den Sulcus a. vertebralis auf dem Atlasbogen knöchern abschließt.

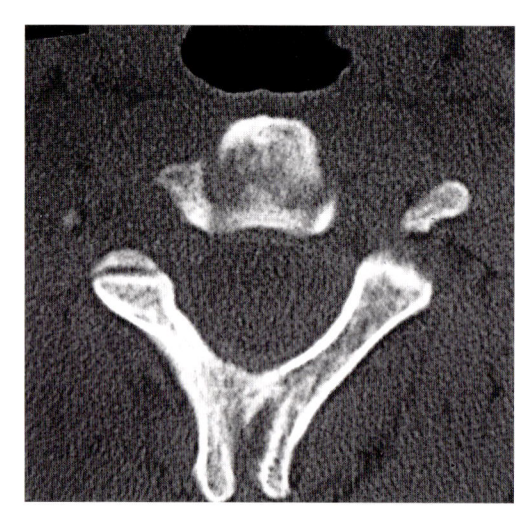

Der Dornfortsatz von HWK 2–6 ist meist mehr oder weniger stark gegabelt (Abb. 11.3). Die HWK 3–7 besitzen jeweils am lateralen Rand des Corpus vertebrae eine nach kranial weisende Ausziehung (Uncus corporis vertebrae), die den darüber befindlichen Wirbelkörper wie in einer Schiene führt und mit diesem gelenkig kommuniziert. Dieser Fortsatz ist bei degenerativen Veränderungen häufig Ausgangspunkt appositioneller Knochenanbauten, die zu einer Einengung des Neuroforamens führen und den Spinalnerv komprimieren können (Abb. 11.4, Abb. 11.5).

Der 7. Halswirbel besitzt meist einen besonders weit nach dorsal vorspringenden Dornfortsatz (Vertebra prominens).

Besonderheiten der BWS. Die BWK besitzen jeweils am Oberrand, unmittelbar ventral der Bogenwurzeln und am Unterrand eine kleine Grube, die der gelenkigen Artikulation mit den Rippenköpfchen dient.

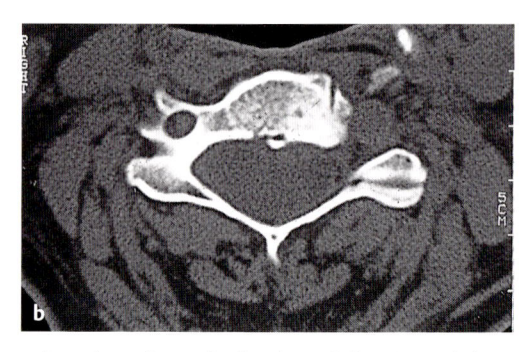

Abb. 11.3 Die Dornfortsätze von HWK 2–6 sind mehr oder weniger stark zweigeteilt.

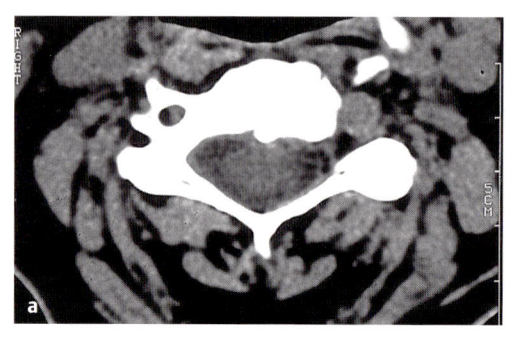

Abb. 11.4a u. b Weichteil- und Knochenfensterdarstellung einer seltenen Ursache einer intraforaminalen Nervenwurzelkompression. Es zeigt sich links eine deutlich aufgeweitete A. vertebralis, die auf den 6. Zervikalnerv drückt.

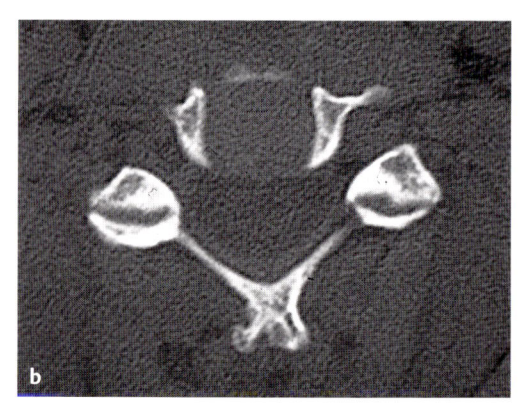

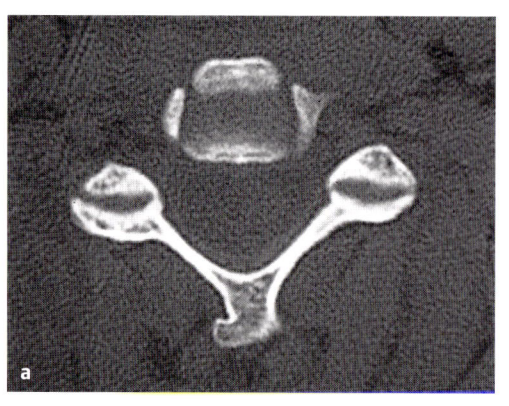

Abb. 11.5a u. b Transversaldarstellung des Unkovertebralgelenks. Das Gelenk führt den jeweils kranialen Wirbelkörper wie in einer Gleitschiene und ist häufig Ausgangspunkt degenerativer osteophytärer Anbauten.

Knochen

Ein weiteres Gelenk befindet sich lateral am Processus transversalis, der mit dem Tuberculum costae artikuliert.

Besonderheiten der LWS. Die LWK besitzen anstelle der Gelenkverbindung mit den Rippen einen betonten Transversalfortsatz (Processus costarius), der einer rudimentären Rippe entspricht und als Muskelansatz dient (Abb. 11.6).

HWK 1 (Atlas). Der Atlas besitzt als einziger Wirbel keinen Wirbelkörper, sondern besteht lediglich aus einem knöchernen Ring. Diese Form ermöglicht die 2 wesentlichen Bewegungen, an denen er als gelenktragende Struktur beteiligt ist. Kranial tragen die Massae laterales des Atlas die Articulatio atlantooccipitalis, die Gelenkverbindung mit den Hinterhauptkondylen, die für Nickbewegungen des Kopfes verantwortlich ist. Kaudal überträgt der Atlas die Last des Kopfes und einen Teil der Nickbewegung über die Articulatio atlantoaxialis lateralis auf den HWK 2 (Abb. 11.7).

Die Ringform des Atlas ermöglicht die Rotationsbewegung im medianen Atlantoaxialgelenk, in dem der Dens axis mit der Fovea dentis des vorderen Atlasbogens artikuliert (Abb. 11.7, Abb. 11.8). Der Dens axis wird vom Lig. transversum des Atlas gehalten, das ihn vollständig umscheidet (Abb. 11.12).

Der Durchmesser des Spinalkanals beträgt auf Höhe des Atlas, der den Übergang vom Foramen occipitale magnum bildet, im Mittel sagittal 34 mm und transversal 30 mm.

HWK 2 (Axis). Der HWK 2 besitzt im Gegensatz zum Atlas ventral einen Wirbelkörper, der zugleich die Basis für die auffälligste und funktionell wichtigste Besonderheit des Axis bildet, den Dens axis. Dieser bildet sich aus einer separaten Knochenanlage, die mit dem Korpus des Axis fusioniert. An der Fusionsstelle bleibt oft zeitlebens eine im MRT und zuweilen auch in der CT sichtbare, bindegewebige Struktur bestehen. Eine Nonfusion zwischen Densspitze und Korpus wird als Ursache für ein separates Os odontoideum angenommen. Eine weitere mögliche Ursache ist eine Abschnürung der Densspitze durch ein anlagebedingt kurzes Lig. transversum.

Der Dens überragt meist den ventralen Atlasbogen nach kranial um 1–5 mm. Abweichungen können als Folge komplexer Fehlbildungen (z. B. Arnold-Chiari-Malformation) oder degenerativer Prozesse auftreten. Auch im Rahmen einer rheumatoiden Arthritis kann ein Hochstand des Dens zusammen mit einer Platybasie auftreten.

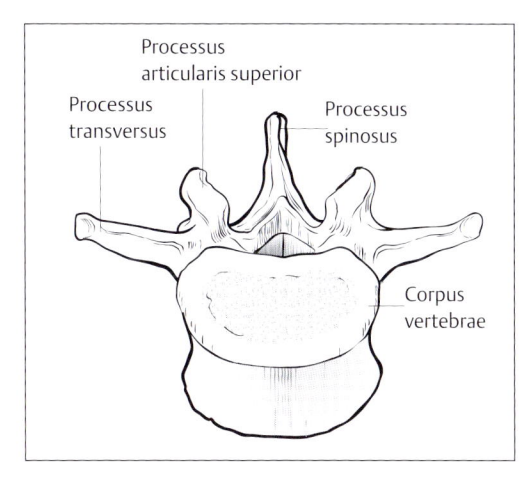

Abb. 11.6 **Anatomische Zeichnung eines LWK.**

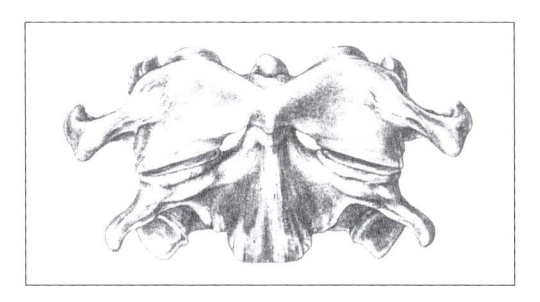

Abb. 11.7 **Atlas und Axis.** Anatomische Darstellung der in Form und Funktion von den übrigen Segmenten der Wirbelsäule deutlich abweichenden HWK 1 und 2.

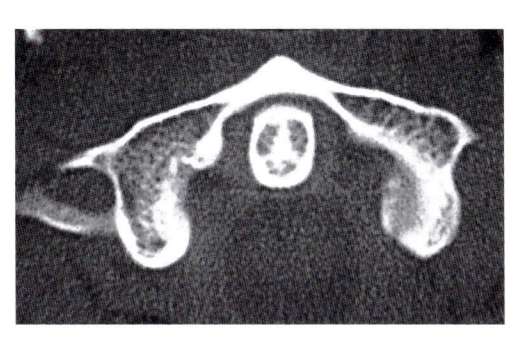

Abb. 11.8 **Normalbefund des Atlantoaxialgelenks zwischen Dens und Atlasbogenhinterfläche.**

Der Axis weist ebenso wie die HWK 1–6 ein Foramen transversarium auf, welches die A. vertebralis und die begleitenden Vv. vertebrales beinhaltet. Der Axis ist der erste Wirbel, der nach kaudal einen Gelenk tragenden Processus articularis inferior aufweist. Dieser bildet mit dem Processus articularis superior des HWK 3 ein Facettengelenk.

▸ Der Durchmesser des Spinalkanals beträgt auf Höhe des Atlas 34 × 30 mm.

▸ Ein Denshochstand kommt bei Fehlbildungen, degenerativen Prozessen oder der rheumatoiden Arthritis vor.

Bandscheiben

▶ Die Höhe der Zwischenwirbelräume nimmt im Wesentlichen von kranial nach kaudal zu und im Laufe des Lebens ab.

Aufbau. Die Bandscheiben oder Bandscheiben sind fibrokartilaginäre Reste der Chorda dorsalis. Sie bestehen aus einem ovalen, gelatinösen und parazentral gelegenen Gallertkern (Nucleus pulposus), der von einer Reihe konzentrischer Ringe des Faserrings (Annulus fibrosus) und den kartilaginären Deckplatten der angrenzenden Wirbelkörper eingefasst wird.

Zwischen Schädelbasis und Atlas sowie zwischen Atlas und Axis befindet sich keine Bandscheibe.

Funktion. Die Bandscheiben dienen als Polster zwischen den Wirbelkörpern. Sie nehmen die axiale Last des Körpers auf. Bei Bewegungen der Wirbelsäule entsteht ein Druck von bis zu 20 bar im Bandscheibenraum. Diesen verteilen die Bandscheiben gleichmäßig auf die Endplatten benachbarter Wirbelkörper.

Die Elastizität der Bandscheiben ist stark abhängig von deren Wassergehalt. Dieser sinkt von etwa 88% bei der Geburt auf 66% im Alter von 70 Jahren.

Höhe. Die Höhe aller Bandscheiben zusammen macht beim Gesunden 25% der Gesamthöhe der Wirbelsäule aus. Die Degeneration der Bandscheiben trägt im Laufe des Lebens zu einer Verminderung der Körpergröße bei.

Die Höhe der Bandscheiben nimmt im Verlauf der HWS von kranial nach kaudal zu. Thorakal sind sie etwas niedriger – v.a. an der oberen BWS – nehmen aber ebenfalls von kranial nach kaudal an Stärke zu. Die Höhenzunahme setzt sich bis in die LWS kontinuierlich fort. Die höchste Bandscheibe ist beim Gesunden die zwischen LWK 4 und 5. Die nächste Bandscheibe zwischen LWK 5 und SWK 1 nimmt demgegenüber etwas an Höhe ab.

Form. Das Verhältnis der ventralen und dorsalen Anteile variiert je nach Kurvatur des jeweiligen Wirbelsäulenabschnitts. So sind z. B. die Bandscheiben der LWS aufgrund der Lendenlordose ventral höher als dorsal.

Versorgung. Ernährt werden die Bandscheiben etwa bis zum 20. Lebensjahr über kleine, die knorpeligen Deckplatten der Wirbelkörper zentral penetrierende Gefäße. Danach obliterieren diese Gefäße und die Versorgung verläuft ausschließlich über lymphatische Kanäle und die Zirkulation von Extrazellularflüssigkeit. Diese wird passiv durch den Wechsel zwischen Belastung und Entlastung ausgetauscht.

Gefäße

Arterien

Wirbelkörper. Die Wirbelkörper erhalten im gesamten Verlauf der BWS und LWS arterielle Zuflüsse aus paarigen Spinalarterien, die segmental aus der Aorta entspringen und sich am Thorax als Interkostalarterien fortsetzen. An der HWS entstammen die Zuflüsse hauptsächlich den Vertebralarterien, die über ein Arteriengeflecht mit der A. cervicalis ascendens und profunda kommunizieren. Zusätzlich können LWS und Os sacrum aus der A. sacralis mediana und den Aa. sacrales laterales versorgt werden.

Rückenmark. Das Rückenmark wird hauptsächlich über die A. spinalis anterior versorgt. Sie verläuft ventral des Rückenmarks im Sulcus anterior. Aus ihr entspringen Arterien, die das Rückenmark penetrieren und dessen ventrale Anteile versorgen. Die dorsalen Anteile, insbesondere die Hinterstränge, werden von den meist paarig angelegten Aa. spinales posteriores versorgt. Diese anastomosieren mit der A. spinalis anterior. Die aus beiden Systemen entspringenden penetrierenden Versorgungsgefäße sind jedoch Endarterien ohne weitere Anastomosierung. Daher haben auch kurzstreckige segmentale Unterbrechungen der Blutversorgung häufig ein Querschnittsyndrom zur Folge.

▶ Selbst kurzstreckige segmentale Unterbrechungen der Blutversorgung des Rückenmarks führen oft zu einem Querschnittsyndrom.

Die A. spinalis anterior entsteht kranial aus dem Zusammenfluss der Rr. spinales aus den Vertebralarterien. Die Aa. spinales posteriores entspringen entweder aus den Aa. cerebellares posteriores inferiores oder ebenfalls aus den Vertebralarterien.

Beide Systeme erhalten weiter kaudal zusätzliche Zuflüsse aus Segmentarterien, die über die Neuroforamina in den Spinalkanal eintreten und sich in einen ventralen und dorsalen Ast aufteilen (Abb. 11.9).

Segmentarterien. Während in der Fetalzeit eine streng metamere Aufteilung mit einer Segmentarterie für jeden Somiten besteht, bilden sich im weiteren Verlauf der Entwicklung die meisten Segmentarterien vollständig zurück, sodass beim Erwachsenen gewöhnlich nur noch 6–8 ventrale und 10–20 dorsale Segmentarterien vorhanden sind. Zwar sind radikuläre oder segmentale Arterien zur Versorgung der Wirbelkörper, der Dura sowie der segmentalen Anteile von Faserring, Facettengelenk etc. in Höhe jedes Wirbelsäulensegments vorhanden, jedoch setzen sich diese nicht als medulläre, das Rückenmark versorgende Arterien fort. Die wichtigsten Zuflüsse zur A. spinalis anterior sind in Tab. 11.1 dargestellt.

Diese Art der Blutversorgung hat zur Folge, dass das Rückenmark besonders im zervikothorakalen Anteil extrem ischämiegefährdet ist, während der kaudale Anteil etwas großzügiger mit Anastomosen versehen ist.

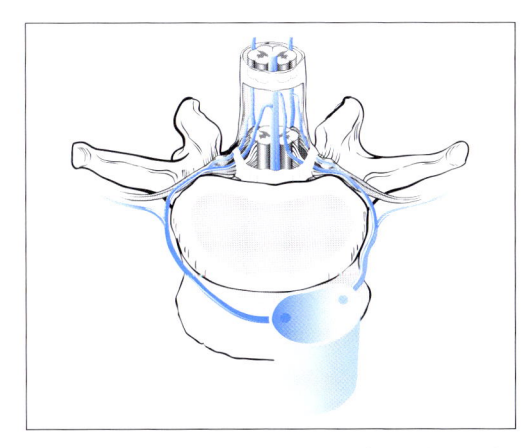

Abb. 11.9 **Arterielle Blutversorgung des Rückenmarks.**

Tabelle 11.1 **Arterielle Versorgung des Rückenmarks**

Gefäß	Eintritt in den Spinalkanal	Ursprung
Rr. spinales anteriores	HWK 1	A. vertebralis
A. radiculo-medullaris	HWK 2/3	A. vertebralis
A. radiculo-medullaris	HWK 5/6	A. cervicalis profunda/Truncus thyrocervicalis
A. radiculo-medullaris	HWK 7/BWK 1	A. intercostalis prima oder secunda
A. radiculo-medullaris	BWK 4/5	A. intercostalis posterior
A. radiculo-medullaris thoracolumbalis (Adamkiewicz)	BWK 9–12	kaudale A. intercostalis
Aa. lumbales	LWK 2–5	Aorta/A. sacralis mediana

> Das zervikothorakale Rückenmark ist besonders stark ischämiegefährdet.

Venen

Venöse Drainage. Das venöse Blut aus dem Rückenmark fließt überwiegend über dorsale Venen ab. Sie leiten das Blut in einen dorsolateralen Plexus in der Pia mater. Von dort fließt es über radikulomedulläre Venen in den epiduralen Venenplexus, der aus einem longitudinalen System paarig angelegter anteriorer Venen und kleinerer posteriorer Venen besteht. Diese sind durch kurze transversale Anastomosen miteinander verbunden. Darüber hinaus kommunizieren sie auch mit den intravertebralen und basivertebralen Venen, die ebenfalls in diesen Plexus münden.

Das venöse Blut fließt dann aus dem epiduralen Plexus in die paravertebralen Venen, die sich lateral der Bogenwurzeln und damit extraspinal befinden. Die paravertebralen Venen führen das venöse Blut in die Vv. lumbales ascendentes bzw. thorakal in die V. azygos und hemiazygos (Abb. 11.10).

Besonderheiten der venösen Drainage. Je nach dem Verhältnis zwischen dem intraabdominalen bzw. intrathorakalen Druck und dem intraspinalen Druck kann es zeitweise zu einer Stase der venösen Drainage oder sogar zu einer Umkehr der Flussrichtung kommen. Dieser Umstand erklärt u. a. das gehäufte Auftreten lumbaler Spondylodiszitiden bei entzündlichen Veränderungen der Bein- und Beckenregion sowie die gehäuft im thorakalen Wirbelsäulenabschnitt auftretende tuberkulöse Spondylodiszitis als Komplikation einer Lungentuberkulose. Die mit dem

> In den Abflusswegen des Rückenmarks kann es zeitweise zu einer Stase oder einer Umkehr der Flussrichtung kommen.

> Eine Kaliberzunahme intraspinaler Venen ist ein Hinweis auf eine Abflussstauung.

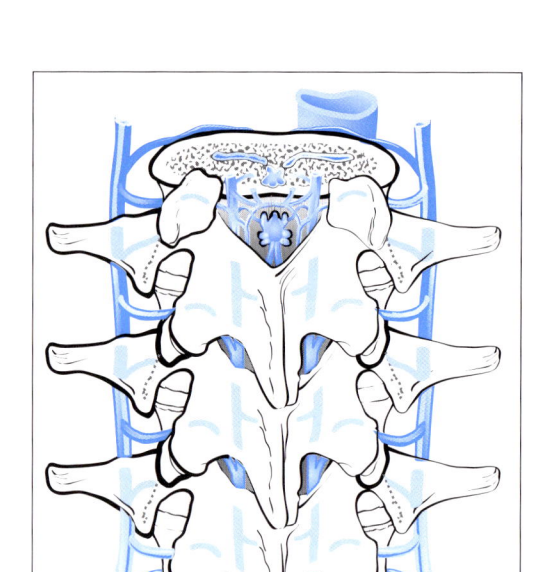

Abb. 11.10 **Venöses Gefäßsystems von Rückenmark, Hirnhäuten und Wirbelkörpern.**

venösen Blut fortgeschwemmten Erreger werden bei einer zeitweisen Flussumkehr in die kleineren Venen und Venolen der Wirbelkörper hineingepresst.

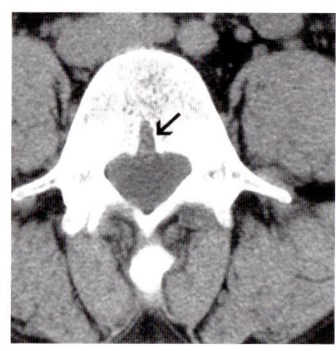

Abb. 11.11 Kräftig ausgeprägter basivertebraler Venenplexus bei einem jungen Mann (Pfeil).

Venendarstellung im CT. Im CT ist der Venenplexus meist nicht sicher abzugrenzen (Abb. 11.11). Die intraspinalen Venen können jedoch als Ausdruck einer Abflussstauung, z. B. infolge einer AV-Fistel oder auch einer Raumforderung, deutlich an Kaliber zunehmen, sodass sie bereits nativ, besonders aber im Post-Myelo-CT erkennbar werden. Bei einem solchen Befund sollte man die Untersuchungsregion auf die angrenzenden Wirbelsäulenabschnitte ausdehnen oder zusätzlich eine MRT durchführen.

Bänder

> Das Lig. flavum kann zu einer Einengung des Spinalkanals beitragen.

Die Bandverbindungen, die die knöcherne Wirbelsäule stabilisieren, sind in Abb. 11.12 dargestellt.

Lig. longitudinale anterius. Vorderes Längsband, das sich vom äußeren Vorderrand des Foramen magnum, hier als Membrana atlantooccipitalis anterior, über die Ventralfläche der Wirbelkörper nach kaudal bis zum Os sacrum erstreckt. Es ist ein Teil der vorderen Säule des 3-Säulen-Modells nach Denis.

Lig. longitudinale posterius. Hinteres Längsband, das sich von der ventralen Innenfläche des Foramen magnum über die Wirbelkörperhinterflächen bis zum Os sacrum erstreckt. Es bildet die vordere ligamentäre Begrenzung des Spinalkanals und ist Teil der mittleren Säule. Zugleich stellt es die letzte Barriere für einen Bandscheibenprolaps dar, bevor dieser als freier Sequester in den Spinalkanal eintritt. In sagittalen Rekonstruktionen ist häufig eine Abhebung des hinteren Längsbands bei subligamentär sequestrierten Bandscheibenvorfällen zu sehen.

Lig. flavum. Das Lig. flavum bildet eine elastische Verbindung jeweils zwischen 2 Wirbelbögen. Zusammen mit den Wirbelbögen ist es die Begrenzung des Spinalkanals nach lateral und dorsal. Im CT kann es im Transversalschnitt als ligamentäre Struktur, ausgehend von den Facettengelenken, identifiziert werden. Es begrenzt den Spinalkanal zwischen den Laminae der Wirbelbögen V-förmig. Das Lig. flavum nimmt an degenerativen Prozessen teil. Diese führen zu einer Hypertrophie und Verdickung der Bänder, was zur progredienten Einengung des Spinalkanals beiträgt. Es ist Teil der hinteren Säule.

Lig. interspinosum. Hierbei handelt es sich um eine Bandverbindung zwischen benachbarten Dornfortsätzen. Das Lig. interspinosum ist Teil der hinteren Säule.

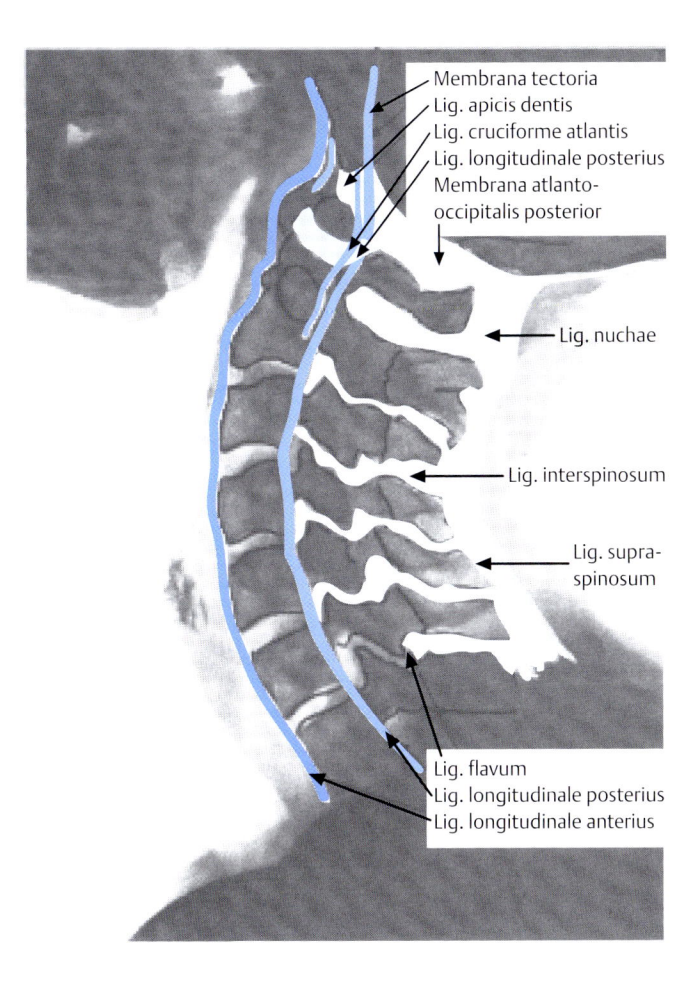

Abb. 11.12 **Bandapparat der HWS.**

Lig. supraspinosum. Über die Dornfortsätze hinwegziehendes oberflächliches Band. Es ist ebenfalls Teil der hinteren Säule.

Lig. cruciforme atlantis. Dieses Band besteht aus dem Lig. transversarium atlantis, das von einer Atlashinterfläche zur anderen zieht und den Dens axis umgreift, und aus den Fasciculi longitudinales, die vom Axiskörper hinter dem Dens zur Vorderkante des Foramen magnum ziehen.

Lig. apicis dentis. Dieses Band verbindet die Densspitze mit dem Vorderrand des Foramen magnum. Ein knöcherner Ausriss dieses Bands ist vermutlich die Ursache für die Anderson-Typ-I-Frakturen des Dens axis.

Rückenmark und Spinalnervenwurzeln

Rückenmark. Das Rückenmark ist im CT in seinem gesamten Verlauf meist nur als weichteildichter Strang von etwa 30–40 HE abzugrenzen. Es reicht beim Erwachsenen nach kaudal bis in Höhe LWK 1/2. Dort geht es als kegelförmig zulaufender Conus medullaris in das Filum terminale über.

Aufgrund der relativ größeren Versorgungsgebiete der Arme und Beine kommen 2 Auftreibungen des Rückenmarks zustande:
- Intumescentia cervicalis auf Höhe von HWK 3 bis BWK 1,
- Intumescentia lumbalis auf Höhe von BWK 10 bis LWK 1/2.

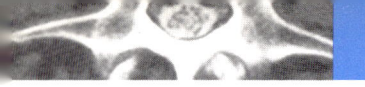

▸ Eine Unterscheidung der grauen und weißen Substanz des Rückenmarks ist im CT meist nicht möglich.

▸ Durch Varianten beim Verlauf der Spinalnerven kann die Zuordnung radikulärer Beschwerden zu einer Bandscheibe verfälscht werden.

Eine Unterscheidung der zentralen grauen und der peripheren weißen Substanz des Rückenmarks ist im CT u. a. aufgrund der Einscheidung in kompakten röntgendichten Knochen und der damit verbundenen Strahlenaufhärtung und Artefaktentstehung insbesondere mit einfacheren Geräten in Einzeilentechnik meist nicht möglich. Es bleibt anzuwarten, ob moderne Mehrzeilengeräte (64 oder mehr Schichten) ähnliche Verbesserungen bringen wie bei der Artefaktreduktion in der hinteren Schädelgrube.

Spinalnerven. Die Wirbelsäule wächst im Zuge der körperlichen Entwicklung wesentlich stärker als das Rückenmark. Dadurch verschieben sich Wirbelsäule und Rückenmark gegeneinander. Mit dem Aszensus des Rückenmarks ist ein relativer Deszensus der Spinalnervenwurzeln zusammen mit der knöchernen Wirbelsäule verbunden. Dieser ist umso ausgeprägter, je weiter kaudal eine Nervenwurzel den Spinalkanal verlässt. Jeder Spinalnerv setzt sich zusammen aus einer ventralen und einer dorsalen Wurzel (Abb. 11.**13**).

Die 8 zervikalen Spinalnerven verlaufen jeweils durch das Neuroforamen, das über dem zugehörigen Wirbelkörper liegt, sodass z. B. die Wurzel C6 den Spinalkanal oberhalb von HWK 6 verlässt – zwischen HWK 5 und 6. Die Wurzel C8 tritt unterhalb HWK 7 und oberhalb BWK 1 aus. Von dort an nach kaudal treten alle Wurzeln jeweils unterhalb des namentlich zugehörigen Wirbelkörpers aus.

Es gibt jedoch auch hier anatomische Varianten. Beispielsweise können mitunter 2 Wurzeln den Spinalkanal gemeinsam durch ein Foramen verlassen. Auf diese Weise kann die segmentale Zuordnung radikulärer Beschwerden zu einem Bandscheibenprolaps verfälscht oder erschwert werden.

Bei der Beurteilung einer Nervenwurzelkompression, die mit dem klinischen Befund nicht in Einklang zu bringen ist, muss bedacht werden, dass auch bei der segmentalen Innervation Variationen bestehen können. So ist z. B. in seltenen Fällen möglich, dass Schmerzen oder neurologische Ausfälle im Versorgungsgebiet der Wurzel S1 die Folge einer Kompression der Wurzel L5 sind.

Cauda equina. Unterhalb von LWK 1/2 findet sich beim Erwachsenen kein Rückenmark, sondern lediglich die aus deszendierenden Spinalnervenwurzeln bestehende Cauda equina und das Filum terminale. Letzteres steigt von der Konusspitze bis zur Rückfläche des Os coccygeum ab. Die Kaudafasern und das Filum terminale sind in der Post-Myelo-CT gut zu erkennen (Abb. 11.**14**), die auch in der Lage ist, die Anheftungsstelle des Filum terminale zu identifizieren. Dies ist besonders bei der Beurteilung eines „Tethered-cord"-Syndroms zur Planung des operativen Zugangs hilfreich.

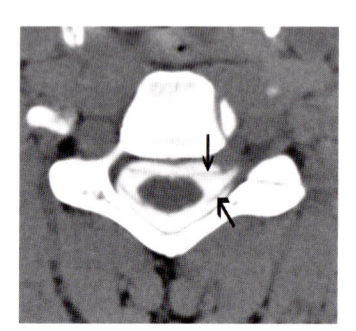

Abb. 11.13 **Zervikales Post-Myelo-CT mit sichtbarer Radix dorsalis und ventralis** (Pfeile).

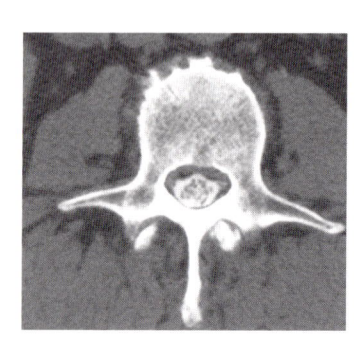

Abb. 11.14 **Lumbales Post-Myelo-CT mit sichtbarer Cauda equina.**

Rückenmarkhäute

Duralsack. Die Dura mater setzt sich von intrakranial über das Foramen magnum hinaus als Duralsack nach intraspinal fort. Der Duralsack reicht bis zum Os sacrum, meist bis zum 2. SWK, und ist dort in Form eines Filum durae matris, welches das Filum terminale enthält, an der Rückfläche des Os coccygeum angeheftet.

Der Duralsack hat beidseits taschenartige Ausstülpungen, die in den Neuroforamina liegen und dem Abgang der Spinalnervenwurzeln folgen. In ihnen befindet sich das Ganglion spinale der jeweiligen Seite. Eine Nervenwurzelkompression, z. B. im Rahmen eines Bandscheibenprolaps, lässt sich evtl. in der Post-Myelo-CT als fehlende KM-Füllung der betroffenen Wurzeltasche erkennen. Um eine gute Füllung der leicht nach ventral weisenden Wurzeltaschen sicherzustellen, ist mitunter eine Untersuchung in Bauchlage (bei angehaltenem Atem) zweckmäßig.

Subarachnoidalraum. Der Dura ist die Arachnoidea spinalis unmittelbar angeheftet, die spinngewebsartig den Raum zwischen Duralsack und der dem Rückenmark aufliegenden Pia mater ausfüllt. Dieser Raum ist die Fortsetzung des intrakranialen Subarachnoidalraums. Er steht mit diesem in Verbindung und ist mit Liquor cerebrospinalis ausgefüllt. In den Subarachnoidalraum wird bei der Myelographie bzw. beim Post-Myelo-CT das KM injiziert.

Jeweils lateral des Rückenmarks ist der Subarachnoidalraum vom Lig. denticulatum durchzogen, einer frontal gestellten Bindegewebsplatte mit Aussparungen in Höhe der Spinalnervenwurzeln, die die Anheftung des Rückenmarks an den Duralsack darstellt.

> Eine Nervenwurzelkompression kann in der Post-Myelo-CT als fehlende KM-Füllung der betroffenen Wurzeltasche erkennbar werden.

Epiduralraum

Der Epiduralraum ist ein mit Fett und hauptsächlich venösen Gefäßen in Form eines Plexus gefüllter Raum zwischen Duralsack und den Grenzen des Spinalkanals. Er kann durch raumfordernde Prozesse (z. B. Bandscheibenprolaps, Tumor) oder bei einer Spinalkanalstenose teilweise oder vollständig aufgebraucht werden. Im CT ist in diesen Fällen der minderdichte (–80 bis –100 HE) Fettsaum um den Duralsack obliteriert. Der Epiduralraum ist klinisch bedeutsam, da er häufig im Rahmen hämatogen streuender Prozesse wie z. B. Tumormetastasen oder entzündlicher Prozesse befallen wird.

> Der Epiduralraum ist häufig von hämatogenen Tumormetastasen oder entzündlichen Prozessen betroffen.

Zusammenfassung

Knochen und Bandscheiben. Die Wirbelsäule besteht aus 7 Hals-, 12 Brust-, 5 Lendenwirbeln, 5 Sakralwirbelsegmenten und 3–5 Kokzygealsegmenten. Insbesondere lumbosakral kommen allerdings Übergangsanomalien vor, die z. B. bei Bandscheibenvorfällen Missverständnisse hinsichtlich der betroffenen Etage verursachen können. Atlas und Axis weisen anatomische und funktionelle Besonderheiten auf.

Die Wirbel sind untereinander über Facettengelenke miteinander verbunden. Der Spinalkanal hat zervikal und lumbal eine dreieckige Form, thorakal ist er rund. Zwischen den Wirbelkörpern befinden sich Bandscheiben, die die axiale Last des Körpers aufnehmen und Stöße abfedern. Ihre Elastizität hängt von ihrem Wassergehalt ab und sinkt mit dem Alter.

Blutversorgung. Die Wirbelkörper der BWS und LWS werden von Spinalarterien, die der HWS von den Vertebralarterien versorgt. Das Rückenmark erhält seinen arteriellen Zustrom hauptsächlich über die A. spinalis anterior. Selbst kurzstreckige segmentale Unterbrechungen der Blutversorgung des Rückenmarks führen oft zu einem Querschnittsyndrom, das es sich bei den zuführenden Gefäßen um Endarterien ohne Anastomosierung handelt. Insbesondere das zervikothorakale Rückenmark ist sehr ischämiegefährdet. Das venöse Blut aus dem Rückenmark fließt in einen dorsolateralen Plexus in der Pia mater ab. Als Besonderheit kann es in den Abflusswegen des Rückenmarks zeitweise zu einer Stase oder einer Umkehr der Flussrichtung kommen.

Bänder. Die knöcherne Wirbelsäule wird von Bandverbindungen stabilisiert. Die wichtigsten Bänder sind das vordere und das hintere Längsband sowie das Lig. flavum. Letzteres kann bei einer Verdickung zu einer Einengung des Spinalkanals beitragen.

Rückenmark und Spinalnervenwurzeln. Das Rückenmark reicht beim Erwachsenen bis in Höhe LWK 1/2 und geht hier als kegelförmig zulaufender Conus medullaris in das Filum terminale über. Eine Unterscheidung der grauen und weißen Substanz des Rückenmarks ist im CT meist nicht möglich. Jeder Spinalnerv setzt sich zusammen aus einer ventralen und einer dorsalen Wurzel. Kompressionen kommen hauptsächlich an der Austrittsstelle aus dem Spinalkanal vor.

Rückenmarkhäute. Die Dura mater setzt sich von intrakranial über das Foramen magnum hinaus als Duralsack nach intraspinal fort. Er hat taschenartige Ausstülpungen, die in den Neuroforamina liegen und dem Abgang der Spinalnervenwurzeln folgen.

Epiduralraum. Der Epiduralraum ist ein mit Fett und einem venösen Plexus gefüllter Raum zwischen Duralsack und den Grenzen des Spinalkanals. Hier liegen häufig hämatogene Tumormetastasen oder entzündliche Prozesse.

Literatur

Zur Weiterbildung empfohlen

Lang, J.: The cranio-cervical junction-anatomy. In Voth, D., P. Glees: Diseases of the cranio-cervical Junction. Berlin: de Gruyter; 1987: 27–61

Wackenheim, A.: The pathogenesis of two distinct cervico-occipital malformations. In Voth, D., P. Glees: Diseases of the Cranio-Cervical Junction. Berlin: de Gruyter; 1987: 63–67
  anatomische Übersichtsarbeiten die auf Präparatestudien, nicht auf Bildgebung beruhen und sich als Ergänzung zum Studium von Anatomieatlanten eignen

Lustrin E.S. et al.: Pediatric cervical spine: Normal anatomy, variants and trauma. Radiographics 23 (2003) 539–560
  exzellente Übersichtsarbeit die u. a. anatomische Varianten auf der Basis der embryologischen Entwicklung von Traumafolgen unterscheiden hilft und auf die anatomischen und biomechanischen Unterschiede der Wirbelsäule von Kindern und Erwachsenen eingeht

12 Angeborene funktionelle und strukturelle Veränderungen

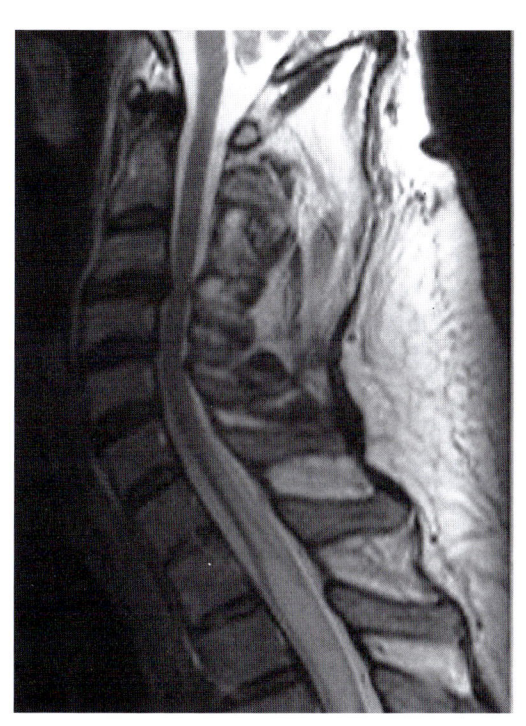

Klippel-Feil-Syndrom ⇢ *326*

Spinale Dysrhaphien ⇢ *328*
Spina bifida ⇢ *328*
Myelomeningozele ⇢ *329*
„Tethered-cord"-Syndrom ⇢ *330*
Diastematomyelie (Myeloschisis) ⇢ *331*
Lipomyeloschisis ⇢ *333*
Spinale meningeale Zysten ⇢ *334*

Angeborene Spinalkanalstenose ⇢ *335*

Syringomyelie und Hydromyelie ⇢ *337*

12 Angeborene funktionelle und strukturelle Veränderungen

Zu den angeborenen funktionellen und strukturellen Veränderungen zählt eine Vielzahl unterschiedlicher Erkrankungen der Wirbelkörper, der Hirnhäute und des Rückenmarks, aber auch tumoröse Veränderungen.

Bei der Einfaltung des Neuralrohrs aus dem Ektoderm, der Separation dieser beiden Strukturen und des Neuralkammes und bei der Segmentierung der Chorda dorsalis gibt es zahlreiche Fehlbildungsmöglichkeiten. Daher können die Erkrankungen, die sich aus solchen Fehlbildungen ergeben, nach der Art der zugrunde liegenden Störung klassifiziert werden (Tab. 12.1).

Eine andere übliche morphologische Einteilung unterscheidet dysrhaphische und nicht-dysrhaphische Fehlbildungen. Dysrhaphische Fehlbildungen entstehen während der Embryogenese durch den unvollständigen dorsalen Schluss der Neuralleiste oder durch eine fehlerhafte Ausdifferenzierung des Rückenmarks und seiner Hüllen. Es werden offene (Spina bifida aperta) und gedeckte Formen (okkulte spinale Dysrhaphie) unterschieden.

Zu den offenen Formen der dysrhaphischen Fehlbildungen zählen die Myelozele, Myelomeningozele und die Myelomeningozystozele. Der Inhalt des Spinalkanals ist durch einen knöchernen Defekt nach dorsal verlagert, reicht bis in oder über das Hautniveau und kann von außen sichtbar sein. Die häufigsten geschlossenen Formen sind die Meningozele, das intraspinale Lipom, die Lipomyelomeningozele, die Fibrolipomatose des Filum terminale, die Diastematomyelie, das „Tethered-cord"-Syndrom und der Dermalsinus.

Tabelle 12.1 Klassifizierung von Fehlbildungen der Wirbelsäule nach der zugrunde liegenden Störung

Segmentierungsstörungen	• Klippel-Feil • Blockwirbel • Schmetterlingswirbel • Skoliose
Rückbildungshemmungen, evtl. mit maligner Transformation	• sakrokokzygeales Teratom • Chordom des Clivus oder des Os sacrum
unvollständige Trennung von Neuralrohr und Chorda dorsalis	• Diastematomyelie • dorsale Zysten, Fisteln und Divertikel
Trennung von Neuralplatte und Ektoderm vor Schluss des Neuralrohrs und Einschluss von Mesenchym im Neuralrohr	• intradurales spinales Lipom • Lipomyelomeningozele
unvollständige Trennung von Neuralrohr und Ektoderm verhindert dorsale mesenchymale Proliferation	alle dysrhaphischen Fehlbildungen wie Dermalsinus, Myelozele, Myelomeningozele

Klippel-Feil-Syndrom

Häufigkeit: Selten.
Wegweisender bildmorphologischer Befund: Fusion zweier oder mehrerer Wirbelkörper.
Prozedere: Dünnschichttechnik und Anfertigung von Sekundärrekonstruktionen.
Einsatz anderer Methoden: Konventionelle Röntgenaufnahmen. Evtl. MRT bei Frage nach zervikaler Myelopathie.
Fragen, die der Befund beantworten muss:
- Kraniokaudale Ausdehnung der Fusion?
- Begutachtung der übrigen, nicht betroffenen Segmente, da eine kompensatorische Hypermobilität zu einer frühzeitigen, evtl. für die klinischen Symptome verantwortlichen Degeneration führt.

> Die klassische Symptom-Trias des Klippel-Feil-Syndroms tritt in weniger als der Hälfte der Fälle auf.

Pathogenese

Das Klippel-Feil-Syndrom besteht aus einer angeborenen Fusion zweier oder mehrerer HWK. Die Fusion kann nur die Wirbelkörper, aber auch die gesamten Wirbel einschließlich der Wirbelbögen betreffen. Die Wirbel sind meist abgeflacht und die assoziierten Zwischenwirbelräume sind hypoplastisch oder fehlen vollständig. Die Neuroforamina sind verengt. Die Fehlbildung ist häufig mit weiteren klinischen Auffälligkeiten verbunden.

Die klassische Trias des Klippel-Feil-Syndroms besteht aus:
- Kurzhals,
- Bewegungseinschränkung der HWS,
- tief liegende Nackenhaargrenze.

Alle 3 Symptome zusammen sind jedoch nur bei weniger als der Hälfte der Patienten vorhanden.

Weitere begleitende Fehlbildungen sind:
- Platybasie,
- basilare Impression,
- Chiari-I-Malformation,
- Syringomyelie, Diastematomyelie,
- Enzephalozele,

Klippel-Feil-Syndrom

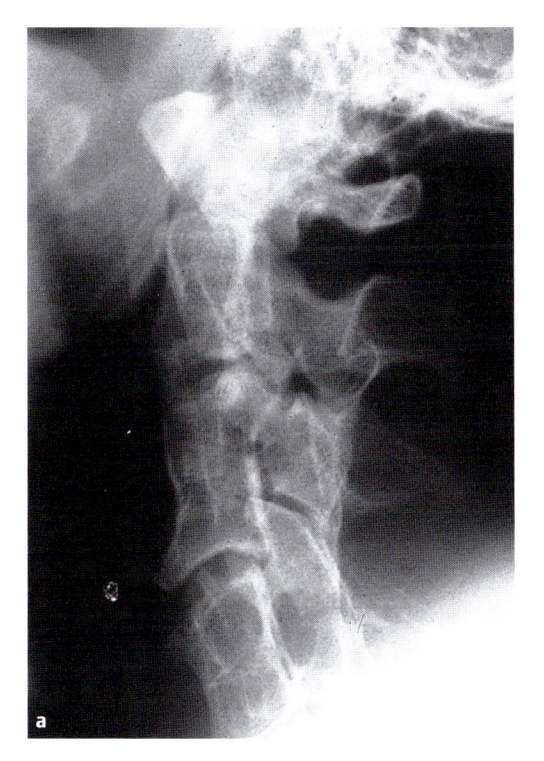

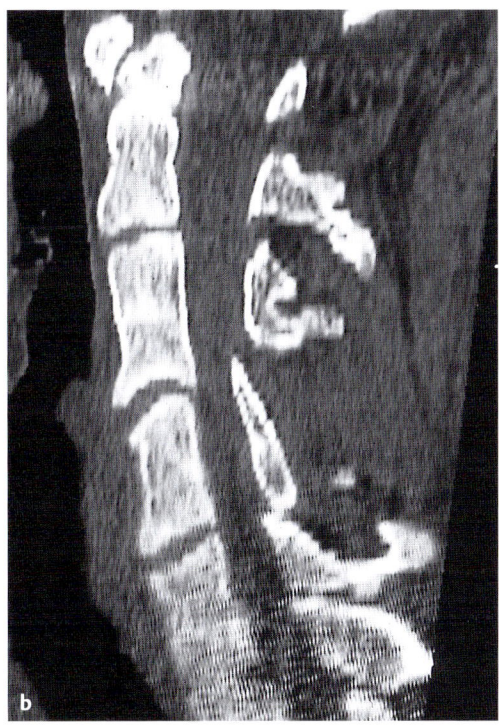

Abb. 12.1 a u. b **Klippel-Feil-Syndrom.** Konventionelles Röntgenbild und sagittale zweidimensionale CT-Rekonstruktion der HWS. Es liegt eine Blockwirbelbildung und atypische Segmentierung der gesamten HWS vor, die klinisch zu einer drastischen Bewegungseinschränkung dieses jungen Patienten führte.

- Schädelasymmetrie,
- Syndaktylie,
- Nierenfehlbildungen,
- Analatresie,
- angeborene Herzfehler,
- überzählige Lungenlappen,
- Lippen-Kiefer-Gaumen-Spalte,
- Taubheit aufgrund von Fehlbildungen des Innenohrs.

Eine mit ca. 25–40 % der Fälle häufig zu findende weitere Fehlbildung ist ein einseitiger Skapulahochstand (Sprengel-Deformität).

Dem Klippel-Feil-Syndrom liegt eine wahrscheinlich erbliche Entwicklungshemmung mit mangelhafter Segmentierung der zervikalen Somiten zwischen der 3. und 8. Woche der Embryonalentwicklung zugrunde. Ursache der Fehlbildung ist wahrscheinlich eine Mutation auf Chromosom 8. Ähnliche Veränderungen mit einer Blockwirbelbildung werden jedoch auch bei Kindern mit einer Alkoholembryopathie oder Chromosomenaberrationen gefunden.

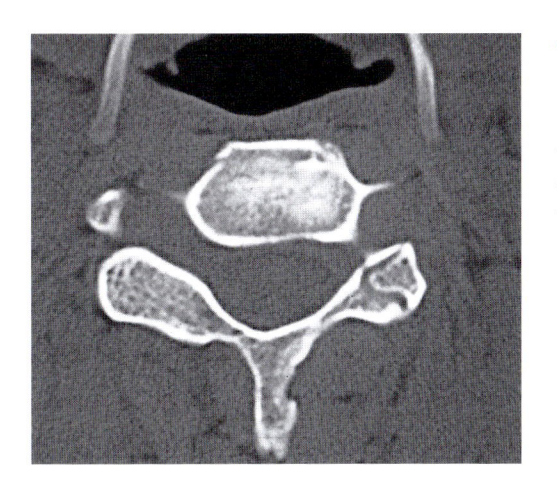

Abb. 12.2 **Blockwirbelbildungen.** In den transversalen Einzelschichten ist neben fehlenden Zwischenwirbelräumen v. a. die hier dokumentierte Teilassimilation der Facettengelenke typisch für vollständige oder auch teilweise Blockwirbelbildungen.

Häufigkeit

Das Klippel-Feil-Syndrom ist selten. Die Häufigkeit beträgt etwa 1 : 40 000–50 000 Geburten. Die tatsächliche Inzidenz von Blockwirbelbildungen ist jedoch nicht bekannt, da sie ohne Begleitfehlbildungen häufig asymptomatisch ist.

Klinik

Die Fehlbildung ist meist asymptomatisch. Wenn Beschwerden auftreten, sind sie meist die Folge einer frühzeitigen spondylarthrotischen Degeneration der hypermobilen angrenzenden Segmente. Selten können Kompressionssyndrome des Halsmarks oder der Nervenwurzeln auftreten.

CT-Morphologie

Fusion zweier oder mehrerer HWK (Abb. 12.1, Abb. 12.2, Abb. 12.3).

> Reine Blockwirbelbildungen ohne Begleitfehlbildungen sind häufig asymptomatisch.

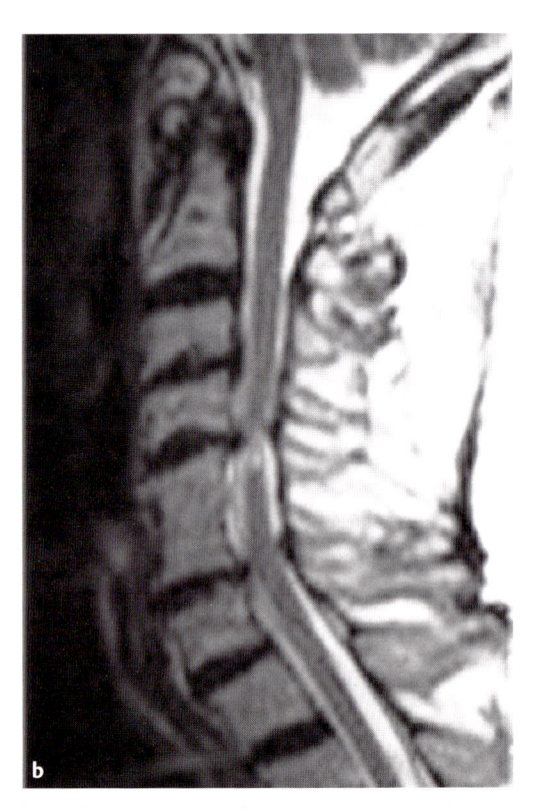

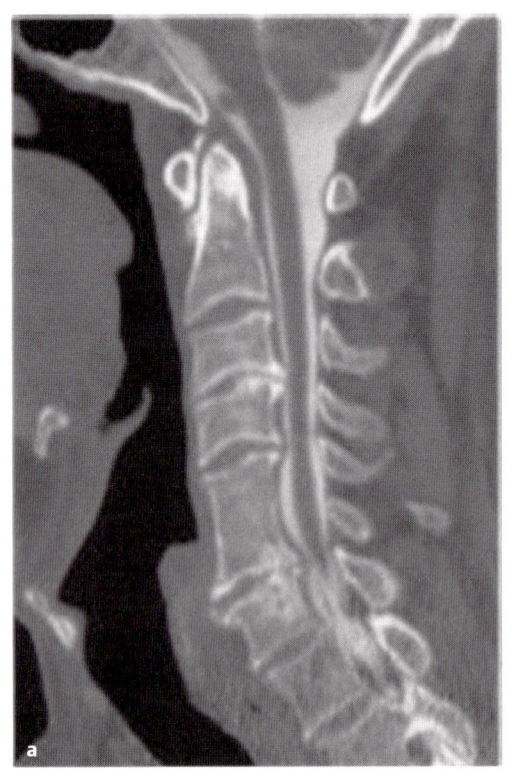

12 Angeborene funktionelle und strukturelle Veränderungen

Abb. 12.3a u. b **Klippel-Feil-Syndrom.** Sagittale Rekonstruktion aus einem MSCT-Datensatz (**a**) und sagittales T2w MRT (**b**). Zervikale Myelopathie aufgrund einer zervikalen spinalen Stenose. Konzentrische Einengung in Höhe HWK 3/4 und 6/7. Ursache ist eine Blockwirbelbildung von HWK 5 und 6. Die kompensatorische Mehrbewegung der benachbarten Segmente hat zu einer Degeneration von Bandscheiben und Ligamenten geführt. Während die MRT die Myelopathie als Hyperintensität erkennen lässt, stellt die CT den Stenosegrad wesentlich objektiver dar. Im T2w Bild wird die Stenose dagegen durch eine pulsatile Flussbeschleunigung meist überbetont.

Spinale Dysrhaphien

Spina bifida

Häufigkeit: Häufiger Zufallsbefund.
Wegweisender bildmorphologischer Befund: Bogenschlussstörung ohne begleitende Fehlbildung der Meningen.
Prozedere: Nur bei klinischer Relevanz Anfertigung von Sekundärrekonstruktionen.
Einsatz anderer Methoden: Konventionelle Röntgenaufnahmen. Evtl. MRT zum Ausschluss einer Beteiligung der Meningen und des Rückenmarks.
Fragen, die der Befund beantworten muss:
- Ausdehnung des Defekts?
- Beschränkt sich der Defekt auf die knöchernen Strukturen?
- Sind begleitende Fehlbildungen wie Lipome vorhanden?

Pathogenese

Bei der Spina bifida handelt es sich um ein angeborenes Fehlen der Dornfortsätze sowie von Teilen des Wirbelbogens, jedoch ohne Vorwölbung der Meningen und des Rückenmarks. Der Defekt kann evtl. von außen tastbar sein.

Häufigkeit

Es handelt sich um einen häufigen Defekt, der in einer milden Ausprägung bei ca. 20–30 % der Bevölkerung nachweisbar ist.

Klinik

Per se treten infolge einer Spina bifida keine neurologischen Ausfälle auf. Häufig wird die Diagnose zufällig oder aufgrund gleichzeitiger anderer angeborener Veränderungen gestellt, z. B. einer Diastematomyelie, eines Lipoms, eines „Tethered-cord"-Syndroms, eines Dermoids oder eines Haarzellnävus über dem Defekt.

CT-Morphologie

Im CT ist eine Bogenschlussstörung ohne begleitende Fehlbildung der Meningen, des Rückenmarks oder der Nervenwurzeln zu erkennen. Bei einem Zufallsbefund ist keine weiterführende Diagnostik erforderlich.

▶ Eine zufällig entdeckte Spina bifida bedarf keiner weiteren Diagnostik.

Myelomeningozele

Häufigkeit: Relativ häufige Fehlbildung, etwa 1 : 2000 Geburten.
Wegweisender bildmorphologischer Befund: Herniation der Leptomeningen und variabler Anteile von Nervengewebe durch einen knöchernen Defekt.
Prozedere: Kontinuierliche Darstellung zur Anfertigung von Sekundärrekonstruktionen
Einsatz anderer Methoden: MRT zur Darstellung der gesamten Neuroachse in sagittaler Orientierung (oft bessere Beurteilung von begleitenden Fehlbildungen).
Fragen, die der Befund beantworten muss:
- Lage und Ausdehnung der Myelomeningozele?
- Gibt es einen Anhalt für eine Ruptur der Läsion?

Pathogenese

Bei einer Myelomeningozele handelt es sich um eine dysrhaphische Fehlbildung, bei der ein von den Leptomeningen bedeckter Sack, der mit Liquor und variablen Anteilen von Nervengewebe gefüllt ist, durch einen knöchernen Defekt hindurch in Form einer Hernie vorgewölbt ist. Befindet sich in diesem Sack kein Nervengewebe, spricht man von einer Meningozele.

Ätiologisch liegt bei der Myelomeningozele wie bei der Spina bifida ein Neuralrohrdefekt am kaudalen Neuroporus vor, der sich normalerweise bis zum 28. Tag der Embryonalentwicklung verschließt. Die Fehlbildung ist häufig mit weiteren Fehlbildungen assoziiert, z. B. Arnold-Chiari-Malformation, angeborene Skoliosen, Wirbelanomalien, Syringo- oder Hydromyelie oder „Tethered-cord"-Syndrom.

Eine Sonderform ist die traumatische Meningozele nach Ausriss von Nervenwurzeln, z. B. aus dem Plexus brachialis.

▶ Beim Ausriss von Nervenwurzeln kann eine traumatische Meningozele entstehen.

Häufigkeit

Mit einer Inzidenz von 1 : 1000–2000 Geburten ist die Myelomeningozele die häufigste Fehlbildung des ZNS.

Klinik

Die klinischen Symptome sind stark von der Ausprägung und Lage der Myelomeningozele abhängig und reichen bei hoher Lokalisation bis zu einer vollständigen Lähmung der unteren Extremität.

CT-Morphologie

Herniation von Leptomeningen und variabler Anteile von Nervengewebe durch einen knöchernen Defekt. Dieser befindet sich typischerweise dorsal lumbosakral oder subokzipital und ist verbunden mit einem erweiterten Spinalkanal auf dieser Höhe. Sonderformen sind die anteriore sakrale Myelomeningozele und die laterale thorakale Meningozele.

„Tethered-cord"-Syndrom

Häufigkeit: Häufige begleitende Fehlbildung bei Myelomeningozele und anderen Syndromen.
Wegweisender bildmorphologischer Befund: Tiefstand des Conus medullaris, verdicktes Filum terminale, Nachweis von Fettgewebe im Bereich der Anheftungsstelle.
Prozedere: Ideal ist die Untersuchung in der Post-Myelo-CT, die eine sichere Identifizierung des Filum terminale und der Anheftungsstelle erlaubt.
Einsatz anderer Methoden: MRT in sagittaler Schichtführung auch zum Nachweis von Zeichen der Myelopathie.
Fragen, die der Befund beantworten muss:
- Stand des Conus medullare in Relation zur LWS?
- Durchmesser des Filum terminale?
- Liegen weitere Fehlbildungen vor?

▶ Ein Konustiefstand unterhalb von LWK 2 mit verdicktem Filum terminale (2 mm) beweist ein „Tethered-cord"-Syndrom.

▶ Eine Myelomeningozele ist häufig mit einem „Tethered-cord"-Syndrom verbunden.

Pathogenese

Beim „Tethered-cord"-Syndrom handelt es sich um einen Tiefstand des Conus medullaris, verbunden mit einem verkürzten und verdickten Filum terminale. Ätiologisch liegt ein mangelnder Aszensus des Rückenmarks aufgrund der Anheftung des Filum terminale an der Dura vor. Die Anheftung erfolgt häufig breitbasig in Form eines Lipoms. Beim Längenwachstum der Wirbelsäule entsteht dann ein Zug am Rückenmark, der zu chronisch rezidivierenden Ischämien führt. Ein „Tethered-cord"-Syndrom ist häufig mit einer Myelomeningozele verbunden.

Häufigkeit

Die Mehrzahl der Patienten mit einer Myelomeningozele weist zusätzlich ein radiologisch nachweisbares „Tethered-cord"-Syndrom auf.

Klinik

Die häufigsten Symptome sind Schmerzen und begleitende Fehlbildungen wie Skoliose und Fußdeformitäten. Darüber hinaus bestehen häufig motorische Defizite wie z. B. eine Gangunsicherheit sowie Miktions- und Kontinenzstörungen. Über dem Defekt befinden sich häufig Hautveränderungen wie Nävi und Haarbüschel.

Bei allen Patienten mit einer Myelomeningozele muss ein „Tethered-cord"-Syndrom vermutet werden, wenn sich im Verlauf zusätzlich eine Skoliose, eine Verschlechterung des Gangbilds, eine zunehmende Spastizität der Beine oder Blasenentleerungsstörungen entwickeln und Schmerzen auftreten.

Die Beschwerden führen meist im Alter zwischen 5 und 15 Jahren zur Diagnosestellung.

CT-Morphologie

Im CT ist bereits nativ häufig ein Lipom an der Anheftungsstelle zu identifizieren. Ein Konustiefstand unterhalb von LWK 2 in Kombination mit einem verdickten Filum terminale mit einem Durchmesser von über 2 mm beweist die Diagnose (Abb. 12.4, Abb. 12.5). Ein sicherer Nachweis lässt mit einem Post-Myelo-CT führen. Hierbei ist auf eine richtige Fenstereinstellung zur Reduktion des Partialvolumeneffekts infolge des umgebenden KM zu achten. Geeignet ist z. B. W = 2500, C = 1000.

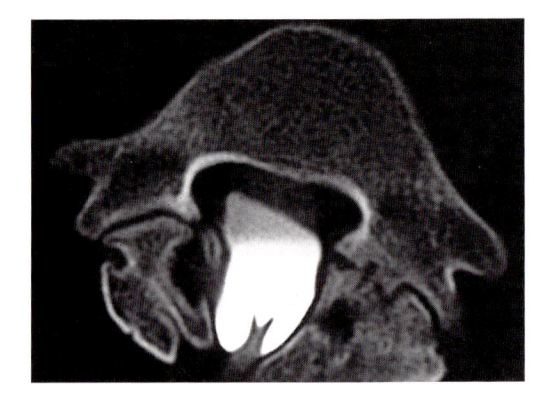

Abb. 12.4 „Tethered-cord"-Syndrom. Post-Myelo-CT mit deutlich erkennbarer dorsaler Anheftung des Filum terminale.

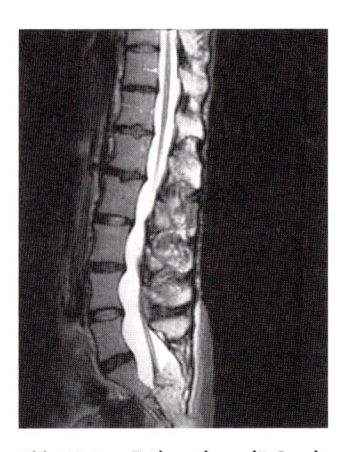

Abb. 12.5 „Tethered-cord"-Syndrom. Kein wesentlicher Tiefstand des Conus medullaris (etwa LWK 2). Das deutlich verdickte Filum terminale endet in einem ausgedehnten intraduralen Lipom.

Diastematomyelie (Myeloschisis)

Häufigkeit: Selten.
Wegweisender bildmorphologischer Befund: Teilung des Rückenmarks in sagittaler Orientierung infolge eines knöchernen oder bindegewebigen Septums.
Prozedere: Kontinuierliche Darstellung in Dünnschichttechnik, Anfertigung von Sekundärrekonstruktionen, Knochenfenster.
Einsatz anderer Methoden: MRT, Post-Myelo-CT. CT kann im Gegensatz zur MRT zwischen einer bindegewebigen und knöchernen Septierung unterscheiden.
Fragen, die der Befund beantworten muss:
- Höhe und Ausdehnung der Läsion?
- Beschaffenheit des Septums?
- Liegen weitere Fehlbildungen vor, die das operative Vorgehen beeinflussen können, z. B. ein „Tethered-cord"-Syndrom?

Die Läsion liegt meist in der unteren BWS und oberen LWS. Auf Höhe des Defekts sind die Zwischenwirbelräume oft niedriger als normal oder fehlen vollständig. Die Wirbelkörper in diesem Bereich können fusioniert sein.

Eine Variante dieser Fehlbildung ist die Diplomyelie, bei der 2 getrennte Halbstränge in einem gemeinsamen Duralsack und ohne nachweisbares bindegewebiges oder knöchernes Septum vorliegen.

Häufigkeit

Bei der Diastematomyelie handelt es sich um eine seltene Fehlbildung. Frauen sind etwa 3-mal so häufig betroffen wie Männer.

Pathogenese

Bei der Diastematomyelie handelt es sich um eine angeborene Fehlbildung, die embryologisch als Folge einer unvollständigen Trennung von Chorda dorsalis und Neuroektoderm entsteht. Diese führt im weiteren Verlauf zu einer Längsteilung des Rückenmarks, des Conus medullaris und des Filum terminale durch eine bindegewebige Membran (25%) oder durch ein knöchernes Septum (75%) in mediosagittaler Orientierung. Auch die Diastematomyelie ist häufig mit einer Myelomeningozele, einem „Tethered-cord"-Syndrom und einer angeborenen Skoliose vergesellschaftet und tritt verbunden mit den dort bereits erwähnten Stigmata wie Haarbüscheln am Rücken und Fußdeformitäten auf.

Klinik

Die klinischen Symptome unterscheiden sich nicht wesentlich von denen, die im Rahmen eines „Tethered-cord"-Syndroms auftreten können.

CT-Morphologie

Meist ist die Teilung des Rückenmarks in sagittaler Orientierung im CT deutlich zu erkennen. Diese Teilung ist Folge des knöchernen oder bindegewebigen Septums und ist nahezu immer mit weiteren Fehlbildungen vergesellschaftet (Abb. 12.6, Abb. 12.7, Abb. 12.8).

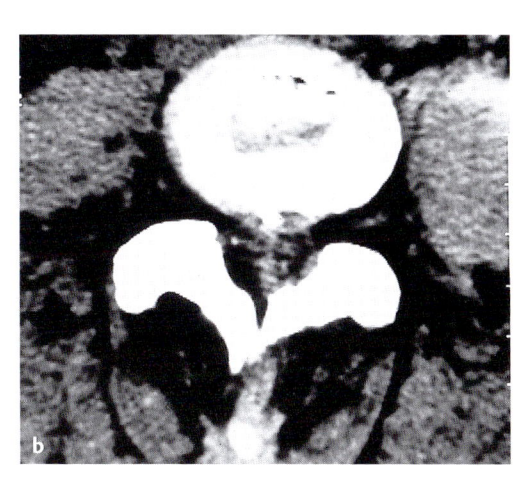

> Die Diastematomyelie ist häufig mit einer Myelomeningozele, einem „Tethered-cord"-Syndrom und einer angeborenen Skoliose vergesellschaftet.

Abb. 12.6a u. b **Diastematomyelie.** Bei der Diastematomyelie liegen innerhalb des betroffenen Abschnitts 2 separate Halbstränge des Rückenmarks im Spinalkanal. Diese können durch eine bindegewebige Membran voneinander getrennt sein, wie in diesen beiden Beispielen. Sie können aber auch durch ein knöchernes Septum voneinander getrennt sein, wie im Beispiel von Abb. 12.7.

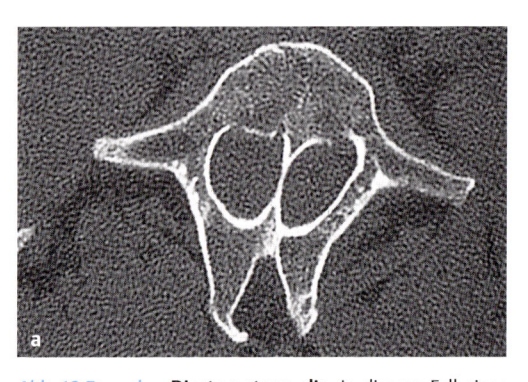

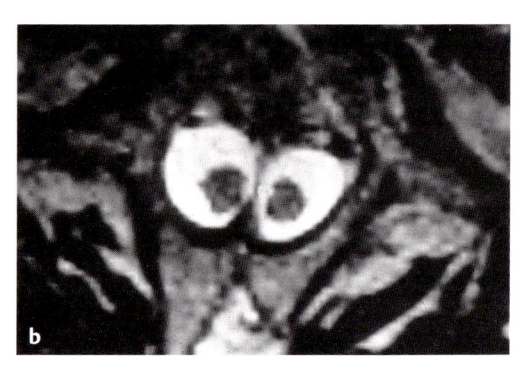

Abb. 12.7a u. b **Diastematomyelie.** In diesem Fall einer kombinierten Fehlbildung, bei der auch eine Diastematomyelie vorliegt, ist die CT der MRT insofern überlegen, als sie in der Lage ist, die knöcherne Natur des Septums aufzuzeigen, das die beiden Rückenmarkstränge voneinander trennt. In der MRT ist weder die T1w noch die hier gezeigte T2w Aufnahme in der Lage, eine sichere Unterscheidung zwischen knöchernem und bindegewebigem Septum zu ermöglichen.

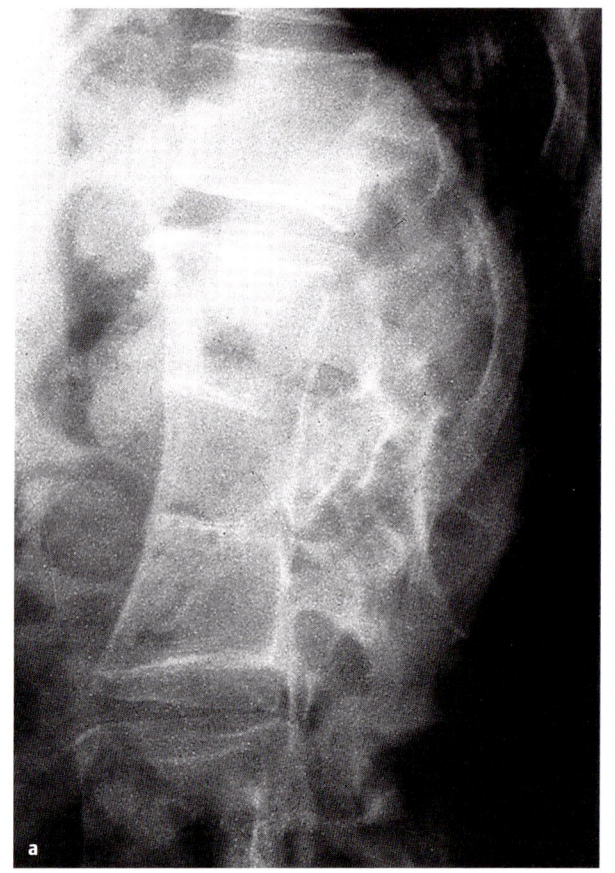

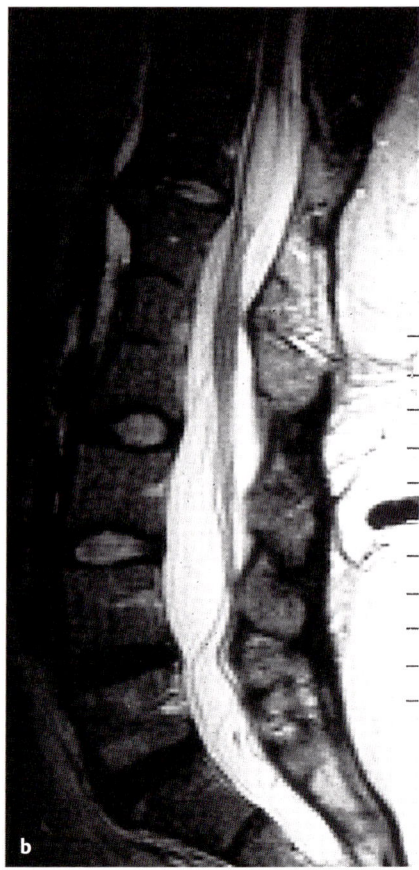

Abb. 12.8a u. b **Diastematomyelie.** Bei der gleichen Patientin wie in Abb. 12.7 liegt zusätzlich eine Blockwirbelbildung BWK 12 bis LWK 3 vor, die in der konventionellen Röntgenaufnahme und im sagittalen T2w Bild dargestellt ist.

Lipomyeloschisis

Häufigkeit: Häufig begleitend im Rahmen einer komplexen Dysrhaphie.
Wegweisender bildmorphologischer Befund: Fettdichte intramedulläre, intradurale oder extradurale Raumforderung, häufig im Rahmen dysrhaphischer Störungen.
Prozedere: Kontinuierliche Darstellung, v.a. bei komplexen Fehlbildungen.
Einsatz anderer Methoden: MRT zur Darstellung des Ausmaßes der Fehlbildung in sagittaler Orientierung.
Fragen, die der Befund beantworten muss:
- Lage in Relation zu einem Lumbal- oder Sakralwirbelkörper?
- Ausdehnung und Grad der Fehlbildung?

Pathogenese

Die Varianten der Lipomyeloschisis zählen zur Gruppe der Dysrhaphien. Zu ihnen gehören:
- intradurales Lipom,
- Lipomyelomeningozele,
- Fibrolipom des Filum terminale.

Diese Fehlbildungen sind typischerweise mit einem Konustiefstand, einem dorsalen Wirbelbogendefekt eines oder mehrerer Wirbelkörper und mit Veränderungen der darüber befindlichen Haut vergesellschaftet.

Am häufigsten liegt das Lipom im lumbosakralen Extraduralraum, von wo es sich oft bis in die Subkutis erstreckt. Grundsätzlich kann es jedoch in allen Wirbelsäulenabschnitten auftreten. Manchmal ist sogar der gesamte Spinalkanal betroffen. Ebenso ist eine intradurale und sogar eine intramedulläre Lage möglich.

Häufigkeit

Eine Lipomyeloschisis tritt häufig begleitend im Rahmen einer komplexen Dysrhaphie auf. Intraspinale Lipome kommen jedoch auch außerhalb solcher Fehlbildungen vor und werden teils erst im Erwachsenenalter symptomatisch. Beide Geschlechter sind gleich häufig betroffen.

Klinik

Liegt eine komplexe Fehlbildung vor, wird die Klinik durch deren Schweregrad bestimmt. Meist stehen Störungen der Motorik und Sensorik der Beine sowie Blasenstörungen im Vordergrund.

CT-Morphologie

Intramedullär, intradural oder extramedullär besteht eine Raumforderung niedriger, fettäquivalenter Röntgendichte (–100 HE) ohne KM-Anreicherung. Häufig ist eine solche Raumforderung im Rahmen einer komplexen dysrhaphischen Störung zu finden, z. B. in Höhe der Anheftung des Filum terminale bei einem „Tethered-cord"-Syndrom (Abb. 12.9).

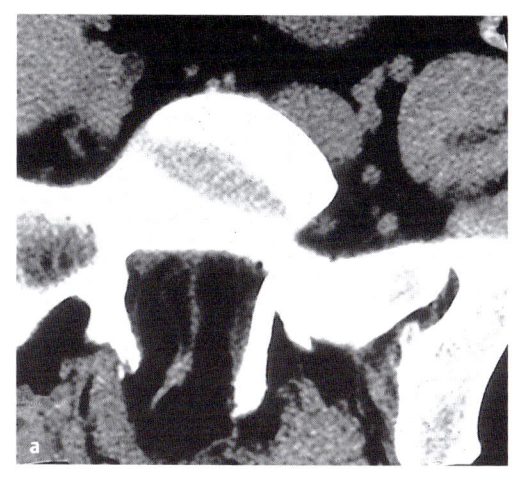

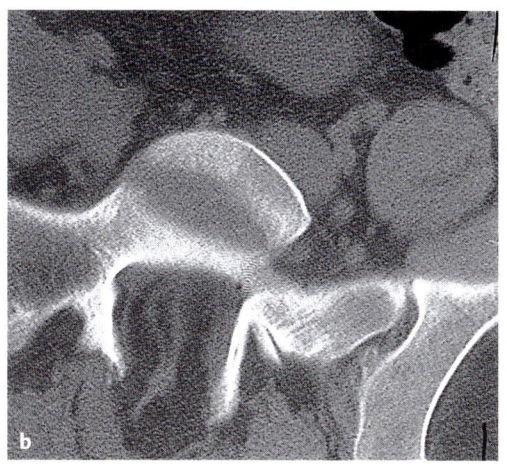

▶ Eine Lipomyeloschisis tritt häufig begleitend im Rahmen einer komplexen Dysrhaphie auf.

Abb. 12.9a u. b **Lipomyeloschisis**. Schichtführung in Höhe SWK 1. Angeborene Bogenschlussstörung vor, verbunden mit einer dorsalen Anheftung des Filum terminale und einem intraspinalen Lipom.
a Darstellung im Weichteilfenster.
b Darstellung im Knochenfenster.

Spinale meningeale Zysten

Häufigkeit: Häufiger Zufallsbefund.
Wegweisender bildmorphologischer Befund: Zystische, liquordichte Raumforderung variabler Größe, die zu einer Kompression des Duralsacks oder einzelner Nervenwurzeln sowie zu einer Knochenarrosion führen kann.
Prozedere: Post-Myelo-CT am besten zur Beantwortung der Frage geeignet, ob die Zyste mit dem übrigen Subarachnoidalraum kommuniziert.
Einsatz anderer Methoden: Myelographie (Typ-I- und Typ-II-Zysten als mit KM gefüllte Aussackungen erkennbar), MRT (zystische Raumforderung mit liquorintensem Inhalt).
Fragen, die der Befund beantworten muss:
- Spinale meningeale Zysten meist als Nebenbefund. Wurzelkompression?
- Ist die Nervenwurzel in der Zyste enthalten?

> Große spinale meningeale Zysten können ein Nervenwurzelkompressionssyndrom verursachen.

Häufigkeit

Häufiger Zufallsbefund, v.a. in der Post-Myelo-CT.

Klinik

Die Mehrzahl der spinalen meningealen Zysten ist asymptomatisch. In Abhängigkeit von ihrer Größe können v.a. aber die Typ-I-Zysten jedoch Nervenwurzelkompressionssyndrome hervorrufen. Große Zysten können sowohl die Nervenwurzeln der betroffenen Seite als auch – bei entsprechender Ausdehnung – die Nervenwurzeln der Gegenseite komprimieren.

Pathogenese

Unter dem Begriff „spinale meningeale Zysten" werden zystische oder divertikuläre intra- und extradurale Aussackungen der Meningen subsumiert. Synonym werden hierfür folgende Begriffe verwendet:
- Tarlov-Zyste,
- spinale Arachnoidalzyste,
- Duradivertikel,
- Wurzeltaschenzyste.

Eine Klassifikation aus dem Jahre 1988 sieht die in Tab. 12.2 erwähnte Einteilung vor.

Tabelle 12.2 Klassifkation der spinalen meningealen Zysten

Typ	Beschreibung
I	extradurale meningeale Zyste ohne darin enthaltene Nervenwurzel:
	• Ia extradurale meningeale Zyste
	• Ib okkulte sakrale Meningozele
II	extradurale meningeale Zyste mit darin enthaltener Nervenwurzel (perineurale Tarlov-Zyste, Wurzeltaschenzyste)
III	intradurale Arachnoidalzyste

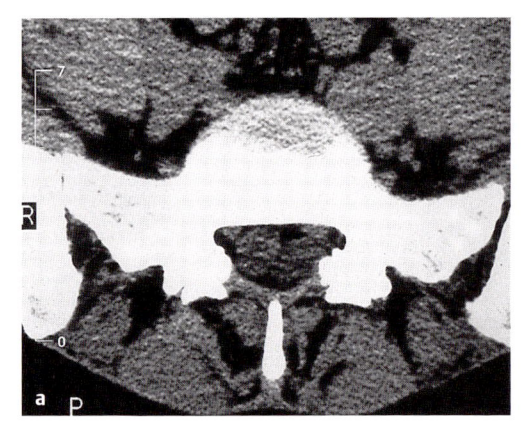

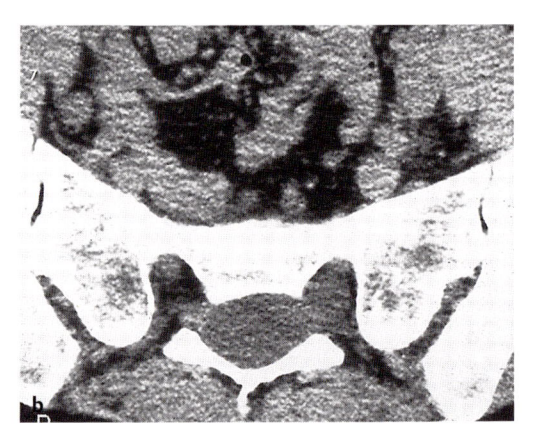

Abb. 12.10a u. b **Spinale meningeale Zyste.** Extradurale sakrale Raumforderung, die Duralsack und Nervenwurzeln verdrängt und nahezu den gesamten sakralen Spinalkanal ausfüllt. Es ist gut zu erkennen, wie die Nervenwurzel S1 links von der Zyste gegen die Hinterfläche des Neuroforamens gedrängt wird. Somit handelt es sich um eine spinale meningeale Zyste Typ Ia ohne darin enthaltene Nervenwurzel (Tab. 12.2).

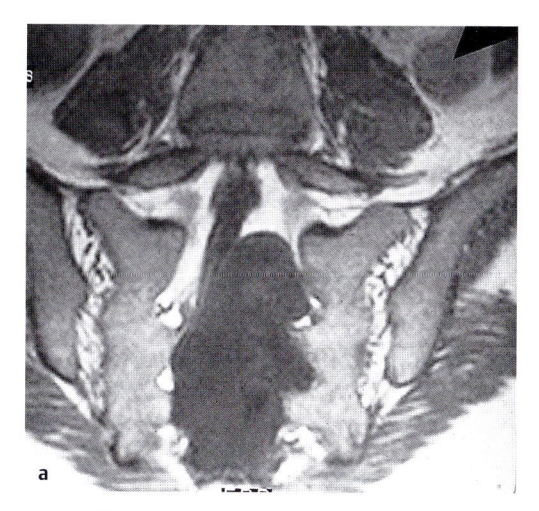

Abb. 12.11a u. b **Spinale meningeale Zyste.** Die T1w koronare MRT-Schicht zeigt die gesamte kraniokaudale Ausdehnung der Zyste und deren raumfordernden Effekt mit Verdrängung des Duralsacks und der Nervenwurzeln. Im sagittalen T2w Bild kommt noch einmal der zystische Charakter der Läsion zum Ausdruck. Der Zysteninhalt ist sowohl im T1w als auch im T2w Bild isointens zum Liquor.

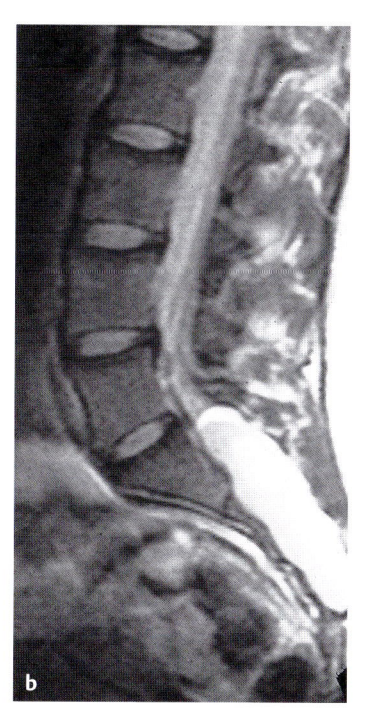

CT-Morphologie

Man findet eine zystische Raumforderung variabler Größe, die von den Meningen ausgeht und mit liquordichter Flüssigkeit gefüllt ist (Abb. 12.10, Abb. 12.11). In der Post-Myelo-CT ist bei Typ-I- und Typ-II-Zysten stets eine Kommunikation mit dem Subarachnoidalraum in Form einer KM-Füllung nachweisbar. Typ-III-Zysten befinden sich meist im dorsalen Subarachnoidalraum. Bei länger bestehenden und sehr ausgedehnten Befunden kann es zu einer Druckarrosion des Knochens und dadurch zu einer Erweiterung des Spinalkanals und der Neuroforamina kommen.

> Bei länger bestehenden und sehr großen spinalen meningealen Zysten kann es zu einer Erweiterung des Spinalkanals und der Neuroforamina kommen.

Angeborene Spinalkanalstenose

Häufigkeit: Relativ häufig, oft in Kombination mit erworbenen Veränderungen.
Wegweisender bildmorphologischer Befund: Enger Spinalkanal (a.p. Durchmesser zervikal unter 12 mm, lumbal unter 11,5 mm, interpedunkuläre Distanz unter 16 mm), kurze Bogenwurzeln, schmaler epiduraler Fettsaum.
Prozedere: Kontinuierliche Darstellung vorzugsweise in Spiraltechnik zur Anfertigung von Sekundärrekonstruktionen hilfreich.
Einsatz anderer Methoden: Myelographie und Post-Myelo-CT bei Spinalkanalstenosen in Kombination mit Funktionsaufnahmen auch heute von Neurochirurgen und Orthopäden noch angefragt. Findet über eine Engstelle hinweg weiterhin ein Liquoraustausch statt? MRT zum Nachweis der Myelopathie bei zervikalen oder thorakalen Spinalkanalstenosen.
Fragen, die der Befund beantworten muss:
- Ausmaß und kraniokaudale Ausdehnung der Enge?
- Begleitende, möglicherweise für die Symptomatik verantwortliche Veränderungen (Bandscheibenvorwölbungen, spondylophytäre Anbauten)?
- Facettengelenkhypertrophien?

12 Angeborene funktionelle und strukturelle Veränderungen

▶ Ein Missverhältnis zwischen der Weite des Spinalkanals oder der Recessus laterales und der darin befindlichen Strukturen spricht für eine Spinalkanalstenose.

Pathogenese

Die Weite des zervikalen, thorakalen und lumbalen Spinalkanals ist je nach Konstitution individuell verschieden. Es existieren zahlreiche Veröffentlichungen zur Bestimmung eines Normalwerts v. a. des lumbalen Spinalkanals (vgl. Kap. 11, Anatomie, S. 314).

Die angeborene Spinalkanalstenose ist meist Folge einer Verkürzung der Bogenwurzeln. Eine derartige Verkürzung kann idiopathisch oder infolge einer genetisch determinierten Erkrankung wie z. B. einer Achondroplasie auftreten. In jedem Fall handelt es sich um ein Missverhältnis zwischen Durchmesser des Duralsacks und des Spinalkanals sowie der Recessus laterales. Bei der Achondroplasie nimmt dieses Missverhältnis typischerweise von kranial nach kaudal zu, während es bei anderen Fehlbildungen – z. B. den dysrhaphischen Syndromen – auch umschrieben und auf wenige Segmente begrenzt auftreten kann.

Insgesamt sind die angeborenen Spinalkanalstenosen im Verhältnis zu den erworbenen Spinalkanalstenosen selten. Oft handelt es sich auch um eine anlagebedingte *relative* Enge, die erst aufgrund zusätzlicher raumfordernder Veränderungen symptomatisch wird. Die Symptomatik ist Folge der Rückenmark- oder Nervenwurzelkompression oder einer Kompression der intraspinalen Gefäße.

Häufigkeit

Die angeborene Spinalkanalstenose liegt selten isoliert vor. Sie ist relativ häufig, tritt aber oft erst in Kombination mit erworbenen Veränderungen klinisch in Erscheinung.

Klinik

Ein häufiges frühes Symptom sind Rückenschmerzen. Bei einer lumbalen Stenose findet sich häufig eine Claudicatio spinalis mit einer langsam fortschreitenden Verkürzung der Gehstrecke. Im weiteren Verlauf können evtl. Blasen- und Mastdarmleerungsstörungen hinzukommen. Bei der zervikalen Spinalkanalstenose treten Zeichen einer zervikalen Myelopathie auf – z. B. mit spinaler Ataxie.

Eingehend wird die Spinalkanalstenose bei der erworbenen Spinalkanalstenose auf S. 371 erläutert.

CT-Morphologie

In einer zum Bandscheibenfach parallelen Schichtführung oder Reformatierung findet man einen engen Spinalkanal (Abb. 12.**12**, Abb. 12.**13**). Lumbal muss der a.p. Durchmesser mindestens 11,5 mm, zervikal 12 mm betragen. Der Abstand zwischen den Wirbelbögen sollte jeweils mindestens 16 mm betragen, die axiale Schnittfläche mindestens 1,45 cm². Häufig zeigt sich im CT auch, dass das epidurale Fett vermindert oder sogar vollständig verdrängt ist. Einige Autoren sprechen unter 12 mm von einer relativen, unter 10 mm von einer absoluten Spinalkanalstenose.

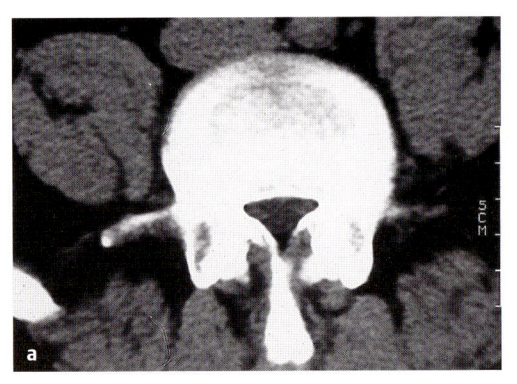

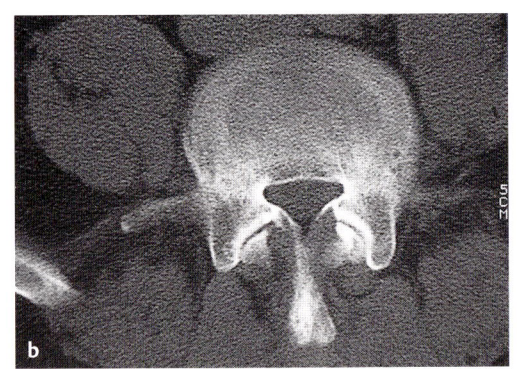

Abb. 12.12 a u. b **Angeborene Spinalkanalstenose.** Deutlich verkürzte Bogenwurzeln, die zu einer Einengung des Duralsackes führt. Die Fläche des Querschnitts beträgt hier sicher unter 1,45 cm².

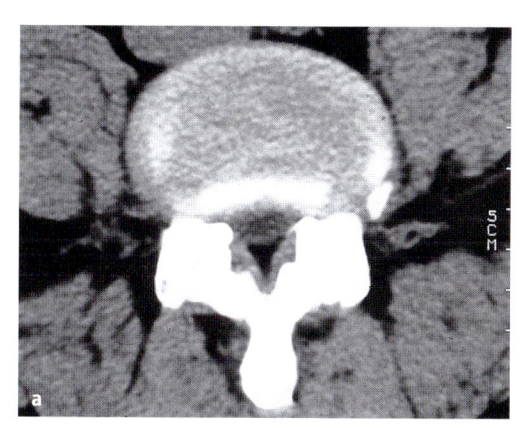

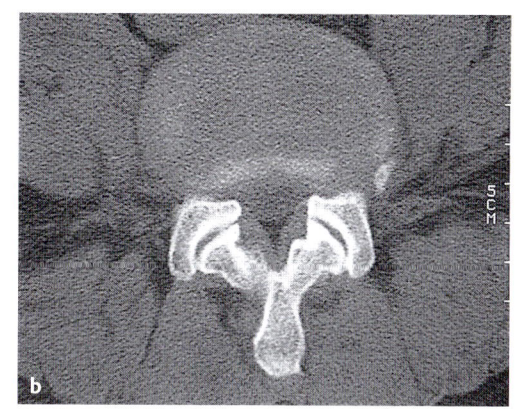

Abb. 12.13 a u. b   Angeborene Spinalkanalstenose. Angeborene Spinalkanalstenose mit symmetrisch kurzen Bogenwurzeln, verstärkt durch eine ebenfalls symmetrische Hypertrophie der Facettengelenke und der Ligg. flava. Darstellung in Weichteilfenster- und Knochenfenstertechnik.

Syringomyelie und Hydromyelie

Häufigkeit: Häufigste Ursache sind posttraumatische Veränderungen. Aber auch begleitend bei anderen Fehlbildungen wie z. B. Arnold-Chiari-Malformation oder bei anderen Ursachen einer Liquorpulsationsstörung.
Wegweisender bildmorphologischer Befund: Langstreckiger Bezirk minderer Dichte intramedullär, das Rückenmark kann sowohl aufgetrieben als auch atrophisch sein, rasche oder verzögerte KM-Aufnahme des Kanals in der Post-Myelo-CT möglich.
Prozedere: Kontinuierliche Schichtführung, vorzugsweise Spiraltechnik zur Anfertigung von Sekundärrekonstruktionen, Post-Myelo-CT bei Frage der Kommunikation mit dem Subarachnoidalraum.
Einsatz anderer Methoden: MRT ist Methode der Wahl. Eine Liquorpulsationsstudie kann hier ebenso wie die Post-Myelo-CT evtl. Aufschluss über Ausmaß des Liquoraustausches mit dem Subarachnoidalraum geben und die Ursache der Pulsationsstörung aufdecken.
Fragen, die der Befund beantworten muss:
- Longitudinale und laterale Ausdehnung der Läsion?
- Ist in der Post-Myelo-CT eine Anfärbung des Kanals zu erkennen, wann tritt diese auf?
- Empfehlung zur Anfertigung einer MRT.

Pathogenese

Sowohl bei der Syringomyelie als auch bei der Hydromyelie handelt es sich um Veränderungen des Rückenmarks. Pathomorphologisches Korrelat ist ein flüssigkeitsgefüllter, langstreckiger, intramedullärer Kanal. Bei der Syringomyelie ist die intramedulläre Höhle nicht mit Ependym ausgekleidet und kann mit dem Zentralkanal kommunizieren oder auch nicht. Bei der Hydromyelie liegt dagegen eine Persistenz und Erweiterung des mit Ependym ausgekleideten Zentralkanals vor. Dieser kommuniziert mit dem IV. Ventrikel. Mit der CT sind die beiden Erkrankungen im Einzelfall schwer zu unterscheiden – lediglich eine zentrale oder lateralisierte Lage der Erweiterung lässt eine Vermutung über die Art der Erkrankung zu.

Beide Veränderungen kommen als *angeborene* und als *erworbene* Fehlbildung des Rückenmarks vor. Angeboren ist die Störung meist Teil einer komplexen Fehlbildung. Beispielsweise weisen 20–70% aller Patienten mit einer Arnold-Chiari-Malformation eine Syringomyelie auf.

Weitere Erkrankungen, die mit einer Syringo- oder Hydromyelie einhergehen, sind:
- spinale Dysrhaphien,
- Dandy-Walker Syndrom,
- stark ausgeprägte Skoliosen,
- Klippel-Feil Syndrom.

Da der Fehlbildung veränderte hydrodynamische Verhältnisse zugrunde liegen, kann sie bei allen angeborenen oder erworbenen Erkrankungen auftreten, die zu einer Abflussstörung des Liquors führen.

Die gegenwärtig gängige Theorie zur Entstehung der Syringohydromyelien ist die erstmals 1981 von Williams vorgestellte Theorie einer *Hydrodissektion*. Bei erhöhtem intraabdominalem Druck (z. B. Husten oder Niesen) und gestörter Kommunikation der spinalen und intrakranialen externen Liquorräume (z. B. Herniation der Kleinhirntonsillen in das Fora-

> Mit der CT sind Syringomyelie und Hydromyelie schwer zu unterscheiden.

> Eine Syringo- oder Hydromyelie kann bei allen angeborenen oder erworbenen Erkrankungen auftreten, die zu einer Abflussstörung des Liquors führen.

men magnum) entsteht ein Ventilmechanismus. Der intraabdominale Druck überträgt sich über epidurale Venen auf den intraspinalen Raum. Dies führt zu einer Aufwärtsbewegung der Druckwelle, die den Übertritt von Liquor nach intrakranial erlaubt. Die Herniation verhindert bei Nachlassen des intraspinalen Drucks eine ausgleichende Abwärtspulsation in den externen Liquorräumen. Der resultierende Unterdruck bewirkt einen verstärkten Liquorpuls im Zentralkanal des Rückenmarks (Hydromyelie) und führt darüber hinaus zu einem Austritt interstitieller Flüssigkeit, was zur Ausbildung einer Syringomyelie führt. In histologischen Untersuchungen des Rückenmarks fand man in solchen Fällen dilatierte perivaskuläre Räume. Die Wand der Syrinx war in vielen Fällen reich an kleinen Arterien und Venen.

Dies führte Ball u. Dayon zu der Theorie, dass Liquor und extrazelluläre Flüssigkeit über die Virchow-Robin-Räume des Rückenmarks zu der Kavität gelangen. Eine weitere Theorie, 1992 überwiegend unter Auswertung von MRT-Untersuchungen von Pillay beschrieben, geht davon aus, dass etwa 30% des Liquors intraspinal gebildet wird. Ein gleichwie geartetes Abflusshindernis, z. B. posttraumatisch oder infolge einer Arachnoiditis, kann daher nach dem oben geschilderten Mechanismus ebenfalls zu einer intramedullären Höhlenbildung führen.

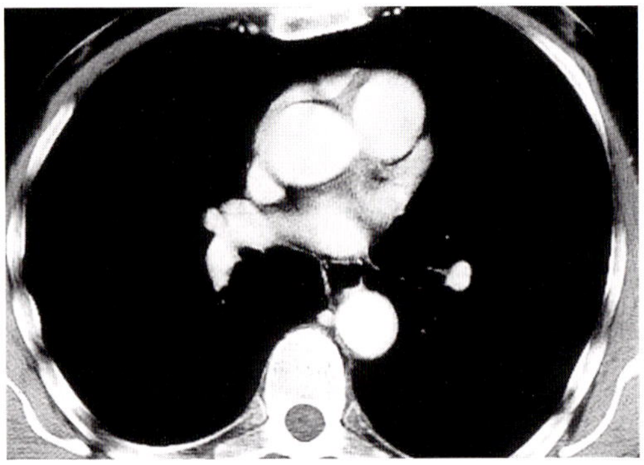

Häufigkeit

Eine Syringo- oder Hydromyelie findet sich häufig in Kombination mit anderen Fehlbildungen. Da spinale Traumen im Vergleich zu angeborenen Fehlbildungen sehr viel häufiger sind, machen posttraumatische Syringohydromyelien den größten Anteil aus.

Klinik

Oft findet sich ein langsames Fortschreiten der folgenden neurologischen Symptome:
- dissoziierte Empfindungsstörungen auf Höhe der betroffenen Segmente,
- motorische Störungen und Schwäche, v.a. der Arme,
- zuweilen starke Schmerzen.

CT-Morphologie

Im CT ist manchmal intramedullär ein umschriebener, langstreckiger Bezirk minderer Dichte zu erkennen (Abb. 12.14, Abb. 12.15). Das Rückenmark kann sowohl aufgetrieben als auch atrophisch sein. Der entstandene Kanal kann das Rückenmark bereits weitgehend verdrängt haben. Der knöcherne Spinalkanal ist mitunter aufgeweitet. Im Post-Myelo-CT kann sich der Kanal sowohl rasch über direkte Verbindungen zum Subarachnoidalraum oder aber verzögert innerhalb von ca. 4–8 Stunden durch einen langsamen KM-Einstrom anfärben.

> Bei Syringo- und Hydromyelien kann das Rückenmark aufgetrieben, aber auch auch atrophisch sein.

Abb. 12.14 **Zentrale Hypodensität des Myelons**. Thorakales CT eines Mannes, der etwa 10 Jahre zuvor bei einem Verkehrsunfall eine Fraktur von LWK 1 erlitten hatte und in der Folge ein über Jahre progredientes Defektsyndrom entwickelt hat, das aus Schmerzen und einer Schwäche in den Beinen sowie Blasenentleerungsstörungen bestand. Bereits in dieser Übersichtsaufnahme, die aus anderen Gründen angefertigt wurde, ist eine zentrale Hypodensität des Myelons zu erkennen (weitere Abklärung mit MRT).

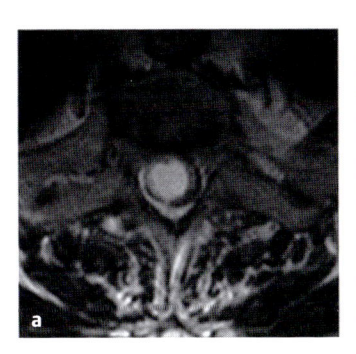

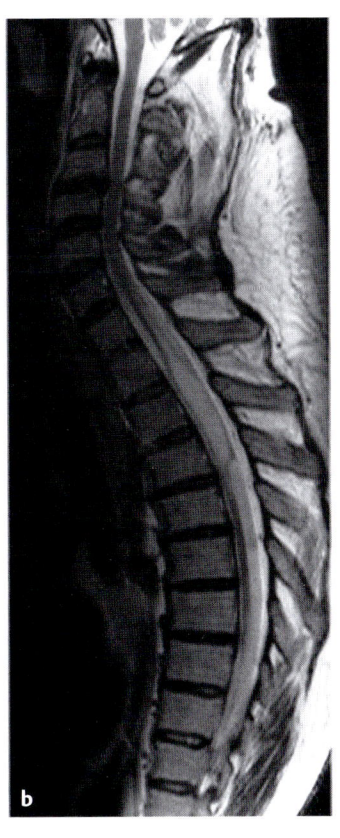

Abb. 12.15a u. b **Syringohydromyelie.** Manifestation 9 Monate nach einem thorakalen Trauma.
a Transversale Aufnahme.
b Sagittale Rekonstruktion.

Zusammenfassung

Das *Klippel-Feil-Syndrom* besteht aus einer Fusion zweier oder mehrerer Wirbelkörper, die mit weiteren Fehlbildungen kombiniert sein kann. Reine Blockwirbelbildungen ohne Begleitfehlbildungen sind häufig asymptomatisch. Zu den häufigeren spinalen Dysrhaphien zählen die *Spina bifida* (Bogenschlussstörung ohne begleitende Fehlbildung der Meningen) und die *Myelomeningozele* (zusätzlich Herniation der Leptomeningen und von Nervengewebe).

Das *„Tethered-cord"-Syndrom* kommt durch einen Tiefstand des Conus medullaris zustande. Man erkennt im CT ein verdicktes Filum terminale und Fettgewebe an der Anheftungsstelle. Oft ist dieses Syndrom bei einer Myelomeningozele anzutreffen.

Die *Diastematomyelie* (Myeloschisis) ist selten. Hierbei ist das Rückenmark sagittal geteilt durch ein knöchernes oder bindegewebiges Septum. Die Diastematomyelie ist häufig mit einer Myelomeningozele, einem „Tethered-cord"-Syndrom und einer angeborenen Skoliose vergesellschaftet. Eine *Lipomyeloschisis* wird häufig im Rahmen einer komplexen Dysrhaphie beobachtet. Im CT sieht man eine fettdichte intramedulläre, intradurale oder extradurale Raumforderung. *Spinale meningeale Zysten* sind ein häufiger Zufallsbefund. Sie können zu einer Kompression des Duralsacks oder einzelner Nervenwurzeln wie auch zu einer Knochenarrosion führen.

Eine *angeborene Spinalkanalstenose* wird oft erst in Kombination mit erworbenen Veränderungen symptomatisch. Anhaltspunkt für eine Spinalkanalstenose ist ein Missverhältnis zwischen der Weite des Spinalkanals oder der Recessus laterales und der darin befindlichen Strukturen. *Syringomyelie* und *Hydromyelie* zeigen sich im CT als langstreckiger hypodenser Bezirk. Das Rückenmark kann dabei aufgetrieben oder auch atrophisch sein. Beide Erkrankungen können bei Veränderungen auftreten, die zu einer Abflussstörung des Liquors führen.

Literatur

Angeborene Spinalkanalstenose

Connor, S. E. J., C. Chandler, S. Robinson, J. M. Jarosz: Congenital midlicne cleft of the posterior arch of atlas: a rare cause of smptomatic cervical canal stenosis. Eur. Radiol. 11 (2001) 1766–1769
Methodenvergleich anhand eines Einzelfalls dieser seltenen Ursache einer Spinalkanalstenose bei einem Kind

13 Verletzungen der Wirbelsäule

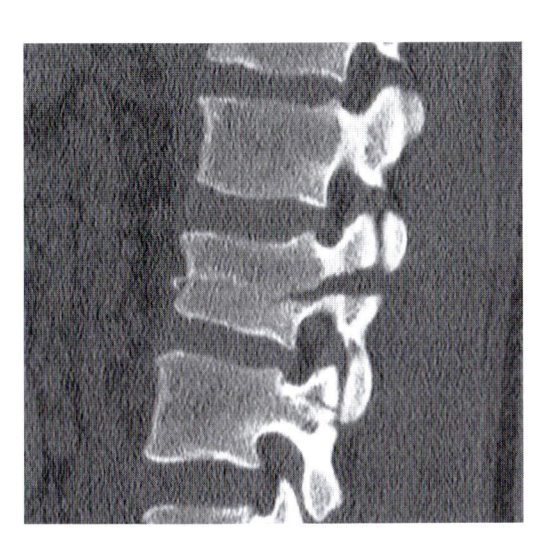

Frakturen ⇢ *342*

Zervikale Frakturen ⇢ *343*

Thorakolumbale Wirbelkörperfrakturen ⇢ *349*

Traumatischer Bandscheibenprolaps ⇢ *353*

Blutungen ⇢ *353*

Frakturen

Häufigkeit: Häufig.
Wegweisender bildmorphologischer Befund: Stufenbildung, Konturunterbrechung, Fragmentierung, Abschwächung oder auch feine lineare Unterbrechung oder Irregularität der Trabekelstruktur. Begleitende Weichteilverletzungen, paravertebrales oder intraspinales Hämatom.
Prozedere: Kontinuierliche Darstellung in Dünnschichttechnik, Anfertigung von Sekundärrekonstruktionen, wenn möglich isotrope Voxel aus MSCT-Datensatz. Darstellung im Knochenfenster.
Einsatz anderer Methoden: Vergleich mit konventionellen Röntgenaufnahmen akut, Im Intervall evtl. zusätzlich MRT ergänzen.
Fragen, die der Befund beantworten muss:
- Frakturtyp? Hinweise auf eine Dislokation oder einer Instabilität der Fraktur? Beschreibung der Fraktur. Beurteilung hinsichtlich einer Instabilität unter Verwendung des 3-Säulen-Modells.
- Ausmaß des begleitenden Weichteilschadens?
- Einengung des Spinalkanals oder Duralsackkompression?

Sekundäre CT-Diagnostik. Für den Einsatz der CT zur Diagnostik von Wirbelsäulenfrakturen gibt es unterschiedliche Ansätze, deren Auswahl im Wesentlichen von der Zusammenarbeit mit den Traumatologen abhängig ist.

Häufig steht das konventionelle Röntgen am Anfang der Diagnostik. Im Anschluss daran werden mit der CT entweder durch diejenigen Etagen, die im Röntgenbild eine Fraktur zeigen oder zumindest suspekt auf einen strukturellen Schaden sind, dünne Transversalschichten gelegt. Bei unauffälligen konventionellen Bildern werden mit der CT gezielt die Etagen untersucht, auf die die neurologischen Defizite hinweisen (z. B. sensible Ausfälle oder Paresen).
Primäre CT-Diagnostik. In traumatologischen Zentren steht die CT v.a. bei polytraumatisierten Patienten am Anfang der diagnostischen Maßnahmen und nimmt hier gewissermaßen zugleich die Rolle einer Screeningmethode ein. Mit ihr können gleichzeitig Verletzungen der inneren Organe und knöcherne Verletzungen des Beckens und auch der Wirbelsäule erkannt werden. Insbesondere die Generation der neuen MSCT-Scanner mit bis zu 64 simultanen Schichten hat entscheidend zur Verbreitung und Akzeptanz dieses Vorgehens beigetragen. In wenigen Sekunden kann der Patient ohne riskante Lagerungsmanöver gewissermaßen von Kopf bis Fuß untersucht werden und danach ohne Verzögerung weiter versorgt werden. Die Methode erlaubt die Anfertigung von Sekundärrekonstruktionen sowohl zur Beurteilung parenchymatöser Organe wie auch des Skeletts aus einem einzigen Datensatz. Eine zusätzliche konventionelle Diagnostik ist nicht erforderlich, was Geld spart und einen Teil der zusätzlichen Strahlenexposition kompensiert, die ihrerseits meist dadurch relativiert wird, dass bei dem üblichen Ablauf nicht selten konventionelle *und* CT-Aufnahmen angefertigt werden.

2D- und 3D-Rekonstruktionen. Zur Anfertigung zwei- oder dreidimensionaler Rekonstruktionen sollte bei Single-Slice-Scannern in Dünnschichttechnik ohne Gantry-Kippung und nach Möglichkeit in Spiraltechnik untersucht werden. Auf diese Weise lassen sich atem- oder bewegungsbedingte Stufen in den rekonstruierten Bildern reduzieren.

Bildauswertung. Wenn sowohl CT- als auch konventionelle Bilder vorliegen, ist ein Vergleich der Befunde auf jeden Fall sinnvoll, insbesondere dann, wenn es infolge eines schweren Traumas zu deutlichen Verlagerungen von Segmenten oder Knochenfragmenten gekommen ist, deren Zuordnung in den axialen CT-Schichten mitunter Probleme bereiten kann.

Die Frakturen der Wirbelsäule werden nach dem betroffenen Wirbelsäulensegment und nach dem Mechanismus des Traumas eingeteilt.

> Die CT eignet sich bei polytraumatisierten Patienten auch als Screeningverfahren für Organe und Skelett.

Zervikale Frakturen

Häufigkeit

Atlasfraktur. Atlasfrakturen machen etwa 3–13% der Frakturen der HWS aus. In einer Untersuchung bei 57 Patienten mit Atlasfraktur hatten 56% eine isolierte Atlasfraktur, 44% hatten eine kombinierte HWK-1-/HWK-2-Fraktur und 9% wiesen Frakturen weiterer HWK in den Segmenten 3–7 auf. 21% der Betroffenen hatten zusätzlich eine Schädel-Hirn-Verletzung. Von den isolierten Atlasfrakturen bestanden 56% aus einer bilateralen oder multiplen Ringsprengung, 31% waren unilaterale Ringfrakturen und 13% der Frakturen beschränkten sich nur auf die Massa lateralis bei intaktem Atlasbogen.

Axisfraktur. Der Anteil der Axisfrakturen an den HWS-Frakturen beträgt etwa 20%, wovon wiederum 10% Densfrakturen sind (also 2% der HWS-Frakturen). Die häufigste Variante ist die Densfraktur Typ II nach der Anderson-Klassifikation (s. u.). Typ-I Frakturen sind sehr selten.

Teardrop-Fraktur. Teardrop-Frakturen machen etwa 5% der HWS-Frakturen aus.

Klinik

Häufigstes Symptom einer Fraktur von HWK 1 und HWK 2 sind Schmerzen in der oberen HWS, teils mit Ausstrahlung in die Okzipitalregion infolge einer Reizung des N. occipitalis major, der aus dem Segment C2 stammt. Des Weiteren finden sich häufig Bewegungseinschränkungen, Muskelspasmen und Parästhesien der oberen Extremität. Ein typisches klinisches Merkmal ist auch die Tendenz der Patienten, den Kopf bei Rumpfbewegung mit den Händen zu unterstützen. Subaxiale Frakturen, insbesondere die Teardrop-Fraktur erfordern ein erhebliches Trauma und gehen meist mit schweren Halsmarkverletzungen bis zur kompletten Durchtrennung des Rückenmarks einher, sodass ein hohes Querschnittsyndrom nicht selten ist.

Wenn bei Patienten mit einem Os odontoideum oder einer Pseudarthrose Symptome oder der Nachweis einer signifikanten atlantoaxialen Instabilität vorliegen, ist wie bei einer frischen und dislozierten Densfraktur eine operative Fusion angezeigt, da eine konservative Therapie mit Ruhigstellung hier nicht ausreicht, um eine Fusion zu erreichen.

> Wenn bei Patienten mit Os odontoideum Symptome oder eine atlantoaxiale Instabilität vorliegen, ist eine operative Fusion angezeigt.

CT-Morphologie

Die CT ist die Methode der Wahl zum Nachweis oder Ausschluss einer Fraktur eines HWK, insbesondere einer Densfraktur. Wie im konventionellen Röntgenbild lässt sich jede Fraktur auch im CT als Stufenbildung, Konturunterbrechung, Fragmentabsprengung oder auch nur als feine Aufhellung und lineare Unterbrechung oder Irregularität der Trabekelstruktur erkennen.

Besonders hilfreich zur Beurteilung des Frakturtyps und der räumlichen Verhältnisse des Spinalkanals und damit nahezu unverzichtbar ist die Anfertigung sagittaler Rekonstruktionen. Diese dienen wie auch dreidimensionale Oberflächenrekonstruktionen der Operationsplanung.

> Wichtig zur Beurteilung des Frakturtyps und zur Operationsplanung sind sagittale Rekonstruktionen.

Atlasfrakturen (HWK 1)

Die *Jefferson-Fraktur* ist eine Sonderform der Atlasfraktur (Abb. 13.1). Eine axiale Krafteinwirkung führt zu einer Sprengung des Atlasbogens mit Zerreißung des Lig. transversum. Es handelt sich also um eine Berstungsfraktur, bei der die Fragmente nach lateral dislozieren, ohne dass es dadurch zur Einengung des Spinalkanals kommt. Deshalb geht diese Fraktur nicht zwingend mit einem neurologischen Defizit einher. Dennoch muss sie chirurgisch versorgt werden, da es sich um eine instabile Fraktur handelt.

Eine Jefferson-Fraktur kann isoliert auftreten, in 41% der Fälle liegt jedoch zusätzlich eine assoziierte HWK-2-Fraktur vor.

Das röntgenologische Korrelat einer Jefferson-Fraktur im a.p. Bild der HWS ist ein seitlicher Überhang der Massa lateralis des Atlas über die des Axis. Ein Überhang um mehr als 7 mm in der Summe beider Seiten gilt als beweisend für eine Zerreißung des Lig. transversum („rule of Spence" [Spence 1970]).

> Beträgt die Summe des seitlichen Überhangs der beiden Massae laterales des Atlas über den Axis mehr als 7 mm, ist das Lig. transversum zerrissen.

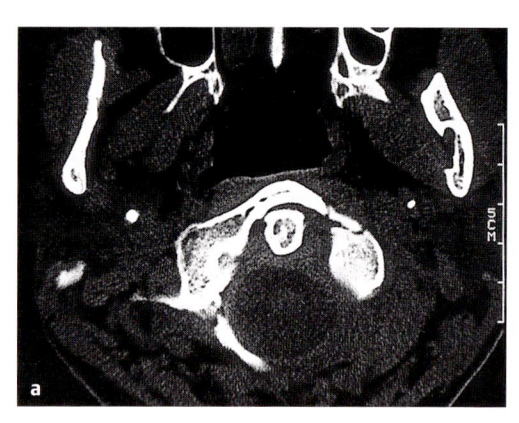

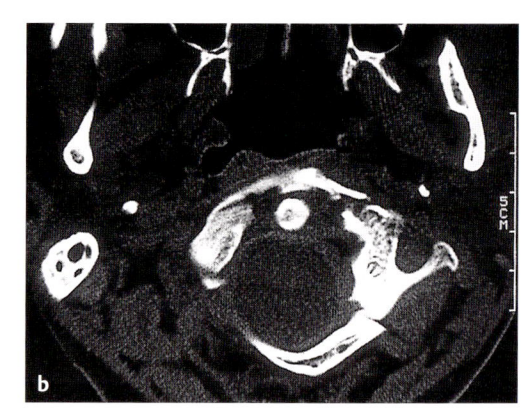

Abb. 13.1 a u. b **Jefferson-Fraktur.** Atlasbogenberstungsfraktur mit Sprengung der ventralen und dorsalen Anteile infolge eines axialen Traumas.

Eine dünnschichtige CT von HWK 1 bis HWK 3 ist in diesem Fall die diagnostische Methode der Wahl. Hierbei wird zum einen der sichere Nachweis einer Atlasbogenberstungsfraktur geführt, zum anderen können feinere begleitende Frakturen von HWK 2 nachgewiesen oder ausgeschlossen werden. Darüber hinaus kann auch der Grad einer möglicherweise vorhandenen Spinalkanaleinengung gut beurteilt und begleitende Weichteilverletzungen oder epidurale Blutungen nachgewiesen werden.

Axisfrakturen (HWK 2)

> Bei älteren Menschen kann auch ein einfacher Sturz zu einer Densfraktur führen.

Densfrakturen. Um bei einem jungen Menschen eine Densfraktur hervorzurufen, bedarf es einer starken Krafteinwirkung, wie sie bei Verkehrsunfällen, Skiunfällen und Stürzen aus großer Höhe auftreten kann. Beim älteren Menschen kann jedoch auch ein einfacher Sturz ausreichen.

Der häufigste Frakturmechanismus ist eine starke Flexion des Kopfes, die zu einer Dislokation von HWK 1 gegenüber HWK 2 nach ventral führt. Extensionstraumas als Ursache einer Densfraktur mit dorsaler Dislokation sind deutlich seltener.

Bei einer Dislokation von HWK 1 gegenüber HWK 2 wird der Spinalkanal eingeengt, was zu einer Kompression der Medulla oblongata führen kann.

Dieser Mechanismus führt Schätzungen zufolge in ca. 25–40% der Fälle zum Tod des Unfallopfers.

Prognose und Behandlung hängen wesentlich vom Verlauf der Frakturlinie ab. Die Lage der Frakturlinie ist auch der entscheidende Parameter in der am weitesten verbreiteten Klassifikation der Densfrakturen, die 1974 von Anderson u. D'Alonzo vorgestellt wurde. Diese unterscheidet 3 Typen von Densfrakturen (Abb. 13.**2**, Tab. 13.**1**).

Die Frage der Stabilität – insbesondere der *Typ-I-Frakturen* – wird oft kontrovers diskutiert. Die seltene Typ-I-Fraktur ist unserer Ansicht nach entgegen anders lautender Meinung nicht als stabil zu bezeichnen. Als Frakturmechanismus liegt dabei ein knöcherner Abriss der Densspitze vor, an der das Lig. apicis dentis ansetzt. Dieses verbindet die Densspitze mit dem Vorderrand des Foramen magnum. Eine Typ-I-Fraktur kann also das radiologische Korrelat einer atlantookzipitalen Dislokation sein.

Die *Typ-II-Frakturen* kommen mechanisch einer atlantoaxialen Instabilität gleich und sind daher grundsätzlich instabil. Sie sollten extern oder intern stabilisiert werden, nicht zuletzt um die Bildung einer Pseudarthrose zu verhindern.

Typ-III-Frakturen sind meist stabil und bedürfen daher zunächst keiner internen Stabilisierung. 90% dieser Frakturen heilen mit einer externen Stabilisierung über 8–14 Wochen (Abb. 13.**3**).

> Nur Densfrakturen vom Typ III sind stabil und bedürfen daher keiner primären operativen Versorgung.

Tabelle 13.1 *Klassifikation der Densfrakturen nach Anderson u. D'Alonzo*

Typ	Beschreibung
I	Verlauf der Frakturlinie oberhalb des Ansatzes des Lig. transversum im oberen Drittel des Dens axis
II	Verlauf der Frakturlinie durch den Hals des Dens im unteren Drittel und unterhalb des Ansatzes des Lig. transversum
	• IIa wie Typ II, aber zusätzlich mit Absprengung von Fragmenten auf Höhe der Frakturlinie
III	Verlauf der Frakturlinie durch den Wirbelkörper HWK 2 mit Markraumbeteiligung

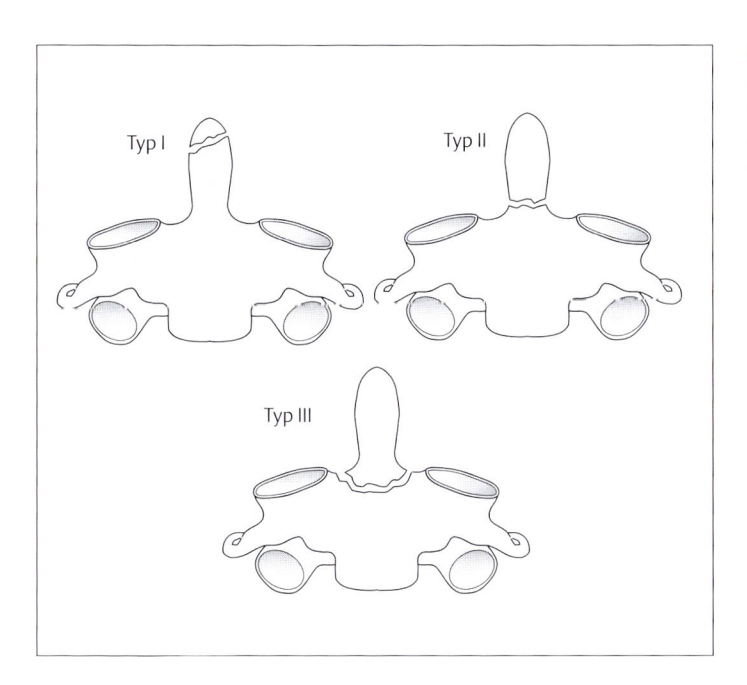

Abb. 13.2 Klassifikation der Densfrakturen nach Anderson u. D'Alonzo. Schematische Darstellung der Typen in Abhängigkeit von der Höhe der Fraktur.

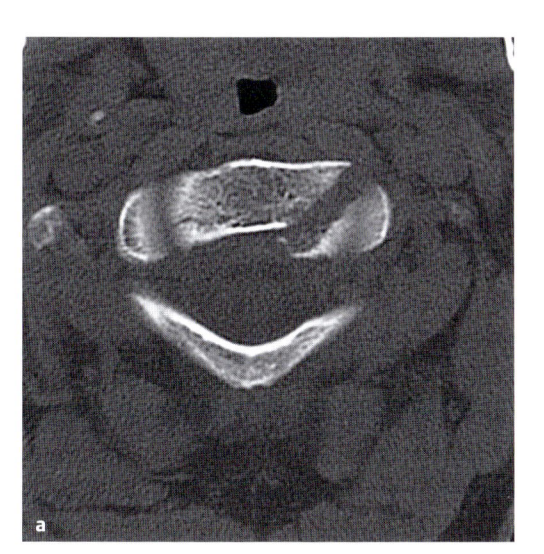

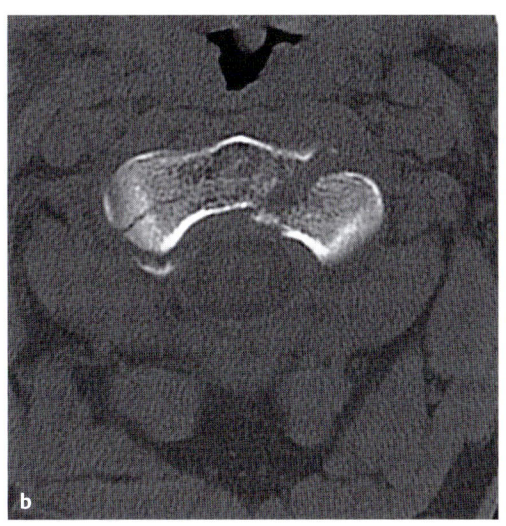

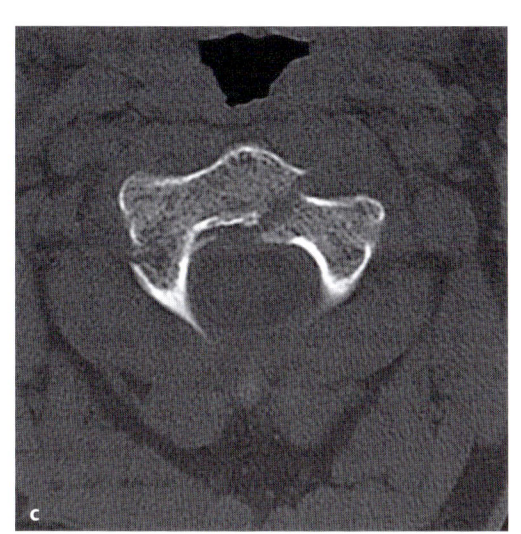

Abb. 13.3 a–c Densbasisfraktur Anderson-Typ III. Frakturverlauf durch den Korpus von HWK 2.

13 Verletzungen der Wirbelsäule

> Beim Os odontoideum handelt es sich zumindest bei einem Teil der Fälle um eine Pseudarthrose nach Densfraktur.

Os odontoideum. Anstelle eines normalen Dens axis kann ein separates Ossikulum mit glatten und sklerosierten Rändern vorliegen. Als Zufallsbefund oder im Rahmen eines Traumas kann sich daraus ein differenzialdiagnostisches Problem ergeben. In der Literatur wird in diesem Fall vielfach von einem Os odontoideum gesprochen. Die Ansicht, es handele sich hierbei um eine Anlagevariante, bei der eine Fusion zwischen Dens und Korpus von HWK 2 ausgeblieben ist, wird allerdings nur für das Ossiculum terminale weitgehend akzeptiert. Die Tatsache, dass ein Os odontoideum bei Patienten nachgewiesen wurde, die in zuvor angefertigten Röntgenaufnahmen einen normalen Dens axis aufwiesen, legt nahe, dass es sich zumindest bei einem Teil der Fälle um eine Pseudarthrose nach Densfraktur handelt.

Axisbogenfraktur. Diese Frakturform wird auch als Hangman-Fraktur oder traumatische Spondylolisthesis des Axis bezeichnet. Der Name „Hangman-Fraktur" geht auf eine Publikation aus dem Jahre 1965 zurück (Schneider et al. 1965), derzufolge der beim strafrechtlichen Erhängen entstehende Mechanismus der Hyperextension und Distraktion (der Knoten wird unter dem Kinn des Delinquenten platziert) regelmäßig zu einer bilateralen Axisbogenfraktur am Isthmus des Wirbelbogens von HWK 2 führt. Der häufigste Unfallmechanismus ist eine Hyperextension oder -flexion, verbunden mit einer axialen Stauchung, insbesondere bei Verkehrs- oder Sportunfällen (z. B. Kopfsprung in flaches Wasser). Die Frakturlinie verläuft beidseits durch die Pars interarticularis des Axisbogens (Abb. 13.**5**).

Je nach Grad der Subluxation von HWK 2 gegenüber HWK 3 werden 3 Typen unterschieden (Klassifikation nach Effendi; Tab. 13.**2**, Abb. 13.**4**).

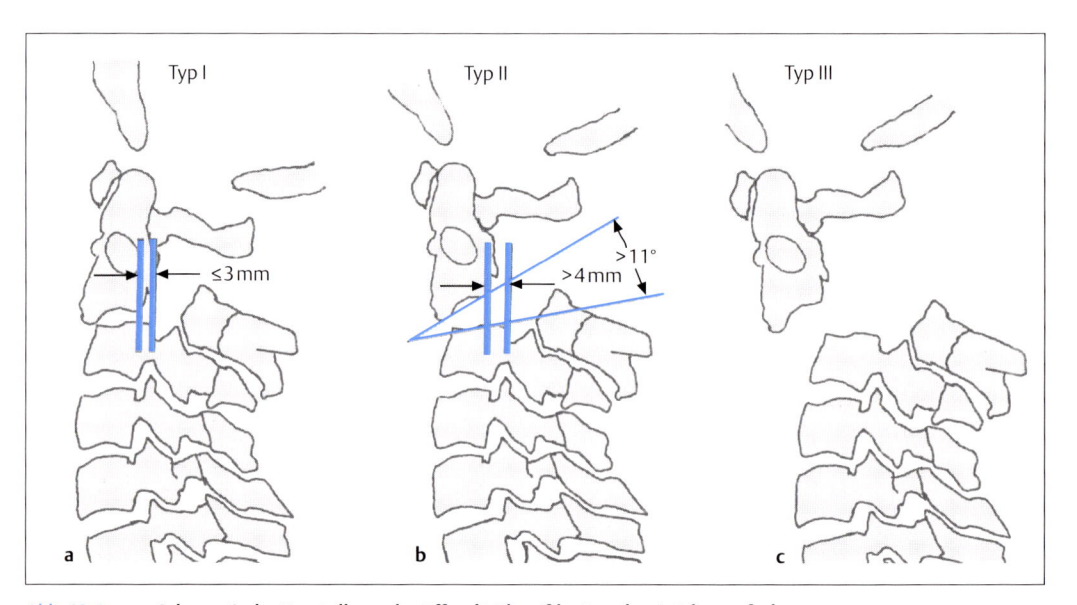

Abb. 13.4a–c **Schematische Darstellung der Effendi-Klassifikation der Axisbogenfrakturen.**

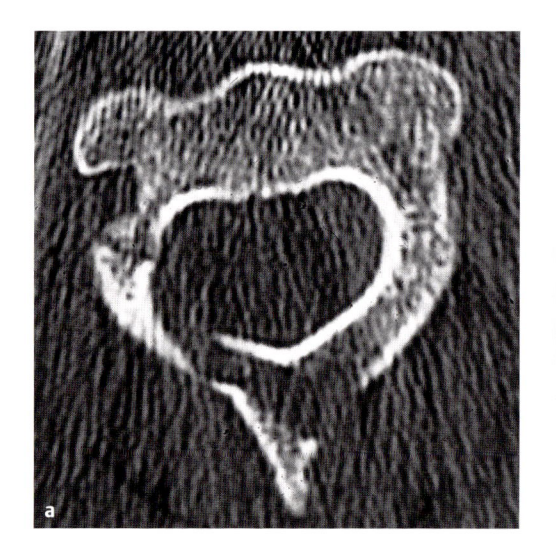

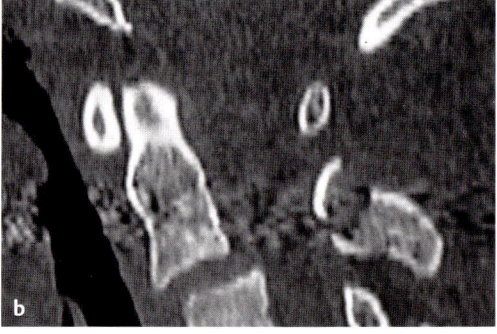

Abb. 13.5a u. b **Axisbogenfraktur Typ II nach der Effendi-Klassifikation.** Dislokation der Densbasis um 4 mm nach ventral.

Tabelle 13.2 ⋯▷ *Klassifikation der Axisbogenfrakturen nach Effendi*

Typ	Beschreibung
I	weniger als 3 mm Subluxation von HWK 2 gegenüber HWK 3, die Fraktur ist meist stabil, keine neurologischen Defizite; Ursache der Fraktur ist meist eine Stauchung und Extension
II	Diskontinuität des Lig. longitudinale posterius und der Bandscheibe HWK 2/3 mit Subluxation um 4 mm oder mehr und Angulation der Grund- und Deckplatten von HWK 2 und 3 um mehr als 11°; der häufigste Mechanismus ist eine axiale Stauchung, Extension und anschließende „Rebound"-Flexion
	• IIa wie Typ II, jedoch vorrangig mit starker Angulation und wenig Subluxation
III	der hier zugrunde liegende Mechanismus einer Flexion mit axialer Stauchung führt zunächst zu einer Ruptur der Kapseln der Facettengelenke von HWK 2 und 3 und zur Fraktur im Isthmusbereich, gefolgt von einer ausgedehnten Dislokation und Subluxation mit Ruptur des hinteren und des vorderen Längsbands bzw. einer Ablösung des vorderen Längsbands von der Ventralfläche von HWK 3

Subaxiale HWK-Frakturen (HWK 3–7)

Der Stellenwert der CT gegenüber dem konventionellen Röntgen ist kaudal von HWK 2 deutlich geringer als im Bereich des kraniozervikalen Übergangs. Die hier anzutreffenden Frakturen und Dislokationen sind meist im konventionellen Röntgenbild gut zu erkennen oder – wenn es sich um überwiegend ligamentäre Verletzungen handelt – eher eine Domäne der MRT. Dennoch werden bei kombinierten Verletzungen der HWS auch diese Frakturen mit der CT untersucht. Bei einem Frakturverdacht im konventionellen Bild dient die CT dem sicheren Nachweis oder Ausschluss knöcherner Verletzungen und Einengungen des Spinalkanals (Abb. 13.**6**, Abb. 13.**7**). Mit der MSCT ist es möglich, nahezu isotrope Reformatierungen anzufertigen, die alle Fragestellungen hinsichtlich Stabilität, Spinalkanaleinengung und Rückenmarkkompression beantworten helfen.

Interfacettäre Dislokation. Eine starke Flexion der HWS kann eine Luxation der Facettengelenke zur Folge haben. Dabei liegt der dorsale Anteil des Proc. articularis inferior des kranialen Wirbelkörpers vor dem ventralen Anteil des Processus articularis superior des kaudalen Wirbelkörpers. Eine reine Flexion führt meist zu einer bilateralen (BID), eine Flexion und Rotation zu einer unilateralen interfacettären Dislokation (UID).

Eine UID kann ohne wesentliche ligamentäre Begleitverletzungen und ohne ein neurologisches Defizit eintreten. Die Patienten fallen klinisch durch Schmerzen und eine charakteristische Schiefhaltung und Rotationsfehlstellung des Kopfes auf („Rotkehlchenhaltung").

Bei einer BID ist die erforderliche Kraft wesentlich größer. Sie bewirkt nahezu regelmäßig eine Ruptur des juxtafacettären Bandapparats, des Lig. flavum, Lig. longitudinale anterius und posterius und interspinosum sowie des Annulus fibrosus. Die BID geht meist mit Verletzungen des Halsmarks und/oder der Nervenwurzeln einher.

Teardrop-Fraktur. Hierbei handelt es sich um eine instabile Fraktur, die aufgrund starker Hyperflexion der HWS entsteht und die meist zu einer ausgedehnten kombinierten knöchernen und ligamentären Verletzung führt (Abb. 13.**8**). Sie besteht aus einer Kombination der folgenden strukturellen Schäden:
- Avulsion eines kleinen Fragments aus dem anterioren inferioren Wirbelkörper (entspricht dem „Tränentropfen"),
- häufig liegt eine mediosagittale Fraktur durch den betroffenen Wirbelkörper vor (im konventionellen Bild ist diese oft nicht zu erkennen),
- Verlagerung des frakturierten Wirbels nach dorsal (Retrolisthesis),
- Kompression des Wirbelkörpers mit ventraler Höhenminderung und resultierender Kyphose,
- Luxation der Facettengelenke,
- ausgedehnte prävertebrale Weichteilschwellung infolge Einblutung (Ausdruck der Schwere des Traumas),
- Höhenminderung des Zwischenwirbelraums kaudal der Fraktur.

Die Prognose ist bei diesem Verletzungstyp deutlich schlechter als bei den übrigen subaxialen HWS-Frakturen. Eine Vielzahl der betroffenen Patienten erleidet eine hohe Querschnittlähmung.

Differenzialdiagnostisch ist die Teardrop-Fraktur oft nur mit der CT von einem bloßen knöchernen

Eine Teardrop-Fraktur ist oft nur mit der CT von einem knöchernen Ausriss des Lig. longitudinale anterius zu unterscheiden.

Ausriss des Lig. longitudinale anterius zu unterscheiden. Die CT ist außerdem in der Lage, begleitende Weichteilverletzungen, prävertebrale Blutungen, Frakturen in der sagittalen Ebene und eine Rückenmarkkompression darzustellen.

Sonstige Frakturen. Sonstige Frakturen, die isoliert und nicht als Folge eines schweren Traumas und ohne neurologische Defizite auftreten, z. B. die Fraktur eines Processus spinosus, sind meist keine Indikation zur Anfertigung einer CT.

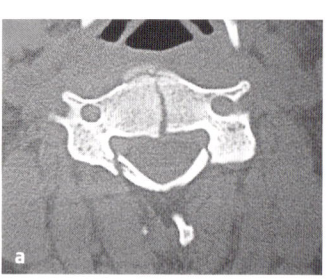

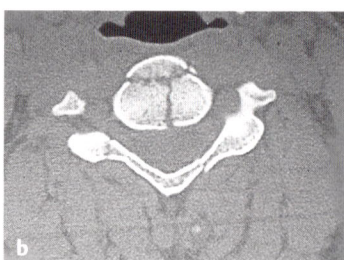

Abb. 13.6a u. b **Komplette Berstungsfraktur HWK 4.** Sagittaler Frakturverlauf durch den Wirbelkörper und doppelte Bogensprengung.

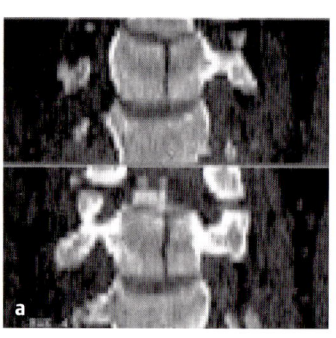

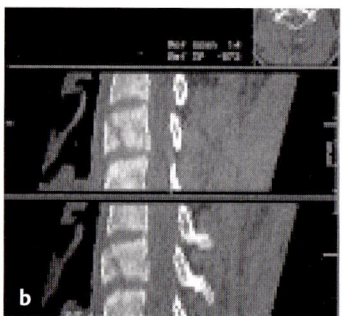

Abb. 13.7a u. b **Komplette Berstungsfraktur HWK 4.** Gleicher Patient wie in Abb. 13.6. Die sagittale und koronare Rekonstruktion lassen den komplexen Verlauf der Fraktur gut nachvollziehen und zeigen, dass es trotz einer Hinterkantenbeteiligung zu keiner Einengung des Spinalkanals gekommen ist.

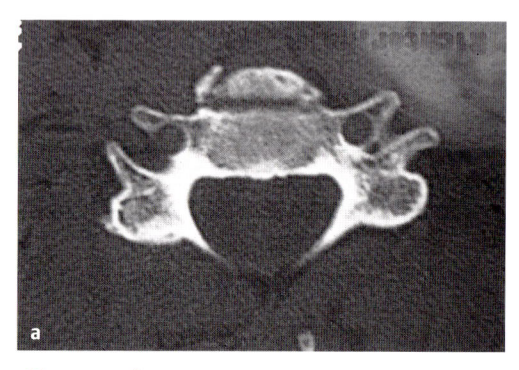

Abb. 13.8a u. b **Teardrop-Fraktur.**
a Fraktur mit Absprengung eines ventralen Fragments aus dem Wirbelkörper.
b Teardrop-Fraktur des HWK 5 mit Absprengung eines ventralen Fragments und nur in der Rekonstruktion gut sichtbarer ventraler und dorsaler Stufenbildung, die bereits eine bei dieser Fraktur häufig assoziierte Bandverletzung ahnen lässt.

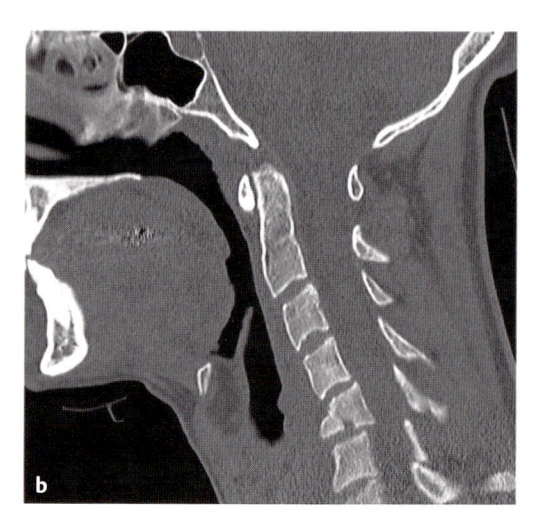

Thorakolumbale Wirbelkörperfrakturen

Zur klinischen und radiologischen Einteilung der thorakolumbalen Wirbelsäulenfrakturen hat sich das 3-Säulen-Modell von Denis bewährt (Denis 1983). Dieses dient insbesondere zur Beurteilung der Stabilität einer Fraktur (Abb. 13.**9**):

- Die *vordere Säule* besteht aus der ventralen Hälfte des Wirbelkörpers und der Bandscheibe sowie dem vorderen Längsband.
- Die *mittlere Säule* besteht aus dem dorsalen Anteil von Wirbelkörper und Bandscheibe sowie aus dem hinteren Längsband.
- Die *hintere Säule* umfasst den gesamten Wirbelbogen mit seinem Bandapparat, der aus Lig. interspinosum, supraspinosum und Lig. flavum sowie der Kapsel der Facettengelenke besteht.

Leichte Verletzungen. Zu den leichten zählen diejenigen, die nur einen Teil einer Säule betreffen, den übrigen Anteil jedoch intakt lassen. Dieses trifft z. B. auf Frakturen eines Processus transversus, eines Processus articularis oder einer Pars interarticularis eines Wirbelbogens zu. Ebenso zählen isolierte Frakturen eines Processus spinosus dazu. Derartige Verletzungen sind als stabil zu betrachten und bedürfen, wenn nicht weitere Verletzungen vorliegen, keiner besonderen Versorgung.

Schwere Verletzungen. Zu den schweren Wirbelsäulenverletzungen zählen Kompressionsfrakturen der vorderen Säule, Wirbelkörperberstungsfrakturen und Flexionsfrakturen der mittleren und hinteren Säule.

- *Kompressionsfraktur der vorderen Säule:* Die mittlere Säule ist intakt, die hintere Säule ist je nach Stärke des Traumas intakt oder distrahiert. Der Spinalkanal ist erhalten und nicht komprimiert, ein neurologisches Defizit liegt nicht vor. Am häufigsten ist dieses Verletzungsmuster zwischen BWK 6 und BWK 8 sowie zwischen BWK 12 und LWK 3 (Abb. 13.**10**).
- *Berstungsfraktur eines Wirbelkörpers:* Diese Fraktur ist die Folge einer axialen Stauchung, z. B. bei einem Sprung oder Sturz aus großer Höhe auf die Füße. Die Fraktur betrifft den gesamten Korpus und somit sowohl die vordere als auch die mittlere Säule. Im CT ist eine Kontinuitätsunterbrechung der Wirbelkörperhinterkante (Abb. 13.**11**, Abb. 13.**12**, Abb. 13.**13**) und evtl. eine Protrusion eines stempelartigen Knochenfragments in den Spinalkanal hinein zu erkennen (Abb. 13.**14**). Dieser Frakturmechanismus kann zu einer Einengung des Spinalkanals und zu einer Rückenmark- oder Kaudakompression führen.
- *Flexionsfrakturen:* Flexionsfrakturen der mittleren und hinteren Säule („seatbelt fracture") lassen sich nach dem Verlauf der Frakturlinie in verschiedene Gruppen einteilen:
  – solche, die in einer Etage innerhalb eines Wirbels horizontal verlaufen und alle knöchernen

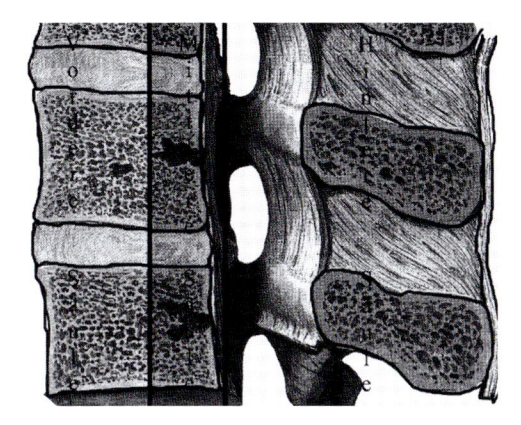

Abb. 13.9 **3-Säulen-Modell nach Denis.**

➔ Isolierte Frakturen von Wirbelfortsätzen oder einer Pars interarticularis eines Wirbelbogens bedürfen keiner besonderen Versorgung.

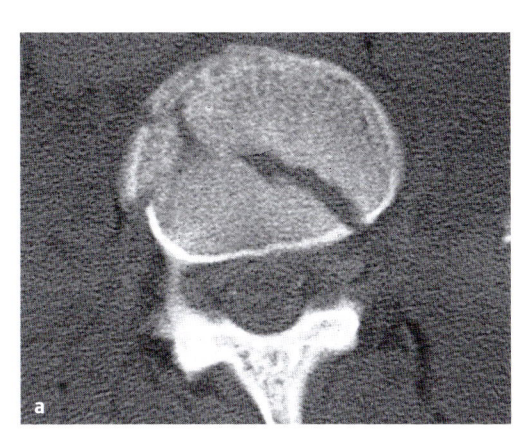

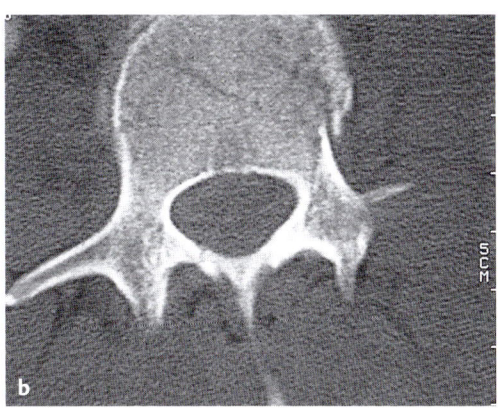

Abb. 13.10a u. b **Thorakale Kompressionsfraktur.** Die hintere Säule ist intakt, keine Hinterkantenbeteiligung, somit keine Einengung des Spinalkanals.

13 Verletzungen der Wirbelsäule

> Luxationsfrakturen führen gehäuft zu einer Querschnittlähmung.

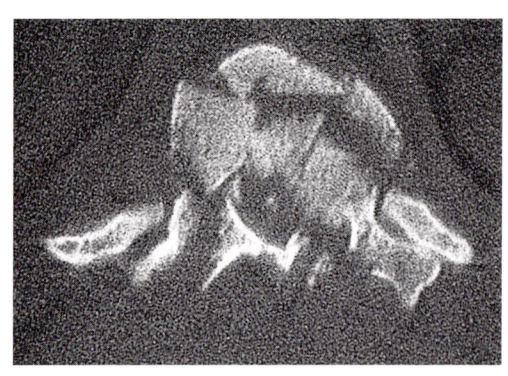

Abb. 13.11 **Thorakale Wirbelkörperkompressionsfraktur.** Die Fraktur verläuft durch alle 3 Säulen. Protrusion von Knochenfragmenten in den Spinalkanal, die zu einer Myelonkompression führen.

Elemente betreffen; solche Frakturen werden als Chance-Fraktur (Abb. 13.**15**) bezeichnet,
- solche, die innerhalb einer Etage nur Bandstrukturen betreffen,
- Frakturen, die die knöchernen Anteile der mittleren Säule und ventral und dorsal aber nur Bandstrukturen und somit 2 Etagen betreffen,
- Frakturen, die ausschließlich Bandstrukturen zweier benachbarter Etagen einbeziehen.
- *Luxationsfrakturen:* Luxationsfrakturen betreffen ebenfalls alle 3 Säulen und sind Folge einer zusätzlichen Rotation oder Translation. Aufgrund der Scherwirkung auf das Rückenmark führen sie gehäuft zu einer Querschnittlähmung.

Häufigkeit

64% aller Wirbelkörperfrakturen ereignen sich am thorakolumbalen Übergang, hauptsächlich im Segment BWK 12/LWK 1.

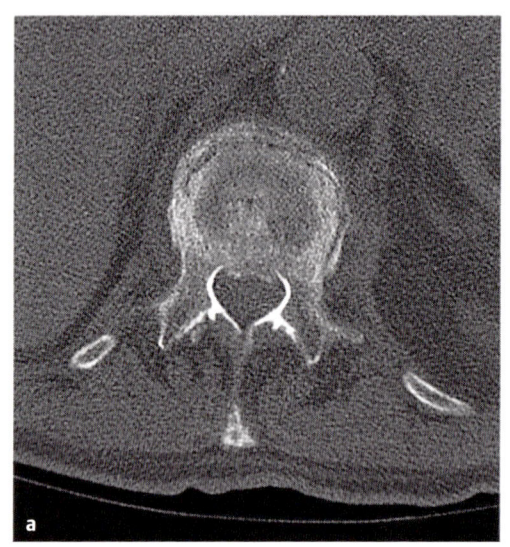

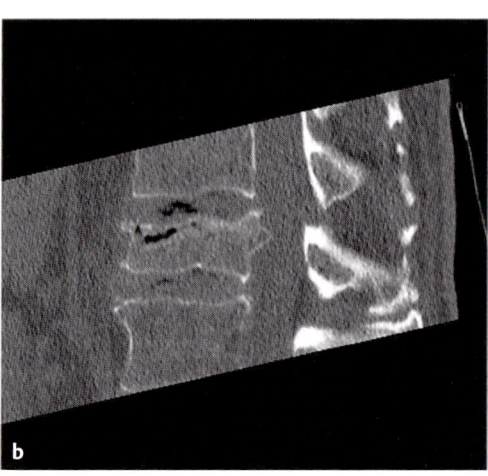

Abb. 13.12a u. b **Kompressionsfraktur von LWK 1.** Die Hinterkantenbeteiligung ist zwar auch in der transversalen Aufnahme zu erkennen (**a**), sehr viel besser aber in der sagittalen Rekonstruktion (**b**).

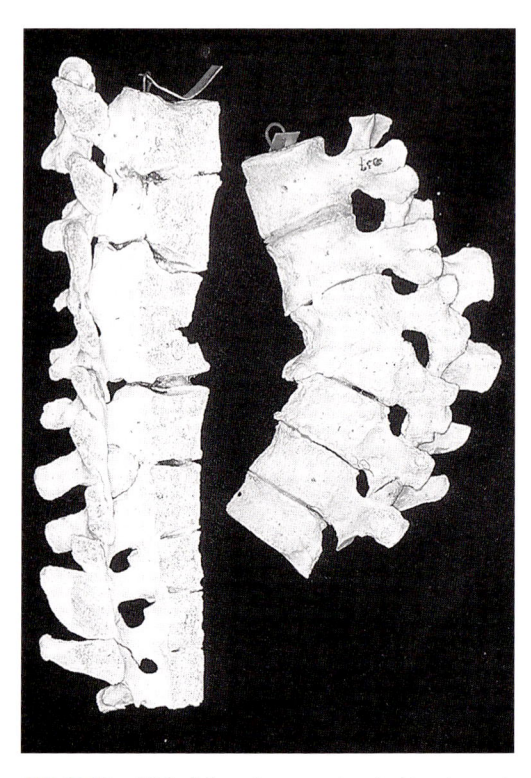

Abb. 13.13 **Wirbelkörperkompressionsfraktur.** Im weiteren Verlauf kann es insbesondere nach ventral betonten Wirbelkörperkompressionsfrakturen zu einer Sinterung bis zu einer Fusion zweier Wirbelkörper kommen. Die dabei entstehende Kyphose ist abhängig vom Grad der Wirbelkörperkompression.

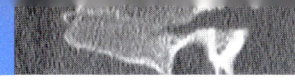

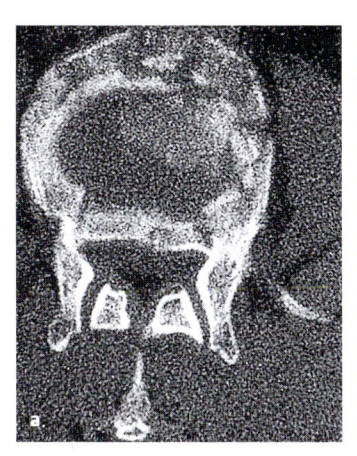

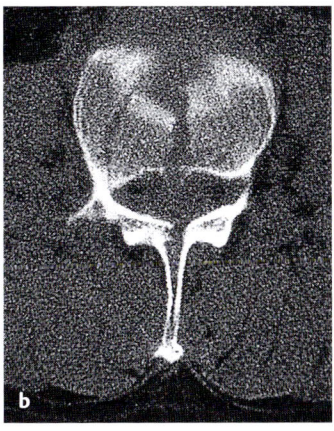

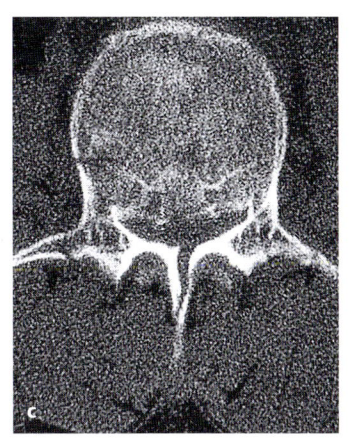

Abb. 13.14 a–c **Berstungsfraktur eines LWK.** Grund- und Deckplattenimpression, Retropulsion eines „Stempels" in den Spinalkanal und Sprengung des Wirbelbogens.

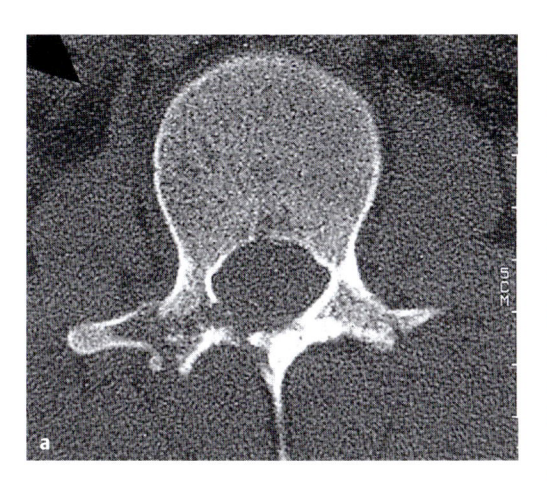

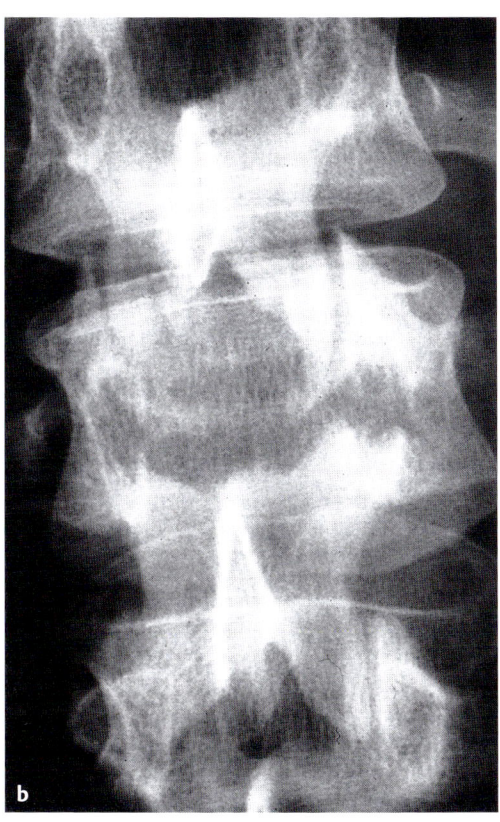

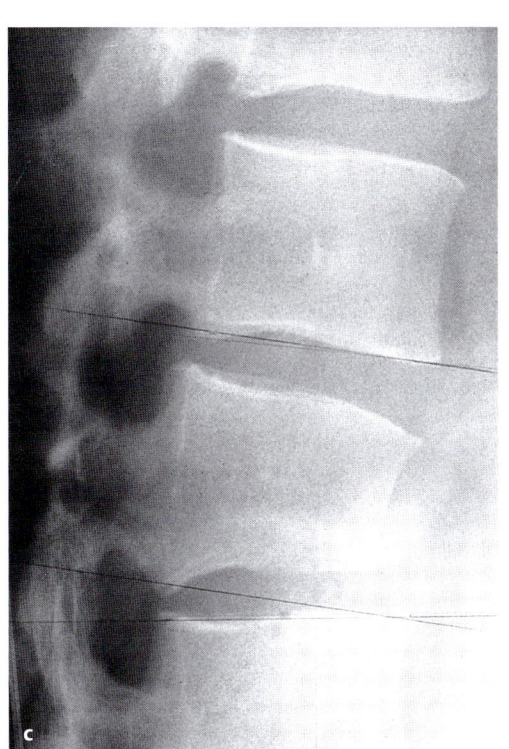

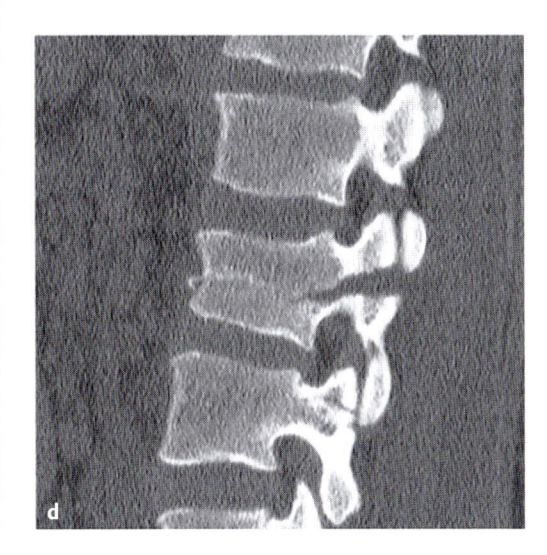

Abb. 13.15 a–d **Chance-Fraktur.**
a Dieser Fahrer eines PKW hat bei einem frontalen Zusammenprall eine Fraktur von LWK 1 erlitten. Ventral ist es zu einer Kompression des Wirbelkörpers gekommen. Dorsal zeigt ein transversaler Frakturverlauf durch die Bogenwurzeln eine Zerreißung des Wirbelkörpers an.
b Die konventionelle a.p. Röntgenaufnahme lässt deutlich den Frakturverlauf durch beide Bogenwurzeln erkennen.
c Die seitliche konventionelle Röntgenaufnahme dokumentiert den Frakturverlauf durch die Bogenwurzeln und den gesamten Wirbelkörper. Dorsal wurden durch den Frakturmechanismus die Bogenwurzeln auseinandergerissen, ventral entstand eine Wirbelkörperkompressionsfraktur.
d Besonders gut ist die Chance-Fraktur in der sagittalen Rekonstruktion zu erkennen.

351

13 Verletzungen der Wirbelsäule

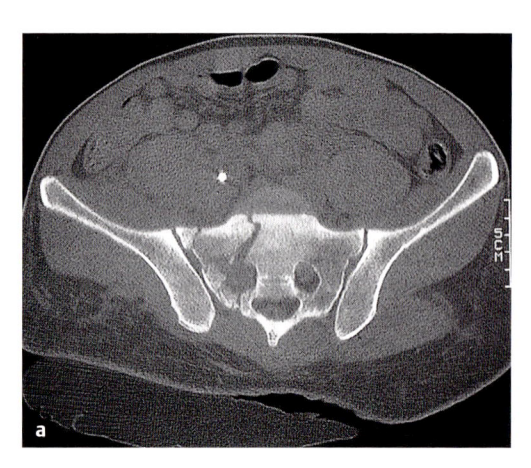

Abb. 13.16a u. b **Sakrumfraktur.** Insbesondere eine axiale Belastung, z. B. ein Sprung oder Sturz aus großer Höhe, kann zu einer ein- oder beidseitigen transforaminalen Sakrumfraktur führen. In diesem Fall handelt es sich um eine einseitige transforaminale Sakrumfraktur, wie v.a. in der koronaren Rekonstruktion gut zu erkennen ist.

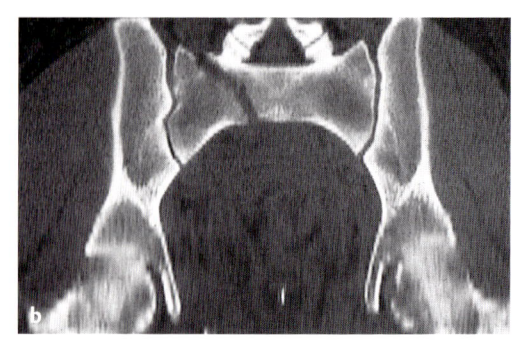

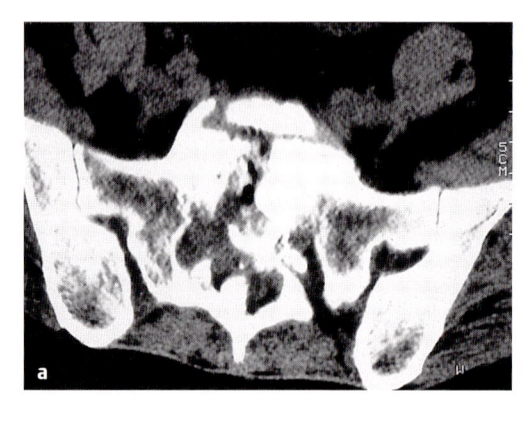

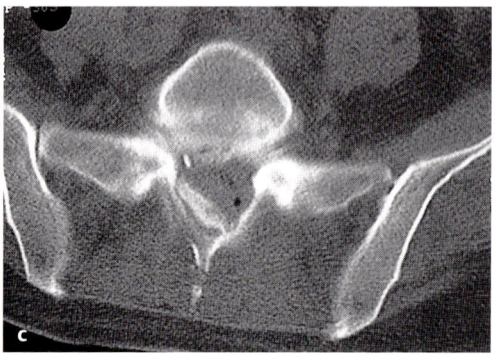

Abb. 13.17a–d **Komplizierte Sakrumfraktur als Folge einer Schussverletzung.** Der Schusskanal verläuft hierbei durch das Os sacrum sowie durch den Spinalkanal. Insbesondere in der Knochenfensterdarstellung sind intraspinal Luft und Knochenfragmente zu erkennen. Unmittelbar oberhalb des Schusskanals befindet sich rechts ein halbmondförmig begrenztes epidurales Hämatom.

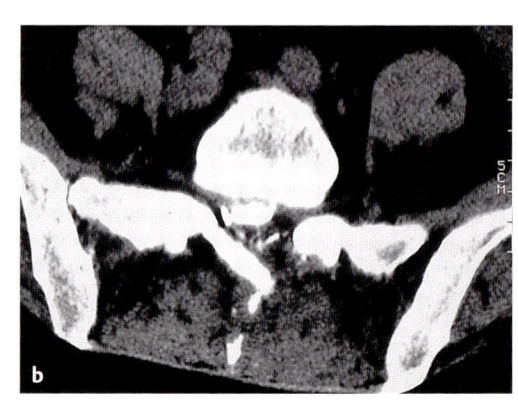

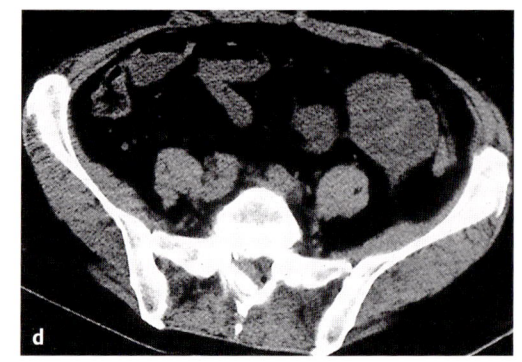

▶ In sagittalen Rekonstruktionen sind der Frakturverlauf und die Höhenminderung des Wirbelkörpers besser beurteilbar.

Klinik

Je nach Ausmaß der Rückenmarkkompression reicht das neurologische Defizit bis zu einer kompletten Querschnittlähmung.

CT-Morphologie

Eine Schwierigkeit, insbesondere bei der CT-Diagnostik der Flexionsfrakturen, besteht darin, dass der Frakturverlauf nahezu horizontal und damit parallel zur axialen Schichtführung verläuft. Es empfiehlt sich, ebenso wie in der Beurteilung von HWS-

Frakturen, sagittale Rekonstruktionen aus einem dünnschichtigen, möglichst isotropen Spiral-CT-Datensatz anzufertigen, um den Frakturverlauf orthograd in einem Bild beurteilen zu können und ihn nicht über mehrere axiale Schichten hinweg verfolgen zu müssen. Zugleich ist in der sagittalen Rekonstruktion das Ausmaß der Höhenminderung des Wirbelkörpers wesentlich besser zu beurteilen.

Traumatischer Bandscheibenprolaps

Häufigkeit: Selten.
Wegweisender bildmorphologischer Befund: Häufig thorakal, Bandscheibenprolaps im Rahmen eines Traumas mit zusätzlichem Nachweis von Frakturen oder Verletzungen des Bandapparats.
Prozedere: Kontinuierliche oder bandscheibenfachparallele Darstellung. Je nach Trauma ggf. Whole-Spine oder sogar Whole-Body-CT in MSCT-Technik.
Einsatz anderer Methoden: Abgleich mit konventionellen Röntgenaufnahmen. MRT zum Nachweis ligamentärer Verletzungen.
Fragen, die der Befund beantworten muss:
- Begleitende Frakturen und Weichteilveränderungen?
- Instabilität?
- Ausmaß der Rückenmark- oder Duralsackkompression?

Pathogenese

Ein traumatischer Bandscheibenprolaps ist ein in Verbindung mit einem adäquaten Trauma aufgetretener Bandscheibenprolaps ohne degenerative Veränderungen. Generell kann man jedoch sagen, dass die meisten Bandscheibenvorfälle, die im Rahmen eines Traumas ohne zusätzliche Wirbelkörperfrakturen oder Zerreißungen des hinteren Längsbands auftreten, immer auch als eine Folge degenerativer Veränderungen des Nucleus pulposus und des Annulus fibrosus anzusehen sind. Dies gilt insbesondere für lumbale und zervikale Bandscheibenvorfälle.

Traumatische Bandscheibenvorfälle ohne Wirbelkörperfraktur oder Zerreißungen des hinteren Längsbands haben fast immer auch eine degenerative Komponente.

Häufigkeit

Etwa 25 % der thorakalen Bandscheibenvorfälle sind traumatischer Genese.

Blutungen

Spinale Blutungen sind unabhängig von ihrer Pathogenese in Kap. 15 behandelt.

Zusammenfassung

Frakturen der Wirbelsäule sind relativ häufig. Kennzeichen sind eine Stufenbildung, Konturunterbrechung, Fragmentierung, Abschwächung oder auch feine lineare Unterbrechung der Trabekelstruktur. Begleitende Weichteilverletzungen und ein paravertebrales oder intraspinales Hämatom sind möglich. Diagnostische und therapeutische Besonderheiten bestehen bei den Atlas- und Axisfrakturen, die etwa ein Drittel aller HWS-Frakturen ausmachen. Eine Sonderform der Atlasfraktur ist die *Jefferson-Fraktur*, bei der es zu einer Sprengung des Atlasbogens kommt. Etwa 2% der HWS-Frakturen betreffen den Dens axis. Als *Teardrop-Fraktur* wird eine instabile HWK-Fraktur bezeichnet, die durch eine starke Hyperflexion der HWS entsteht und meist zu einer kombinierten knöchernen und ligamentären Verletzung führt. Sie ist oft nur mit der CT von einem knöchernen Ausriss des Lig. longitudinale anterius zu unterscheiden.

Thorakale und lumbale Wirbelsäulenfrakturen werden mit dem 3-Säulen-Modell hinsichtlich ihrer Stabilität beurteilt. Ein traumatischer Bandscheibenprolaps ist selten.

Literatur

Allgemein/Methodik

Imhof, H., M. Fuchsjäger: Traumatic injuries: imaging of spinal injuries. Eur. Radiol. 12 (2002) 1262–1272
anschauliche Übersichtsarbeit nach Art eines Repetitorium. Methodenvergleich inkl. konventionelles Röntgen und Nennung der wichtigsten Klassifikationen

Watura et al.: Multislice CT in imaging of trauma of the spine, pelvis and complex foot injuries. Br J Radiol. 2004; 77: 46–63
neben den bekannten Vorteilen der MSCT wird hier zusätzlich der vorteilhafte Einsatz dickschichtiger MPR als Ersatz für konventionell Aufnahmen erörtert

Interfacettäre Dislokation

Leite, C. C., B. E. Escobar, C. Bazan III, J. R. Jinkins: MRI of cervical facet dislocation. Neuroradiology 39 (1997) 583–588

Frakturklassifikation, nach Anderson u. D'Alonzo

Anderson, L. D., R. T. D'Alonzo: Fractures of the odontoid process of the axis. J. Bone Jt Surg. 56-A (1974) 1663–1674
historische Arbeit, auf die die heute gültige Einteilung der Densfrakturen zurückgeht

3-Säulen-Modell von Denis

Denis, F.: The three column spine and its significance in the classification of acute thoracolumbar spinal injuries. Spine 8 (1983) 817–831
hilfreiches Konzept zur Beurteilung der Stabilität thorakolumbaler Wirbelkörperfrakturen

Frakturen

Herzog, C., H. Ahle, M. Mack et al.: Traumatic injuries of the pelvis and thoracic and lumbar spine: does thin slice multidetector-row CT increase diagnostic accuracy? Eur. Radiol. 14 (2004) 1751–1760
Vorteile der MSCT bei Bildgüte und diagnostischer Aussagekraft, Einfluss auf den Arbeitsablauf in der Notaufnahme. Die MSCT mit multiplanaren Reformatierungen ist der konventionellen Radiographie beim Frakturnachweis deutlich überlegen

Beggs, I., J. Addison: Posterior vertebral rim fractures. Brit. J Radiol 71 (1998) 567–572
Bildbefunde in MRT und CT bei den Hinterkantenfrakturen

Bensch, F., M. Kiuru, M. P. Koivikko, S. K. Koskinen: Spine fractures in falling accidents: analysis of multidetector CT findings. Eur. Radiol. 14 (2004) 618–624
Serie von 237 Patienten mit Sturz aus unterschiedlicher Höhe, Verteilungsmuster von Wirbelkörperfrakturen und Frakturmuster; keine Korrelation zwischen Fraktur, Höhe des Sturzes und Patientenalter. In absteigender Häufigkeit waren LWK 1, BWK 12, LWK 2, LWK 3 und LWK 4 betroffen; zervikale Frakturen waren seltener, am häufigsten waren die unteren Wirbelkörper betroffen

Van Hise, M. L., S. L. Primack, R. S. Israel, N. L. Muller: CT in blunt chest trauma: indications and limitations. Radiographics 18 (1998) 1071–1084
Einsatz der KM-gestützten Spiral-CT bei (poly-)traumatisierten Patienten; betont den Wert von Sekundärrekonstruktionen auch zur Beurteilung thorakolumbaler Wirbelfrakturen

14 Degenerative Erkrankungen der Wirbelsäule

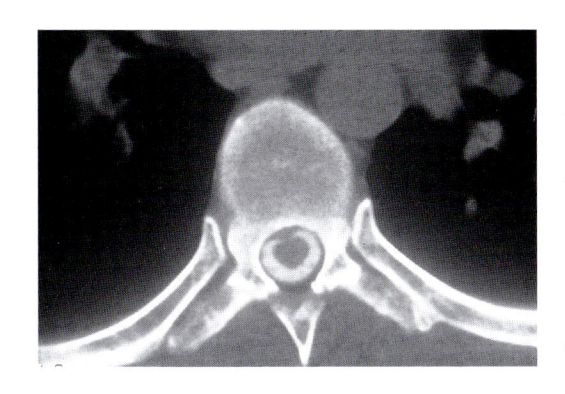

Degenerative Bandscheibenerkrankungen ⇢ 356

Synovialiszyste/Ganglion der Facettengelenke ⇢ 366

Spondylose, Spondylolyse, Spondylolisthesis ⇢ 368

Erworbene Spinalkanalstenose ⇢ 371
Lumbale Spinalkanalstenose ⇢ 371
Zervikale Spinalkanalstenose ⇢ 373

Osteoporose ⇢ 375

14 Degenerative Erkrankungen der Wirbelsäule

Degenerative Erkrankungen der Wirbelsäule sind ein weit verbreitetes Problem und eine der häufigsten Indikationen zur bildgebenden Diagnostik der Wirbelsäule. Chronische Rückenschmerzen waren in den Statistiken der Bundesanstalt für Arbeitsschutz in den letzten Jahren bei Männern die häufigste, bei Frauen die zweithäufigste Ursache für Arbeitsunfähigkeit, die häufigste Ursache für Krankenhausaufenthalte und machten jeweils knapp 20 % der Neuzugänge bei den Berufs- und Erwerbsunfähigkeitsrenten aus.

Degenerative Bandscheibenerkrankungen

Häufigkeit: Sehr häufig.
Wegweisender bildmorphologischer Befund: Vorwölbung bandscheibendichten Gewebes in den Spinalkanal oder das Neuroforamen.
Prozedere: Kontinuierliche Darstellung in Spiraltechnik ermöglicht Sekundärrekonstruktionen mit guter Beurteilung der Neuroforamina, Standard ist die Darstellung parallel zum Bandscheibenfach.
Einsatz anderer Methoden: MRT (koronare und sagittale Schichtführung); Myelographie und Post-Myelo-CT lassen den Grad der Kompression des Subarachnoidalraums besser erkennen.
Fragen, die der Befund beantworten muss:
- Lage des Prolaps (Etage und Lateralisation)?
- Subligamentärer oder transligamentärer Prolaps?
- Knöcherne Abstützreaktion? Evtl. überwiegend knöcherne Enge?

Pathogenese

Die altersbedingten, degenerativen Veränderungen der Bandscheiben, v.a. des Nucleus pulposus, beginnen um das 20. Lebensjahr. Sie betreffen nahezu ausnahmslos das gesamte Bewegungssegment zwischen 2 benachbarten Wirbelkörpern in unterschiedlichem Ausmaß. Ein Bewegungssegment besteht aus dem Nucleus pulposus, dem Faserring und dem Bandapparat. Zu Letzterem zählen v.a. das hintere Längsband und das Lig. flavum. Eine Verbindung in Form eines echten Gelenks stellen die Facettengelenke der angrenzenden Wirbelkörper dar. Mit zunehmenden degenerativen Veränderungen weisen diese Strukturen alle eine mehr oder minder starke Beteiligung auf.

Gefügelockerung. Die fortschreitende Dehydratation des Nucleus pulposus führt zu einer verminderten Elastizität, wodurch er mechanische Energie immer schlechter absorbieren kann. Gleichzeitig kommt es zu einer Höhenminderung der Bandscheibe, was zu einer Gefügelockerung des Bewegungssegments führt. Aus der veränderten mechanischen Belastung ergibt sich eine beschleunigte Degeneration und Hypertrophie der Facettengelenke, eine Facettengelenkarthrose oder auch Spondylarthrose. Die Bandscheibe kann als Ausdruck der weiteren Degeneration verkalken.

> Ein Bewegungssegment besteht aus dem Nucleus pulposus, dem Faserring und dem Bandapparat.

Abb. 14.1 **Vakuumphänomen.** Im Rahmen degenerativer Veränderungen tritt zeitweise ein Unterdruck im Zwischenwirbelraum auf. Dadurch kommt es zum Austritt von Stickstoff aus dem Gewebe, der im CT als gasdichte Einschlussfigur gut erkennbar ist.

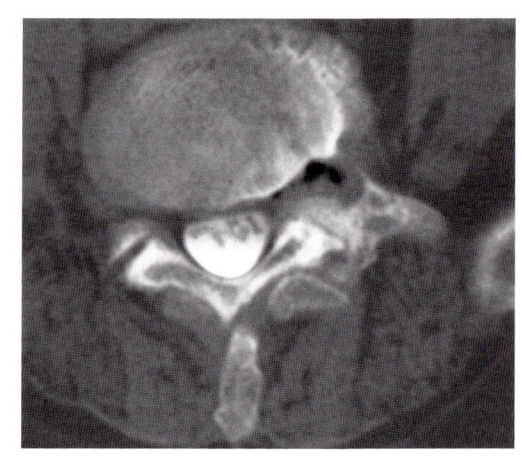

Abb. 14.2 **Lateraler Bandscheibenprolaps mit Vakuumphänomen.** Der ausgeperlte Stickstoff ist im Zwischenwirbelraum gefangen und kann mit oder ohne Bandscheibengewebe in den Spinalkanal vordringen.

Degenerative Bandscheibenerkrankungen

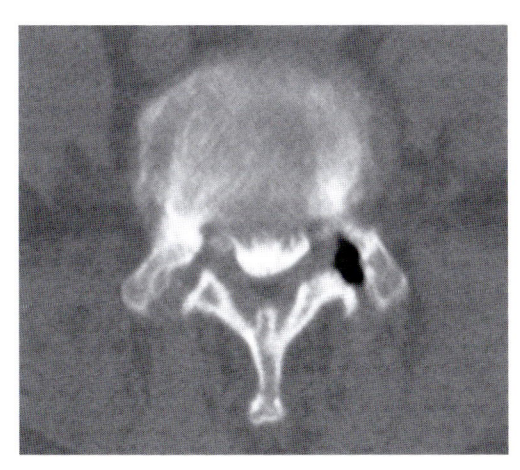

Abb. 14.3 **Vakuumphänomen bei Degeneration der Facettengelenke.** Ein Vakuumphänomen kann auch begleitend bei der Degeneration der Facettengelenke auftreten.

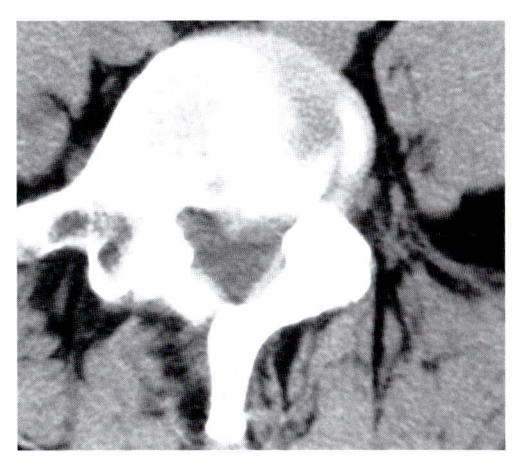

Abb. 14.5 **Lateraler lumbaler Bandscheibenprolaps.** Gegenüber dem Duralsack deutlich hyperdenses Bandscheibenmaterial im Spinalkanal.

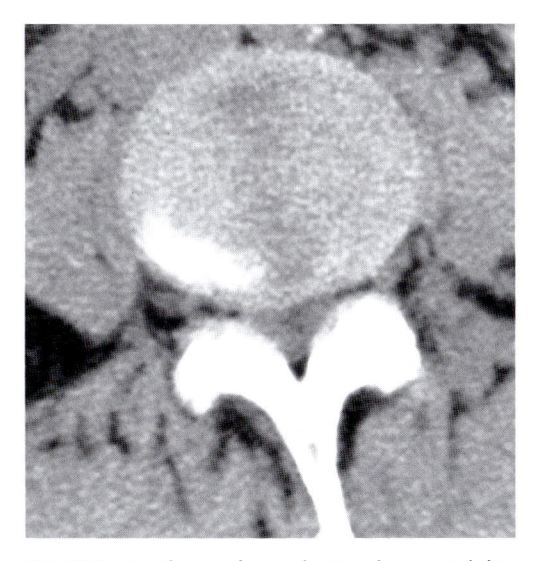

Abb. 14.4 **Breitbasige, konvexbogige, harmonisch begrenzte Protrusion des Zwischenwirbelraums.** Der Bandapparat aus Faserring und hinterem Längsband ist gedehnt, jedoch noch intakt.

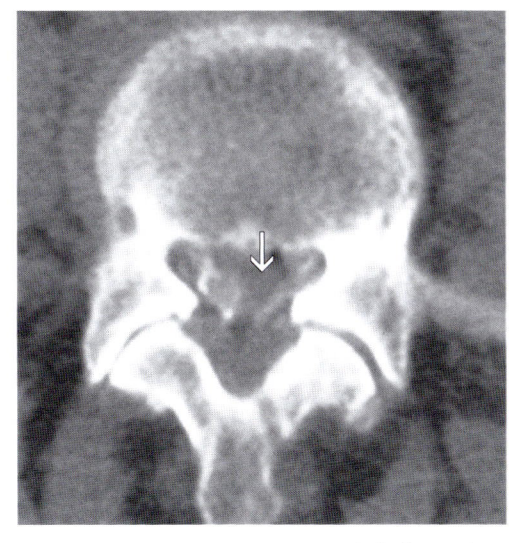

Abb. 14.6 **Frei sequestrierter Bandscheibenprolaps.** Hyperdenses Nucleus-pulposus-Material im Spinalkanal ohne Zusammenhang mit einer Bandscheibenetage.

Vakuumphänomen. Aufgrund der verminderten Elastizität der Bandscheibe kann es im Zwischenwirbelraum neben einer Drucksteigerung bewegungsabhängig auch zu einem Unterdruck kommen (Vakuumphänomen). Dies führt zum Austritt von Stickstoff aus dem Gewebe. Der ausgetretene Stickstoff verbleibt im Zwischenwirbelraum und stellt sich im CT als gasdichte Einschlussfigur deutlich sichtbar dar (Abb. 14.**1**, Abb. 14.**2**, Abb. 14.**3**). Mitunter können im Rahmen eines Bandscheibenprolaps auch Gasanteile aus dem Zwischenwirbelraum in den Spinalkanal übertreten.

Protrusion und Prolaps. Der Annulus fibrosus wird im weiteren Verlauf der Degeneration brüchig, was zu Einrissen führt und den Faserring in seiner Funktion schwächt, den Gallertkern im Zwischenwirbelraum zu fixieren. Eine Kontinuitätsunterbrechung im Faserring ermöglicht eine Protrusion (Abb. 14.**4**) und schließlich einen Prolaps des ebenfalls degenerierten Nucleus pulposus (Abb. 14.**5**).

Sequester. Einen freien Prolaps ohne Kontinuität mit dem Zwischenwirbelraum nennt man einen *sequestrierten Bandscheibenprolaps* oder kurz *Sequester* (Abb. 14.**6**). Dieses freie Fragment kann sich innerhalb des Spinalkanals bewegen. Beim lumbalen mediolateralen Bandscheibenprolaps wandert das Fragment meist nach kaudal in den ipsilateralen Recessus lateralis (Abb. 14.**7**). Etwa 20% der Sequester verlagern sich nach kranial. Eine weitere Variante ist der *axilläre Sequester*, bei dem das Fragment kaudal der

▶ Bei einem Bandscheibenprolaps können Stickstoffblasen in den Spinalkanal übertreten.

▶ Bei sequestrierten Bandscheibenvorfällen können mehrere Sequester an unterschiedlichen Stellen liegen.

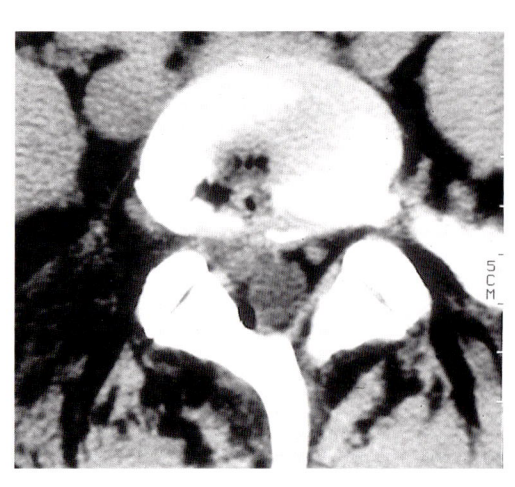

Abb. 14.7 Sequestrierter Bandscheibenprolaps. Vakuumphänomen. Der Sequester liegt im ipsilateralen Rezessus, wo er die Spinalnervenwurzel komprimiert.

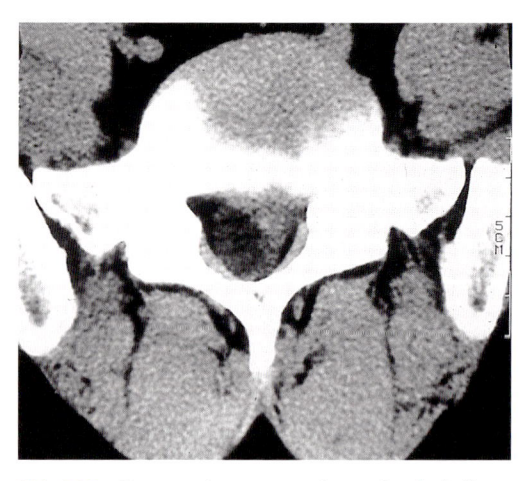

Abb. 14.8 Fragmentiert sequestrierter Bandscheibenprolaps. Subligamentärer Anteil unter dem hinteren Längsband und intraspinalem axillarem Sequester zwischen Duralsack und Spinalnervenwurzel.

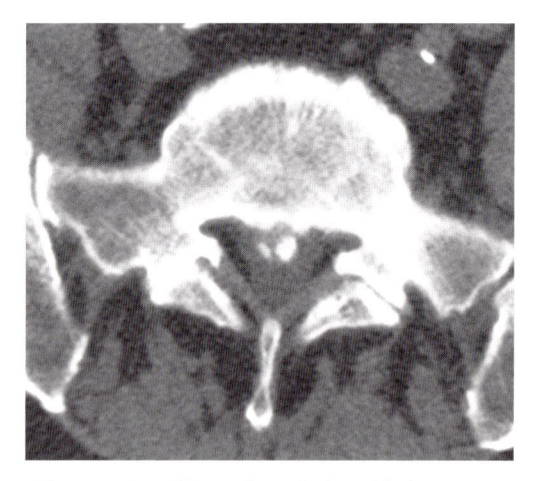

Abb. 14.9 Vorwölbung des Zwischenwirbelraums. Eine länger bestehende Vorwölbung des Zwischenwirbelraums führt zu einer fortwährenden Zugbelastung der Sharpey-Fasern, die einen Reiz für ein appositionelles Knochenwachstum darstellt. Die Folge sind spondylophytäre Anbauten an den Wirbelkörperhinterkanten, die als Abstützreaktion bezeichnet werden und ein Zeichen eines längeren Bestehens einer Bandscheibenvorwölbung sind.

Wurzeltasche zwischen Wurzel und Duralsack liegt (Abb. 14.**8**). Zuweilen liegen bei sequestrierten Bandscheibenvorfällen auch mehrere Einzelfragmente an verschiedenen Stellen.

Abstützreaktion. Neben einem akuten Bandscheibenprolaps, der auch als „weicher" Prolaps bezeichnet wird, kommt es mit der Degeneration des Nucleus pulposus zu einer Vorwölbung und Zugbelastung des Faserrings. Dieser Zug überträgt sich über die Sharpey-Fasern (Abb. 14.**9**) des Faserrings auf die Hinterkanten der Wirbelkörperendplatten und provoziert ein appositionelles Knochenwachstum. Zusätzlich zum weichen Anteil der Vorwölbung entsteht auf diese Weise der „harte" Prolaps. Dieser Vorgang wird zuweilen auch als *Abstützreaktion* bezeichnet und ist besonders häufig an der HWS zu beobachten (Abb. 14.**10**).

Schmerzentstehung. Das vordrängende Bandscheibengewebe führt im Verlauf der Erkrankung zu einer Dehnung der äußeren Anteile des Faserrings und zu einer Dehnung des hinteren Längsbandes. Diese Strukturen sind gut innerviert und ihre Schädigung führt zu Rückenschmerzen. Sensibel versorgt werden diese Strukturen über den sinuvertebralen Nerv, der Verbindungen hat zur Radix dorsalis des jeweiligen Spinalnervs, zu den Spinalnerven der beiden Segmente darüber und zum Grenzstrang.

Die Innervierung des äußeren Faserrings scheint ähnlich der Gefäßeinsprossung teils die Folge der Degeneration einer Bandscheibe zu sein, da bei gesunden Bandscheiben z. B. bei einer Diskographie, auch erhebliche Manipulationen und Drücke keine Schmerzen auslösen.

Ein normales Bewegungssegment ist auch unter stärkster Belastung schmerzlos, während ein pathologisch verändertes Segment bei normalerweise als physiologisch zu bezeichnender Beanspruchung bereits starke Schmerzen verursachen kann.

Der transligamentäre Prolaps des Nucleus pulposus führt zu einer „Entlastung" des Faserrings, womit sich die Schmerzen vermindern. Die Nervenwurzelkompression verursacht dagegen radikulär ausstrahlende Schmerzen. Daher nimmt der Patient den Prolaps mitunter als plötzliche Verlagerung der Schmerzen vom Rücken in ein Bein wahr. Ein Massenprolaps von Bandscheibengewebe kann im Extremfall zu ei-

> Mitunter nimmt der Patient den Prolaps als plötzliche Verlagerung der Schmerzen vom Rücken in ein Bein wahr.

Degenerative Bandscheibenerkrankungen

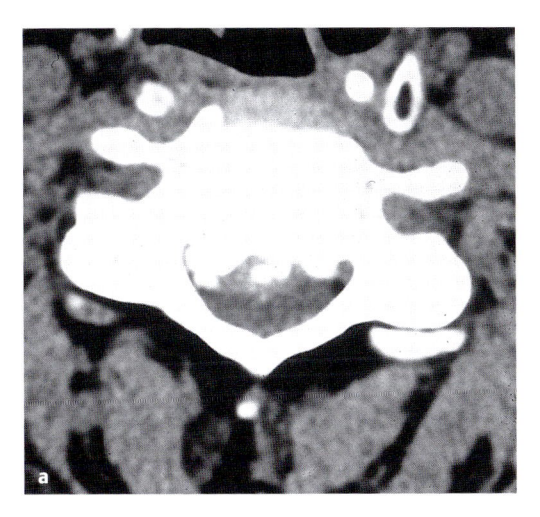

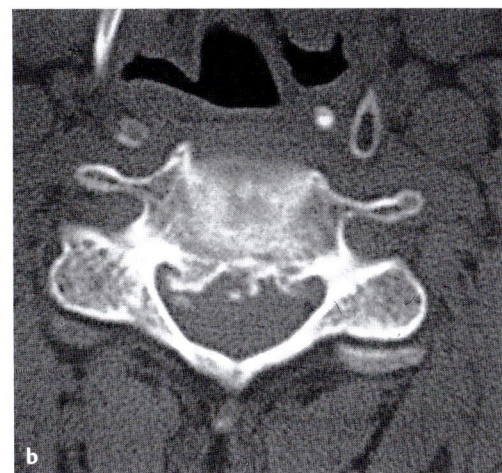

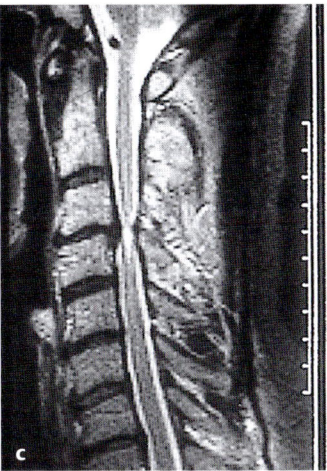

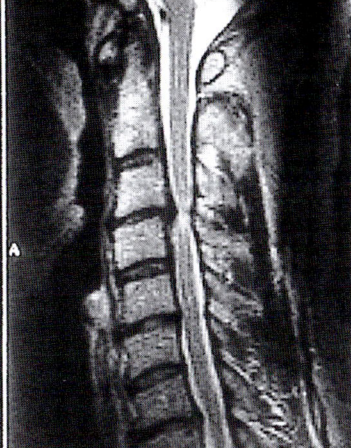

Abb. 14.10 a–c Knöcherne Einengung des Spinalkanals. Die knöcherne Einengung des Spinalkanals als Folge eines länger bestehenden Bandscheibenprolaps ist oft für eine zervikale Myelopathie verantwortlich. Deren morphologisches Korrelat wird in dieser sagittalen T2w Aufnahme als umschriebene Signalintensitätsanhebung gut sichtbar.

ner Rückenmark- oder Konus-Kauda-Kompression mit Querschnittsymptomatik oder Kaudasyndrom führen (Abb. 14.11).

Lumbaler Bandscheibenprolaps

Das hintere Längsband, das über die Rückflächen der Wirbelkörper zieht, ist an der lumbalen Wirbelsäule aufgrund der Lordose schwächer ausgeprägt als im im Bereich der thorakalen Kyphose. Zusätzlich ist die Gewichtsbelastung in der unteren LWS am höchsten. Darüber hinaus sind die unteren Segmente der LWS mit dem kraniokaudal wenig beweglichen Os sacrum verbunden. Diese Faktoren erklären, warum die Mehrzahl der Bandscheibenvorfälle in den Etagen LWK 4/LWK 5 und LWK 5/SWK 1 auftreten (65–95 % der lumbalen Bandscheibenvorfälle). Die topographische Häufigkeitsverteilung ist in Tab. 14.1 zusammengestellt.

Posterolateraler (mediolateraler) Bandscheibenprolaps. Diese Form ist mit etwa 50 % der häufigste intraspinale Bandscheibenprolaps – unabhängig von der betroffenen Etage. Er tritt am Recessus lateralis auf, wo der Faserring eine anatomische Schwachstelle hat. Während der mediale Anteil fest mit dem hinteren Längsband verwoben ist, wird der laterale Anteil des Faserrings durch das hintere Längsband nicht oder nur unwesentlich verstärkt. Mitunter können mehrere Nervenwurzeln komprimiert werden – bei den selteneren thorakalen Vorfällen auch zusätzlich das Rückenmark.

Posterozentraler (medialer) Bandscheibenprolaps. Diese Form macht etwa 8 % aus. Sie komprimiert das Rückenmark oder die Cauda equina direkt von ventral (Abb. 14.12).

Tabelle 14.1 Häufigkeitsverteilung beim lumbalen Bandscheibenprolaps

Etage	Häufigkeit
LWK 1/2	5 %
LWK 2/3	14 %
LWK 3/4	19 %
LWK 4/5	35 %
LWK 5/SWK 1	27 %

➡ Lumbale Bandscheibenvorfälle sind bei LWK 4/LWK 5 und LWK 5/SWK 1 am häufigsten.

➡ Der posterolaterale (mediolaterale) Bandscheibenprolaps ist die häufigste Form.

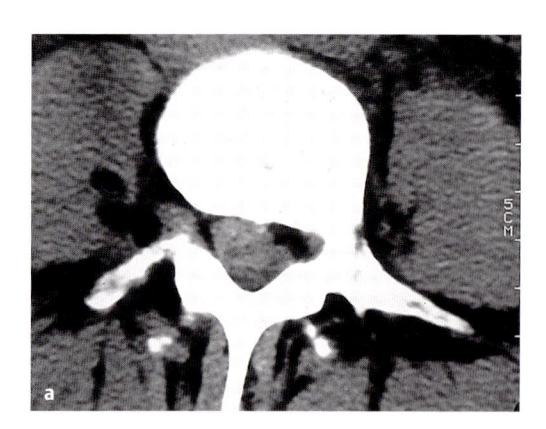

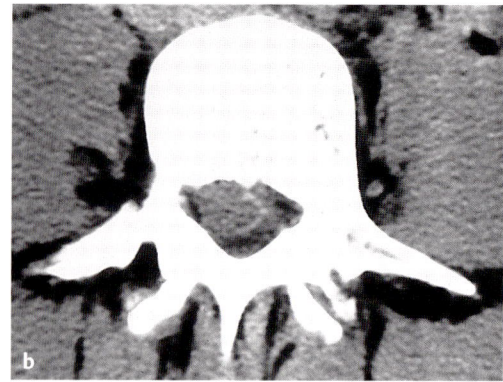

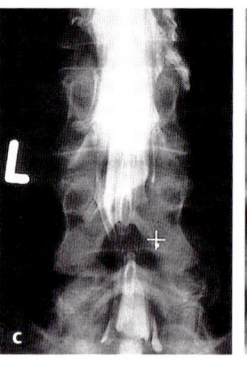

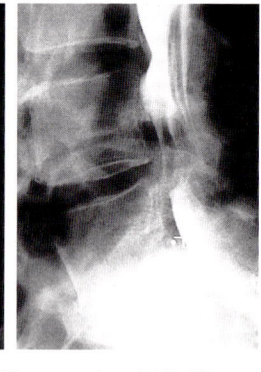

Abb. 14.11 a–d **Lumbaler Massenprolaps LWK 4/5.**
a Lumbaler Massenprolaps bei LWK 4/5 mit deutlicher Duralsackkompression. Konus-Kauda-Kompressionssymptomatik. Aufgrund des Bildbefunds konnte zunächst nicht sicher zwischen einem Massenprolaps und einer tumorösen Raumforderung unterschieden werden, weshalb man sich zur i.v. Gabe von KM entschloss.
b Die Raumforderung selbst reichert nicht an. Gut ist jedoch eine verlagerte intraspinale Vene zu erkennen, die zwischen dem Prolaps und dem verlagerten Duralsack liegt.
c Im Myelogramm wird das Ausmaß der Duralsackkompression deutlich.
d Das sagittale T2w MRT stellt die Raumforderung als sicher zur Bandscheibenetage LWK 4/5 gehörig dar. Als Ausdruck der Degeneration und des damit verbundenen Wasserverlusts stellt sich diese hypointens dar.

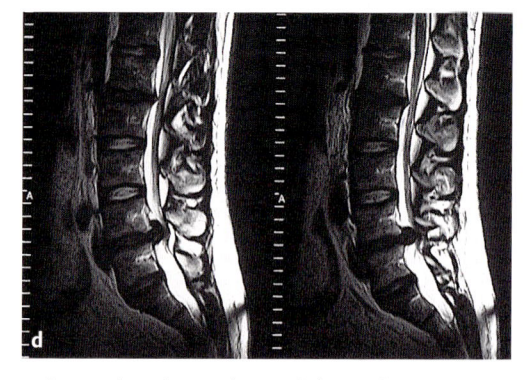

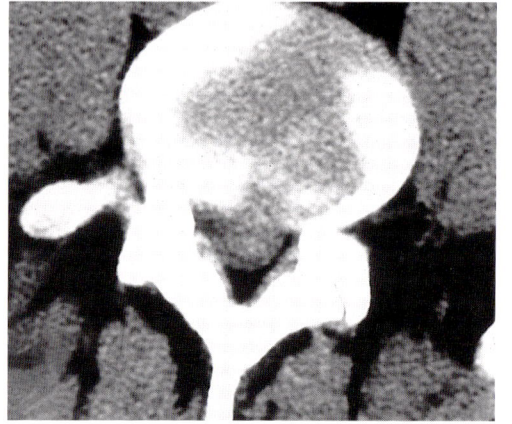

> Schmorl-Knoten sind meist asymptomatisch und eher ein Nebenbefund oder Ausdruck der Bandscheibendegeneration.

Abb. 14.12 **Posterozentraler Bandscheibenprolaps.**

Lateraler und intraforaminaler Bandscheibenprolaps. Der laterale (Abb. 14.13) und der intraforaminale (Abb. 14.14) Bandscheibenprolaps machen zusammen etwa 10% aus und führen typischerweise zur Kompression nur einer Nervenwurzel.

Extraforaminaler und anteriorer Bandscheibenprolaps. Diese beiden Formen machen zusammen etwa 29% aus. Sie werden bei der Schnittbilddiagnostik am häufigsten übersehen (Abb. 14.15, Abb. 14.16). Extraforaminale Vorfälle können, wenn sie sehr ausgedehnt sind, auch den aus der nächsthöheren Etage absteigenden Spinalnerv komprimieren.

Bilateraler und intraossärer Bandscheibenprolaps. Der bilaterale Bandscheibenprolaps tritt beidseits des hinteren Längsbands aus. Der intraossäre Bandscheibenprolaps ereignet sich durch die Deckplatte in den Wirbelkörper hinein und wird auch als Schmorl-Knoten bezeichnet (Abb. 14.17). Letztere machen etwa 14% aus, sind jedoch meist asymptomatisch und eher als Nebenbefund oder Ausdruck der Bandscheibendegeneration zu werten.

Intraduraler Bandscheibenprolaps. Bei dieser extrem seltenen Variante dringt aufgrund einer Adhäsion der Dura und des hinteren Längsbands bzw. des

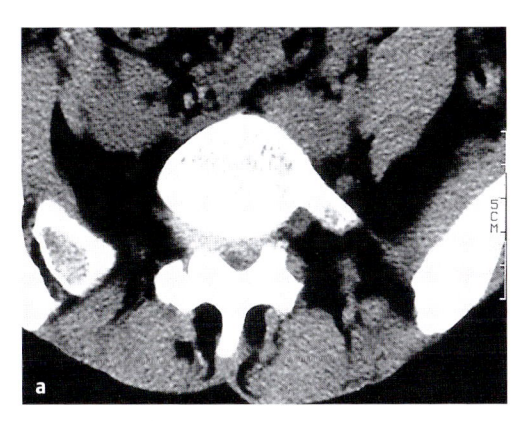

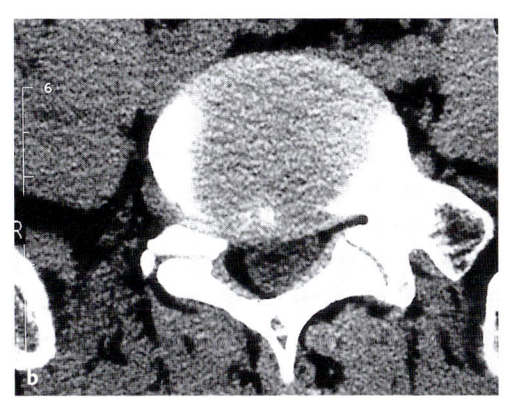

Degenerative Bandscheibenerkrankungen

Abb. 14.13 a u. b   Lateraler Bandscheibenprolaps.
a Lateraler Bandscheibenprolaps mit intra- und extraforaminalem Anteil LWK 5/SWK 1 rechts, der die Wurzel L5 anhebt und gegen das Dach des Neuroforamens drängt.
b Lateraler, breitbasiger Bandscheibenprolaps mit intra- und extraforaminalem Anteil LWK 5/SWK 1 rechts.

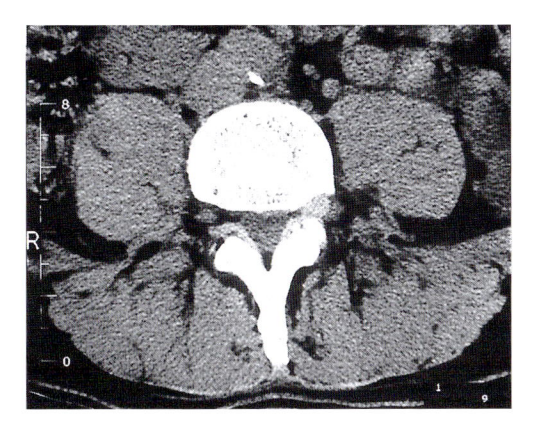

Abb. 14.14   Intraforaminaler Bandscheibenprolaps LWK 4/5 links.

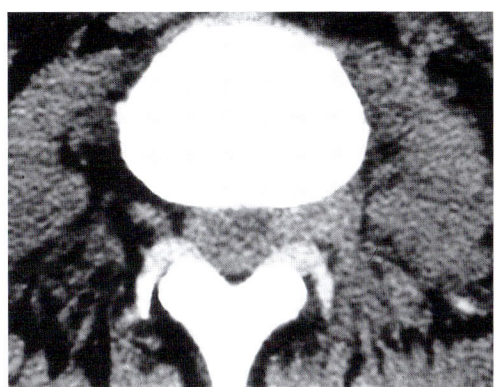

Abb. 14.15   Extraforaminaler Bandscheibenprolaps bei LWK 3/4 links.

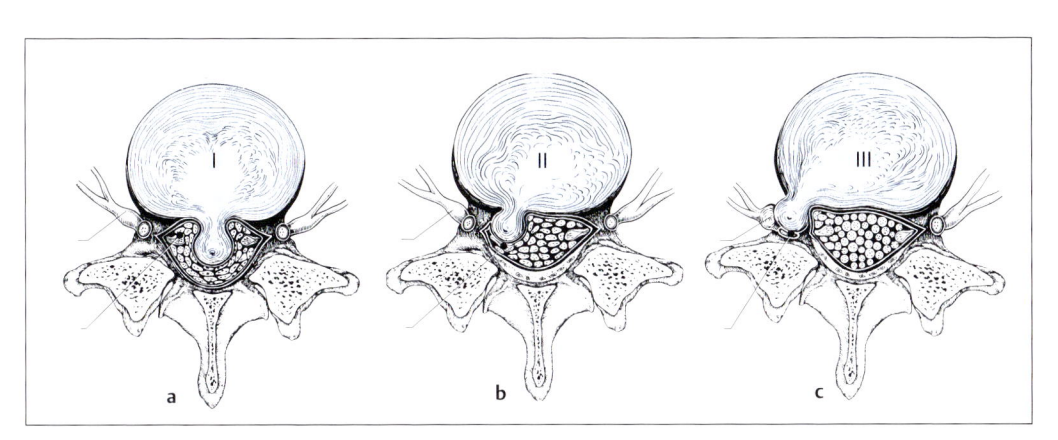

Abb. 14.16 a–c   Medialer, mediolateraler und lateraler Bandscheibenprolaps.
a Medialer Prolaps. Druck auf den Duralsack (Cauda equina).
b Mediolateraler Prolaps. Druck auf den Duralsack und eine Nervenwurzel. Geschädigt wird die Nervenwurzel, die zum knöchernen Segment unterhalb der Bandscheibe gehört.
c Lateraler Prolaps. Druck auf die Nervenwurzel des Segments oberhalb der Bandscheibe. Ein ausgedehnter Prolaps kann zusätzlich die Wurzel der betroffenen Bandscheibenetage schädigen.

361

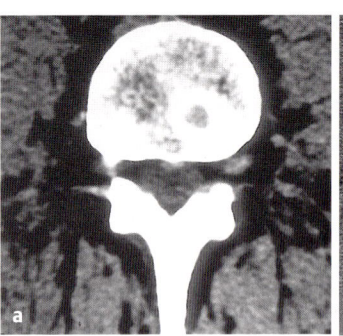

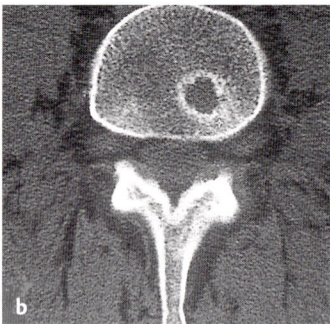

Abb. 14.17 a u. b Schmorl-Knoten. Randständig sklerosierter, intraossärer Bandscheibenprolaps, der sich von entwicklungsbedingten Veränderungen wie Resten der Chorda dorsalis durch seine exzentrische Lage und eine Randsklerose unterscheidet.

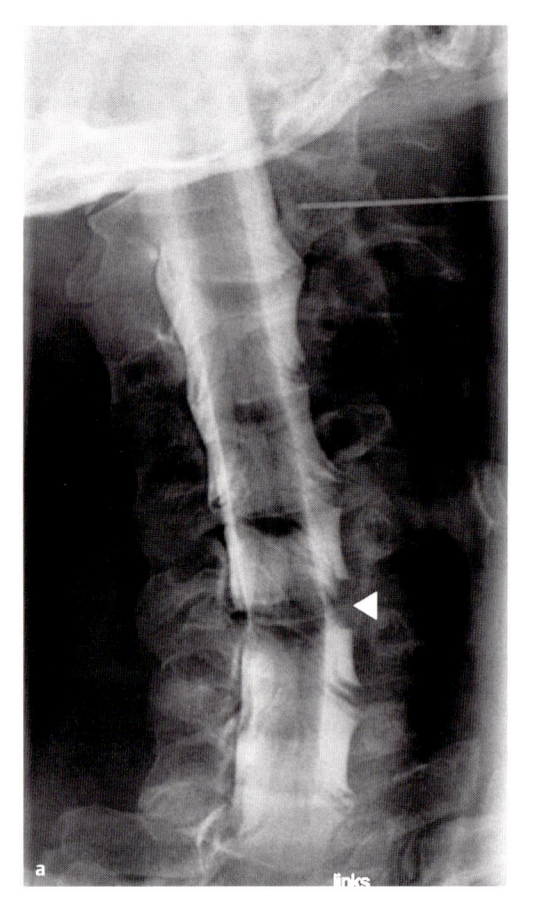

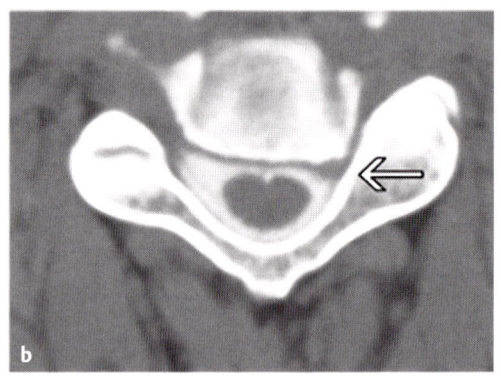

Abb. 14.18 a u. b Kleiner zervikaler Bandscheibenprolaps bei HWK 5/6 links im Myelogramm (**a**, Pfeilspitze) und im Post-Myelo-CT (**b**, Pfeil). Myelographisch findet sich eine Abplattung der Wurzel C6, im CT ist als Korrelat eine Kompression des Rezessus lateralis bzw. des Wurzelabgangs zu erkennen.

Tabelle 14.2 Häufigkeitsverteilung auf die verschiedenen Etagen beim zervikalen Bandscheibenvorfall

Etage	Häufigkeit
HWK 4/5	2%
HWK 5/6	20%
HWK 6/7	70%
HWK 7/BWK 1	10%

Faserrings ein Sequester direkt nach intradural vor. Ein derartiger Befund ist im CT extrem schwer nachzuweisen. Der Nachweis gelingt jedoch meist mit der Post-Myelo-CT.

Zervikaler Bandscheibenprolaps

Die Bandscheiben der HWS sind nicht aufgrund einer hohen axialen Belastung, sondern durch die größere segmentale Mobilität belastet (Flexion, Extension und Rotation). Auch an der HWS ist das hintere Längsband lateral deutlich schwächer ausgeprägt als medial, sodass der prolabierte Nucleus pulposus meist lateral im Bereich des Processus uncinatus liegt und hier zu einer Nervenwurzelkompression führt. Da die räumlichen Verhältnisse gegenüber der LWS deutlich enger sind, können bereits sehr kleine und im CT kaum wahrnehmbare Sequester im Rezessus erhebliche Beschwerden hervorrufen (Abb. 14.**18**).

Die Segmente HWK 5/6 und HWK 6/7 sind mit etwa 90% aller zervikalen Bandscheibenvorfälle am häufigsten betroffen – vermutlich aufgrund der hauptsächlich hier stattfindenden Flexion und Extension. Die Häufigkeitsverteilung auf die Etagen ist in Tab. 14.**2** aufgelistet.

> Auch ein kleiner zervikaler Bandscheibenprolaps führt meist zu einer Nervenwurzelkompression.

> Zervikale Bandscheibenvorfälle sind bei HWK 5/6 und HWK 6/7 am häufigsten.

Degenerative Bandscheibenerkrankungen

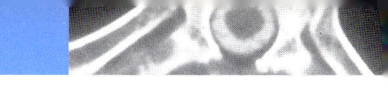

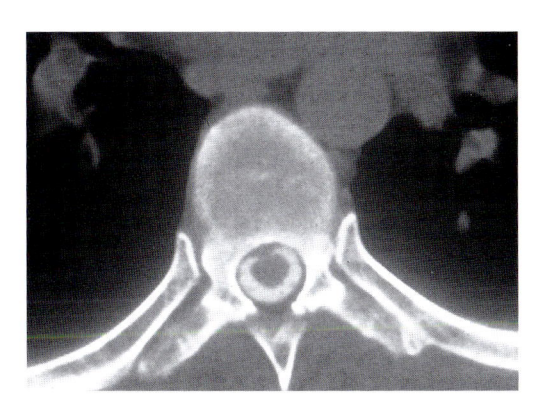

Abb. 14.19 **Bandscheibenprolaps BWK 9/10 im Post-Myelo-CT.** Der sehr diskrete Befund führte zu keinerlei neurologischen Ausfällen und machte sich nur mit Rückenschmerzen bemerkbar (Pfeil).

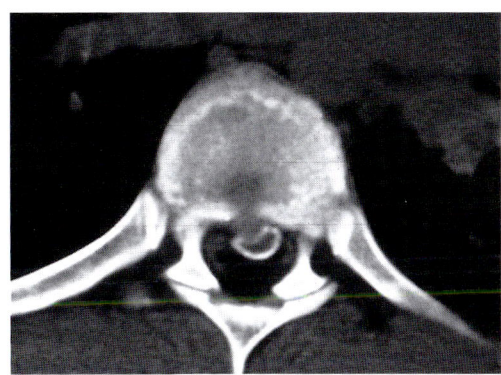

Abb. 14.20 **Bandscheibenprolaps BWK 11/12 in der Post-Myelo-CT.** Der Patient wies neben heftigen Schmerzen fluktuierende Ausfälle auf, v.a. eine Schwäche des rechten Beins.

Thorakaler Bandscheibenprolaps

Die axiale Last ist an der BWS geringer als lumbal, der Bewegungsumfang des einzelnen Segments ist verhältnismäßig gering. Denn aufgrund der Stellung der Facettengelenke finden überwiegend Rotationsbewegungen und nur wenig Ante- und Retroflexion statt. Daher sind an der BWS Bandscheibenvorfälle am seltensten (0,25–0,75 % aller Bandscheibenvorfälle). Auf 1000 operierte lumbale Bandscheibenvorfälle kommen etwa 3 thorakale Fälle.

75 % der thorakalen Bandscheibenvorfälle sind kaudal von BWK 8. Die am häufigsten betroffene Etage ist BWK 11/12 (Abb. 14.**19**, Abb. 14.**20**).

Bei 25 % der Fälle liegt dem Prolaps ein Trauma zugrunde. Der Altersgipfel liegt früher als bei den lumbalen Vorfällen, nämlich zwischen der 3. und 5. Dekade.

Der Bandscheibenprolaps der BWS ist operativ anspruchsvoller als der der LWS. Die relative Enge des thorakalen Spinalkanals und die gegenüber Manipulationen sehr empfindliche Blutversorgung des Rückenmarks erschweren den posterioren Zugang, weil dabei eine Verlagerung des Duralsacks notwendig ist. Ein ventraler Zugang ist je nach Höhe des betroffenen Segments evtl. ebenfalls sehr aufwendig, sodass oft ein lateraler Zugang über eine Kostotransversektomie gewählt wird.

Alternativ ist eine endoskopische Operation möglich, die sich auch immer mehr durchsetzt.

Häufigkeit

Der Bandscheibenprolaps ist eine der häufigsten Fragestellungen, die zur Anfertigung einer CT führen. Etwa 70 % der männlichen Bevölkerung haben wenigstens einmal im Laufe ihres Lebens eine Episode tiefer Rückenschmerzen, die eine schnittbilddiagnostische Untersuchung zur Abklärung dieser Fragestellung nach sich zieht.

Klinik

Die Symptome beginnen häufig mit Rücken- oder Nackenschmerzen und Nackensteifigkeit und steigern sich dann im Verlauf oft. Kommt es zu einer Kompression von Nervenwurzeln, so treten radikulär ausstrahlende Schmerzen in dem betreffenden Dermatom hinzu. Schließlich kann es zu Reflexabschwächung oder ausfall, sensomotorischen Ausfällen mit Paresen und Sensibilitätsausfällen sowie Parästhesien kommen. Bei einem Massenprolaps von Bandscheibengewebe mit vollständiger Kompression der Cauda equina oder einer einseitigen Hemikauda (Abb. 14.**21**) kommen zusätzlich vegetative Störungen (z. B. Blasen- und Mastdarmentleerungsstörungen) hinzu.

Bei vorbestehender zervikaler Spinalkanalstenose oder entsprechend ausgedehntem Befund kann ein zervikaler Prolaps zusätzlich zu einer segmentalen Störung auch zu Störungen der langen Bahnen, zu einem Brown-Séquard-Komplex oder zu einer Kompression der A. spinalis anterior führen, sodass man in diesen Fällen von einer Radikulomyelopathie spricht (Abb. 14.**22**).

CT-Morphologie

Degenerative Veränderungen der Bandscheiben sind teils frühzeitig im MRT als Reduktion der T2w Signalintensität des Nucleus pulposus nachweisbar. Diese ist Ausdruck einer Abnahme des Wasserge-

> Thorakale Bandscheibenvorfälle sind bei BWK 11/12 am häufigsten.

> Bei zervikaler Spinalkanalstenose kann ein zusätzlicher zervikaler Prolaps zu einer Radikulomyelopathie führen.

> Der Bandscheibenprolaps ist eine der häufigsten Fragestellungen, die zur Anfertigung einer CT führen.

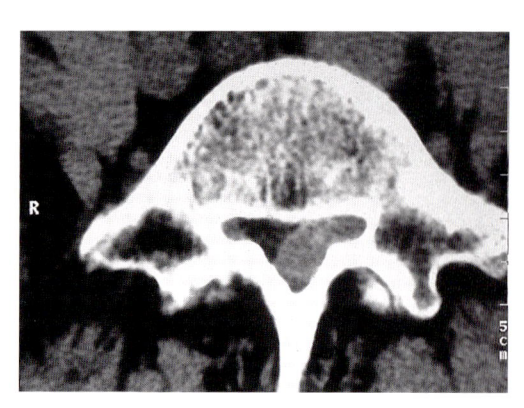

Abb. 14.21 Rechts lateralisierter Massenprolaps LWK 5/SWK 1. Der Prolaps hat zum klinischen Bild einer Hemikauda geführt.

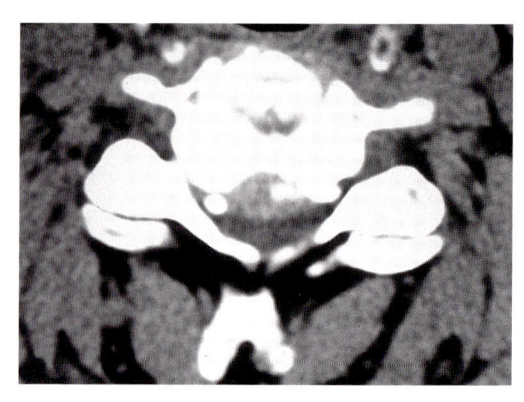

Abb. 14.22 Zervikale Spinalkanalstenose. Deutliche Myelonkompression infolge eines länger bestehenden, knöchern abgestützten, breitbasigen Bandscheibenprolaps. Der Patient wies klinisch und elektrophysiologisch deutliche Zeichen einer zervikalen Myelopathie auf.

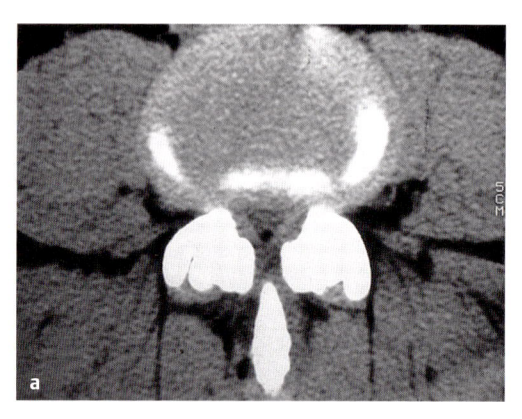

Abb. 14.23 a u. b Breitbasige Bandscheibenprotrusion LWK 4/5 bei engem Spinalkanal. Die vorbestehende Enge wird durch die Protrusion sowie durch eine Hypertrophie der Facettengelenke und der Ligg. flava verschlimmert und dadurch symptomatisch. Der bestehende Restquerschnitt des Spinalkanals liegt deutlich unter dem Mindestwert von 1,45 cm². Die Protrusion führt in diesem Fall zu einer absoluten Spinalkanalstenose. Bei dem Patienten wurde eine Laminektomie zur Entlastung des Duralsacks durchgeführt.

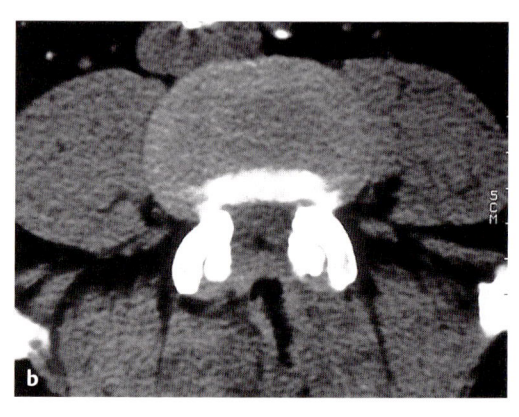

halts. Die CT kann frühe Veränderungen nicht sichtbar machen. Sie wird typischerweise erst dann eingesetzt, wenn eine Bandscheibenprotrusion oder ein Prolaps zu Rückenschmerzen oder einer Wurzelkompressionssymptomatik geführt hat.

Die Sensitivität der CT bei der Diagnostik des lumbalen Bandscheibenprolaps beträgt 80–95%, die Spezifität etwa 68–88%. Im Wesentlichen stützt sich die Leistungsfähigkeit der Methode auf die Fähigkeit, selbst geringe Unterschiede der Röntgendichte verschiedener Gewebe sichtbar zu machen.

Morphologische Beurteilung. Die Vorwölbung der gegenüber allen physiologischen intraspinalen Strukturen hyperdensen Bandscheibe in den Spinalkanal auf Höhe des Zwischenwirbelraums ist bei genügend großem Dichteunterschied im CT auch für den Ungeübten relativ gut sichtbar

Anhand der Form der Vorwölbung sind bereits Aussagen über die Veränderungen möglich:
- eine großbogige konzentrische Begrenzung entspricht meist einer Protrusion des Gallertkerns bei erhaltenem Annulus fibrosus,
- eine kleinbogige exzentrische Begrenzung spricht für einen defekten Annulus fibrosus und einen subligamentären Prolaps (Abb. 14.**23**, Abb. 14.**24**),
- eine exzentrische, unregelmäßig begrenzte Vorwölbung ist in den meisten Fällen gleichbedeutend mit einem transligamentären Prolaps oder einem sequestrierten Bandscheibenprolaps.

Sequester und postoperative Befunde. Problematisch bei der Beantwortung der Frage nach einem Bandscheibenprolaps sind aber insbesondere 2 Situationen, die nicht selten auftreten:

> Die Bandscheibe ist gegenüber allen physiologischen intraspinalen Strukturen hyperdens.

> Ein intraspinaler Sequester ist manchmal fast isodens zum Duralsack oder zur Cauda equina und kann dann leicht übersehen werden.

Degenerative Bandscheibenerkrankungen

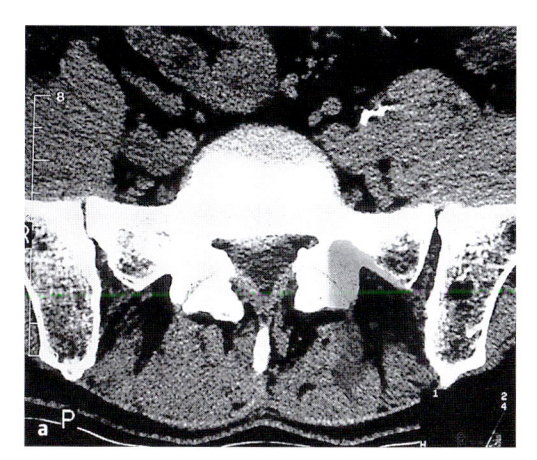

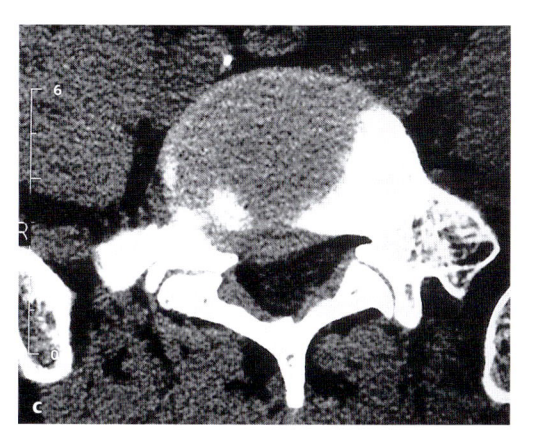

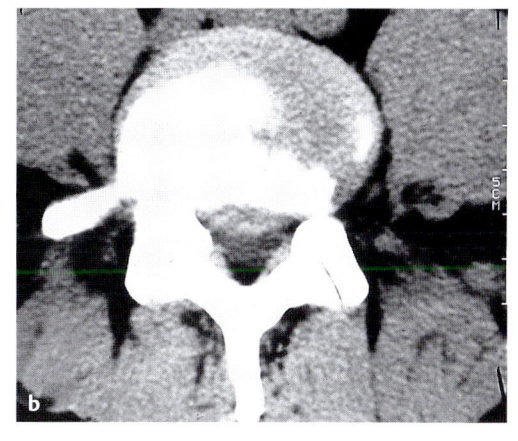

Abb. 14.24 a–c **Subligamentär sequestrierte Bandscheibenvorfälle LWK 5/SWK 1.** Das hintere Längsband ist medial kräftig und seitlich weniger kräftig ausgeprägt. Daher sind rein subligamentär sequestrierte Vorfälle lateral seltener.
a, b Der Befund übersteigt das Bandscheibenfach nach kaudal (**a**) bzw. nach kranial (**b**).
c Hier befindet sich der Befund auf Höhe des Zwischenwirbelraums.

- Ein intraspinaler Sequester, egal ob groß oder klein, ist aufgrund einer starken Degeneration mit Auflockerung des Nucleus pulposus zuweilen annähernd isodens zum Duralsack oder zur Cauda equina. In diesem Fall können selbst ausgedehnte Befunde leicht übersehen oder als Artefakt fehlgedeutet werden. Im Zweifelsfall sollte hier stets eine Myelographie mit anschließender Post-Myelo-CT angefertigt werden.
- Bei bereits stattgehabter Operation in einer Bandscheibenetage muss ein Rezidivprolaps von ebenfalls hyperdensem, postoperativ entstandenem Narbengewebe unterschieden werden.

In beiden Fällen empfiehlt es sich, den Befund bei unterschiedlichen Fenstereinstellungen zu beurteilen. Besteht weiterhin eine Unsicherheit, ist eine weiterführende Diagnostik einzuleiten, z. B. eine MRT oder Myelographie.

Zur Unterscheidung einer postoperativen Narbenbildung von einem Rezidivprolaps wird häufig eine prolongierte, hochdosierte KM-Gabe propagiert. Ein Vorgehen, das der Vorstellung entspringt, dass Narbengewebe und Granulationsgewebe vaskularisiert sind und somit KM anreichern, während der Nucleus pulposus avaskulär sei und sich damit als umschriebene Hypodensität sicher von Narbengewebe abgrenzen lässt.

In praxi ist diese Technik erfahrungsgemäß oft wenig hilfreich, da sich Nukleusanteile innerhalb der Narbe schlecht von der ebenfalls hypodensen Nervenwurzel abgrenzen lassen (Abb. 14.**25**). Außerdem können regressive Veränderungen innerhalb postoperativer Veränderungen zu einer inhomogenen KM-Anreicherung führen und ebenso wie Einschlüsse epiduralen Fettgewebes falsch positive Befunde ergeben.

Nicht zuletzt ist es auch möglich, dass es nach einer gewissen Zeit zu einer Gefäßeinsprossung in sequestriertes Bandscheibengewebe hinein kommt, was wiederum zu einer KM-Anreicherung und somit zu einem falsch negativen Befund führt.

Letztlich wird die Entscheidung zu einer Revisions- oder Rezidivoperation vorrangig aufgrund des Ausmaßes der Wurzelkompression, also anhand des klinischen Bilds getroffen.

Die Möglichkeit einer KM-Anreicherung eines Bandscheibenprolaps ist lange Zeit angezweifelt worden. Da der Nucleus pulposus ab dem 15.–20. Lebensjahr bradytrophes, avaskuläres Gewebe ist, sind diese Zweifel sicher berechtigt. Vorgefallenes Bandscheibengewebe, insbesondere in Form eines

> Ein Rezidivprolaps lässt sich von postoperativen Veränderungen häufig kaum unterscheiden.

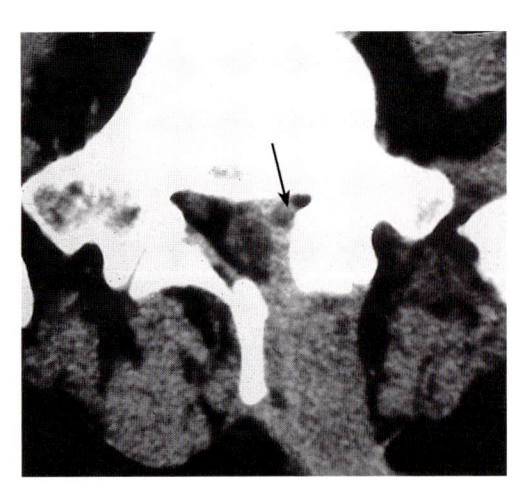

Abb. 14.25 **Befund nach Bandscheibenoperation.** Diese KM-CT wurde angefertigt, weil der Patient sich 12 Wochen nach einer interlaminären Fensterung und Nukleotomie wegen erneuter linksseitiger Lumboischialgien vorstellte. Deutlich ist eine vom Zwischenwirbelraum bis nach unmittelbar subkutan reichende Bahn KM anreichernden Granulations- und Narbengewebes zu erkennen. In diese eingeschlossen findet sich im linken Recessus lateralis eine noduläre Struktur, die sich nur aufgrund der Fortsetzung in den angrenzenden Schichten sicher als Spinalnervenwurzel identifizieren lässt (Pfeil)

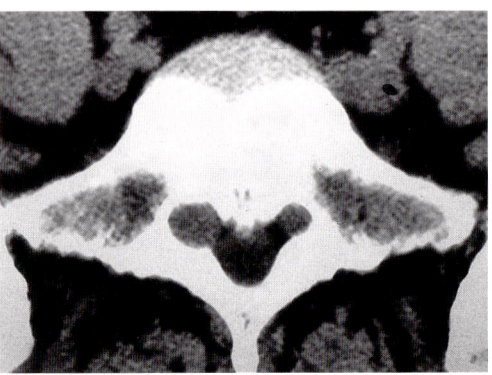

Abb. 14.26 **Intraforaminaler Sequester.** Aufweitung des rechten Neuroforamens S1. Der Patient wurde mit der Verdachtsdiagnose „Neurinom" operiert.

intraspinalen Sequesters, kann jedoch über eine Gefäßeinsprossung vaskularisiert werden und dann KM anreichern. Es gibt sogar Berichte über laterale Vorfälle mit einer kräftigen KM-Anreicherung und einer Aufweitung des Neuroforamens, was zu der Verdachtsdiagnose eines Neurinoms geführt hat (Abb. 14.**26**).

Synovialiszyste/Ganglion der Facettengelenke

Häufigkeit: Relativ selten.
Wegweisender bildmorphologischer Befund: Vom Facettengelenk ausgehende zystische Raumforderung, teils mit Einblutungen oder Gaseinschlüssen, KM-Anreicherung möglich.
Prozedere: Kontinuierliche oder bandscheibenfachparallele Schichtführung, Knochenfenster.
Einsatz anderer Methoden: MRT zum Nachweis des zystischen Charakters (T2w Bild).
Fragen, die der Befund beantworten muss:
- Juxtafacettäre Zysten (Differenzialdiagnose zum frei sequestrierten Bandscheibenprolaps)?
- Lage und Größe des Befunds?

> Juxtafacettäre Zysten sind von einem Sequester im Recessus lateralis oft schwer zu unterscheiden.

Pathogenese

Synovialiszysten und von den Facettengelenken ausgehende Ganglien sind eine wichtige klinische und CT-Differenzialdiagnose zu Bandscheibenerkrankungen. Vor allem von einem Sequester im Recessus lateralis sind sie oft schwer abzugrenzen.

Die beiden bildmorphologisch nicht sicher voneinander zu unterscheidenden Prozesse wurden 1974 erstmalig von Kao et al. unter dem Begriff „juxtafacettäre Zysten" zusammengefasst. Die Ursache beider Veränderungen ist nicht vollständig geklärt. Wahrscheinlich führen degenerative Prozesse zur

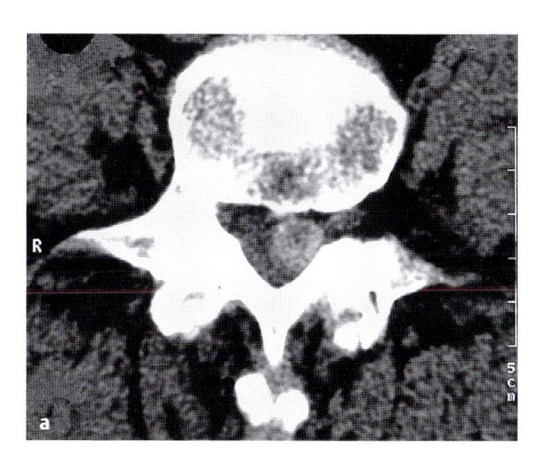

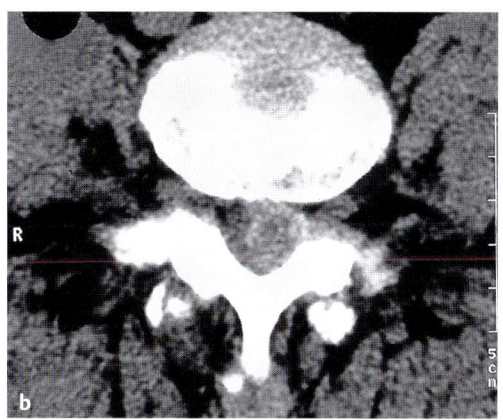

Synovialiszyste/Ganglion der Facettengelenke

Abb. 14.27 a u. b Synovialiszyste. Native CT-Schichten, die eine dem Zwischenwirbelgelenk anliegende, von diesem ausgehende hyperdense Raumforderung zeigen.

Entstehung einer zystischen Raumforderung, z. B. eine Hypermobilität der Facettengelenke mit myxoider Degeneration und Protrusion der Synovialis. Dies gilt umso mehr, als in systematisch untersuchten Serien das Durchschnittsalter der Patienten zwischen 58 und 63 Jahren lag und die Mehrzahl der Patienten eine auffällige Degeneration der Zwischenwirbelgelenke oder eine degenerative Spondylolisthesis aufwies.

Rein morphologisch liegt bei beiden Formen juxtafacettärer Zysten eine vom Facettengelenk ausgehende Raumforderung vor, die zu einer Wurzelkompressionssymptomatik führen kann.

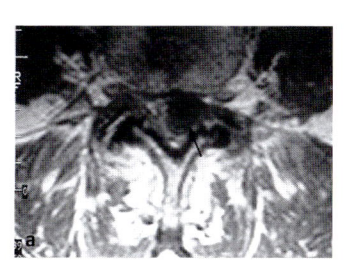

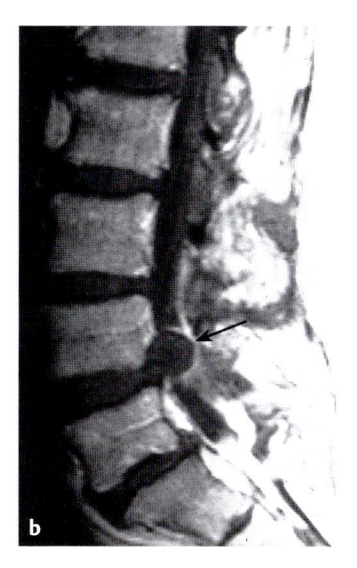

Abb. 14.28 a u. b Synovialiszyste im MRT. T1w MRT-Schichten, die den räumlichen Zusammenhang der zystischen Raumforderung mit dem Facettengelenk veranschaulichen (Pfeil).

Häufigkeit

Juxtafacettäre Zysten sind relativ selten, auch wenn genaue Zahlen nicht vorliegen. In einer Serie von 1500 aufeinander folgenden CT der LWS fanden sich nur 3 Fälle. In systematisch untersuchten Serien lag das Durchschnittsalter der Patienten zwischen 58 und 63 Jahren. Frauen waren etwas häufiger betroffen als Männer. Am häufigsten findet man juxtafacettäre Zysten in der Etage LWK 4/5. Beidseitige Befunde kommen vor.

▶ Am häufigsten sind juxtafacettäre Zysten auf Höhe von LWK 4/5.

Klinik

Im Vordergrund steht eine Wurzelkompressionssymptomatik, ähnlich wie beim Bandscheibenprolaps. Aufgrund der überwiegenden Kompression der Radix dorsalis kommt es aber meist nur zu Schmerzen und Sensibilitätsausfällen, ohne dass zwangsläufig auch ein motorisches Defizit besteht. Eine akute Exazerbation der Beschwerden kann als Folge einer Einblutung in die Zyste auftreten.

CT-Morphologie

Man findet eine vom Facettengelenk ausgehende Raumforderung, die evtl. einen zystischen Charakter aufweist (Abb. 14.27, Abb. 14.28).

Die zystische Raumforderung wächst häufig in Richtung auf das Foramen intervertebrale und komprimiert die Nervenwurzel von dorsal. Nach KM-Gabe ist zuweilen eine Anreicherung in der Zystenwand erkennbar. Die Wand kann auch verkalken und bereits nativ hyperdens erscheinen. Mitunter kommt es zu Einblutungen in die Zysten. Ein zeitweiser Unterdruck im Gelenk kann zu einem Vakuumphänomen mit Gaseinschlüssen in der Zyste führen.

Spondylose, Spondylolyse, Spondylolisthesis

▸ Eine Spondylolisthesis ist am häufigsten bei LWK 5/SWK 1, am zweithäufigsten bei LKW 4/LWK 5.

Häufigkeit: Häufig.
Wegweisender bildmorphologischer Befund: Spondylophytäre Anbauten, Hypertrophie der Facettengelenke, Enge des Recessus und der Neuroforamina, Spaltbildung in den Bogenwurzeln bei Spondylolyse, Stufenbildung bei Spondylolisthesis.
Prozedere: Zum Bandscheibenfach parallele oder kontinuierliche Schichtführung möglich, bei Verdacht auf Spondylolyse Sekundärrekonstruktionen oder primäre Schichtführung parallel zu den Bogenwurzeln sinnvoll.
Einsatz anderer Methoden: MRT und Szintigraphie zum Nachweis einer Spondylolyse sinnvoll, insbesondere bei der Frage nach Aktivität oder Sklerose der Knochenränder. Myelographie und Post-Myelo-CT, um das Ausmaß der Kompression des Subarachnoidalraums abzuschätzen. Konventionelle Röntgenbilder. Funktionsaufnahmen.
Fragen, die der Befund beantworten muss:
- Stenosegrad? Grad der Spondylolisthesis?
- Spondylolyse: Ist eine Spaltbildung der Bogenwurzeln zu erkennen?
- Weisen die angrenzenden Anteile der Bogenwurzeln einen Sklerosesaum auf?

Spondylolisthesis. Als Spondylolisthesis bezeichnet man die ventrale Subluxation eines Wirbelkörpers gegenüber dem darunter befindlichen Wirbelkörper. Am häufigsten betrifft diese Veränderung die Etage LWK 5 gegenüber SWK 1, gefolgt von der Etage LKW 4/LWK 5.

Die Spondylolisthesis kann im Rahmen einer Spondylolyse – also als Folge einer Spaltbildung in den Bogenwurzeln – oder als *Pseudospondylolisthesis* infolge degenerativer oder entzündlicher Veränderungen der Facettengelenke auftreten. Letzteres kann z. B. im Rahmen einer rheumatoiden Arthritis der Fall sein.

Die allgemein übliche Einteilung der Spondylolisthesis nach Meyerding in 4 Grade beschreibt den Grad der Subluxation. Jedes Viertel des Längsdurchmessers des luxierten Wirbelkörpers entspricht einem Grad in der Einteilung (0–25% = Grad I, 26–50% = Grad II, 51–75% = Grad III, 75% = Grad VI). Diese Einteilung korreliert jedoch nicht mit dem klinischen Bild.

Ein vollständiges Abgleiten eines Wirbelkörpers wird auch als *Spondyloptose* bezeichnet.

Pathogenese

Spondylose. Bei der Spondylose handelt es sich um eine unspezifische degenerative Wirbelsäulenerkrankung.

Spondylolyse. Bei der Spondylolyse handelt es sich um einen ein- oder beidseitigen Defekt der Pars interarticularis des Wirbelbogens zwischen Processus articularis superior und inferior. Ein solcher Defekt kann angeboren oder auch erworben sein – z. B. als posttraumatische Pseudarthrose. Darüber

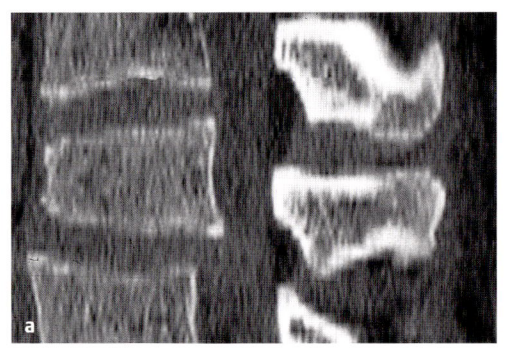

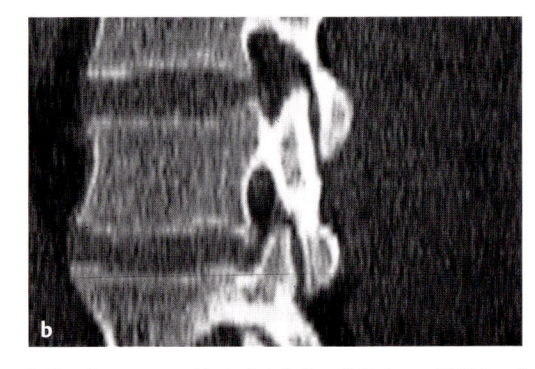

Abb. 14.29 a u. b **Retrolisthesis.** Infolge eines Bandscheibenprolaps der Etage LWK 4/5 ist es hier zu einer substanziellen Höhenminderung der Etage gekommen.
a Die in der sagittalen Rekonstruktion deutliche Retrolisthesis ist Folge der Höhenminderung.
b Der Processus articularis inferior gleitet von LWK 4 auf dem Processus articularis superior von LWK 5 wie auf einer schiefen Ebene nach kaudal und dorsal.

hinaus kann es auch als Folge einer Ermüdungsfraktur zu einer Spondylolyse kommen.

Am häufigsten kommt die Spondylolyse bei LWK 5 vor, gefolgt von LWK 4. Selten tritt sie auch zervikal, bevorzugt in den Bögen von HWK 6 auf. Die Spaltlinie bzw. Frakturlinie entspricht dem aus der konventionellen Diagnostik bekannten „Halsband" der Lachapel-Hundefigur in den Röntgenschrägaufnahmen der Wirbelsäule.

Retrolisthesis. Zuweilen fälschlich als Spondylolisthesis bezeichnet wird die Retrolisthesis (Abb. 14.29), also ein Abgleiten eines Wirbelkörpers gegenüber dem darunter befindlichen Wirbelkörper nach dorsal. Ursache ist meist nicht ein Wirbelbogendefekt, sondern eine Höhenminderung des Zwischenwirbelraums. Aufgrund der Schrägstellung der Facettengelenke von ventral kranial nach dorsal kaudal kann eine Höhenminderung zu einer Dorsalverlagerung unterschiedlichen Ausmaßes führen.

Häufigkeit

Spondylose. Die unspezifische Spondylose ist häufig. Im CT oder im Röntgenbild sind derartige Veränderungen zu finden bei:
- 5–10 % der 20- bis 30-Jährigen,
- über 50 % der 45-Jährigen,
- über 90 % der 60-Jährigen.

Spondylolisthesis. Eine meist niedriggradige Spondylolisthesis ist laut einer Veröffentlichung aus dem Jahre 1988 (Frymoyer) bei bis zu 20 % aller konventionellen LWS-Röntgenbilder nachzuweisen.

Spondylolyse. Die Spondylolyse mit nachweisbarer Spaltbildung der Pars interarticularis hat eine Prävalenz von 4–7 % in der Gesamtbevölkerung, ist jedoch häufig asymptomatisch.

Klinik

Meist sind diese Veränderungen asymptomatisch oder bereiten lediglich unspezifische Beschwerden in Form rezidivierender, tiefsitzender Rückenschmerzen. Selten können sie jedoch auch zu einer Nervenwurzelkompression oder sogar zu einem Konus-Kauda-Kompression führen, was eine operative Intervention mit interner Stabilisierung notwendig macht.

CT-Morphologie

Spondylose. Die degenerativen Veränderungen bei einer Spondylose sind meist in Form spondylophytärer Randanbauten sowie einer Hypertrophie der Facettengelenke in Weichteil- und Knochenfenster gut zu erkennen (Abb. 14.30). Wichtig ist hierbei eine Beurteilung, inwieweit durch die Veränderungen möglicherweise relevante Stenosen des Spinalkanals oder des Recessus lateralis entstehen.

Spondylolisthesis. Eine Spondylolisthesis ist im CT oft bereits im Topogramm gut sichtbar und stellt sich auf den Einzelschichten oder Rekonstruktionen als Versatz zweier Wirbelkörper dar (Abb. 14.31, Abb. 14.32, Abb. 14.33). Daher kann es im Schnittbild zu einer scheinbaren breitbasigen Protrusion der dazwischen befindlichen Bandscheibe (Pseudo-Bulging) kommen. (Cave: Die Ausprägung der Spondylolisthesis beim stehenden Patienten kann evtl. deutlich ausgeprägter sein und vielleicht erst dann klinisch relevant werden. Es empfiehlt sich ein Vergleich mit konventionellen Röntgenaufnahmen im Stehen oder mit Funktionsaufnahmen der Wirbelsäule).

Spondylolyse. Die Spondylolyse ist mit der CT am besten im Knochenfenster erkennbar. Zur besseren Darstellung der Spaltbildung eignet sich eine Schichtführung parallel zu den Bogenwurzeln, die von ventral kranial nach dorsal kaudal verlaufen. Die Gantry muss also genau entgegengesetzt geneigt werden, als es sonst zur Bandscheibendiagnostik üblich ist. Noch besser ist eine entsprechende Rekonstruktion aus aus einem Spiral-Datensatz.

▸ Die Retrolisthesis wird manchmal fälschlich als Spondylolisthesis bezeichnet.

▸ Eine Spondylolisthesis kann im Stehen deutlich ausgeprägter sein als im Liegen.

▸ Die Spaltbildung ist am besten bei einer Schichtführung parallel zu den Bogenwurzeln oder einer entsprechenden Rekonstruktion erkennbar.

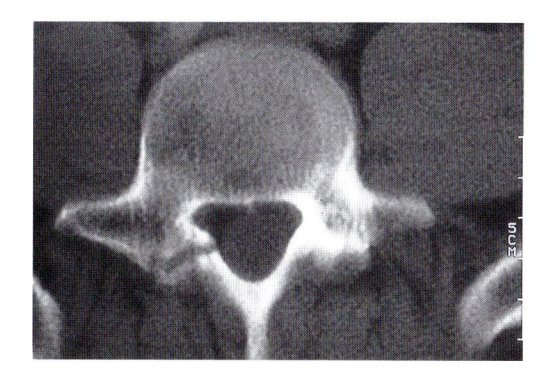

Abb. 14.30 **Spondylolyse.** Eine Spondylolyse tritt ein- oder beidseitig auch traumatisch auf. Ursache kann sowohl eine chronische Überbelastung sein, die zu einem Ermüdungsbruch führt, als auch ein einmaliges Ereignis, das eine Fraktur eines Wirbelbogens mit nachfolgender Ausbildung einer Pseudarthrose hervorruft. Knochenfensterdarstellung einer rechtsseitigen traumatischen Spondylolyse.

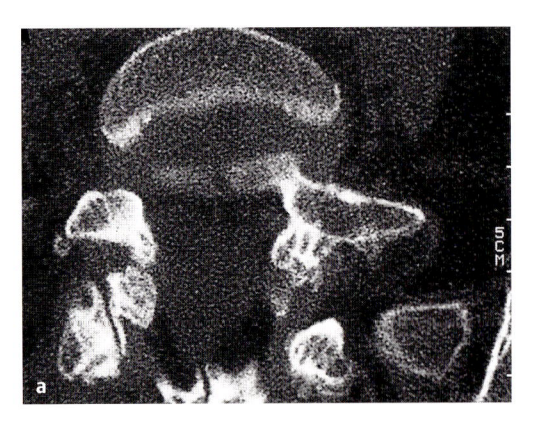

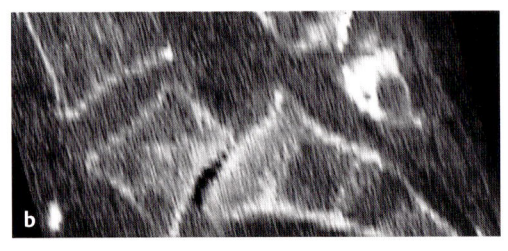

14 Degenerative Erkrankungen der Wirbelsäule

Abb. 14.31 a u. b **Spondylolisthesis.** Beidseitiger Bogendefekt LWK 5, der zu einer Spondylolisthesis Grad II–III (nach Meyerding) in der Etage LWK 5/SWK 1 geführt hat. Darstellung im transversalen Knochenfenster (**a**) sowie in der sagittalen zweidimensionalen Rekonstruktion (**b**).

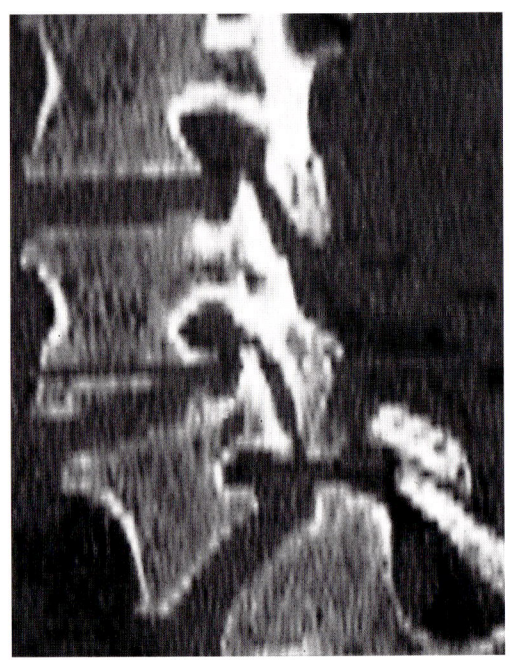

Abb. 14.32 **Wirbelbogendefekte.** In der sagittalen Rekonstruktion sind die Wirbelbogendefekte häufig besonders gut zu erkennen.

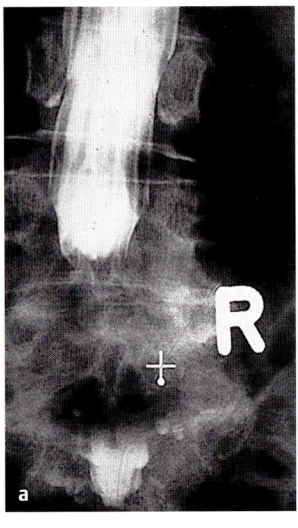

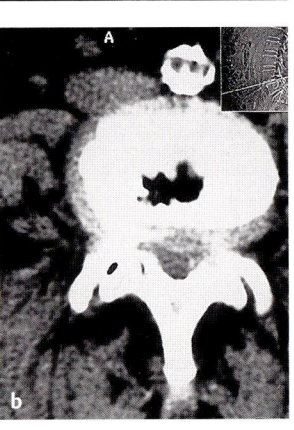

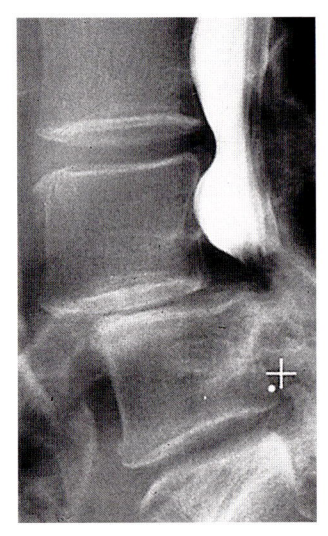

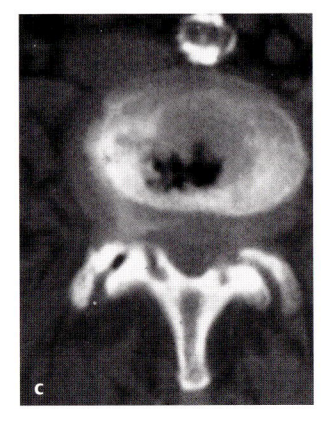

Abb. 14.33 a–c **Spondylolisthesis.**
a A.p. und seitliche Aufnahmen einer lumbalen Myelographie einer Patientin mit einer Grad-II-Spondylolisthesis LWK 4/5 infolge beiderseitiger Spondylolyse der Bogenwurzeln LWK 4. Der Duralsack ist auf Höhe der Stufenbildung vollständig komprimiert. Das KM, das oberhalb der Stenose injiziert wurde, passiert die Engstelle zwar, jedoch deutlich verzögert. Es stellt die kaudalen Anteile des Duralsacks erst zum Ende der Untersuchung dar.
b Bei transversaler Schichtführung durch die betroffene Etage kommt es zu einer scheinbaren breitbasigen Protrusion der Bandscheibe bzw. zu einer Überbetonung einer tatsächlichen Protrusion durch den Versatz der Wirbelkörper. Der Grad der Spondylolisthesis im seitlichen Topogramm, das im Liegen angefertigt wurde, ist deutlich geringer als bei der stehend angefertigten Myelographie.
c Dass die Hypermobilität der Etage eine starke Belastung für die Bandscheibe und die Facettengelenke darstellt, zeigt sich besonders deutlich im Knochenfenster, in dem Ansammlungen von ausgeperltem Stickstoff im Bandscheibenfach sowie im rechten Facettengelenk besonders deutlich zu erkennen sind.

Bei der Beurteilung ist es u. a. wichtig, ob die Ränder des Spalts sklerosiert sind oder ob bei nichtsklerosierten Rändern eine konservative Behandlung mit Immobilisierung des Patienten eine Aussicht auf Heilung bietet. Zur Beantwortung dieser Frage empfiehlt sich evtl. zusätzlich die Anfertigung eines MRT (Ödem im T2w Bild?) oder eines Knochenszintigramms. Eine kräftige Anreicherung als Zeichen eines aktiven Knochenstoffwechsels lässt hoffen, dass eine konservative Behandlung zu einer Fusion führen kann.

Erworbene Spinalkanalstenose

Häufigkeit: Häufig.
Wegweisender bildmorphologischer Befund: Einengung des Spinalkanals, z. B. infolge appositioneller Knochenanbauten, hypertrophierter Facettengelenke, verdickter Ligg. flava per se oder komplizierend bei angeborener Stenose. „Stierkopfform" des Spinalkanals, Verdrängung des epiduralen Fettsaums.
Prozedere: Kontinuierliche oder bandscheibenfachparallele Schichtung möglich, Sekundärrekonstruktionen erlauben eine bessere Beurteilung der Neuroforamina.
Einsatz anderer Methoden: Kombination Myelographie und Post-Myelo-CT, um die Subarachnoidalraum- und Wurzeltaschenkompression zu dokumentieren. MRT zum Nachweis einer Myelopathie (umschriebene Hyperintensität im T2w Bild).
Fragen, die der Befund beantworten muss:
- Grad der Stenose?
- Relative oder absolute Spinalkanalstenose?
- Welche Segmente?
- Punctum maximum?
- Osteophytäre knöcherne Anbauten, degenerative Veränderungen der Facettengelenke, Unkovertebralarthrose?

Pathogenese

Die häufigsten Ursachen erworbener Spinalkanalstenosen sind Veränderungen degenerativer Natur wie z. B. die Spondylarthrose. Diese führt zu einer Hypertrophie der Facettengelenke und der Ligg. flava. Weitere Folgen degenerativer Veränderungen, die ebenfalls zu einer klinisch relevanten Einengung des Spinalkanals führen können sind:
- intraspinale osteophytäre Randkantenanbauten,
- Verkalkungen des hinteren Längsbands,
- Spondylolisthesis,
- Bandscheibendegeneration und protrusion.

Darüber hinaus können auch systemische Erkrankungen mit Knochenstrukturveränderungen wie z. B. ein Morbus Paget oder auch Operationen und Traumata eine Spinalkanalstenose herbeiführen.

Allen Ursachen gemeinsam ist, dass sie zu einem Missverhältnis zwischen der verbleibenden Weite des Spinalkanals und der Weite des Duralsacks bzw. der Nervenwurzeln führen.

Lumbale Spinalkanalstenose

Normalwerte. In der Literatur werden unterschiedliche Normalwerte für die Weite des Spinalkanals angegeben, die teils aus der Prä-CT-Ära stammen. Als Richtwerte sollen die in Tab. 14.3 genannten Werte gelten.

Jones-Thomson-Quotient. Eine weitere Bestimmungsmethode, die sich allerdings für den alltäglichen Gebrauch weniger eignet, ist die Berechnung des Jones-Thomson-Quotienten (Abb. 14.34). Zu dessen Bestimmung werden das Produkt aus dem a.p. Durchmesser des Spinalkanals (A) und der interpedikulären Distanz (B) sowie das Produkt aus dem a.p. Durchmesser (C) und dem Querdurchmesser (D) des Wirbelkörpers zueinander ins Verhältnis gesetzt. Dieses Verhältnis sollte zwischen 1 : 2 und 1 : 4,5 betragen. Bei einem Wert von über 1 : 4,5, liegt eine Stenose vor.

Vereinfachend spricht man häufig von einer *relativen Stenose* (Abb. 14.35), wenn der a.p. Durchmes-

Jones-Thomson-Quotient: $(A \times B) : (C \times D) \leq 4{,}5$

Tabelle 14.3 Normalwerte für die Weite des Spinalkanals

Parameter	Normalwert
A.p. Durchmesser	mindestens 11,5 mm
Interpedikuläre Distanz	mindestens 16 mm
Weite des Recessus lateralis	mindestens 3 mm
Axiale Schnittfläche	mindestens 1,45 cm^2
Dicke der Ligg. flava	maximal 4–5 mm

> Eine Weite des Recessus lateralis von weniger als 3 mm beweist eine Rezessusstenose.

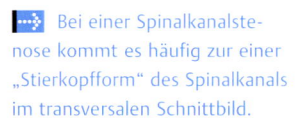

Abb. 14.34 **Jones-Thomson-Quotient.**
(A × B) : (C × D) sollte kleiner als 1 : 4,5 sein.

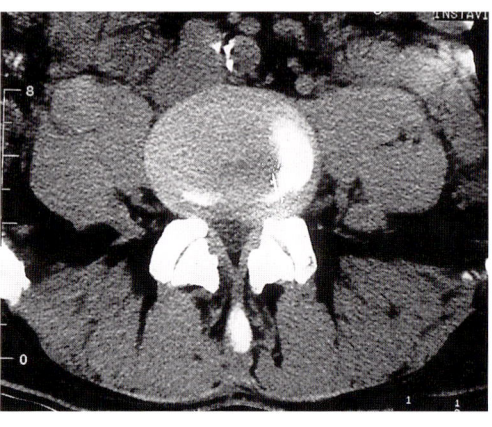

Abb. 14.35 **Relative Spinalkanalstenose.** Eine vorbestehende relative Spinalkanalstenose kann wie in diesem Fall auch durch Weichteilveränderungen wie eine breitbasige Bandscheibenfachprotrusion als Folge einer Degeneration des Faserrings und symmetrische Hypertrophie der Facettengelenke symptomatisch werden.

> Bei einer Spinalkanalstenose kommt es häufig zur einer „Stierkopfform" des Spinalkanals im transversalen Schnittbild.

ser des Spinalkanals unter 15 mm (bei einigen Autoren auch 12 mm) beträgt, von einer *absoluten Stenose*, wenn dieser 10 mm oder weniger misst (Abb. 14.**36**).

Stenose des Recessus lateralis. Zusätzlich oder unabhängig von einer Spinalkanalstenose kann eine Stenose des Recessus lateralis zu einer Wurzelkompressionssymptomatik führen. Ursache ist in erster Linie eine Hypertrophie des Processus articularis superior, evtl. verbunden mit einer diskreten Bandscheibenvorwölbung. Am häufigsten von derartigen Veränderungen betroffen ist die Etage LWK 4/5. Weitere Ursachen für eine umschriebene Stenose können auch tumoröse oder metabolische Erkrankungen des Wirbelkörpers sein.

Der Recessus lateralis sollte im CT wenigstens 4 mm messen, um eine Stenose ausschließen zu können. Eine Weite von weniger als 3 mm beweist eine Rezessusstenose.

Häufigkeit

Insbesondere die lumbalen Spinalkanalstenosen sind häufig. Symptomatisch werden sie meist im Alter zwischen 35 und 50 Jahren, bei rein degenerativen Ursachen zwischen 50 und 60 Jahren.

Klinik

Die typischen Symptome einer lumbalen Spinalkanalstenose sind zunächst tiefsitzende Rückenschmerzen. Im Verlauf kommt es zusätzlich zu einer Claudicatio spinalis mit Verkürzung der Gehstrecke, die letztlich auch bis zu einer Paraparese der unteren Extremitäten führen kann.

CT-Morphologie

Im CT findet man eine Enge des Spinalkanals in den bandscheibenfachparallelen Schichten. Beim ausgeprägten Befund kann dies zur Verdrängung des epiduralen Fettsaums führen. Die häufigste Befundkombination besteht aus einer Hypertrophie der Facettengelenke und der Ligg. flava, die evtl. mit verkürzten Bogenwurzeln zusammen zu der klassischen „Stierkopfform" des Spinalkanals im transversalen Schnittbild führen.

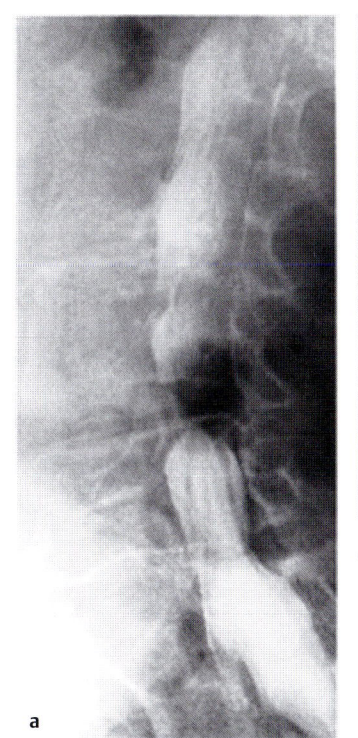

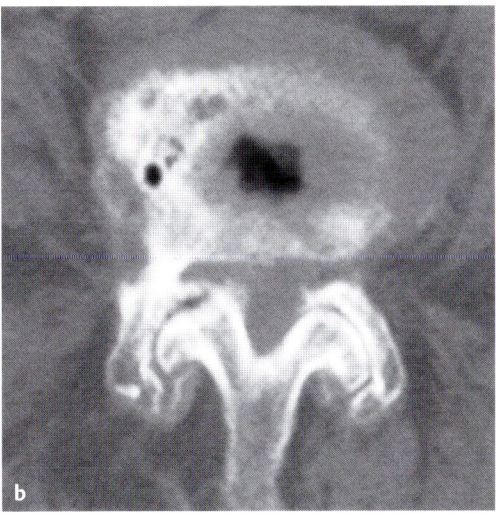

Abb. 14.36a u. b **Absolute Spinalkanalstenose.** Myelogramm (**a**) und Post-Myelo-CT (**b**).

Zervikale Spinalkanalstenose

Pathogenese

Die zervikale Spinalkanalstenose ist selten angeboren, sondern tritt meist als Folge degenerativer Veränderungen auf. Hierzu zählen *weiche* und *harte Bandscheibenvorfälle*, wobei bei Letzteren hauptsächlich osteophytäre Anbauten als Ausdruck einer Abstützreaktion auf eine Vorwölbung der Bandscheibe raumfordernd wirken.

Weitere Veränderungen, die zu einer zervikalen Spinalkanalstenose führen können sind:
- Hypertrophie der Laminae,
- Hypertrophie der Dura,
- Hypertrophie des hinteren Längsbands.

Der Wert von 12 mm widerspricht einigen anderen Nennungen (s.o., z.B. 11,5 mm unabhängig von der Enge). Hypertrophie des hinteren Längsbands kann diffus und langstreckig oder fokal auftreten. Der a.p. Durchmesser des zervikalen Spinalkanals sollte mindestens 12 mm betragen.

OPLL und OLF. Eine Verkalkung von hinterem Längsband und Ligg. flava kommt begleitend bei Bandscheiben- oder Facettengelenkdegeneration vor. Im asiatischen Raum tritt als selbstständiges Krankheitsbild eine Verknöcherung dieser Strukturen auf, die zu einer Stenosierung des zervikalen und thorakalen Spinalkanals führt (ossification of posterior longitudinal ligament = OPLL, ossification of ligamenta flava = OLF; Abb. 14.37). Die Tatsache, dass diese Erkrankung fast nur bei Asiaten auftritt, legt eine genetische Prädisposition bereits nahe, die sich anhand jüngerer Analysen bestätigt hat.

Häufigkeit

Die zervikale Spinalkanalstenose ist eine häufige Erkrankung und tritt bevorzugt ab dem 45–50. Lebensjahr klinisch in Erscheinung.

Klinik

Die Beschwerden einer zervikalen Myelopathie sind:
- motorische und sensorische Ausfälle der Arme,
- proximal betonte Paresen der Beine,
- Spastizität der Beine,
- Störungen der Sphinkterfunktion,
- Gangataxie.

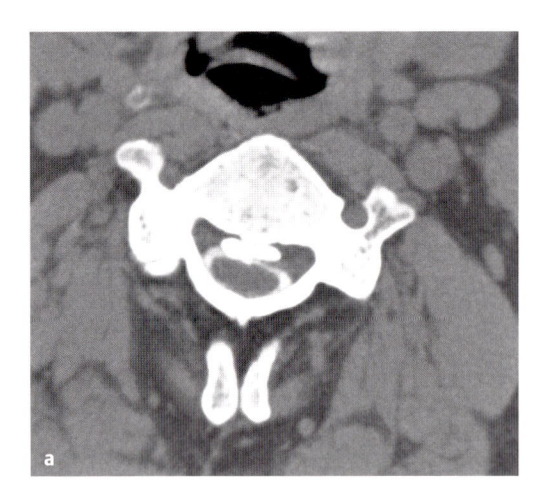

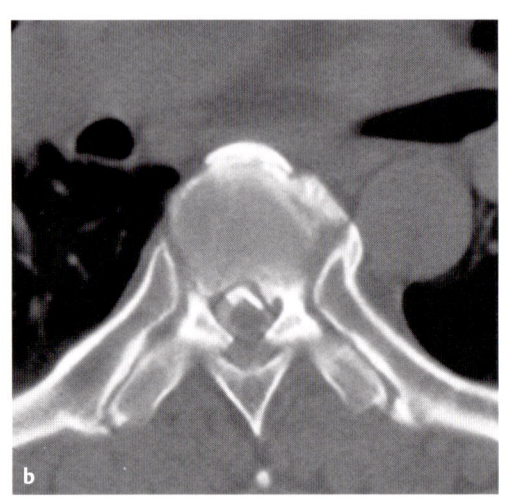

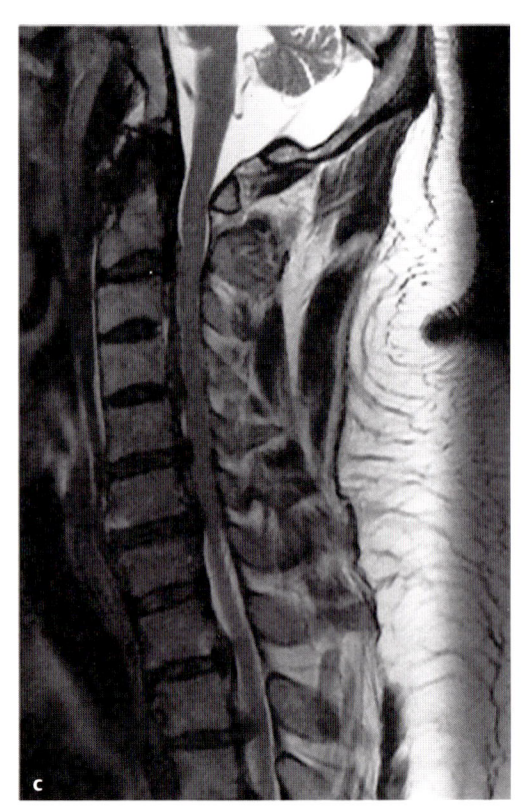

Abb. 14.37 a–c **Ossifikation des hinteren Längsbandes (OPLL).** Post-Myelo-CT zervikal (**a**) und thorakal (**b**) bei einem jungen Japaner. Klinisch bestanden Zeichen einer Zeichen einer zervikalen Myelopathie. Im zervikalen T2w MRT (**c**) zeigt sich außer der Enge die ausgedehnte Verkalkung des vorderen Längsbandes.

CT-Morphologie

> Im fortgeschrittenen Stadium der Spinalkanalstenose kommt es zu einer Verdrängung des epiduralen Fettsaums.

Ebenso wie bei der lumbalen Spinalkanalstenose ist der wegweisende bildmorphologische Befund eine Enge des Spinalkanals. Auch zervikal führt diese Enge im fortgeschrittenen Stadium zu einer Verdrängung des epiduralen Fettsaums. Als Ursache finden sich am häufigsten osteophytäre Randkantenanbauten, spondylophytäre Veränderungen des Unkovertebralgelenks sowie eine Hypertrophie der Facettengelenke und des hinteren Längsbands. Zusätzlich lösen oft weiche oder harte Bandscheibenvorfälle die Beschwerden aus (Abb. 14.**38**).

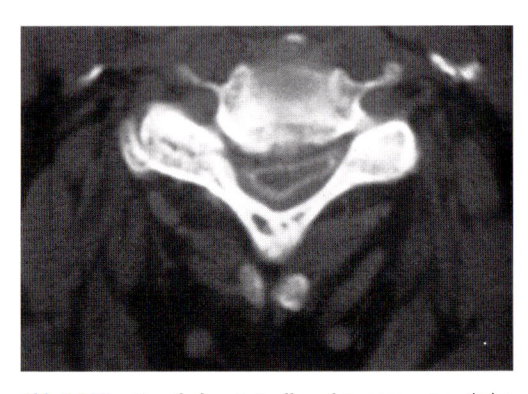

Abb. 14.38 **Zervikale Spinalkanalstenose.** Zervikales Post-Myelo-CT eines Patienten mit symptomatischer Nervenwurzelkompression und klinischen Zeichen einer Kompression der langen Bahnen als Folge einer zervikalen Spinalkanalstenose.

Osteoporose

Häufigkeit: Häufig.
Wegweisender bildmorphologischer Befund: Rarifizierung der Trabeculae, Ausdünnung der Kompakta, Betonung der vertikalen Trabeculae (hypertrophe Atrophie), Höhenminderung der Wirbelkörper mit Einsinken der Grund und Deckplatten (Fischwirbel).
Prozedere: Dünnschichtige bandscheibenfachparallele Schichtführung, Knochenfensterdarstellung, Bestimmung des Knochenmineralgehalts ist mit der 2-Spektren-Methode oder einem Vergleichskörper möglich.
Einsatz anderer Methoden: Ultraschallimpedanzmessung an der Ferse, duale Photonenabsorptiometrie (DPX), konventionelle Röntgenaufnahmen, T2-Relaxometrie.
Fragen, die der Befund beantworten muss:
- Bei stattgehabten Frakturen: Beteiligung der Wirbelkörperhinterkante mit möglicher Kompression von Nervengewebe?
- Das Frakturrisiko kann anhand des Grads der Spongiosararifizierung und der quantitativen Bestimmung des Knochenmineralgehalts bestimmt werden.

Pathogenese

Als Osteoporose wird jeder Knochensubstanzverlust bezeichnet, der über das altersbedingte physiologische Ausmaß hinausgeht. Die Osteoporose ist damit das Resultat einer andauernden, negativen Knochenumbaubilanz, die sowohl durch eine verminderte Knochenneubildung als auch durch einen exzessiven Knochenabbau bedingt sein kann. Hinsichtlich der Ursache kann man die erheblich häufigeren primären Osteoporoseformen (95%) von den selteneren sekundären Osteoporoseformen (5%) unterscheiden.

Primäre Osteoporose. Die primären Osteoporosen werden klinisch in erster Linie nach dem Erkrankungsalter in folgende Formen eingeteilt:
- juvenile Form,
- präsenile Form,
- postklimakterische Form,
- senile Form.

Die Ursachen der primären Osteoporose sind bislang nicht vollständig geklärt. Neben der Tatsache, dass Frauen von vornherein eine geringere Knochenmasse besitzen als Männer, scheint der postklimakterische Abfall des Östrogenspiegels eine zentrale Rolle zu spielen. Zur Funktion des Östrogens gibt es gegensätzliche Auffassungen, die entweder eine postmenopausal verminderte Stimulation der Osteoblastenaktivität oder einen Wegfall der Osteoklastenhemmung bei sinkendem Östrogenspiegel als Ursache für die negative Knochenbilanz ansehen.

Sekundäre Osteoporose. Die sekundären Osteoporosen, die je nach Ursache generalisiert oder auch fokal auftreten können, kommen häufig bei Veränderungen des Hormonhaushalts vor und können Folge folgender Störungen sein:
- renal bedingte Störungen des Calcium- und Phosphathaushalts (Osteomalazie als Folge einer Störung des Vitamin-D-Stoffwechsels),
- Hyperthyreose,
- Hypogonadismus,
- Diabetes mellitus,
- Therapie mit Corticosteroiden.

Als weitere Ursachen kommen in Betracht:
- Immobilisation,
- Nicotinabusus,
- Alkoholabusus,
- Malabsorption.

> Sekundäre Osteoporosen können generalisiert oder fokal auftreten.

Häufigkeit

Die Osteoporose ist mit einer Inzidenz von etwa 15% die häufigste Skeletterkrankung. Sie manifestiert sich bevorzugt in der 2. Lebenshälfte und ist bei Frauen, insbesondere nach der Menopause, sehr viel häufiger als bei Männern.

Klinik

Klinisch stehen die als Folge der zunehmenden Instabilität der Wirbelkörper eintretenden Frakturen im Vordergrund. Diese können als rezidivierende *Mikrofrakturen* Ursache chronischer Rückenschmerzen und einer Höhenminderung der Wirbelkörper sein. Darüber hinaus können rezidivierende Mikrofrakturen zu typischen Deformitäten der Wirbelkörper führen:
- Keilwirbel, v.a. an der mittleren und unteren BWS,
- Fischwirbel, v.a. an der unteren BWS und der LWS (Abb. 14.**39**).

> Typische Veränderungen durch Mikrofrakturen sind Keilwirbel und Fischwirbel.

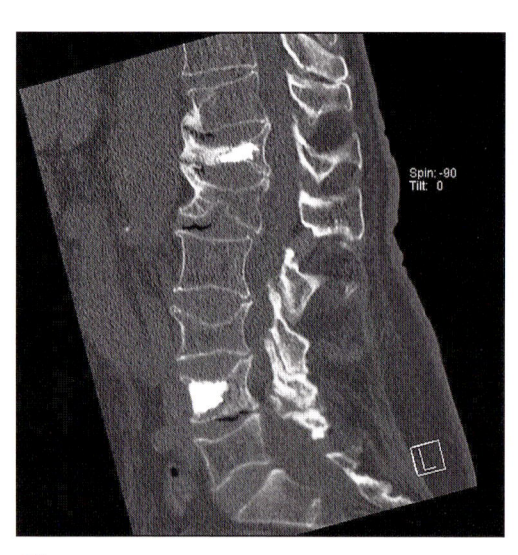

Abb. 14.39 Ausgeprägte Osteoporose. Zahlreiche Sinterungsfrakturen und Fischwirbelbildung. Einige bereits frakturierte Wirbelkörper wurden durch eine perkutane Vertebroplastie mit Knochenzement stabilisiert.

Osteoporosebedingte pathologische Frakturen mit einer Retropulsion von Knochenfragmenten in den Spinalkanal können spontan oder als Folge eines Bagatelltraumas auftreten und bei einer Querschnittsymptomatik eine operative Versorgung erfordern.

CT-Morphologie

Das morphologische Substrat ist bereits im Frühstadium der Erkrankung eine Auflockerung der Spongiosa, wobei die in Körperlängsachse orientierten tragenden Trabekel weniger stark betroffen sind und dem Wirbelkörper im Röntgenbild die typische strähnige Struktur verleihen. Dieser Befund ist konventionell radiologisch jedoch erst zu erkennen, wenn sich die Knochensubstanz bereits um etwa ⅓ verringert hat.

Im weiteren Verlauf der Erkrankung kommt es auch zu einer Verschmälerung der Kompakta infolge einer enostalen Resorption. Das strähnige Erscheinungsbild der Wirbelkörper nimmt mit Fortschreiten der Osteoporose zu, auch wenn sich wieder ein Gleichgewicht zwischen Knochenaufbau und -abbau einstellen sollte. Dies liegt daran, dass die geschwundenen Knochentrabekel nicht mehr ersetzt werden können. Somit gibt es keine vollständige Heilung der Osteoporose, sondern es wird lediglich das verbliebene Bälkchengefüge verstärkt. Dieser Vorgang wird häufig mit dem Begriff der „hypertrophen Atrophie" beschrieben.

Der CT kommen bei Osteoporose im Wesentlichen 2 Aufgaben zu:
- Diagnostik von Rückenschmerzen und besonders von Frakturen,
- Bestimmung des Knochenmineralgehalts und somit Screening oder Dokumentation des Therapieerfolges.

Prinzipiell gibt es in der Art der röntgenologisch fassbaren Veränderungen keinen Unterschied zwischen der lokalen und der generalisierten Form.

Im fortgeschrittenen Stadium der Erkrankung ist die aus der konventionellen Röntgendiagnostik bekannte Bildung von Rahmenwirbeln, Keilwirbeln und teils auch die Betonung der vertikalen Trabekel bereits im seitlichen Übersichtsbild zu erkennen. Auf den transversalen Einzelschichten fällt v.a. in Dünnschichttechnik die Rarifizierung der spongiösen Trabekelstruktur, die Betonung der vertikalen Trabeculae und evtl. eine Ausdünnung der Kompakta auf. Grund- und Deckplatteneinbrüche mit Vorwölbung des Nucleus pulposus in den Wirbelkörper sind ebenfalls häufig nachzuweisen und besonders gut in den sagittalen Rekonstruktionen zu erkennen.

Bestimmung des Knochenmineralgehalts

Die quantitative oder semiquantitative Bestimmung des Knochenmineralgehalts ist mit der CT auf verschiedene Weise möglich.

Densitometrie. Bei dieser Methode wird der Mineralgehalt des Knochens innerhalb eines Volumenelements anhand der Röntgenschwächung berechnet bzw. abgeschätzt. Dies geschieht auf der Grundlage der Annahme, dass Dichtedifferenzen von Volumenelementen, die Wasser oder Weichteilgewebe und Calcium enthalten, allein aufgrund eines unterschiedlichen Calciumgehalts entstehen. Diese Annahme ist prinzipiell richtig, erlaubt jedoch nur eine semiquantitative Messung, da eine unterschiedliche Ausprägung des Fettgewebeanteils im Knochenmark der Wirbelkörper zum „Fettfehler" führt, der bis zu 30% betragen kann. Darüber hinaus können Aufhärtungsartefakte und Kalibrierungsfehler die Genauigkeit der Messung zusätzlich einschränken. Kalibrierungsfehler können durch die Verwendung von Referenzkörpern weitgehend vermieden werden (Abb. 14.**40**).

2-Spektren-Methode („dual energy scan"). Bei diesem Verfahren macht man sich zunutze, dass die

> Die Wirbelkörper bekommen im Röntgenbild eine typische strähnige Struktur.

> Die Densitometrie erlaubt nur eine semiquantitative Messung des Mineralgehalts.

> Die 2-Spektren-Methode ist genauer als die Densitometrie, jedoch auch aufwendiger und mit einer höheren Strahlenbelastung verbunden.

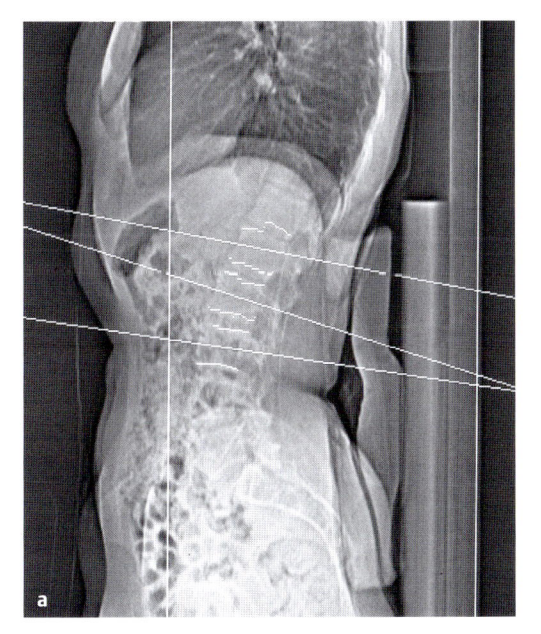

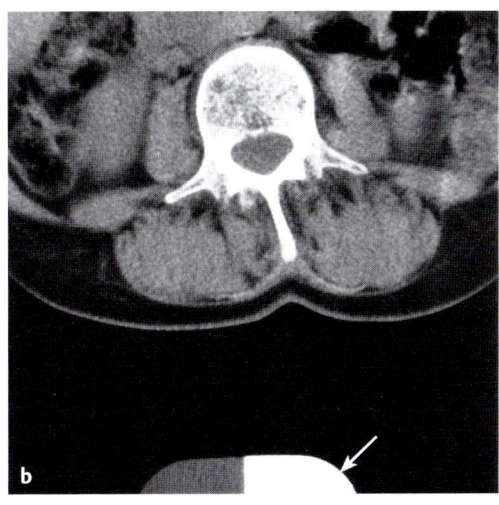

Abb. 14.40 a u. b **Messung der Knochendichte und Vergleich mit einem Phantomkörper (Pfeil) zur Ermittlung des Mineralsalzgehalts.** Im Vergleich mit einem alterskorrigierten Standardkollektiv befinden sich die gemessenen Werte innerhalb 1 Standardabweichung vom Durchschnittswert. Somit ergibt sich im CT kein Anhalt für eine Osteoporose.

Schwächungskoeffizienten der Materialien von der Energie der Röntgenstrahlung abhängig sind. Materialien niedriger Ordnungszahl wie Fett oder Wasser schwächen Röntgenstrahlen überwiegend durch Streuung, während Materialien höherer Ordnungszahl, so auch Calcium, auch zu einer Schwächung durch Absorption führen. Die Absorption ist aber abhängig von der Energie der Strahlung. Durch die Verwendung unterschiedlicher Röhrenspannungen (z. B. 85 und 125 kV) erhält man 2 Schwächungsprofile, die die Berechnung eines Bildes allein aufgrund des unterschiedlichen Calciumgehalts der Gewebe ermöglichen. Diese Methode ist genauer als die Densitometrie, jedoch auch aufwendiger und mit einer höheren Strahlenbelastung verbunden.

Messgenauigkeit. Im Hinblick auf die klinische Anwendung ist die absolute Genauigkeit der Knochenmineralgehaltsbestimmung in der Diagnostik der Osteoporose nicht entscheidend wichtig. Aufgrund einer hohen interindividuellen Variabilität des normalen Knochenmineralgehalts ist dessen exakte Einordnung in „normal" und „pathologisch" nicht möglich. Im Vordergrund steht vielmehr eine gute Reproduzierbarkeit der Messungen, um bei Verlaufskontrollen Patienten mit einer rasch progredienten Minderung des Knochenmineralgehalts einer Therapie zuführen zu können.

Bestimmung des Frakturrisikos. Die (semi-)quantitative Messung dient darüber hinaus der Bestimmung des Frakturrisikos von Osteoporosepatienten. Zu diesem Zweck werden die Dichtewerte der Spongiosa mehrerer LWK mit denen eines Vergleichskollektivs verglichen. In groß angelegten Studien wurde ein signifikant erhöhtes Frakturrisiko festgestellt, wenn die Dichte um mehr als 2 Standardabweichungen unter der Altersnorm lag.

Stellenwert der CT. Die CT ist z. T. hier von alternativen Verfahren wie Sonographie und MRT-Relaxometrie verdrängt worden. Heute stehen für die CT die Frakturdiagnostik und die Beurteilung des Frakturrisikos bei bekannter Erkrankung im Vordergrund.

▶ Die CT dient v. a. der Frakturdiagnostik und der Beurteilung des Frakturrisikos.

Zusammenfassung

Bandscheibenvorfall. Degenerative Erkrankungen sind eine der häufigsten Indikationen zur Bildgebung der Wirbelsäule. Sehr häufig sind degenerative Bandscheibenerkrankungen. Sie stellen sich dar als Vorwölbung bandscheibendichten Gewebes in den Spinalkanal oder in das Neuroforamen. Dabei können auch Stickstoffblasen entstehen (Vakuumphänomen) und in den Spinalkanal übertreten. Unterschieden wird zwischen der Protrusion (Anulus fibrosus erhalten) und Prolaps (Austritt von Teilen des Nucleus pulposus, evtl. mit Sequesterbildung).

Lumbale Bandscheibenvorfälle sind bei LWK 4/LWK 5 und LWK 5/SWK 1 am häufigsten. Bei der Hälfte der Fälle handelt es sich um einen mediolateralen Prolaps. Zervikale Bandscheibenvorfälle sind bei HWK 5/6 und HWK 6/7 am häufigsten und führen meist zu einer Nervenwurzelkompression. An der BWS sind Bandscheibenvorfälle am seltensten und betreffen meist die Höhe BWK 11/12.

Synovialiszyste. Diese Zysten gehen vom Facettengelenk aus und können eingeblutet sein oder Gaseinschlüsse aufweisen. Am häufigsten sind juxtafacettäre Zysten auf Höhe von LWK 4/5.

Spondylose, Spondylolyse und Spondylolisthesis. Bei der *Spondylose* kommt es zu spondylophytären Anbauten, einer Hypertrophie der Facettengelenke und einer Enge des Recessus und der Neuroforamina. Ursache einer *Spondylolyse* ist eine Spaltbildung in den Bogenwurzeln. Bei der *Spondylolisthesis* kommt es zur Stufenbildung zwischen 2 Wirbeln, am häufigsten bei LWK 5/SWK 1, am zweithäufigsten bei LKW 4/LWK 5. Die Wirbelverschiebung ist häufig im Stehen ausgeprägter als im Liegen. Während die Spondylolisthesis auf einer Spondylolyse beruht, ist die *Pseudospondylolisthesis* die Folge degenerativer oder entzündlicher Veränderungen der Facettengelenke. Ein Abgleiten eines Wirbelkörpers gegenüber dem darunter befindlichen Wirbelkörper nach dorsal wird als *Retrolisthesis* bezeichnet.

Erworbene Spinalkanalstenose. Im Vergleich zur angeborenen Spinalkanalstenose ist die erworbene Einengung des Spinalkanals häufiger. Ursachen sind z. B. Knochenanbauten (Spondylarthrose), hypertrophierte Facettengelenke oder verdickte Ligg. flava. Typisch sind die „Stierkopfform" des Spinalkanals und eine Verdrängung des epiduralen Fettsaums.

Osteoporose. Die Osteoporose ist die häufigste Skeletterkrankung. Klassische radiologische Zeichen sind eine Rarifizierung der Trabekel bei einer Betonung der vertikalen Trabekel, was zu einer strähnigen Struktur der Wirbelkörper führt. Schließlich kommt es zur Höhenminderung der Wirbelkörper mit Einsinken der Grund und Deckplatten (Fischwirbel) oder auch zu Kompressionsfrakturen. Sekundäre Osteoporosen sind selten und können generalisiert oder fokal auftreten.

Die CT dient v.a. der Frakturdiagnostik und der Beurteilung des Frakturrisikos. Zur Bestimmung des Knochenmineralgehalts werden die Densitometrie oder die genauere 2-Spektren-Methode („dual energy scan") eingesetzt.

Literatur

Spinalkanalstenose

Ciric, I., M. A. Mikhael, J. A. Tarkington et al.: The lateral recess syndrome. J. Neurosurg, 81 (1980) 699–706

Hahnel, S., M. Forsting, A. Dorfler, K. Sartor: Radiologische Befunde bei der lumbalen Spinalkanalstenose. Akt. Radiol. 6 (1996) 165–170
ausführliche Beschreibung von Pathophysiologie, Symptomatologie und Bildbefunden konventioneller und Schnittbildverfahren bei lumbalen Spinalkanalstenosen

Hamburger, C., A. Büttner, E. Uhl: The cross-sectional area of the cervical spinal canal in patients with cervical spondylotic myelopathy. Spine 22 (1990) 1990–1995
neurochirurgische Arbeit, die Indikation und postoperatives Outcome bei zervikalen Spinalkanalstenosen anhand der Schnittfläche im CT beurteilt

Hinck, V. C., W. M. Clark, C. E. Hopkins: Normal interpediunculate distances (minimum and maximum) in children and adult. Amer. J. Roentgenol. 97 (1966) 141–153
historische Arbeit zu Beurteilung der Weite des Spinalkanals im konventionellen Röntgenbild

Hasegawa, K., T. Homma: morphologic evaluation and surgical simulation of ossification of the posterior longitudinal ligament using helical computed tomography with three-dimensional and multiplanar reconstruction. Spine 22 (1997) 537–543

beschreibt den Einsatz der Spiral-CT in der Operationsplanung und Simulation des operativen Zugangs bei Verknöcherungen des hinteren Längsbandes (9 Fälle)

Reul, J., B. Gievers, J. Weis, A. Thron: Assessment of the narrow cervical spinal canal: a prospective comparison of MRI, myelography and CT-myelography. Neuroradiology 37 (1995) 187–191

vergleichende Beurteilung zervikaler Spinalkanalstenosen mit MRT, Myelographie und Post-Myelo-CT, die insbesondere die Gefahr einer signifikanten Überbetonung mittel- und höhergradiger Stenosen ergibt

Senel, A., A. Tanik, H. Akan: Quantitative assesment of the normal adult spinal canal at the fourth lumbar vertebra by computed tomography. Neuroradiology 36 (1994) 54

Studie an 105 Patienten zur Definition der lumbalen Spinalkanalstenose unter Verwendung des Jones-Thomson-Quotienten

Ulrich, C. G., E. F. Binet, M. G. Sanecki et al.: Quantitative assesment of the lumbar spinal canal by CT. Radiology 134 (1980) 137–143

gibt Mindestwerte zum Ausschluss einer Spinalkanalstenose an

OPLL

Kemiya, M., A. Harada, M. Mizuno et al.: Association between a polymorphism of the transforming growth factor-beta 1gene and genetic susceptibility to ossification of the posterior longitudinal ligament in Japanese Patients. Spine 2001; 26 (11): 1264–1267

Nachweis einer wahrscheinlich genetischen Determinanten für OPLL

Xiong, L., Q.Y. Zeng, J. R. Jinkins: CT and MRI characteristics of ossification of the ligamenta flava in the thoracic spine. Eur. Radiol. (2001) 11: 1798–1802

zeigt die Assoziation von OPLL und OLF in einer Serie von 21 Chinesen sowie die CT-Morphologie bei dieser Erkrankung

Spondylose, Spondylolyse, Spondylolisthesis

Frymoyer, J. W.: Back pain and sciata. New Engl. J. Med. 318 (1988) 291–300

Review-Artikel, der auch sozioökonomische Aspekte der Lumbalgien einbezieht

Harvey, C. J., J. L. Richenberg, A. Saifuddin, R. L. Wolman: The radiological investigation of lumbar spondylolysis. Clin. Radiol. 53 (1998) 723–728

Degenerative Bandscheibenerkrankungen

Ashkenazi, E., S. Pomeranz, Y. Floman.: Foraminal herniation of a lumbar disc mimicking neurinoma on CT and MR imaging. J. Spinal Dis. 10 (1997) 448–450

Fallbeschreibung eines sequestrierten Bandscheibenprolapses mit Aufweitung des Neuroforamens und deutlicher KM-Anreicherung, der als Neurinom gewertet wurde

Russel, W., Hardy Jr.: Lumbar Disc Disease. New York: Raven; 1993

Wesolowski, D. P., A. M. Wang: Radiologic evaluation. In: Rothman, R. H., F. H. Simeone: The Spine, Vol. 1. Philadelphia: Saunders; 1992: 570–591

Synovialiszyste/Ganglion der Facettengelenke

Deinsberger, W., C. Schindler, D. K. Boker: Juxtafacettäre Zysten, Pathogenese, Klinik und Therapie. Nervenarzt 68 (1997) 825–830

Befunde aus 16 Fällen (überwiegend MRT)

Hemminghytt, S., D. L. Daniels, N. L. Williams et al.: Intraspinal synovial cysts: natural history and diagnosis by CT. Radiology 145 (1982) 375–376

Silbergleit, R., S. S. Gebarski, J. A. Brunberg et al.: Lumbar synovial cysts: correlation of myelographic, CT, MR, and pathologic findings. Amer. J. Neuroradiol. 11 (1990) 777–779

Methodenvergleich und pathologisch/radiologische Korrelation mit gutem Bildmaterial

Osteoporose

Andresen, R., S. Radmer, D. Banzer: Entwicklung eines CT basierten Vorhersagewertes für das Frakturrisiko bei Osteoporosepatienten. Akt. Radiol. 7 (1997) 264–269

Kalender, W. A., E. Klotz, C. Süß: Vertebral bone mineral analysis: an integrated approach with CT. Radiology 164 (1987) 419–423

beschreibt die technischen Grundlagen der CT-Densitometrie anschaulich

Spinale meningeale Zysten

Langenbach, M., D. Kuhne, A. Brenner, R. von Wickede, H. C. Leopold: The value of different neuro-imaging methods in the diagnosis of a congenital, spinal, epidural meningeal cyst. Neurosurg. Rev. 12 (1989) 245–249

Einzelfallbeschreibung einer thorakalen epiduralen Zyste mit Myelographie-, CT- und MRT-Befunden

Rimmelin, A., P. L. Clouet, S. Salatino et al.: Imaging of thoracic and lumbar spinal extradural arachnoid cyst: report of two cases. Neuroradiology 39 (1997) 203–206

mehrere Fälle unterschiedlicher Lage und Darstellung der Myelographie-, CT- und MRT-Befunde unter Berücksichtigung einer Kommunikation der Zyste mit dem Subarachnoidalraum

15 Spinale vaskuläre Erkrankungen

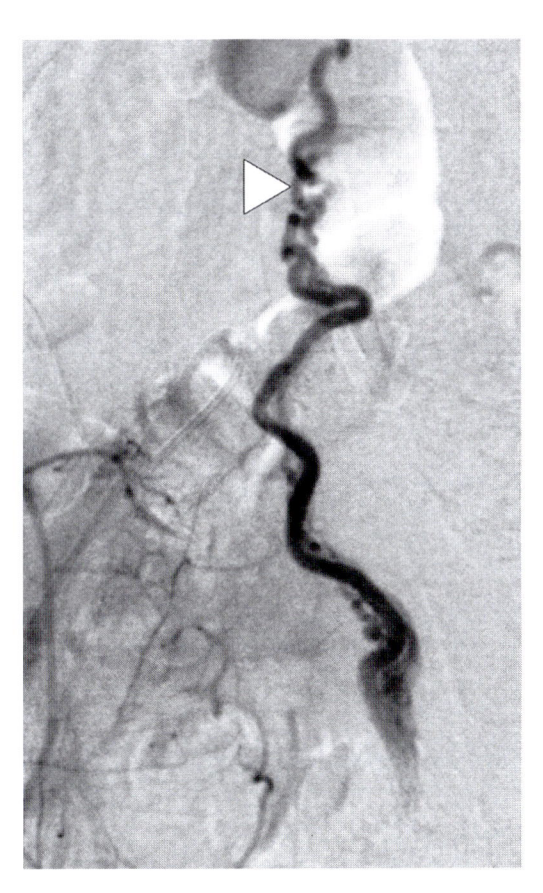

Spinale arteriovenöse Malformation ⋯▸ 382

Kavernom ⋯▸ 386

Spinale Blutungen ⋯▸ 386

Spinale Subarachnoidalblutung ⋯▸ 388

Spinale arteriovenöse Malformation

Häufigkeit: Selten, ca. 3–11% der intraduralen extramedullären Raumforderungen.
Wegweisender bildmorphologischer Befund: Nach KM-Bolus polyzyklische, stark hyperdense Raumforderung, rascher KM-Abstrom in frühen Post-KM-Scans.
Prozedere: Vorzugsweise Dünnschichttechnik nativ und nach KM-Bolus. In der MSCT Anfertigung einer CTA sinnvoll.
Einsatz anderer Methoden: MRT und spinale Angiographie. Die Myelographie war vor Einführung der MRT und der spinalen Angiographie der Goldstandard. Heute sind diese Methoden nicht zuletzt zur Therapieplanung unverzichtbar.
Fragen, die der Befund beantworten muss:
- Ausdehnung?
- Relevante Rückenmarkkompression?
- Hinweise auf Blutung?
- Falls technisch möglich: zuführende Gefäße?

- Intramedulläre AVM: wird aus medullären Arterien und liegt intramedullär oder zumindest teilweise subpial. Zuweilen weisen die zuführenden Gefäße Aneurysmen auf (40%).
- Intradural intra-/extramedulläre AVM. Zweithäufigste Form.
- Intradurale perimedulläre AV-Fistel. Diese Form betrifft meist jüngere Patienten und wird nach der Ausprägung in 3 Unterformen eingeteilt:
    - singulärer Feeder, umschriebener Fistelpunkt, langsame aszendierende Drainage in perimedulläre Venen,
    - mehrere Feeder und Fistelpunkte, moderate perimedulläre venöse Drainage,
    - mehrere dilatierte Feeder, singulärer Fistelpunkt, schnelle arterialisierte venöse Drainage über ektatisch dilatierte Venen.

Pathogenese

Entstehung. Arteriovenöse Malformationen (AVM) sind vermutlich die Folge einer Störung der Gefäßdifferenzierung, die um die 6. Schwangerschaftswoche stattfindet. Diese Störung führt zu einer Persistenz dünnwandiger Gefäße mit einer defekten Media und Elastika, primitiver Kapillaren und präkapillärer Kanäle sowie arteriovenöser Shunts. Das spätere Auftreten im Erwachsenalter wird vielfach dadurch erklärt, dass sich die angelegte Variation erst beim späteren Auf- oder Umbau der Gefäße manifestiert. Auch kann einige Zeit bis zum ersten Auftreten von Symptomen vergehen.

Aufbau und Lage. Spinale arteriovenöse Malformationen treten bevorzugt dorsal am kaudalen Rückenmark auf. Dies ist ebenfalls embryologisch als Folge der frühzeitigeren Ausdifferenzierung der ventralen Anteile des spinalen Gefäßsystems zu erklären. Spinale AVM erstrecken sich meist über 3–5 Segmente und können einen oder mehrere zuführende arterielle Gefäße (Feeder) besitzen.

Einteilung. Je nach Lage, Ausdehnung, Versorgung und Größe werden spinale AVM in 4 Typen eingeteilt:
- Durale AV-Fistel: Versorgung aus einer duralen Arterie mit Drainage in spinale Vene. Häufigste Form mit etwa 80%.

Häufigkeit

Spinale arteriovenöse Malformationen sind sehr selten. Laut einer Veröffentlichung aus dem Jahre 1978 machen spinale arteriovenöse Malformationen ca. 3,3–11% der intraduralen extramedullären Raumforderungen aus. Männer sind 4-mal häufiger betroffen als Frauen. Der Altersgipfel liegt in der 4. Dekade.

Klinik

Die Symptomatik der spinalen AVM hängt ab von deren Lage und der Veränderung der intraspinalen hämodynamischen Verhältnisse. Ischämische Veränderungen des Rückenmarks können Folge einer direkten Kompression durch die Raumforderung sein. Sie können aber auch die Folge eines venösen Hochdrucks mit Rückstau und Abflussbehinderung oder eines arteriellen Steal-Phänomens sein. Darüber hinaus werden Blutungen, Thrombosen und Wasserhammerpuls als pathophysiologische Faktoren diskutiert. Dies erklärt, warum die Lage der AVM und die neurologisch-topische Zuordnung der medullären Schädigung nicht übereinstimmen müssen.

Die Symptome setzen typischerweise im Alter zwischen 35 und 40 Jahren ein und unterscheiden sich meist nicht von denen, die infolge einer Rückenmarkkompression durch andere Raumforderungen

> Die neurologisch-topische Zuordnung der medullären Symptome muss nicht mit der anatomischen Lage der AVM übereinstimmen.

> Eine akut einsetzende Paraparese deutet auf eine Rückenmarkeinblutung hin.

Spinale arteriovenöse Malformation

ausgelöst werden. Schmerzen sind das häufigste Initialsymptom. Sie strahlen häufig radikulär aus. Manche Patienten berichten über eine Zunahme der Schmerzen während der Nacht oder nach einem heißen Bad. 65% der Betroffenen leiden an einem Symptomenkomplex aus sensomotorischen Störungen der Beine, einer Analsphinkterdysfunktion und einer erektilen Dysfunktion (je nach Höhe der Rückenmarkschädigung). Eine akut einsetzende Paraparese deutet oft auf eine Rückenmarkeinblutung mit ungünstiger Prognose hin.

CT-Morphologie

Die Zuordnung einer AVM zu einem bestimmten Typ lässt sich im CT nur schwer und allenfalls mit der MSCT in einem Teil der Fälle treffen. Aussagen über die wahre Hämodynamik sind weiterhin der spinalen Katheterangiographie vorbehalten.

Nativ sind spinale AVM je nach Größe oft nur schwer als isodense langstreckige intradurale intra- oder (häufiger) extramedulläre Raumforderungen auszumachen. Nach i.v. KM-Gabe stellen sich polyzyklische hyperdense Raumforderungen dar – oft in Form eines regelrechten Gefäßknäuels, das sich über mehrere Segmente erstrecken kann. Das KM sollte bei Verdachtsdiagnose als Bolus mit Erfassung der arteriellen Phase gegeben werden. Bezeichnend ist neben der kräftigen Kontrastierung in der arteriellen Phase ein rascher KM-Abstrom, der mit frühen Post-KM-Scans erfasst werden kann (Abb. 15.1, Abb. 15.2).

Steht ein modernes MSCT zur Verfügung, so ist es prinzipiell möglich, nicht nur die zweifelsfreie Artdiagnose zu stellen, sondern mit einer CTA evtl. auch bereits die mutmaßlich zuführenden (radikulomedullären) Spinalarterien zu identifizieren.

Im Post-Myelo-CT ist das Angiom als KM-Aussparung mit dem oben beschriebenen Charakter erkennbar.

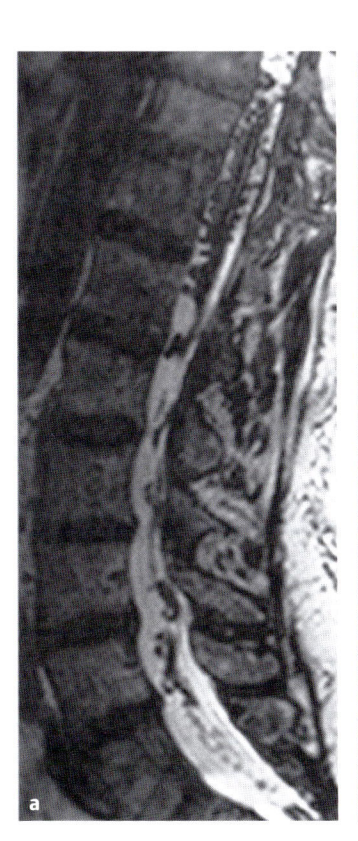

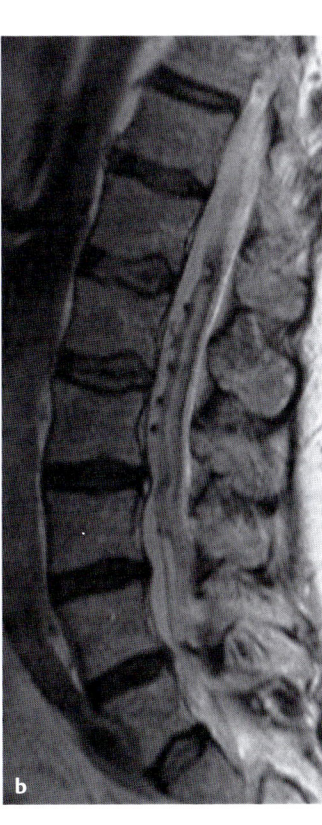

Abb. 15.1a–h **Durale arteriovenöse Fistel.**

a, b Bei einem Patienten mit Paraparese, Blasen- und Mastdarmstörungen sowie erektiler Dysfunktion ergab die MRT diesen Befund. Das Myelon ist terminal aufgetrieben und zeigt eine deutliche Hyperintensität im T2w Bild. Im Subarachnoidalraum verlaufen sehr viele dilatierte Gefäße mit ausreichend schnellem Flow, um einen Signalverlust herbeizuführen. Verdachtsdiagnose: Spinale durale AV-Fistel.

Abb. 15.1c–h ▷

15 Spinale vaskuläre Erkrankungen

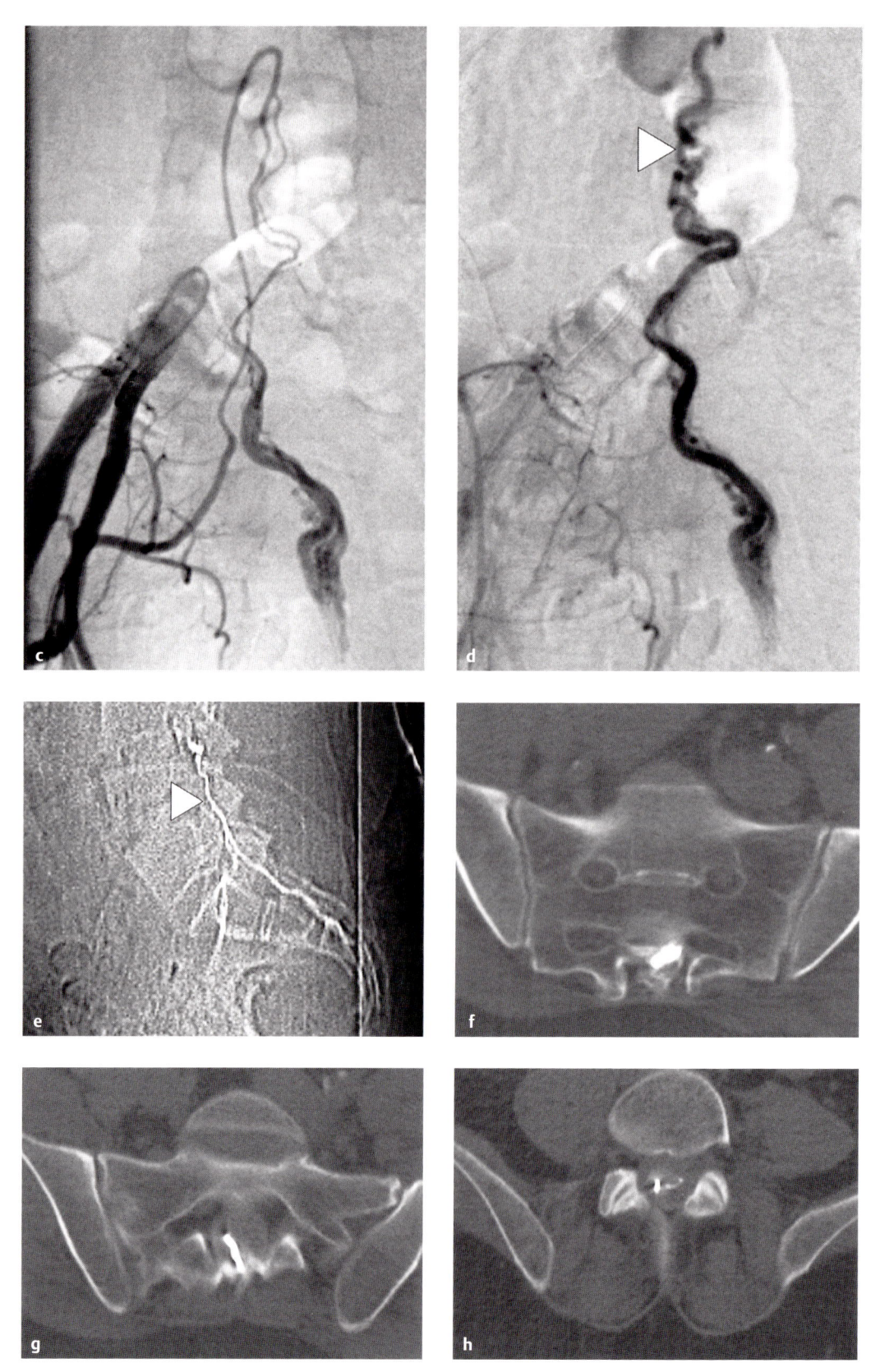

Abb. 15.1 c–h   **Durale arteriovenöse Fistel.**

c, d Nach KM-Injektion in die rechte A. iliaca wird die ungewöhnliche Versorgung einer links sakral liegenden arteriovenösen Fistel aus der rechten A. sacralis lateralis deutlich. Der Abfluss verläuft über eine kräftige, geschlängelte, intradurale Vene (Pfeilspitze).

e–h Laterales Topogramm (**e**) nach Embolisationsbehandlung der duralen arteriovenösen Fistel, deren verschlossener Feeder nun in seinem Verlauf von sakral bis in Höhe LWK 3 ebenso gut auszumachen ist (Pfeilspitze) wie in den transversalen Einzelschichten (**f–h**).

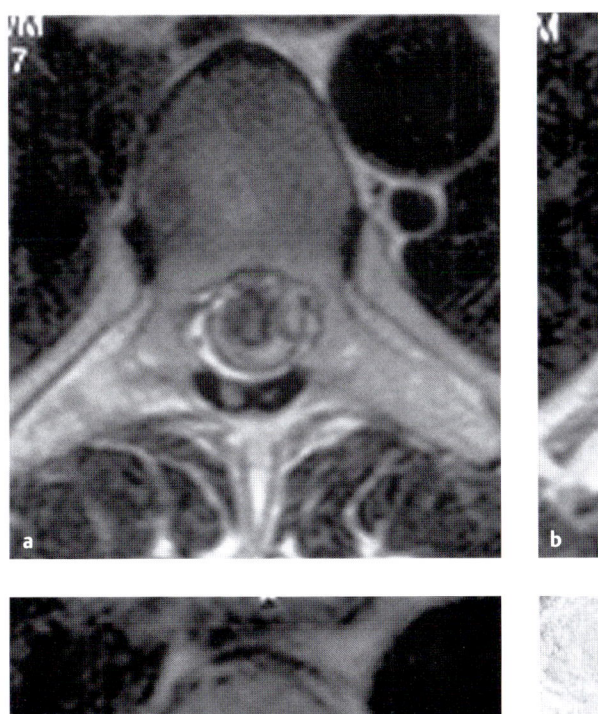

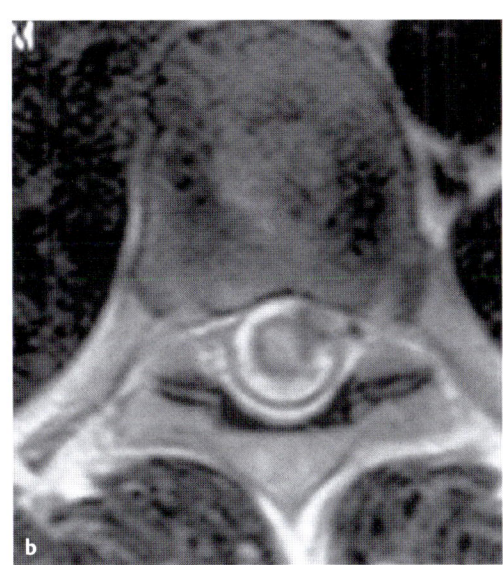

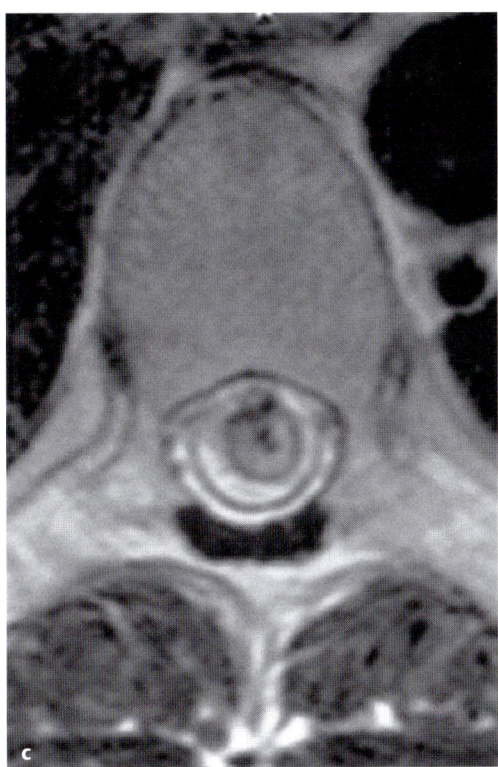

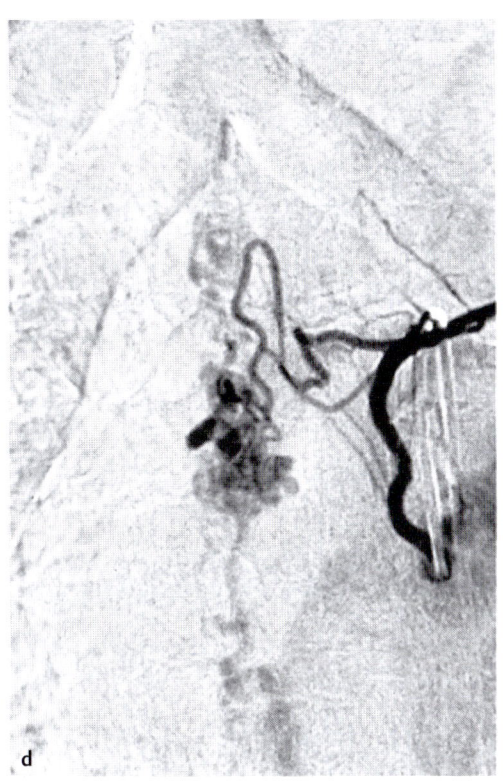

Abb. 15.2 a–d Intramedulläre AVM. Patient mit akut einsetzender Paraparese der Beine.

a–c Transversale T2w MRT mit jeweils 3 mm Schichtdicke. Intradurale und intramedulläre Signalminderungen von vaskulärem Charakter („flow void") legen den Verdacht nahe, dass es sich um eine Gefäßfehlbildung handelt.

d Spinale DSA mit Injektion der linken 6. thorakalen Spinalarterie. Nachweis der anhand der MRT vermuteten intramedullären AVM, die über eine dorsolaterale radikulomedulläre Arterie versorgt wird.

Kavernom

Häufigkeit: Relativ selten, oft vergesellschaftet mit intrakranialen Kavernomen. Frauen doppelt so häufig betroffen wie Männer.
Wegweisender bildmorphologischer Befund: Im nativen CT meist nur Auftreibung des Rückenmarks, wenn überhaupt. Nach KM-Gabe kann evtl. eine späte randständige Anreicherung nachgewiesen werden.
Prozedere: KM-Gabe möglich, bei Verdacht aber MRT (inkl. Kopf) sinnvoller.
Einsatz anderer Methoden: MRT (T2w GRE) deutlich sensitiver und Methode der Wahl.
Fragen, die der Befund beantworten muss:
- Ausdehnung?
- Relevante Rückenmarkkompression?
- Hinweise auf Blutung, evtl. auch Rückenmarkatrophie durch Siderose?

> Bei einem spinalen Kavernom sollte mit der MRT nach zerebralen Kavernomen gesucht werden.

> In 10–30% der Fälle treten Kavernome multipel auf.

Pathogenese

Kavernome oder kavernöse Hämangiome sind relativ seltene angeborene Gefäßfehlbildungen. Sie bestehen aus aneinander gereihten, kavernös ektatischen und blutgefüllten sowie teilthrombosierten Sinusoiden.

Häufigkeit

Insgesamt selten, zuverlässige Angaben über die Inzidenz finden sich nicht. Bekannt ist eine autosomal dominante Veranlagung für multiple Kavernombildungen zerebral und spinal mit unvollständiger Penetranz. Etwa 10–30% der Patienten haben multiple Kavernome. Frauen sind insgesamt etwa doppelt häufig betroffen. Der Erkrankungsgipfel liegt in der 3.–6. Dekade.

Klinik

Die Klinik ist meist schleichend progredient. Bei einer Blutung kommt es zur akuten Querschnittssymptomatik in der entsprechenden Segmenthöhe. Bei subpialer Lage kann auch eine Subarachnoidalblutung auftreten.

CT-Morphologie

Spinale Kavernome haben wie auch die zerebralen Kavernome im MRT ein inhomogenes Signalverhalten, welches durch Blutabbauprodukte in unterschiedlichen Stadien und teils durch Verkalkungen bedingt ist. Letztere sind auch mit der CT fassbar. Medulläre Kavernome können mit zerebralen Kavernomen assoziiert sein, sodass beim Nachweis eines spinalen Kavernoms T2*w Gradientenechosequenzen des Gehirns ergänzt werden sollten.

Spinale Blutungen

Häufigkeit: Epidurale Hämatome sind deutlich häufiger als subdurale, insgesamt sind beide Formen jedoch selten.
Wegweisender bildmorphologischer Befund: Langstreckige und im axialen Bild oft sichelförmige, meist thorakale und dorsale Raumforderung, im akuten Stadium hyperdens.
Prozedere: Kontinuierliche Darstellung in Spiraltechnik und Anfertigung von Sekundärrekonstruktionen.
Einsatz anderer Methoden: MRT in sagittaler Orientierung. Vorteil der MRT ist, dass die epidurale und subdurale Lage der Blutung besser unterschieden werden kann.
Fragen, die der Befund beantworten muss:
- Lage und Ausdehnung der Blutung?
- Grad der Rückenmarkkompression?
- *Cave:* Unverzügliche Benachrichtigung des zuweisenden Arztes!

Pathogenese

Im CT stellt sich eine Blutung je nach ihren Alter mit unterschiedlicher Dichte dar. Frisches Blut ist im Zeitraum von 30 Minuten bis zu 2–3 Wochen nach einer Blutung aufgrund der Eindickung und der damit verbundenen Konzentration des eisenhaltigen Hämoglobins gegenüber dem umliegenden Gewebe hyperdens. Im Zuge der Resorptionsvorgänge wird die Blutung dann zunächst isodens und somit schwer zu identifizieren. Schließlich erscheint sie gegenüber angrenzenden Strukturen hypodens. Die Zeiträume, in denen diese Vorgänge ablaufen, sind abhängig von der Größe und der Lage der Blutung, da der Abtransport des Eisens aus dem Hämoglobin maßgeblicher Faktor der graduellen Dichteabnahme ist.

Bei einer perakuten Blutung kann sich die Dichte des Bluts evtl. nur unwesentlich von dessen Dichte innerhalb des Gefäßsystems unterscheiden.

Epidurales Hämatom. Am häufigsten liegt ein spinales epidurales Hämatom im thorakalen Spinalkanal. Die Blutung zeigt sich dort im CT meist dorsal des Duralsacks als langstreckige Raumforderung hoher Röntgendichte (bis zu 100 HE). Mögliche Ursachen sind Wirbelkörperfrakturen oder Dislokationen, Gefäßverletzungen (z. B. bei Lumbalpunktion), eine Hypertonie, arteriovenöse Fehlbildungen, Wirbelkörperhämangiome und v.a. Störungen der Blutgerinnung infolge Marcumarisierung, Heparinisierung oder einer Hämophilie. Die dünnwandigen und klappenlosen Venen des Epiduralraums sind nur locker im Fettgewebe eingebettet und damit sehr empfindlich gegenüber plötzlichen Steigerungen des intraabdominalen oder intrathorakalen Drucks. Es existieren zahlreiche Beschreibungen epiduraler Hämatome, die spontan durch Niesen oder Husten hervorgerufen wurden. In etwa der Hälfte der Fälle ist keine sichere Ursache festzustellen.

Subdurales Hämatom. Da diese Form der intraspinalen Blutung deutlich seltener ist als das epidurale Hämatom und sich die klinischen Symptome nicht wesentlich unterscheiden, gibt es wenige Veröffentlichungen, die sich mit den Ursachen und bildmorphologischen Erscheinungsformen befassen. Eine elektronenmikroskopische Studie aus dem Jahre 1993 von Haines et al., die sich mit dem Aufbau der Hirnhäute befasst, liefert eine mögliche Erklärung für die Entstehung der intrakranialen subduralen Hämatome, die auf den Spinalkanal übertragen werden kann. Demnach ist der zweischichtige Aufbau der Dura für die Ausbreitung subduraler Hämatome verantwortlich. Die äußere Lage der Dura enthält zahlreiche Fibroblasten und extrazelluläres Kollagen, während die innere Lage nur aus locker miteinander verbundenen Fibroblasten besteht und somit anfällig für eine traumatische Zerreißung ist. In diesem Sinne ist der Begriff „Subduralraum" fehlerhaft, da es sich um keinen anatomisch präformierten Raum handelt, sondern dieser erst durch die Zerreißung der duralen Grenzzellschicht künstlich geschaffen wird.

Häufigkeit

Epidurale Hämatome sind häufiger als subdurale Hämatome, insgesamt sind jedoch beide Formen relativ selten. Einige hundert Fälle unterschiedlichster Ursache wurden bislang beschrieben. Am häufigsten fanden sich Konstellationen, die mit einer Störung der Blutgerinnung einhergingen.

Klinik

Die Patienten beklagen meist akut einsetzende, stärkste Rückenschmerzen – oft zwischen den Schulterblättern, teils auch mit radikulärer Ausstrahlung. Neurologische Ausfälle können innerhalb weniger Stunden bis zu einem kompletten Querschnittsyndrom zunehmen, sich aber auch schleichend entwickeln. Eine langsam progrediente Ausbildung neurologischer Symptome birgt die Gefahr, motorische Ausfälle bei Patienten zu übersehen, die schmerzbedingt bettlägerig sind.

CT-Morphologie

Epidurale Hämatome imponieren meist als langstreckige, überwiegend thorakal und dorsolateral des Duralsacks befindliche hyperdense, manchmal sichelförmige Raumforderungen, die zu einer Duralsackkompression führen können. Subdurale Hämatome können, da sie sich ebenfalls innerhalb eines abgeschlossenen Raums befinden, auch als umschriebene raumfordernde meist sichelförmige Struktur vermehrter Dichte imponieren (Abb. 15.3, Abb. 15.4).

> Blut ist gegenüber dem umliegenden Gewebe zunächst hyperdens, später isodens und schließlich hypodens.

> Subdurale spinale Blutungen sind wesentlich seltener als epidurale. Beide Formen unterscheiden sich klinisch aber kaum.

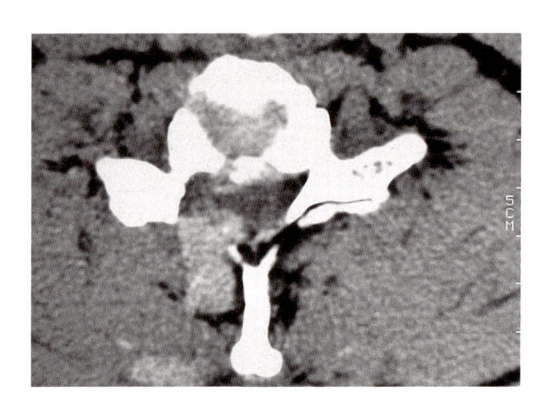

Abb. 15.3 **Spinales epidurales Hämatom in HWS-Höhe.** Nachblutung nach einem Bandscheibeneingriff. Die Blutung ist nicht auf den Epiduralraum begrenzt, sondern bezieht die paravertebralen Weichteile mit ein.

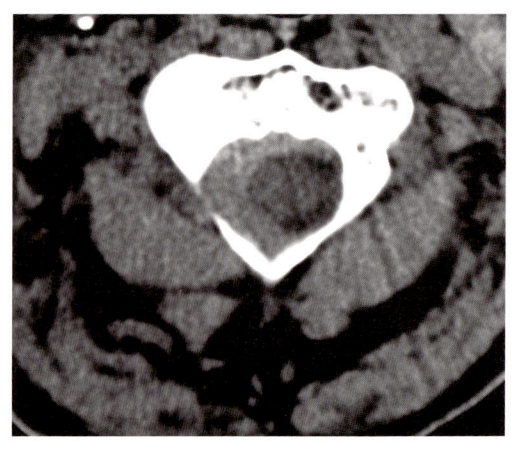

Abb. 15.4 **Epidurale Blutung ohne erinnerliches Trauma.** Patientin unter gerinnungshemmender Medikation mit einem Cumarinpräparat. Klinisch imponierte eine akut aufgetretene Hemiparese rechts.

Spinale Subarachnoidalblutung

Häufigkeit: Sehr selten.
Wegweisender bildmorphologischer Befund: Evtl. diffuse Dichteanhebung des Subarachnoidalraums oder Nachweis umschriebener hyperdenser Anteile koagulierten Bluts.
Prozedere: Suche nach der Blutungsursache (z. B. spinale AVM) in kontinuierlicher Spiraltechnik nativ und während KM-Gabe. MSCT hilfreich, ggf. sogar in Kombination mit einer Darstellung der Hirnbasisarterien zum Ausschluss intrakranialer und spinaler Aneurysmen.
Einsatz anderer Methoden: MRT, Angiographie.
Fragen, die der Befund beantworten muss:
- Blutungsursache?
- Unverzügliche Befundmitteilung.

Spinale Subarachnoidalblutungen sind eine Seltenheit. Sie können im Rahmen eines Traumas, bei Interventionen und bei Gefäßrupturen (z. B. infolge spinaler AVM) auftreten. Da sich die Blutung innerhalb des mit Liquor gefüllten Subarachnoidalraums mehr oder weniger frei ausbreiten kann, ist sie computertomographisch oft nur als diffuse, flaue Hyperdensität zu identifizieren, innerhalb derer das Rückenmark oder die Kaudafasern hypodens abgegrenzt sind. Hauptziel diagnostischer Maßnahmen ist die Erfassung der Blutungsursache. Hierzu eignet sich insbesondere die schnelle MSCT mit Anfertigung einer CTA. Sonst ist die MRT deutlich sensitiver im Nachweis auch geringer Mengen von Blut.

Zusammenfassung

Spinale *arteriovenöse Malformationen* sind sehr selten. Sie stellen sich nach KM-Bolus als polyzyklische, stark hyperdense Raumforderung dar. In frühen Post-KM-Scans ist ein rascher KM-Abstrom zu beobachten. Spinale *Kavernome* sind oft vergesellschaftet mit intrakranialen Kavernomen. Bei einem spinalen Kavernom sollte daher mit der MRT nach zerebralen Kavernomen gesucht werden.

Bei spinalen *Blutungen* handelt es sich meist um epidurale Hämatome. Im CT erkennt man eine langstreckige und im axialen Bild oft sichelförmige Raumforderung, die im akuten Stadium hyperdens ist und später hypodens wird. Spinale Subarachnoidalblutungen sind eine Seltenheit.

Literatur

Spinale arteriovenöse Malformation

Anson, J. A., R. F. Spetzler: Classification of spinal arteriovenous malformations and implications for treatment. BNI Quart. 8 (1992) 2–8
 Darstellung der heute allgemein gültigen Klassifikation spinaler AVM

Koenig, E., A. Thron, V. Schrader, J. Dichgans: Spinal arteriovenous malformation and fistulae: clinical, neuroradiological and neurophysiological findings. J. Neurol. 236 (1989) 260–266

Kohno, M., H. Takahashi, A. Yagishita: Postmyelographic computerized tomographic scan in the differential diagnosis of radiculomeningeal arteriovenous malformation: technical note. Surg. Neurol. 47 (1997) 68–71
 Wertung des Stellenwerts der Post-Myelo-CT in der Diagnostik spinaler AVM

Lasjaunias, P., A. Berenstein: Surgical Neuroangiography. Part 3. Vascular Antomy of Brain, Spinal Cord and Spine. Berlin: Springer; 1990: 15–87
 Teil des wichtigen 4bändigen Standardwerks

Epidurales und subdurales Hämatom

Felber, S., J. Langmaier, W. Judmaier et al.: Magnet Resonanz Tomographie epiduraler und subduraler spinaler Hämatome. Radiologe 34 (1994) 656–661
 sehr gute Darstellung der MRT-Befunde bei intraspinalen Blutungen

Packer, N. P., B. H. Cummins: Spontaneous epidural hemorrhage: a surgical emergency. Lancet I (1978) 356–358

Haines, D. E., H. L. Harkey, O. Al-Mefty: The „subdural" space: a new look at an outdated concept. Neurosurgery 32 (1993) 111–120
 elektronenmikroskopische Studie, die das Konzept eines „Subduralraums" in Frage stellt

Post, M. J. D., J. L. Becerra, P. W. Madsen et al.: Acute spinal subdural hematoma: MR and CT finding with pathologic correlates. Amer. J. Neuroradiol. 15 (1994) 1895–1905
 gutes Bildmaterial, wenngleich überwiegend MRT; CT und MRT werden als komplementäre Methoden zum Nachweis akut subduraler Hämatome bewertet

16 Entzündliche Erkrankungen

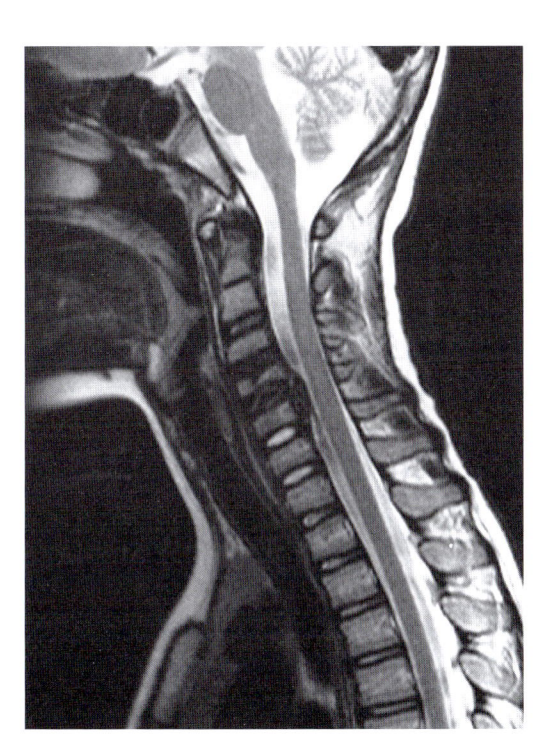

Infektionen ⇢ *392*

Diszitis ⇢ *392*

Spondylodiszitis ⇢ *394*

Spondylitis/Osteomyelitis eines Wirbelkörpers ⇢ *396*

Epiduraler Abszess ⇢ *397*

Spinale Arachnoiditis/Arachnopathie ⇢ *398*

Rheumatoide Arthritis ⇢ *400*

Morbus Paget (Ostitis deformans ⇢ *402*

Multiple Sklerose (Encephalomyelitis disseminata) ⇢ *403*

Infektionen

Diszitis

Häufigkeit: Ohne Beteiligung der angrenzenden Wirbelkörper selten, nach Nukleotomie bei 0,2–4%.
Wegweisender bildmorphologischer Befund: Dichteminderung der betroffenen Etage, paravertebrale Weichteilreaktion, KM-Anreicherung möglich, jedoch nicht obligat.
Prozedere: Bandscheibenfachparallele Schichtführung, KM-Gabe.
Einsatz anderer Methoden: Insbesondere im Kindesalter ist die MRT die Methode der Wahl zum Nachweis der Ödematisierung und KM-Anreicherung.
Fragen, die der Befund beantworten muss:
- Befallene Etage?
- Ausmaß der Umgebungsreaktion?
- Entzündlicher Weichteiltumor, der zu einer intraspinalen Raumforderung führt?

Pathogenese

Bei der Diszitis handelt es sich um eine seltene primäre Infektion des Nucleus pulposus mit möglicher sekundärer Beteiligung der angrenzenden Grund- und Deckplatten sowie der Wirbelkörper. Meist tritt sie spontan auf, kann aber auch als Komplikation nach penetrierenden Eingriffen vorkommen (z. B. Bandscheibenoperation, Lumbalpunktion, Myelographie, Chemonukleolyse).

Die spontane bakterielle Diszitis ist in erster Linie ein pädiatrisches Krankheitsbild. Die Keime erreichen die Bandscheibe hämatogen über im Kindesalter noch vorhandene Versorgungsgefäße, die von den Deckplatten in den Nukleus eintreten. Diese Gefäße obliterieren in der Jugend, spätestens bis zum 20. Lebensjahr.

> Die spontane bakterielle Diszitis betrifft in erster Linie Kinder.

Häufigkeit

Eine isolierte spontane Diszitis ohne Beteiligung der angrenzenden Wirbelkörper und Weichteile ist selten. Sie tritt typischerweise im Kindesalter mit einem Häufigkeitsgipfel zwischen 6 Monaten und 4 Jahren sowie zwischen 10 und 14 Jahren auf. Am häufigsten betroffen sind die Etagen LWK 3/4 und 4/5. Eine Diszitis oberhalb von BWK 8 ist selten.

Die postoperative Diszitis tritt nach einer Nukleotomie in 0,2–4% der Fälle auf.

Klinik

Die Patienten mit spontaner Diszitis klagen hauptsächlich über lokale Schmerzen, die sich bei jeder Bewegung verstärken und häufig radikulär ausstrahlen. Kinder, die noch nicht in der Lage sind, ihre Beschwerden zu beschreiben, fallen dadurch auf, dass sie zunächst das Laufen, im weiteren Verlauf auch das Sitzen verweigern. Nur etwa 30% der betroffenen Patienten haben Fieber.

Die postinterventionelle Diszitis tritt typischerweise nach einem symptomfreien Intervall von 1–4 Wochen (3 Tage bis 8 Monate) klinisch in Erscheinung. Dann finden sich meist Fieber, Schmerzen im betroffenen Segment, radikulär ausstrahlende Schmerzen und laborchemische Entzündungszeichen.

CT-Morphologie

Zuweilen findet man in der betroffenen Etage eine Dichteminderung. Zugleich tritt meist auch eine umgebende Weichteilreaktion auf, und zwar paravertebral, aber auch intraspinal. Diese Reaktion kann bis zur Duralsackpelottierung führen. Eine KM-Anreicherung ist möglich, jedoch nicht obligat.

Für eine Diszitis pathognomonische CT-Symptome sind:
- Fragmentierung der Deckplatten,
- paravertebrale Weichteilschwellung, die zu einer Obliteration der separierenden Fettschichten führt,
- paravertebraler Abszess.

Wenn nur die ersten beiden Kriterien erfüllt sind, beträgt die Spezifität immer noch 87%.

Discitis calcarea. Eine Sonderform der Bandscheibenveränderungen unklarer Genese, die nahezu ausschließlich bei Kindern zwischen 6 und 10 Jahren auftritt, ist die Discitis calcarea (Abb. 16.1). Ohne äu-

> Bei einer Discitis calcarea ist keine weitere Abklärung erforderlich, insbesondere keine Myelographie.

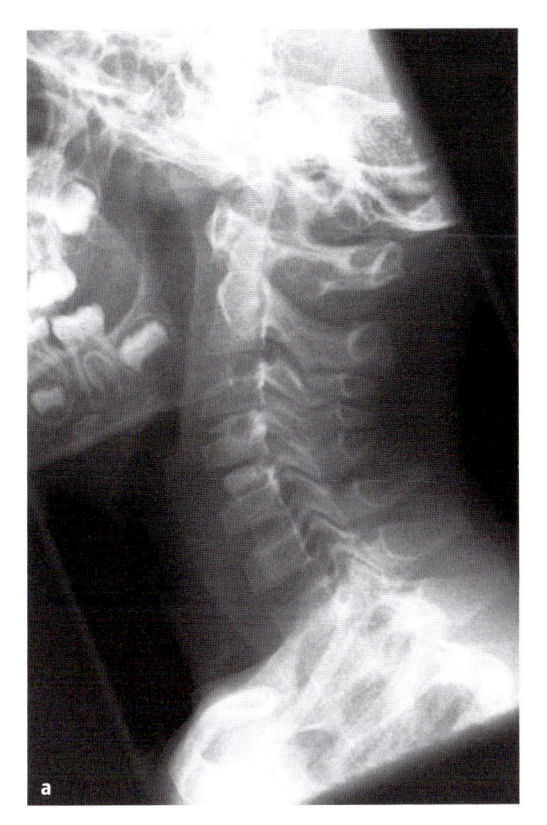

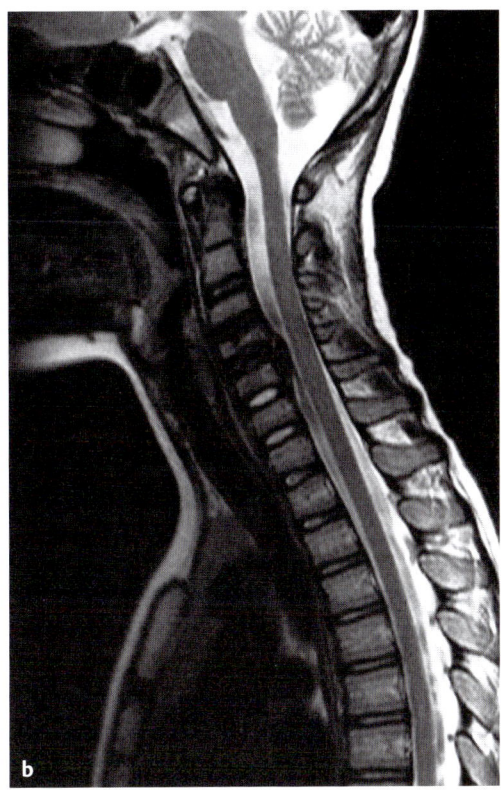

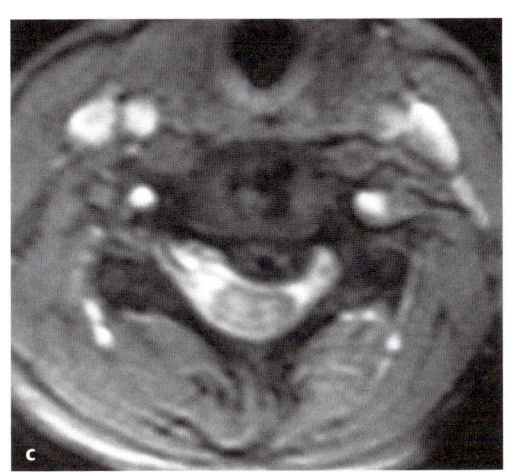

Abb. 16.1 a–c **Discitis calcarea.** Seitliche HWS-Aufnahme (**a**) sowie T2w Bild sagittal (**b**) und transversal (**c**) einer jungen Patientin (8 Jahre) mit dem weitgehend typischen Befund einer Discitis calcarea. Untypisch ist die Vorwölbung des verkalkten Nucleus pulposus in den Spinalkanal hinein, die in diesem Fall Schmerzen und gelegentlich auch eine radikuläre Ausstrahlung hervorgerufen hat.

ßeren Auslöser können ausgeprägte Verkalkungen des Nucleus pulposus mit oder ohne klinische Beschwerden auftreten. Symptome sind meist auf eine begleitende Protrusion zurückzuführen. Die Kalzifikationen bilden sich fast ausnahmslos im Verlauf einiger Jahre zurück. Nur selten findet sich nachfolgend eine beschleunigte Degeneration der betroffenen Bandscheiben.

Die Discitis calcarea bedarf keiner weiteren Abklärung, insbesondere sind invasive Maßnahmen wie die Myelographie obsolet.

Spondylodiszitis

Häufigkeit: Tuberkulöse Genese insgesamt selten, jedoch in letzter Zeit wieder zunehmender Häufigkeit, postinterventionelle Spondylodiszitis bei entsprechender Anamnese und Klinik.
Wegweisender bildmorphologischer Befund: Kontinuierlicher Befall eines Zwischenwirbelraums und der angrenzenden Wirbelkörper mit ossärer Destruktion, paravertebralem Weichteiltumor, Höhenminderung des Fachs, kräftige KM-Anreicherung.
Prozedere: Kontinuierliche Dünnschichttechnik mit Sekundärrekonstruktionen nach i.v. KM-Gabe.
Einsatz anderer Methoden: MRT insbesondere zur Verlaufskontrolle. Konventionelles Röntgen, Myelographie und evtl. Post-Myelo-CT zur Darstellung des Ausmaßes einer Duralsackkompression bei intraspinalem Weichteiltumor.
Fragen, die der Befund beantworten muss:
- Befallene Etage?
- Ausmaß der Umgebungsreaktion?
- Entzündlicher Weichteiltumor, der zu einer intraspinalen Raumforderung führt?

Pathogenese

Die kombinierte Infektion eines Zwischenwirbelraums und eines oder beider angrenzender Wirbelkörper (Spondylodiszitis) ist die häufigste entzündliche Wirbelsäulenerkrankung des Erwachsenenalters.

Nach dem Erreger und der Genese werden unterschieden:
- spontan oder nach einer Intervention auftretende Form,
- tuberkulöse (spezifische) und nichttuberkulöse Spondylodiszitis.

Spontane Spondylodiszitis. Die spontane Form ist ähnlich dem epiduralen Abszess überwiegend die Folge einer hämatogenen Streuung aus Herden, v.a. aus den Beckenorganen. Von hier aus werden die Keime eingeschwemmt über Venen, die mit Venen aus den Wirbelkörpern und aus dem epiduralen Venenplexus anastomosieren, z.B. die V. lumbalis ascendens. Zunächst werden die ventralen deckplattennahen Anteile der Wirbelkörper befallen, von wo aus sich die Infektion auf den Zwischenwirbelraum und benachbarte Wirbelkörper per continuitatem oder durch hämatogene Streuung ausbreiten kann. Bei den Erregern handelt es sich am häufigsten um Staphylococcus aureus.

Tuberkulöse Spondylodiszitis. 10% der Patienten mit Tuberkulose erleiden einen Knochen- und Gelenkbefall, die Hälfte davon in Form einer tuberkulösen Spondylodiszitis (Abb. 16.2, Abb. 16.3). In wiederum der Hälfte dieser Fälle liegt anamnestisch gleichzeitig eine aktive Lungentuberkulose vor, von der aus die Keime über eine hämatogene Streuung typischerweise einen Zwischenwirbelraum und die jeweils angrenzenden Wirbelkörper besiedeln.

Im Verlauf kommt es zu einer ausgeprägten Destruktion besonders der ventralen ⅔ der Wirbelkörper unter Aussparung der posterioren Wirbelelemente. Der Zwischenwirbelraum verliert im Verlauf der Erkrankung zunehmend an Höhe, bleibt aber meist länger erhalten als bei Infektionen mit Staphylococcus aureus. Häufig besteht ein ausgeprägter paraspinaler Weichteiltumor und ein meist steriler Abszess, der sich hauptsächlich ventral, aber auch dorsal subligamentär über mehrere Etagen erstrecken kann.

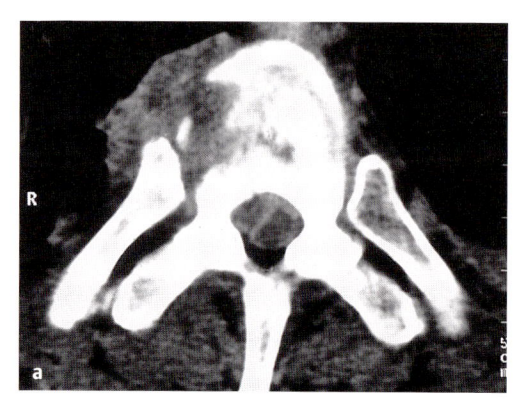

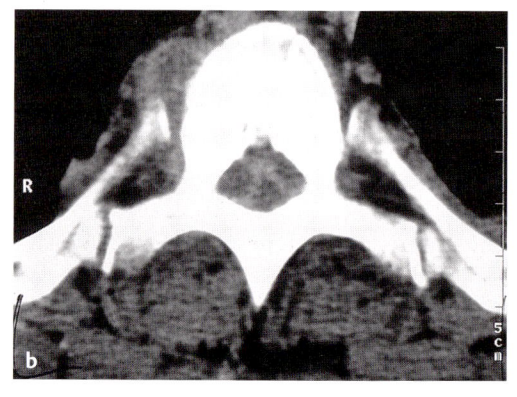

▸ 5% der Tuberkulosepatienten entwickeln eine tuberkulöse Spondylodiszitis.

▸ Die Destruktion betrifft besonders die ventralen ⅔ der Wirbelkörper.

Abb. 16.2a u. b **Tuberkulöse Spondylodiszitis.** Typischer Befund einer tuberkulösen Spondylodiszitis mit ausgedehnter Wirbelkörperdestruktion und paravertebralem und intraspinalem entzündlichem Weichteiltumor mit Myelokompression.

Infektionen

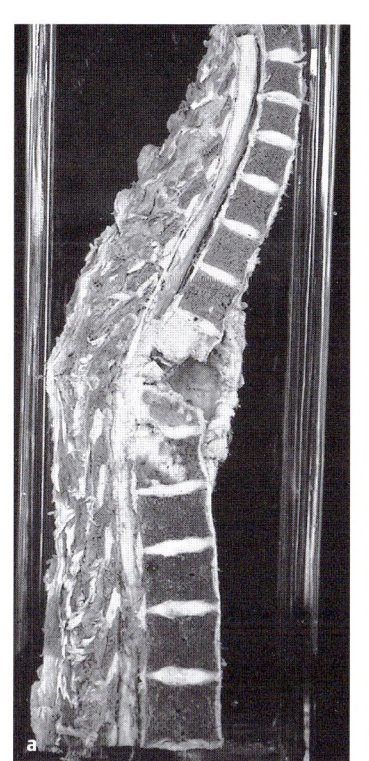

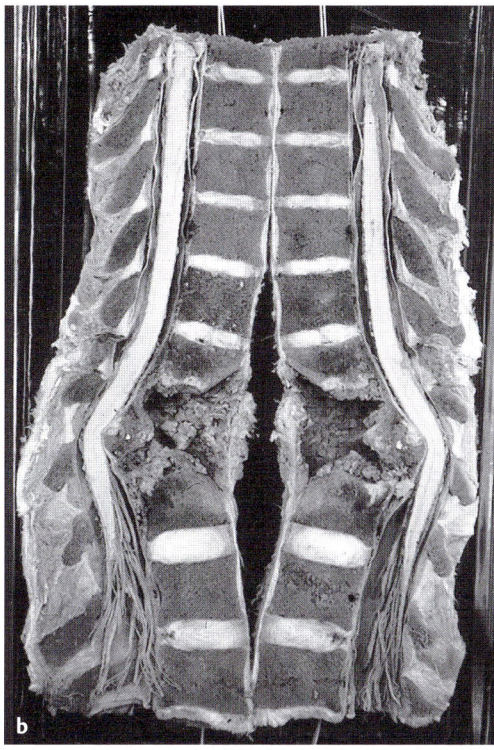

Abb. 16.3a u. b **Tuberkulöse Spondylodiszitis**. Pathologische Präparate (mit freundlicher Genehmigung der Sammlung Pathologie der Charité).

Häufigkeit

Die tuberkulöse Spondylodiszitis ist ein seltenes Krankheitsbild, das jedoch im Zuge des weltweiten Anstiegs der Tuberkuloseerkrankungen und des gehäuften Auftretens multiresistenter Mykobakterienstämme wieder häufiger wird und vermutlich auch weiter zunehmen wird. Das Risiko, an Tuberkulose zu erkranken, ist laut jüngster Veröffentlichungen bei HIV-Infizierten rund 80-mal, im Stadium von AIDS sogar 170-mal höher als bei Gesunden.

Der Altersgipfel der Erkrankung hat sich in den Industrienationen in den letzen Jahrzehnten vom 3. in das 4. Dezennium verlagert. Die durchschnittliche Latenzzeit zwischen der Bakterienabsiedlung und der klinischen Manifestation beträgt in der HWS 4,3 Monate, in der oberen BWS 9,8 Monate, in der unteren BWS 17,3 Monate und in der LWS 20,7 Monate.

Klinik

Meist bestehen lokale Spontan-, Klopf- oder Stauchungsschmerzen, die sich bei Bewegung verstärken und radikulär ausstrahlen können. Nur etwa 30% haben Fieber.

CT-Morphologie

Es findet sich ein kontinuierlicher Befall eines Zwischenwirbelraums und beider angrenzender Wirbelkörper mit ossärer Destruktion, paravertebralem Weichteiltumor und – gegenüber durch Staphylococcus aureus hervorgerufener Spondylodiszitis geringerer – Höhenminderung des Zwischenwirbelraums. Darüber hinaus ist stets eine kräftige KM-Anreicherung der betroffenen Etage nachweisbar.

Aufgrund der hämatogenen Streuung aus pulmonalen Infektionsherden tritt die tuberkulöse Spondylodiszitis im Vergleich zur bakteriellen Spondylodiszitis häufiger auch in den kranialen Wirbelsäulenabschnitten, besonders der BWS, auf.

Nach KM-Gabe findet sich meist eine kräftige Anreicherung des entzündeten Gewebes unter Aussparung eingeschmolzener Nekrosen.

Die postinterventionelle Spondylodiszitis manifestiert sich typischerweise nach einem symptomfreien Intervall von 1–4 Wochen (3 Tage bis 8 Monate). Es finden sich Fieber, Schmerzen im betroffenen Segment, radikulär ausstrahlende Schmerzen und laborchemische Entzündungszeichen.

> Durch die Zunahme der Tuberkulose wird auch die tuberkulöse Spondylodiszitis wieder zunehmen.

> Die tuberkulöse Spondylodiszitis tritt im Gegensatz zur bakteriellen Spondylodiszitis häufig an der BWS auf.

Differenzialdiagnose

Eine tuberkulöse Genese einer Spondylodiszitis ist wahrscheinlicher, wenn folgende Kriterien zutreffen:
- BSG < 50 mm/h,
- Anamnese länger als 12 Monate,
- schleichender (meist fieberfreier oder subfebriler) Krankheitsverlauf,
- mehr als 3 befallene Wirbelkörper.

Dagegen muss man eher von einer nichttuberkulösen Genese ausgehen, wenn folgende Kriterien erfüllt sind:
- BSG 100 mm/h,
- Anamnese kürzer als 3 Monate,
- rascher Verlauf mit Fieber von über 39 °C,
- Patienten unter 14 Jahren,
- negativer Tuberkulintest.

Spondylitis/Osteomyelitis eines Wirbelkörpers

Häufigkeit: Selten isoliert, meist im Rahmen einer Spondylodiszitis oder zusammen mit einem epiduralen Abszess.
Wegweisender bildmorphologischer Befund: Hypodensität der betroffenen Anteile des Wirbelkörpers und/oder des angrenzenden Zwischenwirbelraums, paravertebraler Weichteiltumor mit Duralsackkompression möglich, nach KM-Gabe Anreicherung unter Aussparung von Nekrosen.
Prozedere: Kontinuierliche Dünnschichttechnik mit Anfertigung von Sekundärrekonstruktionen nach KM-Gabe.
Einsatz anderer Methoden: MRT (hohe Sensitivität und Spezifität, gute räumliche Auflösung) insbesondere zur Verlaufskontrolle.
Fragen, die der Befund beantworten muss:
- Intraspinaler Weichteiltumor?
- Ausmaß der Wirbelkörperdestruktion? Führt diese zu einer möglichen Instabilität?

> Die tuberkulöse Spondylitis führt aufgrund der Aussparung der Wirbelbögen zu einem Gibbus im betroffenen Segment.

Operationsgebiet. Der häufigste Erreger ist Staphylococcus aureus.

Tuberkulöse Spondylitis. Eine wichtige Variante ist die tuberkulöse Spondylitis („Pott's disease"). Diese betrifft meist mehr als eine Etage, am häufigsten sind die untere BWS und obere LWS betroffen. Die Wirbelbögen bleiben dabei typischerweise ausgespart. Im Verlauf der Erkrankung kommt es zu einer fortschreitenden Kompression des Wirbelkörpers, sodass sich eine Vertebra plana mit kyphotischer Knickbildung der Wirbelsäule in dem betroffenen Segment ausbildet.

Häufigkeit

Die umschriebene Osteomyelitis eines Wirbelkörpers macht ca. 2–4 % aller Osteomyelitiden aus. Sie tritt selten isoliert, sondern meist im Rahmen einer ausgedehnteren, mehrere Kompartimente betreffenden Entzündung (z. B. Spondylodiszitis) oder in Kombination mit einem epiduralen Abszess auf.

Pathogenese

Die umschriebene Osteomyelitis eines Wirbelkörpers ist relativ selten und tritt vornehmlich bei folgenden Risikogruppen auf:
- i.v. Drogenmissbrauch,
- Diabetes mellitus,
- Hämodialysepatienten,
- ältere Patienten.

Als Komplikation kann es zu einer Kompressionsfraktur mit Retropulsion nekrotischer Knochenfragmente in den Spinalkanal kommen. Die Infektionsquelle ist häufig ein Harnwegs- oder Atemwegsinfekt oder die Keime stammen aus einem infizierten

Klinik

Folgende klinischen Symptome treten auf:
- Fieber,
- Rückenschmerzen,
- Gewichtsverlust,
- radikuläre Schmerzen,
- Zeichen einer Myelopathie.

Eine umschriebene Spondylitis geht häufig mit nur geringen systemischen Entzündungszeichen einher.

> Systemische Entzündungszeichen und neurologische Symptome können besonders zu Beginn der Spondylitis fehlen.

Eine Leukozytose oder Senkungsbeschleunigung sowie neurologische Symptome können besonders zu Beginn der Erkrankung fehlen, was die Stellung der Diagnose häufig verzögert.

CT-Morphologie

Auffällig ist eine Hypodensität der betroffenen Anteile des Wirbelkörpers und/oder des angrenzenden Zwischenwirbelraums. Darüber hinaus kann ein paravertebraler Weichteiltumor vorliegen, evtl. mit intraspinalem Anteil und Duralsackkompression. Nach KM-Gabe findet sich meist eine kräftige Anreicherung des entzündeten Gewebes unter Aussparung eingeschmolzener Nekrosen.

Epiduraler Abszess

Häufigkeit: Relativ häufig, zunehmende Inzidenz.
Wegweisender bildmorphologischer Befund: Langstreckige epidurale, zentral zystische Raumforderung mit oft bereits nativ hyperdenser Kapsel, die sich nach KM-Gabe deutlich demarkiert. Meist dorsal gelegen.
Prozedere: Kontinuierliche Darstellung mit Anfertigung von Sekundärrekonstruktionen nach KM-Gabe.
Einsatz anderer Methoden: MRT mit sagittaler Schichtführung zur Darstellung der kompletten Ausdehnung.
Fragen, die der Befund beantworten muss:
- Kraniokaudale Ausdehnung des Befunds?
- Ausmaß der Duralsackkompression?
- Zeichen einer begleitenden Spondylitis/Diszitis?

Pathogenese

Ein spinaler epiduraler Abszess tritt selten isoliert, sondern meist in Kombination mit einer Diszitis oder Spondylitis auf. Dies gilt insbesondere für ventral des Duralsacks gelegene und den Duralsack umfassende Varianten. Ein Abszess, der ausschließlich dorsal des Duralsacks liegt, tritt dagegen fast immer unabhängig von einer Diszitis oder Spondylitis auf.

Die mit 25–50% der Fälle häufigste Verbreitungsform der Keime ist eine hämatogene Streuung direkt zum Epiduralraum oder zu einem Wirbelkörper mit von hier ausgehender indirekter Beteiligung des Epiduralraums. Infektionsquelle können z. B. Hautinfektionen wie Furunkel, bakterielle Endokarditiden, Harnwegsinfektionen, Infektionen des Respirationstrakts einschließlich Sinusitiden, parapharyngeale Abszesse und von den Zähnen ausgehende Infektionen sein.

Eine Infektion per continuitatem geht aus von Dekubitalgeschwüren, Psoasabszess, offenen Verletzungen, Parapharyngealabszess und Mediastinitis.

Eine dritte Ursachengruppe sind Wirbelsäuleneingriffe – sowohl offene (Bandscheibenoperationen) wie auch geschlossene (Epiduralkatheter).

Der Verdacht auf einen epiduralen Abszess sollte bei allen Patienten mit hohem Fieber, Rückenschmerzen und klopfschmerzhafter Wirbelsäule gestellt werden. Als Risikofaktoren gelten Diabetes mellitus, chronisches Nierenversagen, Alkohol- und i.v. Drogenabusus.

> Bei allen Patienten mit hohem Fieber, Rückenschmerzen und klopfschmerzhafter Wirbelsäule muss an einen epiduralen Abszess gedacht werden.

Häufigkeit

In den frühen 70er Jahren betrug die Häufigkeit dieser Erkrankung 0,2–1,2 von 10 000 Krankenhauseinweisungen pro Jahr. Die Häufigkeit scheint laut neuerer Veröffentlichungen zuzunehmen. Der Altersgipfel der Erkrankung liegt bei 58 ± 16 Jahre. Entsprechend der Länge des Wirbelsäulensegments ist die BWS mit etwa 50% am häufigsten befallen, gefolgt von der LWS mit 35% und der HWS mit 15%. In einer Serie mit 39 Patienten lagen 82% der Abszesse dorsal und 18% ventral des Duralsacks.

Klinik

Klassischerweise klagen die Patienten über schwerste Schmerzen im betroffenen Wirbelsäulenabschnitt, die sich bereits durch leichtes Beklopfen dramatisch verstärken. Oft besteht hohes Fieber. Außerdem weisen die Patienten Meningismuszeichen auf. Innerhalb weniger Tage weitet sich das klinische Bild auf Blasen- und Mastdarmentleerungsstörungen und Paresen der Beine bis zu einem kompletten Querschnittsyndrom aus. Diese Befunde können bei einem postoperativen epiduralen Abszess deutlich milder ausgeprägt sein oder sogar ganz fehlen.

16 Entzündliche Erkrankungen

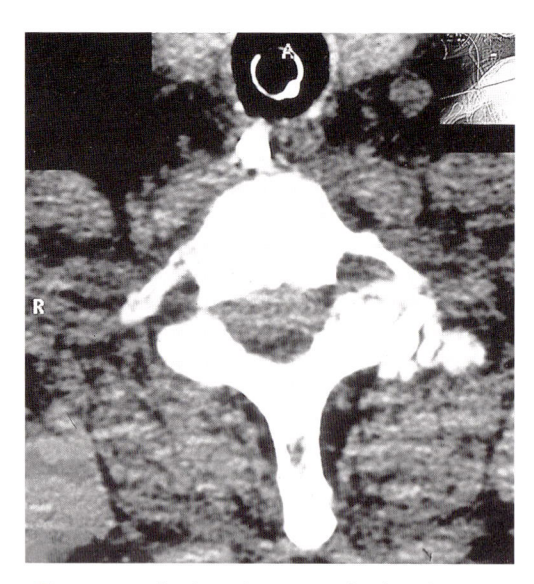

Abb. 16.4 **Epiduraler Abszess.** Epiduraler Abszess in Höhe HWK 7/BWK 1 bei bakterieller Spondylodiszitis in Höhe BWK 5/6 durch Infektion mit Staphylococcus aureus. Ventral des Duralsacks ist sehr gut die halbmondförmige Raumforderung zu erkennen, die den Spinalkanal beträchtlich einengt.

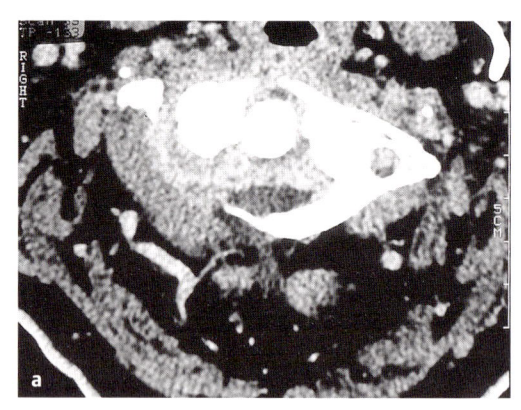

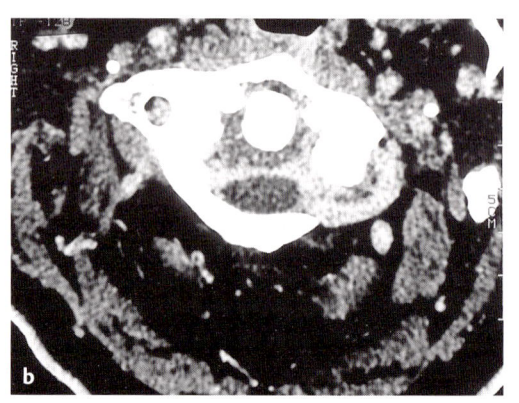

Abb. 16.5a u. b **Epiduraler Abszess.** Bei Zustand nach retropharyngealer Injektion zur Schmerztherapie hatte dieser Patient eine progrediente Schwäche in beiden Armen sowie stärkste bewegungsabhängige Nackenschmerzen bemerkt. Ursächlich liegt hier eine sich von retropharyngeal per continuitatem nach intraspinal ausbreitende abszedierende Entzündung mit Staphylococcus aureus vor, die den Dens vollständig umschließt, den Spinalkanal deutlich einengt und die sich nach i.v. KM-Gabe gut demarkiert. Insbesondere die mit Eiter gefüllten Abszesshöhlen beidseits angrenzend an die Massa lateralis des HWK 2 sind im CT besser zu erkennen als in der MRT.

CT-Morphologie

Langstreckige, epidural gelegene, zentral zystische Raumforderung verminderter Dichte, deren Kapsel bereits nativ gering hyperdens sichtbar sein kann und sich nach KM-Gabe deutlich demarkiert. Die kraniokaudale Ausdehnung kann einen ganzen Wirbelsäulenabschnitt, z. B. die gesamte BWS, umfassen (Abb. 16.**4**, Abb. 16.**5**).

Spinale Arachnoiditis/Arachnopathie

Häufigkeit: Insgesamt relativ selten, betrifft Patienten nach wiederholter Intervention (Operation, Myelographie).
Wegweisender bildmorphologischer Befund: In der Post-Myelo-CT Adhäsionen und mangelnde Wurzeltaschendarstellung, im fortgeschrittenen Stadium KM-Stopp.
Prozedere: Als Post-Myelo-CT bevorzugt in Bauchlage durchzuführen (Wurzeltaschenfüllung).
Einsatz anderer Methoden: MRT, insbesondere bei fortgeschrittenen Befunden kann eine KM-Injektion zur Anfertigung von Myelographie und Post-Myelo-CT Probleme bereiten. Die MRT ist auch zur Darstellung langstreckiger Befunde besser geeignet.
Fragen, die der Befund beantworten muss:
- Grad und kraniokaudale Ausdehnung der Veränderungen?
- Differenzialdiagnostisch sollten ein Tumor oder eine liquorogene Tumoraussaat als Ursache der Veränderungen diskutiert werden.

Pathogenese

Die Arachnoiditis ist ein entzündlicher Prozess, der die arachnoidale Auskleidung des Duralsacks und der Wurzeltaschen betrifft. Ältere Synonyme lauteten:
- Meningitis serosa circumscripta spinalis,
- adhäsive spinale Arachnoiditis.

Ätiologisch sind zahlreiche Ursachen beschrieben worden: Syphilis, Tuberkulose und andere Infektionen, traumatische oder spontane Subarachnoidalblutungen sowie iatrogene Ursachen (Injektion öliger oder wässriger KM, Lokalanästhetika und Chemotherapeutika). Seit Einführung der Antibiotika sind die infektiösen Ursachen seltener geworden.

Pathomorphologisch liegt eine Immunreaktion der sonst avaskulären Arachnoidea vor, die zu einer Verklebung und somit Behinderung des Liquorflusses führt. Etwa 50% der Nährstoffversorgung der Nervenwurzeln stammen aus dem Liquor, sodass die netzartige Struktur der Arachnoidea eine Grundvoraussetzung für den Erhalt eines metabolischen Gleichgewichts ist. Eine fortschreitende Fibrosierung und Kollagenablagerung kann darüber hinaus die Mikrozirkulation beeinträchtigen und damit die Wurzeln zusätzlich schädigen.

Häufigkeit

Die Arachnoiditis ist ein in seinen patientenbezogenen und gesundheitspolitischen Auswirkungen häufig unterschätztes Problem. In einer Publikation von 1994 wird eine geschätzte Zahl von weltweit 1 Mio. Fälle, überwiegend als Folge von Myelographien mit Iophendylat, genannt. Der volkswirtschaftliche Effekt, der durch Arbeitsunfähigkeit, chronischen Medikamenten- und Alkoholabusus sowie suizidale Tendenzen entsteht, ist entsprechend groß. Die durchschnittliche Lebenserwartung wird laut dieser Publikation um etwa 12 Jahre verkürzt (Guyer 1989).

Klinik

Die klinischen Symptome sind unspezifisch. Möglich sind diffuse Rückenschmerzen, radikulär ausstrahlende Schmerzen sowie Kausalgien und sensomotorische Defizite, die meist die kaudalen Wurzeln L5 und S1 betreffen. Außerdem kommen vegetative Störungen der Blasen-Mastdarm-Funktion und der Potenz vor.

> Die Arachnoiditis ist ein ökonomisch und gesundheitspolitisch häufig unterschätztes Problem.

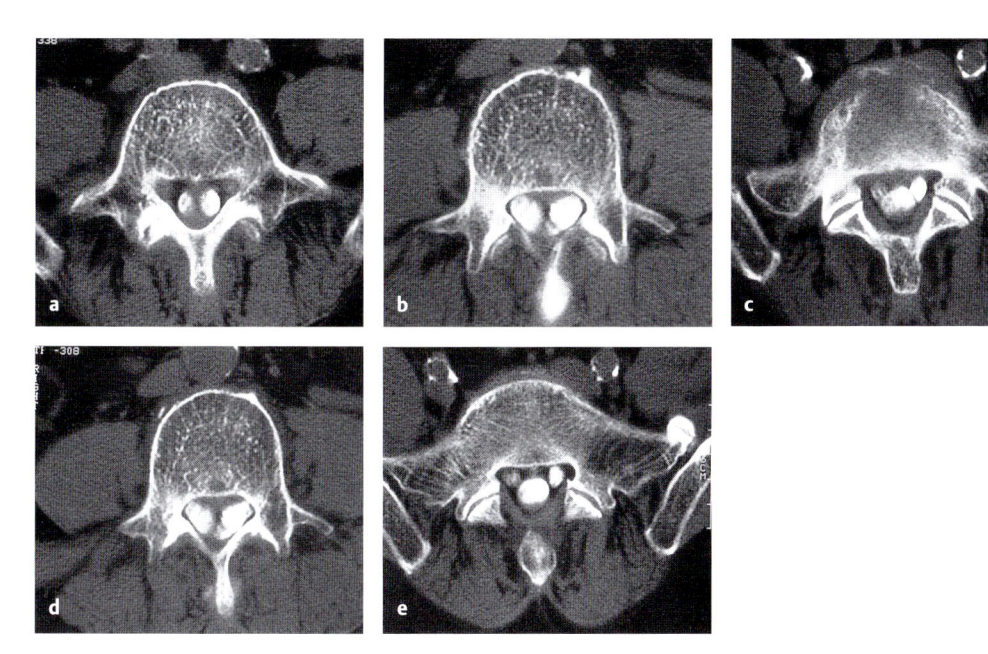

Abb. 16.6 a–e **Arachnoiditis/Arachnopathie**. Post-Myelo-CT eines Patienten, bei dem nach mehreren Bandscheibenoperationen erneut der Verdacht auf einen Bandscheibenvorfall geäußert wurde. Klinisch bestanden jedoch polyradikuläre Schmerzen und neurologische Ausfälle. Deutlich ist ein mehrfach septierter und teils unvollständig mit KM gefüllter Subarachnoidalraum zu erkennen. So füllt sich z. B. die rechte Wurzeltasche S1 kaum mit KM, während die Gegenseite gut dargestellt ist. Intraoperativ fanden sich auch extradural narbig eingebettete und komprimierte Wurzeln in mehreren Etagen.

CT-Morphologie

Die CT ist in erster Linie in Form der Post-Myelo-CT indiziert. Dabei zeigen sich Adhäsionen im kaudalen Duralsack in der frühen Krankheitsphase als mangelnde Wurzeltaschenfüllung (Untersuchung in Bauchlage evtl. sinnvoll). Im weiteren Verlauf verkleben die Wurzeln miteinander und mit dem Duralsack, was zum Erscheinungsbild eines „leeren" Duralsacks führt (Abb. 16.6). Schließlich führt die fortschreitende transmeningeale Fibrose zu einem kompakten Konglomerat (Abb. 16.7) mit einem kompletten KM-Stopp in der Myelographie und im Post-Myelo-CT.

Um die Diagnose stellen zu können, reicht die Beurteilung einer einzigen axialen Schicht nicht aus. Vielmehr muss der Prozess möglichst langstreckig über mehrere Etagen dargestellt und beurteilt werden.

> Die Wirbelsäule muss langstreckig über mehrere Etagen dargestellt werden – eine einzige axiale Schicht reicht nicht aus.

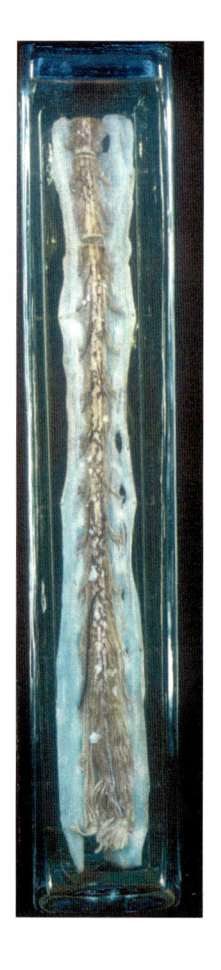

Abb. 16.7 **Arachnopathie.** Pathologisches Präparat mit ausgeprägter Arachnopathie bei Zustand nach eitriger Meningitis (mit freundlicher Genehmigung der Sammlung Pathologie der Charité).

Differenzialdiagnose

Differenzialdiagnostisch muss immer an einen intrathekalen Tumor oder eine intrathekale Tumoraussaat gedacht werden – insbesondere wenn in der Anamnese prädestinierende Faktoren für eine Arachnopathie fehlen.

Rheumatoide Arthritis

Häufigkeit: Atlantoaxialgelenk in 44–88 % der Fälle bei rheumatoider Arthritis betroffen.
Wegweisender bildmorphologischer Befund: Atlantoaxiale Subluxation, Pannusbildung, basilare Impression. Evtl. Nachweis einer Instabilität mit Funktions-CT.
Prozedere: KM-Gabe, Grad der Spinalkanaleinengung außer in MRT am besten in der Post-Myelo-CT zu erkennen, Funktions-CT mit transversalen Aufnahmen in maximal möglicher Inklination und koronare Aufnahmen in maximal möglicher Reklination.
Einsatz anderer Methoden: MRT ist die Methode der Wahl zur Darstellung des Pannus und zur Erfassung einer zervikalen Myelopathie. Post-Myelo-CT zur Darstellung der knöchernen Veränderungen und des Grads der Spinalkanalstenose.
Fragen, die der Befund beantworten muss:
- Grad der atlantoaxialen Subluxation und basilaren Impression, wenn vorhanden?
- Grad der Kompression der Medulla oblongata?

Pathogenese

Im Rahmen einer rheumatoiden Arthritis ist eine Beteiligung der Wirbelsäule – insbesondere der kranialen HWS – häufig. Eine Proliferation der Synovialis führt zu einer Destruktion des Knochens und der Haltebänder. Die resultierende Instabilität kann klinisch von einer wenige Millimeter betragenden, asymptomatischen atlantoaxialen Subluxation bis zu einer gravierenden Luxation des Dens axis mit Kompression des Halsmarks und des Hirnstamms reichen.

Die typische Konstellation der im Rahmen einer rheumatoiden Arthritis auftretenden entzündlich degenerativen Veränderungen der HWS sind die atlantoaxiale Subluxation, die bei etwa 25 % der Patienten anzutreffen ist, und die bei etwa 8 % der Patienten nachweisbare basilare Impression.

Die atlantoaxiale Subluxation ist die Folge erosiver Veränderungen des Dens axis aufgrund inflammatorischer Prozesse des synovialen Atlantoaxialge-

> Eine rheumatoide Affektion des Atlantoaxialgelenks kann zu einer Kompression des Halsmarks und des Hirnstamms führen.

lenks. Die resultierende Destruktion des Dens und die Lockerung des Lig.-transversum-Ansatzes am Atlas kann letzten Endes zu einer Ventraldislokation des Atlasbogens führen, die das Halsmark scherenartig einengt. Darüber hinaus führt die Bildung eines entzündlichen Pannus zu einer weiteren Einengung des verbleibenden Spinalkanals.

Die Subluxation schreitet im Verlauf der Erkrankung immer weiter fort. In einer Langzeitstudie über durchschnittlich 4,5 Jahre nahm bei 45% der Patienten, die zu Beginn eine Subluxation von 3,5–5 mm aufwiesen, der Abstand auf 5–8 mm zu, bei 10% davon sogar auf über 8 mm. Eine Subluxation von 9 mm oder mehr geht fast regelmäßig mit einer zervikalen Myelopathie einher.

Die basilare Impression ist eine Folge erosiver Veränderungen der Massa lateralis des Atlasbogens in Kombination mit einer Lockerung des Lig. transversum. Dies führt zu einer Hernierung des Dens nach kranial, zu einer Ventralverlagerung des Atlasbogens und oft sogar zur Protrusion des dorsalen Atlasbogens in das Foramen magnum hinein. Die Folge ist ebenfalls eine Einengung des Spinalkanals und eine Hirnstammkompression.

Häufigkeit

Die obere HWS, insbesondere das Atlantoaxialgelenk ist bei etwa 44–88% der Patienten mit einer rheumatoiden Arthritis betroffen. Eine atlantoaxiale Subluxation findet sich bei ca. 25% der Fälle, eine basilare Impression bei ca. 8% der Fälle.

Klinik

Das häufigste Symptom sind Schmerzen, sowohl lokal als auch auf das Mastoid oder in die Frontal-, Temporal- oder Okzipitalregion projiziert. Infolge der Halsmarkkompression können Zeichen einer zervikalen Myelopathie mit Hyperreflexie, Ataxie, Spastizität, Paresen und Sensibilitätsausfall auftreten.

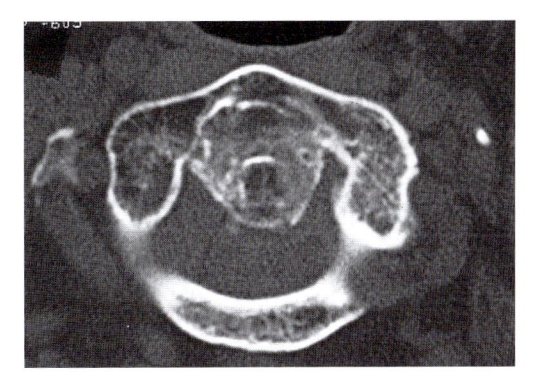

Abb. 16.8 **Rheumatoide Arthritis.** Weitgehende Mutilation des Atlantoaxialgelenks mit deutlicher Pannusbildung und Verkalkung. Die atlantoaxiale Distanz beträgt 10 mm (normal ca. 2–3 mm).

CT-Morphologie

Das CT-Korrelat der Subluxation ist eine Erweiterung des Gelenkspalts, der beim Gesunden nicht mehr als 2–3 mm weit sein sollte. Eine atlantoaxiale Subluxation liegt vor, wenn der Abstand zwischen der Hinterkante des vorderen Atlasbogens und der Vorderfläche des Dens axis im CT mehr als 3 mm beträgt (Abb. 16.8).

Zusätzlich ist ebenfalls häufig weichteildichtes reaktives Granulationsgewebe (Pannus) um den Dens herum erkennbar. Dieses reichert oft KM an. Am besten sind die ossären Veränderungen und der Grad der Spinalkanaleinengung – außer in der MRT – in der Post-Myelo-CT zu erkennen.

Zum Nachweis einer atlantoaxialen Instabilität ist die Anfertigung einer Funktions-CT der HWS möglich. Zu diesem Zweck werden koronare Aufnahmen in maximaler Reklinationsstellung des Kopfes zusätzlich zu den transversalen Aufnahmen angefertigt. Letztere sollten in diesem Fall idealerweise in maximal möglicher Inklinationsstellung durchgeführt werden.

> Eine atlantoaxiale Subluxation schreitet im Verlauf der rheumatoiden Arthritis immer weiter fort.

> Der Gelenkspalt zwischen Atlasbogen und Dens axis sollte beim Gesunden nicht mehr als 2–3 mm weit sein.

> Zum Nachweis einer atlantoaxialen Instabilität ist die Anfertigung einer Funktions-CT der HWS möglich.

Morbus Paget (Ostitis deformans)

Häufigkeit: Relativ selten in der Wirbelsäule.
Wegweisender bildmorphologischer Befund: In der Akutphase überwiegen Osteolysen, später Nebeneinander von Resorptionszonen und reaktiven Ossifikationen. Keine KM-Anreicherung.
Prozedere: Kontinuierliche Darstellung in Dünnschichttechnik zur Anfertigung von Sekundärrekonstruktionen, Knochenfenstertechnik.
Einsatz anderer Methoden: Konventionelle Aufnahmen auch anderer fraglich betroffener Körperregionen.
Fragen, die der Befund beantworten muss:
- Monostotischer oder polyostotischer Befall?
- Führen die Veränderungen zu einer Spinalkanalstenose und einer Einengung der Neuroforamina?

Pathogenese

Der Morbus Paget ist eine vermutlich virusinduzierte Erkrankung der Osteoklasten, die zu einer erhöhten Knochenresorptionsrate mit reaktiver Osteoblastenhyperaktivität führt. Der neu gebildete Knochen ist jedoch nicht lamellär, sondern von weicher, ungeordneter Struktur. In der Anfangsphase überwiegt die Aktivität der Osteoklasten in einem gefäßreichen Stroma, welches sich später zurückbildet. Die reaktive Hyperaktivität der Osteoblasten hinterlässt einen sehr dichten sklerotischen Knochen. In ca. 1% der Fälle findet sich eine maligne Transformation der reaktiven Osteoblasten mit Ausbildung eines Osteosarkoms, Fibrosarkoms oder Chondrosarkoms. Eine Entartung ist jedoch beim Befall der Wirbelsäule weniger häufig als bei den übrigen Lokalisationen.

Eine Myelopathie infolge einer Kompression tritt fast ausschließlich dann auf, wenn mehrere aneinander grenzende Segmente befallen sind, nicht jedoch bei der monostotischen Form.

Häufigkeit

Die Prävalenz der Erkrankung beträgt ca. 3%, jedoch verläuft die Mehrzahl der Fälle asymptomatisch. Eine familiäre Häufung findet sich in etwa 15% der Fälle. Männer sind mit einem Geschlechterverhältnis von 3 : 2 häufiger betroffen als Frauen.

Klinik

Ein spinaler Befall im Rahmen eines Morbus Paget ist in den meisten Fällen asymptomatisch. Sollten Beschwerden auftreten, sind diese meist Folge einer expansiven reaktiven Hyperostose mit Einengung des Spinalkanals oder der Neuroforamina oder aber die Folge einer pathologischen Fraktur eines Wirbelkörpers.

CT-Morphologie

In der Akutphase überwiegen osteolytische Läsionen, später finden sich nebeneinander wolkige Resorptionszonen und reaktive Ossifikationen mit Verbreiterung der Kortikalis. Eine KM-Anreicherung ist untypisch.

> In ca. 1% der Fälle führt eine maligne Transformation zu einem Osteosarkom, Fibrosarkom oder Chondrosarkom.

Multiple Sklerose (Encephalomyelitis disseminata)

Häufigkeit: Selten primäre Diagnostik mit CT.
Wegweisender bildmorphologischer Befund: CT-Nachweis nur in seltenen Fällen und meist nur bei bekannter Diagnose möglich. Evtl. KM-Anreicherung in akut entzündlichen Herden.
Prozedere: KM-Gabe.
Einsatz anderer Methoden: KM-gestützte MRT mit Darstellung des gesamten ZNS ist Methode der Wahl.
Fragen, die der Befund beantworten muss:
- Bei einem *positiven Befund*, d. h. einer KM anreichernden, mehr oder weniger raumfordernden Läsion bei einem jungen Patienten sollte eine ergänzende MRT-Untersuchung oder ein Abgleich mit anderen Methoden durchgeführt werden.
- Bei einem *negativen Befund* kann die CT nicht zum Ausschluss der Erkrankung dienen. Bei entsprechendem klinischem Anhalt sollten weiterführende Untersuchungen empfohlen werden.

Pathogenese

Bei der multiplen Sklerose handelt es sich um eine erworbene, entzündliche demyelinisierende Erkrankung der weißen Substanz des ZNS. Sie kann prinzipiell an jeder Stelle des ZNS auftreten.

Klinisch unterscheidet man einen akuten oder chronischen Verlauf der Erkrankung. In beiden Fällen ist die MRT Methode der Wahl zum Nachweis der begleitenden Veränderungen. Computertomographisch können die Multiple-Sklerose-Herde nur in seltenen Fällen nachgewiesen werden. Dies gelingt insbesondere dann, wenn es sich um einen akut entzündlichen Verlauf mit assoziierter Blut-Hirn-Schranken-Störung handelt, die computertomographisch als KM-Anreicherung nachzuweisen ist. Leider ist auch in diesem Fall die MRT der CT aufgrund deren höherer Empfindlichkeit gegenüber KM-Anreicherungen bei weitem überlegen.

Häufigkeit

Epidemiologische Studien haben Hinweise darauf ergeben, dass es sich bei der Erkrankung um eine Autoimmunreaktion handelt, bei der sowohl eine genetische Prädisposition als auch Umweltfaktoren eine Rolle spielen. 25 % der erkrankten eineiigen Zwillinge weisen eine Konkordanz auf. Das Erkrankungsrisiko für Geschwister oder Kinder betroffener Personen ist zwischen 20- und 50fach erhöht. Für die Rolle von Umweltfaktoren spricht die Tatsache, dass es regionale Unterschiede in der Erkrankungshäufigkeit gibt. Menschen, die aus einem Gebiet mit höherer Prävalenz in eine Region mit niedriger Prävalenz umziehen, behalten ihr erhöhtes Erkrankungsrisiko, während Menschen, die entgegengesetzt in ein Multiple-Sklerose-Endemiegebiet ziehen, ihr normal niedriges Risiko beibehalten. Dies gilt jedoch nur dann, wenn der Ortswechsel nach etwa dem 15. Lebensjahr stattfindet.

Klinik

Eine multiple Sklerose beginnt klinisch häufig mit den Zeichen einer Myelopathie. Hierzu zählen v.a. motorische und sensorische Störungen. Eine asymmetrische spastische Paraparese ist die häufigste motorische Störung. Die häufigste sensorische Störung im Rahmen einer multiplen Sklerose des Rückenmarks ist die einer ataktischen Paraparese mit asymmetrisch propriozeptiven Defiziten. Motorische Störungen treten bei Männern, sensorische bei Frauen etwas häufiger auf. Die Befunde können dem Verlauf der Erkrankung entsprechend einen ondulierten Verlauf mit vollständiger Rückbildung aufweisen.

> Eine multiple Sklerose beginnt klinisch häufig mit den Zeichen einer Myelopathie.

CT-Morphologie

Der CT-Nachweis der multiplen Sklerose ist nur in den seltensten Fällen möglich. Bei einem akuten Verlauf können sich die Multiple-Sklerose-Herde evtl. als intraspinale, KM anreichernde Raumforderungen darstellen. Dieser Befund ist bei unbekannter Diagnose nicht spezifisch und sollte dringend durch eine ergänzende MRT-Untersuchung und einen Vergleich mit den klinischen und laborchemischen Parametern weiter abgeklärt werden.

Ein unauffälliger CT-Befund ist wertlos, wenn es um den Ausschluss einer entzündlichen, demyelinisierenden Erkrankung des ZNS geht.

> Der Nachweis der multiplen Sklerose ist mit der CT nur in den seltensten Fällen möglich.

Zusammenfassung

Infektionen. Eine *Diszitis* ohne Beteiligung der angrenzenden Wirbelkörper ist selten. Erkennbar ist sie an einer Dichteminderung der betroffenen Etage und einer paravertebralen Weichteilreaktion. Eine KM-Anreicherung ist möglich, kann aber auch fehlen. Die spontane bakterielle Diszitis betrifft in erster Linie Kinder. Eine Sonderform, die praktisch nur Kinder zwischen 6 und 10 Jahren betrifft, ist die Discitis calcarea. Sie bildet sich spontan zurück und bedarf keiner weiteren Abklärung.

Eine kombinierte Infektion eines Zwischenwirbelraums und eines oder beider angrenzender Wirbelkörper *(Spondylodiszitis)* ist die häufigste entzündliche Wirbelsäulenerkrankung des Erwachsenenalters. Die tuberkulöse Spondylodiszitis tritt im Gegensatz zur bakteriellen Spondylodiszitis häufig an der BWS auf. Im CT kommt es unabhängig von der Genese zu einer ossären Destruktion (ventrale ⅔ der Wirbelkörper), einem paravertebralen Weichteiltumor und einer Höhenminderung des betroffenen Fachs. Entzündlich bedingt tritt eine kräftige KM-Anreicherung auf.

Zu einer *Spondylitis* oder *Osteomyelitis* kommt es meist im Rahmen einer Spondylodiszitis oder eines epiduralen Abszesses. Betroffene Anteile des Wirbelkörpers stellen sich hypodens dar. Bei der tuberkulösen Spondylitis bleiben die Wirbelbögen typischerweise ausgespart.

Ein spinaler *epiduraler Abszess* liegt meist dorsal und zeigt sich im CT als langstreckige, zentral zystische Raumforderung, die oft bereits nativ eine hyperdense Kapsel erkennen lässt, die sich nach KM-Gabe deutlich anfärbt.

Die seltene *spinale Arachnoiditis* (Arachnopathie) fällt in der Post-Myelo-CT durch Adhäsionen und eine mangelnde Wurzeltaschendarstellung auf, im fortgeschrittenen Stadium kommt es zu einem KM-Stopp. Zur Wurzeltaschenfüllung empfiehlt sich die Untersuchung in Bauchlage.

Das Atlantoaxialgelenk ist in 44–88% der Fälle einer *rheumatoiden Arthritis* betroffen. Folgen sind eine atlantoaxiale Subluxation und Pannusbildung. In ausgeprägten Fällen ist eine Kompression des Halsmarks und des Hirnstamms möglich. Evtl. kann mit einer Funktions-CT eine Gelenkinstabilität nachgewiesen werden.

Der *Morbus Paget* (Ostitis deformans) befällt nur selten die Wirbelsäule. In der Akutphase überwiegen Osteolysen, später findet man ein Nebeneinander von Resorptionszonen und reaktiven Ossifikationen, die aber keine KM-Anreicherung zeigen.

Bei der *multiplen Sklerose* (Encephalomyelitis disseminata) ist die CT, sondern die MRT das primäre diagnostische Verfahren. Der Nachweis der multiplen Sklerose ist mit der CT nur in den seltensten Fällen möglich und ein unauffälliger CT-Befund schließt die Erkrankung nicht aus.

Literatur

Diszitis

Boden, SD., Davis DO, Dina TS et al.: Postoperative discitis distinguishing early MR imaging findings from normal postoperative disc space changes. Radiology 184 (1992) 765–771

Kopecki, K. K., R. L. Gilmor, J. A. Scott et al.: Pitfalls of CT in diagnosis of discitis. Neuroradiology 27 (1985) 57–66

Kalifa G, Cohen PA, Hamidou A: The intervertebral disk: a landmark for spinal disease in children. Eur. Radiol. 12 (2002) 660–665

Übersichtsarbeit, die die anatomischen und physiologischen Besonderheiten von Bandscheiben und Wirbelsäulenerkrankungen bei und ihre Differenzialdiagnosen bei Kindern darlegt

Spondylodiszitis

Fam, A. G., J. Rubenstein: Another look at spinal tuberculosis. J. Rheumatol. 20 (1993) 1731–1740

Jain, R., S. Sawhney, M. Berry: Computed tomography of vertebral tuberculosis: patterns of bone destruction. Clin. Radiol. 47 (1983) 196–194

Schellinger, D.: Patterns of anterior spinal canal involvement by neoplasms and infections. Amer. J. Neuroradiol. 17 (1996) 953–959

Epiduraler Abszess
Siegelmann, R., G. Findler, M. Faibel et al.: Postoperative spinal epidural empyema: clinical and computed tomography features. Spine 16 (1991) 1146–1149

Spinale Arachnoiditis/Arachnopathie
Kumar, A., W. Montanera, R. Willinsky et al.: MR features of tuberculous arachnoiditis. JCAT5 17 (1993) 127

Ross, J. S., T. J. Masaryk, M. T. Modic et al.: MR imaging of lumbar arachnoiditis. Amer. J. Neuroradiol. 8 (1987) 885–892

Rheumatoide Arthritis
Czerny C, Grampp S, Henk CB, Neuhold A, et al.: Rheumatoid arthritis of the craniocervical region: assessment an characterization of inflammatory soft tissue proliferations with unenhanced and contrast enhanced CT. Eur. Radiol. 10 (2000) 1416–1422

anhand der teils subtilen Weichteilveränderungen wurden bei 35 Patienten mit rheumatoider Arthritis die Möglichkeiten der CT in Abgrenzung zur MRT untersucht. Insbesondere die Sinnhaftigkeit einer KM-Gabe zur Beurteilung der Aktivität des Entzündungsprozesses wird betont. Die MRT ist zwar weiterhin Methode der Wahl, die CT weist in der Beurteilung klinisch relevanter Veränderungen aber eine ausreichend hohe Aussagekraft auf

Ostensen, H., T. E. Gudmundsen, M. Haakonsen, H. Lagerqvist, C. Kaufmann, M. Ostensen: Three dimensional CT evaluation of occipito-atlanto-axial dislocation in rheumatoid arthritis. Scand. J. Rheumatol. 27 (1998) 352–356

Morbus Paget
Zlatkin M. B., P. H. Lander, A. G. Hadjipavlou, J. S. Levine: Paget disease of the spine: CT with clinical correlation. Radiology 160 (1986) 155–159

Epiduraler Abszess
Baker, A. S., R. G. Ojemann, M. N. Swartz et al.: Spinal epidural abscess. New Engl. J. Med. 293 (1975) 463–463

17 Tumoren und Raumforderungen

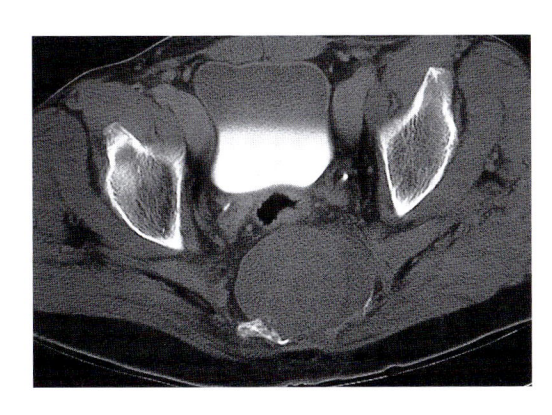

Einteilung der intraspinalen Raumforderungen ⇢ *408*

Extradurale Raumforderungen ⇢ *409*

Metastasen ⇢ *409*

Lymphome ⇢ *412*

Osteogene extradurale Raumforderungen ⇢ *414*

Intraduralextramedulläre Raumforderungen ⇢ *426*

Meningeom ⇢ *426*

Schwannom (Neurinom, Neurilemmom)/Neurofibrom ⇢ *429*

Paragangliom ⇢ *433*

Medulloblastom ⇢ *434*

Epidermoid, Dermoid, Teratom ⇢ *435*

Intramedulläre Raumforderungen ⇢ *437*

Ependymom ⇢ *437*

Astrozytom ⇢ *438*

Hämangioblastom ⇢ *440*

Hämangioperizytom ⇢ *442*

17 Tumoren und Raumforderungen

15% aller primären ZNS-Tumoren betreffen das Rückenmark. Das Verhältnis der zerebralen zu den spinalen Tumoren beträgt ca. 10 : 1 für astrozytäre Tumoren und 3–20 : 1 für Ependymome.

Verallgemeinernd kann man sagen, dass im Gegensatz zu den zerebralen Tumoren die Mehrzahl der spinalen Tumoren benigne ist und eher durch eine Kompression als durch eine Invasion oder Destruktion symptomatisch wird.

Einteilung der intraspinalen Raumforderungen

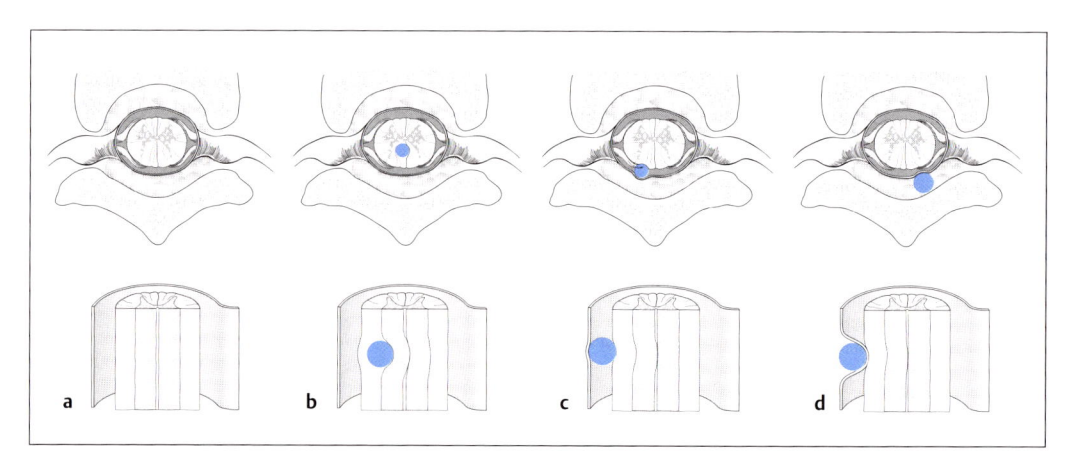

Intraspinale Raumforderungen werden nach ihrer Lage in 3 Gruppen eingeteilt. Diese Einteilung ist zugleich aufgrund der Häufigkeitsverteilung der Entitäten innerhalb der Gruppen ein wichtiges differenzialdiagnostisches Kriterium.

Folgende Gruppen werden unterschieden (Abb. 17.1):
- extradurale spinale Raumforderungen,
- intradural-extramedulläre spinale Raumforderungen,
- intramedulläre spinale Raumforderungen.

Extradurale Raumforderungen. Extradurale Raumforderungen bilden den größten Anteil und machen ca. 55% aller spinalen Tumoren aus. Sie gehen von den Wirbelkörpern oder epiduralen Strukturen aus bzw. brechen von den angrenzenden Strukturen her in den Spinalkanal ein (Abb. 17.2).

Den größten Anteil in dieser Gruppe machen Metastasen aus.

Zu den primär extraduralen spinalen Tumoren gehören v.a. von den Wirbelkörpern ausgehende Knochentumoren. Hierzu zählen v.a.:

- Chordome,
- Osteoidosteome,
- Osteoblastome,
- aneurysmatische Knochenzysten,
- Wirbelkörperhämangiome.

Auch Neurofibrome können als primär extradurale Tumoren auftreten. Einige Tumoren, die hauptsächlich intradural vorkommen, können auch extradural auftreten. So imponieren z. B. ca. 15% aller spinalen Meningeome als extradurale Raumforderung.

Intradural-extramedulläre Raumforderung. Diese Raumforderungen machen ca. 40% aller spinalen Tumoren aus. Sie gehen hauptsächlich von den Leptomeningen und den Nervenwurzeln aus. Hierzu zählen insbesondere:
- Meningeome,
- Schwannome,
- Lipome,
- Neurofibrome.

Etwa 4% aller spinalen Metastasen befinden sich in diesem Kompartiment.

> Extradurale Raumforderungen machen ca. 55% aller spinalen Tumoren und über 90% aller spinalen Metastasen aus.

> Intradural-extramedulläre Raumforderungen machen ca. 40% aller spinalen Tumoren und 4% aller spinalen Metastasen aus.

Abb. 17.1 **Intraspinale Raumforderung.**
a Normalbefund
b intramedulläre Raumforderung
c intradural-extramedulläre Raumforderung
d extradurale Raumforderung

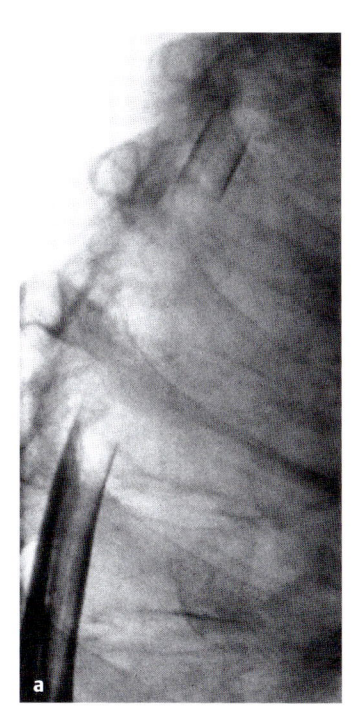

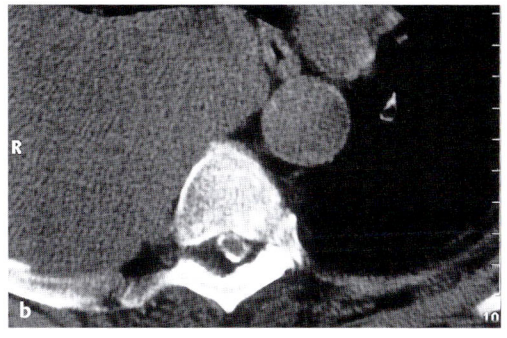

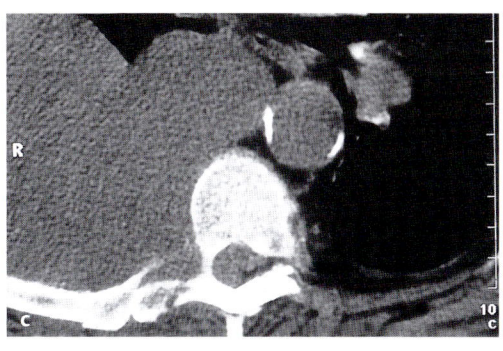

Abb. 17.2 a–c **Von extraspinal bzw. paravertebral sekundär nach intraspinal einwachsender Tumor.** Ein rechtsseitiges Pleuramesotheliom ist per continuitatem in mehreren Etagen durch die Neuroforamina in den Spinalkanal eingewachsen und hat zu einer Duralsack- und Nervenwurzelkompression geführt, die myelographisch und in der Post-Myelo-CT als langstreckige KM-Aussparung zu erkennen ist.
a Myelographie.
b, c Post-Myelo-CT oberhalb (**b**) und auf Höhe der Duralsackkompression (**c**).

Intramedulläre Raumforderungen. Intramedulläre Raumforderungen gehen direkt vom Rückenmark aus und machen ca. 5% aller spinalen Tumoren aus. Innerhalb dieser Gruppe stellen Astrozytome und Ependymome jeweils etwa ⅓ (einigen Autoren zufolge sind Ependymome mit bis zu 50% der häufigere Tumor). Das letzte Drittel teilen sich verschiedene Tumorentitäten, die für sich genommen jeweils selten sind oder selten primär spinal auftreten. Zu ihnen zählen:
- Glioblastom,
- Dermoid,
- Epidermoid,
- Teratom,
- Lipom,
- Hämangiom,
- Hämangioblastom,
- Lymphom,
- Oligodendrogliom.

Intramedulläre Metastasen machen nur ca. 2% aller spinalen Metastasen aus.

> Intramedulläre Raumforderungen machen ca. 5% aller spinalen Tumoren und 2% aller spinalen Metastasen aus.

Extradurale Raumforderungen

Metastasen

Häufigkeit. Häufigste extradurale Raumforderung, bei ca. 10% aller Malignompatienten vorhanden.
Wegweisender bildmorphologischer Befund: Zu über 90% extradural, häufig Knochendestruktion, KM-Anreicherung, multipler Befall.
Prozedere: Bei Verdacht primär mit i.v. KM, Knochenfenster.

Einsatz anderer Methoden: MRT zum Screening der gesamten Wirbelsäule, Vergleich mit konventionellen Aufnahmen, evtl. KM-Stopp in der Post-Myelo-CT.
Fragen, die der Befund beantworten muss:
- Zahl, Lage und Ausdehnung der Läsionen?
- Anhalt für Instabilität?
- Rückenmarkkompression?

17 Tumoren und Raumforderungen

▸ Metastasen kommen am häufigsten extradural vor, insbesondere in den Wirbelkörpern.

▸ Folge einer Behandlung von Knochenmetastasen mit Bisphosphonaten kann eine generalisierte Hyperdensität aller Knochen sein.

Pathogenese

Metastasen können in allen 3 spinalen Kompartimenten auftreten. Am häufigsten kommen sie jedoch extradural vor, insbesondere in den Wirbelkörpern (nur 2–4% intradural, 1–2% intramedullär). Die häufigsten Primärtumoren, die zu einer extraduralen metastatischen Absiedelung führen, sind (Abb. 17.**3** – Abb. 17.**6**):

- Lymphom (meist als Folge einer systemischen Aussaat),
- Bronchialkarzinom,
- Mammakarzinom,
- Prostatakarzinom,
- Tumoren des Gastrointestinaltrakts,
- Melanome.

Diese Formen machen zusammen rund 80% aller Primärtumoren spinaler epiduraler Metastasen aus.

Die häufigste Verbreitungsform ist eine hämatogene Metastasierung über die Segmentarterien oder den epiduralen Venenplexus (Batson-Plexus). Die Verteilung in HWS, BWS und LWS ist etwa proportional zur Länge des Segments. Thorakale Metastasen sind mit 50–60% am häufigsten.

Häufigkeit

Metastasen sind die häufigsten extraduralen spinalen Raumforderungen. Sie treten bei ca. 10% aller Malignompatienten auf. 5–10% aller Malignome werden aufgrund einer Rückenmarkkompression symptomatisch.

Klinik

Schmerzen sind in 95% der Fälle das erste Symptom. Diese können fokal sein oder radikulär ausstrahlen und werden meist durch Bewegung oder eine Steigerung des intraabdominalen und damit auch des epiduralen Drucks (Husten, Niesen oder Pressen) verstärkt.

Bei Zunahme der Raumforderung können alle Formen einer Rückenmark- oder Konus-Kauda-Kompressionssymptomatik bis zu einer kompletten Querschnittlähmung auftreten. Dies geschieht entweder stetig infolge des Wachstums oder akut, z. B. durch eine pathologische Wirbelkörperfraktur.

Die wichtigsten Komplikationen sind eine Instabilität der Wirbelsäule durch die Wirbelkörperdestruktion und eine Rückenmarkkompression bei raumforderndem Wachstum.

CT-Morphologie

Oft liegt ein multipler Befall vor. Meist ist eine KM-Anreicherung nachweisbar. Die Wirbelkörperdestruktion tritt bevorzugt um die Pedunculi auf. Osteoplatische, im CT hyperdense Metastasen finden sich beim Prostata- und Mammakarzinom. Beim Mammakarzinom ist dies insbesondere nach Therapiebeginn zu beobachten. Darüber hinaus kann auch ein Wirbelkörperbefall im Rahmen eines Morbus Hodgkin im CT als Dichteanhebung imponieren (Elfenbeinwirbel; Abb. 17.**6**). Eine medikamentös induzierte, generalisierte Hyperdensität aller Knochen kann darüber hinaus als Folge einer Behandlung der Knochenmetastasen mit Bisphosphonaten auftreten.

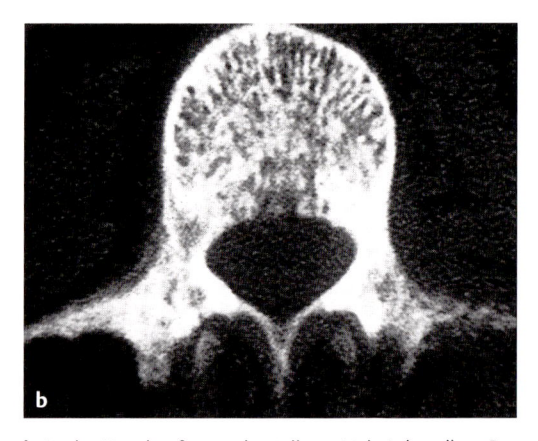

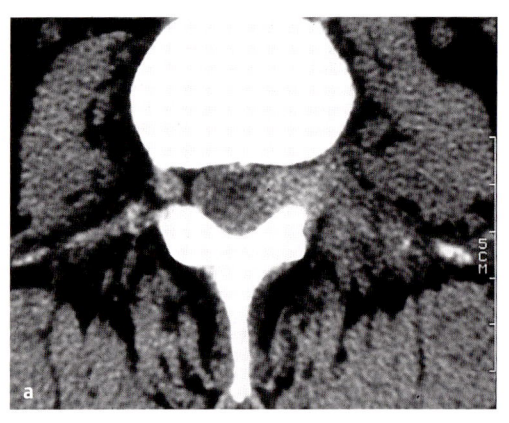

Abb. 17.3a u. b **Metastasen eines Mammakarzinoms.**
a Weichteilfensteraufnahme einer Patientin mit einem Mammakarzinom, bei der ein radikuläres Kompressionssyndrom der Wurzel L3 links aufgetreten war. Intraoperativ fand sich eine intraspinale extradurale Metastase.

b In der Knochenfensterdarstellung ist bei derselben Patientin eine diffuse, fleckige Sklerosierung der Wirbelkörper als Ausdruck eines diffusen Befalls mit osteoplastischen Metastasen zu erkennen. Beim Mammakarzinom ist jedoch immer auch an therapiebedingte Sklerosierungen zu denken.

Extradurale Raumforderungen

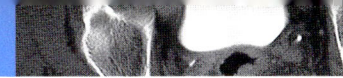

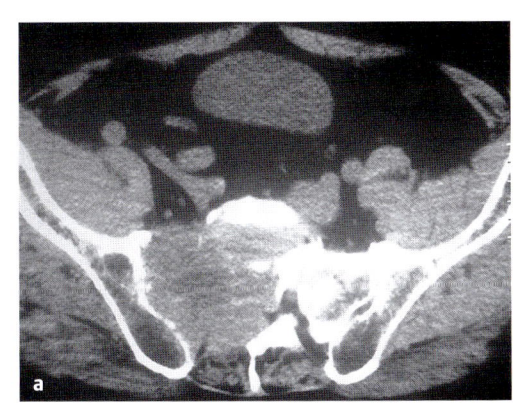

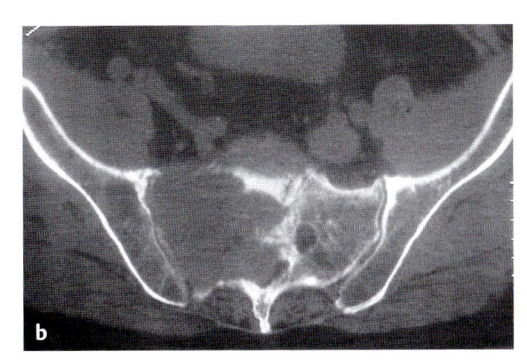

Abb. 17.4 a u. b **Große metastatische Raumforderung in der rechten Massa lateralis des Os sacrum.** Wurzelkompressionssymptomatik mehrerer Sakralwurzeln.

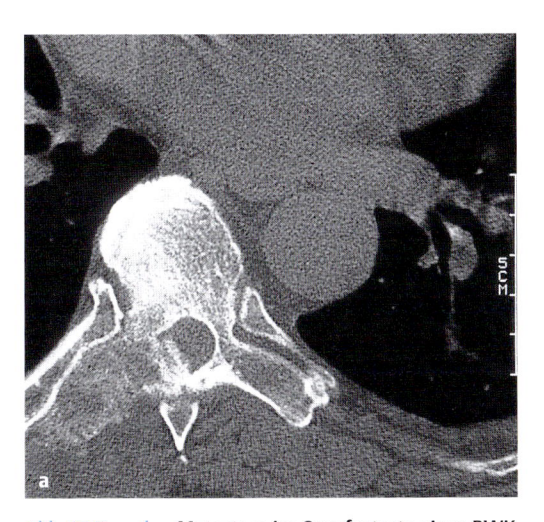

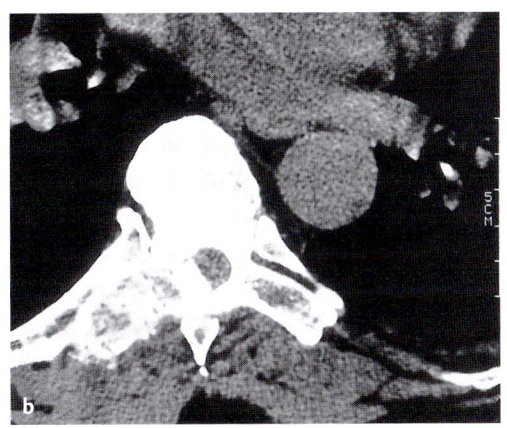

Abb. 17.5 a u. b **Metastase im Querfortsatz eines BWK.**

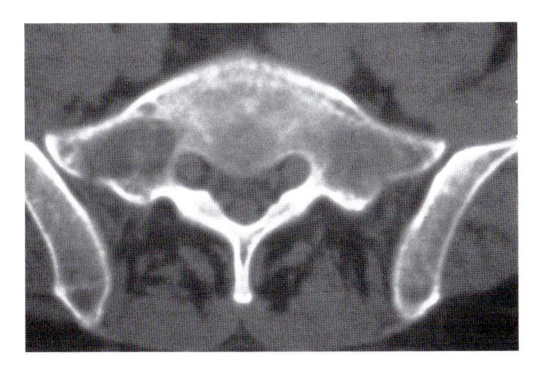

Abb. 17.6 **Metastase in der rechten Massa lateralis des Os sacrum.** Die Metastase hat lediglich zu einer Markraumverdrängung und Zerstörung der Trabekelstruktur geführt, ließ die Kortikalis jedoch intakt.

411

Lymphome

Häufigkeit: 0,1–10% aller Patienten mit einem Non-Hodgkin-Lymphom.
Wegweisender bildmorphologischer Befund: Sehr variabel. Befall aller 3 Kompartimente einschließlich Knochenbefall möglich, häufige Erscheinungsform ist ein sekundäres Einwachsen von paraspinal, evtl. bereits nativ hyperdens und KM anreichernd.
Prozedere: Nativ und KM-Aufnahme, Darstellung im Knochenfenster.
Einsatz anderer Methoden: MRT zur Darstellung der gesamten Wirbelsäule, sensitivstes Verfahren zum Nachweis eines Markraumbefalls.
Fragen, die der Befund beantworten muss:
- Kraniokaudale Ausdehnung?
- Ausmaß der Rückenmarkkompression?
- Ossäre Destruktion oder drohende Instabilität?

Pathogenese

Ebenso wie die Metastasen eines soliden Primärtumors kann ein Lymphom in allen spinalen Kompartimenten vorkommen. Es kann dort entweder als Primärlokalisation oder als metastatische Absiedelung auftreten. Je nach Kompartiment kann die Erscheinungsform eines Lymphoms mitunter schwer von anderen umschriebenen Raumforderungen oder diffus infiltrierenden Prozessen zu unterscheiden sein. Die häufigste Form ist eine Infiltration des Knochens und eine Invasion des Spinalkanals durch die Foramina intervertebralia, ausgehend von retroperitonealen oder paravertebralen Lymphomen. Ein intraspinales Wachstum kann zu einer Kompression von Gefäßen oder zu einer direkten Rückenmarkkompression führen. Hierzu es kann jedoch auch als Folge einer Wirbelkörperdestruktion kommen. Bei einem Knochenbefall der Wirbelkörper sind oft ausgedehnte Destruktionen neben sklerosierten Arealen zu erkennen.

Weitere Formen des Lymphombefalls sind:
- leptomeningeale Aussaat eines primären ZNS-Lymphoms (meist diffus, selten auch fokal),
- primär intramedulläres Lymphom (extrem selten).

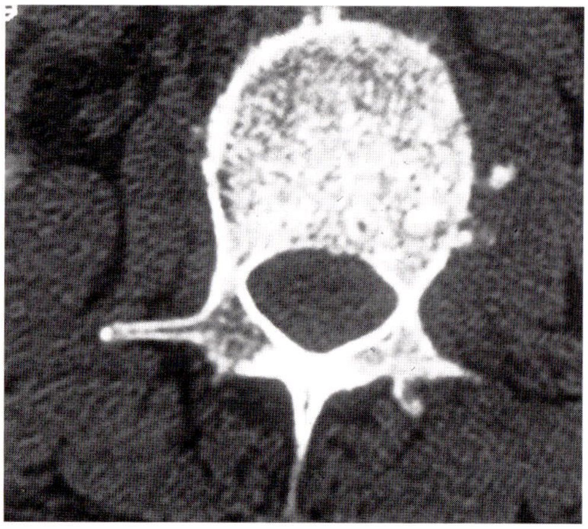

Häufigkeit

Spinale Lymphommanifestationen kommen bei 0,1–10% aller Patienten mit einem Non-Hodgkin-Lymphom vor. Die Häufigkeit eines ZNS-Befalls, v.a. aber der primären ZNS-Lymphome, hat durch die Zunahme der HIV-Infektion und immunsupprimierter Patienten in den letzten 10–15 Jahren deutlich zugenommen. Zugleich sank auch der Altersgipfel von 40–70 Jahre auf derzeit 30–40 Jahre.

Klinik

Die Klinik wird durch das Ausmaß der Rückenmarkkompression bzw. durch die Folgen einer Gefäßkompression bestimmt und reicht bis zu einem kompletten Querschnittsyndrom.

CT-Morphologie

Das Lymphom ist je nach seiner Lage und dem Ausbreitungsmuster oft kaum von anderen Erkrankungen zu unterscheiden. Bei einem rein ossären Befall ist es schwer von Metastasen anderer Tumoren zu unterscheiden, kann jedoch neben einer ausgedehnten Knochendestruktion auch sklerosierte Areale aufweisen. Insbesondere beim Morbus Hodgkin kann eine bereits im konventionellen Röntgenbild erkennbare Sklerosierung zu einem Elfenbeinwirbel führen (Abb. 17.7).

Ein von retroperitoneal nach intraspinal vorwachsendes Lymphom bereitet aufgrund seines Wachstumsmusters bei meist gleichzeitig bestehenden retroperitonealen Lymphknotenveränderungen differenzialdiagnostisch weniger Probleme. Bei einer leptomeningealen Aussaat ist die Lymphadenopathie als diffus flächige oder mikronodulär disseminierte KM-Anreicherung zu erkennen.

> Bei einem rein ossären Befall ist das Lymphom schwer von Metastasen anderer Tumoren zu unterscheiden.

Abb. 17.7 Morbus Hodgkin. Knochenfensterdarstellung eines Elfenbeinwirbels.

Extradurale Raumforderungen

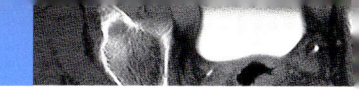

Ein primär intramedulläres Wachstum ist extrem selten und von einem Gliom kaum zu unterscheiden. Die Tatsache, dass primäre ZNS-Lymphome aufgrund ihrer hohen Zelldichte oft bereits nativ hyperdens sind, ist bei einem spinalen Befall aufgrund der räumlichen Enge und aufgrund von Partialvolumen- und Strahlenaufhärtungseffekten weniger hilfreich als bei intrazerebralen Lymphomen.

Allen Lokalisationen gemeinsam ist eine meist kräftige KM-Anreicherung, insbesondere in den Spätaufnahmen.

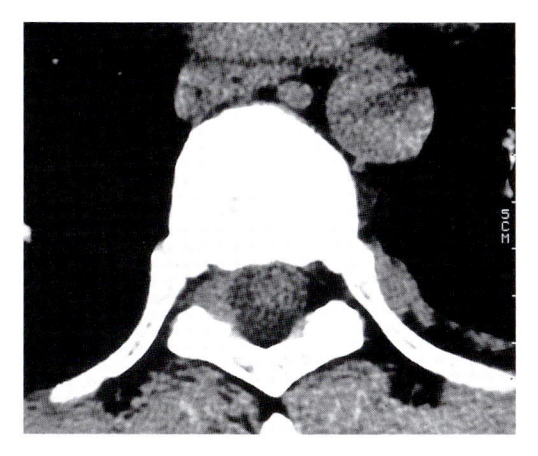

Abb. 17.8 **Thorakal epidurales Wachstum eines Non-Hodgkin-Lymphoms.** Deutlich zu erkennen ist die Auffüllung des Epiduralraums rechts des Duralsacks. Das epidurale Fett ist in diesem Bereich durch weichteildichtes Material verdrängt.

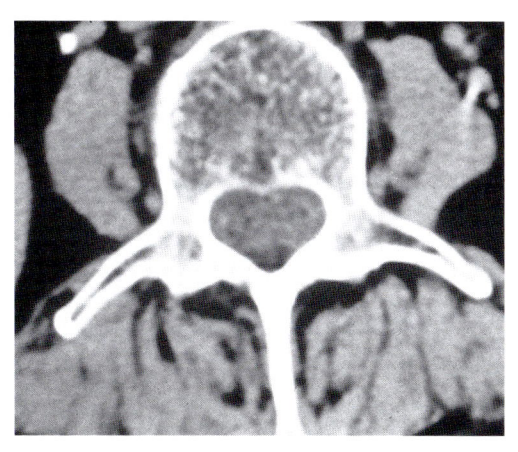

Abb. 17.9 **Intradurales Wachstum eines Non-Hodgkin-Lymphoms.** Das native CT der LWS ist in diesem Fall schwer zu interpretieren. Lediglich in Kenntnis der Diagnose fällt auf, dass der intradurale Raum, der auf dieser Höhe normalerweise nur Liquor und die Kaudafasern enthält, nahezu homogen hyperdens erscheint.

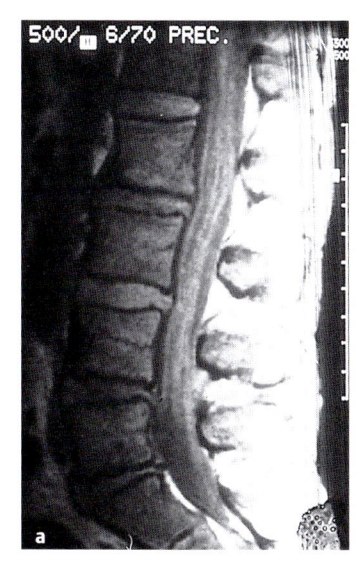

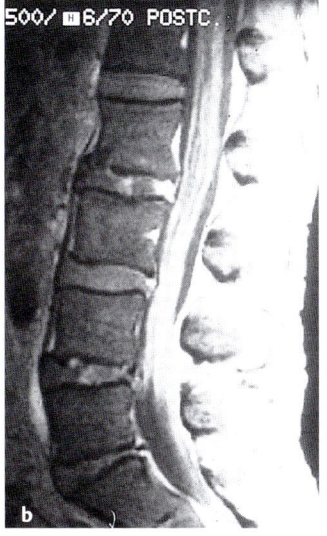

Abb. 17.10 a u. b **Diffuse subarachnoidale Lymphomaussaat.** Die zweidimensionalen sagittalen T1w Flash-Sequenzen zeigen bereits nativ und noch besser nach KM-Gabe eine Auffüllung nahezu des gesamten spinalen Subarachnoidalraums mit Lymphomgewebe.

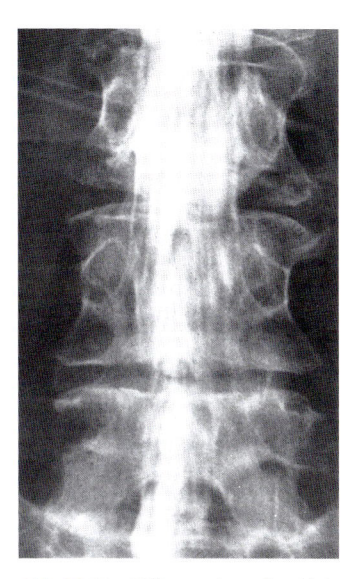

Abb. 17.11 **Diffuse subarachnoidale Lymphomaussaat.** Die lumbale Myelographie des gleichen Patienten wie in Abb. 17.10 zeigt ebenfalls eine diffuse subarachnoidale Lymphomaussaat.

17 Tumoren und Raumforderungen

Osteogene extradurale Raumforderungen

Chordom

Häufigkeit: Selten.
Wegweisender bildmorphologischer Befund: Destruktion eines oder mehrerer Wirbelkörper bzw. des Os sacrum, begleitender Weichteiltumor, KM-Anreicherung.
Prozedere: Dünnschichtig Post-KM, Knochenfensterdarstellung.
Einsatz anderer Methoden: MRT oder Knochenszintigraphie zum Ausschluss weiterer Läsionen bei Differenzialdiagnose Metastasen, Abgleich mit konventionellen Aufnahmen.
Fragen, die der Befund beantworten muss:
- Tumorausdehnung und segmentale Zuordnung?
- Instabilität?
- Rückenmarkkompression?

Pathogenese

Chordome sind seltene Tumoren, die sich von Resten der primitiven Chorda dorsalis (Notochord, entwickelt sich in der 4–7. Woche) ableiten. Im Normalfall differenziert sich die Chorda dorsalis zum Nucleus pulposus der Bandscheibe aus. Bildet sich jedoch aus Resten der Chorda ein Chordom, so befindet sich der Tumor am häufigsten an den Enden der ehemaligen Chorda dorsalis. Auf diese Weise entstehen das Klivuschordom (Abb. 17.**12**), das Chordom der HWS oder ein sakrokokzygeales Chordom.

Zur Dignität des Chordoms gibt es in der Literatur unterschiedliche Angaben. In vielen Quellen wird der Tumor als benigne bezeichnet, wenngleich er lokal sehr aggressiv und destruierend wächst. Er weist darüber hinaus eine hohe Rezidivrate auf. Fernmetastasen in der Lunge, den Knochen, der Leber und den Lymphknoten kommen ebenfalls vor.

Häufigkeit

Chordome sind relativ seltene Tumoren. Sie machen 1–4 % der „malignen" Knochentumoren aus, ihre Inzidenz beträgt 1 : 2 Mio. Während die geschlechtsbezogene Häufigkeitsverteilung bei den sphenookzipitalen Chordomen 1 : 1 ist, sind sakrokokzygeale und vertebrale Chordome bei Männern etwa doppelt so häufig wie bei Frauen. Der Altersgipfel liegt in der 5. Dekade.

Vertebrale Chordome machen 15–20 % aller Chordome aus. Am häufigsten treten sie an der HWS auf, am zweithäufigsten an der LWS.

Klinik

Ein häufiges, wenn auch unspezifisches Symptom sind Schmerzen. Diese können lokal auftreten oder radikulär ausstrahlen. Im weiteren Verlauf kommt es häufig zu einer Rückenmark- oder Konus-Kauda-Kompression. Allerdings können auch große sakrokokzygeale Chordome mit nur geringen klinischen Symptomen einhergehen.

> Chordome sind am häufigsten an den Enden der ehemaligen Chorda dorsalis zu finden.

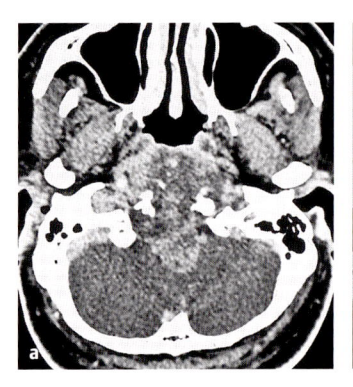

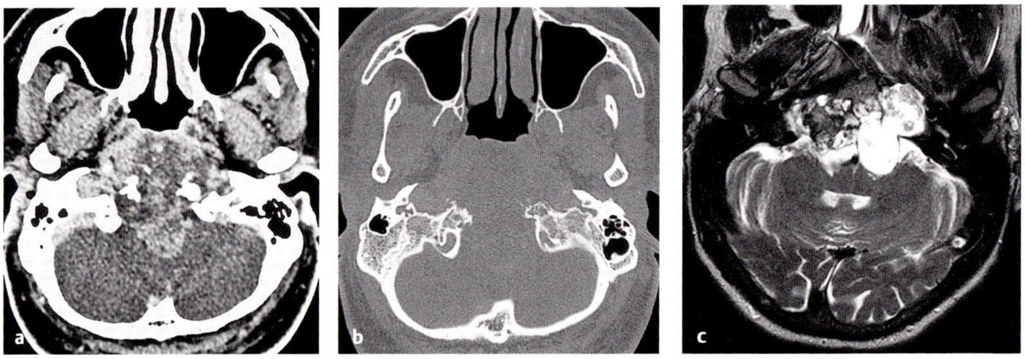

Abb. 17.12a–c Klivuschordom.
a, b Tumor mit vollständiger Destruktion des Klivus und ausgedehnter raumfordernder Wirkung.
c Klivuschordom eines anderen Patienten im transversalen T2w Bild. Chordome haben meist ein sehr inhomogenes und irreguläres Bild.

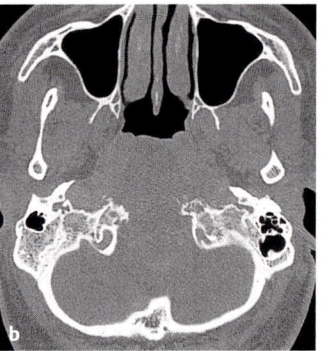

Extradurale Raumforderungen

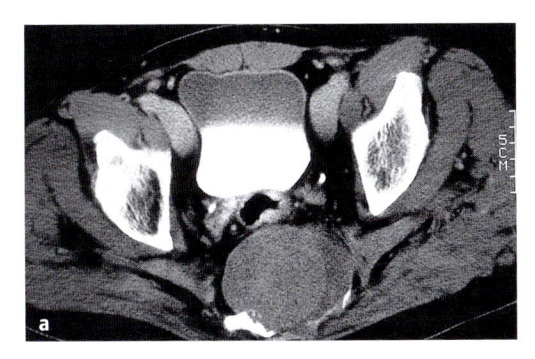

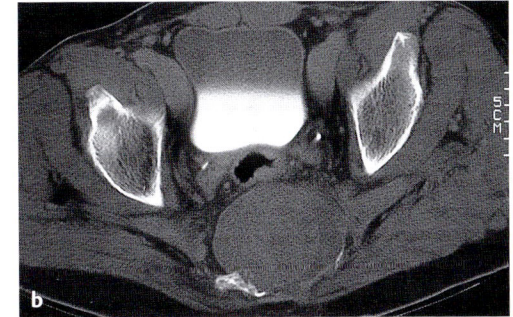

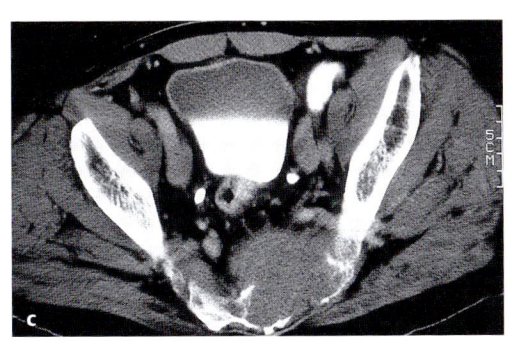

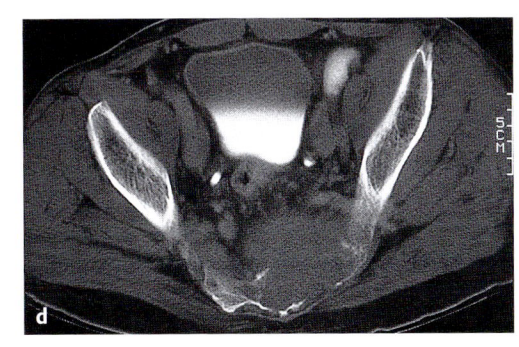

Abb. 17.13 a–d **Großes sakrales Chordom.** Weitgehende Arrosion der linken Massa lateralis des Os sacrum. Darstellung in Knochen- und Weichteilfenstertechnik.

CT-Morphologie

Häufig findet sich eine vollständige Destruktion eines oder mehrerer Wirbelkörper bzw. von Teilen des Os sacrum (Abb. 17.13). Der Zwischenwirbelraum wird dabei als Grenze nicht respektiert. An den Tumor grenzt mitunter zusätzlich ein ausgedehnter Weichteiltumor an. Ein intraspinaler Tumoranteil kann zu einer Kompression von Rückenmark oder Nervenwurzeln führen.

Der Tumor ist oft bereits nativ hyperdens, die trabekuläre Struktur der Wirbelkörper vollständig zerstört. Die meisten Chordome reichern i.v. verabreichtes KM an.

> Ein intraspinaler Tumoranteil kann zu einer Kompression von Rückenmark oder Nervenwurzeln führen.

Eosinophiles Granulom

Häufigkeit: Selten, jenseits des 30. Lebensjahres praktisch auszuschließen.
Wegweisender bildmorphologischer Befund: Zentral hyperdense (Sequester), scharf berandete, nicht sklerosierte Osteolyse; wenig oder keine Weichteil- oder Periostreaktion, „Vertebra plana".
Prozedere: Dünnschichttechnik, Knochenfensterdarstellung.
Einsatz anderer Methoden: Konventionelle Aufnahmen anderer Skelettabschnitte, insbesondere der Schädelkalotte, zum Nachweis multipler Läsionen.
Fragen, die der Befund beantworten muss:
- Lage und Ausdehnung der Läsion?
- Zeichen der Instabilität?

Pathogenese

Das eosinophile Granulom gehört ebenso wie die Abt-Letterer-Siwe- und die Hand-Schüller-Christian-Krankheit zu den granulomatösen Erkrankungen, die unter dem Überbegriff „Histiocytosis X" zusammengefasst werden. Es ist die mildeste Verlaufsform der Histiocytosis X.

Histologisch liegt beim eosinophilen Granulom eine lokale Infiltration des Knochens mit mononuklearen und eosinophilen Granulozyten in Form eines Weichteiltumors vor. Dieser führt im Verlauf der Erkrankung zu einer Lyse des Knochens.

Häufigkeit

Das eosinophile Granulom tritt fast ausschließlich im Kindesalter bzw. im frühen Erwachsenenalter auf. Als hilfreiche Regel für den praktischen Gebrauch lässt sich sagen, dass bei Patienten über 30 Jahren das eosinophile Granulom aus der Liste der möglichen Differenzialdiagnosen gestrichen werden sollte. Der Altersgipfel liegt bei etwa 5–10 Jahren, Männer sind im Verhältnis 3 : 2 bevorzugt erkrankt. Bei 50–75% der Fälle liegt ein monostotischer Befall vor. Die Wirbelsäule ist mit 20–25% nach der Schädelkalotte und der Mandibula die dritthäufigste Lokalisation.

Klinik

Meist sind lokale Schmerzen das Hauptsymptom. Therapeutisch besteht die Möglichkeit zur Resektion solitärer Läsionen. Bei multiplen Läsionen sollte eine Chemotherapie oder eine niedrig dosierte Bestrahlung durchgeführt werden, wenn eine Instabilität der betroffenen Wirbelkörper droht. Der Tumor weist manchmal aber auch eine Tendenz zur Spontanremission auf.

CT-Morphologie

Das eosinophile Granulom tritt im CT als osteolytische Knochenläsion in Erscheinung und führt häufig zu einer drastischen Höhenminderung eines Wirbelkörpers. Hiervon bleiben die Wirbelbögen meist ausgespart. Schließlich entsteht eine Vertebra plana, typischerweise an der BWS. Häufig ist eine zentrale Hyperdensität als Folge einer Sequestrierung von Knochenmaterial innerhalb eines Weichteiltumors zu erkennen. Die Ränder der Osteolyse sind relativ scharf begrenzt, jedoch nicht sklerosiert. Es gibt meist wenig oder keine erkennbare Weichteil- oder Periostreaktion.

> Bei einer Erkrankung jenseits des 30. Lebensjahres kann man ein eosinophiles Granulom praktisch ausschließen.

> Beim eosinophilen Granulom entsteht typischerweise an der BWS eine Vertebra plana.

Riesenzelltumor/Osteoklastom

Häufigkeit: Selten, Wirbelsäule ist nur in 5% der Fälle primär betroffen.
Wegweisender bildmorphologischer Befund: Expansiver, destruierend wachsender Tumor mit Kortikalisdestruktion, kein Sklerosesaum. Inhomogene KM-Anreicherung.
Prozedere: Dünnschichttechnik, i.v. KM-Gabe, Knochenfenstertechnik.
Einsatz anderer Methoden: Konventionelle Aufnahmen, Knochenszintigraphie.
Fragen, die der Befund beantworten muss:
- Ausdehnung und Lage (evtl. auf der Haut markieren)?
- Begleitender intraspinaler Weichteiltumor?
- Instabilität oder Frakturgefahr?

Pathogenese

Der Riesenzelltumor ist ein lokal aggressiv wachsender primärer Knochentumor, der von den Osteoklasten ausgeht und daher auch als Osteoklastom bezeichnet wird. Die Wirbelsäule ist nur in 5% der Fälle primär betroffen. Radiologisch, klinisch und oft auch histologisch ist eine sichere Einschätzung der Dignität nicht möglich. Auch nach radikaler chirurgischer Resektion neigen benigne wie maligne Varianten zu einer hohen Rezidivrate. Insgesamt sind etwa 15% der Fälle als maligne einzustufen.

Morphologisch handelt es sich um eine knöcherne Destruktionszone, in der sich ein grau-rotes, weiches Tumorgewebe befindet, das Zysten, Blutungen und Nekrosen beinhalten kann. Die Kortikalis ist meist von innen her ausgedünnt, ohne dass sich um die Destruktionszone ein Sklerosesaum nachweisen lässt. Eine Periostreaktion kann vorhanden sein.

Wichtiges differenzialdiagnostisches Kriterium ist, dass Riesenzelltumoren immer von den bereits verschlossenen Epiphysenfugen ausgehen. Das bedeutet, dass sie erst nach Abschluss des Skelettwachstums vorkommen.

Meist liegt der Riesenzelltumor in den Epiphysen der langen Röhrenknochen. In der Wirbelsäule ist das Os sacrum ein häufiger Befallsort. In der Regel ist zunächst der Wirbelkörper betroffen, sekundär dehnt sich der Tumor auf die Wirbelbögen aus. Begleitende Weichteiltumoren kommen vor.

Häufigkeit

Insgesamt ist das Osteoklastom ein seltener Tumor, insbesondere in der Wirbelsäule. Bevorzugt tritt der Tumor zwischen dem 20. und 40. Lebensjahr auf, am häufigsten in der 3. Lebensdekade. Frauen sind ca. 2-mal häufiger betroffen als Männer.

> Riesenzelltumoren gehen immer von den bereits verschlossenen Epiphysenfugen aus.

Klinik

Häufiges und unspezifisches Symptom sind lokale Schmerzen, eine Bewegungseinschränkung und evtl. eine pathologische Kompressionsfraktur. Bei einem intraspinalen oder paravertebralen Weichteiltumor kann im Verlauf des Tumorwachstums eine Rückenmark- oder Wurzelkompressionssymptomatik auftreten.

Die Therapie richtet sich nach dem histologischen Grading des Tumors und reicht von sorgfältiger Kürettage bei einem benignen Riesenzelltumor bis zu einer radikalen Tumorentfernung bei der malignen Variante.

CT-Morphologie

Im CT zeigt sich der Riesenzelltumor als ein expansiver, destruierend wachsender Tumor, der häufig zu einer Kortikalisdestruktion führt. Typischerweise ist jedoch kein Sklerosesaum nachweisbar. Ein begleitender Weichteiltumor ist möglich. Nach KM-Gabe ist eine meist inhomogene Anreicherung nachweisbar. Eine Beurteilung der Dignität allein aufgrund bildgebender Verfahren ist nicht möglich.

> Eine Beurteilung der Dignität aufgrund bildgebender Verfahren ist nicht möglich und auch histologisch oft unsicher.

Osteoidosteom/Osteoblastom

Häufigkeit: Relativ häufig, ca. 40% der benignen und 1,4% der Wirbelsäulentumoren.
Wegweisender bildmorphologischer Befund: Expansives Wachstum, zentral gefäßreicher KM anreichernder Nidus, umgebende Sklerosezone.
Prozedere: Dünnschichttechnik, i.v. KM-Gabe, Knochenfenstertechnik.
Einsatz anderer Methoden: Zentraler Nidus oft konventionell gut zu erkennen, Knochenszintigraphie mit deutlicher Anreicherung.
Fragen, die der Befund beantworten muss:
- Lage (evtl. auf der Haut markieren)?
- Instabilität?
- Droht eine Rückenmark- oder Wurzelkompression?
- Weitergehende Diagnostik zum Ausschluss multipler Läsionen (z. B. Szintigraphie).

Pathogenese

Das Osteoidosteom und das Osteoblastom treten bevorzugt im Adoleszentenalter auf und bevorzugen bei einem Befall der Wirbelkörper meist die Bogenwurzeln.

Osteoidosteom. Beim Osteoidosteom handelt es sich um einen benignen Tumor, der von den Osteoblasten ausgeht. Histologisch bietet nur der zentrale Nidus das Bild eines Osteoidosteoms mit einem rundlichen Herd in der Spongiosa, umgeben von einer sklerotischen Kompakta.

Der Tumor besteht aus zahlreichen, meist unverkalkten Osteoidtrabekeln. Diese sind umsäumt von Osteoblasten und Osteoklasten in einem kapillarreichen Stroma.

Osteoblastom. Das Osteoblastom unterscheidet sich vom Osteoidosteom histologisch in erster Linie durch einen ausgeprägteren Gefäßreichtum. Generell spricht man ab einer Größe von 15–20 mm von einem Osteoblastom. Aufgrund seiner Größe kann besonders das Osteoblastom auch zu einer Nervenwurzel- oder Rückenmarkkompression führen.

Häufigkeit

Osteoblastome treten in ca. 40% der Fälle, Osteoidosteome in ca. 25% der Fälle primär in der Wirbelsäule auf. Zusammen machen sie etwa 40% der benignen spinalen Knochentumoren und etwa 1,4% der vertebragenen Tumoren insgesamt aus. Männer sind doppelt so häufig betroffen wie Frauen. Der Altersgipfel liegt bei etwa 20–30 Jahren.

Klinik

Zu den bevorzugt nachts auftretenden Schmerzen, die gut auf Salicylate ansprechen, kommt es beim Wirbelsäulenbefall durch ein Osteoidosteom in nur 40% der Fälle, beim Osteoblastom in nur 25% der Fälle. Zweithäufigstes Symptom nach den Schmerzen in Ruhe und bei Bewegung ist eine schmerzhafte bzw. schmerzbedingte Skoliose. Deren Konvexität weist meist zur kontralateralen Seite. Radikulär ausstrahlende Schmerzen und/oder neurologische Defizite kommen ebenfalls vor. In einer Studie wiesen 22% der Patienten mit spinalen Osteoidosteomen neurologische Defizite auf. Umgekehrt hatten 28%

> Besonders das Osteoblastom kann zu einer Nervenwurzel- oder Rückenmarkkompression führen.

der Patienten mit spinalen Osteoblastomen Zeichen einer Myelopathie.

Obwohl es sich in beiden Fällen um benigne Knochentumoren handelt, ist dennoch aufgrund der teils heftigen Schmerzen eine vollständige chirurgische Exzision angezeigt.

> An der Wirbelsäule sind meist die Bogenwurzeln betroffen.

CT-Morphologie

Beide Tumoren sind im CT als typischerweise expansiv wachsender Tumor erkennbar, der häufig primär die Bogenwurzel betrifft. Zentral weist der Tumor einen gefäßreichen, und daher KM anreichernden Nidus auf, der von einer Sklerosezone umgeben ist.

Aneurysmatische Knochenzyste

Häufigkeit: Zweithäufigster benigner Wirbelsäulentumor, weibliche Prädominanz, Patienten meist unter 30 Jahren.
Wegweisender bildmorphologischer Befund: Nativ hypodense, expansive, überwiegend zystische Raumforderung mit inhomogener Binnenstruktur. Intensive inhomogene KM-Anreicherung. Manchmal muschelschalenartige Periostverkalkung.
Prozedere: Dünnschichttechnik, Nativ- und KM-Aufnahme (evtl. als Bolus), Knochenfenstertechnik.
Einsatz anderer Methoden: Im MRT Nachweis von Einblutungen und Flüssigkeitsspiegeln möglich. Konventionelle Röntgenaufnahme.
Fragen, die Befund beantworten muss:
- Ausdehnung und Lage (evtl. auf der Haut markieren)?
- Intraspinale Raumforderung?
- Frakturgefahr?

Pathogenese

Die aneurysmatische Knochenzyste ist eine benigne, osteolytische Knochenläsion. Im Gegensatz zur juvenilen Knochenzyste tritt sie jedoch nicht primär, sondern als Reaktion auf eine Vorschädigung des Knochens auf. Sie kann allerdings auch begleitend bei einem Riesenzelltumor oder einer fibrösen Dysplasie vorkommen. Diese Auffassung wird jedoch nicht von allen Autoren geteilt, da sie z. B. nicht gut erklärt, warum 90 % oder mehr der Patienten unter 30 Jahre alt sind.

Die aneurysmatische Knochenzyste tritt bevorzugt in der Wirbelsäule (ca. 30 %), den langen Röhrenknochen und im Becken auf. Morphologisch liegt meist eine exzentrische Osteolyse mit oft expansivem Wachstum vor, an die eine hernienartige Periostaussackung angrenzt, die die Kortikalis durchbricht und am Knochen entlang bienenkorbartig benachbarte Wirbelkörper mit einbezieht. Sie täuscht so eine Ausbreitung über mehr als einen Wirbel vor. Die dorsalen Wirbelkörperanteile sind häufiger betroffen.

Häufigkeit

Die aneurysmatische Knochenzyste ist der zweithäufigste benigne Tumor der Wirbelsäule. 20–30 % der aneurysmatischen Knochenzysten liegen in der Wirbelsäule. Prädilektionsstellen sind die dorsalen Anteile der Wirbelkörper der unteren BWS und der oberen LWS. Die Mehrzahl der Patienten ist unter 30 Jahre alt. Am häufigsten ist das weibliche Geschlecht im 2. Lebensjahrzehnt betroffen.

Klinik

Meist liegt eine schmerzhafte Schwellung oder eine lediglich lokale Schmerzempfindung vor. In bis zu 5 % der Fälle tritt eine pathologische Fraktur auf.

CT-Morphologie

Typischerweise stellen sich aneurysmatische Knochenzysten als hypodense expansive Raumforderungen mit zystischem Charakter und inhomogener Binnenstruktur dar. Nach KM-Gabe, insbesondere in Form eines Bolus, ist eine intensive und inhomogene Anreicherung charakteristisch (Abb. 17.**14**, Abb. 17.**15**).

> Die aneurysmatische Knochenzyste kann sich subperiostal ausbreiten und eine Beteiligung mehrerer Wirbel vortäuschen.

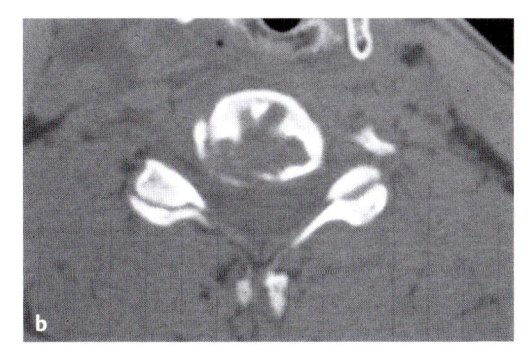

Extradurale Raumforderungen

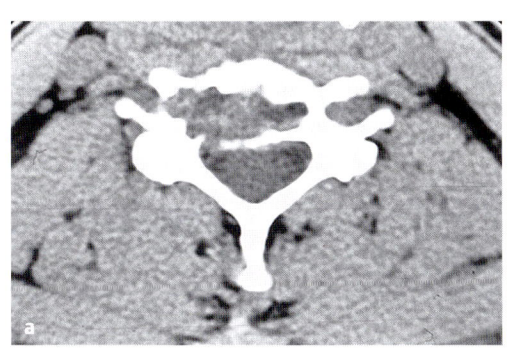

Abb. 17.14a u. b Aneurysmatische Knochenzyste. Typischer Befund einer großen intraossären, expansiv osteolytisch wirkenden Raumforderung ohne Sklerosesaum, die die Kortikalis durchbricht, jedoch noch zu keiner intraspinalen Raumforderung geführt hat. Nach KM-Gabe zeigt sich ein meist kräftiges, inhomogenes Anreicherungsmuster.

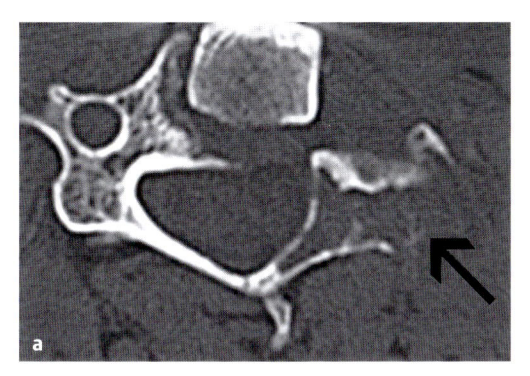

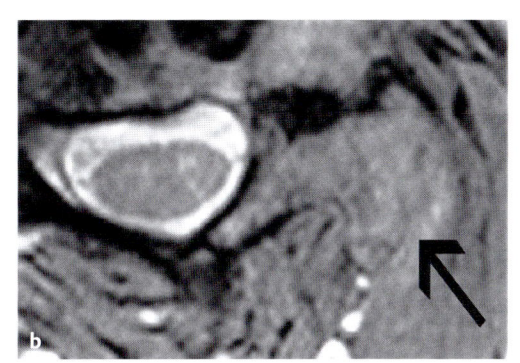

Abb. 17.15a u. b Zervikale aneurysmatische Knochenzyste. CT (**a**) und MRT (T2w, **b**). Die aneurysmatische Knochenzyste erstreckt sich longitudinal über mehrere Wirbelkörper (Pfeile).

Wirbelkörperhämangiom

Häufigkeit: Häufigster gutartiger Wirbelsäulentumor, ca. 9–12 % der Bevölkerung, häufiger Nebenbefund.
Wegweisender bildmorphologischer Befund: Punktförmige Betonung der hypertrophierten Trabekel im Transversalschnitt, KM-Anreicherung möglich, jedoch nicht zwingend.
Prozedere: Dünnschichttechnik, Knochenfenstertechnik.
Einsatz anderer Methoden: Im konventionellen Röntgenbild erkennbar, wenn mindestens ein ⅓ eines Wirbelkörpers betroffen ist. In der MRT stellen sich lipomatös veränderte Hämangiome T1w und T2w hyperintens dar, expansive Hämangiome sind T1w isointens und T2w hyperintens. Mit Knochenszintigraphie Nachweis von Kompressionsfrakturen.
Fragen, die der Befund beantworten muss:
- Bestätigung oder Widerlegung der Verdachtsdiagnose „Wirbelkörperhämangiom"?
- Kompressionsfraktur oder Frakturgefährdung?
- Expansives Wachstum mit Rückenmark- oder Wurzelkompression?

Pathogenese

Kavernöse Hämangiome sind benigne Knochenläsionen. Sie treten oft multipel auf und ihre Zahl nimmt mit fortschreitendem Alter zu. In etwa ⅓ der Fälle sind bis zu 5 nicht zusammenhängende Etagen befallen. Am häufigsten sind die untere BWS und die obere LWS betroffen. Zervikale Wirbelkörperhämangiome sind extrem selten.

In je 25 % der Fälle ist entweder nur der Wirbelkörper oder nur der Wirbelbogen betroffen, in 50 % der Fälle beide Strukturen. Sehr selten kommen auch ausschließlich extradurale Hämangiome vor.

Histologisch verdrängen die Gefäße des Hämangioms den normalen Markraum und führen so zu einer hypertrophen Sklerosierung der Knochentrabekel. Diese Sklerosierung verläuft bevorzugt in kraniokaudaler Orientierung und führt zum klassischen strähnigen Erscheinungsbild eines Hämangiomwirbels im konventionellen Röntgenbild und auch im CT

> Kavernöse Hämangiome betreffen am häufigsten die untere BWS und die obere LWS.

(Abb. 17.16, Abb. 17.17, Abb. 17.18). Eine maligne Transformation kommt nicht vor.

Häufigkeit

Die geschätzte Inzidenz kavernöser Wirbelkörperhämangiome beträgt 9–12% in der Gesamtbevölkerung. Im höheren Alter werden sie häufiger. Frauen sind etwa doppelt so oft betroffen wie Männer.

Klinik

Die Mehrzahl der Betroffenen ist asymptomatisch. Am häufigsten werden Hämangiome als Zufallsbefunde gefunden. Selten kann jedoch ein progredientes neurologisches Defizit auftreten, das folgende Ursachen haben kann:

- subperiostales intraspinales Wachstum oder Expansion des betroffenen Knochenanteils, z. B. der Pedunculi, führt zu einer symptomatischen Spinalkanalstenose,
- Spontanblutungen können ein akutes spinales epidurales Hämatom verursachen,
- Kompressionsfrakturen des betroffenen Wirbelkörpers sind äußerst selten.

CT-Morphologie

Typisch ist die punktförmige Zeichnung der hypertrophierten Trabeculae im Transversalschnitt („Polka-Dot"). Eine KM-Anreicherung ist möglich, jedoch nicht zwingend vorhanden. Die CT ist die Methode der ersten Wahl zur Diagnosestellung.

> Typisch ist die punktförmige Zeichnung der hypertrophierten Trabeculae im Transversalschnitt („Polka-Dot")

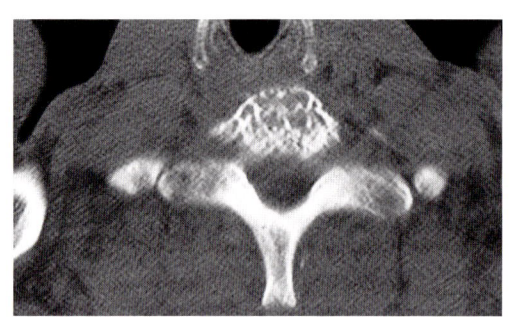

Abb. 17.16 **Zervikaler Hämangiomwirbel.** Die typische, im Transversalschnitt punktförmige Hypertrophie der Trabekel ist deutlich zu erkennen.

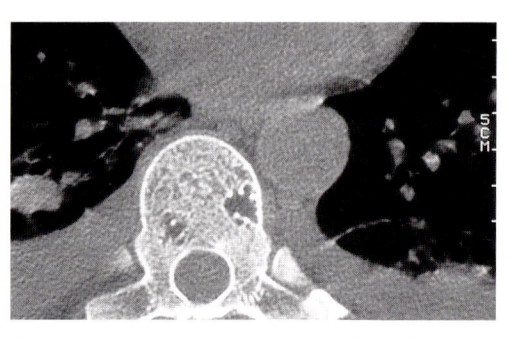

Abb. 17.17 **Hämangiom der BWS.** Neben den einen kompletten Wirbelkörper betreffenden Hämangiomen treten auch umschriebene Befunde auf, die meist im konventionellen Röntgenbild nicht zu erkennen sind, wie bei diesen 2 kleineren Hämangiomen in der BWS.

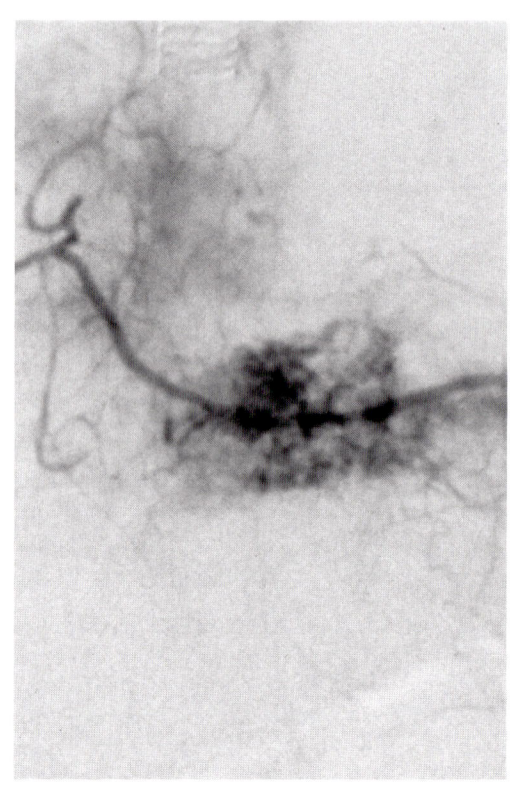

Abb. 17.18 **Hämangiomwirbel.** Darstellung in der Katheterangiographie.

Extradurale Raumforderungen

Osteosarkom

Häufigkeit: Zweithäufigster maligner Knochentumor, in der Wirbelsäule jedoch extrem selten.
Wegweisender bildmorphologischer Befund: Destruktiv wachsende Raumforderung, ausgedehnte Weichteilanteile, Nekrosen, eingeblutete Zysten, kräftige KM-Anreicherung.
Prozedere: Dünnschichttechnik, KM-Gabe, Knochenfenstertechnik.
Einsatz anderer Methoden: MRT ist v.a. zur Verlaufskontrolle am besten geeignet. Konventionelle Röntgendiagnostik.
Fragen, die der Befund beantworten muss:
- Lage und Ausdehnung?
- Instabilität und mögliche Frakturgefahr?
- Rückenmarkkompression?

Pathogenese

Das Osteosarkom ist eine maligne Knochengeschwulst, bei der aus dem sarkomatösen Stroma maligne Osteoblasten ausdifferenzieren. Histologisch werden verschiedene Typen des Osteosarkoms unterschieden. Die häufigsten Formen sind:
- osteoblastisches Osteosarkom,
- chondroblastisches Osteosarkom,
- fibroblastisches Osteosarkom.

Seltenere Formen sind:
- Paget-Osteosarkom,
- Strahlenosteosarkom.

Die seltenen Sonderformen treten bevorzugt im höheren Lebensalter auf. Hierzu zählen:
- parosteales Osteosarkom,
- periostales Osteosarkom,
- teleangiektatisches Osteosarkom.

Abgesehen vom parostealen Osteosarkom ist bei allen Formen die Prognose sehr schlecht.
  Das Osteosarkom befällt bevorzugt ist die gelenknahe Metaphyse der langen Röhrenknochen, kann jedoch grundsätzlich überall im Skelett auftreten, so auch in der Wirbelsäule.

Häufigkeit

Das Osteosarkom ist nach dem Plasmozytom der zweithäufigste maligne Knochentumor. Ein Befall der Wirbelsäule ist extrem selten, da bei Jugendlichen hauptsächlich die langen Röhrenknochen wie Femur und Tibia und im höheren Alter auch platte Knochen wie Becken und Skapula betroffen sind (Tab. 17.1). Grundsätzlich kann der Tumor jedoch überall im Skelettsystem und auch multipel auftreten.

Klinik

Führende Symptome sind:
- Schmerzen,
- Schwellung,
- Fieber,
- Erhöhung der alkalischen Phosphatase.

Beim zentralen Osteosarkom tritt in bis zu 25% der Fälle ein Diabetes mellitus als paraneoplastisches Syndrom auf.

CT-Morphologie

Typischerweise handelt es sich um einen destruktiv wachsenden Tumor, oft mit ausgedehntem Weichteilanteil. Ein Nebeneinander von Destruktion und Neoossifikation sowie Nekrosen und teils eingebluteten zystischen Anteilen ist möglich. Nach KM-Gabe findet sich eine kräftige Anreicherung, insbesondere beim teleangiektatischen Subtyp.

Tabelle 17.1 Häufigkeitsverteilung beim Osteosarkom

	Altersverteilung (Jahre)	Geschlechtsverteilung (m : w)
zentrales Osteosarkom	10–25, > 60	3 : 2
paraosteales Osteosarkom	12–58	2 : 3
periosteales Osteosarkom	10–20 (13–70)	2 : 3
teleangiektatisches Osteosarkom	20–30	m > w

> Bei der Kombination aus Diabetes mellitus und Knochenschmerzen muss auch an ein zentrales Osteosarkom gedacht werden.

Fibröse Dysplasie

> An der Wirbelsäule kommt am häufigsten die polyostotische Form der fibrösen Dysplasien vor.

Häufigkeit: Selten, ca. 1% aller fibrösen Dysplasien liegen in der Wirbelsäule.
Wegweisender bildmorphologischer Befund: Uneinheitliches Erscheinungsbild: Kortikalisausdünnung, expansives Wachstum, Knochendeformierung, zentrale Verkalkungen, Zysten, Sklerosen. Typischerweise keine Periostreaktion oder KM-Anreicherung.
Prozedere: Dünnschichttechnik, Knochenfenstertechnik.
Einsatz anderer Methoden: Konventionelle Röntgendiagnostik, MRT zur Verlaufskontrolle am besten geeignet. Knochenszintigraphie als Screeninguntersuchung beim polyostotischen Typ.
Fragen, die der Befund beantworten muss:
- Lage und Ausdehnung?
- Instabilität und Frakturgefahr?
- Rückenmarkkompression?

Häufigkeit

Ungefähr 1% aller fibrösen Dysplasien kommt in der Wirbelsäule vor, wobei man hier am häufigsten die polyostotische Form antrifft. Dabei ist die LWS etwa doppelt so häufig betroffen wie die HWS. Die übrigen Wirbelsäulenabschnitte werden nur selten befallen.

Beim monostotischen Typ findet sich eine gleichmäßige Altersverteilung, beim polyostotischen Typ liegt der Altersgipfel zwischen 3 und 15 Jahren. Für beide Formen gilt, dass 75% der betroffenen Patienten jünger als 30 Jahre sind.

Klinik

Oft sind die Patienten asymptomatisch oder haben nur wenig und unspezifische Symptome. Bei einer pathologischen Fraktur treten Schmerzen und evtl. neurologische Ausfälle infolge einer Rückenmark- oder Nervenwurzelkompression auf.

Pathogenese

Die fibröse Dysplasie ist eine benigne fibroossäre Erkrankung, deren Ursache bislang unbekannt ist. Es kommt zu einer Verdrängung des Markraums durch ein verwobenes Gemisch von fibromyxoidem Gewebe, Spindelzellen, Zysten und Knochentrabekeln. Grundsätzlich werden die häufigere *monostotische* (85%) und die seltenere *polyostotische* (15%) Form unterschieden.

Sonderformen sind die autosomal dominant vererbte Form eines symmetrischen Befalls von Mandibula und Maxilla, die aufgrund des engelsähnlichen Aussehens dieser Kinder als Cherubismus bezeichnet wird, sowie das McCune-Albright-Syndrom. Bei Letzterem kommt es zu einseitigen polyostotischen fibrösen Dysplasien, endokrinen Störungen und Café-au-lait-Flecken.

CT-Morphologie

> Bei der fibrösen Dysplasie fehlen eine Periostreaktion und eine KM-Anreicherung.

Die fibröse Dysplasie kann im CT wie auch im konventionellen Röntgenbild sehr unterschiedliche Erscheinungsbilder annehmen. Möglich sind erhebliche Kortikalisausdünnung, expansives Wachstum, Knochendeformierung, zentrale Verkalkungen, zystische Veränderungen und Sklerosierungen. Typischerweise fehlen bei der fibrösen Dysplasie jedoch eine Periostreaktion und eine KM-Anreicherung, sofern keine pathologische Fraktur vorliegt.

Plasmozytom (multiples Myelom, Morbus Kahler)

Häufigkeit: Häufigster maligner generalisierter Knochentumor, Wirbelsäule in 50% der Fälle beteiligt.
Wegweisender bildmorphologischer Befund: Multiple Osteolysen ohne Sklerosesaum (kann als Therapiefolge auftreten), Periostreaktionen nur bei Frakturen, KM-Anreicherung möglich.
Prozedere: Dünnschichttechnik, Knochenfenstertechnik.
Einsatz anderer Methoden: MRT ist die Methode der Wahl zum Screening und zur Verlaufskontrolle. Knochenszintigramm nicht indiziert.
Fragen, die der Befund beantworten muss:
- Lage und Ausdehnung?
- Instabilität und Frakturgefahr?
- Rückenmarkkompression?

Pathogenese

Das Plasmozytom ist der häufigste maligne generalisierte Knochentumor. Es geht von einem einzelnen Plasmazellklon des Knochenmarks aus und wird daher zu den B-Zell-Lymphomen gezählt. Es kann herdförmig oder als multiples Myelom multizentrisch, selten auch extramedullär auftreten. Grundsätzlich kann es überall dort entstehen, wo hämatopoetisches Knochenmark vorliegt. Die Prädilektionsstellen sind daher Wirbelkörper, Rippen, Kalotte, Skapula, Femur und Humerus.

Reife und unreife Plasmazellen können angrenzende Strukturen infiltrieren und zu Weichteiltumoren führen. Zirkulierende Prämyelomzellen können sich in einer histokompatiblen Umgebung – typischerweise dem Knochenmark – ansiedeln, reifen und als metastatische Absiedelungen expansiv zu wachsen beginnen (Abb. 17.**19**).

Morphologisch liegen meist herdförmige Spongiosadefekte und oft sichelförmige, rattenfraßähnliche Kortikalisdefekte vor. Diese sind mit einer weiß-grauen Tumormasse angefüllt, die aus einem dichten Zellkonglomerat aus normalen und atypischen pleomorphen Plasmazellen besteht. Die Defekte wirken insbesondere beim Befall der Schädelkalotte wie ausgestanzt, ein Sklerosesaum fehlt, was zu dem charakteristischen Röntgenbefund des Schrotschussschädels führt.

Am häufigsten sind die solitäre und die disseminierte Form des Plasmozytoms in den Wirbelkörpern zu finden. Typisch ist hierbei ein Befallsmuster, in dem die Bogenwurzeln ausgespart sind, da sich in ihnen kein rotes, hämatopoetisches Knochenmark befindet.

Häufigkeit

Die Inzidenz beträgt bei Europäern 1–2 : 100 000. Betroffen sind überwiegend Männer in der 6. und 7. Dekade. Eine Erkrankung vor dem 40. Lebensjahr tritt in weniger als 2% der Fälle auf. Eine Beteiligung der Wirbelsäule liegt in wenigstens 50% der Fälle vor.

Klinik

Häufige Symptome sind:
- Störungen des Immunsystems mit erhöhter Infektanfälligkeit,
- Anämie,
- Thrombozytopenie,
- Leukopenie,
- pathologische Frakturen,
- bewegungsabhängige Schmerzen,
- myloide und monoklonale Gammopathie mit Nierenversagen.

In 10% der Fälle treten intraspinale Raumforderungen mit Rückenmark- oder Nervenwurzelkompression auf.

CT-Morphologie

Meist multiple Osteolysen, Vergröberung der Trabekulierung, Befall unter Aussparung der Wirbelbögen. Es können paraspinale oder intraspinale begleitende Weichteiltumoren auftreten. Evtl. liegt eine generalisierte Osteoporose vor. Periostreaktionen treten typischerweise nur als Folge einer pathologischen Fraktur auf. Eine Sklerose der Plasmozytomherde ist primär in etwa 1–3% der Fälle, sonst als Folge einer Therapie möglich (Abb. 17.**20**, Abb. 17.**21**).

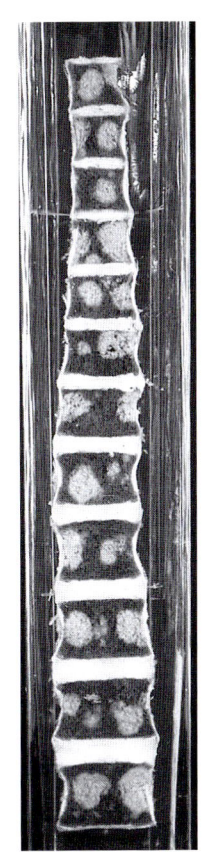

Abb. 17.19 **Pathologisches Präparat einer mit Plasmozytomherden diffus befallenen BWS im Koronarschnitt.** Die grau-weißen Nester, die zu einer Verdrängung des Markraums und zur Zerstörung der Knochentrabekel geführt haben, sind deutlich zu erkennen (mit freundlicher Genehmigung der Sammlung Pathologie der Charité).

Eine primäre Sklerose der Plasmozytomherde ist zwar möglich, aber sehr selten.

Das Plasmozytom spart die Bogenwurzeln aus, da sich in ihnen kein hämatopoetisches Knochenmark befindet.

17 Tumoren und Raumforderungen

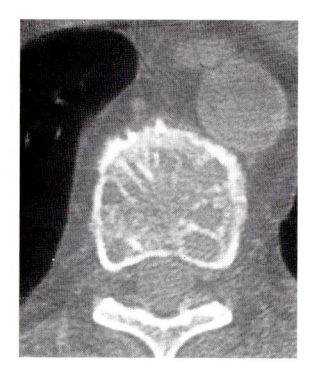

Abb. 17.20 Plasmozytom. Typischer CT-Befund eines BWK mit trabekulären Defekten, die wie ausgestanzt wirken und keinen reaktiven oder sklerotischen Randsaum aufweisen.

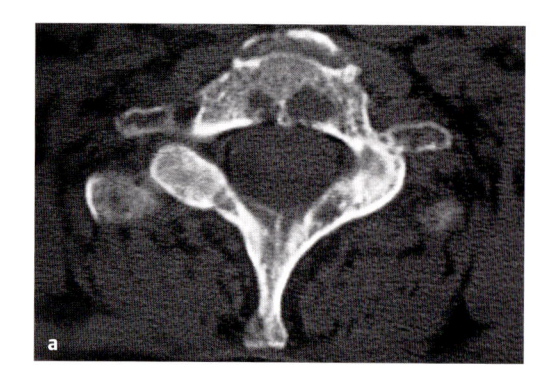

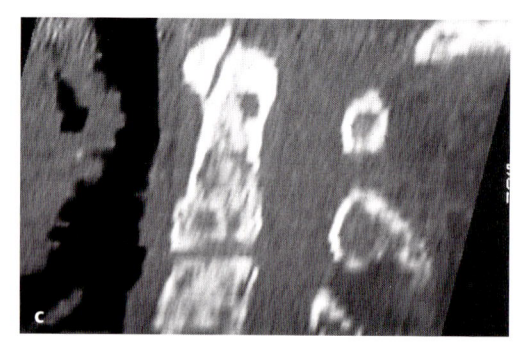

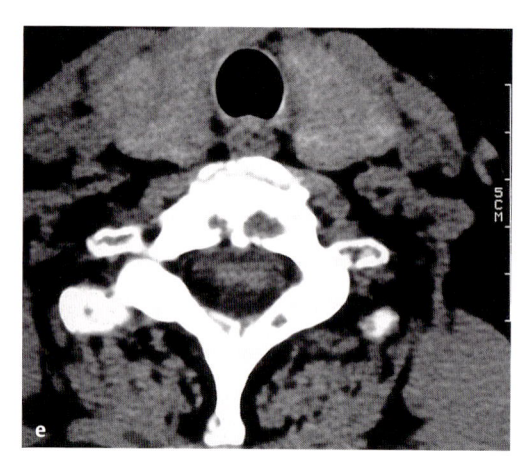

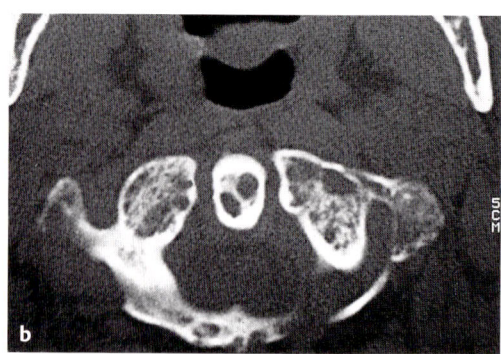

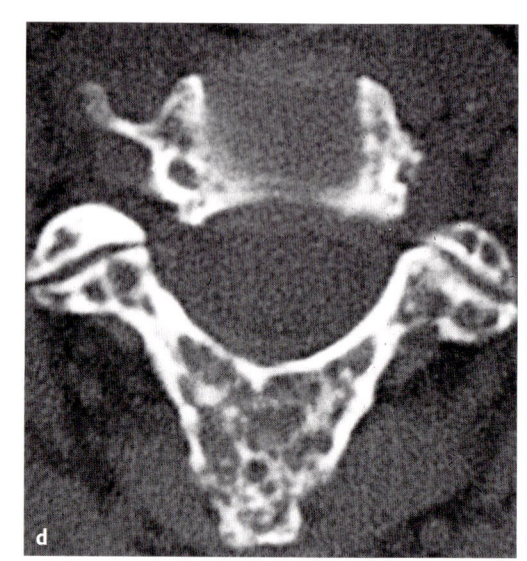

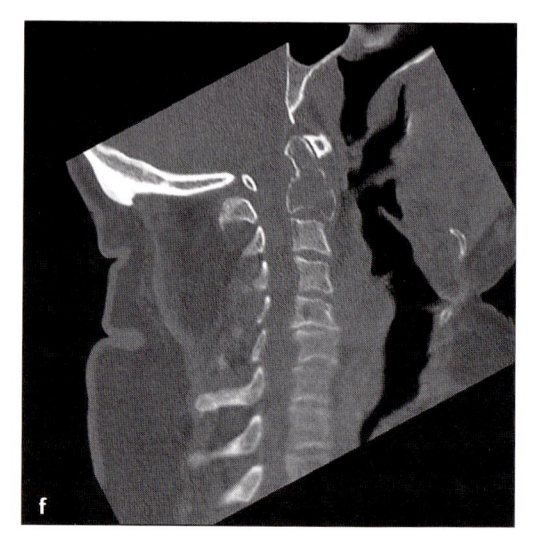

Abb. 17.21 a–f Fortgeschrittenes Plasmozytom.
a–e Multiple lytische Läsionen in HWK 1 und 2, die eine hohe Frakturgefahr mit sich bringen.
f Plasmozytombefall des Axis in der sagittalen Rekonstruktion.

Chondrosarkom

Häufigkeit: Dritthäufigster Knochentumor nach dem Plasmozytom und dem Osteosarkom. An der Wirbelsäule relativ selten.
Wegweisender bildmorphologischer Befund: Expansive lytische Knochenläsion mit scharfer Übergangszone zum gesunden Knochen. Unregelmäßige Verkalkungen.
Prozedere: Dünnschicht, KM, Knochenfenster.
Einsatz anderer Methoden: Bei intraspinalem Wachstum können Myelographie und Post-Myelo-CT helfen, das Ausmaß der Rückenmarkkompression abzuschätzen und gleichzeitig die richtige Etage zur operativen Entlastung auf der Haut zu markieren.
Fragen, die der Befund beantworten muss:
- Lage und Ausdehnung?
- Instabilität und Frakturgefahr?
- Rückenmarkkompression?

Pathogenese

Das Chondrosarkom ist ein maligner Tumor, der aus Knorpelgewebe entsteht und sich aus atypischem Knorpelgewebe und wenig Bindegewebe zusammensetzt. Grundsätzlich werden 2 Formen unterschieden:
- primäres Chondrosarkom, entwickelt sich direkt aus ortsständigem Knorpelgewebe,
- sekundäres Chondrosarkom, entsteht als Entartung aus einem Osteochondrom, Enchondrom oder einem anderen chondrogenen Tumor.

Die WHO unterscheidet je nach Entdifferenzierung 3 Malignitätsgrade. Die Tumoren wachsen meist langsam und neigen dazu, in Gefäße einzubrechen, intravasale „Tumorzapfen" auszubilden und auch vorrangig hämatogen zu metastasieren. Lymphknotenmetastasen sind selten.

Häufigkeit

Das Chondrosarkom ist nach dem Plasmozytom und dem Osteosarkom der dritthäufigste maligne Knochentumor. In der Wirbelsäule tritt es relativ selten auf. Meist geht es dann von den Knorpelstrukturen der Kostotransversal- oder Kostovertebralgelenke aus und führt zu einer sekundären Invasion des Spinalkanals.

Der Erkrankungsgipfel liegt bei 45 Jahren. Männer erkranken nahezu doppelt so häufig wie Frauen.

Klinik

Bei einem Befall des Spinalkanals steht neben einer lokalen Schwellung und Schmerzen bei einem intraspinalen Tumoranteil die Symptomatik der Rückenmarkkompression im Vordergrund, die langsam oder auch rasch progredient auffällig werden kann.

Bei unvollständiger Entfernung der Läsion ist die Rezidivrate sehr hoch. Bestrahlung und Chemotherapie zeigen bislang bei diesem Tumor keine guten Heilerfolge.

CT-Morphologie

Der typische Röntgenbefund eines Chondrosarkoms – meist bereits im konventionellen Bild nachzuvollziehen – zeigt eine expansive lytische Knochenläsion mit scharfer Übergangszone zum gesunden Knochen und mit unregelmäßigen punktuellen oder auch wattebauschartigen Verkalkungen (Abb. 17.**22** – Abb. 17.**25**).

Typisch ist eine lytische Knochenläsion mit scharfer Übergangszone zum gesunden Knochen.

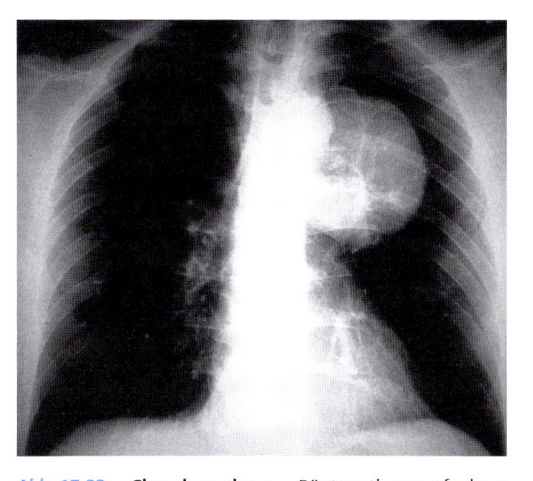

Abb. 17.22 **Chondrosarkom.** Röntgenthoraxaufnahme eines 44-jährigen Mannes, der mit linksthorakalen Schmerzen und einer seit etwa 5 Wochen langsam zunehmenden Schwäche beider Beine in die Notaufnahme kam.

Das Chondrosarkom ist an der Wirbelsäule selten und geht hier meist von den Kostotransversal- oder Kostovertebralgelenken aus.

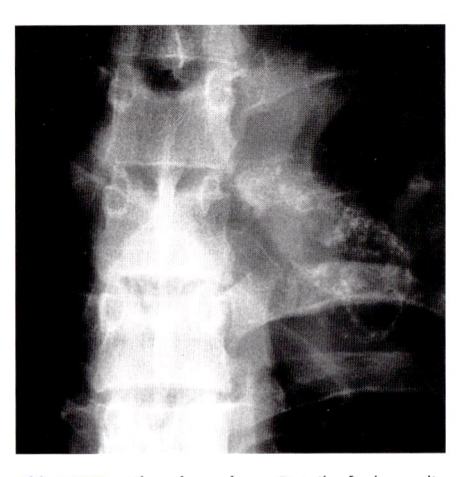

Abb. 17.23 **Chondrosarkom.** Detailaufnahme, die deutlich eine Destruktion der dorsomedialen 6. Rippe sowie eine grobschollige Verkalkung in Projektion auf die Raumforderung zeigt.

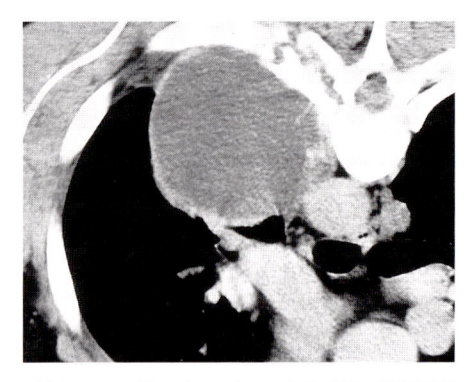

Abb. 17.24 **Chondrosarkom.** CT in Höhe BWK 6/7 in Bauchlage. Diese Lagerung wurde gewählt, um in operationsidentischer Lagerung die Grenzen des Tumors auf der Haut des Patienten anzuzeichnen. Der intraspinale Tumoranteil ist an der randständigen KM-Anreicherung zu erkennen. Dieser nimmt bereits ¾ des Spinalkanals ein.

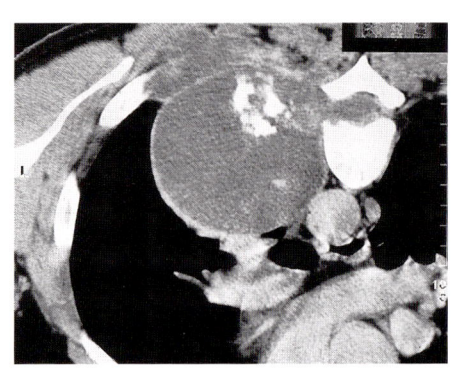

Abb. 17.25 **Chondrosarkom.** Darstellung der kalkdichten Anteile des Tumors, wobei nicht sicher unterschieden werden kann, ob es sich um Tumorverkalkungen handelt oder um wachstumsbedingt verlagerte Anteile der destruierten 6. Rippe. Der Tumor geht vermutlich vom Kostotransversalgelenk aus.

Intradural-extramedulläre Raumforderungen

Meningeom

Häufigkeit: Eher selten.
Wegweisender bildmorphologischer Befund: Glatte, scharf begrenzte, von den Meningen ausgehende Raumforderung, nativ meist isodens mit gleichmäßiger KM-Anreicherung.
Prozedere: KM-Gabe, evtl. Post-Myelo-CT.
Einsatz anderer Methoden: Myelographie und Post-Myelo-CT, MRT, Angiographie.
Fragen, die der Befund beantworten muss:
- Lage und genaue Ausdehnung (Höhenangabe in Relation zu den Wirbelkörpern zur Operationsplanung, evtl. auf der Haut anzeichnen)?
- Verkalkungen?
- Gibt es weitere Lokalisationen, insbesondere bei bekannter Phakomatose?
- Evtl. weiterführende Diagnostik (MRT, Angiographie).

Pathogenese

Meningeome sind Tumoren, die von neoplastisch transformierten meningothelialen Zellen der arachnoidalen Zotten ausgehen. Sie werden nach der WHO-Klassifikation in 3 Grade eingeteilt:

- Grad I: Meningeom,
- Grad II: atypisches Meningeom,
- Grad III: anaplastisches Meningeom.

Histologisch unterscheidet man folgende Typen:
- meningotheliomatöses Meningeom,
- fibröses Meningeom,
- gemischtzelliges Meningeom,
- psammomatöses Meningeom,
- angiomatöses Meningeom,
- mikrozystisches Meningeom,
- sekretorisches Meningeom,
- klarzelliges Meningeom,
- lymphoplasmozytenreiches Meningeom,
- metaplastisches Meningeom.

Für die CT-Diagnostik eignet sich folgende Einteilung anhand des Wachstums:
- solitäres (globuläres) Meningeom,
- Meningeom en plaque,
- multizentrisches Meningeom.

Ein gehäuftes Auftreten von Meningeomen nach einer Bestrahlung ist bekannt. Das mittlere Intervall

> Nach Bestrahlungen treten Meningeome – nach langer Latenzzeit – gehäuft auf.

Intradural-extramedulläre Raumforderungen

bis zum Auftreten beträgt zwischen 19 Jahren nach Hochdosisbestrahlung und 35 Jahren nach Niedrigdosisbestrahlung. Eine Rolle der immunhistochemisch häufig nachweisbaren Östrogen- und Progesteronrezeptoren wird nicht zuletzt aufgrund der deutlichen weiblichen Prädominanz diskutiert.

Häufigkeit

Meningeome machen 13–26% der primär intrakranialen und intraspinalen Tumoren aus. Allerdings bleibt eine beachtliche Anzahl von Meningeomen – allerdings vorrangig bei intrakranialer Lage – zeitlebens asymptomatisch und wird nur als Zufallsbefund bei einer Autopsie entdeckt (1,44% der Autopsien). Die Inzidenz wird insgesamt auf etwa 6 : 100 000 geschätzt.

Spinale Meningeome befinden sich am häufigsten im thorakalen Abschnitt des Spinalkanals. Der Altersgipfel liegt bei etwa 45 Jahren (35–70 Jahre). Frauen erkranken doppelt so häufig wie Männer. Bei den spinalen Meningeomen ist diese Geschlechtsdominanz noch deutlicher ausgeprägt als bei intrakranialen Meningeomen. Bemerkenswert ist allerdings, dass bei Männern sowohl die atypische als auch die anaplastische Form häufiger ist als bei Frauen und dass auch die Grad-I-Meningeome eine höhere Proliferationsrate aufweisen.

Meningeome kommen besonders häufig – auch multipel oder als diffuse Meningeomatose – bei der Neurofibromatose Typ 2 vor. In diesem Fall gibt es keine Prädominanz eines Geschlechts. Multiple/multizentrische Meningeome sind in der Hälfte der Fälle mit einer Neurofibromatose Typ 2 assoziiert.

Klinik

Wie bei den meisten intraspinalen Tumoren steht das klinische Bild einer Rückenmark- und/oder Nervenwurzelkompression bis zur Querschnittlähmung im Vordergrund.

Therapie der Wahl ist die Entlastung des Rückenmarks durch Entfernung des Tumors.

CT-Morphologie

Man findet sich eine von den Meningen ausgehende, glatt und scharf begrenzte, nativ meist isodense Raumforderung, die eine gleichmäßige und kräftige KM-Anreicherung aufweist (Abb. 17.**26** – Abb. 17.**29**). Ein häufiger und besonders charakteristischer Befund ist die als „dural tail" bezeichnete, KM anreichernde Tumorausziehung entlang der Dura, die über die eigentliche Kontaktfläche hinausreicht. Ob dieser Befund gleichbedeutend mit einer Infiltration der Dura in diesem Bereich ist, wird kontrovers diskutiert.

Im Nativscan sind häufig punktuelle Verkalkungen (Psammomkörper) zu erkennen (Abb. 17.**26**). Die reaktive Hyperostose bei der Infiltrierung angrenzender Knochen, die bei Meningeomen an der Kalotte oder der Schädelbasis auftritt, kommt an der Wirbelsäule nur extrem selten vor, da das Wachstum hier überwiegend intradural verläuft. Außerdem ist der Tumor an der Wirbelsäule durch das epidurale Fettgewebe vom Knochen getrennt und macht sich durch eine Kompressionssymptomatik bemerkbar, bevor er den Knochen infiltrieren kann.

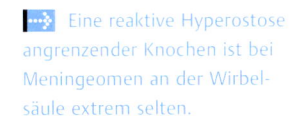

▶ Eine reaktive Hyperostose angrenzender Knochen ist bei Meningeomen an der Wirbelsäule extrem selten.

▶ Bei multiplen und multizentrischen Meningeomen muss man an eine Neurofibromatose Typ 2 denken.

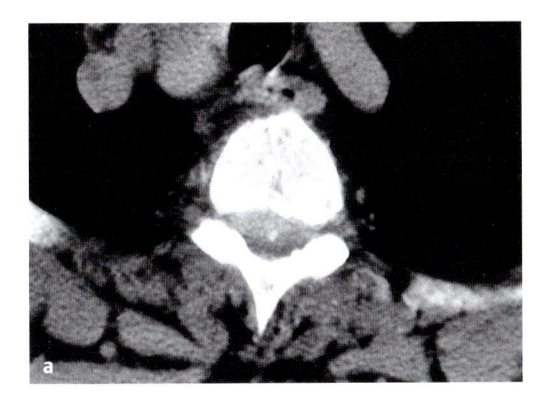

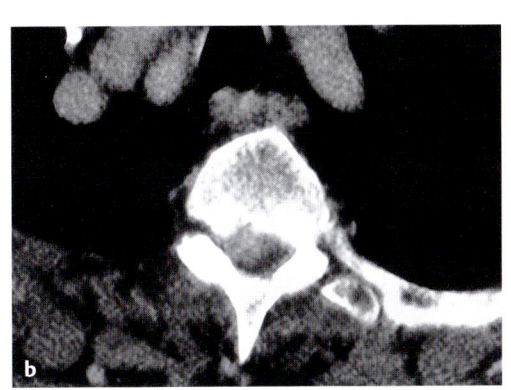

Abb. 17.26 a u. b **Meningeom.**
a Breitbasige, flächige intraspinale Raumforderung, die sich bereits nativ gegenüber den übrigen intraspinalen Strukturen hyperdens darstellt und als Ausdruck regressiver Veränderung eine kleine, umschriebene Verkalkung aufweist.
b In der Spätaufnahme nach KM-Gabe ist eine mäßige Anreicherung zu erkennen.

17 Tumoren und Raumforderungen

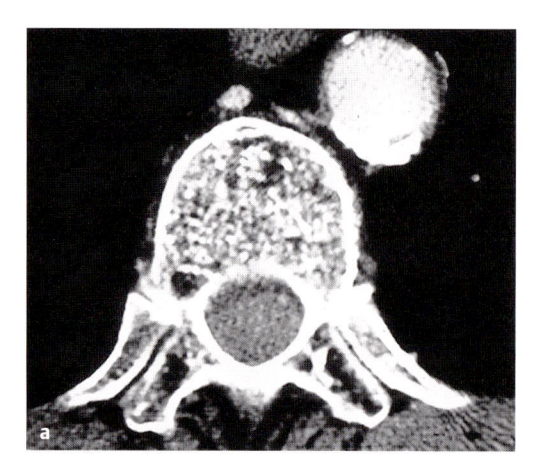

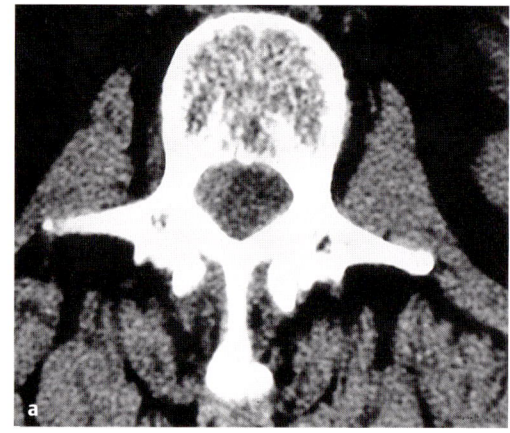

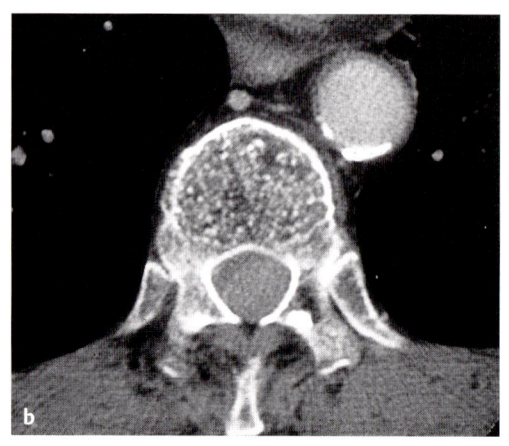

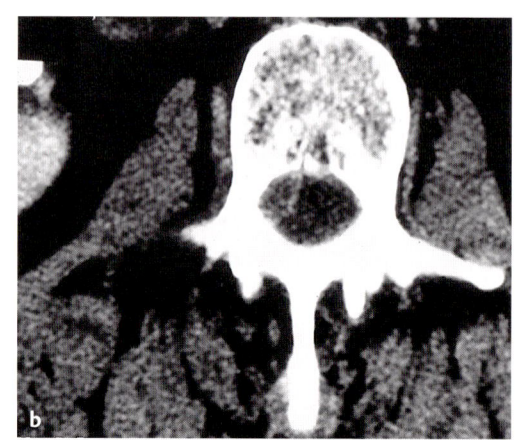

Abb. 17.27 a u. b **Meningeom.** Intraspinale Raumforderung in Höhe BWK 11 bei einer 86-jährigen Patientin mit schleichender Entwicklung eines Querschnittsyndroms. Glatt begrenzte, intradural extramedulläre Raumforderung mit geringer homogener KM-Anreicherung.
a In der frühen Phase nach KM-Gabe, die an der hohen Dichte der Aorta descendens zu erkennen ist, ist die Raumforderung bereits diskret hyperdens.
b In einer Spätaufnahme ist nur eine geringe Zunahme der Dichte zu verzeichnen.

Abb. 17.29 a u. b Umschriebene intraspinale Raumforderung in Höhe LWK 2/3 ohne sicheren Bezug zum Bandscheibenfach. Nach i.v. KM-Gabe erkennt man eine feine randständige Anreicherung der Läsion, die dazu führte, dass der Patient unter der Verdachtsdiagnose eines Meningeoms operiert wurde. Intraoperativ zeigte sich jedoch ein sequestrierter Bandscheibenvorfall.

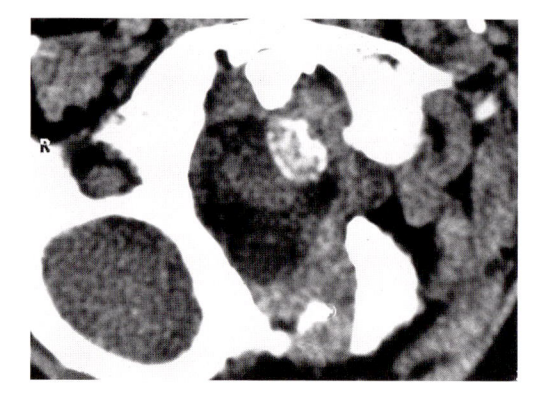

Abb. 17.28 Verkalktes intradurales Meningeom am kraniozervikalen Übergang.

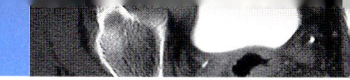

Schwannom (Neurinom, Neurilemmom)/ Neurofibrom

Häufigkeit: Ungefähr 30 % aller primär intraspinalen Tumoren, gehäuft bei Neurofibromatose Typ 2.
Wegweisender bildmorphologischer Befund: Scharf begrenzte Raumforderung eines Spinalnervs, häufig teils intraspinal, teils extraforaminal gelegen (Sanduhrgeschwulst) mit Aufweitung des Neuroforamens, typischerweise kräftige KM-Anreicherung.
Prozedere: Spiral-CT in Dünnschichttechnik, evtl. Anfertigung von Sekundärrekonstruktion, KM-Gabe.
Einsatz anderer Methoden: Evtl. Myelographie und Post-Myelo-CT mit Markierung des Tumors auf der Haut, bei bekannter Neurofibromatose Typ 2 MRT zum Ausschluss weiterer Herde.
Fragen, die der Befund beantworten muss:
- Lage und Ausdehnung (Höhenangabe in Relation zu den Wirbelkörpern zur Operationsplanung, evtl. auf der Haut anzeichnen)?
- Grad der Rückenmarkkompression?

Pathogenese

Schwannome sind benigne (WHO-Grad I), von den Schwann-Zellen der Nervenscheide ausgehende Tumoren, die überall im peripheren Nervensystem auftreten können (Abb. 17.30). Sie können eine erstaunliche Größe erreichen und weisen makroskopisch – insbesondere, wenn sie am VIII. Hirnnerv auftreten – eine charakteristische gelbe Schnittfläche auf.

Entsprechend ihres benignen Charakters wachsen Schwannome nicht infiltrativ oder destruktiv, sondern lokal raumfordernd mit einer Druckarrosion des Knochens. Dies kann bei einem Wachstum im Verlauf eines Intervertebralforamens zu dessen Aufweitung und zu einer hantelförmigen („dumbbell"; Abb. 17.34) oder auch sanduhrförmigen Geschwulst führen (Abb. 17.31).

Sakrales Riesenschwannom. Eine Sonderform ist das sakrale Riesenschwannom, das zur weitgehenden Arrosion des Os sacrum und zu einer großen tumorösen Raumforderung im Becken führen kann (Abb. 17.32).

Häufigkeit

Schwannome sind häufige Tumoren des peripheren Nervs. Sie machen ca. 8 % aller intrakraniellen Tumoren und 29 % aller primär intraspinalen Tumoren aus.

Sie treten gehäuft im Rahmen einer Neurofibromatose Typ 2 auf. Bei spinalen Schwannomen ist keine Alters- oder Geschlechtsprädilektion bekannt. Intrakranielle Schwannome bevorzugen jedoch das weibliche Geschlecht im Verhältnis 2 : 1.

Klinik

Klinische Symptome sind radikuläre Schmerzen und Zeichen der Nervenwurzel- und/oder Rückenmarkkompression bis hin zum Querschnittsyndrom.

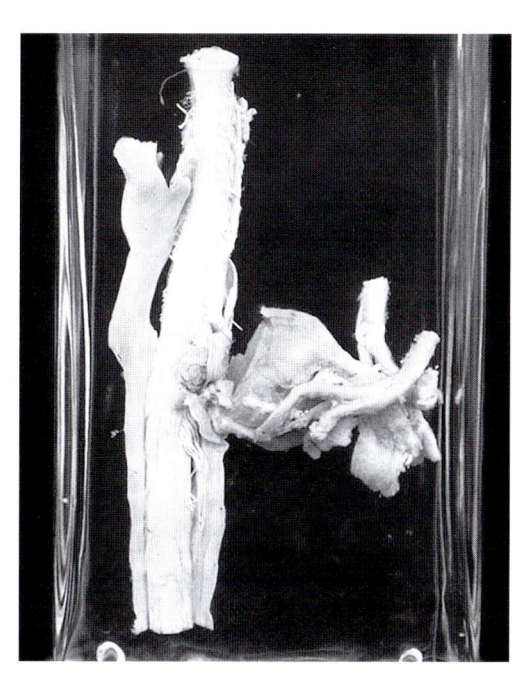

Abb. 17.30 **Neurofibrom.** Pathologisches Präparat eines Neurofibroms des 6. Zervikalnervs (mit freundlicher Genehmigung der Sammlung Pathologie der Charité).

▶ Ein Schwannom, das in ein Intervertebralforamen einwächst, nimmt oft eine hantelförmige oder sanduhrförmige Gestalt an.

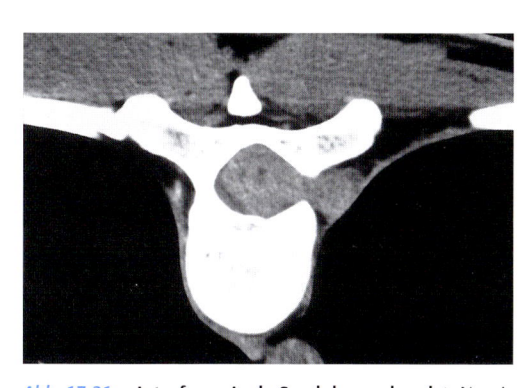

Abb. 17.31 **Intraforaminale Sanduhrgeschwulst.** Neurinom.

17 Tumoren und Raumforderungen

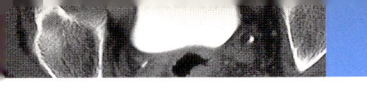

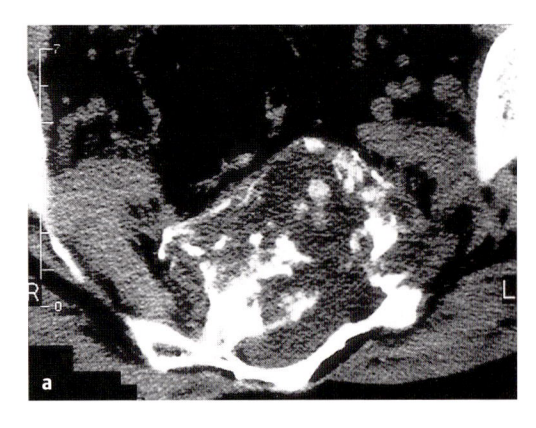

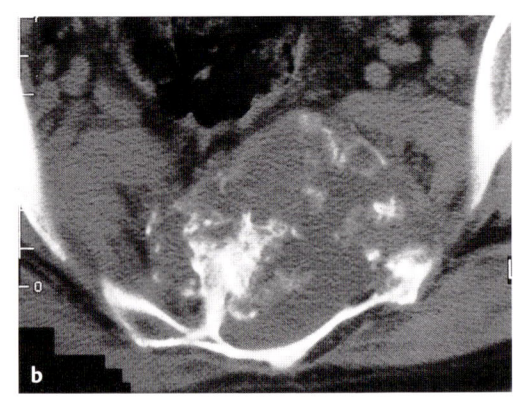

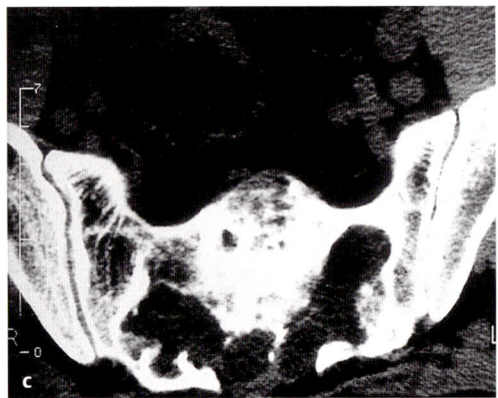

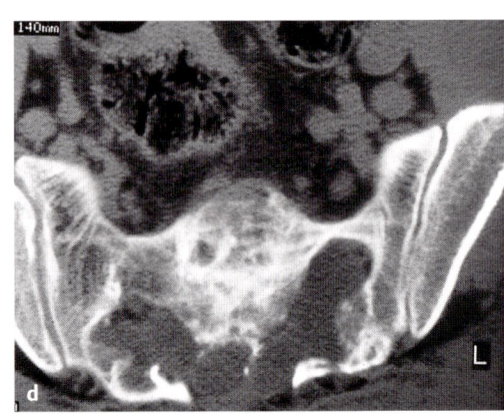

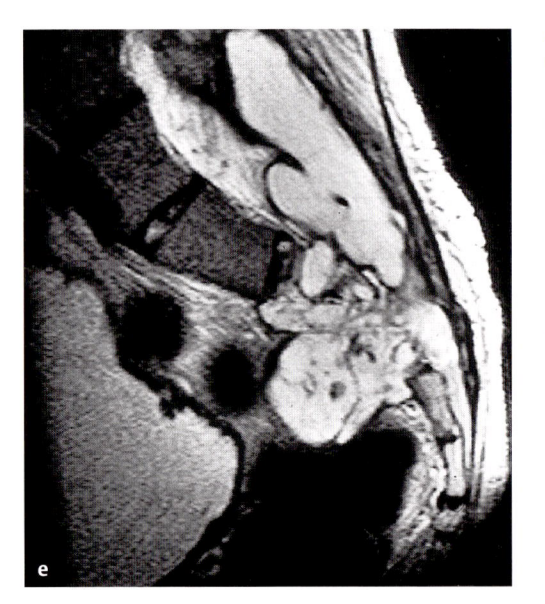

Abb. 17.32 a–e **Sakrales Riesenneurinom**. Bei diesem Patienten wurde 30 Jahre nach einer Operation an einem „gutartigen Tumor" (die Patientenunterlagen existierten nicht mehr) in Höhe LWK 5/SWK 1 bei einer CT, die aufgrund unspezifischer Rückenbeschwerden angefertigt wurde, eine ausgedehnte, nahezu das gesamte Os sacrum arrodierende Raumforderung erkennbar. Der Patient wurde mit der Verdachtsdiagnose eines Chordoms zur CT-gestützten Feinnadelbiopsie überwiesen. Die histologische Begutachtung ergab den Befund eines Neurinoms.

a–d Die CT zeigt eine ausgedehnte Raumforderung, die sich im kranialen Anteil weitgehend an die anatomischen Vorgaben der sakralen Neuroforamina hält, wenngleich diese als Folge einer Druckarrosion beidseits massiv aufgeweitet sind. Im kaudalen Anteil ist der Tumor entlang der Spinalnerven gewachsen und hat zur weitgehenden Destruktion des Os sacrum geführt sowie eine große präsakrale Raumforderung ausgebildet.

e Das sagittale MRT demonstriert den Befund sehr anschaulich.

CT-Morphologie

Scharf begrenzte, von einem Spinalnerven ausgehende Raumforderung, häufig als Sanduhrgeschwulst in einem Neuroforamen teils intraspinal, teils extraforaminal gelegen. Die Aufweitung des Foramens ist oft bereits auf den konventionellen Röntgenaufnahmen der Wirbelsäule zu erkennen (Abb. 17.33).

Klassisch ist für Schwannome eine überaus kräftige KM-Anreicherung (Abb. 17.33 – Abb. 17.40).

> Schwannome reichern KM sehr stark an.

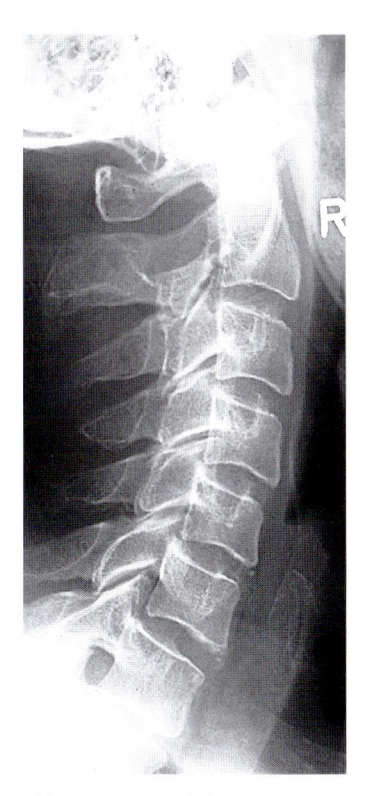

Intradural-extramedulläre Raumforderungen

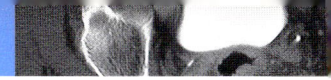

Abb. 17.33 **Neurofibrom**. Konventionelles Röntgenbild eines jungen Patienten mit HWS-Beschwerden und rechts betonten Hinterhauptkopfschmerzen. Es ist eine deutliche Aufweitung des atlantoaxialen Neuroforamens zu erkennen, die bereits die Verdachtsdiagnose eines im Foramen befindlichen Tumors ergab.

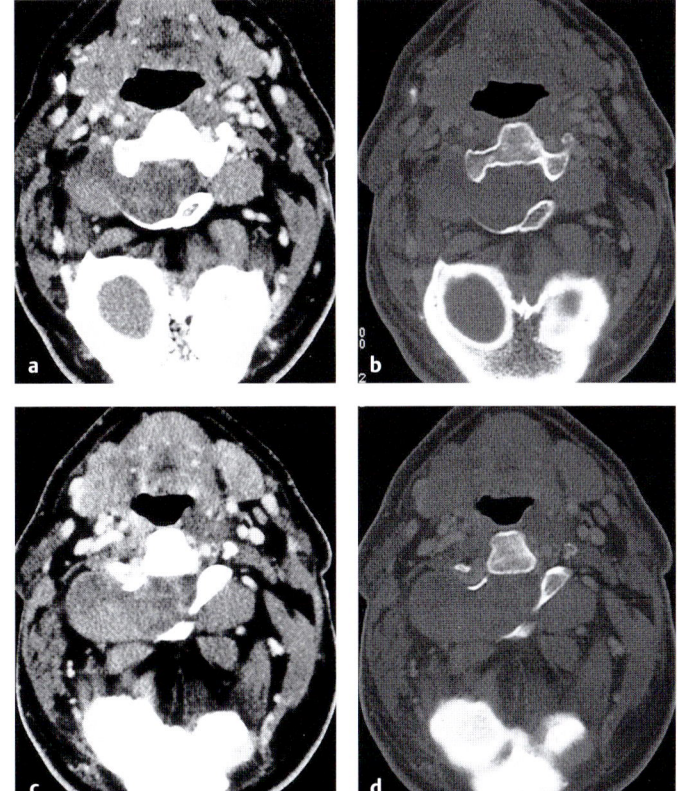

Abb. 17.34a–d **Neurofibrom**. KM-Aufnahmen in Weichteil- und Knochenfenstertechnik zeigen einen großen hantelförmigen Tumor im Intervertebralforamen HWK 1/2 rechts, der teils intraspinal und teils innerhalb der paravertebralen Muskulatur extraspinal liegt. Das für reine Schwannome untypische inhomogene Anreicherungsmuster legte bereits den Verdacht nahe, dass es sich um einen Mischtumor handelt. Die histologische Begutachtung ergab den Befund eines Neurofibroms.

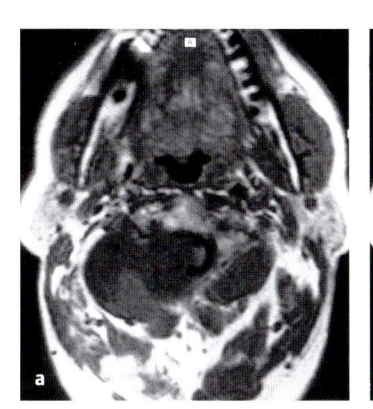

Abb. 17.35a–c **Neurofibrom**. Gleicher Patient wie in Abb. 17.34. Im MRT weist der Tumor analog zum CT eine inhomogene KM-Anreicherung auf (**b**), nur im T2w Bild (**c**) ist er von weitgehend homogen hoher Signalintensität.

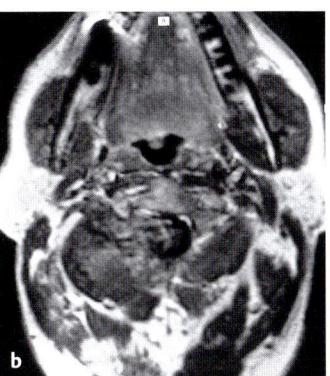

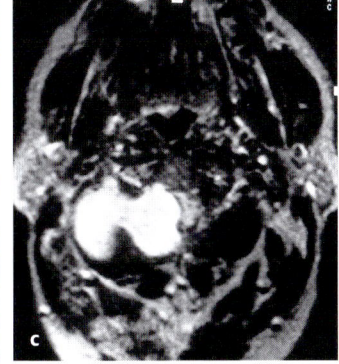

431

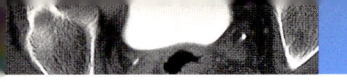

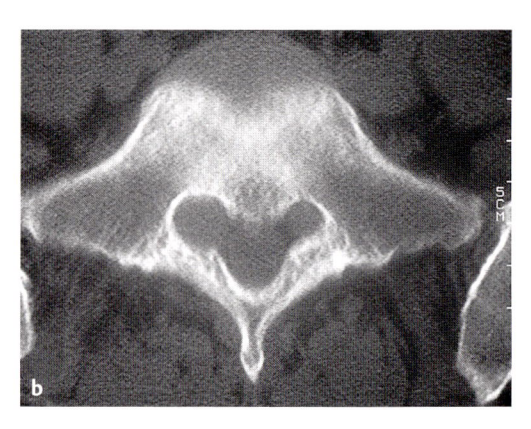

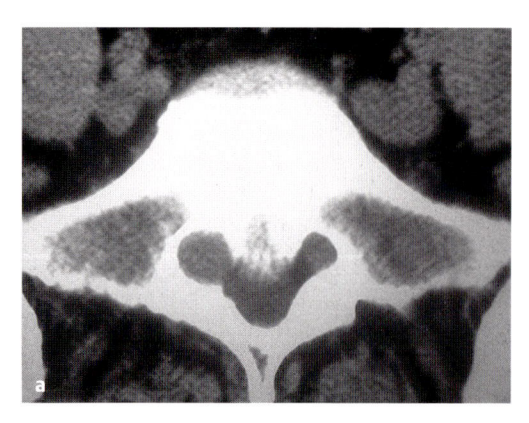

Abb. 17.36 a u. b **Schwannom.** Nicht immer müssen Schwannome als Sanduhrgeschwulst imponieren. Diese Abbildung zeigt ein Schwannom, das von der Wurzel S1 ausgeht und zu einer Aufweitung des sakralen Neuroforamens geführt hat.

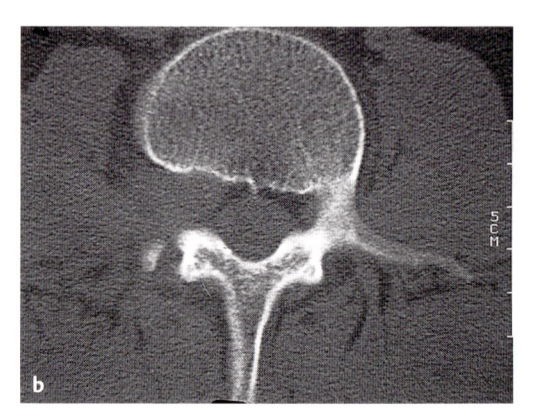

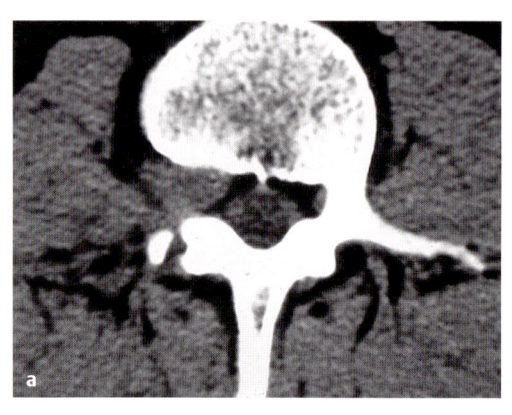

Abb. 17.37 a u. b **Schwannom.** Abhängig davon, in welchem Stadium ein Schwannom entdeckt wird, kann es sowohl in den Beschwerden als auch aufgrund des CT-Bildbefunds evtl. schwer von einem Bandscheibenvorfall zu unterscheiden sein. Bei klinisch vermutetem Bandscheibenvorfall wurde in diesem Fall auf eine KM-Gabe verzichtet. Im Knochenfenster sind jedoch bereits eine beginnende Druckarrosion der Wirbelkörperhinterkante und Aufweitung des Foramens zu erkennen, die differenzialdiagnostisch in die richtige Richtung weisen.

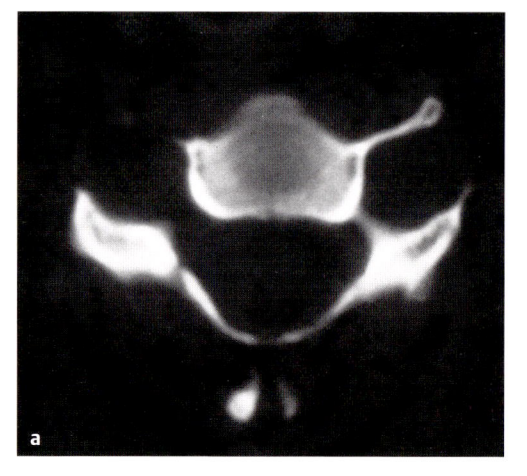

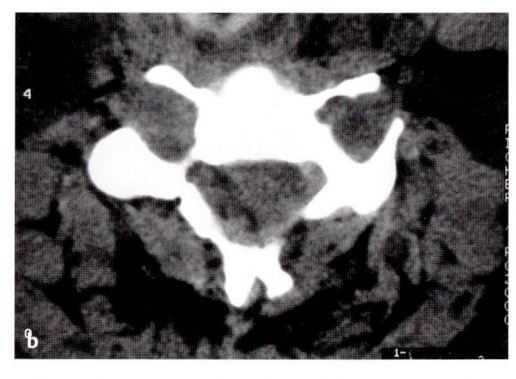

Abb. 17.38 a u. b **Schwannom.** Knochen- und Weichteilfensterdarstellung in Höhe HWK 3 bei einer Patientin mit Neurofibromatose Typ 2. Deutlich ist beidseits eine Aufweitung der Neuroforamina durch Schwannome zu erkennen.

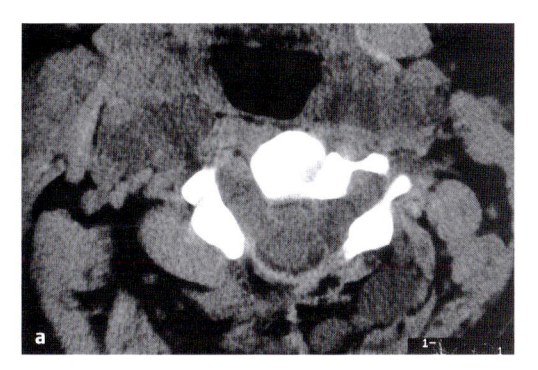

Abb. 17.39a u. b   Schwannom/Neurofibrom.

a Bei dieser Patientin mit Neurofibromatose Typ 2 sind in der gesamten Wirbelsäule, hier auf Höhe HWK 3, multiple intraforaminale Raumforderungen zu erkennen. Hierbei handelt es sich um Schwannome bzw. Neurofibrome, die zu einer deutlichen Aufweitung der Neuroforamina geführt haben. Zusätzlich sind bereits auf diesen nativen Aufnahmen zahlreiche weitere Neurofibrome beidseits parapharyngeal und in der dorsalen Halsmuskulatur zu erkennen.

b Diese parasagittale T2w MRT veranschaulicht, dass sich im Verlauf der gesamten HWS in jedem Neuroforamen im Abgangsbereich der Spinalnerven ein Schwannom bzw. Neurofibrom befindet.

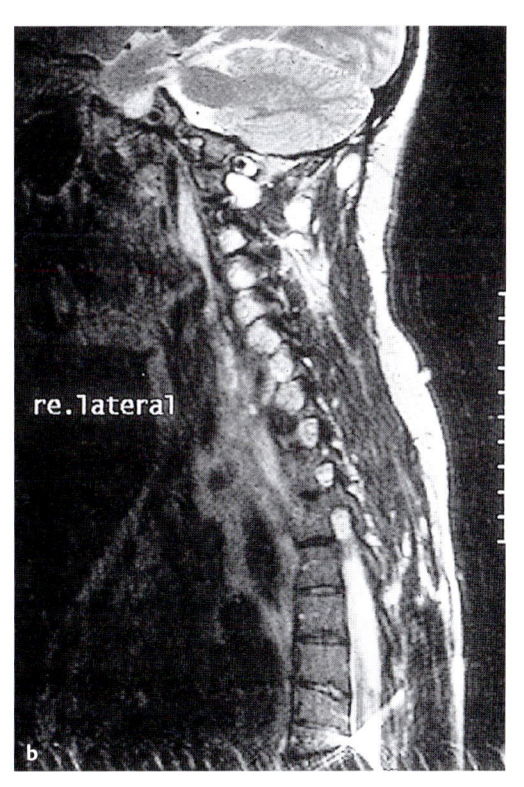

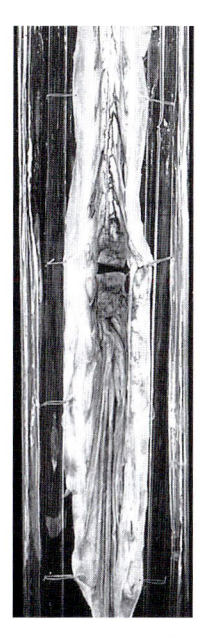

Abb. 17.40   Intradurales Neurofibrom der Cauda equina (mit freundlicher Genehmigung der Sammlung Pathologie der Charité).

Paragangliom

Häufigkeit: Sehr selten.
Wegweisender bildmorphologischer Befund: Unspezifisch, meist scharf begrenzte, nativ isodense, intradurale Raumforderung. Gleichmäßige KM-Anreicherung. Am häufigsten im Verlauf des Filum terminale bzw. der Cauda equina.
Prozedere: Dünnschichttechnik, KM-Gabe.
Einsatz anderer Methoden: MRT, Myelographie.
Fragen, die der Befund beantworten muss:
- Lage und genaue Ausdehnung (Höhenangabe in Relation zu den Wirbelkörpern zur Operationsplanung, evtl. auf der Haut anzeichnen)?
- Rückenmark- oder Nervenwurzelkompression?

Pathogenese

Paragangliome sind seltene, meist benigne und abgekapselte neuroendokrine Tumoren, die von hochspezialisierten Zellabsiedelungen des Neuralkamms abstammen. Sie sind in Assoziation mit segmentalen oder kollateralen autonomen Ganglien verteilt. Der Tumor kann dementsprechend auch extradural, z. B. retroperitoneal oder mediastinal, auftreten. Andere Termini für dieselbe Entität lauten je nach ihrer Lage z. B. Chemodektom oder Glomus-jugulare-Tumor.

Häufigkeit

Insgesamt seltener, jedoch erwähnenswerter Tumor, da er bevorzugt intraspinal am Filum terminale und an der Cauda equina auftritt. Der Altersgipfel liegt bei 45 Jahren. Männer sind etwas häufiger betroffen als Frauen (ca. 3 : 2).

▶ Paragangliome sind selten und treten bevorzugt intraspinal am Filum terminale und an der Cauda equina auf.

Klinik

Die Symptomatik ist unspezifisch und beginnt meist mit Rückenschmerzen mit radikulärer Ausstrahlung. Später folgen evtl. Zeichen der Rückenmarkkompression bzw. der Konus-Kauda-Kompression.

CT-Morphologie

Es gibt keinen spezifischen CT-Befund. Paragangliome sind meist scharf begrenzte, nativ isodense intradurale Raumforderungen, die eine gleichmäßige KM-Anreicherung aufweisen.

Medulloblastom

Häufigkeit: Häufigster Hirntumor des Kindesalters mit hoher Tendenz zur leptomeningealen Aussaat (Abtropfmetastasen).
Wegweisender bildmorphologischer Befund: Bei leptomeningealer Aussaat multiple, teils konfluierende Noduli mit kräftiger KM-Anreicherung
Prozedere: KM-Gabe unbedingt erforderlich.
Einsatz anderer Methoden: MRT als Screeningmethode und zur Verlaufskontrolle Methode der Wahl.
Fragen, die der Befund beantworten muss:
- Zahl, Größe und Lage der Läsionen?
- Bei unbekannter Diagnose sollte man auf den möglichen Primärtumor hinweisen.
- Weitergehende Diagnostik empfehlen (MRT).

▸ Das Medulloblastom hat eine ausgeprägte Neigung zur leptomeningealen Aussaat über den Liquor.

▸ Beim Medulloblastom mit leptomeningealer Aussaat sind unbedingt KM-Aufnahmen erforderlich.

Häufigkeit

Das Medulloblastom ist mit 20–25 % der häufigste Hirntumor des Kindesalters. Seine Inzidenz beträgt 0,5 : 100 000 Kinder. 70 % aller Medulloblastome werden bei Patienten unter 16 Jahren diagnostiziert, 80 % der betroffenen Erwachsenen sind zwischen 21 und 40 Jahre alt. Der Altersgipfel liegt bei 7 Jahren. Etwa 65 % der Patienten sind männlich.

75 % aller Medulloblastome gehen von der Vermis cerebelli aus. Der Tumor hat eine ausgeprägte Neigung zur leptomeningealen Aussaat über den Liquor, die bei ca. ⅓ der Patienten bereits bei der Diagnosestellung nachweisbar ist.

Pathogenese

Das Medulloblastom ist ein hochmaliger embryonaler Tumor (WHO-Grad VI) mit invasivem Wachstum. Medulloblastome gehören zur Gruppe der primitiven neuroektodermalen Tumoren (PNET), zu der auch zählen:
- Retinoblastom,
- Pineoblastom,
- Neuroblastom,
- Ästhesioneuroblastom,
- Ependymoblastom,
- polares Spongioblastom.

Diese leiten sich nach einem umstrittenen histogenetischen Konzept alle von denselben subependymalen Stammzellen her und imponieren histopathologisch als undifferenzierte Rundzellen, die jedoch ähnlich ihren Vorläufern die Fähigkeit zur neuronalen, glialen oder ependymalen Differenzierung aufweisen.

Klinik

Die Symptome sind meist Folge des Primärtumors (Ataxie, Gangstörung, v.a. morgendliches Erbrechen, Zeichen einer Liquorzirkulationsstörung). Die leptomeningealen Absiedlungen führen nur selten zu Symptomen.

CT-Morphologie

Bei einer leptomeningealen Aussaat stellen sich die Absiedlungen als vereinzelte oder auch infolge der großen Anzahl als konfluierende Noduli mit kräftiger KM-Anreicherung dar. Bei sehr massivem Befall kann auch eine diffuse leptomeningeale Anreicherung zu sehen sein. Eine KM-Gabe ist bei dieser Fragestellung unbedingt erforderlich.

Epidermoid, Dermoid, Teratom

Häufigkeit: Relativ selten, zusammen etwa 2% der intraspinalen Raumforderungen.
Wegweisender bildmorphologischer Befund: Je nach Fettgewebeanteil oder Talggehalt iso- bis hypodense extramedulläre Raumforderung. Epidermoide meist homogener, Teratome mit Kalk oder Zahnanlagen. KM-Anreicherung ist untypisch und bei Epidermoid und Dermoid Hinweis auf Infektion, beim Teratom evtl. Malignitätszeichen.
Prozedere: Spiral-CT in Dünnschichttechnik, evtl. als Post-Myelo-CT, Sekundärrekonstruktionen.
Einsatz anderer Methoden: Myelographie, evtl. mit Markierung des Tumors auf der Haut. Post-Myelo-CT, um Tumor besser abzugrenzen und Grad der Subarachnoidalraumkompression zu veranschaulichen. MRT.
Fragen, die der Befund beantworten muss:
- Lage (evtl. auf der Haut markieren)?
- Rückenmark- oder Kaudakompression?
- Verkalkung, KM-Anreicherung?

Punktion (Kanüle ohne Mandrin) Haut verschleppt wird.

Eine maligne Entartung tritt bei Dermoiden und Epidermoiden selten, bei Teratomen jedoch häufig (bis zu 40%) auf.

> Eine maligne Entartung ist bei Dermoiden und Epidermoiden selten, bei Teratomen häufig.

Häufigkeit

Dermoide und Epidermoide kommen intrakranial 6-mal häufiger als intraspinal vor. Zusammen machen sie 1–2% der spinalen Tumoren in der Altersgruppe unter 15 Jahren aus. Die häufigste Form sind solitäre Epidermoide, gefolgt von solitären Dermoiden und multiplen Läsionen beider Arten.

Die Tumoren manifestieren sich meist in der 1. oder 2. Dekade, können jedoch auch erst im Laufe des Erwachsenenlebens bis zur 6. Dekade symptomatisch werden.

Pathogenese

Epidermoid, Dermoid und Teratom sind eine Gruppe relativ benigner Fehlbildungstumoren, die sich aus versprengtem Gewebe eines oder mehrerer Keimblätter bilden. Sie befinden sich zu etwa ⅔ intradural extramedullär und zu ⅓ intramedullär. Im Rahmen dysrhaphischer Fehlbildungen können auch kombinierte Formen mit intra- und extramedullärem Anteil auftreten.

Am häufigsten findet man die Tumoren lumbosakral dorsal, sie können jedoch auch präsakral auftreten und dort eine beachtliche Größe von bis zu 20 cm Durchmesser erreichen.
- *Epidermoide* sind uni- oder multilokulare, meist zystische Tumoren, die ausschließlich epidermale Zellen enthalten.
- *Dermoide* enthalten zusätzlich Hautanhangsgebilde wie Haarfollikel, Schweißdrüsen, Talgdrüsen und Fett.
- *Teratome* wiederum enthalten definitionsgemäß Anteile aller Keimblätter und daher zusätzlich Knorpel, Knochen oder Zähne.

Alle 3 Tumoren können angeboren im Rahmen einer dysrhaphischen Fehlbildung oder auch isoliert auftreten. Etwa 25% der Dermoide und Epidermoide sind mit einem Dermalsinus assoziiert. Darüber hinaus können Epidermoide und Dermoide auch iatrogen auftreten, wenn bei Operationen oder einer

Klinik

Aufgrund des langsamen Wachstums kann die Symptomatik schleichend zunehmen und unspezifisch sein. Schließlich treten je nach Lage Zeichen einer Rückenmark- oder Kaudakompression bis zum Querschnittsyndrom auf.

CT-Morphologie

Epidermoide sind meist homogener als Dermoide und Teratome. Alle sind je nach ihrem Fettgewebeanteil oder Talggehalt im CT iso- bis hypodens und stellen sich meist als extramedulläre, das Rückenmark oder die Cauda equina verdrängende Raumforderung dar, die häufig bei der Diagnosestellung bereits den gesamten Spinalkanal einnimmt. Dies erschwert die Diagnose, da der oft auch nach KM-Gabe isodense Tumor für das Rückenmark gehalten werden kann. Besonders hilfreich ist hier die Anfertigung einer Post-Myelo-CT (Abb. 17.**41**).

In Teratomen sind darüber hinaus oft Kalk und evtl. Zahnanlagen oder sogar Zähne erkennbar. Eine KM-Anreicherung ist untypisch und deutet beim Epidermoid und Dermoid auf eine Infektion der Zyste hin. Beim Teratom muss eine Anreicherung als Hinweis auf eine maligne Entartung gewertet werden.

> Epidermoide, Dermoide oder Teratome können den gesamten Spinalkanal einnehmen und dann mit dem Rückenmark verwechselt werden.

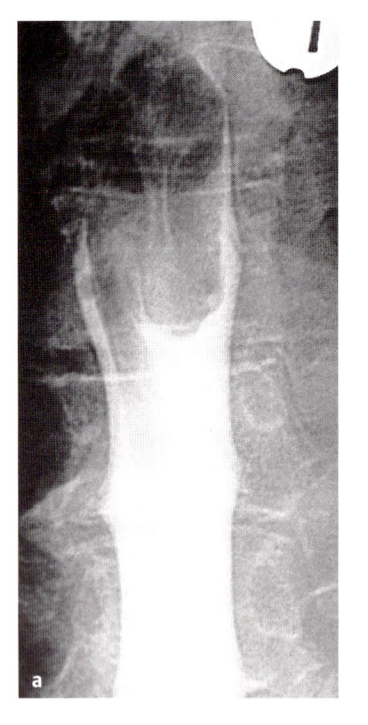

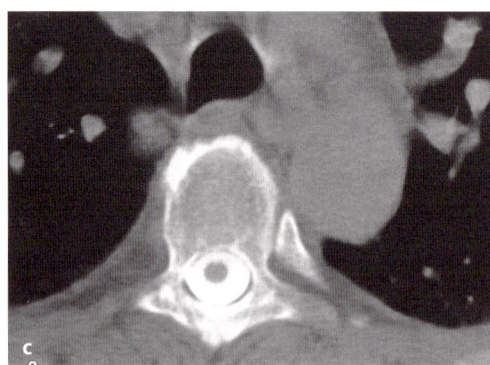

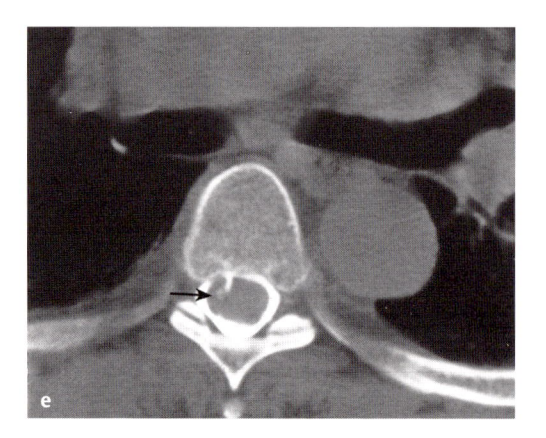

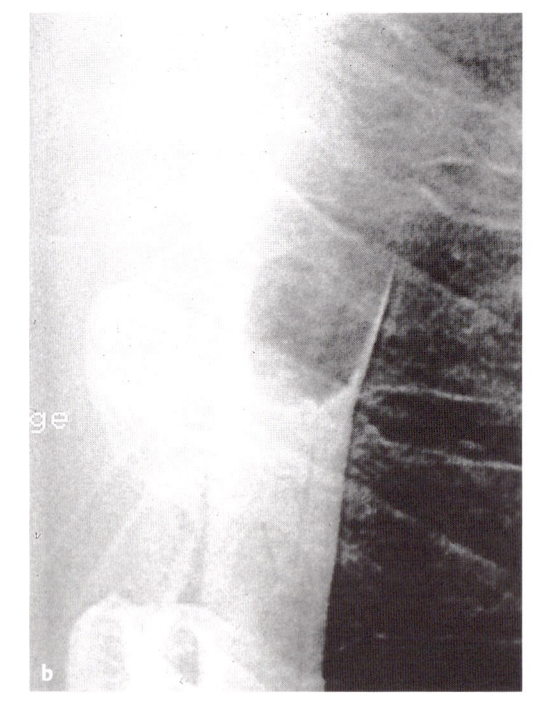

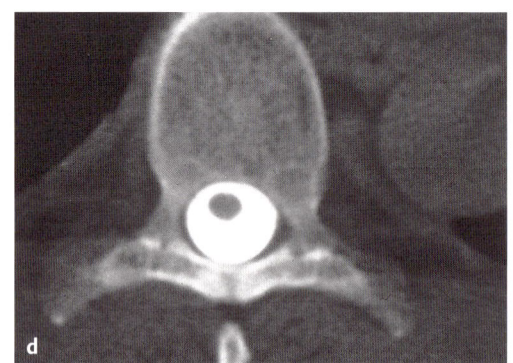

Abb. 17.41 a–e Patient mit einem sich schleichend entwickelnden inkompletten Querschnittsyndrom.

a, b Myelographie im a.p. (**a**) und seitlichen (**b**) Strahlengang. Es ist bereits deutlich eine glatt begrenzte extramedulläre intradurale Raumforderung zu erkennen.

c–e Auf den Post-Myelo-CT-Schichten kranial und kaudal der Raumforderung ist das Rückenmark gut abgrenzbar. Auf Höhe der Raumforderung ist das Rückenmark nach rechts verlagert und deutlich abgeplattet (Pfeil).

Intramedulläre Raumforderungen

Ependymom

Häufigkeit: Ca. 30% der intramedullären Tumoren.
Wegweisender bildmorphologischer Befund: Scharf begrenzte, multilobuläre Raumforderung, evtl. Verkalkungen (50%) oder zystische Nekrosen (50%), kräftige KM-Anreicherung.
Prozedere: Evtl. als Post-Myelo-CT, i.v. KM-Gabe, Knochenfenstertechnik zum Nachweis von Verkalkungen.
Einsatz anderer Methoden: KM-Stopp in der Myelographie möglich, evtl. Markierung des Tumors auf der Haut. MRT (sagittale Orientierung).
Fragen, die der Befund beantworten muss:
- Lage und genaue Ausdehnung (Höhenangabe in Relation zu den Wirbelkörpern zur Operationsplanung, evtl. Markierung auf der Haut)?
- Verkalkungen, Zysten, KM-Anreicherung?
- Kompression von Nervengewebe?
- MRT oder Angiographie erforderlich?

Pathogenese

Ependymome sind meist niedriggradige Gliome (WHO-Grad II), die grundsätzlich im gesamten ZNS und in jedem Lebensalter auftreten können. Eine höhergradige Variante (WHO-Grad III) ist das anaplastische Ependymom.

Für Ependymome und Plexuspapillome wird auch eine virale Genese diskutiert, nachdem im Tumorgenom Anteile von SV40-DNA nachgewiesen wurden.

Am häufigsten liegen Ependymome in der hinteren Schädelgrube. Ependymome kommen bei Phakomatosen gehäuft vor (Neurofibromatose Typ 2, Turcot-Syndrom). Zu einer Tumoraussaat über den Liquor kommt es in 10–33% der Fälle.

Häufigkeit

Ungefähr 30% der intramedullären Tumoren, 3–9% aller neuroepithelialen Tumoren. 30% aller Ependymome – einschließlich bei intrakranialer Lage – betreffen Kinder bis 3 Jahre, weitere diskrete Altersgipfel finden sich in der 3. und 6. Dekade. Die Ependymome in der hinteren Schädelgrube haben den Altersgipfel bei 5 Jahren, spinale Ependymome dagegen bei bei 30–40 Jahren. Frauen sind etwas häufiger betroffen als Männer (Verhältnis 5 : 4).

Klinik

Es können alle Formen einer Kompressionssymptomatik bis zu einem Querschnitt- oder Konus-Kauda-Kompressionssyndrom auftreten. Häufig treten die Symptome bereits 1 Jahr vor der Diagnosestellung auf.

Bei vollständiger chirurgischer Resektion ist die Prognose spinaler Ependymome gut. Eine postoperative Bestrahlung ist nur bei inkompletter Resektion angezeigt.

CT-Morphologie

Scharf begrenzte, multilobuläre nativ iso- bis diskret hyperdense Raumforderung, evtl. punktförmige Verkalkungen (50%) oder zystische Nekroseareale (50%). Nach KM-Gabe kommt es meist zu einer kräftigen Anreicherung in den soliden Tumoranteilen. Am häufigsten findet man den Tumor am Konus, der Cauda equina oder am Filum terminale.

> In bis zu einem Drittel der Fälle streuen Ependymome über den Liquor.

> Ependymome findet man am häufigsten am Konus, der Cauda equina oder am Filum terminale.

Astrozytom

Häufigkeit: Ca. 30% der intramedullären Tumoren.
Wegweisender bildmorphologischer Befund: Unscharf begrenzte hypodense Raumforderung, KM-Anreicherung bei höhergradigen Formen möglich, niedriggradige entziehen sich evtl. dem CT-Nachweis.
Prozedere: Dünnschichttechnik, evtl. als Post-Myelo-CT mit Sekundärrekonstruktionen zur Darstellung der Ausdehnung der intramedullären Raumforderung.
Einsatz anderer Methoden: MRT in sagittaler Schichtführung, aufgrund des höheren Weichteilkontrasts und der höheren Sensitivität für KM-Anreicherungen deutlich überlegen. Niedrigmaligne Astrozytome ohne KM-Anreicherung sind in den FLAIR-Sequenzen, sonst im PDw und T2w MRT gegen das Rückenmark besser abgrenzbar.
Fragen, die der Befund beantworten muss:
- Lage und genaue Ausdehnung: Höhenangabe in Relation zu den Wirbelkörpern zur Operationsplanung (evtl. Markierung auf der Haut)?
- KM-Anreicherung zur Einschätzung des Tumorgradings.
- MRT oder Angiographie erforderlich?

> Besonders bei Kindern kann die Symptomatik selbst innerhalb von Stunden dramatisch zunehmen.

Pathogenese

Vom Nervenstützgewebe ausgehende ZNS-eigene Tumoren. Je nach Grad der Entdifferenzierung werden sie in der WHO-Klassifikation in 4 Klassen eingeteilt.

Tabelle 17.2 Stadien des Fortschreitens einer Kompressionssymptomatik beim Astrozytom

Stadium	Klinisches Bild
1	Schmerzen (neuralgisch)
2	Brown-Séquard-Syndrom (kontralaterale dissoziierte Empfindungsstörung und ipsilateraler Pyramidenbahn- und Hinterstrangausfall)
3	inkompletter Querschnitt
4	kompletter Querschnitt

Häufigkeit

Astrozytome machen ca. 30% der intramedullären Tumoren aus. Grundsätzlich treten astrozytäre Tumoren – höhergradige wie niedriggradige – zwar intrakranial weitaus häufiger auf als intraspinal, doch z.B. das anaplastische Astrozytom kann auch primär intraspinal entstehen. Der Altersgipfel für niedriggradige Astrozytome liegt bei 25–45 Jahren, der für höhergradige bei 45–55 Jahren. Die Geschlechtsverteilung zwischen Männern und Frauen beträgt etwa 3 : 2.

Klinik

Rückenmarkkompressionssyndrom je nach Ort des Tumors. Die zeitliche Entwicklung der Symptomatik intramedullärer Raumforderungen bis zum kompletten Querschnittsyndrom ist meist schleichend. Besonders bei Kindern kann die Symptomatik jedoch sehr abrupt, mitunter innerhalb von Stunden dramatisch zunehmen. Es handelt sich bei dieser Fragestellung also um eine echte Notfallindikation.

Das Fortschreiten einer Kompressionssymptomatik wird in 4 Stadien unterteilt (Tab. 17.2).

Häufig wird eine Kompressionssymptomatik durch den Patienten fälschlich mit einer zeitlich mehr oder weniger gut korrelierten Verletzung oder einem Unfall in Verbindung gebracht.

CT-Morphologie

Unscharf begrenzte hypodense Raumforderung, evtl. exophytisches Wachstum mit Kompression des Subarachnoidalraums. Nach KM-Gabe ist bei höhergradigen Formen eine partielle Anreicherung möglich.

Pilozytisches Astrozytom

Häufigkeit: Sehr selten.
Wegweisender bildmorphologischer Befund: Charakteristischer Befund: eine oder mehrere murale Noduli in Assoziation mit einer zystischen Raumforderung, KM-Anreicherung der Noduli und Zystenwand.
Prozedere: Dünnschichttechnik, KM-Gabe.
Einsatz anderer Methoden: MRT zur Darstellung des gesamten Spinalkanals. Angiographie evtl. zur Abgrenzung gegenüber Angioblastom sinnvoll.
Fragen, die der Befund beantworten muss:
- Lage und genaue Ausdehnung (Höhenangabe in Relation zu den Wirbelkörpern zur Operationsplanung, evtl. Markierung auf der Haut)?
- MRT oder Angiographie erforderlich?

Pathogenese

Das pilozytische Astrozytom ist ein niedrigmalignes Gliom (WHO-Grad I). Generell handelt es sich um scharf begrenzte Tumoren mit soliden und schwammartigen Anteilen, häufig in Form eines oder mehrerer Knoten in Assoziation mit einer Zyste.

Die für niedriggradige Gliome untypische kräftige KM-Anreicherung ist Folge eines ausgesprochenen Gefäßreichtums, besonders in Form einer mikrovaskulären Proliferation in der Zystenwand. In älteren Läsionen können die Gefäße teleangiektatisch verändert sein oder es finden sich glomeruloide Gefäßformationen, wie sie auch beim Glioblastoma multiforme vorkommen.

Regressive Veränderungen in älteren Läsionen können darüber hinaus zu (Mikro-) Kalzifikationen und Hämosiderineinlagerungen führen. Diese bleiben der CT jedoch meist verborgen und sind auch hinsichtlich der Differenzialdiagnose nicht relevant.

Histologisch weisen pilozytische Astrozytome eine Wachstumstendenz in Richtung des Subarachnoidalraums auf. Dies erklärt die seltene, aber mögliche liquorogene Aussaat, die aber nicht als Zeichen einer Malignisierung gedeutet werden kann. Vielmehr wachsen Primärtumor und Metastasen weiterhin sehr langsam oder weisen sogar eine spontane Regression auf.

Als Gruppe weisen die pilozytischen Astrozytome eine geradezu bemerkenswerte Stabilität ihres niedrigen Tumorgradings über Jahre oder sogar Jahrzehnte auf und jede morphologische Veränderung ist in erster Linie als Folge einer Regression zu werten. Doch auch hier gibt es seltene Ausnahmen. Anaplastische Formen und Entdifferenzierungen bis hin zum Glioblastom sind beschrieben. Für den praktischen Gebrauch hat dies jedoch keine Relevanz.

> Eine morphologische Veränderung spricht beim pilozytischen Astrozytom meist für eine Regression.

Häufigkeit

Das pilozytische Astrozytom ist das häufigste Gliom im Kindesalter. Doch der Spinalkanal wird nur selten befallen – nur 3% aller Gliome liegen intraspinal. Die meisten Fälle treten vor dem 20. Lebensjahr auf. Beide Geschlechter sind gleich häufig betroffen. Pilozytische Astrozytome treten im Rahmen einer Neurofibromatose Typ 2 gehäuft auf.

Klinik

Die klinischen Zeichen sind unspezifisch. Eventuell treten Zeichen einer Rückenmarkkompression bis zur Konus-Kauda-Kompressionssymptomatik oder bis zum Querschnittsyndrom auf.

CT-Morphologie

Die häufigste und am ehesten charakteristische Variante des pilozytischen Astrozytoms ist die eines oder mehrerer muraler Noduli in direkter Assoziation mit einer Tumorzyste. Nativ ist der Tumor meist hypo- bis isodens und weist nach KM-Gabe eine kräftige Anreicherung in den Noduli und der Zystenwand auf. Der Zysteninhalt ist meist annähernd isodens zum Liquor.

> Der häufigste Befund sind ein oder mehrere murale Noduli um eine Tumorzyste.

Hämangioblastom

Häufigkeit: Selten (ca. 1,5–2,5% der intramedullären Tumoren).
Wegweisender bildmorphologischer Befund: Meist intramedulläre, selten radikuläre gefäßreiche Raumforderung, oft zystische Anteile mit wandständig KM anreicherndem Nidus.
Prozedere: Dünnschichttechnik, KM-Gabe.
Einsatz anderer Methoden: Angiographie als Methode der Wahl zum Nachweis einer multifokalen Hämangiomatose. MRT.
Fragen, die der Befund beantworten muss:
- Lage (evtl. Markierung auf der Haut)?
- Weiterführende Diagnostik empfehlen, insbesondere Angiographie zur Darstellung weiterer Hämangioblastome.

> Das Hämangioblastom kann zu einer intramedullären Blutung führen.

Pathogenese

Das Hämangioblastom (Angioblastom, Hippel-Lindau-Tumor) ist ein benigner, langsam wachsender Tumor. Er wächst bevorzugt in der hinteren Schädelgrube, am zweithäufigsten spinal, vorrangig im zervikalen Rückenmark. In der gesamten Literatur sind weniger als 100 supratentorielle Fälle beschrieben.

In ca. 20% aller Fälle treten Hämangioblastome, solitär oder auch multipel, im Rahmen des autosomal dominant vererbten Hippel-Lindau-Syndroms auf. Zusätzlich können im Rahmen des Hippel-Lindau-Syndroms eine oder mehrere der folgenden Veränderungen vorliegen:
- Retinahämangiom,
- Phäochromozytom,
- Syringomyelie,
- Nierenzysten,
- Nierenzellkarzinom,
- Pankreaszysten.

Eine maligne Entartung tritt nicht auf, obwohl eine Streuung des Tumors über den Liquor nach einem operativen Eingriff auftreten kann. Die Absiedelungen behalten ihr benignes und lediglich lokal verdrängendes Wachstum bei.

> Das Hämangioblastom ist ein benigner Tumor und wächst nur lokal verdrängend.

> Das Hämangioblastom reichert aufgrund seines Gefäßreichtums kräftig KM an.

Häufigkeit

Das Hämangioblastom ist zwar der häufigste primär intraaxiale Tumor der hinteren Schädelgrube beim Erwachsenen, doch an der Wirbelsäule macht er nur etwa 3% aller Hämangioblastome aus.

Hämangioblastome stellen etwa 1,5–2,5% aller intramedullären Tumoren.

Eine familiäre Häufung infolge eines Hippel-Lindau-Syndroms liegt bei etwa 20% der Fälle vor. Das durchschnittliche Erkrankungsalter beträgt 33 Jahre. Männer erkranken geringfügig häufiger an einem solitären Hämangioblastom als Frauen. Im Rahmen eines Hippel-Lindau-Syndroms (1 : 36.000 Lebendgeburten) erkranken bevorzugt Mädchen.

Klinik

Bei einer spinalen Tumorlage steht meist die Klinik einer Rückenmark- oder Nervenwurzelkompression im Vordergrund. Bei bis zu 20% aller Patienten mit einem Hämangioblastom sind Polyzythämien beschrieben, die Folge einer Erythropoetinsekretion des Tumors sind. Als Komplikation können intramedulläre Blutungen auftreten.

CT-Morphologie

Rund 75% der spinalen Hämangioblastome liegen intramedullär, 20% radikulär. Der Tumor kann aber auch intradural extramedullär auftreten. Das morphologische und damit auch CT-Erscheinungsbild ist abhängig von der Art des Tumorwachstums. Im Wesentlichen sind 4 unterschiedliche Wachstumsmodi bekannt:
- wandständiger Knoten oder Gefäßnidus in Zusammenhang mit einer avaskulären Zyste; dies ist mit ca. 50% die häufigste und v.a. in der hinteren Schädelgrube klassische Erscheinungsform,
- gefäßreiche Tumorwand einer zentral avaskulären Zyste,
- solider gefäßreicher Tumorknoten ohne Zyste,
- multiple gefäßreiche Tumorknoten.

Je nach Eiweißgehalt des Zysteninhalts stellt dieser sich iso- bis diskret hyperdens gegenüber dem Liquor dar. Der Gefäßreichtum des Tumors und der Zystenwand führt zu einer meist deutlichen Anreicherung nach KM-Gabe (Abb. 17.**42**). Oft sind ektatisch drainierende Venen erkennbar, die an der Dorsalseite des Rückenmarks eine Art Venensinus bilden können.

Als Variante kann der Tumor in Form einer Sanduhrgeschwulst längs eines Foramen intervertebrale wachsen – ähnlich dem typischen Erscheinungsbild eines Schwannoms.

Intramedulläre Raumforderungen

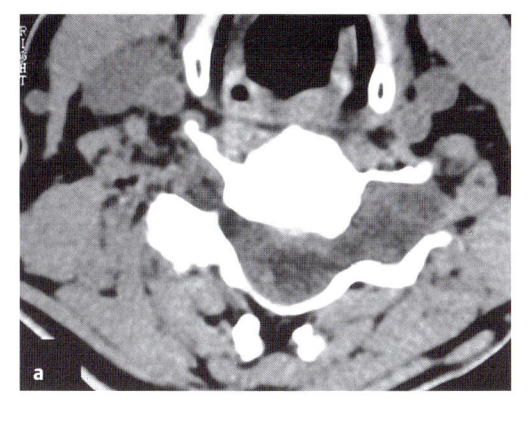

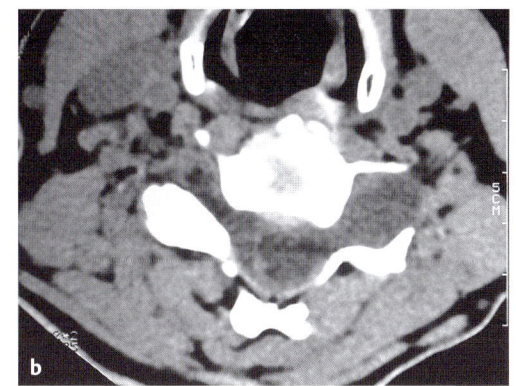

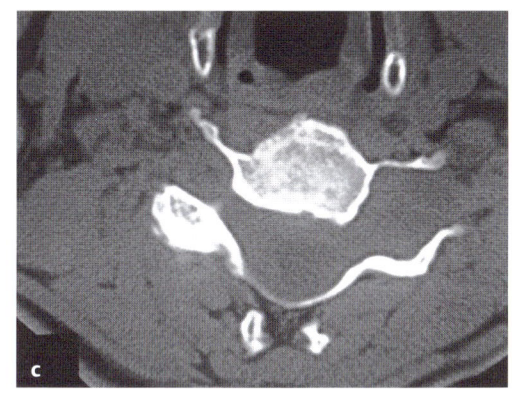

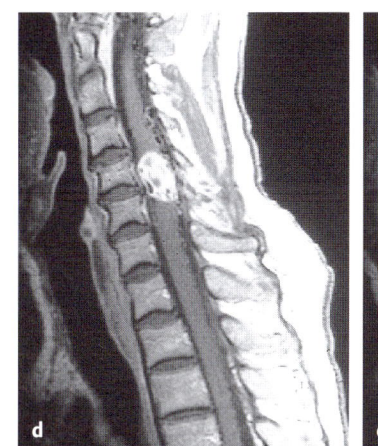

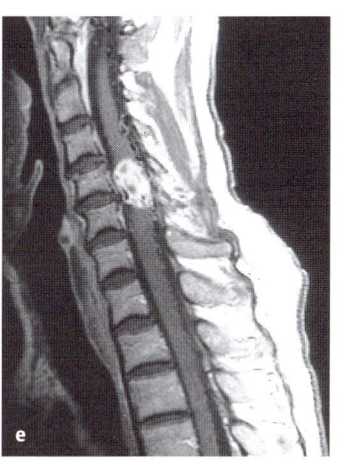

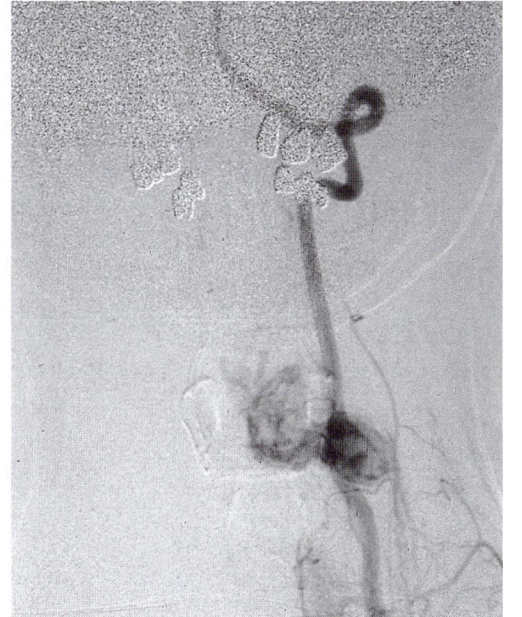

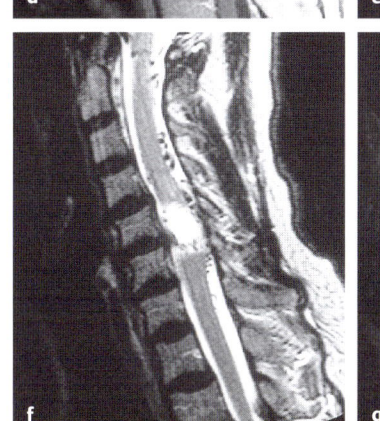

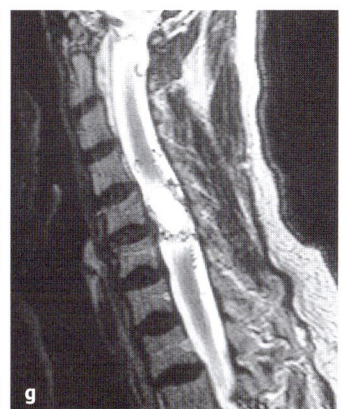

Abb. 17.42 a–h Großes Angioblastom in Höhe HWK 5/6 mit intramedullärem und radikulärem intra-/extraforaminalem Anteil.

a–c Allein aufgrund des CT-Bilds, insbesondere unter Verzicht auf eine KM-Gabe, ist dieser Befund einer sanduhrförmigen Geschwulst mit Aufweitung des Neuroforamens nicht von einem Schwannom oder Neurofibrom zu unterscheiden.

d–g Die MRT stellt den Tumor als polyzystische, T2w hyperintense und teils intramedulläre Raumforderung dar. Kräftige KM-Anreicherung und deutliche vaskuläre Komponente mit einer Erweiterung assoziierter Gefäße.

h Die MRT-Verdachtsdiagnose eines gefäßreichen Tumors bestätigt sich in der DSA. Die Diagnose eines Angioblastoms wurde operativ gesichert.

Hämangioperizytom

Häufigkeit: Selten.
Wegweisender bildmorphologischer Befund: Kontakt zu den Meningen, keine Verkalkungen, inhomogene KM-Anreicherung, ossäre Destruktionen.
Prozedere: Dünnschichte Spiraltechnik mit Sekundärrekonstruktionen.
Einsatz anderer Methoden: MRT und Angiographie.
Fragen, die der Befund beantworten muss:
- Lage (evtl. Markierung auf der Haut)?
- Weiterführende Diagnostik empfehlen, insbesondere Angiographie und MRT.

> Die Dignität eines Hämangioperizytoms lässt sich auch histologisch nie sicher feststellen, sodass es immer potenziell maligne ist.

Pathogenese

Hämangioperizytome sind Gefäßtumoren, die sich von den Zimmermann-Perizyten herleiten. Sie können am gesamten Körper auftreten, bevorzugt jedoch am Körperstamm, im Retroperitoneum und an den Beinen. Die angrenzenden Knochen weisen häufig Osteolysen als Ausdruck eines aggressiven Wachstums auf. Die Dignität der Tumoren lässt sich auch histologisch nie sicher feststellen, sodass sie stets als potenziell maligne anzusehen sind.

Häufigkeit

Das Hämangioperizytom ist ein sehr seltener Tumor, der intrakranial weitaus häufiger anzutreffen ist als spinal. Er kommt in jedem Alter vor, meist aber in der 4. und 5. Lebensdekade.

Klinik

Im Vordergrund stehen die klinischen Folgen einer Raumforderung mit einer Kompression von Leitungsbahnen oder einem Hydrocephalus occlusus als Folge einer Liquorzirkulationsstörung.

Eine unvollständige Resektion führt meist zu einem Lokalrezidiv.

CT-Morphologie

Die Tumoren haben meist Kontakt zu den Meningen. Im ZNS sind die Tumoren mit der CT oft nicht von meningealen Tumoren zu unterscheiden, obwohl sie meist keine Verkalkungen und Hyperostosen aufweisen. Die angrenzenden Knochen weisen oft eine Destruktion ohne reaktive Hyperostose auf. Nach KM-Gabe zeigt sich meist ein überaus kräftiges, zuweilen inhomogenes Anreicherungsmuster (Abb. 17.**43**).

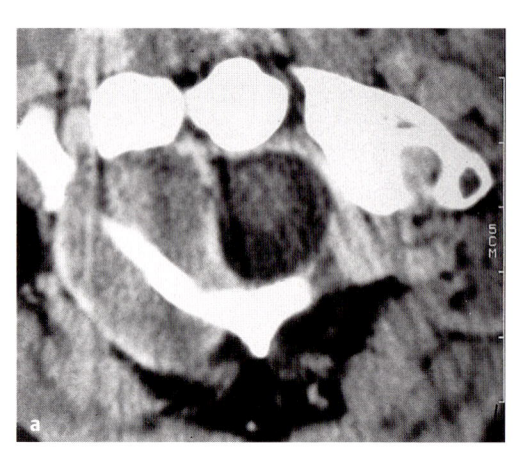

Abb. 17.43 **Hämangioperizytom des kraniozervikalen Übergangs.** Im CT ausgedehnte Raumforderung mit breitflächigem Kontakt zu den Meningen.

Zusammenfassung

Ein Großteil der beim Gehirn und dem Schädelknochen bereits behandelten Tumoren kommt auch an der Wirbelsäule vor. Intraspinale Raumforderungen werden in 3 Gruppen eingeteilt (extradural spinal, intradural-extramedullär, intramedullär).

Extradurale Raumforderungen. Diese Gruppe macht ca. 55% aller spinalen Tumoren aus. Spinale *Metastasen* liegen zu über 90% extradural – insbesondere in den Wirbelkörpern. Sie verursachen häufig Knochendestruktionen. Ein multipler Befall ist möglich. *Lymphome* können alle 3 Kompartimente einschließlich der Knochen befallen. Häufig ist ein sekundäres Einwachsen von paraspinal. *Osteoidosteom* und *Osteoblastom* bestehen aus einem zentral gefäßreichen, KM anreichernden Nidus mit umgebender Sklerosezone. Meist befallen diese Tumoren die Bogenwurzeln. Merkmale der *aneurysmatischen Knochenzyste* sind ihr nativ hypodenser, expansiver, überwiegend zystischer Charakter mit inhomogener Binnenstruktur. Manchmal tritt eine muschelschalenartige Periostverkalkung auf.

Das *Wirbelkörperhämangiom* ist der häufigste benigne Wirbelsäulentumor und tritt oft am thorakolumbalen Übergang auf. Typisch ist die punktförmige Zeichnung der hypertrophierten Trabekel im Transversalschnitt („Polka-Dot"). Beim *Plasmozytom* ist die Wirbelsäule in 50% der Fälle beteiligt. Es spart die Bogenwurzeln aus, da sich in ihnen kein hämatopoetisches Knochenmark befindet.

Die übrigen extraduralen Raumforderungen (Chordom, Chondrosarkom, eosinophiles Granulom, Osteoklastom, Osteosarkom, fibröse Dysplasie) sind selten.

Intradural-extramedulläre Raumforderungen. Diese Tumoren machen ca. 40% aller spinalen Tumoren aus. Zu ihnen zählen Meningeome, Schwannome, Lipome und Neurofibrome. Eine reaktive Hyperostose angrenzender Knochen ist bei *Meningeomen* an der Wirbelsäule extrem selten. Bei multiplen und multizentrischen Meningeomen muss man an eine Neurofibromatose Typ 2 denken. Das *Schwannom* macht etwa 30% aller primär intraspinalen Tumoren aus. Ein Schwannom, das in ein Intervertebralforamen einwächst, nimmt oft eine hantelförmige oder sanduhrförmige Gestalt an. Als Sonderform kommt das sakrale Riesenschwannom vor, das das Os sacrum stark arrodieren kann. *Paragangliome* sind selten und treten bevorzugt intraspinal am Filum terminale und an der Cauda equina auf. Das *Medulloblastom* ist der häufigste Hirntumor des Kindesalters mit einer hohen Tendenz zur leptomeningealen Aussaat (spinale Abtropfmetastasen). *Epidermoide, Dermoide* oder *Teratome* sind selten. Sie können den gesamten Spinalkanal einnehmen und dann auf dem CT-Bild mit dem Rückenmark verwechselt werden.

Intramedulläre Raumforderungen. Intramedulläre Raumforderungen gehen direkt vom Rückenmark aus und sind selten. Knapp ein Drittel der intramedullären Tumoren sind *Ependymome*. Am häufigsten findet man sie am Konus, der Cauda equina oder am Filum terminale. Ein weiteres Drittel der intramedullären Tumoren sind *Astrozytome*. Besonders bei Kindern kann deren Symptomatik innerhalb von Stunden dramatisch zunehmen, weshalb diese Fragestellung eine Notfallindikation ist.

Weitere, aber seltene intramedulläre Raumforderungen sind das pilozytische Astrozytom, das Hämangioblastom und das Hämangioperizytom.

Literatur

Zur Weiterbildung empfohlen

Metastasen
Nakamura, M., Y. Toyama, N. Suzuki et al.: Metastasis to the upper cervical spine. J. Spinal Dis. 9 (1996) 195–201
retrospektive, klinische Studie zu operativen Behandlungsverfahren von metastatischen Läsionen der HWS

Lymphom
Stroszczynski, C., N. Hosten, H. Amthauer et al.: Dynamische Computertomographie des Knochenmarkes normaler und infiltrierter Wirbelkörper. Fortschr. Röntgenstr. 167 (1997) 240–246

Chordom
Manzone, P., N. Fiore, D. Forlino, M. Alcala, C. F. Cabrera: Chordoma of the lumbar L2 vertebra: case report and review of the literature. Europ. Spinal J. 7 (1998) 252–256
weist auf diese für Chordome seltene Lage hin

Wippold, F.J. 2nd, K. K. Koeller, J. G. Smirniotopoulos: Clinical and imaging features of cervical chordoma. Amer J. Roentgenol. 172 (1999)
Demonstration der Bildbefunde aus CT und MRT von 10 Patienten mit HWS-Chordomen inkl. differenzialdiagnostischer Überlegungen

Eosinophiles Granulom und Riesenzelltumor/Osteoklastom
Helms, C. A.: Fundamentals of Skeletal Radiology. Philadelphia: Saunders; 1995

Osteoidosteom/Osteoblastom
Assoun, J., G. Richardi, J. J. Railhac et al.: Osteoid osteoma: MR imaging versus CT. Radiology 191 (1994) 217–223
vergleichende Studie, laut der die CT die Modalität der Wahl für diese Entität ist

Janin, Y., J. A. Epstein, R. Carras et al.: Osteoid osteomas and osteoblastomas of the spine. Neurosurgery 8 (1981) 31–38

Sans, N., D. Galy-Fourcade, J. Assoun et al.: Osteoid osteoma: CT-guided percutaneous resection and follow-up in 38 patients. Radiology 212 (1999) 687–692
beschreibt eine minimal invasive Methode zur Entfernung von (kleinen) Osteoidosteomen unter CT-Kontrolle, wenngleich nur 2 Patienten mit Befall der Wirbelsäule bzw. des Os sacrum

Aneurysmatische Knochenzyste
Kransdorf, M. J., D. E. Sweet: Aneurysmal bone cyst: concept, controversy, clinical presentation, and imaging. Amer. J. Roentgenol. 164 (1995) 573–580
Übersichtsarbeit, die besonders hervorhebt, dass es gilt, die zugrunde liegende Primärpathologie der Knochenzyste zu identifizieren

Osteosarkom
Baghaie, M., P. Gillet, R. F. Dondelinger, P. Flandroy: Vertebra plana: benign or malignant lesion? Pediat. Radiol. 26 (1996) 431–433
Einzelfallbeschreibung eines vertebralen Osteosarkoms, welches zunächst unter falscher Verdachtsdiagnose eosinophiles Granulom/Riesenzelltumor lief

Korovessis, P., M. Repanti, M. Stamatakis: Primary osteosarcoma of the L2 lamina presenting as „silent" paraplegia: case report and review of the literature. Europ. Spinal J. 375 (1995) 375–378
Einzelfallbeschreibung einer seltenen Lokalisation in der Lamina eines Wirbelkörpers, dieses in der Wirbelsäule ohnehin seltenen Tumors

Fibröse Dysplasie
Nishiura, I., T. Koyama, S. Takayama: Fibrous dysplasia of the cervical spine with atlanto-axial dislocation. Neurochirurgia 35 (1992) 123–126

Meningeom
Adams, R. D., M. Victor: Intraspinal tumours. In: Priciples of Neurology. New York: McGraw-Hill; 1981: 638–641

Schwannom
Dominguez, J., R. D. Lobato, A. Ramos et al.: Giant intrasacral schwannomas: report of six cases. Acta neurochir. 39 (1997) 954–959
interessante Sammlung von 6 Fällen dieser seltenen Entität, überwiegend mit MRT-Bildmaterial

Paragangliom
Abe, H., M. Maeda, Y. Koshimoto et al.: Paraganglioma of the cauda equina: MR findings. Radiat. Med. 17 (1999) 235–237
Fallbericht mit Darstellung der MR-Charakteristika dieses Tumors

Sonneland, P. R., B. W. Scheithauer, J. LeChago et al.: Paraganglioma of the cauda equina region. Clinicopathologic study of 31 cases with special reference to immunocytology and ultrastructure. Cancer 58 (1986) 1720–1735

Medulloblastom
Kleihues, P., W. K. Cavanee: Pathology and Genetics of Tumours of the Nervous System. International Agency for Research on Cancer, Lyon 1997

Epidermoid, Dermoid, Teratom
Lee, V. S., J. M. Provenzale, H. E Fuchs, A. Osumi, R. E. McLendon: Post-traumatic epidermoid cyst: CT appearance. J. Comput. assist. Tomogr. 19 (1995) 153–155
Fallbericht zur traumatischen Genese eines Epidermoids (intrakranial)

Ependymom
Dorwart, R. H., D. L. LaMasters, T. J. Watanabe: Tumors. In Newton, T. H., D. G. Potts: Computed Tomography of the Spine and Spinal Cord. San Anselmo: Clavadal; 1983: 115–131

Pilozytisches Astrozytom
Rauhut, F., V. Reinhardt, V. Budach et al.: Intramedullary pilocytic astrocytomas – a clinical and morphological study after combined surgical and photon or neutron therapy. Neurosurg. Rev. 12 (1989) 309–313

Hämangioblastom
Ho, V. B., J. G. Smirniotopoulos, F. M. Murphy: Radiologic-pathologic correlation: Hemangioblastoma. Amer. J. Neuroradiol. 13 (1992) 1343–1352

Hämangioperizytom
Alpern, M. P., M. K. Thorsen, G. M. Keliman, K. Pojunas, T. L. Lawson: CT appearance of hemangiopericytoma. J. Comput. assist. Tomogr. 10 (1986) 264–267
morphologische Untersuchung dieses Tumors außerhalb der hinteren Schädelgrube

Neuere oder grundlegende Literatur

Metastasen
Batson, O. V.: The function of the vertebral veins and their role in the spread of metastasis. Ann. Surg. 112 (1940) 138
klassische Arbeit, wiederaufgelegt in: Clin. Orthop. 312 (1995) 4–9

Chordom
Anegawa, T., M. Rai, K. Hara et al.: An unusual cervical chordoma: CT and MRI. Neuroradiology 38 (1996) 466–467
Probst, E. N., F. E. Zanella, A. O. Vortmeyer: Congenital clivus chordoma. Amer. J. Neuroradiol. 14 (1993) 537–539
Einzelfallbeschreibung mit CT, MRT, Sonographie und histologischer Bestätigung der Diagnose

Eosinophiles Granulom
Mitnick, J. S., R. S. Pinto: CT in the diagnosis of eosinophilic granuloma. J. Comput. assist. Tomogr. 4 (1980) 791–793

Osteoidosteom/Oteoblastom
Kroon, H. M., J. Schurmans: Osteoblastoma: clinical and radiologic findings in 98 new cases. Radiology 175 (1990) 783–790
große Studie (98 Patienten) der verschiedenen bildmorphologischen Charakteristika des Osteoblastoms in diversen Lokalisationen in CT und MRT
Ozkal, E., U. Erongun, B. Cakir, O. Acar, A. Uygun, M. Bitik: CT and MR imaging of vertebral osteoblastoma. A report of two cases. Clin. Imag. 20 (1996) 37–41
Scuotto A, Accardo C, Rotondo M et al: Unusual manifestation of vertebral osteoid osteoma: case report. Eur. Radiol. 12 (2002) 109–112
Ozkal et al. und Scuottoet al. sind Fallberichte mit eindrucksvollem CT- und MRT-Bildmaterial

Aneurysmatische Knochenzyste
Capanna, R., J. R. Van Horn, R. Biagini, P. Ruggieri: Aneurysmal bone cyst of the sacrum. Skelet. Radiol. 18 (1989) 109–113
kleine Serie von 5 Fällen

Wirbelkörperhämangiom
Fox, M. W., B. M. Onofrio: The natural history and management of symptomatic and asymptomatic vertebral hemangiomas. J. Neurosurg. 78 (1993) 36–45
klinische Arbeit über das Spektrum möglicher Beschwerden bei Wirbelkörperhämangiomen (59 Fälle)
Healy, M., D. A. Herz, L. Pearl: Spinal Hemangiomas. Neurosurgery 13 (1983) 689–691
Richardson, R. R., L. J. Cerullo: Spinal epidural cavernous hemangioma. Surg. Neurol. 12 (1979) 266–268
Healy et al. und Richardson et al. sind Übersichtsarbeiten über das Spektrum klinischer Befunde und die operative Behandlung von Wirbelkörperhämangiomen
Cross JJ, Antoun NM, Laing RJC, Xuereb J: Imaging of compressive vertebral hemangiomas. Eur. Radiol. 10 (2000) 997–1002
Beschreibung der Bildbefunde (MR und CT) bei der Sonderform der Wirbelkörperhämangiome mit extraossrem intraspinalen Anteil oder Aufweitung des Knochens mit Spinalkanaleinengung

Plasmozytom
Laroche, M., J. Assoun, L. Sixou, M. Attal: Comparison of MRI and computed tomography in the various stages of plasma cell disorders: correlations with biological and histological findings. Clin. exp. Rheumatol. 14 (1996) 171–176
kontrollierte Studie zur Erkennung und Stadieneinteilung bei Plasmozytom mit CT und MRT

Meningeom
Christopherson, L. A., D. A. Finelli, J. Wyatt-Ashmead, M. J. Likavec: Ectopic extraspinal meningioma: CT and MR appearance. Amer. J. Neuroradiol. 18 (1997) 1335–1337

Schwannom
Ashkenazi, E., S. Pomeranz, Y. Floman: Foraminal herniation of a lumbar disc mimicking neurinoma on CT and MR imaging. J. Spinal Dis. 10 (1997) 448–450
Fallbericht einer intraforaminalen, KM anreichernden Raumforderung mit Aufweitung des Foramens (Bandscheibenprolaps)

Paragangliom
Wester, D. J., S. Falcone, B. A. Green et al.: Paraganglioma of the filum: MR appearance. J. Comput. assist. Tomogr. 17 (1993) 967–969

Medulloblastom
Heinz, R., D. Wiener, H. Friedman, R. Tien: Detection of cerebrospinal fluid metastasis: CT myelography or MR? Amer. J. Neuroradiol. 16 (1995) 1147–1151
Studie zur Überlegenheit der MRT beim Nachweis liquorgener Metastasen

Epidermoid, Dermoid, Teratom
Roeder, M. B., C. Bazan, J. R. Jinkins: Ruptured spinal dermoid cyst with chemical arachnoiditis and disseminated intracranial lipid droplets. Neuroradiology 37 (1995) 146–147

Pilozytisches Astrozytom
Minehan, K. J., E. G. Shaw, B. W. Scheithauer et al.: Spinal cord astrocytoma: pathological and treatment considerations. J. Neurosurg. 83 (1995) 590–595

Hämangioblastom
Rohde, V., K. Voigt, E. H. Grote: Intra-extradurales Hämangioblastom der Cauda equina. Zbl. Neurochir. 56 (1995) 78–82

Hämangioperizytom
Chiechi, M. V., J. G. Smirniotopoulos, H. Mena: Intracranial hemangiopericytomas: MR and CT features. Amer. J. Neuroradiol. 17 (1996) 1365–1371
systematische Untersuchung von 34 Fällen

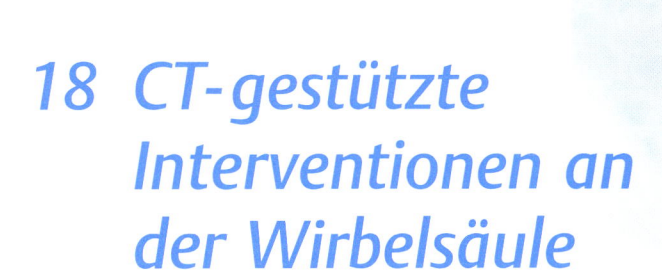

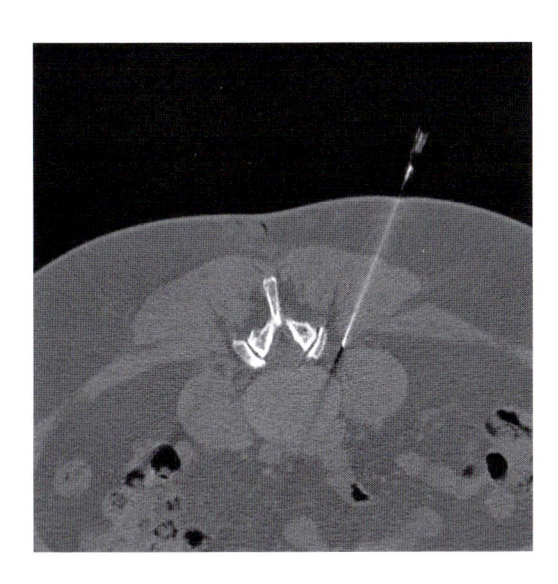

18 CT-gestützte Interventionen an der Wirbelsäule

Vertebroplastie ⋯▸ 448

Facettengelenkinfiltrationen und -umflutungen ⋯▸ 453

Periradikuläre Therapie ⋯▸ 456

Epidurale Injektionen ⋯▸ 457

Biopsie und Knochenstanze ⋯▸ 459

In den letzten 10–15 Jahren hat die CT – v.a. vor der Einführung der MSCT – im Zuge der technischen Verbesserung und der zunehmenden Verbreitung der MRT mehr und mehr an Boden verloren. Die diagnostischen Fragen, zu deren Beantwortung die CT (derzeit) noch unersetzlich zu sein scheint, haben sich hauptsächlich auf die Darstellung der Feinstruktur der Knochen (z. B. Frakturdiagnostik) und in einigen Zentren auf die Myelo-CT reduziert. Doch im Zuge der minimal invasiven therapeutischen Verfahren gewinnt die CT nun wieder an Bedeutung.

Die Häufigkeit von Rückenleiden und das wachsende Interesse an ambulanten Therapieformen erklären die steigende Nachfrage nach CT-gesteuerten Interventionen an der Wirbelsäule. Nicht nur Radiologen, sondern auch Neurochirurgen, Orthopäden und teils Anästhesisten bieten ihren Patienten – meist in Kooperation mit den Gerätebetreibern – eine Schmerztherapie und minimal invasive rekonstruktive Verfahren wie die Vertebroplastie an.

Vertebroplastie

Das Verfahren der perkutanen Injektion eines viskösen Knochenzementes in einen strukturgeschwächten schmerzhaften Wirbelkörper wurde erstmals 1984 von Galipert et al. beschrieben. Aufgrund des guten Behandlungserfolges wurde die Indikationsstellung nach und nach ausgeweitet und wird heute unter der Bezeichnung „Vertebroplastie" und in einer methodischen Abwandlung als Kyphoplastie weltweit eingesetzt. Fallserien aus einzelnen Zentren mit mehreren Hundert und Multicenterstudien mit über 1000 Behandlungen sind keine Seltenheit.

Grund für die hohe Akzeptanz des Verfahrens ist seine ambulante Durchführbarkeit und die niedrige Komplikationsrate sowie aus Patientensicht v.a. die gute analgetische Wirkung. Bei einer großen Multicenterstudie lag die effektive analgetische Wirkung von Vertebroplastie und Kyphoplastie bei 90 %, die Komplikationsrate bei nur 0,2 %.

Funktionsprinzip. Der analgetische Effekt wird von den meisten Autoren auf eine Kombination mehrerer Faktoren zurückgeführt. Die Stabilisierung selbst führt zu einer Reduktion schmerzhafter Mikrobewegungen. Zusätzlich spielen aber wahrscheinlich die bei der Polymerisation von Polymethylmethacrylat (PMMA) entstehende Wärme (bei größeren Mengen bis über 100 °C im Knochen und 60 °C im Gewebe) und die Neurotoxizität des Materials eine Rolle. Bisher ist der tatsächliche Mechanismus nicht sicher belegt worden. Zudem verhalten sich die Rezepturen verschiedener Hersteller ganz unterschiedlich. Zusätzlich werden die physikochemischen Eigenschaften beeinflusst vom Mischungsverhältnis des flüssigen Monomers und des pulverförmigen Polymers, ebenso durch die Zugabe von Additiven wie Bariumsulfat, Tantal oder Zirkonium für eine verbesserte Röntgendichte oder die Zugabe von Antibiotika wie Gentamicin. Bariumsulfat senkt z. B. bis zu einem gewissen Anteil nicht die Festigkeit, wohl aber die Polymerisationstemperatur.

Neuere Untersuchungen befassen sich mit bioaktiven Knochenzementen, die eine verbesserte Adhäsion an den Knochen oder sogar die Induktion einer Heilungsreaktion verheißen. Während in Europa einige Hersteller CE-zertifizierte gebrauchsfertige Einweg-Sets anbieten, in denen bereits röntgendichte Additive enthalten sind, steht in den USA trotz der immensen Fallzahlen eine Zulassung dieser Präparate durch die FDA derzeit noch aus.

Indikationen

Die Indikation sollte möglichst interdisziplinär gestellt werden. Behandlungsziele sind neben der Schmerzbehandlung auch die Reduktion der aus einer oder mehreren Kompressionsfrakturen folgenden, teils schweren BWS- oder LWS-Kyphose, die zuweilen Ursache einer restriktiven Lungenfunktionsstörung oder einer relevanten Kompression von Abdominalorganen sind.

Osteoporotische Kompressionsfraktur. Die klassische und auch häufigste Indikation zur Vertebroplastie ist die frische osteoporotische Kompressionsfraktur eines Thorakal- oder Lumbalwirbelkörpers (Abb. 18.1). Insbesondere ältere Beschreibungen haben einen Zeitraum bis längstens 3 Wochen nach dem Frakturereignis als Begrenzung angesehen. Diese Einschränkungen sind heute zugunsten eines aufwendigeren,

> Die analgetische Wirkung der Vertebroplastie wird mit 90 % bei nur 0,2 % Komplikationen angegeben.

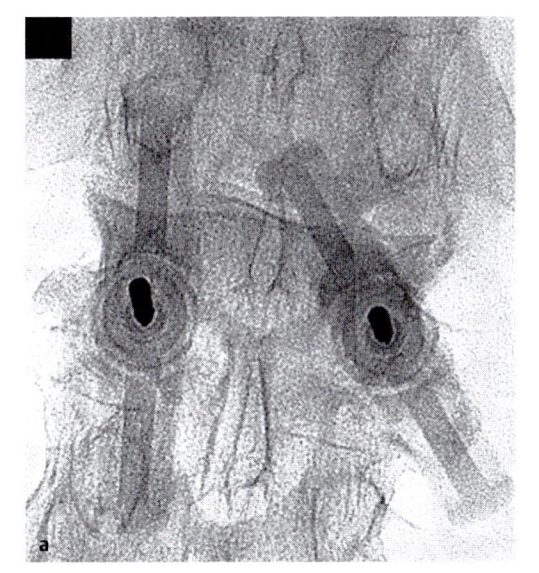

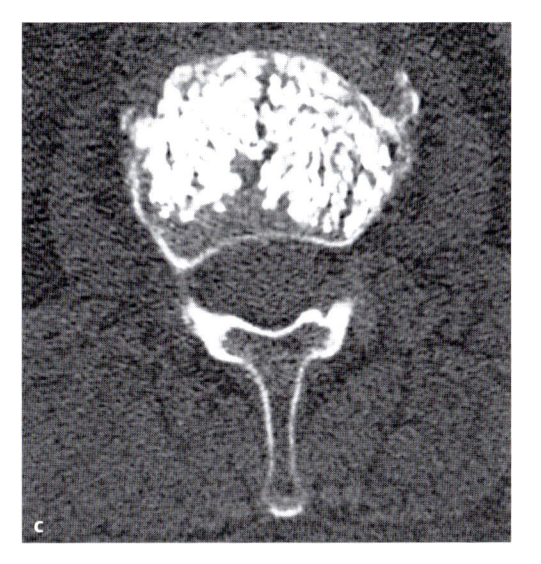

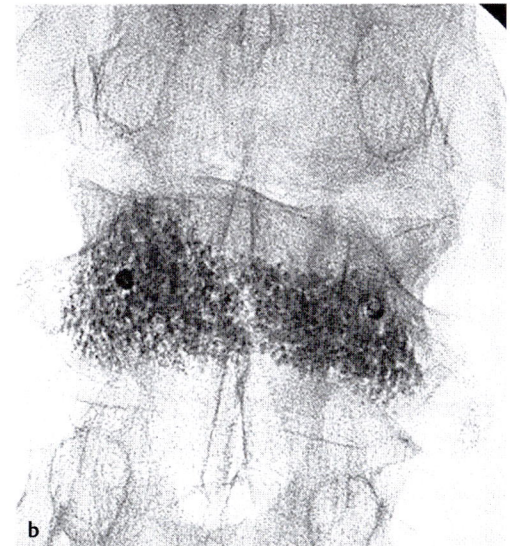

Abb. 18.1 a–c **Vertebroplastie.** MR-tomographisch frische osteoporotische Kompressionsfraktur des LWK 1.
a Transpedikuläre Punktion des komprimierten Wirbelkörpers.
b Abschließendes Kontrollbild nach Zementinjektion.
c Zusätzlich angefertigte CT-Kontrolle.

aber ebenso pragmatischen Vorgehens aufgegeben worden. Die meisten Anwender fordern derzeit bei akut oder subakut schmerzhaften Kompressionsfrakturen lediglich ein Korrelat der Fraktur in der MRT in Form eines Marködems im T2w Bild oder (seltener) in der Knochenszintigraphie.

Die Indikation zur Vertebroplastie wird dabei trotz bisher fehlender randomisierter Studien aufgrund der ausnahmslos guten Ergebnisse in den retrospektiven Analysen zunehmend großzügiger gestellt – nicht zuletzt, weil bei osteoporotischen Frakturen die einzige Alternative in einer konservativen Therapie mit zeitweiser Immobilisierung besteht, die jedoch ein Fortschreiten der Demineralisierung begünstigt.

Osteolytische Metastasen. Auch osteolytische Metastasen können zu Kompressionsfraktur von Wirbelkörpern führen, die einer Stabilisierung bedürfen.

Durchführung

Vorbereitung. Vor dem Eingriff muss der Patient schriftlich über mögliche Komplikationen aufgeklärt werden. Trotz der geringen Invasivität sollten zumindest die Gerinnungsparameter vor dem Eingriff bestimmt werden.

Medikation. Nahezu alle Autoren beschreiben eine Durchführung in Analgosedierung, z. B. mit einer Kombination von Benzodiazepinen (z. B. Midazolam) und Opioiden (z. B. Piritramid) oder auch mit Kurzhypnotika wie Disoprivan (Propofol). Zusätzlich werden Lokalanästhetika zur Infiltration des Zugangsweges appliziert.

Es existieren Berichte über eine Zugabe von Antibiotika zum Knochenzement. Aufgrund der ungünstigen Einflüsse auf die Festigkeit des Zements wird dies aber generell nicht empfohlen. Eine i.v. Antibiose ist in Form einer Bolusgabe eines Cephalosporins möglich (z. B. 1 g Cephalosporin).

Monitoring. Nicht zuletzt aufgrund der Medikation empfiehlt sich ein Monitoring mit Blutdruckkontrolle und Pulsoxymetrie.

Aufnahmetechnik. Obwohl die Mehrzahl der Anwender das Verfahren unter Durchleuchtungskontrolle in 1 oder 2 Ebenen durchführt, hat sich aufgrund der vorteilhaften überlagerungsfreien Darstellung zunehmend auch die Vertebroplastie unter CT- oder CT-Fluoroskopie-Kontrolle durchgesetzt. Manche Anwender kombinieren beide Verfahren, indem zur Durchleuchtung ein mobiler C-Bogen im CT-Untersuchungsraum verwendet wird. Grundlegende Vorteile bietet die CT insbesondere bei erschwerten Bedingungen wie bei sehr dicken Patienten, schwerer Osteoporose, osteolytischer Wirbeldestruktion oder bei ungünstiger anatomischer Lage (z. B. bei Überlagerung mit dem Schultergürtel).

Lagerung. Bei der Durchführung liegt der Patient in Bauchlage auf dem Untersuchungstisch. Hilfreich ist die ergänzende Option einer Durchleuchtung im seitlichen Strahlengang mit einem mobilen C-Bogen. Zur Reduktion der Kyphosierung sollte der Patient – soweit er dies toleriert – an Brust und/oder Becken unterpolstert werden.

Platzierung der Kanüle. Geplant wird der Eingriff anhand einer dünnschichtigen Übersichts-CT der betroffenen Region. Nach Desinfektion und steriler Abdeckung des Arbeitsfeldes wird zunächst der Zugangsweg bis zum Wirbelkörper mit einem Lokalanästhetikum infiltriert. Zur Punktion stehen fertige Sets oder Einzelkomponenten zur Verfügung. Die meist 10 oder 11 Gauge starke Kanüle wird mit einem Trokar in den Wirbelkörper eingebracht. Dazu dient entweder ein Handgriff oder ein Hammer. Der Zugangsweg verläuft vorzugsweise transpedikulär, alternativ dorsolateral. Insbesondere beim dorsolateralen Zugang ist besondere Vorsicht erforderlich, um eine Verletzung von Nerven oder Gefäßen zu vermeiden.

Je nach Form des komprimierten Wirbelkörpers kann es auch ausreichen, monopedikulär zu punktieren. Liegt die Kanüle nicht lateral, sondern zentral im Wirbelkörper, so ist das Risiko wesentlich geringer, dass sie in einer der größeren Venen liegt, was zu einer thrombembolischen Verschleppung von Zement führen könnte. Außerdem ist auch die Gefahr eines Zementübertritts nach intraspinal geringer. Die laterale Lage muss evtl. bipedikulär erreicht werden. Zwingend notwendig kann die laterale Lage der Kanüle bei fortgeschrittener Grund und Deckplattensinterung sein, um eine sichere intraossäre Lage zu erzielen. Dabei sollte jeweils versucht werden, die Kanüle möglichst im ventralen Wirbelkörperdrittel zu positionieren. Ein weiterer Vorteil des bipedikulären Zugangs ist die Möglichkeit, bei ungünstiger Ausbreitung des Zements oder bei einer Leckage vor einer suffizienten Füllung auf die Gegenseite zu wechseln, ohne nochmals Zement anzumischen.

Biopsie. Zum Nachweis bzw. Ausschluss pathologischer Frakturen infolge eines neoplastischen Prozesses sollte vor Einbringen des Zements eine Knochenbiopsie entnommen werden. Mitunter wurde auf diese Weise ein bislang nicht vermutetes Plasmozytom entdeckt.

Injektion von KM. Vor der Zementapplikation ist es möglich, die Lage der Nadel mit einer KM-Injektion zu überprüfen. So lässt sich auch die Punktion einer großen intraossären Vene erkennen. Einige Autoren sind der Auffassung, dass sich so auch das Verteilungsmuster des Zements besser abschätzen ließe. Allerdings ist der Vorhersagewert der KM-Injektion aufgrund der wesentlich geringeren Viskosität eingeschränkt. Außerdem können KM-Depots die Visualisierung des nachfolgend applizierten Knochenzementes beeinträchtigen. Gegenwärtig sind die meisten Autoren der Auffassung, dass eine Phlebographie vor Vertebroplastie oder Kyphoplastie nicht erforderlich ist.

Zementauswahl. Die Vertebroplastie unter CT-Fluoroskopie ist im Vergleich zum Vorgehen mit Durchleuchtungskontrolle meist zeitaufwendiger. Daher kann bei der CT-Fluoroskopie ein Zement mit langsamerer Aushärtung vorteilhaft sein. Die Polymerisationszeit kann durch das Mischungsverhältnis von Polymer, Monomer und Additiva (z. B. Bariumsulfat) beeinflusst werden.

Zementinjektion. Aus strahlenhygienischen Gründen ist es sinnvoll, bei Applikation unter CT-Fluoroskopie die Kanüle über einen geeigneten Verlängerungsschlauch anzuschließen, damit sich weder Spritze noch Untersucherhand im Strahlengang befinden. Zur weiteren Strahlenreduktion wird der Röhrenstrom möglichst gering gehalten, wobei die kritischen Details aber noch hinreichend erkennbar bleiben müssen. Hauptsächlich hängt der Röhrenstrom vom Volumen des Patienten ab.

Die Verteilung des Zements kann im transversalen Bild besonders unter dem Aspekt einer Ausbreitung

---

► Zum Nachweis bzw. Ausschluss eines Tumors sollte vor der Zementinjektion eine Knochenbiopsie entnommen werden.

► Beim dorsolateralen Zugang ist besondere Vorsicht erforderlich, um eine Verletzung von Nerven oder Gefäßen zu vermeiden.

► Zur Strahlenreduktion wird nur so viel Röhrenstrom eingesetzt, dass die kritischen Details noch hinreichend erkennbar bleiben.

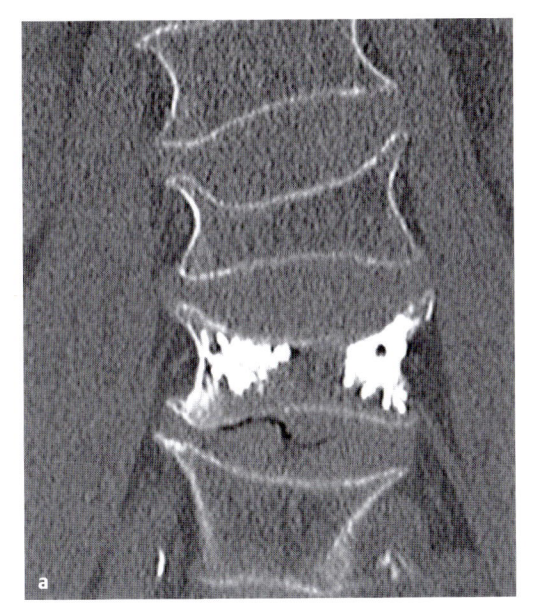

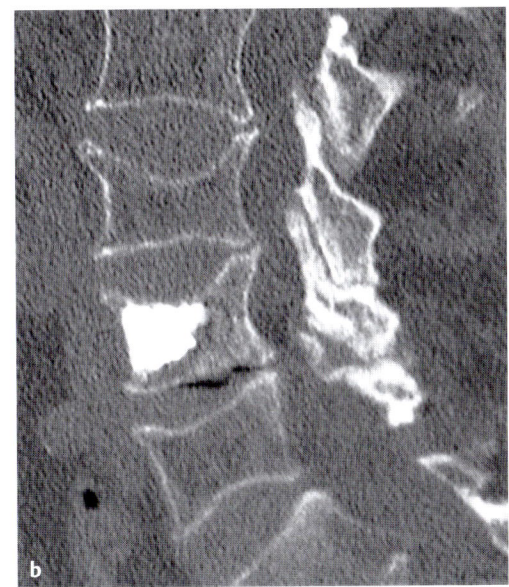

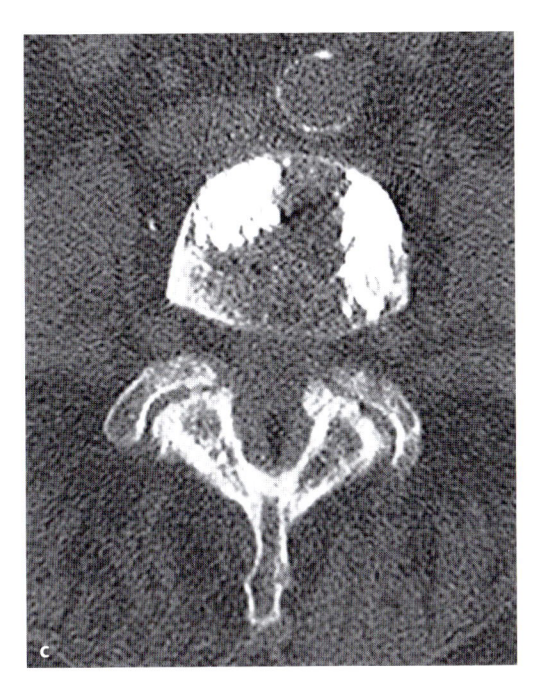

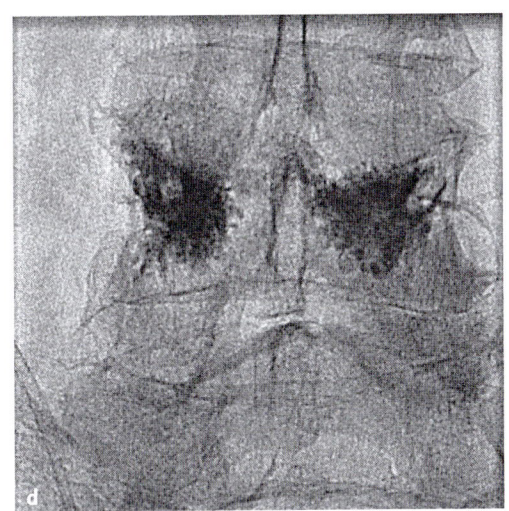

Abb. 18.2 a–d Vertebroplastie des 4. LWK.
CT-Reformatierungen in koronarer (**a**), sagittaler (**b**) und transversaler (**c**) Schichtführung sowie p.a. Durchleuchtungsbild (**d**) nach Vertebroplastie.

nach intraspinal oder in die Foramina intervertebralia beurteilt werden (Abb. 18.2). Die Verteilung in der Z-Achse muss durch Tischbewegung überprüft werden. Wenn die Möglichkeit zur intermittierenden Durchleuchtung besteht, sollte diese genutzt werden.

Kommt es zu einem Zementübertritt in den Zwischenwirbelraum, in die die paravertebralen Venen oder in die dorsalen Wirbelkörperanteile, muss die Injektion unterbrochen werden. Je nach Zementmixtur kann man mit der Injektion nach 30–40 - Sekunden fortfahren. Bei einem Übertritt nach intraspinal (meist in epidurale Venen) sollte die Injektion abgebrochen und nicht wieder fortgesetzt werden. Geringe, nicht raumfordernde epidurale Zementextravasate werden meist problemlos toleriert.

Zementvolumen. Das applizierte Volumen beträgt im Mittel zwischen 2 und 8 ml. Eine Arbeit aus dem Jahre 2001 untersuchte die Festigkeit explantierter osteoporotischer Wirbelkörper. Hierbei werden folgende Volumina als suffizient angesehen:
- obere BWS: 2,5–3 ml,
- untere BWS und thorakolumbaler Übergang: 3–4 ml,
- untere LWS: 6–8 ml.

> Bei einem Übertritt nach intraspinal (meist in epidurale Venen) sollte die Injektion abgebrochen werden.

Der analgetische Effekt korreliert allerdings nicht mit der applizierten Menge.

Rückzug der Kanüle. Zur Vermeidung eines „Zementsporns" im Rückzugsweg der Nadel wird empfohlen, den Trokar zuvor wieder einzuführen, was jedoch je nach Aushärtungsgrad des Zements nicht immer gelingt. Alternativ kann man die Kanüle kurzfristig in einem etwas geänderten Winkel noch einmal weinige Millimeter vorschieben, um die Zementsäule abzuscheren.

Nachbetreuung. Nach Beendigung des Eingriffs sollte der Patient möglichst noch etwa 20 Minuten in Bauchlage verweilen und anschließend einige Stunden liegend überwacht werden.

> Nach dem Eingriff sollte der Patient noch 20 Minuten in Bauchlage bleiben.

Komplikationen

Komplikationen durch Punktion. Die unmittelbar mit der Punktion zusammenhängenden Komplikationen werden hier nur erwähnt, aber nicht weiter vertieft:
- Blutung,
- Infektion,
- Verletzung von Nerven und Gefäßen,
- Frakturen (z. B. der Pedikel),
- Pneumothorax bei Behandlung thorakaler Wirbelkörper und Zugang von dorsolateral.

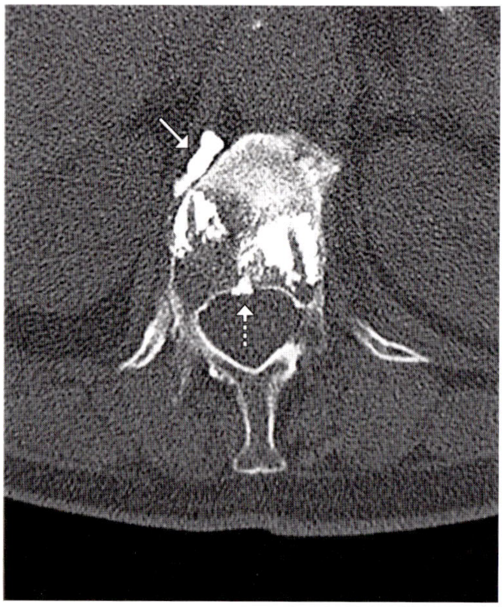

Abb. 18.3 **Extravasat nach Vertebroplastie.** Geringes und klinisch asymptomatisches Extravasat bzw. Venenfüllung nach Vertebroplastie eines 12. BWK. Ansammlung von Knochenzement in paraspinalen Venen (Pfeil) und in der basivertebralen Vene (gestrichelter Pfeil).

Leckage und Verschleppung von Zement. Ohne Frage die wichtigste Komplikationsmöglichkeit bei dem Verfahren ist die Leckage und Verschleppung von Zement (Abb. 18.**3**). Deren Häufigkeit beträgt etwa 5–15%. Allerdings treten symptomatische Verläufe bei der Behandlung osteoporotischer Sinterungsfrakturen in nur etwa 1% auf, bei Osteolysen durch Metastasen in 2–5%. Relevante Komplikationen sind Kompressionen angrenzender Nervenstrukturen – also Rückenmark oder Nervenwurzeln – und Embolien in die Lunge v.a. über die V. azygos.

Lungenembolie. Während die meisten lungen- und herzgesunden Patienten kleinere Embolien symptomlos tolerieren, kann es bei alten Menschen zu Lungeninfarkten und je nach Ausprägung auch zum Tod kommen.

Zwischenwirbelräume. Übertritte von Zement in die Zwischenwirbelräume sind eine mögliche Prädisposition zur Entstehung weiterer Frakturen der angrenzenden Wirbelkörper. Obwohl dies in einzelnen Studien mit statistischer Signifikanz nachgewiesen wurde, sehen andere Autoren in ihren Untersuchungen dieses Problem nicht gehäuft.

Wurzelirritation. Transiente Wurzelirritationen können meist mit nicht-steroidalen Antiphlogistika oder auch lokal applizierten Steroiden beherrscht werden. Gelingt dies nicht, ist eine operative Entfernung des Zements erforderlich. Kompressionen des Rückenmarks oder des ganzen Duralsackes können zum sofortigen inkompletten oder auch kompletten Querschnitt führen und bedürfen der sofortigen chirurgischen Dekompression. In dieser Hinsicht bietet die CT-basierte Vertebroplastie den Vorteil einer sofortigen zuverlässigen und überlagerungsfreien Kontrolle des Ergebnisses.

> Ist eine Wurzelirritation konservativ nicht beherrschbar, ist eine operative Entfernung des Zements erforderlich.

Besonderheiten bei Osteolysen. Bei der Behandlung osteolytischer Prozesse besteht das Risiko, dass bei einer Beteiligung der Hinterkante Tumormassen in den Spinalkanal gedrückt werden, die zu einer Kompression von Duralsack oder Rückenmark führen. Wird trotz der sicher erhöhten Risiken in einem derartigen Fall die Vertebroplastie angestrebt, so ist eine Durchführung unter CT-Kontrolle nahezu unerlässlich. Die Sicherheit kann erhöht werden, wenn zuvor der Subarachnoidalraum durch eine intrathekale KM-Gabe angefärbt wird. Im Zweifelsfall ist es auch ratsam, möglichst langsam polymerisierende Rezepturen zu bevorzugen, da die vorsichtige wiederholte Gabe kleiner Mengen die Kontrollierbarkeit erhöht.

> Bei Osteolysen, die die Hinterkante destabilisieren, kann Tumorgewebe in den Spinalkanal gedrückt werden.

Kontraindikationen

Starke Wirbelkörperkompression. Eine Einschränkung zur Anwendung der Methode kann eine Kompression des Wirbelkörpers um mehr als 70% sein, da es dann evtl. nicht möglich ist, die Kanüle im verbliebenen Wirbelkörperrest zu platzieren. Als Modifikation kann in solchen Fällen eine bipedikuläre, weit laterale Punktion mit einer Kanüle kleineren Kalibers (z. B. 13 G) sinnvoll sein, da die lateralen Anteile häufig auch beim projektionsradiographischen Aspekt eines vollständig kollabierten Wirbelkörpers noch ausreichend Höhe für eine Punktion aufweisen. Selbstverständlich können hier nur geringe Volumina injiziert werden.

Behandlung mehrerer Wirbelkörper. Eine gleichzeitige Behandlung in mehreren Höhen sollte sich auf die nachweislich frisch frakturierten Wirbel beschränken. Man bedenke, dass auch ohne Zementleckage infolge einer Markraumverdrängung relevante Mengen an Gewebe (Knochenmark) röntgenologisch unsichtbar in die abführenden Venen und somit letztlich in die Lunge gelangen können. Es gibt Einzelfallberichte mit schweren pulmonalen Komplikationen, teils mit Todesfolge, nach einer Mehretagen-Vertebroplastie. Daher sollte nach allgemeiner Auffassung die Behandlung von mehr als 3 Etagen in mehrere Sitzungen aufgeteilt werden. Eine prophylaktische Vertebroplastie ohne Frakturnachweis sollte nicht vorgenommen werden.

> Eine Kompression des Wirbelkörpers um mehr als 70% kann eine Kontraindikation für die Vertebroplastie sein.

> Eine prophylaktische Vertebroplastie ohne Frakturnachweis sollte nicht vorgenommen werden.

Facettengelenkinfiltrationen und -umflutungen

Pseudoradikuläre Beschwerden. Rückenschmerzen sind ebenso wie radikulär ausstrahlende Schmerzen ein komplexes Problem und eine differenzialdiagnostische Herausforderung. Erkrankungen der Bandscheiben, Bänder, Wirbelkörper, Wirbelgelenke und nicht zuletzt der Nervenwurzeln begünstigen einander gegenseitig und treten daher selten isoliert auf. Aufgrund der anatomischen Nähe der Strukturen ähneln sich die klinischen Symptome, sodass eine sichere Zuordnung von Beschwerden zu einer strukturellen Veränderung oft nicht möglich ist. Dieses Problem schlägt sich in dem Begriff „pseudoradikuläre Beschwerden" nieder, der besagt, dass die Schmerzen im Versorgungsgebiet eines oder mehrerer Spinalnerven empfunden werden, ohne dass eine direkte Kompression oder andere Schädigung der Spinalnerven vorliegt.

Beteiligung der Facettengelenke. Dass die Schädigung der Facettengelenke eine radikuläre Schmerzausstrahlung hervorrufen kann, ist bekannt, seit 1963 Hirsch et al. nachgewiesen haben, dass die Injektion 10%iger hyperosmolarer Kochsalzlösung um ein lumbales Facettengelenk zu Schmerzen im Rücken und im gleichseitigen Oberschenkel führt. Spätere Untersuchungen ergaben, dass auch eine direkte intraartikuläre Injektion zu einer radikulären Symptomatik führt und dass diese proportional zur injizierten Menge ist. Mechanismus und anatomische Grundlage pseudoradikulären Beschwerden sind allerdings bis heute nur teilweise geklärt.

Die Facettengelenke an der gesamten Wirbelsäule sind permanenten Belastungen durch Bewegungen und Druckänderungen ausgesetzt. Im Zuge der Degeneration und Höhenminderung der Bandscheiben verlagert sich ein großer Anteil der axialen Last von den Endplatten der Wirbelkörper auf die Facettengelenke. Prädisponierende Umstände wie eine Asymmetrie der Facettengelenke oder ein Wirbelgleiten begünstigen und beschleunigen diesen Prozess. Das Ergebnis ist eine Osteochondrose mit den entsprechenden bildmorphologischen Veränderungen. Diese treten jedoch fast immer zusammen mit anderen degenerativen Veränderungen des Bewegungssegments auf und außerdem korreliert das Ausmaß der Facettengelenksarthrose nicht mit den Beschwerden. Daher ist es nicht das radiologische Bild, sondern die Symptomatik, die eine Beteiligung der Facettengelenke an den Beschwerden nahe legt. Diese These kann durch eine Facettengelenkinfiltration überprüft werden. Der Wert dieser Methode besteht neben der Linderung der Beschwerden auch im differenzialdiagnostischen Informationsgewinn.

> An der Entstehung von Rückenschmerzen sind neben den Wirbelgelenken auch Bandscheiben, Bänder, Wirbelkörper und Nervenwurzeln beteiligt.

> Die Rolle der Facettengelenke als Ursache von Rückenschmerzen kann durch eine Infiltration geklärt werden.

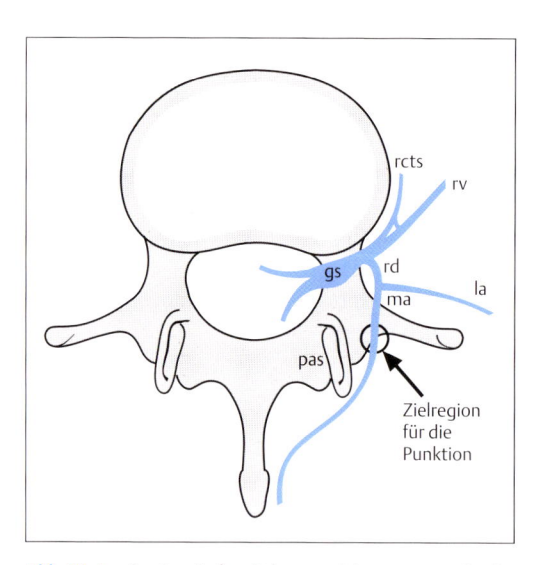

18 CT-gestützte Interventionen an der Wirbelsäule

Abb. 18.4 Anatomische Schemazeichnung zur Punktion bei der Umflutung des medialen Astes des Ramus dorsalis n. spinalis.
gs: Ganglion spinale; rd: R. dorsalis; ma: medialer Ast; la: lateraler Ast, rv: R. ventralis; rcts: R. communis trunci sympathici; ZR: Zielregion für die Punktion; pas: Proc. art. sup.

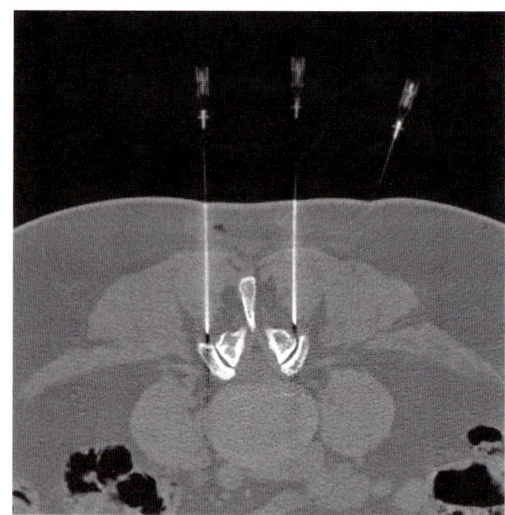

Abb. 18.5 Lumbale Facettengelenkinfiltration.

Durchführung

Zahlreiche Anwender, insbesondere die Vertreter der chirurgischen Fächer, ziehen aufgrund der besseren Verfügbarkeit die Röntgendurchleuchtung zur Facettengelenkinfiltration vor. Doch die CT bietet einige Vorteile. Die Objektivierbarkeit von Punktionswinkel und -tiefe anhand transversaler Schichtaufnahmen sowie die Kontrolle der richtigen Nadellage (ohne zwingend notwendige KM-Injektion) erleichtern insbesondere dem Ungeübten die erfolgreiche Durchführung. Eine Strahlenexposition des Untersuchers ist nicht erforderlich. Die Vorteile der überlagerungsfreien Darstellung kommen besonders bei stark hypertrophierten Facettengelenken zum Tragen. Das nachfolgend geschilderte Vorgehen kann jedoch auch auf eine Facettengelenkinfiltration unter Durchleuchtung übertragen werden.

Vorbereitung. Der Patient sollte so bequem wie möglich in Bauchlage positioniert werden. Nach der Identifizierung der Zielregion durch ein Topogramm und ggf. einige transversale Schichten, die zweckmäßigerweise mit einer Markierung auf der Haut des Patienten (z. B. kommerzielles Markersystem, Büroklammern, Drahtgitter etc.) angefertigt werden, können Lage, Winkel und Tiefe der Punktion bestimmt werden. Nachfolgend wird die Region desinfiziert.

Platzierung der Kanüle. Nach vorheriger Lokalanästhesie wird mit einer 22-G-Spinalkanüle mit Trokar in vorbestimmter Richtung der dorsale Anteil des Facettengelenks angepeilt. Ziel kann dann entweder die intrasynoviale Injektion oder auch die Umflutung des Gelenks bzw. eine Blockade des medialen Astes des R. dorsalis der Spinalnerven sein (Abb. 18.4, Abb. 18.5).

Überprüfung der Kanülenlage. Thorakal und zervikal empfiehlt sich zum Ausschluss einer intravasalen Kanülenlage eine vorsichtige KM-Injektion (Gefahr der Ischämie des Rückenmarks oder Injektion von Lokalanästhetikum in das Hirn oder Rückenmark versorgende Gefäße). Aufgrund der theoretischen Möglichkeit einer intrathekalen Applikation ist ein isotonisches KM (z. B. Isovist 300) vorzuziehen. Lumbal ist das relativ geringe Risiko der Injektion in eine aberrante A. radicularis magna gegen das ebenfalls nur theoretische Risiko einer KM-induzierten Anaphylaxie abzuwägen. Evtl. genügt auch eine vorsichtige Aspiration. Doch im Zweifelsfall wird insbesondere vor dem Hintergrund rechtlicher Konsequenzen eine unterlassene Kontrollinjektion im Komplikationsfall schwer zu rechtfertigen sein.

Injektion. Zur diagnostischen Injektion wird anschließend ein Lokalanästhetikum (z. B. 0,3–0,5 ml Lidocain 2%) oder zur therapeutischen Injektion eine Kombination aus Lokalanästhetikum und Corti-

> Eine intravasale Kanülenlage muss vor der Injektion sicher ausgeschlossen werden – am besten durch eine KM-Injektion.

son injiziert (z. B. 2 ml Bupivacain 0,5% und 0,5 ml Betamethason).

Sequenziell kontrolliertes Vorgehen. Um den diagnostischen Zugewinn durch die Maßnahme zu erhöhen und eine Verfälschung durch den nachgewiesenen Plazeboeffekt des Verfahrens möglichst zu minimieren, wird häufig ein sequenziell kontrolliertes Vorgehen bevorzugt. Eine Möglichkeit hierzu bietet die Kontrolle durch eine abwechselnde Injektion von Kochsalzlösung und Lokalanästhetikum ohne Wissen des Patienten, eine andere die Injektion von kurz- und langwirkenden Anästhetika (z. B. Lidocain und Bupivacain). In jedem Fall sollte der Patient nach Injektion von Verum wiederholt (!) eine deutliche Besserung von wenigstens 70–80% der Schmerzintensität angeben, wobei allerdings Injektionen in mehreren Etagen gleichzeitig erforderlich sein können. Die Schmerzreduktion sollte in ihrer Dauer mit der Verwendung von lang- und kurzwirksamen Anästhetika korrelieren, bei Verwendung von Plazebo sollte selbstverständlich kein signifikanter Effekt eintreten.

Dokumentiert werden die behandelten Etagen und die verwendete Medikation. Der Patienten sollte am besten anhand eines Schmerztagebuchs den klinischen Effekt der einzelnen Injektionen dokumentieren. Andere Schmerzmedikamente werden abgesetzt, um den Effekt nicht zu überdecken.

Cortison

Die Kombination von Lokalanästhetika und Cortisonpräparaten hat bislang in kontrollierten Studien keinen gesicherten Vorteil bezüglich der Langzeitergebnisse gezeigt. Dennoch verwenden die meisten Anwender für die therapeutischen Injektionen langwirksame Corticoide, zuweilen auch ohne Lokalanästhetika.

Der theoretische Erklärungsansatz für die Wirksamkeit von Corticosteroiden beruht auf der Annahme, dass ein wesentlicher Anteil der radikulären Symptome auf ganglionäre Veränderungen der Radix dorsalis zurückzuführen ist, die ihrerseits durch eine axonale oder ganglionäre Kompression oder eine gesteigerte Mechano- und Chemosensitivität des Spinalnervs selbst verursacht wird. Fortgeleitet werden nozizeptive Stimuli über C-Fasern, die durch Corticoide blockiert werden können.

Eine unspezifische Entzündungsreaktion kann auch ohne direkte Kompression der Nervenwurzel durch Mukopolysaccharide provoziert werden, die bei einem Bandscheibenprolaps freigesetzt werden. Die unspezifische Entzündungsreaktion führt ihrerseits zur Anhäufung lytischer Enzyme, Prostaglandine und Phospholipasen damit ebenfalls zu einer Reizung der Nozizeptoren.

Auf dieser Argumentation baut auch die jüngst propagierte periradikuläre Injektion von O_2-O_3 auf, die zu einer Normalisierung der Spiegel von Prostaglandinen und Zytokinen führen soll.

Der theoretische Vorteil einer lokalen gegenüber einer systemischen Corticoidgabe ergibt sich aus der längeren Wirksamkeit kristalloider Präparate mit geringer Wasserlöslichkeit. Während hydrophile Corticoide eine hohe Plasmaeiweisbindung haben und oxidativ abgebaut werden, verbleiben die lipophileren Präparate länger am Wirkort.

Anästhesie des Ramus dorsalis der Spinalnerven („medial branch block")

Die Facettengelenke sind echte synoviale Gelenke, deren Kapsel jeweils aus einem deszendierenden und einem aszendierenden Anteil des R. dorsalis medialis aus den Spinalnerven innerviert wird. Aufgrund des deszendierenden Verlaufs der Nerven ist die Versorgung der Facettengelenke allerdings jeweils um ein Segment nach oben versetzt: Das Gelenk LWK 4/5 wird z. B. vom deszendierenden medialen Ast aus L3 und dem aszendierenden Ast aus der Wurzel L4 versorgt. Die Wurzel L5 ist an der Innervierung von LWK 4/5 nicht beteiligt. Aus dem gleichen Grund ist eine Schmerzausstrahlung von einem Facettengelenk in 2 benachbarte Dermatome möglich.

Zur Blockade des medialen dorsalen Spinalnervenastes im Thorakal- oder Lumbalbereich ist also eine Punktion etwas lateral und kaudal des Facettengelenks kurz oberhalb des Processus transversus der betroffenen Etage sowie etwas kranial davon erforderlich.

BWS. Thorakale Injektionen werden selten durchgeführt, erfordern jedoch besondere Vorsicht, um eine Punktion der Pleura zu vermeiden. Neben der Aspiration vor der Injektion hilft eine KM-Gabe, z. B. eine Punktion der A. radicularis Adamkiewicz auszuschließen. Eine Injektion in diese Arterie könnte zu einer Paraparese führen.

HWS. Zervikal eignet sich ein posterolateraler Zugang – ähnlich wie bei der Facetteninfiltration mit Positionierung der Nadel leicht lateral und kaudal

> Von einem Facettengelenk kann der Schmerz in 2 benachbarte Dermatome ausstrahlen.

des Proc. articularis superior. Bei Infiltration der Spinalwurzel C3 (Höhe HWK 2/3) wird eine ausgiebigere Infiltration mit leichter Variation der Nadelposition nach kranial und kaudal empfohlen, da dieser Nerv kaliberstärker als die kaudal folgenden ist.

Für alle Etagen gilt es, eine zu tiefe und zu weit mediale Injektion zu vermeiden, da dies zu einer unbeabsichtigten intraforaminalen oder epiduralen Injektion mit entsprechend falsch positivem Effekt führen könnte.

> Vermeiden muss man eine zu tiefe oder zu weit mediale Injektion.

Kontraindikationen

Es gelten die gleichen Kontraindikationen wie für diagnostische Punktionen: Thrombozytopenie (< 50 000/µl) und Gerinnungsstörungen (z. B. INR > 1,6), Infektionen der geplanten Punktionsstelle sowie Allergien oder Unverträglichkeiten gegen die zu verabreichenden Medikamente.

Periradikuläre Therapie

Indikation

Wie die die Facettengelenkinfiltration hat auch die PRT sowohl einen therapeutischen wie auch einen diagnostischen Wert. Patienten mit radikulär ausstrahlenden Schmerzen, bei denen keine ausreichende Korrelation von klinischen Beschwerden und bildmorphologischen Veränderungen zu finden sind, sind Kandidaten für eine periradikuläre Therapie (PRT). Ebenso Patienten mit Veränderungen in mehreren Etagen oder mit widersprüchlichen Ergebnissen von Bildgebung und neurologischem Untersuchungsbefund.

Wenn in Bildgebung ein weitgehend unauffälliger Befund der Facettengelenke erhoben wird und diese somit mutmaßlich nicht die Ursache der Beschwerden sind (z. B. bei Bandscheibenprotrusionen in mehreren Höhen oder bei postoperativen Beschwerden), kann die Blockierung eines Spinalnervs neben der Schmerzlinderung auch bei der Indikationsstellung zu Operation oder Re-Operation helfen. Bereits bei der Punktion kann der Patient dem Untersucher mitteilen, ob der durch die Berührung des Spinalnervs provozierte Schmerz in Art und Projektion seinen üblichen Beschwerden gleicht oder davon abweicht. Im letzteren Fall wird die betreffende Etage nicht injiziert. Bestätigt der Patient hingegen, dass die Schmerzen weitgehend identisch sind, so sollte die nachfolgend durchzuführende Injektion von Lokalanästhetika und/oder Corticoiden zuverlässig zu einer Linderung oder gar zur Beschwerdefreiheit führen.

In einer Studie an Patienten mit radikulär ausstrahlenden Schmerzen von mehr als 1 Jahr Dauer war eine Operation meist erfolglos, wenn eine vorangegangene Cortisoninjektion ebenfalls erfolglos gewesen war (Derby et al. 1992).

Bei komplexen Veränderungen mit einer Kombination aus Bandscheibenprotrusion oder -prolaps und knöchernen Veränderungen oder aber bei ausgedehnten posterozentralen Vorfällen, die mehr als 1 Wurzel komprimieren, kann die Injektion um mehrere Wurzeln erforderlich sein. Vielfach wird für diese Fälle eine um 1–2 Stunden zeitversetzte Injektion der einzelnen Etagen propagiert, um den Effekt in den injizierten Etagen unterscheiden zu können. Eine Injektion von mehr als 2 Etagen in einer Sitzung ist aufgrund der Komplexität der Innervierung wenig sinnvoll.

> Eine Injektion von mehr als 2 Etagen pro Sitzung ist nicht sinnvoll.

Durchführung

Vorbereitung. Die Vorbereitung des Eingriffs entspricht derjenigen für eine Facettengelenkinfiltration. Für die lumbale und thorakale PRT wird der Patient in Bauchlage, für die zervikale PRT in Seitenlage gebracht (Abb. 18.**6**). Der Zugang wird ebenfalls wie für eine Facettengelenkinfiltration mit Markern geplant.

Überprüfung der Kanülenlage. Die punktions- und injektionsbedingten Risiken entsprechen denen bei einer Facettengelenkinfiltration. Insbesondere für den wenig Geübten empfiehlt sich eine KM-Injektion (0,2–0,5 ml) nach vorsichtiger Aspiration.

Bei richtiger Lage der Nadel wird der Patient eine in Art und Ausbreitung dem Gewohnten ähnliche, aber stärkere Schmerzempfindung beschreiben. Weichen die Schmerzen von den üblichen Schmerzen ab, wird die Nadel entfernt und entweder eine

> Die Kanülenlage kann anhand der Schmerzempfindung des Patienten kontrolliert werden.

Epidurale Injektionen

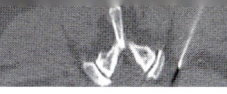

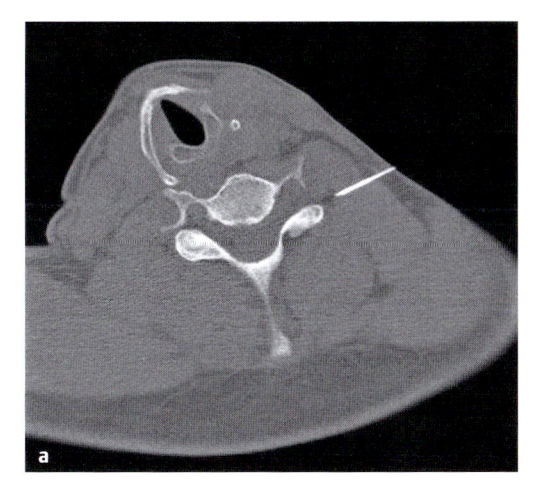

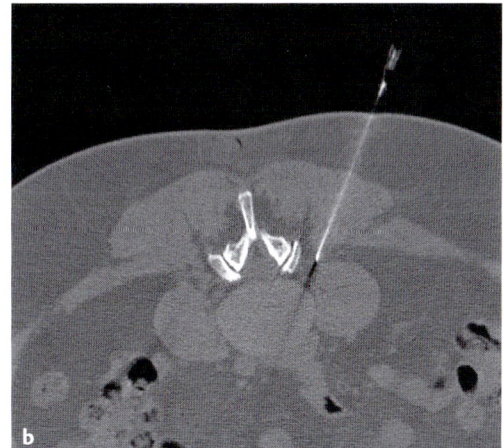

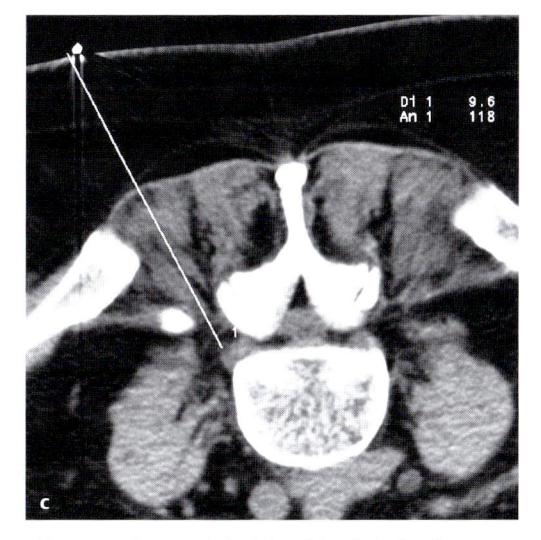

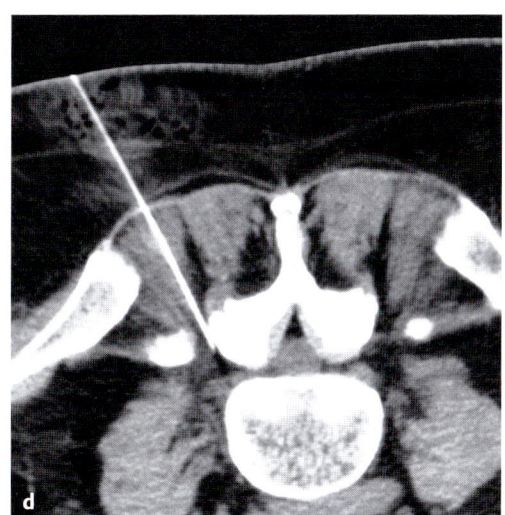

Abb. 18.6 a–d Zervikale (a) und lumbale (b–d) PRT.
a, b CT zur Dokumentation der Nadelposition. Auf eine initiale KM-Gabe wurde in diesen Fällen verzichtet.
c, d Zielplanung unter Zuhilfenahme eines röntgendichten Markers auf der Haut. Vom Marker aus wird mit einer Hilfslinie der Punktionsweg geplant (**c**) und mit der Nadel nachvollzogen (**d**).

andere Etage injiziert oder die Intervention abgebrochen. Ist sich der Patient bezüglich der Schmerzausstrahlung nicht sicher, so sollte die Intervention fortgeführt und der Effekt abgewartet werden.

Injektion. Für diagnostische Zwecke werden über eine 22-G-Spinalkanüle etwa 0,5 ml Lidocain oder Bupivacain verabreicht. Zur therapeutischen PRT wird das Lokalanästhetikum mit einem langwirksamen Corticoid (z. B. Triamcinolon 0,5 ml) kombiniert. Es empfiehlt sich eine langsame Injektion, umso wenig wie möglich Reflux nach epidural zu provozieren.

Epidurale Injektionen

Epidurale Injektionen von Corticosteroiden wurden seit der Erstbeschreibung 1953 weltweit bei sehr vielen Patienten durchgeführt. Dennoch wird diese Methode kontrovers diskutiert. Es existieren lediglich 6 prospektive, randomisierte und kontrollierte Studien zur Effizienz epiduraler Cortisoninjektionen.

18 CT-gestützte Interventionen an der Wirbelsäule

Nur 2 davon beschreiben eine signifikante Besserung der Symptome. Eine Metaanalyse der relevanten Arbeiten zwischen 1966 und 1993 kommt auf eine 14% bessere Linderung der Beschwerden im Vergleich zu Plazebo.

Dabei ist jedoch zu bedenken, dass es selbst bei ausreichender Erfahrung in etwa 25% der Fälle zu einer Fehlpunktion kommt, sofern wie früher in der Ära vor der CT ohne Bildkontrolle gearbeitet wird. Dies relativiert die ungünstigen Ergebnisse früher Studien.

Indikation. Der diagnostische Nutzen der epiduralen Injektion wird geringer als derjenige der PRT angesehen, wenn z. B. die Indikation zur Nukleotomie besteht. Doch unter den Befürwortern der Methode herrscht Einigkeit über den therapeutischen Nutzen. Insbesondere profitieren Patienten mit Bandscheibendegeneration und -prolaps sowie Spinalnervenkompression oder -entzündung (z. B. postherpetische Neuralgie).

Funktionsprinzip. Die möglichen Wirkmechanismen einer lokalen Cortisongabe wurden bereits im Abschnitt zur Facetteninfiltration (s.o.) diskutiert. Jede Art von Gewebeschädigung kann zu einer Entzündungsreaktion mit der Freisetzung von Phospholipase A und einer Aktivierung der Arachidonsäurekaskade führen. Steroide blockieren die Phospholipase A. Über diesen Mechanismus könnte auch die Wirksamkeit der Plazeboinjektionen durch einen lokalen Verdünnungseffekt erklärt werden. Auch ist die bessere Wirksamkeit in der Akutphase erklärlich, da durch Cortison evtl. die Entstehung von Narben und Fibrosierungen infolge der lokalen Entzündung gehemmt wird. Der direkte Effekt auf die Nozizeption durch eine Hemmung der C-Fasern wurde bereits erwähnt.

Kompartimente des Epiduralraums. Anatomisch ist der Epiduralraum in ein ventrales und ein dorsales Kompartiment aufgeteilt, die jeweils mit lockerem Gewebe, Fett und vorwiegend venösen Gefäßen gefüllt sind. Um eine gute Wirksamkeit der Injektion zu erreichen, ist es notwendig, in das Kompartiment zu injizieren, von welchem der nozizeptive Reiz ausgeht. Grundsätzlich muss also der Zugang so gewählt werden, dass eine ausreichende Menge von Lokalanästhetikum und Corticoid an die erkrankte Bandscheibe bzw. die ligamentären Strukturen gelangt.

Zugangsweg. Zur Behandlung diskogener Schmerzen hat sich wegen dieser Kompartimentierung der transforaminale Zugang bewährt (Abb. 18.7). Dabei ist auch das Risiko einer i.v. Applikation nicht so hoch wie beim dorsalen Zugang. Eine Stenose des Foramens oder des Rezessus kann den transforaminalen Zugang allerdings erschweren. In diesem Fall ist jedoch aufgrund der Kompression des Epineuriums oft auch die PRT ohne wesentlichen Erfolg, da der Wirkstoff sich nicht ausreichend nach medial verteilen kann.

Injektion. Injektionsvolumen und Wirkstoffkombination hängen von der Applikationsstelle und dem Zugangsweg ab. Beim interlaminären Zugang werden lumbal und thorakal bis zu 6 ml injiziert, zervikal 3–4 ml. Verwendet wird eine Kombination aus langwirksamem Corticoid und Lokalanästhetikum im Verhältnis 1 : 2 bis 1 : 3. Beim transforaminalen Zugang beträgt die verabreichte Menge maximal 1–2 ml mit einem Mischungsverhältnis von 1 : 1.

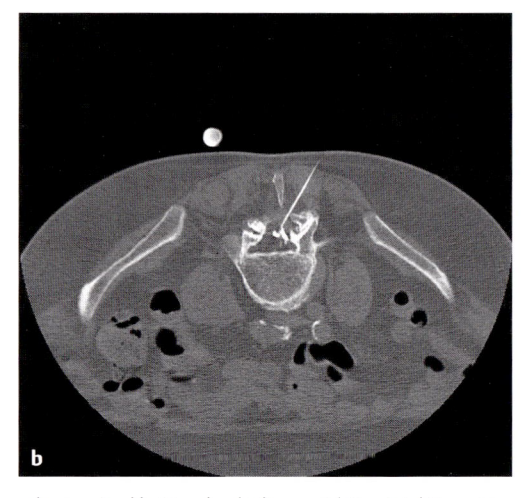

- Indikationen zur epiduralen Injektion sind Bandscheibendegeneration und -prolaps sowie Spinalnervenläsionen.

- Zur Behandlung diskogener Schmerzen hat sich der transforaminale Zugang bewährt.

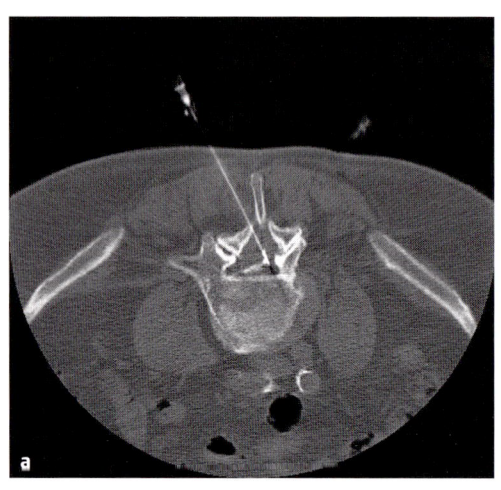

Abb. 18.7a u. b Lumbale epidurale Steroidinfiltration. Die Nadelposition wird zur Vermeidung einer intrathekalen oder i.v. Applikation durch die vorsichtige Injektion einer kleinen Menge KM überprüft.

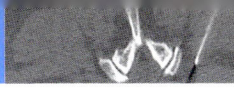

Biopsie und Knochenstanze

Indikation

Die perkutane Biopsie von Knochenveränderungen der Wirbelsäule ist eine bewährte Methode. Ihre Akzeptanz und Sicherheit hat dennoch von der CT profitiert. Insbesondere die Punktion der thorakalen Wirbelkörper galt wegen der Nähe zur Pleura und den paravertebral verlaufenden Venen (V. azygos und hemiazygos) als riskant, sodass hier meist offen biopsiert wurde. Heute gilt die CT-gestützte Biopsie von Wirbelkörpern, Bandscheiben und paravertebralen Weichteilen als ausreichend sicher, um auch ambulant durchgeführt zu werden. Die diagnostische Zuverlässigkeit beträgt 80–95 % und hängt nicht allein von der Methode selbst, sondern auch von der Patientenselektion ab. Vor der Biopsie gegebene Medikamente können das Ergebnis verfälschen. Die hohe Zuverlässigkeit, die bei lytischen Läsionen erzielt wird, ist bei sklerosierten oder primär sklerotischen Läsionen meist nicht zu erreichen.

Zu den klassischen Indikationen gehört die Unterscheidung benigner und pathologischer Frakturen, die Diagnosesicherung bei spinalen oder paraspinalen Raumforderungen (Abb. 18.9) und die Keimgewinnung bei Spondylodiszitiden zur gezielten Antibiose (Abb. 18.8).

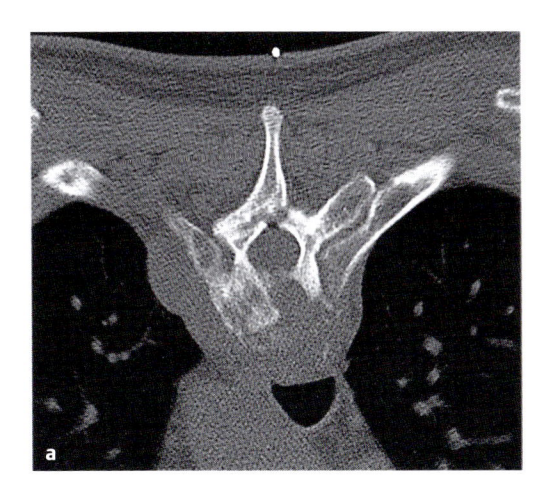

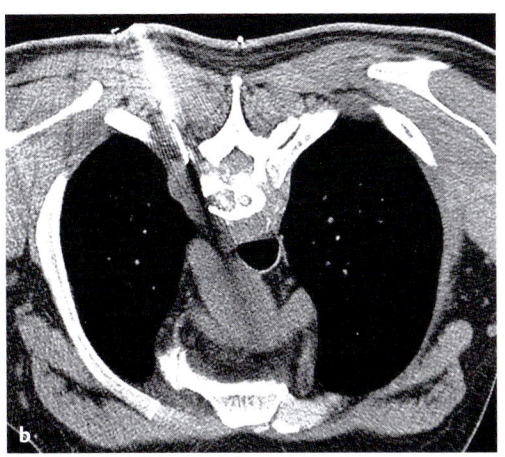

Abb. 18.8 a u. b **Ausgedehnte destruierende Spondylodiszitis.** Punktion zur Keimgewinnung vor Beginn der Antibiose.

Durchführung

Zugangsweg. Der Zugangsweg ist von der Zielregion abhängig. Intraossäre Läsionen lassen sich transpedikulär oder auch von dorsolateral punktieren, paravertebrale oder auch diskale Läsionen eher von von dorsolateral. Insbesondere beim transpedikulären Zugang ist die Verwendung der intermittierenden CT-Fluoroskopie hilfreich, um die Position des Punktionsbestecks nahezu in Echtzeit beurteilen zu können. Bei der Knochenbiopsie – insbesondere beim transpedikulären Zugang – kann eine Sedierung des Patienten hilfreich sein.

Nadelauswahl. Für jede zu punktierende Struktur (Knochen oder paraspinale Weichteile) gibt es Spezialnadeln, die nach persönlichen Vorlieben oder Erfahrungen ausgewählt werden. Während zur Punktion der paraspinalen Region oder der Bandscheiben einfache Kanülen mit Mandrin verwendet werden können, werden zur Knochenbiopsie kaliberstärkere koaxiale Systeme eingesetzt.

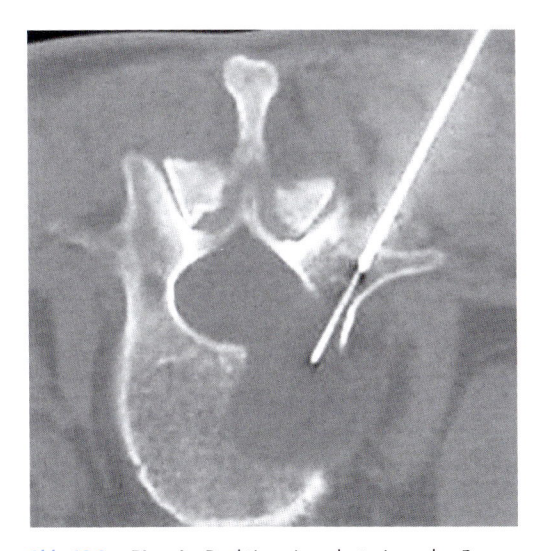

Abb. 18.9 **Biopsie.** Punktion einer destruierenden Raumforderung des 2. LWK mit einem koaxialen Biopsieset. Histologisch ergab sich eine Metastase eines Kolonkarzinoms.

Komplikationen. Komplikationen sind selten (1–3%) und umfassen Blutungen mit Hämatombildung, Infektionen (Osteomyelitis, Diszitis), Pneumothorax, Verletzung von Spinalnerven und Duraleckagen mit der möglichen Folge persistenter Kopfschmerzen oder einer Arachnoiditis. Sehr schwere Komplikationen wie Querschnittlähmung durch eine Punktion des Rückenmarks sind beschrieben worden, aber extrem selten.

Zusammenfassung

Vertebroplastie. Bei diesem Verfahren wird zur Schmerzbehandlung Knochenzement in einen strukturgeschwächten Wirbelkörper injiziert. Die häufigste Indikation zur Vertebroplastie ist eine frische osteoporotische Kompressionsfraktur eines Thorakal- oder Lumbalwirbelkörpers. Eine weitere Indikation sind Kompressionsfrakturen durch osteolytische Metastasen.

Durchgeführt wird der Eingriff in einer Analgosedierung. Zusätzlich zur CT- oder CT-Fluoroskopie kann ein C-Bogen zur Steuerung der Punktion eingesetzt werden. Das applizierte Zementvolumen beträgt zwischen 2 und 8 ml. Nach dem Eingriff sollte der Patient noch 20 Minuten in Bauchlage bleiben. Wichtigste Komplikation ist die Leckage und Verschleppung von Zement, welche das Rückenmark oder die Nervenwurzeln betreffen oder auch zu einer Lungenembolie führen kann. Der Übertritt von Zement in die Zwischenwirbelräume prädisponiert zu Frakturen der angrenzenden Wirbelkörper. Bei Osteolysen, die die Hinterkante destabilisieren, kann Tumorgewebe in den Spinalkanal gedrückt werden.

Kontraindikationen gegen eine Vertebroplastie sind eine sehr ausgeprägte Kompression des Wirbelkörpers (z. B. mehr als 70%) und ältere Frakturen. Eine prophylaktische Vertebroplastie ohne Frakturnachweis sollte nicht vorgenommen werden.

Facettengelenkinfiltration und -umflutung. Diese Maßnahme kann die Rolle der Facettengelenke als Ursache von Rückenschmerzen klären. Nach einer Lokalanästhesie wird entweder eine intrasynoviale Injektion oder eine Umflutung des Gelenks durchgeführt. Zur Injektion wird ein Lokalanästhetikum – meist in Kombination mit Cortison – verwendet. Möglich ist auch eine Blockade des medialen Astes des R. dorsalis der Spinalnerven („medial branch block"). Vor der Injektion muss eine intravasale Kanülenlage sicher ausgeschlossen werden, z. B. durch eine KM-Injektion. Die Kontraindikationen entsprechen denen für diagnostische Punktionen.

Periradikuläre Therapie (PRT). Die PRT hat wie die Facettengelenkinfiltration sowohl einen therapeutischen wie auch einen diagnostischen Wert. Der Ablauf wie auch die Kontraindikationen der PRT entsprechen den Verhältnissen bei der Facettengelenkinfiltration.

Epidurale Injektionen. Indikationen zur epiduralen Injektion von Corticoiden sind Bandscheibendegeneration und -prolaps sowie Spinalnervenläsionen. Zur Behandlung diskogener Schmerzen hat sich der transforaminale Zugang bewährt. Der diagnostische Nutzen ist allerdings geringer als der der PRT.

Biopsie und Knochenstanze. Indikationen für CT-gesteuerte Biopsien an der Wirbelsäule sind die Unterscheidung benigner und pathologischer Frakturen, die Diagnosesicherung bei spinalen oder paraspinalen Raumforderungen und die Keimgewinnung bei Spondylodiszitiden zur gezielten Antibiose. Der Eingriff kann ambulant durchgeführt werden. Komplikationen sind selten.

Literatur

Vertebroplastie

Hierholzer, J., C. Depriester, H. Fuchs, S. Venz, K. Maier-Hauff, R. Schulz, K. Koch: Perkutane Vertebroplastie. Fortschr. Röntgenstr. 174 (2002) 328–334
eine für die praktische Durchführung äußerst hilfreiche, detaillierte Beschreibung der Methode sowie der Erfahrungen aus 31 Behandlungen, die allerdings nur unter biplanarer Bildverstärkerkontrolle durchgeführt wurden

Pitton, M. B., P. Drees, J. Schneider, B. et al.: Perkutane Vertebroplastie osteoporosebedingter Wirbelkörperfrakturen: Erfahrungen mit der CT-Fluoroskopie. Fortschr. Röntgenstr. 176 (2004) 1005–1012
äußerst detaillierte Beschreibung der Methode. CT-gestützte perkutane Vertebroplastie von 123 Wirbelkörperfrakturen. Besonders hervorzuheben sind die Ausführungen zur Strahlenexposition, die durch Phantommessungen untersucht wurde

Galibert, P., H. Deramond, P. Rosat, D. LeGars: Note preliminaire sur le traitment des angiomes vertebraux par vertebroplastie acrylique. Neurochirugie 233 (1984) 166–168
Erstbeschreibung der Methode bei einem Patienten mit einem Wirbelkörperhämangiom

Mathis, J. M.: Percutaneous Vertebroplasty: Complication Avoidance and Technique Optimization. AJNR 24 (2003) 1697–1706
umfangreiche und detaillierte Anleitung zur Durchführung unter Berücksichtigung aller relevanten Komplikationsmöglichkeiten

Provenzano, M.J., K. P. J. Murphy, L. H. 3rd. Riley: Bone Cements: Review of Their Physiochemical and Biochemical Properties in Percutaneous Vertebroplasty. AJNR 25 (2004) 1286–1290
physikochemische Aspekte unterschiedlicher Rezepturen und Einflüsse von Additiven

Garfin, S. R., H. A. Yuan, M. A. Reiley: New technologies in spine: kyphoplasty and vertebroplasty for the treatment of painful osteoporotic compression fractures. Spine 26 (2001) 1511–1515
Kyphose führt zu restriktiven Ventilationsstörungen und einer Kompression der Abdominalorgane

Yamamuro, T., T. Nakamura, H. Iida et al.: Development of bioactive bone cement and its clinical applications. Biomaterials 19 (1998) 1479–1482

Niedhart, C., U. Maus, E. Redmann, B. Schmidt-Rohlfing, F. U. Niethard, C. H. Siebert: Stimulation of bone formation with an in situ setting tricalcium phosphate/rhBMP-2 composite in rats. J. Biomed. Mater. Res. 65A (2003) 17–23
diese und die vorangegangene Publikation berichten über Erfahrungen mit bioaktivem Knochenzement, mit dem z. B. eine Induktion einer Heilungsreaktion durch Kallusbildung möglich scheint

Gaughen, J. R., M. E. Jensen, P. A. Schweickert, T. J. Kaufmann, W. F. Marx, D. F. Kallmes: Relevance of Antecedent Venography in Percutaneous Vertebroplasty for the Treatment of Osteoporotic Compression Fractures. AJNR 23 (2002) 594–600
randomisierte Studie mit je 24 Patienten, bestätigt die Auffassung zahlreicher anderer Autoren, dass die präinterventionelle Phlebographie weder zur Effizienz noch zur Sicherheit der Vertebroplastie beiträgt, insbesondere, da sich KM und Zement meist unterschiedlich verhalten haben

Belkoff, S. M., J. M. Mathis, L. E. Jasper: The Biomechnics of Vertebroplasty: The Effect of Cement Volume on mechanical behaviour. Spine 26 (2001) 1537–1541
Untersuchung an Leichenwirbeln zur Bestimmung der erforderlichen Zementvolumina zur Erzielung einer ausreichenden Festigkeit

Mathis, J. M., J. D. Barr, S. M. Belkoff, M. S. Barr, M. E. Jensen, H. Deramond: Percutaneous vertebroplasty: a developing standard of care for vertebral compression fractures. AJNR 22 (2001) 373–381
guter Review, der von den demographischen Aspekten osteoporoseinduzierter Kompressionsfrakturen über Indikationsstellung bis zur Therapie alle Aspekte verständlich darlegt

Kaufmann, T. J., M. E. Jensen, P. A. Schweickert, W. F. Marx, D. F. Kallmes: Age of Fracture and Clinical Outcomes of Percutaneous Vertebroplasty. AJNR 22 (2001) 1860–1863
Effektivität der perkutanen Vertebroplastie weniger vom tatsächlichen Alter der Frakturen, als vielmehr von bildmorphologisch objektivierbaren Instabilitäten abhängig

Garfin, S., G. Lin, I. Lieberman et al.: Retrospective analysis of the outcomes of balloon kyphoplasty to treat vertebral body compressionfracture (VCF) refractory to medical management. Eur. Spine J. 10 (2001) S7
große Multicenter-Studie, Effektivität von 90% hinsichtlich der analgetischen Wirkung bei einer Rate schwerwiegender Komplikationen von nur 0,2% pro Frakturbehandlung

Mathis, J. M., A. O. Ortiz, G. H. Zoarski: Vertebroplasty versus Kyphoplasty: A Comparison and Contrast. AJNR 25 (2004) 840–845
eigene Ergenisse und übersichtsweise kontroverse Darstellung der ballonassistierten Kyphoplastie und der Vertobroplastie in Bezug auf Indikation, Effektivität, Komplikationen und Kosten

Kallmes D. F., P. A. Schweickert, W. F. Marx, M. E. Jensen: Vertebroplasty in the Mid- and Upper Thoracic Spine. AJNR 23 (2002) 1117–1120
Technik und Ergebnisse aus 63 Vertebroplastien der BWS bei 41 Patienten

O'Brien, J. P., J. T. Sims, A. J. Evans: AJNR Vertebroplasty in Patients with Severe Vertebral Compression Fractures: A Technical Report Am. J. Neuroradiol. 21 (2000) 1555–1558
nur 6 Fälle, aber Beschreibung des weit lateralen Zuganges als Alternative bei Kompression oder Sinterung von mehr als 65–70% der Wirbelkörperhöhe

Lin, E. P., S. Ekholm, A. Hiwatashi, P.-L. Westesson: Vertebroplasty: Cement Leakage into the Disc Increases the Risk of New Fracture of Adjacent Vertebral Body. AJNR 25 (2004) 175–180
eine von mehreren Autoren für relevant erachtete Kompikation nach perkutaner Vertebroplastie ist die erhöhte Wahrscheinlich von Kompressionsfrakturen benachbarter Wirbelkörper, wenn es zum Austritt von Zement in den Zwischenwirbelraum kommt. Edward et al. fanden inner-

halb ihrer Gruppe signifikant mehr und früher auftretende neue Kompresionsfrakturen der unmittelbar benachbarten Wirbelkörper bei Zementaustritt in den Zwischenwirbelraums im Vergleichskollektiv (58% gegenüber 12%, p=0,0005)

Pommersheim, W., F. Huang-Hellinger, M. Baker, P. Morris: Sacroplasty: A Treatment for Sacral Insufficiency Fractures. AJNR 24 (2003) 1003–1007

auch bei lateralen Sakrumfrakturen kann das Verfahren mit guten Ergebnissen angewendet werden, Beschreibung von 3 Einzelfällen

Facettengelenkinfiltration und -umflutung

Hirsch, D., B. Inglemark, M. Miller: The anatomical basis for low back pain. Acta Ortho Scan 1963; 33, 1–17

Dwyer, A., C. Aprill, N. Bogduk: Cervikal zygoapophyseal joint pain patterns: A study in normal volunteers. Spine 15 (1990) 458–461

Hirsch et al. und Dwyer et al.: Anatomische Basis pseudoradikulärer Schmerzen und Bestätigung durch probatorische Injektion in die Facettengelenke

Carette, S., S. Marcoux, R. Truchon et al.: A controlled trial of corticosteroid injections into facet joints for chronic low back pain. N. Engl. J. Med. 325 (1991): 1002–1007

in der Literatur vielfach diskutierte kontrollierte Studie zur Verwendung von Corticoiden, in der bei je 50 Patienten kein signifikanter Unterschied bezüglich der 1- und 6-Monatsergebnisse zwischen den mit Cortison und NaCl injizierten Gruppen festzustellen war

Barnsley, L., S. Lord, N. Bogduk: Comparative local anaesthetic block in the diagnosis of cervikal zygoapophyseal joint pain. Pain 55 (1993) 99–106

Beschreibung und statistische Validierung komparativer Injektionen von Lokalanaesthetika in einer Doppelblindstudie (wechselnde Injektion kurz- und langwirksamer Präparate führte zur einer korrelierenden unterschiedlichen Dauer des therapeutischen Effekts)

PRT

Wagner, A. L.: CT Fluoroscopic – Guided Cervical Nerve Root Blocks. AJNR 26 (2005) 43–44

praxisnahe und schrittweise Anleitung zur Durchführung der Methode, eigene Erfahrungen aus über 200 zervikalen Wurzelumflutungen

Wagner, A. L.: Selective Lumbar Nerve Root Blocks with CT Fluoroscopic Guidance: Technique, Results, Procedure Time, and Radiation Dose. AJNR 25 (2004) 1592–1594

Reduktion der Strahlenexposition durch CT-Durchleuchtung (Care-Vision) gegenüber CT-Einzelschichten in herkömmlicher Technik, v.a. durch Reduktion des mA-Werts

Cyteval, C., E. Thomas, E. Decoux et al.: Cervikal radikulopathy: open study on percutaneous periradicular foraminal steroid infiltration peformed under CT control in 30 patients. AJNR (2004) 441–445

umfangreiche Diskussion der relevanten Literatur, signifikante Schmerzreduktion bei 18 von 30 Patienten, keine Komplikationen

Epidurale Infiltration

Renfrew, D. L., T. E. Moore, M. H. Kathol et al.: Correct placement of epidural steroid injections: fluoroscopic guidance and contrast administration. AJNR 12 (1991) 1003–1007

prospektiven Analyse von 316 epiduralen Injektionen, abhängig von der individuellen Erfahrung waren 38–52% der Kontrollinjektionen nach Blindpunktion des Epiduralraumes fehlplatziert; selbst bei fehlendem Blutreflux unter Valsalva-Manöver waren immer noch fast 10% der Injektionen i.v.; wahrscheinlich ist dies der Grund für die wenig signifikanten Ergebnisse früher Studien ist; außerdem unterstreicht es den potenziellen Vorteil der CT-basierten Injektion

Wagner, A. L.: CT Fluoroscopy – Guided Epidural Injections: Technique and Results. AJNR 25 (2004) 1821–1823

beschreibt die mit CT und CT-Fluoroskopie gesteuerte epidurale Steroidinjektion anhand eigener Erfahrungen aus über 2000 derartiger Prozeduren

Biopsie

Babu, N. V., V. T. Titus, S. Chittaranjan et al.: Computed tomographically guided biopsy of the spine. Spine 19 (1994) 2436–2442

bei 75 Patienten in 90,6% (68 Patienten) diagnostisch verwertbares Punktat; negative Resultate bezüglich Neoplasma oder Infektion wurden durch Verlaufskontrollen in allen derartigen Fällen als richtig negativ verifiziert

Chakeres, D., W. Slone, G. Christoforidis, E. Bourekas: Real-Time CT-Guided Spinal Biopsy with a Disposable Stereotactic Device: A Technical Note. AJNR 23 (2002) 605–608

stereotaktische Biopsie mit einem einfachen Einweg-Lokalisator; einfache, aber effektive Art, die insbesondere der Verringerung der Strahlenbelastung dient

Ansaar, T. R., J. J. Collins: Percutaneous Treatment of Pediatric Aneurysmal Bone Cyst at C1: A Minimally Invasive Alternative: A Case Report. AJNR 26 (2005) 30–33

CT-gesteuerte Injektion von Calcitonin und Methylprednisolon zur Sklerosierung einer schmerzhaften aneurysmatischen Knochenzyste bei einem Kind

Lis, E., M. H. Bilsky, L. Pisinski, P. Boland, J. H. Healey, B. O'Malley, G. Krol: Percutaneous CT-Guided Biopsy of Osseous Lesion of the Spine in Patients with Known or Suspected Malignancy. AJNR 25 (2004) 1583–1588

technische Aspekte der CT-gestützten Biopsie; Notwendigkeit einer Wiederholung der Biopsie oder einer offen Gewebeentnahme bei negativem Befund; bei 410 Biopsien 24% falsch negative Befunde bei primär sklerosierten Läsionen

Sachverzeichnis

Kursiv dargestellte Seitenverweise beziehen sich auf Abbildungen.

A

Abstützreaktion 358, *358*
Abszess
– Diszitis 392
– epiduraler spinaler 397 f
– – CT-Morphologie 398
– – Pathogenese 397
– – postinterventionell 398
– – Spondylodiszitis 398
– Gehirn 104 ff
– – CT-Morphologie 106
– – DD Hirnmetastase 197
– – Differenzialdiagnose 106
– – Entstehung 104
– – Nokardien 119, *119*
– – Pathogenese 104
– – posttraumatischer 55
– – Schädel-Hirn-Trauma 105
– – tuberkulöser 108, *108*
ADEM (akute disseminierte Enzephalomyelitis) 223
Adenoma sebaceum 234
Adrenoleukodystrophie, Übersicht 211
AIDS
– Kryptokokkose 116
– Neurosyphilis 122
– progressive multifokale Leukenzephalopathie 124
– Toxoplasmose 114, *115*
Akustikusneurinom 159 ff, 281 ff
– bilaterales 160
– Charakteristika *161*
– CT-Morphologie 161
– DD Blutung 162
– DD hoher Bulbus 160
– DD Metastasen 162
– Differenzialdiagnosen 161, 162
– Meatus acusticus internus 160
– Neurofibromatose Typ 2 232
– Pathogenese 160
– Standardeinstellung *30*
– Temporallappeneinstellung *30*
Alzheimer-Erkrankung s. Morbus Alzheimer
Ameloblastom 259
– Charakteristika *259*
– CT-Morphologie 259
Amyloidablagerung
– Creutzfeldt-Jakob-Erkrankung 214
– Morbus Alzheimer 211
Amyloidangiopathie
– Creutzfeldt-Jakob-Erkrankung 214
– DD Massenblutung 82
– Blutung *81*

Anatomie
– Atlas 317
– Axis 317
– Bandscheiben 318
– Cauda equina 322
– Facettengelenke 315
– Kopf 3
– Rückenmark 321
– Rückenmarkhäute 323
– Spinalkanal 314
– Wirbelsäule 295, 313
– Wirbelsäulengefäße 318
Aneurysma
– A. basilaris *93*
– A. carotis interna 29, 76
– A. pericallosa 90
– CT-Angiographie 28
– Nachweis bei SAB *91*
– R. communicans anterior *92*
– R. communicans posterior 29
– Subarachnoidalblutung 77, 88
– thrombosiertes *92*
– verkalktes *92*
Angioblastom 174 f
– CT-Morphologie *175*
– Charakteristika *174*
– DD Metastase *196*
– Differenzialdiagnosen 175
– Halswirbelsäule *441*
– intraspinales 440
– Pathogenese 174
– Rezidivdiagnostik 175
Angiographie
– A. cerebri media *77*
– Angiom *85*
– AV-Malformation *87*
– Glomustumor *277*
– Hämangioblastom *174*, *441*
– Hämangiom *420*
– Vaskulitis *79*
Angiom
– arteriovenöses 85 f
– Blutung 82, *86 f*
– Häufigkeit 134
– Sturge-Weber-Erkrankung 233
Angiomatose, enzephalotrigeminale s. Morbus Sturge-Weber
Aphasie
– Herpes-Enzephalitis 111
– Hirntumoren 134
Arachnoidalzyste 236 f
– Charakteristika *237*
– CT-Morphologie 237
– Differenzialdiagnose 237
– Pathogenese 236
– spinale 334
– temporale *237*

Arachnoiditis, spinale 398 ff, *399*, 400
– CT-Morphologie 400
– Differenzialdiagnose 400
– Pathogenese 399
Arachnopathie 398, *399 f*, 400
Artefakte 13
– Aufhärtungsartefakt *12*
– Entwicklungsfehler *14*
– Kreisartefakt *13*
– Lagerungsfehler *13*
– Reduktion 29
– Ringartefakt *13*
– Wirbelsäule 310
Arteria
– basilaris
– – Aneurysma 84, *92 f*
– – Aneurysmablutung 89
– – Angiom *86*
– – Infarkt 62
– – Thrombose *75*
– – Verschluss 64
– carotis
– – CT-Angiographie *32*
– – Hirninfarkt 64
– carotis interna
– – Aneurysma 29, 76, *92*
– – Aneurysmablutung 89
– – Gefäßstenose *28*
– – Hirninfarkt 62
– – Verletzung 52
– cerebelli anterior inferior, Hirninfarkt 64
– cerebelli posterior inferior, Hirninfarkt 64, *74*
– cerebri anterior
– – Grenzzoneninfarkt 68, *69*
– – Hirninfarkt 63 f, *66*
– – lakunärer Infarkt 62
– cerebri media
– – Aneurysmablutung 89
– – Gefäßspasmen *77*
– – Grenzzoneninfarkt 22, 68, *69*
– – Hirnembolie 104
– – Hirninfarkt 63 f, *66*
– – Hyperdense Media Sign *21*, 68
– – Infarkt 62, 72, *81*
– – Infarktfrühzeichen *65*
– – lakunärer Infarkt 62
– – Territorialinfarkt 22, *66*
– – Verschluss 28
– cerebri posterior
– – Grenzzoneninfarkt 22, *68*
– – Hirninfarkt 23, 63 f, *66*
– – lakunärer Infarkt 62
– – Territorialinfarkt 22
– – Verletzung 52

– choroidea anterior, Hirninfarkt 64
– communicans anterior, Aneurysmablutung 89
– ethmoidalis, Sinuschirurgie 248
– intercostalis, Blutversorgung Rückenmark 319
– meningea media
– – Epiduralhämatom *40*
– – Verletzung 52 f
– meningea posterior, Verletzung 52
– ophthalmica, Ästhesioneuroblastom 153
– pericallosa
– – Aneurysma *90*
– – Aneurysmablutung 89
– radiculomedullaris, Blutversorgung Rückenmark 319
– sacralis mediana, Blutversorgung Rückenmark 319
– spinalis anterior
– – Anatomie 318
– – Bandscheibenprolaps 363
– vertebralis
– – Blutversorgung Rückenmark 319
– – lakunärer Infarkt 62
– – Nervenwurzelkompression *316*
– – Normvarianten 316
– – Verlauf HWS 315
– – Verschluss 64
Arteria-carotis-Sinus-cavernosus-Fistel 53
Arthritis, rheumatoide s. Rheumatoide Arthritis
Arthrose, Kiefergelenk 253
Aspergillose 110 f
– CT-Morphologie 111
– Differenzialdiagnosen 111
– Knochenmarktransplantation 110, *110*
– Pathogenese 110
Ästhesioneuroblastom 153 f, *154*
Astrozytom
– anaplastisches 135 f, *138*
– DD Angioblastom 175
– DD Medulloblastom 158
– Einteilung 135 f
– gemistozytisches *142*
– intraspinales 438
– Kontrastmittelanreicherung *141*
– pilozytisches *439*
– – CT-Morphologie 139, *439*
– – Einteilung 135
– – Häufigkeit 439
– – Lokalisation 139
– – Pathogenese 439

463

Sachverzeichnis

Atlantoaxialgelenk
– Normalbefund 317
– rheumatoide Arthritis 400 f, 401
Atlas
– Anatomie 317, *317*
– Fraktur 343
– – Häufigkeit 343
– – Jefferson-Fraktur 343, *344*
– – Klinik 343
Atrophie
– Hydrozephalus 224
– Kleinhirn 217
– Morbus Alzheimer 212
– Morbus Pick 213
– Multiinfarktdemenz 220
– Nucleus caudatus 213, 218
– olivopontozerebelläre 215, 217, 218
– posttraumatische 55, *56*
Aufhärtungsartefakte *12*, 310
Aufnahmequalität, Kontrolle 12
AV-Malformation 84 ff
– CT-Morphologie 86
– Differenzialdiagnose 86
– Pathogenese 84
– Rezidivdiagnostik 87
Axis
– Anatomie 317, *317*
– Bogenfraktur 346, *346*
– Fraktur 343 f
– traumatische Spondylolisthesis 346

B

Bacillus-anthracis-Meningoenzephalitis 112
Bagatelltrauma, Subduralhämatom 45
Balkendysplasie 238
– CT-Morphologie 238
– Klinik 238
– Pathogenese 238
Balkengliom 139, *140*
Balkenlipom *10*, 238
Bandscheiben
– Anatomie 318
– Degeneration 356 ff
– – Abstützreaktion 358
– – CT-Morphologie 363
– – Gefügelockerung 356
– – Pathogenese 356
– – postoperativer Befund 364, 366
– – Prolaps 357
– – Protrusion 357, *357*
– – Schmerzentstehung 358
– – Schmorl-Knoten *362*
– – Sequester 357, 364
– – Vakuumphänomen 356, 357
– Diagnostik, Fenstereinstellung 309
– Funktion 318

– Prolaps
– – Aufhärtungsartefakte 310
– – DD intraspinales Meningeom 428
– – DD Schwannom 432
– – Differenzialdiagnosen 303
– – Fenstereinstellung 310
– – Klinik 302
– – lateraler lumbaler 357
– – lateraler 356
– – lumbaler 359 f, *360 f*
– – Propädeutik 302
– – Retrolisthesis 368
– – Schmorl-Knoten 362
– – sequestrierter 357, *357 f*, 365
– – Spinalkanaleinengung 359
– – thorakaler 363, *363*
– – traumatischer 353
– – zervikaler 362, *362*, 364
– Protrusion
– – breitbasige 364
– – periradikuläre Therapie 456
– – Versorgung 318
Bannwarth-Syndrom 121
Basalganglien, Hirninfarkt 73
Basilariskopfaneurysma 93
Basilarisspitzensyndrom 75
Basilaristhrombose 75
Battered-Child-Syndrom 53
Bauchlage, Kopf-CT 26
Befundung 12 ff
– Artefakte 13
– Aufnahmequalität 12
– Gyri 18
– Hirninfarkt 21
– Kopfschwarte 13
– Liquorräume 15
– Liquorzirkulationsstörung 16
– Marklagerveränderungen 18
– Notfalldiagnostik 12
– Schädelknochen 13
– Schema 12
– Sinusvenenthrombose 18, *18*
– Subarachnoidalblutung 16
– Sulci 15
– Ventrikelsystem 23
– Wirbelsäule 304, 309
Berstungsfraktur
– Lendenwirbelsäule 351
– Wirbelkörperfraktur 349, *351*
Bestrahlung
– Leukenzephalopathie *125*
– Lymphom 176
– Meningeom 426
Bewegungsartefakte 12
BID (bilaterale interfacettäre Dislokation) 347
Biopsie 459 f
– Durchführung 459
– Indikation 459
– Karzinom 192
– Komplikationen 460
– Lendenwirbelsäule 459
– Lymphom 176

– Toxoplasmose 114
– Vertebroplastie 450
Blockwirbel, Klippel-Feil-Syndrom 327
Blow-Out-Fraktur 284, *285*
Blut, Dichte 24
Blut-Hirn-Schranke
– Befundung 12
– Kontrastmittel 30
Blutung
– atypische 19, *82 f*
– AV-Malformation 86
– DD Akustikusneurinom 162
– epidurale 40 ff, *42*, 387, 388
– Hirninfarkt 77
– Kleinhirn 81
– Liquorräume 84
– Massenblutung 20
– perimesenzephale 90
– spinale 386 f
Bogenwurzel
– Chance-Fraktur 351
– Spinalkanalstenose 336, *336 f*
– Spondylolyse 368
Bolus-Tracking-Methode 27
Borreliose 120 f
– CT-Morphologie 121
– Differenzialdiagnose 121
– Pathogenese 121
Bronchialkarzinom
– Hirnmetastasen 195, *195*
– intraspinale Metastasen 410
Brucellose 123
Brückenvenen, Subduralhämatom 45
Brustwirbelsäule
– Bandscheibenhöhe 318
– Bandscheibenprolaps 363
– Besonderheiten 316
– Facettengelenke 315
– Hämangiom 420
– Knochenfenster 300
– Plasmozytom 423
– Spinalkanal 315
– Wirbelkörperkompressionsfraktur 349 f
Bulbus v. jugularis, Glomustumor 277
Bursitis pharyngealis 256

C

Canalis
– ethmoidalis anterior, Sinuschirurgie 249
– hypoglossus, Glomustumor 276
– opticus, Sinuschirurgie 249
– caroticus, Fraktur 51
Capsula
– interna
– – Hirninfarkt 67
– – hypertone Massenblutung 80
– – Marklagerödem 20

– externa
– – Marklagerödem 20
– – progressive multifokale Leukenzephalopathie 124
Cauda equina
– Anatomie 322
– Bandscheibenprolaps 361
– Ependymom 437
– Neurofibrom 433
– Paragangliom 433
– Post-Myelo-CT 322
Cavum
– septi pellucidi 238
– veli interpositi 238
– Vergae 238
Chance-Fraktur 307, 351
CHARGE, Choanalatresie 255
Cherubismus 265
Chiari-Malformation 239 f, *239*
Choanalatresie 255, *255*
Cholesteatom 275
Cholesteringranulom 274, *274*
Chondrom 191
Chondrosarkom 191, *192*, 425, *425 f*
– CT-Morphologie 191, 425
– Klinik 191, 425
– parasellares 191
– Pathogenese 191, 425
– primäres 425
– sekundäres 425
Chord Sign 18
Chordom 189 f
– CT-Morphologie 190
– DD Plasmozytom 190
– Differenzialdiagnosen 190
– intraspinales 414 f
– Klivus 190
– Pathogenese 189
– Rezidivdiagnostik 190
– sakrales 415
Chorioretinitis, Toxoplasmose 114
Circulus arteriosus
– Aneurysmanachweis 91, *92*
– Subarachnoidalblutung 90
Claudicatio spinalis 336
Cockayne-Syndrom 211
Cord Sign 96
Corpus-pineale-Tumor
– Germinom 180
– Keimzelltumor 180
– Teratom 181
Corpus-pineale-Zyste 154 f
Coup-/Contre-Coup-Theorie 37, 38
– Kontusionsherd 39
Creutzfeldt-Jakob-Erkrankung 214
– CT-Morphologie 214
– Differenzialdiagnosen 214
– Pathogenese 214
– Übersicht 210
Cryptococcus neoformans 116
CT-Angiographie
– A. carotis 32
– Aneurysmen 28
– Bildnachverarbeitung 28

464

Sachverzeichnis

- Dissektion 28
- Gefäßstenose 28
- Gefäßverschluss 28
- Kontrastmittelgabe 27
- Sinusvenenthrombose 29, *29*
- Untersuchungsparameter 27

Cysticercus ratiamosis 117

D

Dandy-Walker-Malformation 235 f, *236*
Degeneration
- Bandscheiben 356 ff
- hepatolentikuläre 218
- striatonigrale 217
- Wirbelsäule 355 ff

Deltazeichen 96
Demenz
- Creutzfeldt-Jakob-Erkrankung 214
- CT-Diagnostik 210
- kortikale, Übersicht 210
- Morbus Alzheimer 211 f
- Morbus Huntington 218
- Morbus Parkinson 214 f
- Morbus Pick 213
- Morbus Wilson 218
- Multiinfarktdemenz 220 f
- Normaldruckhydrozephalus 219 f
- subkortikale, Übersicht 210
- Übersicht 210
- vaskuläre, Übersicht 210

Demyelinisierung
- Multiple Sklerose 222
- zentrale pontine Myelinolyse 224

Denis-Modell 349, *349*
Dens axis
- Anatomie 317
- Basisfraktur *345*
- Fraktur 343 f, *345*
- rheumatoide Arthritis 400
- Weichteilfenster *299*

Dense Triangle Sign 18
Densitometrie 376
Dental-CT 253
- Unterkieferosteom *252*

Dermoid 183, 269
- CT-Morphologie 183
- Dichte 269
- Differenzialdiagnosen 183
- Häufigkeit 134, 183
- intraspinales 435
- Pathogenese 183, 435

Diastematomyelie 331, *331 f*
- CT-Morphologie 331
- Pathogenese 331

Dichte
- Dermoid 183, 269
- Epidermoid 269

Dichteminderung

- Morbus Paget 267
- Normaldruckhydrozephalus 220
- Ponsgliom *231*

Dichteumkehr, Subarachnoidalblutung 17
Dichteunterschiede
- Aufnahmequalität 12
- Hirngewebe 10, *10*

Dichteveränderung
- Glomustumor 277
- Notfalldiagnostik 12
- Sinus *95*

Diplomyelie 331
Discitis calcarea 392, *393*
Dissektion 75
- A. carotis interna 52
- A. vertebralis 52
- Hirninfarkt 75, *76*

Diszitis 392
- Charakteristika 392
- CT-Morphologie 392
- Pathogenese 392
- postinterventionelle 392

Double Dose Delay 31
- Toxoplasmose 115

Drei-Säulen-Modell 349, *349*
Druckkappen 23, *24*
- Hydrozephalus 225
- Meningeom *166*

DSA
- Hämangioblastom *441*
- spinale *385*

Ductus craniopharyngeus 181
- Kraniopharyngeom 188

Dura mater
- Divertikel 334
- Epiduralhämatom 41 f
- Fistel *83*
- SHT 36
- Verletzung 51
- Wirbelsäule 323

Dural Tail *191*
Duralsack 323
- Bandscheibenprolaps 357 f, *361*
- Diplomyelie 331
- Kompression 360
- leerer 400
- spinale meningeale Zyste *334*
- Spondylolisthesis *370*
- thorakaler Bandscheibenprolaps *363*
- Tumor *409*

Dysplasie
- Balken 238, *238*
- fibröse 264 f, 422
- – Charakteristika 265
- – CT-Morphologie 266, 422
- – DD ossifizierendes Fibrom 273
- – Differenzialdiagnosen 266
- – Häufigkeit 265, 422
- – Osteolyse *266*
- – Pathogenese 265, 422
- periapikale zementale *260*

Dysrhaphie, spinale 328 ff

E

Effendi-Klassifikation 346, 347
Einblutung
- Epiduralhämatom 40
- Hirnmetastase 195
- Kontusionsherd 39, 40

Einklemmung
- Epiduralhämatom 42
- Gyrus cinguli 11
- Kleinhirn 11
- medialer Temporallappen 11
- obere 11
- untere 11

Einteilung
- intraspinale Raumforderung 408
- Mittelgesichtsfraktur 283
- spinale arteriovenöse Malformation 382
- Spondylolisthesis 368

Eklampsie, DD Hirninfarkt 79
Elfenbeinwirbel 412, *412*
Empty Triangle Sign 18, *18*, 96, *96*
Encephalomyelitis disseminata s. Multiple Sklerose
Endokarditis, Hirnabszess 106
Endstrominfarkt 68, *68*
- DD MS 78, 223
- Pathogenese 62

Enhancement s. Kontrastmittelanreicherung
Entwicklungsfehler 14
Enzephalitis
- Borreliose 121
- Herpes-simplex-Virus 111 f
- Toxoplasmose 114

Enzephalomyelitis, akute disseminierte 223
Enzephalopathie
- hypoxische 210
- subkortikale arteriosklerotische 62 f, 65, *69*
- tuberkulöse 107

Ependymitis 105
- Tuberkulose 107

Ependymoblastom 157
Ependymom 145 ff
- CT-Morphologie 146
- DD Medulloblastom 147
- Differenzialdiagnosen 147
- Häufigkeit 146, 155
- intraspinales 437
- – CT-Morphologie 437
- – Pathogenese 437
- IV. Ventrikel *146*
- Pathogenese 145
- Rezidivdiagnostik 147

Epidermoid 182 f, 269
- CT-Morphologie 182
- Dichte 269
- DD Meningeom 182
- Differenzialdiagnosen 183
- Häufigkeit 134, 182
- intraspinales 435

- parasellares *182*
- Pathogenese 182, 435

Epiduralhämatom 40 ff
- Beispiele *41*
- CT-Morphologie 41
- DD subdurales Hämatom 42
- Differenzialdiagnosen 43
- infratentorielles 43
- Kindesmisshandlung 53
- kleines *42*
- Pathogenese 40
- spinales
- – CT-Morphologie 387
- – Pathogenese 387
- spinales 388
- subakutes 43
- vertexnahes *42*

Epiduralraum
- epidurale Injektion 458
- Rückenmark 323

Epilepsie
- Hirntumoren 134
- Neurozystizerkose 117
- posttraumatische 55
- Schädel-Hirn-Trauma 55

Epipharynxkarzinom 280
Ethmoidalzellen
- koronares CT *254*
- LeFort-Frakturen 284
- Papillom 264
- Plasmozytom 179

F

Facettengelenke
- Anatomie 314 f
- Bandscheibendegeneration 356, 357
- Ganglion 366
- Infiltration 453 ff, *454*
- interfacettäre Dislokation 347
- Klippel-Feil-Syndrom *327*
- Pseudospondylolisthesis 368
- Retrolisthesis 369
- Spinalkanalstenose 371 f
- Spondylolisthesis 370

Fehlbildung
- Choanalatresie 255
- Diastematomyelie 331, *331 f*
- Gesichtsschädel 253
- Hydromyelie 337
- Klippel-Feil-Syndrom 326 f, *327*
- Lipomyeloschisis 333
- Myelomeningozele 329
- Schädelbasis 253
- Spina bifida 328 f
- Syringomyelie 337
- Tethered-Cord-Syndrom 330
- Tornwaldt-Zyste 256
- Wirbelsäule 326

Felsenbein
- Cholesteatom 275
- Cholesteringranulom 274

465

Sachverzeichnis

Felsenbein, CT-Stellenwert 252
– Epipharynxkarzinom 280
– fibröse Dysplasie 265
– Fraktur 286, *286*
– – Klinik 36
– – Liquorrhö 36
– Glomustumor 277, *277*
– Meningeom *167*
– Schichtdicke 26
– Tumor 257 ff
Fenstereinstellung
– Aufnahmequalität 12
– Bandscheibenfach *310*
– Kopf-CT 26, 32
– Post-Myelo-CT 309
– Wirbelsäule 309
Fett, Absorptionswert 10
Fibrom, ossifizierendes 272 f, *273*
– CT-Morphologie *273*
– DD fibröse Dysplasie *273*
– Pathogenese 272
Filum terminale
– Diastematomyelie 331
– Ependymom 437
– Lipomyeloschisis *333*
– Paragangliom 433
– Tethered-Cord-Syndrom 330, *330*
Fischwirbel 375
Fistel
– AV-Malformation 382
– Dura mater *83*
– durale arteriovenöse 383 f
Flexionsfraktur, Wirbelkörper 349, 352
Fogging-Effekt 22
Foramen
– jugulare, Glomustumor 276 f
– magnum
– – Chiari-Malformation 239, *239*
– – Morbus Paget 267
– Monroi
– – Hydrozephalus *225*
– – Kolloidzyste *184*
– – Kraniopharyngeom *188*
– – Tuberöse Sklerose *234*
Fraktur
– Atlas 343
– Axis 343 f
– Canalis caroticus *51*
– DD Sutur 13, *14*
– Dens axis 344
– frontobasale 36, 285
– Halswirbelsäule *304*, 343 f, 347
– Sakrum *352*
– Schädel 36 f
– Wirbelsäule 303, 342 ff
– – Bildauswertung 342
– – Chance-Fraktur *307*
– – CT-Diagnostik 342
– – Wirbelkörpervorderkante *307*
– zervikale 343 f, 347
– zygomatikomaxillare *283*

Frontallappen
– Anfall 134
– Arachnoidalzyste *237*
– Morbus Alzheimer 211 f
– Morbus Pick 213, *213*
Frontobasisfraktur, Klinik 36

G

Galeahämatom, Kindesmisshandlung *54*
Ganglioblastom 151
Gangliogliom 151 f, *152*
Ganglion, Facettengelenke *366*
Gangliozytom 150 fF
– CT-Morphologie 151 f
– Differenzialdiagnose 152
– Pathogenese 150 f
– Verkalkung 151, *151*
Gantry-Kippung
– Kopf-CT 26
– Spondylolyse *369*
– Temporallappeneinstellung 29, *30*
– Wirbelsäule *307*
Gefäßspasmus, Hirninfarkt 77
Gefäßverletzung, traumatische 52 f
Gefügelockerung *356*
Germinom 179 f
Gesichtschirurgie
– Implantatherstellung 253
– Operationsplanung 253
Gesichtsfelddefekt, Hypophysenadenom *185*
Gesichtsschädel 251 ff
– Choanalatresie *255*
– CT-Indikationen 252
– CT-Stellenwert 252
– Fehlbildungen 253
– fibröse Dysplasie 266
– Fraktur 283 f, 286 f
– ossifizierendes Fibrom 272
– Osteochondrom *271*
– Riesenzelltumor *271*
– Tumor 257 f, 260 f
Glioblastom
– DD Hirnmetastase 196, *198*
– Einteilung 135
– Gradeinteilung 136
– Kontrastmittelanreicherung *139*, *142*
– postoperativer Verlauf *247*
Glioblastoma multiforme *138*
Gliom 135 ff
– Bestrahlungsfolgen 142
– Corticoidtherapie 143
– CT-Morphologie 139
– DD Hirninfarkt 140
– DD MS 140
– Einteilung 135
– epileptischer Anfall 134
– Gradeinteilung 136
– Grad I *136*

– Grad III *138*
– Grad IV *138*, *141*
– Häufigkeit 134, 138
– Klinik 139
– Pathogenese 135
– pilozytisches *136*
– Pons *136*
– postoperative Veränderung 142
– Rezidivdiagnostik 142
Gliomatose, diffuse 139
Gliomatosis cerebri 139, 149 f
– CT-Morphologie 150
– Differenzialdiagnosen 150
– Pathogenese 149
Gliose, posttraumatische 55
Globus pallidus, Verkalkung *216*
Glomus-jugulare-Tumor 276 f
Glomus-tympanicum-Tumor 277
Glomus-vagale-Tumor 276
Glomustumor 276 f, *277*
Granulom, eosinophiles 415 f
Grenzzoneninfarkt 68
– Einteilung 68
– hinterer 22, *69*
– Kleinhirn *74*
– MRT *69*
– Pathogenese 62
– subkortikaler 68
– Verteilungsmuster *21*
– vorderer 22, 68
Großhirninfarkt, CT-Morphologie *65*
Gummen 122
Gyri
– Befundung 18
– Herpes-Enzephalitis *19*
– kortikale Hämorrhagie *19*

H

Halswirbelsäule
– Abstützreaktion *358*
– Angioblastom 441
– Atlasfraktur 343
– Aufhärtungsartefakte *310*
– Axisfraktur 343 f
– Bandapparat *321*
– Bandscheibenhöhe *318*
– Bandscheibenprolaps *362*
– Besonderheiten 315
– Dornfortsätze *316*
– Facettengelenke 315
– Fraktur *304*, 343 f, 347
– interfacettäre Dislokation *347*
– Klippel-Feil-Syndrom *326*
– Knochenfenster *299*
– Neurofibrom *431*, *433*
– Post-Myelo-CT *299*
– rheumatoide Arthritis 400 f
– sagittale Rekonstruktion *304*
– Schwannom 432 f
– Spinalkanal *314*
– Teardrop-Fraktur *304*, 343, 347

– Weichteilfenster *299*
Hämangioblastom 174 f
– CT-Morphologie *175*
– DD Metastase *196*
– Differenzialdiagnosen 175
– Halswirbelsäule *441*
– Hippel-Lindau-Erkrankung *233*
– intraspinales 440
– Pathogenese 174
Hämangiom
– Brustwirbelsäule *420*
– Wirbelkörper 419 f, *420*
Hämangioperizytom 164, 172, 442, *442*
– CT-Morphologie 442
– Pathogenese 442
Hamartom, Tuberöse Sklerose *234*
Hämatom
– epidurales 40 ff
– – Abgrenzung subdurales Hämatom *15*
– – Befundung 14
– – Beispiele *41*
– – Charakteristika *15*
– – CT-Morphologie *41*
– – DD subdurales Hämatom 42 f
– – Differenzialdiagnosen 43
– – infratentorielles *43*
– – Kindesmisshandlung *53*
– – Pathogenese 40
– – spinales 387
– – subakutes *43*
– – vertexnahes *42*
– subdurales 44 ff
– – Abgrenzung epidurales Hämatom *15*
– – akutes 45 f
– – ausgedehntes *47*
– – Befundung 14
– – beidseitiges *46*
– – Charakteristika *15*, 46
– – chronisches 16, 45 f
– – DD Arachnoidalzyste *48*
– – DD Epiduralhämatom *47*
– – Hasenohrzeichen *14*
– – Interhemisphärenspalt *56*
– – Kindesmisshandlung 53, *54*
– – Pathogenese 45
– – Sonderformen *48*
– – spinales 387
Hämorrhagie, kortikale *19*
Hangman-Fraktur *346*
Hasenohrzeichen 14, 46
Herniation
– Gyrus cinguli *11*
– Kleinhirn *11*
– medialer Temporallappen *11*
– Syringomyelie *338*
– Ursachen 11
Herpes-Enzephalitis *19*, 111 f
Hippel-Lindau-Erkrankung 232 f
Hippokampus
– Herniation *11*
– Morbus Alzheimer 211 f

466

Sachverzeichnis

Hirnabszess
- bakterieller 104 ff
- – Begleitveränderung 104
- – CT-Morphologie 106
- – Differenzialdiagnose 106
- – Endokarditis 104
- – Pathogenese 104
- – DD Hirnmetastase 197
- – Entstehung 104
- Ependymitis 105
- Nokardien 119, 119
- otogener 104
- posttraumatischer 55
- Schädel-Hirn-Trauma 105
- tuberkulöser 108, 108

Hirnatrophie
- extern betonte 212
- frontal betonte 213
- Liquorvermehrung 224
- Morbus Alzheimer 211 f
- Morbus Pick 213
- Multiinfarktdemenz 220
- olivopontozerebelläre 217, 218

Hirnblutung
- atypische 82, 83
- – Angiom 82
- – Hirninfarkt 82
- – Kavernom 82
- hypertone Massenblutung 80, 82

Hirndiagnostik, Entwicklung 10
Hirnembolie, septische 104

Hirnerkrankung
- angeborene 229 ff
- – Arachnoidalzysten 236
- – Balkendysplasien 238
- – Chiari-Malformation 239
- – Dandy-Walker-Malformation 235 f
- – Hippel-Lindau-Erkrankung 232 f
- – Neurofibromatose Typ 1 230 f
- – Neurofibromatose Typ 2 232
- – Phakomatose 230
- – Sturge-Weber-Erkrankung 233 f
- – Tuberöse Sklerose 234 f
- degenerative 210 ff
- demyelinisierende 221 ff
- – Morbus Schilder 223
- – Multiple Sklerose 222 f
- – zentrale pontine Myelinolyse 224

Hirngewebe, Dichteunterschiede 10, 10

Hirninfarkt 62 ff
- akutes Stadium 68
- atypische Blutung 82
- Basilaristhrombose 75
- Befundung 21
- begleitende Befunde 70
- chronisches Stadium 70
- CT-Morphologie 65 ff
- CT-Verlauf 71
- DD Gliom 140

- DD Leukenzephalopathie 79
- DD Metastasen 78
- DD MS 78
- DD pontine Myelinolyse 79
- DD Vaskulitis 78
- Differenzialdiagnosen 78
- Dissektion 76
- Frühzeichen 20, 21, 65, 65, 68, 73
- Gefäßspasmus 77
- hämodynamischer 22, 62, 64, 68
- Hirnstamm 75
- infratentorieller 23 f, 63
- Kleinhirn 74
- Klinik 64
- Kontrastmittelanreicherung 23
- lakunärer 22, 62, 64
- Luxusperfusion 70
- Multiinfarktdemenz 220
- Pathogenese 62
- Penumbra 74
- Perfusions-CT 70, 73
- Rezidivdiagnostik 79
- subakutes Stadium 69
- supratentorieller 63
- Territorialinfarkt 62
- thrombembolischer 22
- Tuberkulose 108
- Untersuchungsparameter 72
- Vaskulitis 76

Hirnkontusion 38
- Befundspektrum 39
- CT-Morphologie 40
- Differenzialdiagnosen 40
- Pathogenese 38
- Rezidivdiagnostik 40
- Verlauf 50

Hirnmetastase 193 ff
- Charakteristika 194 f
- CT-Morphologie 194
- DD Glioblastom 196, 198
- DD Hämangioblastom 196
- DD Hirnabszess 197
- DD Kavernom 198
- Differenzialdiagnosen 196
- Marklagerödem 194
- Multiplizität 194
- Pathogenese 193
- Rezidivdiagnostik 198

Hirnnervenausfall
- Glomustumor 276
- Medulloblastom 158
- Sarkoidose 109
- Schwannom 281

Hirnnerventumor 159 ff

Hirnödem
- Hirnabszess 106
- Kindesmisshandlung 53
- Kontusionsherd 38
- Metastase 194
- Subduralhämatom 45
- Sulci 16

Hirnschaden, hypoxischer 125

Hirnstamm
- Abszess 108

- Artefaktreduktion 29
- Enzephalitis 120
- Gantry-Kippung 30
- Herniation 11
- Infarkt
- – Differenzialdiagnose 75
- – infratentorieller 24
- – Untersuchungstechnik 75
- Listeriose 120

Hirntumor 133 ff, 136 ff
- Ästhesioneuroblastom 153
- Bestrahlungsfolgen 142
- Chondrom 191
- Chondrosarkom 191
- Chordom 189
- Corpus-pineale-Zyste 154
- Corticoidtherapie 143
- DD Territorialinfarkt 78
- embryonaler 155
- ependymaler 145 ff
- Ependymoblastom 157
- Ependymom 145
- Gangliogliom 151
- Gangliozytom 150
- Gliomatosis cerebri 149
- Gliome 135
- hirninfarktähnlicher 141
- Hypophysenadenom 185
- intrakranialer 135
- Keimzelltumor 179
- Kraniopharyngeom 188
- Lymphom 175
- Medulloblastom 157
- Medulloepitheliom 155
- Meningeom 164 ff, 169
- Neurinom 159 ff
- Neuroblastom 156 f
- neuroepithelialer 135
- Pineoblastom 154
- Pineozytom 154
- pleomorphes Xanthoastrozytom 143
- Plexus choroideus 148
- Plexuskarzinom 148 f
- Plexuspapillom 148 f
- postoperative Veränderung 142
- primitiver neuroektodermaler
- – Medulloblastom 157
- – Medulloepitheliom 155
- Riesenzellastrozytome 144
- Schwannom 159 ff
- Sellaregion 185, 187 ff
- Subependymom 147
- zentrales Neurozytom 152

Histiocytosis X 415
Histiozytom, fibröses 171

HIV
- Enzephalopathie 210
- progressive diffuse Leukenzephalopathie 127

Hörstörung
- Akustikusneurinom 160
- Cholesteatom 275
- Glomustumor 276

Hounsfield 10
Huntington-Erkrankung 218
Hydrodissektion 337
Hydromyelie 337, 339
- CT-Morphologie 338
- Pathogenese 337

Hydrozephalus 224 f
- Akustikusneurinom 160 f
- angeborener 246
- Basilarisaneurysma 84
- CT-Morphologie 225
- Dandy-Walker-Malformation 235
- Differenzialdiagnosen 225
- Ependymom 146, 146
- erworbener 246
- Germinom 180
- Klinik 225, 246
- Kolloidzyste 184
- kommunizierender 225
- Medulloblastom 158
- Meningeom 166
- Neurozystizerkose 117 f
- nicht kommunizierender 225
- obstruktiver 225
- Pathogenese 224
- Plexustumor 148
- posttraumatischer 55
- Shunt 246
- Subarachnoidalblutung 84, 90, 91
- Toxoplasmose 114 f
- Tuberkulose 107 f
- Tuberöse Sklerose 234

Hygrom, subdurales 48 f, 49
- chronisches 49
- CT-Morphologie 49
- DD chronisches Subduralhämatom 49
- Differenzialdiagnosen 49
- Kindesmisshandlung 54
- Pathogenese 48
- Rezidivdiagnostik 49

Hyperdense Media Sign 21, 65, 65, 67 f

Hyperdensität
- Angiom 85
- Germinom 180
- Hirnmetastase 195
- Liquorraum 24
- Medulloblastom 158
- Meningeom 166

Hyperostose
- fibröse Dysplasie 265
- Meningeom 165, 167
- reaktive 267

Hyperostosis frontalis interna 269

Hypodensität
- Aspergillose 111
- chronisches Subduralhämatom 46
- Eklampsie 79
- Gliomatosis cerebri 150
- Hirnabszess 104
- Hirninfarkt 71

467

Sachverzeichnis

Hypodensität, Kleinhirn 75
– Kontusionsherd 38 f
– Mediainfarkt 66
– Metastase 78
– Multiinfarktdemenz 220, 221
– Multiple Sklerose 223
– Osteomyelitis 397
– periventrikuläre 24
– Pons 75
– Sinusvenenthrombose 94
– Syringomyelie 338
– Territorialinfarkt 22
– Toxoplasmose 114
– Verteilungsmuster 21
– zentrale pontine Myelinolyse 79, 224
Hypophysenadenom 185 ff, 186
– CT-Morphologie 185
– Differenzialdiagnosen 187
– Häufigkeit 134, 185
– klinische Trias 185
– Pathogenese 185
– Rezidivdiagnostik 187
Hypophysenkarzinom 187

I

Immunsuppression
– Aspergillose 110
– Nokardiose 119
– Toxoplasmose 113
Injektion
– epidurale 457 f, 458
– periradikuläre Therapie 457
Innenohr, Schichtdicke 26
Instabilität, atlantoaxiale 401
– Densfraktur 344

J

JC-Virus 124
Jefferson-Fraktur 343, 344
Jones-Thomson-Quotient 371

K

Kalk, Absorptionswert 10
Kalottenfraktur 37, 42
– Hirnabszess 105
Karzinom 192
– CT-Morphologie 192
– Differenzialdiagnosen 192
– Nasopharynx 193
– Pathogenese 192
Kavernom 87 f
– Blutung 82
– CT-Morphologie 88
– DD Hirnmetastase 198
– Differenzialdiagnose 88
– Pathogenese 88
– spinales 386

Keilbeinflügel
– Fraktur 36
– Meningeom 166, *166*, 268
– Morbus Recklinghausen 231
– Nasopharynxkarzinom 280
Keilbeinhöhle
– Hypophysenadenom 186
– Meningeom 167
Keilwirbel 375
Keimzelltumor 180 f
– intrakranialer 179 f
Keratozyste 261 f, *261*
Kiefergelenkarthrose 253
Kindesmisshandlung 53, 54
– CT-Morphologie 53
– Differenzialdiagnosen 54
Klassifikation
– Axisbogenfrakturen 346, 347
– Densfraktur 344, *345*
– Mittelgesichtsfraktur 283
– spinale meningeale Zyste 334
– Spondylolisthesis 368
– Subarachnoidalblutung 89
Kleinhirn
– Atrophie 217
– Blutung 81
– Chiari-Malformation 239, *239*
– Dandy-Walker-Malformation 236
– hypertone Massenblutung 81, *81*
– Hypodensität 75
– Medulloblastom 158
Kleinhirnbrückenwinkel
– Akustikusneurinom 281
– Cholesteatom 275
– Epidermoid 182
– Neurofibromatose Typ 2 232
Kleinhirninfarkt 74
– infratentorieller Infarkt 23
– Klinik 64
Klippel-Feil-Syndrom 326 f, *327 f*
– CT-Morphologie 327
– Pathogenese 326
Klivuschordom 190, *414*
Knochendichtemessung 377
Knochenfenster
– Brustwirbelsäule 300
– fibröse Dysplasie 266
– follikuläre Zyste 261
– Glomustumor 277
– Halswirbelsäule 299
– Hypophysenadenom 186
– intraspinale Metastasen 410
– Karzinom 192
– Keilbeinflügelmeningeome 166
– Lendenwirbelsäule 297
– Lipomyeloschisis 333
– Meningeom 165, *168*
– Papillom 264
– Plasmozytom 179
– Spondylolisthesis 370
– Spondylolyse 369
Knochenmarktransplantation, Aspergillose 110, *110*

Knochenstanze 459
Knochenzyste, aneurysmatische 270, *270*, 418, *419*
– Differenzialdiagnosen 270
– Pathogenese 270
– zervikale *419*
Kolloidzyste 184
Kompressionsfraktur, Wirbelkörper 349, *349 f*
Konfluens sinuum 94
Kontrastmittel
– Blut-Hirn-Schranke 30
– Hypophyse 31
– Kopf-CT 30
– Untersuchungsverlauf 30
– Wirbelsäule 308
Kontrastmittelanreicherung
– Akustikusneurinom 282
– Astrozytom 141
– Borreliose 121
– Epidermoid 435
– Glioblastom 139
– Glioblastoma multiforme 138
– gyrale 22, *23*
– Hirnabszess 106
– Hirninfarkt 23, 69, *70*
– Hirnmetastase 195, 196
– Kryptokokkose 116
– Lymphom 176
– Meningeom 165
– Metastase 78
– Neurofibrom 163
– Neurozystizerkose 118
– Nucleus pulposus 365
– Oligodendrogliom 137
– Optikusgliom 139
– pilozytisches Astrozytom 139
– Resttumor 248
– Schwannom 282
– Teratom 435
– Terminologie 25
– Tuberkulose 108
Kontusionsherd 38 ff
– Befundspektrum 39
– CT-Morphologie 40
– DD hypertensive Massenblutung 40
– Differenzialdiagnose 40
– Hirnödem 38
– Hypodensität 38
– Lage 38
– Pathogenese 38
– Rezidivdiagnostik 40
Konus-Kauda-Kompression 360
Kopfschmerzen
– Corpus-pineale-Tumor 155
– Gangliozytom 151
– Hirnabszess 105
– Hirntumoren 134
– Kolloidzyste 184
– Kryptokokkose 116
– Meningeom 164
– Neurozystizerkose 117
– Sinusvenenthrombose 95

– Subarachnoidalblutung 89
– Toxoplasmose 114
– Tuberkulose 107
Kopfschwarte
– Beurteilung 13
– Galeahämatom 14
Kraniopharyngeom 188 f
– CT-Morphologie 189
– DD Rathke-Zyste 181
– Differenzialdiagnosen 189
– Häufigkeit 134, 188
– Pathogenese 188
– Rezidivdiagnostik 189
– Verkalkung 188, 189
Kryptokokkose 116
– Charakeristika 116
– CT-Morphologie 116
– Differenzialdiagnose 116
– Pathogenese 116

L

Lagerungsfehler 13
Lamina papyracea
– Fraktur 284, *285*
– Sinuschirurgie 248
LeFort-Fraktur 283, *284*
Lendenwirbelsäule
– Bandscheibenhöhe 318
– Bandscheibenprolaps 359
– Berstungsfraktur 351
– Besonderheiten 317
– Biopsie 459
– Chance-Fraktur 351
– Einzelschichten 295
– Facettengelenke 315
– Spinalkanal 315
– Weichteilfenster 295
– Wirbelkörperkompressionsfraktur 350
Leptomeningitis
– DD Subarachnoidalblutung 91
– Tuberkulose 107
Leukenzephalopathie
– Bestrahlung 125
– ciclosporininduzierte, reversible 126
– DD Hirninfarkt 79
– Differenzialdiagnosen 125 f
– Hirntumor 143
– progressive diffuse 126, 211
– progressive multifokale 123, 211
Lewy-Körperchen 214
Ligamentum
– apicis dentis 321
– cruciforme atlantis 321
– denticulatum 323
– flavum 320
– – Bandscheibendegeneration 356
– – Ossifikation 373
– – Spinalkanalstenose 372
– interspinosum 320

468

Sachverzeichnis

- longitudinale anterius 320
- longitudinale posterius 320
- supraspinosum 321
- transversum
- – Jefferson-Fraktur 343
- – Os odontoideum 317
- – rheumatoide Arthritis 401

Lipom 170, *170*
- Balken *171*, *238*
- CT-Morphologie 170
- Differenzialdiagnosen 170
- Lipomyeloschisis 333
- Pathogenese 170

Lipomyeloschisis 333, *333*

Liquor
- Absorptionswert 10
- Dichte 10
- Kryptokokkose 116
- Tuberkulose 108

Liquorräume
- Befundung 15
- Dandy-Walker-Malformation 236
- Erweiterungen 24
- Normaldruckhydrozephalus 219

Liquorzirkulationsstörung, Befundung 16

Listeriose 120

Lues 122

Luft, Absorptionswert 10

Luftembolie, Hirninfarkt 76, 77

Lumbalgie, Propädeutik 302

Lumbalwirbel, sakralisierter 314

Lumboischialgie, Propädeutik 302

Lumen, doppeltes 75

Luxationsfraktur, Wirbelkörper 350

Luxusperfusion
- Hirninfarkt 70
- Kontrastmittelanreicherung 23
- Posteriorinfarkt 23

Lyme-Borreliose 121

Lymphom 177
- epileptischer Anfall 134
- intraspinale Metastasen 410
- intraspinales 412 f, *413*
- – CT-Morphologie 412
- – Häufigkeit 412
- – Pathogenese 412
- Verlauf 176
- ZNS 175 ff, *177*
- – CT-Morphologie 177
- – DD Meningeom 177
- – Differenzialdiagnose 177
- – Pathogenese 175

M

Makrozephalus, Hygrom 49

Malformation, arteriovenöse 84 ff
- CT-Morphologie 86, 383
- Differenzialdiagnosen 86

- Häufigkeit 86, 382
- Klinik 86, 382
- Pathogenese 84, 382
- Rezidivdiagnostik 87
- spinale 382 f, *385*

Mammakarzinom
- intraspinale Metastase 410, *410*
- Metastase *195*
- ZNS-Metastase *196*

Marklagerhypodensität
- Bestrahlung 125
- Borreliose 121
- Morbus Alexander *125*
- Morbus Schilder *223*
- Multiinfarktdemenz 221
- Normaldruckhydrozephalus 219
- offenes SHT 51
- Oligodendrogliom *137*
- Optikusgliom *139*
- progressive diffuse Leukenzephalopathie 127
- progressive multifokale Leukenzephalopathie 124, *124*

Marklagerödem 19, *20*
- Hirnmetastase *194*
- Kryptokokkose *116*

Marklagerveränderung
- atypische Blutung 19
- Befundung 18
- Marklagerödem 19
- Massenblutung 20
- mikroangiopathische *125*
- Multiple Sklerose *223*

Massenblutung, hypertone 18, *20*, 80 ff
- CT-Morphologie 81
- DD Einblutung Kontusionsherd 40
- Differenzialdiagnosen 82
- Pathogenese 80
- Prädilektionsstelle 80
- typische *80 f*

Massenprolaps
- lateralisierter *364*
- lumbaler *360*

McCune-Albright-Syndrom 265

Meatus acusticus internus
- Akustikusneurinom *160*, 282
- Neurofibromatose 232
- Stenvers-Aufnahme 283

Meckel-Kavum 182

Mediainfarkt
- alter 71
- Aspergillose 111
- CT-Morphologie 66
- Demarkationsstadium 69
- Einblutung 81
- frischer 16
- subakuter 66
- Sulci 15
- Territorialinfarkt 22
- Verlauf 72

Medial Branch Block 455

Medulloblastom 157 ff, *159*
- CT-Morphologie 158
- DD Astrozytom 158
- DD Ependymom 147
- Differenzialdiagnosen 158
- intraspinales 434
- Pathogenese 158
- Rezidivdiagnostik 158

Medullocpithcliom 155 f
- CT-Morphologie 156
- Differenzialdiagnosen 156
- Pathogenese 155

Melanom, intraspinale Metastasen 410

Meningeom 164 ff
- Charakteristika *165*
- CT-Morphologie 165
- DD Epidermoid *182*
- DD Hämangioperizytom 172
- DD Lymphom 177
- Differenzialdiagnosen 167 ff
- Einteilung 426
- epileptischer Anfall 134
- Felsenbeinspitze 167
- frontobasales 169, *268*
- Häufigkeit 134, 164
- intradurales 428
- intraossäres 268, *268*
- intraspinales 426 f, *427 f*
- – CT-Morphologie 427
- – DD Bandscheibenvorfall 428
- – Pathogenese 426
- – Verkalkung 427
- Keilbeinflügel 166
- Keilbeinhöhle 167
- Knochenfenster 165, 168
- Lokalisationen 166
- MRT 167
- Neurofibromatose Typ 2 232
- okzipitales 168
- ossär imponierendes 165
- parasellares 166
- Pathogenese 164
- petroklivales 166
- postoperativer Verlauf 248
- Rezidivdiagnostik 169
- Schädelbasis 267 f
- – CT-Morphologie 268
- – Pathogenese 267
- sekretorisches *182*
- uncharakteristisches 154
- Wachstumsformen 166

Meningitis
- Aspergillose 110
- Nokardiose 119
- otogene 105
- Tuberkulose 107, *107 f*

Meningoenzephalitis
- Bacillus anthracis 112
- Borreliose 121
- Kryptokokkose 116
- Listeriose 120

Meningosarkom 164

Metastase
- DD Hirninfarkt 78
- intraspinale 409 f
- – CT-Morphologie 410
- – Pathogenese 410
- ZNS 193 ff
- – Charakteristika *194 f*
- – CT-Morphologie 194
- – DD Glioblastom 196, 198
- – DD Hämangioblastom 196
- – DD Hirnabszess 197
- – DD Kavernom 198
- – Differenzialdiagnosen 196
- – Marklagerödem *194*
- – Multiplizität 194
- – Pathogenese 193
- – Rezidivdiagnostik 198

Meyerding-Klassifikation 368

Mittelgesichtsfraktur 283 ff
- LeFort-Einteilung 283
- LeFort-Fraktur 284
- Pathogenese 283
- Tripod-Fraktur 283, *284*

Mittellinienverlagerung
- ausgedehntes SHT 47
- Epiduralhämatom 42
- Hygrom 49
- Subduralhämatom 45 f, *47 f*, 56

Mittelohr
- Felsenbeinfraktur 287
- Gantry-Kippung 26
- Glomustumor 276

Morbus
- Alexander *125*, 211
- Alzheimer 211 f
- – CT-Morphologie 212
- – DD Normaldruckhydrozephalus 212
- – Differenzialdiagnose 212
- – Pathogenese 211
- – Übersicht 210
- Binswanger 62, 65, *69*, 210, 221
- Canavan 211
- Fahr 216
- Hallervorden-Spatz 211
- Hippel-Lindau 232 f
- – CT-Morphologie 233
- – Differenzialdiagnose 233
- – Pathogenese 232
- Hodgkin 412
- Huntington 218
- – CT-Morphologie 218
- – Differenzialdiagnosen 218
- – Pathogenese 218
- – Übersicht 210 f
- Jaffé-Lichtenstein 264 ff
- – CT-Morphologie 266
- – Differenzialdiagnosen 266
- – Pathogenese 265
- Kahler 423, *424*
- – CT-Morphologie 423
- – Pathogenese 423
- Leigh 211

Sachverzeichnis

Morbus, Marchiafava-Bignami 223
– Paget 266 f, 402
– – CT-Morphologie 267, 402
– – Häufigkeit 267, 402
– – Klinik 402
– – Pathogenese 267, 402
– Parkinson 214 f
– – CT-Morphologie 215
– – DD Multiinfarktdemenz 221
– – Differenzialdiagnosen 215
– – Pathogenese 214
– – Übersicht 210 f
– Pelizaeus-Merzbacher 211
– Pick 213
– – CT-Morphologie 213
– – Differenzialdiagnose 213
– – Pathogenese 213
– – Übersicht 210
– Recklinghausen 230 f
– – CT-Morphologie 231
– – Differenzialdiagnose 231
– – Meningeome 230
– – Pathogenese 230
– – Ponsgliom 231
– Schilder 223, *223*
– Sturge-Weber 233 f
– – CT-Morphologie 233
– – Differenzialdiagnosen 234
– – Pathogenese 233
– – Verkalkung *234*
– Wilson 218
– – CT-Morphologie 218
– – Differenzialdiagnosen 218
– – Pathogenese 218
– – Übersicht 210 f
MSA (Multisystematrophie) 217
Mukozele 262 f
– CT-Morphologie 263
– Ethmoidalzellen *263*
– Pathogenese 262
Multiinfarktdemenz 220 f
– CT-Morphologie 221
– Charakteristika *220*
– DD Morbus Parkinson 221
– Pathogenese 220
– Übersicht 210
Multiple Sklerose 222 f, 403
– Charakteristika *222*
– CT-Morphologie 222, 403
– DD Endstrominfarkt 78
– DD Gliom 140
– DD Hirninfarkt 78
– DD Neuroborreliose 121
– DD Tumor 223
– Häufigkeit 222, 403
– Klinik 222, 403
– Pathogenese 222, 403
– Übersicht 210
Multisystematrophie 217
Myelinolyse, zentrale pontine 79, 224
Myelographie
– absolute Spinalkanalstenose 373
– intradurale Raumforderung 436

– intraspinaler Sequester 365
– intraspinaler Tumor 409
– Lymphomaussaat 413
– Spondylolisthesis 370
– Übergangsanomalie 315
Myelomeningozele 329
– Diastematomyelie 331
– Tethered-Cord-Syndrom 330
Myelopathie
– Morbus Paget 402
– Multiple Sklerose 403
– Osteoblastome 418
– zervikale 373
– – Bandscheibendegeneration 364
– – Bandscheibenprolaps 359
– – Klippel-Feil-Syndrom 328
– – rheumatoide Arthritis 401
Myeloschisis 331

N

Nasennebenhöhlen
– Entzündung 254
– Mukozele 262 f
– Papillom 263
– Pyozele 262 f
– Sinusitis 252
– Tumor 278
– Tumorinvasion 253
Nasopharynxkarzinom 193, 280
Nervenwurzelkompression
– Bandscheibendegeneration 363
– Bandscheibenprolaps 302
– intraforaminale *316*
– Post-Myelo-CT 323
– zervikaler Bandscheibenprolaps 362
Nervus
– acusticus, Cholesteatom 275
– facialis
– – Borreliose 121
– – Cholesteatom 275
– – Felsenbeinfraktur 287
– – Schwannom 281
– hypoglossus, Schwannom 282
– mandibularis, Knochenzyste 262
– oculomotorius
– – Arteria-carotis-interna-Aneurysma 89
– – Hypophysenadenom 185
– – Mukozele 263
– opticus
– – Hypophysenadenom 186 f
– – Mukozele 262
– – Optikusgliom 231
– – Sinuschirurgie 248
– trigeminus
– – Akustikusneurinom 160
– – Schwannom 281
– vagus, Glomustumor 276
– vestibularis, Akustikusneurinom 160

– vestibulocochlearis, Schwannom 281
Neurinom 159 ff
– CT-Morphologie 161
– Differenzialdiagnose 161
– Häufigkeit 134, 160
– intraspinales 429 f
– Pathogenese 160
Neuroblastom 156 f
– CT-Morphologie 156
– Differenzialdiagnosen 157
– Metastase *157*
– Pathogenese 156
Neuroborreliose 121
– DD MS 121
– DD Neurobrucellose 123
Neurobrucellose 123
Neurofibrom 163
– Cauda equina 433
– CT-Morphologie 163
– Gesicht *163*
– Halswirbelsäule 431, *433*
– intraspinales 429 f
– plexiformes *163*
– Zervikalnerv *429*
Neurofibromatose
– Akustikusneurinom 159 ff
– Meningeome 230
– Ponsgliom *231*
– Schwannom HWS *432 f*
– Typ 1 230 f
– – CT-Morphologie 231
– – Differenzialdiagnosen 231
– – Pathogenese 230
– Typ 2 232
– – Akustikusneurinome 232
– – CT-Morphologie 232
– – Differenzialdiagnosen 232
– – Pathogenese 232
Neurosyphilis 122
Neurozystizerkose 117 f
– basale Zisternen *117*
– Charakteristika *117*
– CT-Morphologie 118
– Differenzialdiagnosen 118
– MRT *118*
– Verlauf *118*
Neurozytom, zentrales 152 f
Nidus
– Angiom *85*
– Osteoidosteom *418*
Nokardiose 119
– CT-Morphologie 119
– Differenzialdiagnose 119
– Hirnabszess 119, *119*
– Klinik 119
– Pathogenese 119
Non-Hodgkin-Lymphom 413
– Sinus maxillaris *279*
– Tonsilla pharyngea *279*
Normaldruckhydrozephalus 219 f, *219*
– CT-Morphologie 219
– DD Morbus Alzheimer 212

– Definition 225
– Übersicht 210
Notfalldiagnostik 12
– Artefakte *13*
– Aufnahmequalität 12
– epidurales Hämatom *14*
– Galeahämatom *14*
– Gyri *18*
– Hirninfarkt *21*
– Kopfschwarte *13*
– Liquorzirkulationsstörung *16*
– Marklagerödem *19*, *20*
– Marklagerveränderungen *18*
– Massenblutung *20*
– nicht traumatisierte Patienten 25
– polytraumatisierte Patienten 25
– Schädelknochen *13*
– Sinusvenenthrombose *18*
– Subarachnoidalblutung *16*
– subdurales Hämatom *14*
– Sulci *15*
– Ventrikelsystem *23*
Nucleus
– caudatus
– – Morbus Huntington 218
– – Morbus Pick 213
– – Morbus Wilson 218
– pulposus
– – Bandscheibendegeneration 356
– – Discitis calcarea *393*
– – Diszitis 392
– – Kontrastmittelanreicherung *365*
– – Verkalkung *393*

O

Oberkiefer
– fibröse Dysplasie 265, *265*
– LeFort-Frakturen 283
– zystische Läsion *261*
Odontom 260
– CT-Morphologie 260
– komplexes 260
– zusammengesetztes 260
OLF (ossification of ligamenta flava) 373
Oligodendrogliom
– anaplastisches 136
– Balken *137*
– Einteilung 136
– Grad II *137*
– Verkalkung *137*, *216*
OPCA (olivopontozerebelläre Atrophie) 217
OPLL (ossification of posterior longitudinal ligament) 373, *374*
Optikusgliom 139
– CT-Morphologie 139
– DD Sellatumor 189
– Morbus Recklinghausen 231

470

Sachverzeichnis

Optikusneuritis
– Multiple Sklerose 222
– Sarkoidose 109
Orbialt
– Gantry-Kippung 26
– Schichtdicke 26
Orbita
– Fraktur 284, 285 f, 286
– LeFort-Frakturen 283
– Meningeom 268
– Tripod-Fraktur 284
– Tumor 279
Orbitabodenfraktur 285
Orbitomeatallinie 26
Orthopantomogramm
– Osteochondrom 271
– radikuläre Zyste 261
Os odontoideum 346
Osteoblastom 417
Osteochondrom 271 f
– Charakteristika 272
– Unterkiefer 271
Osteoidosteom 417
Osteoklastom, intraspinales 416 f
Osteolyse
– Chordom 190
– fibröse Dysplasie 266
– Meningeom 168
– Plasmozytom 178
Osteom, Unterkiefer 252
Osteomyelitis 396 f
– CT-Morphologie 397
– Pathogenese 396
Osteoporose 375 ff
– CT-Morphologie 376
– Densitometrie 376
– Frakturrisiko 377
– Pathogenese 375
– primäre 375
– sekundäre 375
– Vertebroplastie 448
Osteosarkom 421
Ostitis deformans 402
Otosklerose 256 f
– CT-Morphologie 257
– Differenzialdiagnose 257
– Pathogenese 256

P

Papillom 263 f
– CT-Morphologie 264
– exophytisches 263 f
– invertiertes 263 f, 264
– Pathogenese 263
Paragangliom 276 f
– CT-Morphologie 277
– intraspinales 433 f
– Pathogenese 276
Paralyse, progressive 122
Paraparese
– AV-Malformation 383
– Multiple Sklerose 403

Parkinson-Plus-Syndrom s. Multisystematrophie
Parkinson-Syndrom 210, 214
Patientenlagerung
– Kopf-CT 26
– Vertebroplastie 450
PDL (progressive diffuse Leukenzephalopathie) 126, 211
Peitschenschlag-Trauma, Kindesmisshandlung 53
Pentagon, Subarachnoidalblutung 16, 17
Penumbra 74
Perfusions-CT 70 ff, 73
Phakomatose 230 ff
– Hippel-Lindau-Erkrankung 232 f
– Neurofibromatose Typ 1 230 f
– Neurofibromatose Typ 2 232
– Sturge-Weber-Erkrankung 233 f
– Tuberöse Sklerose 234 f
Pharynxtumor 278 f
– CT-Morphologie 278
– Differenzialdiagnosen 279
Pick-Atrophie s. Morbus Pick
Pick-Körperchen 213
Pineoblastom 154 f
Pineozytom 154 f
– DD Germinom 180
Plasmozytom 178 f, 423
– Brustwirbelsäule 423
– CT-Morphologie 178, 423
– DD Chordom 190
– Differenzialdiagnosen 178
– extraossäres 178
– fortgeschrittenes 424
– Häufigkeit 178, 423
– Klinik 178, 423
– Klivus 179
– Pathogenese 178, 423
– Rezidivdiagnostik 179
– solitäres 178
Plattenepithelkarzinom
– Mundboden 279
– Pharynxkarzinom 278
– Pharynxtumor 278
Plexus choroideus
– Karzinom 148 f
– Papillom 148 f
– Tumor 148
Plexuspapillom, III. Ventrikel 149
Plexustumor 148 f
– CT-Morphologie 148
– Differenzialdiagnose 149
– Pathogenese 148
PML (progressive multifokale Leukenzephalopathie) 123, 211
PNET (primitiver neuroektodermaler Tumor)
– Medulloblastom 157
– Medulloepitheliom 155
Pneumatisation, Sinuschirurgie 249
Pneumatozele, offenes SHT 36
Pneumenzephalographie 10
Pneumozysternographie 282

Polka-Dot 420
Pons
– Gliom 136, 231
– hypertone Massenblutung 81
– Hypodensität 75
– zentrale pontine Myelinolyse 224
Post-Myelo-CT
– absolute Spinalkanalstenose 373
– Bandscheibenprolaps 363
– Cauda equina 322
– Epidermoid 435
– Fenstereinstellung 309
– Halswirbelsäule 299
– intradurale Raumforderung 436
– lumbales 322
– Rückenmarkhäute 323
– sagittales 309
– spinale Arachnoiditis 399, 400
– spinale meningeale Zyste 335
– Spinalnervenwurzeln 322
– Syringomyelie 338
– Tethered-Cord-Syndrom 330, 330
– zervikale Spinalkanalstenose 374
– zervikaler Bandscheibenprolaps 362
– zervikales 322
Posteriorinfarkt 23
Prävalenz
– AV-Malformation 86
– Morbus Alzheimer 211
– Spondylolyse 369
– Tuberöse Sklerose 234
Prolaktinom 185
Prolaps
– Bandscheibendegeneration 357
– CT-Morphologie 364
Propädeutik
– Bandscheibenprolaps 302
– Kopf 9
– Wirbelsäule 301
Prostatakarzinom, intraspinale Metastase 410
Protrusion
– Bandscheibendegeneration 357
– CT-Morphologie 364
PRT (periradikuläre Therapie) 456, 457
Psammomkörper 427
Pseudo-Bulging 369
Pseudospondylolisthesis 368
Pseudozyste 261
Psychosyndrom, hirnorganisches 55
Putamen, hypertone Massenblutung 80
Pyozele 262 f

Q

Querschnittlähmung
– Teardrop-Fraktur 347
– Wirbelkörperluxationsfraktur 350
Querschnittsyndrom, Blutversorgung des Rückenmarks 318

R

Ramus-communicans-anterior-Aneurysma 92
Rathke-Zyste 181
Raumforderung
– Arachnoidalzyste 237
– Chiari-Malformation 239
– Cholesteatom 275
– Epiduralhämatom 41 f
– extradurale 303
– Gliom 138
– Grad-I-Gliom 136
– Hirnmetastase 194
– Hygrom 49
– Hypopharynx 280
– intradural extramedulläre 303
– intramedulläre 303
– intraspinale 407 ff
– – Einteilung 408, 408
– – extradurale 408 f, 412, 414
– – intradural-extramedulläre 408, 426 f, 429, 433 f
– – intramedulläre 409, 437 f, 440
– Kavernom 88
– Keilbeinflügelmeningeom 166
– Kolloidzyste 184
– Kraniopharyngeom 189
– Meningeom 165
– Mukozele 263
– Notfalldiagnostik 12
– Schädelbasis 258
– Subduralhämatom 46, 47
– Sulci 15
– Synovialiszyste 367
– Teratom 181
– Wirbelsäule 303
Retinahamartom
– Hippel-Lindau-Erkrankung 233
– Tuberöse Sklerose 234
Retrolisthesis 368, 369
Rhabdomyosarkom 173 f, 173
Rheumatoide Arthritis 400 f, 401
– CT-Morphologie 401
– Pathogenese 400
Rhinoliquorrhö 248 f
Rhombenzephalitis 120
Riesenneurinom, sakrales 430
Riesenschwannom, sakrales 429
Riesenzellastrozytom
– subependymales 144 f, 144
– – CT-Morphologie 145
– – Einteilung 135
– – Gradeinteilung 136

471

Sachverzeichnis

Riesenzellastrozytom, subependymales, Pathogenese 144
– Tuberöse Sklerose 234
Riesenzelltumor 271
– CT-Morphologie 271
– intraspinaler 416 f
– Pathogenese 271
Rindeninfarkt 67
– septische Embolie 77
– Vaskulitis 76
Ringartefakt 13, 39
Risikofaktoren
– Pharynxkarzinom 278
– Sinusvenenthrombose 94
– spinaler epiduraler Abszess 397
Rotkehlchenhaltung 347
Rückenlage, Kopf-CT 26
Rückenmark
– Anatomie 321
– Arterien 318 f, 319
– Hydromyelie 337
– intramedulläre Raumforderung 409
– Syringomyelie 337
– Tethered-Cord-Syndrom 330
– Venen 319, 320
Rückenschmerzen
– Arachnoiditis 399
– Bandscheibendegeneration 358, 363
– Diszitis 392
– Facettengelenkinfiltration 453
– intraspinale Metastasen 410
– Paragangliom 433
– spinale arteriovenöse Malformation 383
– spinales Epiduralhämatom 387

S

SAE (subkortikale arteriosklerotische Enzephalopathie) 62 f, 65, 69
Sakrumfraktur 352
Sanduhrgeschwulst 430
Sarkoidose 109
3-Säulen-Modell 349, 349
Schädel-Hirn-Trauma
– ausgedehntes 47
– Befunde 39
– Epiduralhämatom 40 ff
– gedecktes 36
– Gefäßverletzungen 52 f
– Hirnabszess 105
– Kindesmisshandlung 53
– Kontusionsherde 38 ff
– offenes 36, 37, 51
– – CT-Morphologie 51
– – Differenzialdiagnosen 52
– Schädelfraktur 36 f, 283
– Schussverletzungen 50
– Spätfolgen 54
– Subarachnoidalblutung 43 f

– Subduralhämatom 44 ff
– Subduralhygrom 48 f
– Verlauf 56
Schädelbasis 251 ff
– Akustikusneurinom 281 ff
– Cholesteringranulom 274
– CT-Indikationen 252
– CT-Stellenwert 252
– Fehlbildungen 253
– Glomustumor 276
– Karzinom 192
– Meningeom 267 f
– – CT-Morphologie 268
– – Pathogenese 267
– Osteochondrom 271, 272
– Raumforderungen 258
– Schwannom 281 ff
– Tumor 257 ff
– Tumorinvasion 253
Schädelbasisfraktur 283 ff
– CT-Morphologie 287
– Gefäßverletzung 52
– Klinik 37
Schädelfraktur 36 f
– CT-Morphologie 37
– Felsenbein 36
– Pathogenese 36, 283
– Rezidivdiagnostik 37
Schädelgrube
– hintere
– – Akustikusneurinom 159 ff
– – Aneurysmablutung 89
– – Artefaktreduktion 29
– – Dandy-Walker-Malformation 236
– – Ependymom 437
– – Epiduralhämatom 41
– – Gantry-Kippung 26
– – Hämangioblastom 174, 440
– – Metastasen 195
– – Temporallappeneinstellung 30
– mittlere
– – Artefaktreduktion 29
– – Aufhärtungsartefakt 12
– – Neurofibromatose 232
– – Tumor 157
– vordere
– – Rhabdomyosarkom 173
– – Sinuschirurgie 249
Schädelknochen, Beurteilung 13
Scherverletzung, Kontusionsherd 38
Schichtdicke
– CT-Angiographie 27
– Felsenbein 26
– Hirninfarkt 72
– Hirnstamminfarkt 75
– Hypophysenadenom 186
– infratentorielle 26
– Innenohr 26
– Kopf-CT 26
– Nasennebenhöhlen 253
– nicht traumatisierte Patienten 25
– Orbitalt 26

– Sinusitis 253
– supratentorielle 26
– Wirbelsäule 305
Schmetterlingsgliom 139, 140
Schmorl-Knoten 360, 362
Schnittbildanatomie
– Kopf 3
– Wirbelsäule 295
Schrotschussschädel 178, 423
Schussverletzung 50
– CT-Morphologie 50
– Differenzialdiagnosen 50
Schwannom 159 ff, 281 ff
– Akustikusneurinom 281
– Charakteristika 282
– CT-Morphologie 282
– DD Bandscheibenvorfall 432
– Halswirbelsäule 432 f
– intraspinales 429 f
– Pathogenese 160, 281
– sakrales 432
Schweinebandwurm 117
Schwerhörigkeit
– fibröse Dysplasie 266
– Otosklerose 257
Seatbelt Fracture 349
Segmentarterien 319
Segmentierungsstörung 326
Sehstörung, Lymphom 177
Seitenventrikel
– Angiom 86
– Balkenlipom 171
– Hasenohrzeichen 46
– Hydrozephalus 91
– Normaldruckhydrozephalus 219, 219
– Subduralhämatom 46
Sella
– Cholesteringranulom 274
– Gantry-Kippung 26
– Mukozele 263
Sequester 357
– axillärer 357
– intraforaminaler 366
– intraspinaler 365
Shunt
– CT-Morphologie 246
– Dysfunktion 246
– ventrikuloatrialer 246, 246
– ventrikuloperitonealer 246
Sinus
– cavernosus
– – Hypophysenadenom 185 ff, 186
– – Meningeom 167
– Dichteanhebung 95
– durae matris 93
– ethmoidalis
– – Mukozele 262
– – Nasopharynxkarzinom 280
– frontalis
– – Abszess 104
– – Meningeom 154
– – Mukozele 262
– maxillaris

– – LeFort-Fraktur 283, 284
– – Lymphom 279
– – Mukozele 262
– – ossifizierendes Fibrom 273
– – Papillom 264
– – Plattenepithelkarzinom 278
– – Schwannom 282
– – Sinusitis 254
– – Tripod-Fraktur 283, 284
– rectus
– – Thrombose 29
– – Venenabfluss 93
– sagittalis superior
– – Thrombose 29, 94, 95
– – Venenabfluss 93
– – Verletzung 53
– sphenoidalis
– – Nasopharynxkarzinom 280
– – Sinusitis 254
Sinuschirurgie 248 f
Sinusitis 252, 254
– CT-Morphologie 254
– Pathogenese 254
Sinusvenenthrombose
– arteriovenöse Fistel 95
– Befundung 18, 18
– blande 94
– Charakteristika 94
– Cord Sign 96
– CT-Angiographie 29, 29
– CT-Morphologie 95
– CT-Zeichen 95 f
– Dichteanhebung 95
– Differenzialdiagnosen 97
– eitrige 94
– Empty Triangle Sign 96
– Risikofaktoren 94
– Untersuchungstechnik 96
Skoliose
– Diastematomyelie 331
– Tethered-Cord-Syndrom 330
Spätabszess, posttraumatischer 55
2-Spektren-Methode 376
Spina bifida 328 f
– CT-Morphologie 329
– Pathogenese 328
Spinalkanal
– Anatomie 314
– Atlas 317
– Aufhärtungsartefakte 310
– Densfraktur 344
– Epiduralraum 323
– Normalwerte 336
– Sequester 357
– Stierkopfform 372
– Vakuumphänomen 357
Spinalkanalstenose
– absolute 372, 373
– angeborene 335, 336 f
– Ausschluss 315
– Bandscheibendegeneration 364
– erworbene 371 ff
– – CT-Morphologie 372
– – lumbale 371

– – Pathogenese 371
– Klippel-Feil-Syndrom 328
– relative 371, 372
– zervikale 364, 373 f, 374
– – CT-Morphologie 374
– – Pathogenese 373
Spinalkanalweite
– Beurteilung 315
– Normalwerte 371 f
– Spinalkanalstenose 374
Spinalnervenwurzel
– Anatomie 322
– Post-Myelo-CT 322
Spiral-CT
– Einzelschicht-Scanner 306
– Mehrzeilen-Scanner 306
– multiplanare Reformatierung 305
– Wirbelsäule 305
Spondylitis 396
Spondylodiszitis 394 ff
– Abszess 398
– CT-Morphologie 395
– Differenzialdiagnosen 396
– Pathogenese 394
– postinterventionelle 395
– Punktion 459
– spontane 394
– tuberkulöse 394 f, 394 f
Spondylolisthesis 368 ff, 370
– Axis 346
– Charakteristika 370
– CT-Morphologie 369
– Klassifikation 368
– Pathogenese 368
Spondylolyse 368 ff, 369
– CT-Morphologie 369
– Pathogenese 368
– traumatische 369
Spondyloptose 368
Spondylose 368 ff
– CT-Morphologie 369
– Pathogenese 368
Sprengel-Deformität, Klippel-Feil-Syndrom 327
Stadieneinteilung
– Ästhesioneuroblastom 153
– Subarachnoidalblutung 89
Stammganglien
– Angiom 85
– Befundübersicht 216
– Hirninfarkt 67, 67
– Hirninfarktfrühzeichen 20
– hypertone Massenblutung 80, 81
– Marklagerödem 20
– Mediainfarkt 66
– Morbus Huntington 218
– Morbus Wilson 218
– Multiinfarktdemenz 220
– Parkinson-Syndrom 215
– Toxoplasmose 114
– Tuberkulose 107
– Unschärfe bei Hirninfarkt 65, 65
– Verkalkung 216

Stenvers-Aufnahme 283
Stierkopfform 372
Strahlendosis, Spiral-CT Wirbelsäule 305
String Sign 75
Sturge-Weber-Erkrankung 233 f
– CT-Morphologie 233
– Differenzialdiagnose 234
– Pathogenese 233
– Verkalkung 234
Subarachnoidalblutung
– Aneurysmalokalisierung 91
– aneurysmatische 88 ff
– – CT-Morphologie 89
– – Differenzialdiagnose 91
– – Pathogenese 88
– – Rezidivdiagnostik 91
– – Zusatzuntersuchung 91
– Befundung 16
– Blutnachweis 89 f
– DD Leptomeningitis 91
– Hydrozephalus 84
– Kontrastumkehr 90
– Kontusionsherd 39
– spinale 388
– Stadieneinteilung 89
– traumatische 43 f, 44
– – CT-Morphologie 43
– – DD Aneurysmablutung 44
– – Differenzialdiagnosen 44
– – Pathogenese 43
– – Rezidivdiagnostik 44
Subduralhämatom 44 ff
– akutes 45 f
– ausgedehntes 47
– beidseitiges 46
– Charakteristika 46
– chronisches 45 f
– DD Arachnoidalzyste 48
– DD Epiduralhämatom 47
– Interhemisphärenspalt 56
– Kindesmisshandlung 53, 54
– Pathogenese 45
– Sonderformen 48
– spinales 387
Subduralhygrom 48 f
– chronisches 49
– CT-Morphologie 49
– Differenzialdiagnosen 49
– Kindesmisshandlung 54
– Pathogenese 48
– Rezidivdiagnostik 49
Subependymom 147 f
– CT-Morphologie 147
– Differenzialdiagnosen 148
– Pathogenese 147
Subluxation, atlantoaxiale 400
Substantia nigra, Morbus Parkinson 214
Sulci
– Befundung 15
– Hirnödem 16
– Subarachnoidalblutung 16

Synovialiszyste 366 f
– CT 367
– CT-Morphologie 367
– MRT 367
– Pathogenese 366
Syphilis 122
Syringomyelie 337 ff, 339
– CT-Morphologie 338
– Pathogenese 337

T

Tandemstenose 28
Target Sign, asymmetrisches 114, 115
Tarlov-Zyste 334
Teardrop-Fraktur 304, 347, 348
– Häufigkeit 343
Temporallappen
– Arachnoidalzyste 237
– Einklemmung 42
– Morbus Alzheimer 211 f
– Morbus Pick 213
– pleomorphes Xanthoastrozytom 143
Temporallappeneinstellung 29, 30
– Akustikusneurinom 30
– Gantry-Kippung 29
– Hirnstamminfarkt 75
Tentorium
– Meningeom 165
– Subduralhämatom 48
Teratom 180 f
– CT-Morphologie 181
– Häufigkeit 134, 180
– intraspinales 435
– Pathogenese 180, 435
Territorialinfarkt 62
– A. cerebelli inferior posterior 74
– A. cerebri media 66
– CT-Morphologie 65, 66
– DD Hirntumor 78
– kleiner 67
– Kleinhirn 74
– Verteilungsmuster 21
Testbolus-Technik 27
Tethered-Cord-Syndrom 330, 330
– CT-Morphologie 330
– Pathogenese 330
– Post-Myelo-CT 330
Thalamus
– Angiomblutung 87
– hypertone Massenblutung 81
– Infarkt 64
Therapie, periradikuläre 456, 457
Thrombose 93 ff
– A. basilaris 75
– frische 95
– länger bestehende 96
– Pathogenese 94
– Sinus sagittalis superior 94
– Untersuchungstechnik 96

Tissue at Risk 72, 73
Tornwaldt-Zyste 256
Torulom 116
Toxoplasmose 113 ff
– Charakteristika 114
– CT-Morphologie 114
– Differenzialdiagnose 115
– konnatale 113
– Pathogenese 113
– Rezidivdiagnostik 115
Treponema pallidum 122
Trigeminusneurinom 281 f
Tripod-Fraktur 283, 284
Tuberkulom 108
Tuberkulose 106 ff
– CT-Morphologie 108
– Differenzialdiagnosen 108
– Pathogenese 107
Tuberöse Sklerose 144, 234 f
– Charakteristika 235
– CT-Morphologie 234
– Differenzialdiagnosen 235
– Pathogenese 234
Tumor
– Felsenbein 257 ff
– Gesichtsschädel 257 ff
– intrakranialer 134, 138
– Nasennebenhöhlen 278
– neuroepithelialer 135 ff
– odontogener 258
– – Ameloblastom 259
– – Odontom 260
– – Zementom 260
– Pharynx 278 f
– Schädelbasis 257 ff
Tumorresektion 247
Tumorrest 247
– CT-Morphologie 247
Tumorrezidiv 247

U

Überdrainage 246
Übergangsanomalie 314, 315
UID (unilaterale interfacettäre Dislokation) 347
Uncus corporis vertebrae 316
Unkovertebralgelenk, Transversaldarstellung 316
Unterdrainage 246
Unterkiefer
– fibröse Dysplasie 265
– follikuläre Zyste 261
– Fraktur 286 f, 286
– Osteochondrom 271
– Zementom 260
– zystische Läsion 261
Untersuchungsparameter
– CT-Angiographie 27
– Kopf-CT 26
– Wirbelsäule 304

473

Sachverzeichnis

V

Vakuumphänomen 356, 357
Vaskulitis, Hirninfarkt 76, 78
Vena
– cerebralis inferior, Anatomie 93
– cerebralis superior
– – Anatomie 93
– – Sinusvenenthrombose 96
– cerebri magna
– – Anatomie 93
– – Thrombose 95
– emmissaria 94
Venen
– Rückenmark 319, 320
– Sinus durae matris 93
– Wirbelkörper 320
– Wirbelsäule 319
Ventildysfunktion 246
Ventrikeleinbruch
– hypertone Massenblutung 80
– Subarachnoidalblutung 90
Ventrikelsystem
– Angiomblutung 86
– ausgedehntes SHT 47
– Befundung 23
– Druckkappen 23
– Ependymitis 105
– Ependymom 146
– Hygrom 49
– Mediasystem 66
– Verkalkung 24
Ventrikulitis, Tuberkulose 108
Verkalkung
– Chondrosarkom 191 f
– Chordom 190
– Dichte 24
– Ependymom 146
– Gangliozytom 151 f, 151
– Germinom 180
– Globus pallidus 216
– Grad-I-Gliom 136
– Hirnmetastase 196, 196
– Kraniopharyngeom 188, 189
– Liquorräume 24
– Neuroblastom 156
– Neurozystizerkose 118
– Oligodendrogliom 137, 216
– Optikusgliom 139
– Pineozytom 155
– Stammganglien 216

– Sturge-Weber-Erkrankung 234
– Toxoplasmose 114 f
– Ventrikelsystem 24
Verschlusshydrozephalus, Hirntumoren 135
Vertebra prominens 316
Vertebroplastie 448 ff, 449, 451
– Biopsie 450
– Durchführung 449
– Extravasat 452
– Funktionsprinzip 448
– Indikation 448
– Komplikationen 452
– Kontraindikation 453
– Osteoporose 448
Volumenzunahme, intrakraniale 10
– Folgen 11
– Ursachen 11

W

Weichteilfenster
– Arachnoidalzyste 237
– fibröse Dysplasie 266
– Halswirbelsäule 299
– intraspinale Metastasen 410
– Klivuschordom 190
– Lendenwirbelsäule 295
– Lipomyeloschisis 333
Wilson-Erkrankung 218
Wirbelbogen
– Anatomie 314
– Spina bifida 328
– Spondylolisthesis 370
Wirbelkörper
– Anatomie 314
– Arterien 318
– Flexionsfraktur 349, 352
– Hämangiom 420
– intraspinale Metastasen 410
– intraspinales Chordom 415
– Metastasen 410
– Osteomyelitis 396
– Osteoporose 375 f
– Plasmozytom 424
– Retrolisthesis 369
– Schmorl-Knoten 360
– Spinalnervenwurzeln 322
– Spondylitis 396
– Spondylodiszitis 394 f, 394

– Spondylolisthesis 368
– tuberkulöse Spondylitis 396
– Venen 320
– Vertebroplastie 448
Wirbelkörperfraktur
– Atlas 343
– Axis 343 f
– Berstungsfraktur 349, 351
– Chance-Fraktur 351
– Halswirbelsäule 343
– HWK 4 348
– Kompressionsfraktur 349, 349 f
– Luxationsfraktur 350
– subaxiale HWK-Fraktur 347
– Teardrop-Fraktur 347, 348
– thorakolumbale 349
– thorakale 349 f
Wirbelkörperhämangiom 419 f
– CT-Morphologie 420
– Pathogenese 419
Wirbelsäule
– Anatomie 295, 313
– aneurysmatische Knochenzyste 418
– Bänder 320
– Befundung 304 ff
– CT-gestützte Intervention 447
– Degeneration 355 ff
– Einzelschichttechnik 305
– Facettengelenke 315
– Fehlbildung 326
– Fraktur 303
– Gantry-Kippung 307
– Knochen 314
– Kontrastmittel 308
– Propädeutik 301
– Raumforderung 303
– rheumatoide Arthritis 400
– Rückbildungshemmung 326
– Schichtdicke 305
– Schnittbildanatomie 295
– segmentale Aufteilung 314
– Segmentierungsstörungen 326
– Spiral-CT 305
– Technik 304
– Übergangsanomalien 314
– Untersuchung 307
– Untersuchungsparameter 305
– Verletzungen 342 ff
– Vertebroplastie 448 ff
Wurzeltaschenzyste 334

X

Xanthoastrozytom, pleomorphes 135, 143, 143
– CT-Morphologie 143
– Gradeinteilung 136
– Pathogenese 143

Z

Zementom 260
Zerebritis, Tuberkulose 108
Zervialgie, Propädeutik 302
Zervikobrachialgie, Propädeutik 302
Zipfelmütze 75
Zisterne
– basale
– – Neurozystizerkose 117, 117
– – Sarkoidose 109
– – Subarachnoidalblutung 16, 90
– – Topographie 17
– – Tuberkulose 107, 108
– zerebellopontine
– – Epidermoid 182
– – Medulloblastom 158
Zwei-Spektren-Methode 376
Zwischenwirbelraum
– Spondylodiszitis 394 f
– Vakuumphänomen 356, 357
– Vertebroplastie 452
Zylinderzellpapillom 263
Zyste
– echte 261
– folliculäre 261 f, 261
– juxtafacettäre 366
– laterale 261
– nicht-odontogene 261
– Oberkiefer 261
– odontogene 261 f
– radikuläre 261, 261
– spinale meningeale 334 f, 334 f
– Unterkiefer 261